胡兰贵简介

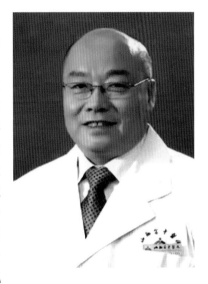

胡兰贵，男，汉族，山西省太原市人。主任医师，教授，博士研究生导师，第五批全国老中医药专家学术经验继承工作指导老师，山西省名中医。

胡兰贵师承朱进忠老先生，于 1991 年独立著书立说，1993 年破格晋升为副主任医师，1996 年被确定为第二批全国老中医药专家朱进忠学术经验继承人，2000 年晋升主任医师，2004 年参加国家中医药管理局第一批优秀中医临床人才研修项目，被授予"全国优秀中医临床人才"称号，2012 年被确定为第五批全国老中医药专家学术经验继承工作指导老师，2017 年被授予第二批"山西省名中医"称号。他曾历任山西省中医院和平分院副院长，山西省中医药学会常务理事，山西省中医药学会内科专业委员会副主任委员，山西省中西医结合学会风湿病专业委员会副主任委员，《世界中医药》杂志编委，《河北中医》杂志编委，中国管理科学研究院学术委员会特约研究员，中华中医药学会继续教育委员会委员。

胡教授工作在中医教学与临床一线约五十载，有着丰富的临床经验和精深的理论造诣，对内科疑难病的诊治规律、风湿病的临床研究和治疗、治未病理念和辨证论治方法学的研究尤有建树，擅长应用中医经典理论治疗内科疑难病、风湿病；尤其在治未病方面独树一帜，擅长应用膏方防治内科疑难病；还率先采用了现代工艺制作贴脐剂治疗内科和儿科疾病。他提出"疑难病辨证以脉为根""风湿病从五脏论治"等学术观点。胡教授不仅在工作中兢兢业业，竭诚为患者诊病治病，还热心于中医的公众健康教育事业，受电视台邀请多次做客健康栏目，得到广大观众的一致好评，并从 2010 年起作为《健康时间·话说中医》的主讲人。他主持完成"十五"国家重点科技攻关项目课题 1 项"名老中医学术思想、经验传承研究"，省级课题 3 项，报批新药 2 个。出版了《临证效验秘方》《神方仙方灵验方》《中成药应用必备》《朱进忠临床经验传承》等 26 部著作。在国内外期刊发表论文 30 余篇。

侯鸿燕简介

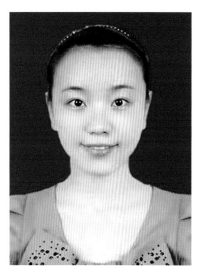

侯鸿燕，女，1986年出生，中共党员，2011年甘肃中医学院（现甘肃中医药大学）硕士研究生毕业，2020年上海中医药大学博士研究生毕业。师承于山西省中医院胡兰贵教授，跟师学习中，真正体会到"读经典、多临床、跟名医"的重要性。

其参与完成"十五"国家科技攻关计划项目"名老中医学术思想、经验传承研究"子课题一项，获科技进步奖三等奖（2004BA721A01Z27），参与国家自然科学基金课题"红芪多糖、黄酮、皂苷对肺纤维化模型大鼠肺组织胶原纤维、HA、LN的影响"一项。现承担国家中医管理局"名老中医朱进忠工作室的建设"一项；山西省科技攻关项目"东垣益气膏对肺气虚证防治机制的研究"一项；山西省卫生厅"朱进忠学术流派传承工作室项目建设"一项；在国家核心期刊发表了《张仲景辨证论治方法学研究》《小青龙汤证探析》等具有代表性的论文十余篇。

一直坚持理论联系实践，具备扎实的中医理论功底，熟练掌握中医经典，尤其是《黄帝内经》《伤寒论》《金匮要略》《温病条辨》等在内科疾病方面的具体应用，深入研究各类疾病，如感冒、咳嗽、腰痛、头晕、过敏性紫癜、血小板减少性紫癜、再生障碍性贫血等，并有系统认识，能运用中医辨证施治得心应手治疗，疗效确定。

胡兰贵临床经验传承

胡兰贵　侯鸿燕　编著

科学出版社

北京

内 容 简 介

本书总结了中医内科专家胡兰贵教授约五十年的临证经验，通过追溯其学术思想、总结临证医案思辨特点，尤其是对疑难病辨证论治的独特思维方法的系统归纳，展示了其学术主张、临床用药、用方特色和辨证施治之精妙。全书内容真实可靠，全面反映胡兰贵教授在中医内科学领域独到的建树。本书可读性强，可启迪临证思辨、拓展思路、强化中医理论及提高辨证论治水平。

本书可供中医临床工作者使用，也可供中医药爱好者参考。

图书在版编目（CIP）数据

胡兰贵临床经验传承 / 胡兰贵，侯鸿燕编著. -- 北京：科学出版社，2024.12. -- ISBN 978-7-03-080503-4

Ⅰ. R249.7

中国国家版本馆 CIP 数据核字第 2024XS0139 号

责任编辑：郭海燕　王立红 / 责任校对：刘　芳
责任印制：吴兆东 / 封面设计：图悦盛世

科 学 出 版 社 出版

北京东黄城根北街 16 号
邮政编码：100717
http://www.sciencep.com

固安县铭成印刷有限公司印刷
科学出版社发行　各地新华书店经销

*

2024 年 12 月第 一 版　开本：787×1092　1/16
2025 年 4 月第二次印刷　印张：27 1/2　插页：1
字数：669 000
定价：188.00 元
（如有印装质量问题，我社负责调换）

前　言

　　中医药事业之传承，一代又一代，连绵不绝，依靠先辈们勤求古训，以患者为师，逐步积累丰富的临床经验，手把手将临床经验传授给徒弟，道传薪火。本书以临床经验传承的方式对胡兰贵教授的学术思想进行搜集、整理、汇编成册，传承、发展与创新临床学术思想，以期为中医药事业尽绵薄之力。

　　胡兰贵教授师承于中医世家朱进忠先生，1996年被国家确定为朱进忠学术思想继承人，2000年晋升主任医师，2004年又参加了国家中医药管理局第一批全国优秀中医临床人才研修项目；为国家首批优秀中医临床人才，第五批全国老中医药专家学术经验继承工作指导老师，硕士研究生导师，博士研究生导师，山西省名中医。从事中医教学与临床约五十载，有着丰富的临床经验和精深的理论造诣，对疑难病诊治规律、治未病理念和辨证论治方法学的研究尤有建树，以擅长治疗疑难病、治未病而闻名。

　　胡兰贵教授勤求古训，矢志岐黄，熟读经典，先后受业于伤寒大家郝万山教授、国医大师熊继柏教授等数位名医，博采众家之长，又独立思考，以"临证—思考—总结—创新—再临证"为治学特点。在长期的临床实践探索中，经过不断反复揣摩、思考、实践，善用经方，却又不拘泥于经方，形成了"方中有方，方中有药，药中有方"的临证用经方的特点，逐步形成了"治病以和谐为纲""疑难病从肝论治""辨证论治以脉为根""风湿病从五脏论治""抓主症，用经方""重未病，用膏方"的学术思想。胡兰贵教授继承先师朱进忠老先生的学术思想，认为中医理论的核心应该是"和谐"，是生命的存在，没有痛苦。人与疾病应该和谐相处，有些无法治愈甚至很难治愈的顽疾，要治疗有度，以人为本，治病留人，生存第一，治病第二，应该治疗得病的人，而不是治人得的病。正如《内经》所说"谨察阴阳所在而调之，以平为期"，这一观点为后世治疗临床疾病奠定了基础。

　　本书系统介绍胡兰贵教授从事中医内科临床约五十载积累的经验总结，是首次全面、系统地整理及归纳，只有把理论与临床基础打好，才能更好地运用于临床，灵活运用，学古而不泥古，思路敏捷开阔。"梅花香自苦寒来，宝剑锋从磨砺出"。书中内容反映了一位有经验的中医人的成才之路，学好基础，打好基础，做到临危不乱，心中有数，思维敏捷，才能更好地为广大患者服务，才能成为真正的好中医。

　　在本书编写过程中得到了胡娜、闫牛、范俊来的大力协助，特此致谢。由于编者水平有限，本书虽力求完美，但缺点在所难免，不足之处敬请同道们批评指正。

胡兰贵　侯鸿燕
2024 年于山西省中医院

目　录

第一部分　学术思想

第二部分　临证应用

第三部分　医案荟萃举隅

第四部分　中药临床应用

第五部分　风湿病

第六部分　话说中医

第一部分 学 术 思 想

第一章 学术思想溯源

第一节 崇尚经典，志在岐黄

一、系统学习中医经典，奠定临床理论基础

胡兰贵，男，主任医师，教授，博士研究生导师。全国首批优秀中医临床人才，国家中医药管理局第二批全国老中医药专家学术经验继承人，第五批全国老中医药专家学术经验继承工作指导老师，山西省名中医，山西省中医院名医，山西省优秀专家，山西省中医院十佳医师，山西省优秀中医临床人才研修项目指导老师。

胡兰贵于 1957 年出生在山西太原一个普通市民家，他从小学习成绩优异，在太原市第十中学度过了自己的中学时代。1975 年，高中毕业的胡兰贵来到太原阳曲县侯村公社洛阳大队插队。在这期间，结束白天繁重的劳动后，胡兰贵总要利用晚上的时间拿出数理化课本学习，他对知识的渴望一刻也没有停止。1978 年，国家出台了"56 号文件"，从各地特招一批带编制的中医学徒工。消息传到偏僻的洛阳大队时，胡兰贵犹豫了。以他的能力，完全可以通过参加高考来改变现状，可如果报名中医学徒工就必须放弃高考。小时候他生病时，母亲带着他去中医院看中医，回想起这些情景，他不禁感叹中医是一门多么神奇的学问啊！摸摸脉、开草药，就让病痛全无。想到这里，胡兰贵迷茫的心中立刻坚定了，于是就报名参加中医学徒工，既能减轻家里的负担，又能造福病患。在通过层层考试后，胡兰贵终于如愿以偿考进了山西省中医研究所[现称山西省中医药研究院（山西省中医院）]的中医学徒班，接受传统师带徒与院校的正规中医药学课程相结合的中医教育。

二、拜从名师，兼容并蓄，汲取诸家精华

初入杏林的胡兰贵，在短暂的欣喜之后，紧接着就是巨大的迷茫。每天都要面对如山的中医典籍，要背诵天书一般的中医药方，老师要求也非常严厉与苛责。入学半年，胡兰贵还是没有找到学习中医的窍门，但他依然咬牙坚持着，早来晚走背医书，细致认真抄药方。这一切的付出，被一个人看在眼里，那就是山西省的中医泰斗，山西省中医药研究院的老专家、

中医基础理论研究室主任朱进忠老先生。

三晋名医朱进忠（1933～2006 年），男，河北省定州市人，硕士研究生，主任医师，第二批全国老中医药专家学术经验继承工作指导老师。朱老出生于中医世家，中医经典理论功底扎实，10 岁即随父朱好生习医，1956 年就读于北京中医学院（现更名北京中医药大学），系统刻苦地学习了中医经典著作，1962 年毕业被分配至山西省中医药研究院后，又拜著名经方学者、时任山西省中医药研究院所长的李翰卿先生为师学习，不仅打下了扎实的临床基础，而且全面继承了李老严谨务实的良好学风。1976 年朱老参加了全国中医研究生班，又拜师刘渡舟、方药中等中医界前辈学习，得到了他们的悉心指点。朱老曾任山西省中医药研究院中医基础理论研究所主任、名誉所长、中医文献研究所所长；曾任山西省西医离职学习中医研究班教员，兼任山西职工医学院主任医师、山西中医学院主任医师；他讲课深入浅出，循循善诱，积极致力于中医的继承和发展及学术探讨，曾担任山西省中医药学会学术委员会副主任、内科专业委员会主任委员，中华中医药学会名医研究会理事，《光明中医》《山西中医》《中医药研究》等杂志编委；他关心国家建设，先后被推选为山西省政协第五、六、七届委员，第六届政协医卫体工作委员会副主任委员，他积极推动中医药事业的发展，曾担任山西省科技决策咨询委员会委员，山西省保健委员会顾问，山西省药品审评委员会第一、二、三届委员。由于他在国家卫生事业上的卓越贡献，1993 年获得了国务院政府特殊津贴，1999 年获卫生部"全国德艺双馨医护工作者"称号及山西省卫生厅"赵雪芳式白衣战士"称号。朱老从医数十年，在医疗、教学、科研上学验俱丰，对疑难病的诊治规律及辨证论治的方法学颇有研究。他独到地提出并总结了内科病辨证论治的三个步骤、相似辨证、天人相应辨证 42 法等，撰著了《疑难病诊治思路秘诀》《天人相应与辨证论治》《难病奇治》《中医内科证治备要》《中医脉诊大全》等 22 部著作，先后发表论文数十篇。他的科研成果用于治疗小儿急慢性腹泻的"宝宝一贴灵"，曾荣获中日医学科技博览会金狮奖、纽约科技博览会金奖和全国星火计划成果展览会金奖。其著作先后获山西省医药科技著作一等奖一次、二等奖三次、三等奖两次。

1979 年，勤奋好学的胡兰贵经过各种考验，正式拜师到朱进忠老先生门下，成为了朱老的嫡传弟子、学术的衣钵传人。看着朱老坐诊时胸有成竹的样子，只需几味草药就能化患于无形，这让他心里特别佩服，也增加了学习中医的动力。朱老给胡兰贵布置的第一个任务就是要背诵人称中医四小经典的《医学三字经》《濒湖脉学》《药性歌括》《汤头歌诀》。经过几个月的努力，胡兰贵竟然真的把这四小经典熟读背诵了。这期间付出的艰辛非常人可以想象，但这些经典对胡兰贵一生的影响也非常人可以企及，这些前人的经验总结，为其日后成为中医大家奠定了坚实的基础。1 年后，年轻的胡兰贵成为朱老得意的门生和得力的助手。

经过名师几年的指点，善于学习、肯下功夫的胡兰贵对中医已经有了自己的理解。他在学习药方时，注重"抓主症，用经方"的化解式记忆，只要抓住主症，主要矛盾解决了，次要矛盾就迎刃而解，要对主症单刀直入、快刀斩乱麻。站在前人的肩膀上，善学巧学、辩证着学的胡兰贵，逐渐总结出一些自己的学习方法和心得。1989 年开始独立接诊，这让胡兰贵有了更多的临床案例，也丰富了他的临床经验。

出徒接诊后，胡兰贵教授也从未放松学习，"祖国医学博大精深，不是跟几年师傅看几本医书就能穷尽的，需要不断地总结学习"。2004 年，年近半百的胡兰贵教授又参加了国家中医药管理局第一批全国优秀中医临床人才研修项目，并师从北京中医药大学伤寒大家郝万山主任医师。

伤寒名家郝万山，主任医师，毕业于当时的北京中医学院，是北京中医药大学主任医师、博士研究生导师。他多年从事中医教学、临床和科研工作，曾是北京中医药大学优秀主讲教师、北京市教育创新标兵、国家中医药管理局全国优秀中医临床人才培养专家委员会优秀指导教师、国家中医药管理局中医经典著作全国示范教学《伤寒论》主讲人。中央电视台《百家讲坛》、山东教育电视台《名家论坛》等主讲嘉宾。临床对呼吸系统、消化系统、心血管系统的难治病证和精神抑郁症等的治疗有丰富经验。对于精神抑郁症，郝万山主任医师将其辨为少阳不足，三焦失畅，肝气郁结，神窍痰蒙。治用温少阳，畅三焦，舒气机，化痰浊，宁神志，定魂魄之法。方选柴胡桂枝汤、四逆散、温胆汤、定志小丸等合方，名柴桂温胆定志汤，并据情予以加减化裁。其研究方向：六经辨证的理论和应用研究、经方防治常见病和疑难病的研究、《伤寒论》文献研究。胡兰贵教授拜郝万山主任为师主要进行了《伤寒论》方面的学习。

正是有这些业界名家指点与这种学艺不辍的态度，让胡兰贵的医技和中医成就突飞猛进：1991年独立著书，1993年破格晋升为副主任医师，1996年被国家确定为朱进忠学术思想继承人，2000年晋升主任医师，2007年被授予国家首批优秀中医临床人才。

胡兰贵教授在学术上反对故步自封，虚心做到了兼收并蓄，博采众长，以求医术上的精益求精，为此他多方拜师，其中最著名的有国家级名中医熊继柏主任医师等。

熊继柏，主任医师，国医大师。通晓中医经典，谙熟方药，临证善于辨证施治，因证选方，因方用药，是国内外著名的中医专家。善治内科、妇科、儿科病证，以及各种疑难病。熊老临床辨证经验丰富，用方遣药经验独到，他在辨证中善于抓住病邪性质与病变部位两个关键，注重舌象与脉象两个重点；用方遣药中坚持先辨证后选方与每证必有主方两个原则；用方时善于将经方与时方混合使用，将专病专方与主证主方结合使用，将内科方与妇科方灵活使用，应急使用急症大方，对疑难病证巧用常用方从痰瘀论治，根据病证、病情与病势缓急进行方剂的配伍、剂量和剂型变化；遣药加减时，在确定主方的基础上灵活加减药物，固定加味以增主方疗效，妙用常药加味于主方中以成佐助之用。

三、临证—思考—总结—创新—再临证，走经方实践之路

胡兰贵教授充分继承、发扬了朱进忠老中医及诸位名师辨证应用经方的学术思想。对《伤寒论》研究精深，体会颇多，善用经方，却又不泥于经方，博采众家之长，又独立思考，以"临证—思考—总结—创新—再临证"为治学特点，经过不断反复地揣摩、思考、实践，形成了抓主症，"方中有方，方中有药，药中有方"的临证用经方特点。胡兰贵教授孜孜不倦于理论探索，长期致力于中医内科疑难病的临床研究和治疗，积累了丰富的临床经验，立足临床提出"以肝论治"治疗思路与方法，形成了独特的学术思想与防治疾病思路。坚持思考，勤于总结，勇于创新，最终成为一代名医。

第二节　融汇新知，继承创新

一、治病求本，以"和"持纲，法守病机，以平为期

《内经》曰："顺之则阳气固，虽有贼邪，弗能害也。""内外调和，邪不能害，耳目聪明，气立如故。""凡阴阳之要，阳密乃固。两者不和，若春无秋，若冬无夏，因而和之，是谓圣

度"。中医治病的目的就是要达到人体阴阳的"和谐"，与西医祛除病灶的目的截然不同。辨证论治，审证求因必须要从中医的阴阳变化这个根本出发，把中医"和谐"观的思想贯穿疾病治疗的始终。这样治疗疾病才能谨守病机，准确辨证。

运用"和谐"思想认识疾病，认为外邪、情志失调等原因使得和谐被破坏，从而产生疾病；太过或者不及打乱了和谐平衡；气、血、津液的和谐失调诸病则生；甚至和谐平衡失调严重者又产生了阴阳格拒。因此，治疗疾病的总方针在于一个"调"字。"调"即调和，使其平和。治疗的"和谐"就是在谨守病机的基础上把握两个层次的含义，第一层含义：虚者补之、实者泻之、寒者热之、热者寒之等把失和的纠正过来就是和谐，总结提出了随证治之、先后表里、缓中补虚、安中益气等 39 种标本先后的和谐治法；第二层含义：在运用这些治法时不能太过和不及是谓和谐，如应用"热者寒之"法时，寒凉药不能运用太过，也不能运用太少，太过则恐热证转为寒证，太少则恐药不达病所，运用恰如其分就是和谐。

二、辨证论治"以脉为根"

1. 脉象是反映脏腑气血盛衰的重要标志　中医经典《难经》《伤寒论》《金匮要略》等均认为辨证论治的第一要素为脉象，通过脉象的变化可以了解脏腑、经络、营卫气血的盛衰改变，故诊病在四诊合参的基础上，应重视"按其脉，知其病，命曰神"之古训。

2. 四诊重脉，诊脉发微　首先，人体的脉象最能反映经络及脏腑气血之盛衰。脉象具有特异性，可以帮助我们确定病位，以及全身气血、精气盛衰的部位，脏腑中尤以心、脾、肺更为显著。五脏六腑及其气血的盛衰多具有特异性的脉象。另外，在疾病的预防方面，特异性的正常脉象能够反映患者体质，不同脉象反映了脏腑功能的特异性，从而反映人体体质的特异性，为辨证论治提供了重要的体质依据。

其次，不同的病因有着不同的脉象。影响机体的各种因素都可以引起脉象的变化。如气候的变迁，人体的脉象随着春、夏、秋、冬的变化而出现弦、洪、毛、石的变化。不同的疾病有着不同的脉象，不同的证也可以出现相同的脉象，什么样的病邪即引起什么样的特异性脉象变化，数种病因产生数种脉象。脉证的性质相反时，辨证论治要以脉象为主，尤其是久病、疑难病辨证时，一是要把握主要病因的脉象可以掩盖其他脉象；二是要把握多种脉象出现时以多见脉为主的凭脉方法。

三、重视脏腑辨证，疑难病从肝论治

1. 肝为五脏之贼　胡兰贵教授认为"五脏之病，肝气多居"。《素问·灵兰秘典论》曰："肝者，将军之官，谋虑出焉。"肝主疏泄，和调气血，协调脏腑功能；又可调畅气机，鼓舞人体脏腑气化。肝藏血，调储血液；又藏魂，主调情志，在疾病的发生和治疗上具有重要的作用。此外，肝为将军之官，出卫气，和调表里营卫，抵御外邪的入侵。

疑难病的表现虽然是多种多样的，但气机升降功能的失调可能是它们的病因病机的共同点，肝胆为气机失调之关键脏腑，因此疑难病的发病与肝胆有着不可分割的关系。尤其是对一些久治不愈的疾病，或是前人缺乏治疗经验的疾病，从"肝"论治是一个重要的辨证思路。我们在临床治疗时，如果能够抓住"厥阴木气之逆"这一环节，也许可以使一些久治不愈的疾病有所转机。

2. 凡脏腑十二经之气化，肝气无所不乘　前人指出五脏的特使为肝，肝乃"将军之官"，与足少阳胆经相表里，胆为人体的十一脏生化之关键，因此，肝脏在人体气血生化中也起着重要的作用。另外，肝脏还能够协调其他脏腑，在抵御外邪等方面起着重要作用，因此，肝脏与疾病的形成、发展有很大的关系。治疗疑难病时大多从肝入手或在其他治疗方法中佐入治肝之品。

四、活法辨证，善用经方

临床中善用经方，多注重小方小剂的综合运用，善于将经方中主治相同、组成相同，主治相同而用药不同，主治不同而用药相同的经方进行纵横比较，然后综合应用，做到"方中有药，药中有方"。

第三节　学术思想的溯源

一、"和谐"

李清良在《社会科学家》中《"天人合一"与中国哲学的基本问题》一文中认识到"中国文化中'天人合一'观点是整个中国传统文化思想之归宿处"。所谓"天地变化，圣人效之"（《周易·系辞上传》）。儒家认为"天地生万物"。人与万物都是自然的产物，并把"仁爱"精神扩展至宇宙万物。古希腊辩证法的奠基人赫拉克利特说："自然追求对立，对立产生和谐""不同的音调造成最美的和谐"。而毕达哥拉斯认为"整个天就是一个和谐""和谐起于差异的对立。是杂多的统一，不协调因素的协调"。

中国古代典籍《中庸》中说："喜怒哀乐之未发，谓之中；发而皆中节，谓之和。中也者，天下之大本也；和也者，天下之达道也。致中和，天地位焉，万物育焉。"换句话说，就是达到中和状态，天地之间的万物和人类社会就能各安其所，各就其位。"中"的目的是"和"，是完成"和"的途径和方法。儒家所倡导的如"不得中行而与之，必也狂狷乎""过犹不及""允执其中"的中庸即"和"的思想，均体现在《内经》的医学思想中。儒家中庸思想（即"和"的思想）在《内经》中通过气血、阴阳、营卫、经络、脏腑的相关理论，全盘体现在了相关的医学理论之中。如《素问·五运行大论》中的论述"气有余，则制己所胜而侮所不胜；其不及，则己所不胜侮而乘之，己所胜，轻而侮之"；《素问·六微旨大论》中的阐述"亢则害，承乃制，制则生化。外列盛衰，害则败乱，生化大病"，都说明宇宙自然运化及人体生理气化都必须"执中而行"，否则就会"相乘相侮"，发生灾病。《素问·经脉别论》中的"生病起于过用"的著名病因观，均受儒家"过犹不及"观点的影响。对《内经》影响最大的是中国古代典籍《周易》。《周易》的核心思想是刚柔相济，阴阳协调，仁义相和。

《内经》中有一句话是"因而和之，是谓圣度"，"和谐"是中医问题的核心，朱进忠老先生在《中医临证五十年心得录》中明确地提出了这个观点。辨证论治和整体观是中医理论中的一个部分，它的纲是"和谐"，这个和谐的理论承认所有的客观事物都是存在的，我们注重的关键是要把各个方面的不和谐因素让它和谐起来。太过就要抑制，不及就要加以扶持，这才是中医学的核心。

二、以脉为根

《内经》率先提出将脉象作为诊断疾病的重要依据，认为通过脉象的变化可以了解脏腑、营卫气血、经络的变化，所以有"按其脉，知其病，命曰神"的说法。后来《难经》为了方便临床应用，又提出了独取寸口以诊断五脏六腑生死吉凶的方法，把寸口脉分为寸、关、尺三部和浮、中、沉九候，使脉诊具有了定性、定位功能。汉代张仲景的论著《伤寒论》《金匮要略》中提出了将脉象作为辨证论治的第一要素的思想，并在论著的条文中列举了大量实例进行说明，开创了在临床辨证论治的实践中以脉象为先导的先河。

《伤寒论》提出了非常重要的一句话是"观其脉证，知犯何逆，随证治之"。比方说辨太阳病，怎样辨太阳病呢？拿哪个证据作为问题的依据呢？《伤寒论》提出脉是第一位的，症是第二位的，是有主次的，不是像某些人的辨证论治，如果无症可辨怎么办呢？患者不说话怎么办呢？所以朱进忠老先生在临证中始终把脉作为辨证的依据，就此出版了《中医脉诊大全》。

三、从肝论治

肝与其他脏腑在生理与病理上有密切关系，相互影响。肝主疏泄，调畅气机，促进脏腑气化功能；肝主藏血，调节血量。血是构成人体和维持人体生命活动的基本物质。《血证论·脏腑病机论》说："木之性主于疏泄，食气入胃，全赖肝木之气以疏泄之，而水谷乃化。"通过肝气疏泄，促进脾胃运化功能，说明肝具有脾胃的部分功能。《内经》中"肝气衰，筋不能动，天癸竭"，说明肝肾同源、肝助肺主治节等，说明肝与其他脏腑有密切关系。肝为五脏特使，肝与胆相表里，古人云"肝为万病之贼"。肝病容易影响其他脏腑，其他脏腑病变也会影响肝。如戴元礼《证治要诀·伤食门》说："人之饮食由咽而入肝，由肝而入脾，由脾而入胃，过食伤肝。"综上所述，肝与其他脏腑在生理上有密切联系，在病理上相互影响。

所谓疑难病，朱进忠老先生认为应该包括两个概念：一是久治不愈的疾病，二是前人缺乏恰当治疗方法的疾病。经过其数十年的临床研究发现，肝在疑难病的发生、发展中有着举足轻重的作用，在治疗时只要抓住肝这个环节，则可以使久治不愈的疾病获得转机，甚或步入彻底痊愈的坦途，就此出版了《难病奇治》一书。

第四节　各家从肝论治学术经验

近现代医家在从肝论治疾病中也积累了丰富的经验。刘罗冀在《中医学报》发表的《从肝论治失眠研究进展调肝法治疗失眠临床探讨》一文中认为，肝脏可以调畅气机，促进脏腑气机运行畅达、气血津液周流全身。张压西在《中华中医药杂志》发表的《从中医古籍"肝藏血、血舍魂"理论中探究不寐的内涵》一文中认为，《内经》谓"夜卧血归于肝，肝藏血，血舍魂，夜则入寐"，肝血不足，魂不内守，则易失眠。于峥在《中国中医基础医学杂志》发表的《从"肝"论治杂病的研究概况》一文中认为，临床治疗糖尿病采用疏肝解郁、柔肝息风、滋肝补肾等法，效果满意。矫增金在《辽宁中医药大学学报》发表的《从肝论治心脏神经官能症探微》一文中论述了从肝诊治心脏神经官能症。陈学昂在《中医研究》发表的《小议肝脏与支气管哮喘的相关性》一文中分析认为，哮病的发生与肝失疏泄有关。丁劲在《环球中医药》发表的《慢性非细菌性前列腺炎从肝论治之文献回顾与探讨》一文中认为，治疗前列腺病从肝论治，其解剖位置与经络循行的交叉是本病的理论基础。郭梅珍在《中国中医基础医学杂志》发表的《冠心病从肝论治探析》一文中通过整理分析文献指出，现代医学认为肝脏代谢与冠心病的发生和发展的关系极为密切。

第二章　胡兰贵学术思想

胡兰贵教授从事中医内科临床近 50 年，临床擅长应用经方治疗疑难病，长期致力于中医内科疑难病、风湿病的临床研究和治疗，擅长应用中医经典理论治疗内科疑难病、风湿病。尤其在治未病方面独树一帜，擅长应用膏方防治内科疑难病，是山西省膏方应用推广第一人。提出"治病以和谐为纲""疑难病辨证以脉为根""疑难病从肝论治""风湿病从五脏论治""抓主症，用经方""重未病，用膏方"的学术观点。

第一节　治病以和谐为纲

治病当以和谐为纲，其和谐思想来源于《内经》，在《素问·生气通天论》中就认为自然界有一定的规律，"顺之则阳气固，虽有贼邪，弗能害也"；人体"内外调和，邪不能害，耳目聪明，气立如故""凡阴阳之要，阳密乃固。两者不和，若春无秋，若冬无夏，因而和之，是谓圣度"，就明确提出了"和谐"的思想。

一、强调人与自然和谐

一元论哲学体系是中国古代哲学的理论基础，这一理论的立论基点为天地人三才，也就是天人合一、万物为一体、人-自然-社会均是一个和谐的有机整体。人和自然源为一体，故有着统一的属性，人体直接或间接受着自然界的运动变化的影响，机体随之产生生理和病理上的变化，因此，人体与自然界密切相关、息息相通。人体如果能够适应自然界的气候季节的变化，与昼夜之阴阳变化相一致，如"春夏养阳，秋冬养阴"，就能够预防疾病、保持健康；反之，疾病就会发生。因此，我们在疾病治疗中，应重视调节人体以适应自然界的变化。

人体的生理和病理上的变化是受自然界影响的。人体气机的生发运动与自然界阴阳五行变化相互收受通应。人类能够发挥其主动性，使人体与自然环境统一、和谐，以适应自然、改造自然，保持人体健康，生存繁衍下去。人与自然界的规律是一致的，自然规律制约人的生、长、壮、老，自然的变化改变人体的生理、病理。自古以来，人类通过养生等手段，主动适应自然界，以保持人体的健康。此外，胡兰贵教授还强调培养"中和"之道，加强人性修养，才能使我们健全理想人格，与自然界及社会相协调，即在注重天地人三才一体的同时，还需"天覆地载，万物悉备，莫贵于人"，也就是说，三者关系的核心是人，如果能够提高人的精神境界，就能够保持机体的身心健康。但是，人的调节能力是有局限性的，如果社会或自然环境的变化过于剧烈，或者个体调节能力较弱，则不能对外界环境的变化做出相应的调整，则人就会进入非健康状态，最终导致疾病的发生。由此可见，人体内外环境的相互统一是我们在预防和治疗疾病时必须遵循的客观规律，做到"春夏养阳，秋冬养阴"，人体与气候季节的阴阳昼夜的变化相一致，方能保持健康、预防疾病。在临床上做到"必知天地阴阳，四时经纪"或"必先岁气，毋伐天和"，反之则"治不法天之纪，不用地之理，则灾害至矣"。故曰："凡治病不明岁气盛衰，人气虚实，而释邪攻正，实实虚虚，医之罪也；凡治病而逆四时，生长化收藏之气，所谓违天者不祥，医之罪也。"因此，我们在医疗实践中应该 "必先岁气，毋伐天和"，即中医强调的因时制宜。总之，胡兰贵教授在临床中强调不能把人与自然界对立起来，应该做到人与自然和谐统一，才能够很好地防病、治病。

二、重视人体脏腑阴阳气血之间的和谐

人体为统一的有机整体，其物质基础是气、血、精、津液，其中心为五脏，六腑与五脏互为表里，脏与腑、脏与脏、腑与腑之间通过经络密切联系，同时外连四肢百骸、五官九窍，即中医理论 "五脏互藏" 之意。正如《景岳全书》所曰："凡五脏之气必互相灌溉，故各五脏之中，必各兼五气。" 人体阴阳气血之间和谐，则脏与脏、腑与腑、脏与腑和谐，整体与脏腑和谐，人体处于平衡状态。

第二节　疑难病辨证以脉为根

朱进忠先生在临床上很注重脉诊，根据《伤寒论》提出的 "观其脉证，知犯何逆，随证治之""辨太阳病脉证并治第一"，认为脉是第一位的，症是第二位的，有主次的不同，就此出版了《中医脉诊大全》一书，而作为朱进忠先生的弟子，胡兰贵教授也就继承并传承朱进忠先生学术流派的学术思想，时至今日，胡兰贵教授在临证过程中依然把脉作为辨证的依据。

一、脉诊在辨证论治中的地位

《内经》首先将脉象作为诊断的重要依据。通过脉象的变化以了解脏腑、经络、营卫气血的改变，故有 "按其脉，知其病，命曰神"。《难经》首先提出了独取寸口以决五脏六腑死生吉凶的方法，将寸口分为寸、关、尺三部和浮、中、沉九候。《难经·一难》说："十二经皆有动脉，独取寸口以决五脏六腑死生吉凶。" 从而大大方便了临床的应用。《伤寒论》《金匮要略》提出了脉象为辨证论治第一要素的思想，并以临床中的大量实例进行了说明，为临床应用脉象进行辨证论治创造了先例。

二、脉象在辨证论治法则应用时的思维方式

脉象是最能反映脏腑、气血、经络盛衰，尤其是心、脾、肺，以及全身气血、水谷精气盛衰的临床征象。什么样的脏腑，什么样的气血，即具有什么样的特异性脉象。崔紫虚《四言举要》说："浮为心肺，沉为肾肝，脾胃中州，浮沉之间。心脉之浮，浮大而散；肺脉之浮，浮涩而短。肝脉之沉，沉而弦长；肾脉之沉，沉实而濡；脾胃属土，脉宜和缓。" 什么样的病邪引起什么样的脉象。例如，失血即引起芤脉；痰积、食积即引起滑脉；疟邪即引发弦脉；热邪即引发数脉；寒邪即引发紧脉；数种病邪客于人体后可以引起数种不同的脉象，如寒湿客于人体后可以引起迟缓脉，痰火内蕴者可以出现滑数脉。明代李中梓《诊家正眼》说："迟缓湿寒""滑数痰火"。脉证的性质相反时辨证论治要以脉象为主。例如，痞证一病，若脉见弦紧为主兼见滑象应诊为寒多而实热少的证候，反之，若脉弦滑为主兼见紧象应诊断为热为主兼有寒积证；又如，不寐之久久不愈者，除应结合病程、病因、症状认真考虑外，尤应根据脉象考虑辨证。若脉细数者当考虑为阴虚火旺，虚大者当考虑为气阴两虚，弦

数者当考虑为肝胆火旺，濡缓者当考虑为脾虚、痰湿，滑数者当考虑为痰火。所以《温病条辨》称：热深厥甚证，见脉细促者用三甲复脉汤，沉数者用二甲复脉汤。"热邪深入下焦，脉沉数，舌干齿黑，手指但觉蠕动，急防痉厥，二甲复脉汤主之""下焦温病，热深厥甚，脉细促，心中憺憺大动，甚则心中痛者，三甲复脉汤主之"。

三、脉象在辨证论治法则应用时的方法

同一症状，同一脉象表现，症见疲乏无力，脉见沉的疾病，若是发生于生气之后，就应根据沉主气郁的观点，诊断为肝气郁结证；若是发生于久泻之后，就应根据沉脉主里的观点，诊断为脾虚证。症见身痛、脉见紧象的疾病，若是病发于猝然，就应根据紧脉主寒的观点诊断为外感风寒证；若是病程较久，就应根据紧脉主寒主痛的观点诊断为寒痹证。同一脉见沉细，症见疲乏无力的疾病，若夏季见手足烦热，就应根据沉细之脉主血虚，诊断为血虚证；若到冬季反见手足厥冷证，则应根据沉细脉主气虚，诊断为气虚证。症见胸胁苦满、胃脘胀痛、脉见弦紧的疾病，若按其腹疼痛稍减，则可根据弦为肝脉，紧主寒的观点诊断为肝胃不和，寒湿在胃证；若按其腹则疼痛反剧，则可根据弦为肝脉，紧主寒主积的观点诊断为肝胃不和，寒积不化证。症见头晕头痛，胸胁苦满，口苦咽干，胃脘满痛，甚或恶心欲吐，脉象弦紧的疾病，若相兼脉中出现涩脉，则应根据涩脉主寒主滞的观点，诊断为肝胃不和，寒饮内郁，寒多热少的柴平汤加丁香、肉桂汤证；若相兼脉中出现滑象，则应根据滑主热主积的观点，诊断为肝胃不和，寒饮内郁，实积不化的柴平汤加大黄、焦山楂汤证。

第三节　疑难病从肝论治

所谓疑难病，一是缠绵难愈的疾病，二是前人没有恰当治疗方法的疾病。胡兰贵教授在多年的临床实践中，认识到了肝在疑难病的发生发展中起着重要的作用。在治疗时只要抓住肝这个环节，则可以使缠绵难愈的疾病获得转机。

一、肝与疑难病的关系

前人指出五脏的特使为肝，肝乃"将军之官"，与足少阳胆经相表里，胆为人体的十一脏生化之关键，因此，肝脏在人体气血生化中也起着重要的作用。另外，肝脏还能够协调其他脏腑，在抵御外邪等方面起着重要作用，因此，肝脏与疾病的形成、发展有很大的关系。

（1）肝属木，应春阳升发之气，与少阳胆相表里，而少阳胆为五脏六腑生化之主宰，因此肝胆主宰着脏腑经络气血的生化。

（2）肝胆互为表里，胆之经为足少阳，少阳之气上连肺，下连肾，少阳胆气通泰则肾气可升，肺气可降，肝胆可协调脏腑气机，调节三焦水道。

（3）肝为将军之官，出卫气，抵抗外邪侵入，若肝气调和则外邪不得侵入，表里得以协调而不会生病；反之，若肝气失和，外邪易侵入，而发生感冒、身痛之病。

（4）肝主升阳，也主疏泄，脾胃运化、升降、统摄无不依赖于肝的疏泄、升清，所以肝气郁滞，或肝阳亢盛，或清阳失升则出现脾胃升降失常，运化失职。

（5）肝具有藏血，调节血量的作用，血虚、血瘀等疾病多责之于肝。

（6）肝藏魂主怒，情志活动主要依赖于气血，肝主疏泄而藏血，且能宣通三焦气机，故

肝可调节情志。

二、疑难病的表现与肝的关系

疑难病的症状表现各异,但从病机上看大多具有一个共同的特点——气机升降失常,肝胆正常疏泄可促进气机升降,所以疑难病的发病都与肝有着不可分割的关系。

三、疑难病的治疗与治肝方法

疑难病的发病、症状表现、疾病发生后的各种复杂变化无不与肝有关系,故治疗疑难病时大多从肝入手或在其他治疗方法中佐入治肝之品。治肝之法,《内经》主张肝实宜泻、肝虚宜补的治疗方法。清代王旭高主张从肝气、肝风、肝火论治疑难病。

四、关于疑难病从肝论治的应用

1. 所有证候进行一元化理论分析　在综合分析所有证候时,应该采用“一元化”的方法去解释疾病的所有证候。如冠心病、心律失常患者,症见头晕胸满,心烦心悸,疲乏无力,口苦咽干,食欲不振,舌苔薄白,脉弦而结、稍滑,既可解释为气虚、肝郁,又可解释为心气不足,但是如果综合起来分析,仲景所谓少阳证均可解释所有出现的症状,那么就应从少阳胆辨证治疗。

2. 系统分析,突出主症　由于肝在胁下,胆附其中,为将军之官,藏魂、藏血、主筋,属木,主动,主升,开窍于目,在志为怒,其华在爪,其生理功能主要是调畅情志、储藏血液,所以肝病后的表现有眩晕、眼花、颠顶痛、乳房痛、两胁痛、关节不利、四肢麻木、急躁易怒等,那么如果疑难病出现以上症状时当然也应该诊断为有肝病或肝症。所以诊断肝病的性质时,常应综合其中要点二三个,即可诊断为肝病和肝的某种特性病。

3. 善于抓住疾病发展的总趋势　有的患者尽管叙述的症状很多,初看起来,好像诸脏之症均见,或气血同有,或寒热并存,很难确定正确的诊断,但它的总趋势却是一个,例如,某些久治不愈的虹膜炎,症状表现为头晕,腰背困痛,头痛,眼痛目赤,胸满烦躁,失眠心悸,乏力,小便黄赤,若从心悸失眠考虑,好像病位在心,若从腰痛症状考虑,好像病位在肾,但把所有症状综合起来,按照一元化的解释分析,就会得出结论:病位不在肾,也不在心,而是在肝。

4. 应以脉作为决定疾病性质的关键　有的患者症状比较繁杂,很多症状在性质上相互矛盾,临床辨证时很难确定其何者为主,何者为次,明察脉象就可确定主次,即脉为虚者以虚为主,脉为实者以实为主,脉为热者以热为主,脉为寒者以寒为主,脉为肝者以肝为主,脉为脾者以脾为主等。

第四节　风湿病从五脏论治

《内经》云:“邪之所凑,其气必虚”“正气存内,邪不可干”。风寒湿邪侵入人体,除外界因素外,与内脏亦有密切关系。因此,治疗风湿病不能一味祛风,应当从整体出发,“有诸内者,必形诸外”,故历代有“筋痹”“脉痹”“肌痹”“皮痹”“骨痹”的说法。

一、风湿病从肝论治

《内经》云:“诸筋者,皆属于节”“膝为筋之府”“肝主筋”。筋即筋膜,为附着于骨而聚于关节肌肉的一种组织。筋和肌肉的收缩、弛张，即肢体、关节运动的屈伸或转侧，主要赖于肝血的滋养。肝的功能正常，肝血充盈，筋得所养才能运动有力而灵活。肝的功能失常，肝失疏泄，一则肝血不足，筋失所养，则关节运动不利；二则肝气郁滞，气滞则水滞，水湿停于关节，可见关节肿胀，屈伸不利。如类风湿关节炎，中医学称"鹤膝风"，主要表现为关节肿大。中医学认为，乃肝失疏泄，气血运行不畅，水湿停滞所致。治疗当从肝论治，以四逆香佛二花汤治之。方药：柴胡10g，白芍10g，甘草6g，枳壳10g，香橼10g，佛手10g，玫瑰花10g，代代花10g，黄芩6g，丝瓜络10g。此法疏肝理气解郁，可达到气行则血行的目的，使关节的功能恢复正常。又如风湿性关节炎，两膝关节疼痛可选用逍遥散治之。该方具有疏肝养血之功，使肝血充盈，筋得所养，关节病变自愈。

二、风湿病从肾论治

《内经》云："肾主骨""骨者，髓之府""肾主身之骨髓"。骨，泛指人体的骨骼，是人体运动系统的重要组成部分。肌肉和筋的收缩、弛张，促使关节屈伸和旋转，从而表现为躯体的运动。肾藏精，精生髓，髓又能养骨，故有"肾生骨髓""其充在骨"的说法。如肾精亏虚，骨髓空虚，则骨骼软弱无力，骨质脆弱，出现骨质疏松，脊柱强直，韧带骨化，两骶髂关节变形为主的病变。又肾阳为一身之阳，主温煦，肾阳一虚，虚寒内生，外邪容易侵犯人体。风湿类疾病多为顽疾，久病入肾。因此，治疗这类疾病应当从肾治之。如强直性脊柱炎，中医学称"骨痹""肾痹"，说明与肾有密切关系。临证常用补阴益气煎、强直经验方（淫羊藿20g，巴戟天20g，肉苁蓉30g，狗脊30g，熟地10g，山药10g，山萸肉10g，茯苓10g，枸杞子10g，川牛膝15g）等，都是从肾入手，每每获得较好疗效。

三、风湿病从脾论治

《内经》云："脾主四肢""脾主身之肌肉""诸湿肿满皆属于脾""诸痉项强皆属于湿"。风湿病从脾论治原理有二：一是脾主肌肉，脾为气血生化之源，全身的肌肉依靠脾胃运化水谷精微的营养。人体各种形式的运动均需肌肉、筋膜和骨节的协调合作，但主要靠肌肉的舒缩活动来完成。同时，脾胃与筋有着密切的关系，如《内经》云："食气入胃，散精于肝，淫气于筋。"人以水谷为本，脾胃为水谷之海、气血生化之源。脾胃健旺，化源充足，气血充盈，则肝有所滋，筋有所养。若脾被湿困，或脾胃虚弱，化源不足，筋失所养，可出现关节病变。临证常用归芪建中汤，就是从调理脾胃着手，血气充盈，筋脉肌肉得养，关节病变自愈。二是脾虚生湿，水湿停聚，聚于关节而为病。仲景云："太阳病，关节疼痛而烦，脉沉而细者，此名湿痹之候，其人小便不利，大便反快，但当利其小便"；又云："若治风湿者，发其汗，但微微似欲出汗者，风湿俱去也"（《金匮要略》），说明湿有内湿、外湿，外湿者汗之，内湿者利之。临证常用胃苓汤治疗风湿病就是从脾着手，使湿邪得去，脾胃功能能得以恢复正常。

四、风湿病从心论治

《内经》云："诸血者，皆属于心""心主身之血脉""心者……其充在血脉""夫脉者，血之府也"。心主血脉是指全身的血液都靠心气的推动运行全身，无处不到，环周不休，外而肌腠皮毛，内而五脏六腑。心气充沛，血液才能正常运行，心气不足，血脉亏虚，脉道不利，血流不畅，则出现不荣则痛，或气血瘀滞，血脉受阻，不通则痛。其关节部位多为手少阴心经循行路线。如类风湿关节炎，表现为腕关节、肘关节疼痛，脉见沉细或结代，可用炙甘草汤；风湿性关节炎，表现为膝关节疼痛，心悸，可用芪脉三妙汤，这些都是从心入手，补益气血，使心主血脉功能正常，气血通畅，通则不痛。

五、风湿病从肺论治

《内经》云："肺之合皮也，其荣毛也""虚邪之中人也，始于皮肤，皮肤缓则腠理开，开则邪从毛发入，入则抵深"。皮肤为覆盖在人体表面，直接与外界环境相接触的部分。皮肤为一身之表，具有保护肌表，抵御外邪的作用。肺主宣发，能将卫气和气血津液输布全身，以温养皮毛。肺气亏虚，肌表不固，外邪易侵。因肺为娇脏，不耐寒热，易被外邪侵袭，这是风湿病主要入侵的途径。临证以风寒侵入为主，常用九味羌活汤；以湿热为主，用宣痹汤；以寒湿为主，用桂枝加附子汤；护卫肌表，用新加汤。

第五节　抓主症，用经方

胡兰贵教授师承于著名中医学家朱进忠先生，而朱进忠先生擅长应用经典理论治疗疑难病而闻名。胡兰贵在继承导师经验的基础上，长期致力于中医内科疑难病、风湿病的临床研究和治疗，擅长应用中医经典理论治疗内科疑难病、风湿病。尤其在治未病方面独树一帜，擅长应用膏方防治内科疑难病，是山西省膏方应用推广第一人。

中医经典是每一位医生成为名医的必读著作。要想成为新一代名医，必须具备深厚坚实的中医功底，才能在临床上立于不败之地。如何提高临床疗效，必须"熟读经典、多做临床、名师指点"。学好经典的关键是如何将经典与临床实践相结合，简单地说，就是把经典中的古文，能够深刻灵活地应用在患者身上，这样才能提高疗效，很多中医学子在上大学和研究生期间，经典也学了不少，但难以用于临床，只有通过亲临临床，才领悟到读经典应该在"读"字上下功夫，透过言简意赅的原著，进行深层次的思考，或者站得更高，于无字处，获得新的感悟。读经典，要看重领会其精神实质。做临床就是要将经典用于临床，才能把经典理论变成自己的知识，并有所感悟。

第六节　重未病，用膏方

中医学蕴藏着丰富的预防思想，总结了大量的养生保健和预防疾病的方法及手段，具有鲜明的特色和显著的优势。"治未病"的理念早在两千多年前的《内经》中就有记载，《素问·四气调神大论》云："是故圣人不治已病治未病，不治已乱治未乱，此之谓也。夫病已成而后药之，乱已成而后治之，譬犹渴而穿井，斗而铸锥，不亦晚乎！"胡兰贵教授秉承中医学"治未病"理念，将经方灵活运用在临床上，并结合临床把经方制作成膏方以便于长期服用调理，我国古代著名的医家李东垣云："汤者荡也，去大病用之；散者散也，去急病用之；丸者缓也，舒缓而治之也；膏者调也，调养而防病用之也。"经过多年临证应用已形成独特的膏方，并推广至春、夏、秋、冬各个季节，根据每个人的体质情况而辨证论治开具的膏方，适用于健康人群、亚健康人群、已病人群和病愈人群，广泛运用于正处在各个阶段成长的人群，在临床上更好地做到了。

第二部分 临证应用

第三章 治病以和谐为纲

胡兰贵教授在近 50 年的临证经验中，坚持治病以和谐为纲的学术思想。其和谐思想继承于朱进忠老先生，根源于《内经》，在《素问·生气通天论》中就认为自然界有一定的规律，"顺之则阳气固，虽有贼邪，弗能害也"；人体"内外调和，邪不能害，耳目聪明，气立如故""凡阴阳之要，阳密乃固。两者不和，若春无秋，若冬无夏，因而和之，是谓圣度"，明确提出了"和谐"的思想。中医、西医根本的区别在于要达到的最终目的不同，即中医要达到的是和谐，西医要达到的是祛除病灶。

第一节 人与自然的和谐

中国古代哲学以气一元论哲学体系为基础，以天地人三才为立论基点，强调天人合一、万物一体，人-自然-社会是一个和谐的有机整体。人与自然有着统一的本原和属性，人产生于自然，人的生命活动规律必然受自然界的规定和影响。人与自然的物质统一性决定生命和自然运动规律的统一性。人类生活在自然界之中，自然界存在着人类赖以生存的必要条件。自然界的运动变化又可以直接或间接地影响着人体，机体则相应地发生生理和病理上的变化。自然界阴阳五行的运动变化与人体五脏六腑之气的运动是相互收受通应的。所以，人体与自然界息息相通，密切相关。人类不仅能主动地适应自然，而且能主动地改造自然，从而保持健康，生存下去，这就是人体内部与自然环境的统一性、和谐性。人和自然有着共同的规律，人的生、长、壮、老、已受自然规律的制约，人的生理、病理也随着自然的变化而产生相应的变化。人应通过养生等手段，积极主动地适应自然。此外，还要加强人性修养，培养"中和"之道，建立理想人格，与社会环境相统一。在强调天地人三才一体的同时，又应特别注重"天覆地载，万物悉备，莫贵于人"，把人作为处理三者关系的核心，把提高人的精神境界、保持身心健康当作重要任务。但是，人的适应能力是有限的，一旦外界环境变化过于剧烈，或个体适应调节能力较弱，不能对社会或自然环境的变化做出相应的调整，则人就会进入非健康状态，乃至发生病理变化而罹病。预防和治疗疾病必须遵循人体内外环境相统一的客观规律。人体必须适应气候季节的变化和昼夜阴阳的变化，"春夏养阳，秋冬养阴"，方能保持健康，预防疾病。治病"必知天地阴阳，四时经纪"（《素问·疏五过论》），"必先岁气，毋伐天和"（《素问·五常政大论》）。否则"治不法天之纪，不用地之理，则灾害至矣"（《素问·阴阳应象大论》）。故曰："凡治病不明岁气盛衰，人气虚实，而释邪攻正，实实虚虚，医之罪也；凡治病而逆四时，生长化收藏之气，所谓违天者不祥，医之罪也"（《医门法律》）。所以，在临证时，就应该"必先岁气，毋伐天和"（《素问·五常政大论》）而因时制宜。我们应强调人与自然的和谐统一，不应把人与自然对立起来，片面强调人是自然的主人，一味"征服自然"，向自然索取，破坏生态平衡。

第二节　人体脏腑阴阳气血的和谐

人是一个和谐的有机整体，就形体结构而言，人体是由若干脏腑器官构成的，这些脏腑器官在结构上是不可分割、相互关联的。每一脏腑都是人体有机整体中的一个组成部分，都不能脱离整体而独立存在，属于整体的一部分。就生命物质而言，气、血、精、津、液是组成人体并维持人体生命活动的基本物质。分言之，则为气、为血、为精、为津、为液，实则均由一气所化。它们在气化过程中，相互转化，分布、运行于全身各脏腑器官，这种物质的同一性，保证了各脏腑器官功能活动的统一性。就功能活动而言，形体结构和生命物质的统一性，决定了功能活动的统一性，使各种不同的功能活动互根互用，协调和谐，密切联系。

人体以五脏为中心，以六腑相配合，以气、血、精、津、液为物质基础，通过经络使脏与脏、脏与腑、腑与腑密切联系，外连五官九窍、四肢百骸，构成一个统一的有机整体。五行系统的生克制化、亢害承制关系不是单纯的二者之间的相生相克关系，而是一种五者之间互生互克的网样状态关系。因此，五脏的生克制化、亢害承制是一个复杂的立体网络结构。每一脏都具有五脏的部分功能，也是五脏的缩影和统一体。此即"五脏互藏"之意。故曰："凡五脏之气必互相灌溉，故各五脏之中，必各兼五气"（《景岳全书·真脏脉》）。

一、脏与脏的和谐

心、肺、脾、肝、肾五脏各具不同的生理功能和特有的病理变化，但脏与脏之间不是孤立的，而是彼此密切联系着的；脏与脏之间的关系不单单表现在形态结构方面，更重要的是它们彼此之间在生理活动和病理变化上有着必然的内在联系，因而形成了脏与脏之间相互资生、相互制约、和谐共处的关系。心主血，肺主气，心肺和谐则气血和谐；心主血而行血，脾生血又统血，肝藏血，心肝脾和谐则主血、生血、行血、统血、藏血和谐；心主神志，肝主疏泄，心肝和谐则精神情志和谐；心肾和谐，则心肾相交，水火既济，精血互生，精神互用，君相安位。肝主疏泄，脾主运化，脾得肝之疏泄，则升降协调，运化功能健旺；脾气健运，水谷精微充足，才能不断地输送和滋养于肝，肝才能得以发挥正常的作用，即所谓"土得木而达，木赖土以培之"。脾主运化而化生水谷精气，上输于肺，肺司呼吸而摄纳清气且主肃降，肝主升发，肾主纳气，肝脾肺肾和谐则气机调畅，气血流行，脏腑安和；"饮入于胃，游溢精气，上输于脾，脾气散精，上归于肺，通调水道，下输膀胱，水精四布，五经并行，合于四时五脏阴阳，揆度以为常也"（《素问·经脉别论》）。肺脾肾和谐则水湿运化协调。

二、腑与腑的和谐

胆、胃、大肠、小肠、膀胱、三焦六腑的生理功能虽然不同，但它们都是化水谷、行津液的器官。饮食物的消化吸收、津液的输布、废物的排泄等一系列过程，就是六腑在既分工又合作的和谐情况下共同完成的。胃、胆、小肠密切协作共同完成饮食物的消化、吸收，并将糟粕传入大肠，经过大肠再吸收，将废物排出体外。膀胱的储尿排尿，与三焦的气化也是相互联系着的。三焦的功能则包括了它所参与的消化、吸收与排泄等各方面的功能。因此，六腑之间必须相互协调，才能维持其正常的"实而不满"、升降出入的生理状态。

三、脏与腑的和谐

脏与腑的关系，实际上就是脏腑阴阳表里配合关系。由于脏属阴，腑属阳；脏为里，腑为表，一脏一腑，一表一里，一阴一阳，相互配合，和谐表达，组成心与小肠、肺与大肠、脾与胃、肝与胆、肾与膀胱等脏腑表里关系，体现了阴阳、表里相输相应的关系。脏腑表里关系，不仅说明它们在生理上的相互联系，而且也决定了它们在病理上的相互影响，脏病及腑，腑病及脏，脏腑同病。因而在治疗上也相应地有脏病治腑、腑病治脏、脏腑同治等方法，从而使脏腑和谐。

四、脏腑与整体的和谐

脏腑与局部之间形成的心主血脉，藏神，在窍为舌和耳，在志为喜，在液为汗的心的和谐系统；肝藏血，主疏泄，在体合筋，开窍于目，在志为怒，在液为泪的肝的和谐系统；肺主气，司呼吸，通调水道，宣散卫气，朝百脉，主治节，主皮毛，开窍于鼻，在志为悲，在液为涕的肺的和谐系统；脾主运化，升清，统血，在体合四肢肌肉，开窍于口，在志为思，在液为涎的脾的和谐系统；肾藏精，主水，主骨髓，在窍为耳和二阴，在志为恐，在液为唾的肾的和谐系统；脏腑与经络之间形成的肺手太阴经和谐系统，大肠手阳明经和谐系统，胃足阳明经和谐系统，脾足太阴经和谐系统，心手少阴经和谐系统，小肠手太阳经和谐系统，膀胱足太阳经和谐系统，肾足少阴经和谐系统，三焦手少阳经和谐系统，胆足少阳经和谐系统，肝足厥阴经和谐系统。而且有肺、脾、肾、三焦、膀胱等功能相同部分组成的水液运化和谐系统；以及气的生成和谐系统，血的生成和谐系统，气的运化和谐系统，血的运化和谐系统。心是脏腑系统中最高控制者，脏腑是经络的控制者，肾是元阴元阳的控制者，胆是诸脏诸腑升生的控制者，三焦是水液升降的控制者，而且认为少阳控制着肺与肾的交融，肝控制着胆，肾控制着膀胱，心控制着小肠，脾控制着胃。心生脾，脾生肺，肺生肾，肾生肝，肝生心和心克肺，肺克肝，肝克脾，脾克肾，肾克心的相生相克的和谐生存系统。这些系统被打破疾病就会发生。因此，中医工作者通过各种方法（药物、按摩、针灸、养生等），使这些系统和谐，从而达到人的身体健康。

第三节　人与疾病的和谐

一、人与疾病和谐相处

人与疾病应和谐相处，并不是不治疾病，而是要区别不同疾病分别采用不同的治疗办法，有些能够治愈的疾病，要想尽办法治愈；有些顽疾如糖尿病、高血压、冠心病、骨关节炎、尿毒症、肿瘤等，可能很难治愈甚至无法治愈，就要以人为本，治病留人，治疗有度。我们应"治疗得病的人，以人为本，保证在人的生存的前提下去治病，生存第一，治病第二"，而不是"治人得的病，病第一，人第二"。就当前医疗能力来说，有些病治不好并不奇怪，即使再过若干年，科学进步了能为人类健康提供更多的治疗手段，也会有治不好的病。因此，正确认识这种矛盾关系是正确对待疾病所必需的。

二、医生治病应首先心态平和

作为医生，治病应首先心态平和，要治病更要治人，通过恰当治疗，对大多数带病生存者来说都能享有正常人的生活。人体的适应能力和调节能力会因客观变化而做出积极反应。对带病生存者来说，就是抗病和免疫能力的增强。乐观的心态、科学的生活安排及合理的中医中药治疗都可增强免疫功能，提高抗病能力。作为疾病缠身的患者，尤其是患有目前尚不能治愈的疾病，我们应正视疾病的客观存在，不一味排斥它、消灭它，学会与疾病和谐共处，同样可延年益寿。

三、以患者为核心谋求最好生活质量

西医抗癌主要靠手术、放射和化学药物治疗，经典的"完全杀灭肿瘤"的治疗模式，往往会造成肿瘤的过分治疗，在强调整体医学的今天，已显示其明显弊端。目前国际上已将提高肿瘤患者生存质量，延长生存时间作为评价治疗效果的重要指标，列入肿瘤疗效评价标准。患者和家属都想根治癌症，为此，仍有部分医生倾向于过度放疗和化疗，寄希望于肿瘤的消失，结果，化疗药物越用越强，放疗剂量越用越大，往往肿瘤没有消失，人体各种功能就已全部衰竭。当今，癌症治疗理念发生了根本性变化，过去"以疾病为核心"，最大限度地杀伤肿瘤的治疗模式，正在向"以患者为核心"谋求最好生活质量的人性化治疗模式转变。我们应突出"以人为本，带瘤生存"的理念。过度治疗，虽然重视了"以瘤为本"，却忽略了"以人为本"。肿瘤不仅是局部的疾病，而且是伴随肿瘤扩散和转移的全身消耗性病变。人瘤长期共存，和谐共处，就是治疗有效，中医治疗癌症的整体观念是患者能"带瘤生存"。恶性肿瘤的发病过程中，始终贯穿着"正邪相争"的过程，治疗时必须权衡机体与肿瘤之间的关系，最终达到"治病留人"的目的。早期癌症，"正盛邪实"，宜"攻毒祛邪"为主；中期癌症，邪正处于相持阶段，治疗上宜"攻补兼施"，或"攻多补少"；晚期癌症，肿瘤多已出现远处转移，正气虚衰不支，如果一味攻伐，反而会加速患者的死亡，扶正培本，脏腑兼顾，"寓攻于补"，常能减轻症状，维持生机，使患者长期"带瘤生存"。

第四节　用"和谐"思想认识疾病

一、和谐破坏就会产生疾病

中医治病的总方针在于一个"调"字，所谓："谨察阴阳所在而调之"，以平为期。《内经》认为，任何存在的事物，都是应该存在的事实。风、寒、暑、湿、燥、火、喜、怒、忧、思、悲、恐、惊、毒、虫等都是客观存在的事实，它们根本没有什么正气或邪气的问题，所存在的只是大如阴阳、五行，小如系统、控制、次序、比例、运动的关系，当这种关系处于和谐状态的时候就算达到了最高境界，反之则产生疾病。正如《内经》在文中屡屡告诫我们的："夫五味入胃，各归所喜，故酸先入肝，苦先入心，甘先入脾，辛先入肺，咸先入肾，久而增气，物化之常也。气增而久，夭之由也""非其位则邪，当其位则正""因而和之，是谓圣度""谨守病机，各司其属，有者求之，无者求之，盛者责之，虚者责之，必先五胜，疏其血气，令其调达，而致和平"。并列《调经论》一篇专门阐述中医治病的总方针在于一个"调"字。"调"即调和，使其平和。

二、太过不及打乱和谐平衡

客观存在的复杂的世界中存在着众多的物质之间由生克制化形成的和谐平衡，因此我们处理问题时必须注意这种和谐平衡，注意太过得抑，不及得助，不可随便采用消灭的方法，以免打乱和谐平衡。并且认为气只有一个，没有什么正气和邪气之分，之所以称为邪气与正气，仅是由于其存在的时间、数量不同而已，所以《内经》称："至而至者和，至而不至，来气不及也。未至而至，来气有余也……应则顺，否则逆，逆则变生，变则病。"

三、和谐平衡失调产生格阴格阳

在疾病发展至极盛的时候，往往产生一种不能与对方和谐共处的格拒现象，其中阴盛而不能融合阳的现象称为格阳，阳盛而不能融合阴的现象称为格阴，所以治疗危重疾病时必须注意这种现象，以免真假不辨。

四、气、血、津液和谐失调诸病而生

既然邪气和正气都是一个气，所以在处理邪气和正气的时候，必须注意气的两重性，注意邪气可以转化为正气和正气可以转化为邪气。邪气客于人体之后，引发、不引发疾病，引发什么疾病，不但取决于邪气，而且取决于正气，不但取决于邪气的性质，而且取决于邪气的数量，同时还取决于人体气、血、津液是否处于和谐状态，人体气、血、津液处于和谐状态就不会发生疾病，即所谓"正气存内，邪不可干"，反之就成为发病的原因，形成痰饮、瘀血、气郁、气陷、阳亢、气逆诸病。

五、情志和谐失调产生疾病

疾病不但与人的心情有关，而且五脏均与情志有关，不过所藏情志有心藏神、肝藏魂、肺藏魄、脾藏意、肾藏志、肝在志为怒、心在志为喜、脾在志为思、肺在志为悲、肾在志为恐等而已。情志与五脏是互为利害的，五脏太过和不及不但可以发生不同的情志改变，而且不同的情志改变也可以影响相应的脏腑，所以既可通过脏腑治疗情志的疾病，也可以通过对情志的影响治疗脏腑的疾病。疾病的发生和发展与个体、系统、局部等所处的关系中的时间、位置、比例有重要关系，所以在治疗上如何协调这些方面的关系就成了治疗疾病的重要方法。

第五节　和谐在治法上的指导作用

一、和谐是治疗大法

在治疗上，应首先确定大法——和谐。和谐有两个层面的含义，第一层含义："虚者补之，实者泻之，寒者热之，热者寒之"，把失和的纠正过来就是和谐，这样的和谐法主要有39种，即随证治之法、先表后里法、先治卒病后治痼疾法、调和营卫法、缓中补虚法、安中益气法、治病求本法、先治其标法、标本兼治法、正治法、反治法、寒者热之法、热者寒之法、坚者削之法、客者除之法、劳者温之法、结者散之法、留者攻之法、燥者濡之法、散者收之法、损者温之法、逸者行之法、惊者平之法、上之法、下之法、按摩法、洗浴法、薄贴法劫夺法、开泄法、发散法、热因热用法、塞因塞用法、寒因寒用法、通因通用法、调理三焦法、交通心肾法、泻南补北法、补肾纳气法等。第二层含义：在运用这些治法时不能太过和不及是谓和谐。如应用热者寒之法时，寒凉药不能运用太过，也不能运用太少，太过则恐热证转为寒证，太少则恐药不达病所，运用得恰如其分就是和谐。

二、标本先后的治法

标本先后治法包括先表后里法、先治卒病后治痼疾法、治病求本法、先治其标法、标本兼治法等，在多种原因、多种病机、多种疾病同时存在的疾病中，确定先治什么？后治什么？往往是治疗成败的关键，所以在《素问》中专门列出一篇《标本病传论》阐明"先病而后逆者治其本，先逆而后病者治其本，先寒而后生病者治其本，先病而后生寒者治其本，先热而后生病者治其本，先热而后生中满者治其标，先病而后泄者治其本，先泄而后生他病者治其本，必且调之，乃治其他病，先病而后生中满者治其标，先中满而后烦心者治其本。人有客气有同气。小大不利治其标，小大利治其本。病发而有余，本而标之，先治其本，后治其标。病发而不足，标而本之，先治其标，后治其本。谨察间甚，以意调之，间者并行，甚者独行。先小大不利而后生病者治其本。"张仲景更在《金匮要略》开篇论述先后辨证与脏腑经络辨证同等重要，称："病有急当救里救表者，何谓也？师曰：病，医下之，续得下利清谷不止，身体疼痛者，急当救里；后身体疼痛，清便自调者，急当救表也。夫病痼疾，加以卒病，当先治其卒病，后乃治其痼疾也。"如果治疗失序，则会打破病理的和谐，使疾病变得更为复杂难治。

【临证医案】温某，女，41岁。

初诊：2005年1月25日。恶心呕吐1周，右侧乳房肿块1个月。1个月以来右侧乳房疼痛，按之有杏仁大小的肿块，推之能移动。外院诊之为"乳腺增生"。因患者拒绝手术，改用西药保守治疗，并配合中医药治疗（口服藿香正气液）无效。1周前，又突然恶心呕吐，纳呆，头晕心烦，嗳气。急至外院急诊治疗，诊为"急性胃炎"。经用输液、中西药物治疗7日，因疗效不著，经人介绍来诊。察其舌苔薄白，诊其脉沉弦。诊为呕吐、乳癖。乳房属肝，肝郁气结，故见乳房疼痛肿块，头晕心烦，脉沉弦；肝气不舒，少阳枢机不利，秽浊犯胃，故见恶心呕吐，纳呆，嗳气等症。证属肝郁气结，少阳枢机不利，秽浊犯胃。治以和解少阳，辟秽化浊。方拟小柴胡汤加味。

处方：柴胡 10g，半夏 10g，黄芩 10g，人参 10g，甘草 10g，生姜 4 片，大枣 7 个，苏叶 10g，桂枝 10g，神曲 10g。

用法：上方 3 剂，水煎服，先将大枣掰开，与诸药同置凉水中浸泡 30 分钟，水煎 2 次，每次 30 分钟，混合，分温多次频服，1 日 1 剂。

二诊：服药后恶心呕吐大减，呃逆亦由频频而作减为偶作，饮食增加，乳房疼痛亦减。舌苔薄，脉沉。此胃证已大减而郁证仍存且显著耳，宜在和解少阳，辟秽化浊的基础上酌加理气疏肝之品。

处方：

（1）小柴胡汤加味：柴胡 10g，半夏 10g，黄芩 10g，人参 10g，甘草 10g，生姜 4 片，大枣 7 个，苏叶 10g，桂枝 10g，神曲 10g。

（2）柴胡疏肝散加减：柴胡 10g，枳壳 10g，白芍 10g，甘草 10g，川芎 10g，香附 10g，陈皮 10g，乌药 10g，木香 10g。

用法：上两方各 3 剂，交替服。

药后恶心呕吐、纳呆均缓解，乳房疼痛大减，但有胃脘痞满，右季肋部窜痛。舌苔薄白，脉沉。今思东垣、元御治杂病尤重脾胃之升降，姑从之。薄荷者，非但辛凉解表，亦且治恶气腹胀满，霍乱、宿食不消，下气，正如《本经疏证》所云："不知薄荷之凉，大有似乎豆蔻辈，原能宽中理气，消导顺降者也。"拟小柴胡加味加薄荷 10g，4 剂服之。

三诊：2005 年 3 月 4 日。痞满已解，惟生气时乳房胀痛。乳房肿块虽减而仍存。舌苔薄白，脉沉弦缓。此肝郁气结，痰瘀并存。治以疏肝理气，活血散结。

处方：柴胡 10g，当归 10g，白芍 10g，青皮 10g，香附 10g，乌药 10g，橘核 10g，薄荷 3g，橘叶 10g。10 剂，水煎服。

随访：2005 年 7 月 10 日。云：服上方 20 剂，乳房疼痛缓解，肿块消失。

按语：当多种疾病集于一身，而又难以通过先后的治疗方法治疗时，就需采用正确处理各种关系的协调方法去解决，但是在协调的时候不可采用"平均各打十板"的方法，还应分清标本缓急。本案患者既有乳腺增生，又有呕吐，怎么处理两者的治疗关系呢？多种疾病集于一身时首先应该注意的是全局，即这一种治疗方法对全局的发展有什么影响，这一影响中最重要的是对气机的影响，即能促进气机升降迅速恢复正常的先治，其他后治，所以仲景在《伤寒论》中处理少阳危证时有三急下、有四逆散法。其次是容易治愈且对其他方面没有严重影响，甚或形成损害的先治，所以仲景在《金匮要略》中处理痼疾与卒病时有"夫病痼疾，加以卒病，当先治其卒病，后乃治其痼疾也"的训导。在处理表里证同时存在时有"问曰：病有急当救里救表者，何谓也？师曰：病，医下之，续得下利清谷不止，身体疼痛者，急当救里；后身体疼痛，清便自调者，急当救表也"。最后是诸种错综复杂的关系难以确定主次时，应注意正确处理矛盾关系，务求做到治此而有利于彼，治彼而有利于此。本病既有肝郁气结，又有秽浊犯胃，疏肝和胃非但有利于治胃，亦可促进气机之升降，和胃化浊非但有利于脾胃之升降，亦且有利于肝郁之舒达，今之所以用小柴胡汤合苏叶、神曲、桂枝者即在此也。至于前医曾用藿香正气液而无效者，恐在于其未予和解少阳枢机也。我们沿着以上的思路进行治疗，则会使病理的和谐逐渐变为生理的和谐，使身体恢复健康。

三、缓中补虚法

《金匮要略·血痹虚劳病脉证并治》云:"五劳虚极羸瘦,腹满不能饮食,食伤,忧伤,饮伤-房室伤-饮伤,劳伤,经络营卫气伤,内有干血,肌肤甲错,两目黯黑。缓中补虚。大黄䗪虫丸主之。"

【临证医案】杜某,女,72 岁。

初诊:失眠健忘,心悸怔忡 5～6 年。近两年来日渐加重。经常昼夜难以入睡,平均每天只睡 1～2 小时,且头晕头胀,脑鸣耳鸣,形销骨立,难进饮食,面色萎黄,神疲乏力,少气懒言。前医予归脾汤、小建中汤、十全大补汤、天王补心丹、龟鹿二仙丹治之,诸症反甚。前来诊治。审其除上述诸症之外,并见胃脘满痛,食之更甚,按之益甚,舌苔黄白,脉弦细而涩。思之,此气血阴阳大衰为本,寒实中阻为标之证耳。治宗《金匮要略》"夫病痼疾,加以卒病,当先治其卒病,后乃治其痼疾"法。

处方:枳实 10g,厚朴 10g,大黄 10g,干姜 10g,草果 10g,陈皮 10g,木香 10g。

二诊:服药 2 剂,胃脘满痛好转,饮食稍进。惟头晕耳鸣,失眠乏力,心烦,心悸更加严重,思之:前用诸方补则胃脘满痛有加,消之而正气虚而难支。难治之证也。又思仲景《金匮要略》虚劳篇曾有治虚劳用缓中补虚法(即缓消其实即有补虚之意法),缓缓攻之,微祛其邪,何不用之。

处方:枳实 1g,厚朴 1g,大黄 0.2g,草果 1g,陈皮 1g,木香 1g。

三诊:服药 2 剂,脘痛大减,精神倍增。继服上药 1 个月,诸症好转。

按语:缓中补虚法,缓消其实即有补虚之意法,缓缓攻之,微祛其邪。临证若药证合拍,而诸症反剧,应考虑久病正气大虚,虚不任攻伐,故病更甚也。应遵循仲景《金匮要略》虚劳篇治虚劳所用缓中补虚法,宜缓祛其邪即寓扶正补虚之意。上方用量不可太过,太过则病必不除,反失和谐,只有徐徐图之,方可使和谐逐渐恢复。

第六节　和谐法验案

《素问·至真要大论》云:"谨守病机,各司其属,有者求之,无者求之,盛者责之,虚者责之,必先五胜,疏其血气,令其调达,而致和平,此之谓也。"《素问·生气通天论》云:"因而和之,是谓圣度",和谐是问题的核心,这个和谐的理论承认所有的客观事物都是存在的,我们注重的关键是要把各个方面的不和谐因素让它和谐起来。太过就要抑制,不及就要加以扶持,这才是中医的核心。和谐有两层含义,第一层含义:"虚者补之、实者泻之、寒者热之、热者寒之",把失和的纠正过来就是和谐;第二层含义:在运用这些治法时不能太过,也不能不及,是谓和谐。如应用热者寒之法时,寒凉药不能运用太过,也不能运用太少,太过则恐热证转为寒证,太少则恐药不达病所,运用得恰如其分就是和谐。和谐法主要有 39 种,现将部分和谐法验案详列于下。

一、治病求本法

【临证医案】任某,女,39 岁。

初诊:2001 年 10 月 16 日。7 年前行胆囊切除术,术后数月饮食增加,精神好转,但半年之后又出现夜间口干，心悸气短，失眠，头晕。近 4~5 年来，胃脘满胀，饥饿时或夜间胃脘疼痛，并同时出现右胁疼痛，痛彻腰背。大便 1 日 1~2 次，小便正常。舌苔薄白，脉沉弦。西医诊断：溃疡病、慢性胃炎、慢性盆腔炎；中医诊断：胃痛、腹痛。辨证为肝胃不和，气血瘀滞。治以疏肝和胃，理气活血。拟小柴胡丹参饮。

处方：柴胡 10g，半夏 10g，党参 10g，黄芩 10g，甘草 6g，干姜 3g，大枣 5 个，丹参 15g，砂仁 10g，檀香 10g。6 剂。

用法：将大枣掰开，与诸药置于凉水中浸泡 30 分钟，水煎 2 次，每次 40 分钟，混匀，分 2 次温服。

二诊：2001 年 10 月 23 日。胃脘满胀、疼痛，胁痛，心悸气短，失眠均减轻。舌苔白，脉沉弦。又述偶嗳气。

处方：柴胡 10g，半夏 10g，党参 10g，黄芩 10g，甘草 6g，干姜 3g，大枣 5 个，丹参 15g，砂仁 10g，檀香 10g，苏叶 10g，神曲 10g。4 剂，水煎服。

三诊：2001 年 10 月 29 日。诸症大减，惟饥饿时胃脘仍嘈杂不舒，且手足心烦热。舌苔白，脉沉弦缓。辨证为气阴俱虚。治以补气养阴。

处方：柴胡 10g，半夏 10g，党参 10g，黄芩 10g，甘草 6g，干姜 3g，大枣 5 个，丹参 15g，砂仁 10g，檀香 10g，苏叶 10g，神曲 10g。6 剂，水煎服。

四诊：2001 年 11 月 7 日。诸症未减。舌苔白，脉弦紧。辨证为肝胃不和，寒积不化。治以疏肝和胃，温中导滞。拟柴平汤加减。

处方：柴胡 10g，半夏 10g，党参 10g，黄芩 10g，干姜 6g，甘草 6g，大枣 5 个，苍术 10g，厚朴 10g，陈皮 10g，肉桂 10g，大黄 3g。3 剂，水煎服。

五诊：2001 年 12 月 5 日。药后诸症尽失。但近 1 周来，胃脘疼痛，烧心泛酸，食后胃脘满胀，有轻度压痛。舌苔白，脉弦。辨证为寒热夹杂，寒多热少。治以苦辛通降。拟进退黄连汤。

处方：半夏 10g，肉桂 10g，干姜 10g，党参 10g，甘草 10g，大枣 12 个，黄连 10g。3 剂。

用法：先将大枣掰开，与诸药置凉水中浸泡 30 分钟，水煎 2 次，每次 40 分钟，混合，分 2 次温服。

六诊：2001 年 12 月 16 日。诸症大减，精神佳。舌苔白，脉弦稍紧。辨证为肝郁气滞。治以疏肝理气。

处方：

（1）进退黄连汤：半夏 10g，肉桂 10g，干姜 10g，党参 10g，甘草 10g，大枣 12 个，黄连 10g。

（2）小柴胡丹参饮：柴胡 10g，半夏 10g，党参 10g，黄芩 10g，甘草 6g，干姜 3g，大枣 5 个，丹参 15g，砂仁 10g，檀香 10g。

用法：上两方各 3 剂，交替服用。

七诊：2001 年 12 月 19 日。2 年多来小腹疼痛。西医诊断为慢性盆腔炎。久治不效。舌苔白，脉弦细。然胃脘不适仍未蠲除，宜兼调之。辨证为寒凝血滞于下焦。治以散寒祛瘀。

处方：

（1）温经汤：当归 10g，白芍 10g，桂枝 10g，吴茱萸 6g，川芎 10g，干姜 6g，半夏 10g，丹皮 10g，麦冬 10g，党参 10g，甘草 10g，阿胶 10g。

（2）小柴胡丹参饮：柴胡 10g，半夏 10g，党参 10g，黄芩 10g，甘草 6g，干姜 3g，大枣 5 个，丹参 15g，砂仁 10g，檀香 10g。

用法：上两方各 3 剂，交替服用。

八诊：2001 年 12 月 26 日。小腹疼痛消失，但近 5 日来又出现胃脘痞满、疼痛，烧心泛酸。舌苔有剥脱，脉弦紧。辨证为上热下寒，治以清上温下。拟进退黄连汤加减。

处方：半夏 10g，黄连 10g，干姜 10g，肉桂 10g，党参 10g，甘草 6g，大枣 12 个，海螵蛸 10g，浙贝母 10g。

随访：2003 年 1 月 10 日。云：自服药症状消失后至今一直没有发作，愈。

按语： 胆囊切除术后胃肠疾病除注意疏肝之外，尤应注意寒热并见，且以寒多热少证为多见。患者的慢性盆腔炎经效方治疗见效，为什么此时此刻仅用了温经汤 3 剂即获痊愈，其故何也？中焦脾胃如黄坤载所云"如轮如轴，斡旋气机"，而此患者长期中焦郁滞，斡旋失序，即如药物亦因斡旋不能而不但不能发挥应有疗效，反而影响气机的升降，今所以取效者在于调治脾胃在先，温经在后，故虽药少而效宏也。

二、先治卒病后治痼疾法

【临证医案 1】 崔某，男，48 岁。

初诊：2001 年 10 月 4 日。10 个多月来，腹部胀大，纳呆，消瘦，小便不利。先后在太原、北京等地医院住院治疗，诊为"肝硬化腹水"。B 超：胸腹大量积水，门脉增宽，肝脏缩小，脾脏增大。治疗 5 个多月不但腹部胀大不减，二便不利，反而出现咳喘气短，持续高热（39.5～40℃），下肢浮肿，全身及巩膜黄染。舌苔白，脉弦紧。西医诊断：肝硬化腹水、肺部感染；中医诊断：鼓胀。辨证为里水兼表，湿热蕴结。治以解表散寒，利水化饮，分消内外。

处方：

（1）桂枝去芍加麻辛附子汤加减：桂枝 10g，麻黄 6g，细辛 3g，附子 10g，生姜 4 片，甘草 6g，大枣 7 个，大腹皮 10g，白茅根 30g，防己 15g，香附 10g，生石膏 15g。

（2）木防己汤加减：防己 10g，生石膏 15g，党参 10g，桂枝 10g，半夏 10g，陈皮 10g，紫菀 10g，丝瓜络 10g，葶苈子 4g。

用法：上两方各 2 剂，水煎服，每日 1 剂，交替服。

二诊：2001 年 10 月 8 日。发热、身痛、咳喘、腹胀均减轻，体温降至 38.5℃。效不更方，继服上方。

三诊：2001 年 10 月 18 日。上方各服 6 剂，腹胀大减，体温 37.2℃。惟口苦、畏寒、二便不利。

处方：

（1）桂枝去芍加麻辛附子汤加减：桂枝 10g，麻黄 6g，细辛 3g，附子 10g，生姜 4 片，甘草 6g，大枣 7 个，大腹皮 10g，白茅根 30g，防己 15g，香附 10g，生石膏 15g，茵陈 15g，莱菔子 10g，砂仁 10g。

（2）木防己汤加减：防己 10g，生石膏 15g，党参 10g，桂枝 10g，半夏 10g，陈皮 10g，紫菀 10g，丝瓜络 10g，葶苈子 4g。

用法：上两方各 3 剂，水煎服，每日 1 剂，交替服。

四诊：2001 年 10 月 24 日。腹胀大减，黄疸消退，食纳增进。但疲乏无力，咳嗽，体温 36.8℃。舌苔白，脉弦紧，指冷。

处方：桂枝 10g，麻黄 6g，附子 10g，细辛 3g，生姜 4 片，甘草 6g，大枣 12 个，生石膏 15g，防己 10g，苍术 10g，白茅根 30g，茵陈 15g。

随访：2001 年 11 月 30 日。云：上方服用 30 剂，腹胀消失，食欲、二便正常。

按语：本例是一个始终在外院住院的患者，所以在应用中药的同时仍然服用西药，但不同的是未诊之前体温始终维持在 39.5～40℃，胸腹积水日渐增多，且饮食不进，而经治疗后即逐渐体温下降，腹胸积水减少，因此看来本病的改善明显与所有中药有关。本病在治疗过程中需注意以下问题：①湿热与阳虚的比例；②表寒与里热的比例；③斡旋中焦之气与升降肺肾之气的比例关系。

【临证医案 2】 赵某，男，42 岁。

初诊：2001 年 10 月 31 日。12 年来咳喘，呼吸困难，冬夏俱作，或遇气候变化，或遇特殊气味，或遇特殊物质则加剧，胸满心烦。近半个月以来症状更加严重，除喘咳不能平卧，喉中哮鸣声不断外，并见咽喉有异物阻塞感，头晕心烦，汗多，尿多。舌苔薄白，脉沉弦。西医诊断：支气管哮喘；中医诊断：哮。辨证为气阴俱虚，少阳枢机不利，痰饮蕴肺。治以和解少阳，化饮止咳，佐以益气养阴。拟加减小柴胡汤。

处方：柴胡 10g，半夏 10g，黄芩 10g，干姜 3g，五味子 10g，紫菀 10g，丝瓜络 10g。6 剂。

用法：将诸药置凉水中浸泡 30 分钟，水煎 2 次，每次 40 分钟，混匀，分 2 次温服。

二诊：2001 年 11 月 13 日。药后咳喘明显好转。舌苔白，脉沉弦缓。方拟加减小柴胡汤。

处方：柴胡 10g，半夏 10g，黄芩 10g，干姜 3g，五味子 10g，紫菀 10g，丝瓜络 10g。7 剂，水煎服。

三诊：2001 年 11 月 20 日。咳喘基本消失，仅偶尔夜间有气短感。舌苔白，脉沉弦缓。

处方：柴胡 10g，半夏 10g，黄芩 10g，干姜 3g，五味子 10g，紫菀 10g，丝瓜络 10g。6 剂，水煎服，隔日 1 剂。

四诊：2001 年 12 月 11 日。下雪后 2 日来咳喘又作，发时胸满气短。舌苔白，脉沉弦。辨证为寒痰阻滞。治以祛痰化饮。

处方：柴胡 10g，半夏 10g，黄芩 10g，干姜 3g，五味子 10g，紫菀 10g，丝瓜络 10g，款冬花 10g。6 剂，水煎服，隔日 1 剂。

五诊：2001 年 12 月 16 日。咳喘大减，但平卧时微有气短胸憋。舌苔白，脉沉缓。辨证为气阴两虚。治以补气养阴。

处方：

（1）加减小柴胡汤：柴胡 10g，半夏 10g，黄芩 10g，干姜 3g，五味子 10g，紫菀 10g，丝瓜络 10g，款冬花 10g。

（2）十四味温胆汤：黄芪 15g，当归 6g，麦冬 10g，五味子 10g，党参 10g，陈皮 10g，半夏 10g，茯苓 10g，甘草 6g，竹茹 10g，枳实 10g，石菖蒲 10g，远志 10g，生地黄 10g。

用法：上两方各 3 剂，交替服。

六诊：2001 年 12 月 23 日。平时没有任何不适。舌苔白，脉沉缓。继服上方。

七诊：2002 年 1 月 17 日。天气变化时虽有胸满，但较前明显减轻。舌苔薄白，脉左沉缓，右弦紧。继服上方，在感到胸憋时可暂时服 1～2 剂，症状消失后即停药。

随访：2004年5月5日。云：按照以上方法治疗2个月后，至今喘咳未作。

按语：《灵枢·本输》云："少阳属肾，肾上连肺，故将两脏。"《类经》云："少阳，三焦也。三焦之正脉指天，散于胸中，而肾脉亦上连于肺，三焦之下腧属于膀胱，而膀胱为肾之合，故三焦亦属乎肾也。然三焦为中渎之府，膀胱为津液之府，肾以水脏而领水府，理之当然，故肾得兼将两脏。"哮证诸家多考虑为饮之所作，故《金匮要略》常列射干麻黄汤以治之，然饮之所成非独在肺，且肾为统领水液之府，其决渎之功在三焦，故今从三焦为主兼顾肺肾。且久病气阴俱伤，故始终在调理三焦的基础上，补益气阴也。

三、随证治之法

【临证医案1】马某，女，42岁。

初诊：2005年2月15日。1个月来，胃脘疼痛，食后加重，且腰痛，背痛，头痛，肩痛，腹冷，大便1日1次，有欲便不能之感，小便正常，眠差。舌苔白，脉弦紧。西医诊断：胆囊炎、胃炎；中医诊断：胃痛。辨证为肝胃不和，寒积不化。治以疏肝和胃，温中导滞。方拟柴平汤加减。

处方：柴胡10g，半夏10g，党参10g，甘草6g，黄芩10g，干姜6g，大枣5个，苍术15g，陈皮10g，厚朴10g，大黄3g，肉桂10g。4剂，水煎服。

二诊：2005年2月20日。服上药后，胃脘疼痛大减。舌苔白，脉沉弦紧。辨证为肝胃不和，寒积不化。治以疏肝和胃，温中导滞。方拟柴平汤加减。

处方：柴胡10g，半夏10g，党参10g，甘草6g，黄芩10g，干姜6g，大枣5个，苍术15g，陈皮10g，厚朴10g，大黄3g，肉桂10g。4剂，水煎服。

三诊：2005年3月2日。胃脘疼痛消失。惟头晕、头痛、失眠、心悸、大便秘结、乳房疼痛。舌苔白，脉弦紧。辨证为肝郁气结，痰饮内郁，上火下寒。治以疏肝化饮，清上温下。方拟柴胡加龙骨牡蛎汤。

处方：柴胡10g，半夏10g，党参10g，甘草6g，黄芩10g，生姜3片，大枣5个，桂枝10g，茯苓15g，龙骨15g，牡蛎15g，熟军3g。5剂。

用法：将大枣掰开，水煎2次，每次50分钟，混匀，分2次，饭后服。

四诊：2006年2月23日。因他病来诊，云：诸症俱解。

按语：胃脘疼痛，食后加重者为实，脉紧为寒。头痛、背痛、脉弦紧为肝郁夹寒。故以疏肝和胃，温中导滞而解。其后头痛仍不解，且兼失眠、心悸、乳房疼痛为肝郁夹寒饮，故处以柴胡加龙骨牡蛎汤，而诸症始愈。此仲景"观其脉证，知犯何逆，随证治之"之意也。

【临证医案2】孟某，女，47岁。

初诊：2005年6月15日。十几年来，左髋疼痛，右膝关节痛。纳可，二便正常。舌苔白，脉弦。西医诊断：风湿性关节炎；中医诊断：腰腿痛。辨证为肝肾俱虚，寒湿外客，肝木失达。治以温补肝肾，化湿理肝。方拟逍遥狗脊汤。

处方：柴胡10g，当归10g，白芍10g，白术10g，干姜3g，甘草6g，薄荷3g，茯苓10g，狗脊30g。6剂，水煎服。

二诊：2005年6月27日。服药后诸症不减，细询左髋肌肉时见刺痛。舌苔薄白，脉沉缓。辨证为气阴俱虚与肝肾俱虚、肝木失达俱见。治法为久病当间服，分治主次也。

处方：

（1）十四味温胆汤：黄芪 10g，当归 6g，麦冬 10g，党参 10g，五味子 10g，竹茹 10g，枳实 10g，半夏 10g，陈皮 10g，茯苓 10g，甘草 6g，石菖蒲 10g，远志 10g，生地 10g。

（2）逍遥狗脊汤：柴胡 10g，当归 10g，白芍 10g，白术 10g，干姜 3g，甘草 6g，薄荷 3g，茯苓 10g，狗脊 30g。

用法：上两方各 8 剂，水煎服，交替服用。

随访：2005 年 12 月 10 日。云：上方各服 8 剂，共计 16 剂后，髋、膝痛解，至今未发。

按语：髋、膝者，宗筋所聚之地。治从肝肾当效也，今未效，而脉却由弦转沉缓，沉缓之脉为气阴俱虚、肝木失达、肝肾俱虚俱见之征，久用一方始效后不效，乃主次有变也，当随证治之，故以两方交替服，故愈。

四、缓中补虚法

【临证医案】杨某，女，33 岁。

初诊：2005 年 2 月 23 日。十几年来每到冬天则出现咳嗽，咽喉不利，口淡乏味。近十几日来背困，右胁、右季肋区窘困，夜间心烦，大便 1 日 2 行。舌苔白，脉沉弦缓。西医诊断：慢性支气管炎；中医诊断：咳嗽。辨证为气阴两虚，痰郁气结。治以补气养阴，理气化痰。方拟十四味温胆汤。

处方：黄芪 10g，当归 6g，麦冬 10g，党参 10g，五味子 10g，竹茹 10g，枳实 10g，半夏 10g，陈皮 10g，茯苓 10g，甘草 6g，石菖蒲 10g，远志 10g，生地 10g。10 剂，水煎服。

二诊：2005 年 2 月 28 日。咳嗽稍减。舌苔白，脉沉弦。辨证为少阳枢机不利，痰饮蕴肺。治以和解少阳，化饮止咳。方拟加减小柴胡汤。

处方：柴胡 10g，半夏 10g，黄芩 10g，干姜 3g，五味子 10g，紫菀 10g，丝瓜络 10g。6 剂，水煎服。

三诊：2005 年 3 月 17 日。服药 6 剂，咳嗽明显好转，继服上药 12 剂，咳嗽消失。

随访：2006 年 1 月 2 日。云：咳嗽一直未作。

按语：本案患者咳嗽十几年，始见脉沉缓，予补气养阴，理气化痰稍减，继见脉沉弦而予小柴胡汤和解枢机，化痰止咳，故得痊愈。

五、标本兼治法

【临证医案】吕某，男，48 岁。

初诊：2005 年 2 月 8 日。素有糖尿病。近 3 个月来头晕，眉棱骨痛，视力下降，眼前如云雾遍扰之状减轻，胸满，走路快时气短，背痛、腰痛、腿冷，左手麻木，纳可，大小便正常，眠可。舌苔白，脉弦紧。西医诊断：糖尿病并发症、头痛；中医诊断：消渴、头痛。辨证为肝郁气结，痰饮内郁，上火下寒。治以疏肝理气，化饮，清上温下。方拟柴胡加龙骨牡蛎汤。

处方：柴胡 10g，半夏 10g，黄芩 10g，党参 10g，甘草 6g，生姜 3 片，大枣 7 个，桂枝 10g，茯苓 15g，龙骨 15g，牡蛎 15g，熟军 4g。5 剂，水煎服。

二诊：2005 年 2 月 15 日。汗出阵作，眉棱骨痛大减，视力增加，但背痛、腰冷未减。时见心烦，眠差。舌苔白，脉沉缓。辨为气阴俱虚，痰郁气结。治以补气养阴，理气化痰。

处方：

（1）十四味温胆汤：黄芪 10g，当归 6g，麦冬 10g，党参 10g，五味子 10g，竹茹 10g，枳实 10g，半夏 10g，陈皮 10g，茯苓 10g，甘草 6g，石菖蒲 10g，远志 10g，生地 10g。

（2）消渴麻木方：生地 15g，熟地 10g，枸杞子 15g，女贞子 15g，玄参 15g，山茱萸 12g，麦冬 10g，天花粉 10g，肉苁蓉 10g，山药 15g，何首乌 15g，黄芪 15g，砂仁 10g，党参 10g，玉竹 10g。

用法：上两方各 3 剂，交替服用。

三诊：2005 年 3 月 11 日。上方各服 3 剂，眉棱骨痛消失，背痛麻木大减，继服各 3 剂，交替服后，眼前如云雾遍扰状消失。继服上两方。

四诊：2005 年 8 月 1 日。经过以上两方交替服用共计 18 剂后，除偶见腰背困、麻木外，余症全失。

随访：2006 年 2 月 8 日。云：以上证候全失，血糖、尿糖正常。

按语：既有气阴虚，又有痰郁气结，当补气养阴、理气化痰同施，但气阴两虚的比例远较气滞痰郁为多，故以补气养阴之剂与补气养阴、理气化痰之剂交替互用以取和谐也。

六、热者寒之法

【临证医案】康某，男，10 岁。

初诊：2005 年 6 月 18 日。咽喉疼痛，发热，体温 38.5℃，疲乏无力，大便 2 日未行，小便正常。舌苔白，脉浮数。西医诊断：呼吸道病毒性疾病；中医诊断：感冒。辨证为风热客表，兼有里热。治以解表清里。方拟升降散加减。

处方：蝉蜕 10g，僵蚕 10g，片姜黄 10g，大黄 3g，玄参 15g，薄荷 10g，马勃 6g。2 剂。

用法：2 剂同煎 2 次，每次 30 分钟，混匀，昼夜分 4 次服。

二诊：2005 年 6 月 19 日。每 3 小时服 1 次，共服药 3 次，至夜间 3 时左右发热即解，咽喉疼痛消减 80%，至今晨又服 1 次，诸症尽失。舌苔白，脉浮紧。今思热解而表寒仍在。治以解表清里。

处方：蝉蜕 10g，僵蚕 10g，片姜黄 10g，大黄 3g，玄参 15g，薄荷 10g，防风 10g。1 剂。

用法：水煎 2 次，每次 40 分钟，混匀，分 2 次，饭后服。

随访：2006 年 2 月 23 日。云：上药又服 1 剂，愈。

按语：风热客表，治以解表清里，然若兼便秘者，必予通腑，否则其效不速也。

七、调理三焦法

【临证医案 1】赵某，男，22 岁。

初诊：2001 年 2 月 26 日。2 个多月来，两眼干涩，鼻干，头晕腰困，嗜眠。舌苔薄白，脉弦紧。西医诊断：干燥综合征；中医诊断：燥证。辨证为肝郁气结，痰饮内郁，上火下寒。治以疏肝化饮，清上温下。方拟柴胡加龙骨牡蛎汤加减。

处方：柴胡 10g，黄芩 10g，半夏 10g，党参 10g，甘草 6g，生姜 3 片，大枣 5 个，桂枝 10g，茯苓 15g，熟军 3g，龙骨 15g，牡蛎 15g。5 剂，水煎服。

二诊：2001 年 3 月 4 日。头晕、眼涩大减，精神好转。舌苔白，脉弦紧。此肾为水液之根，宜加补肾之剂。

处方：

（1）柴胡加龙骨牡蛎汤：柴胡 10g，黄芩 10g，半夏 10g，党参 10g，甘草 6g，生姜 3 片，大枣 5 个，桂枝 10g，茯苓 15g，熟军 3g，龙骨 15g，牡蛎 15g。

（2）滋肾丸加减：怀牛膝 10g，陈皮 10g，熟地 15g，锁阳 10g，肉苁蓉 10g，干姜 1g，当归 10g，知母 10g，黄柏 10g，白芍 10g。

用法：上两方各 3 剂，水煎，交替服。

三诊：2001 年 3 月 11 日。腰困、头晕、眼干涩大减。舌苔薄白，脉沉细弦。此肾不足较著耳。继服上两方，各 5 剂，水煎，交替服。

随访：2002 年 4 月 2 日。云：上两方连续服用 1 个月，共 28 剂，愈。

按语：眼干涩者，津液匮乏之证也。然局部津液匮乏有津液绝对匮乏者、有津液停聚而不得上朝者，此脉弦紧，为肝与三焦郁结而津不得上朝，故以柴胡加龙骨牡蛎汤理三焦、化痰饮，使津上朝，及至脉转沉细，肾脉已见，故以补肾阴、泻相火与调理三焦同施而解。

【临证医案 2】朱某，男，18 岁。

初诊：2001 年 5 月 27 日。2 年多来在两足跟、足趾部皮肤浅表出现 7～8 个角化性丘疹，按之隐痛。前医采用激光治疗无效，采用清热解毒、活血化瘀、平肝潜阳治疗亦无效。查舌苔白，脉弦。西医诊断：疣；中医诊断：疣。辨证为湿热蕴结。治以升阳除湿清热。方拟当归拈痛汤。

处方：当归 30g，羌活 10g，防风 10g，升麻 10g，猪苓 10g，泽泻 10g，茵陈 15g，黄芩 10g，葛根 15g，苦参 15g，知母 10g，甘草 10g。5 剂，水煎服。

二诊：2001 年 6 月 1 日。症状同前。舌苔薄白，脉弦紧。此肝郁气结，上热下寒，痰郁不化也。治以疏肝理气，清上温下，理气化痰。方拟柴胡加龙骨牡蛎汤。

处方：柴胡 10g，黄芩 10g，党参 10g，半夏 10g，桂枝 10g，茯苓 10g，熟军 3g，甘草 6g，生姜 3 片，大枣 5 个，龙骨 15g，牡蛎 15g。5 剂，水煎服。

三诊：2001 年 6 月 10 日。症稍减。舌苔白，脉弦紧。今思足者下焦，足跟、跖部属肾。治以补肾之阴阳。

处方：

（1）柴胡加龙骨牡蛎汤：柴胡 10g，黄芩 10g，党参 10g，半夏 10g，桂枝 10g，茯苓 10g，熟军 3g，甘草 6g，生姜 3 片，大枣 5 个，龙骨 15g，牡蛎 15g。

（2）增液汤加减：玄参 30g，麦冬 10g，生地 30g，肉桂 3g。

用法：上两方各 4 剂，水煎，交替服。

四诊：2001 年 6 月 14 日。足疣消失，停药观察。

随访：2001 年 10 月 7 日。云：自消失后迄今未复发。

按语：疣，医家多主张治以清热解毒，活血化瘀，平肝潜阳，观本案前医除采用激光等西医治疗外，久用此法治疗无效，受用生薏苡米（简称生苡米）治疗本病之启发，用当归拈痛汤亦不效，乃改用柴胡加龙骨牡蛎汤理三焦，除湿而稍减，后又受不明脏腑经络开口动手便错之启发，予治肾始速愈。

八、交通心肾法

【临证医案 1】梁某，男，50 岁。

初诊：2001 年 9 月 29 日。十几年来腰困，小腹冷胀，大便稀溏不爽，小便黄。曾先后请中、西名家诊治，除西药外，仅只中药大辛大热大补之剂不计其数，甚至某医动辄用附子4～5两，肉桂2～3两，人参1两，以及大茴香、小茴香、硫黄等不效。查舌苔白，脉弦紧而滑。西医诊断：慢性结肠炎；中医诊断：腹泻。辨证为肝胃不和，寒积不化。治以疏肝和胃，温中导滞。方拟加减柴平汤。

处方：柴胡10g，半夏10g，黄芩10g，党参10g，干姜6g，甘草6g，大枣5个，苍术10g，厚朴10g，陈皮10g，肉桂10g，大黄3g。2剂。

用法：先将大枣掰开，与诸药同置凉水中浸泡30分钟，水煎2次，每次40分钟，混匀，分2次饭后服。服1剂后隔2日再服第2剂，服第2剂后隔4日再诊。

二诊：2001年10月9日。药后大便正常，小腹冷胀消失。但腰困腰痛。舌苔薄白，脉弦稍紧。此寒积已减而肾虚仍存。治以佐加补肾之品。

处方：柴胡10g，半夏10g，黄芩10g，党参10g，干姜6g，甘草6g，大枣5个，苍术10g，厚朴10g，陈皮10g，肉桂10g，大黄3g。2剂，服法同上。

随访：2001年10月17日。云：小腹冷胀、腰困均消失。

按语：本例患者曾先后请中、西名家诊治，除西药外，仅只中药大辛大热大补之剂不计其数，甚至某医动辄用附子4～5两，肉桂2～3两，人参1两，以及大茴香、小茴香、硫黄等。然均越治越冷，越治越痛，越治越虚，而本方仅用干姜6g，肉桂10g，且每周仅用2剂，论所用药量小于前医，论急缓所用药较前医为缓，且所用方中有苦寒之黄芩、大黄，通下之大黄，何其效反著，而竟4剂得愈也？此病之冷感不在肾火之不足而在心火不能下交于肾命；此病之冷感不在肾火之不足，而在升降之失常；此病之冷感不在肾火之不足，而在寒积之阻滞。如何辨？审脉，审证。脉者、证者何？脉弦紧中兼滑，大便稀溏中兼不爽，且补之无功也。

【临证医案2】李某，女，71岁。

初诊：2001年6月3日。4～5年来双膝关节疼痛、畏寒。2年来右腿沿膀胱经走行疼痛，行走困难。请西医治疗不效，请中西医治以祛风除湿散寒、活血养血、理气亦不效。舌苔白，脉弦。西医诊断：骨关节炎；中医诊断：痹证。辨证为肝肾俱虚，寒湿外客。治以补益肝肾，温经理肝。方拟逍遥狗脊汤。

处方：柴胡10g，当归10g，白芍10g，白术10g，茯苓10g，甘草6g，干姜3g，薄荷3g，狗脊30g。5剂，水煎服。

针刺：膝眼（双）、阳陵泉（双）、血海（双）。

二诊：2001年6月7日。两膝、右腿疼痛均减，但昨日发现口疮、咽喉疼痛，口干，喜饮。舌苔薄白，脉沉弦。继服上方。

三诊：2001年6月13日。腿痛、口疮消失，膝痛大减。舌苔白，脉左沉缓、右弦紧。此气阴两虚，痰郁气结也。拟补气养阴，理气化痰。

处方：

（1）逍遥狗脊汤：柴胡10g，当归10g，白芍10g，白术10g，茯苓10g，甘草6g，干姜3g，薄荷3g，狗脊30g。

（2）十四味温胆汤：黄芪15g，当归6g，麦冬10g，党参10g，五味子10g，竹茹10g，枳实10g，半夏10g，陈皮10g，茯苓10g，甘草6g，石菖蒲10g，远志10g，生地10g。

用法：上两方，各6剂，水煎，交替服。

四诊：2001年6月24日。疼痛在服两方各3剂后即全部消失，且走路亦较前有力，但两膝仍冷。舌苔白，脉弦紧。此肝气郁结，心肾失交。拟疏肝温肝，交通心肾。

处方：

（1）逍遥狗脊汤：柴胡 10g，当归 10g，白芍 10g，白术 10g，茯苓 10g，甘草 6g，干姜 3g，薄荷 3g，狗脊 30g。

（2）柴胡加龙骨牡蛎汤：柴胡 10g，半夏 10g，党参 10g，黄芩 10g，甘草 6g，生姜 3 片，大枣 5 个，桂枝 10g，茯苓 15g，熟军 3g，龙骨 15g，牡蛎 15g。

用法：上两方，各 4 剂，水煎，交替服。

随访：2001 年 12 月 20 日。云：诸症于服药后均消失。

按语：本例先请西医治疗数年不效，后请中医以祛风除湿散寒、活血养血等治疗亦不效。而今察其脉弦，又思肝主筋，筋会于节，肾主骨，改用逍遥狗脊汤方效。然腿冷无力不减，乃予补益，补益之后虽较有力，但仍局部发冷，局部发冷虽有阳虚、寒盛之情况存在，但多为阳气不通所致，前医有用活血治之者，有用理气治之者，今用柴胡加龙骨牡蛎汤治之取效者，在于一理气也，二交通心肾阳气也。

九、损者温之法

【临证医案】朱某，女，66 岁。

初诊：2001 年 3 月 12 日。胃脘胀满嗳气 20 多日，近 3 日加重。于 2 月 20 日行子宫脱垂修补术，术后近 20 日脘腹满胀，恶心欲吐，嗳气频频，头晕腰困，大便 2 日 1 行，口干，疲乏无力。医用肛管排气及中西药物治疗均无效。视其面色萎黄，腹大，舌苔白，脉沉弦缓。中医诊断：胀满。辨证为气血俱虚，气滞血瘀，湿郁不化。治以补气养血，理气活血，健脾燥湿。方拟参芪丹鸡黄精汤加减。

处方：党参 10g，黄芪 30g，丹参 30g，鸡血藤 15g，生地 10g，黄精 10g，苍术 15g，白术 10g，青皮 10g，陈皮 10g，柴胡 10g，姜黄 10g，郁金 10g，薄荷 3g，夜交藤 30g。5 剂，水煎服。

二诊：2001 年 3 月 17 日。脘腹胀满大减，恶心欲吐，嗳气解，精神增。舌苔白，脉沉弦缓。继服上方 5 剂。

随访：2001 年 10 月 5 日。云：服药后诸症消失，愈。

按语：前医虽频用中西药物和肛管排气而不效，因其只重视理气、健脾、和胃，而不重视面色萎黄之气血大衰，未重视瘀血，未重视疏肝，也可以说病已入血分，仍仅治气，故不效，而今从气从血而取效也。

十、发散法

【临证医案】韩某，男，27 岁。

初诊：2001 年 6 月 12 日。间断性全身风疹块 10 个多月。10 个多月来间断性全身风疹块，奇痒难忍，且咽喉不利，胸满，阵发性烦热上冲，冲则汗出，心烦失眠，头晕而重，全身窜痛，大便时干，小便正常。舌苔薄白，脉弦紧而涩。西医诊断：荨麻疹。中医诊断：瘾疹。辨证为寒湿内郁，外受风寒。治以健脾除湿，疏散风寒。方拟消风散加减。

处方：羌活 3g，防风 3g，荆芥 10g，川芎 10g，厚朴 10g，党参 10g，茯苓 10g，陈皮 10g，甘草 6g，僵蚕 10g，蝉蜕 10g，藿香 10g，竹叶 10g。5 剂，水煎服。

二诊：2001 年 6 月 20 日。药后风疹块未再发生，其他症状亦大减。舌苔白，脉弦紧。

处方：羌活 3g，防风 3g，荆芥 10g，川芎 10g，厚朴 10g，党参 10g，茯苓 10g，陈皮 10g，甘草 6g，僵蚕 10g，蝉蜕 10g，藿香 10g，竹叶 10g。5 剂，水煎服。

随访：2002 年 10 月 5 日。云：诸症悉解，愈。

按语：本案前医曾用消风散进行治疗，但每次不是荨麻疹大出而胸满加重，就是无明显效果。及至将羌活、防风由 10g 改为 3g，并加入竹叶 10g 后，不但无副作用，而且病情迅速改善，因此仲景云：过于祛风则"风气去，湿气在"之深刻含义，在于风湿俱在者不可过于祛风，并应注意除湿也。

第四章　疑难病辨证以脉为根

《伤寒论》提出了非常重要的一句话"观其脉证，知犯何逆，随证治之"。如辨太阳病，以什么为辨证依据，张仲景明确提出"辨太阳病脉证并治第一"，脉是第一位，症是第二位，有主次的不同，因此，在临床过程中始终把脉作为辨证的依据。

第一节　脉诊在辨证论治中的地位

早在春秋战国时期，我国医学工作者即将诊察脉搏至数和形象的方法作为中医诊断疾病的手段。在我国早期的医学著作《内经》的 162 篇里只讨论脉象的即占 30 余篇，指出"按其脉，知其病，命曰神"；提出了脉诊的上中下部位、方法、常脉、病脉、死脉的特点，并着重提出了审察疾病时尤应从对比中找问题的原则。《难经》不但继承了《内经》中的脉学研究成果，而且首先提出了独取寸口以决五脏六腑死生吉凶的方法，确定了将寸口分为寸、关、尺三部和每部分浮、中、沉共九候。张仲景不但继承了《难经》提出的原则方法，而且提出将脉象作为辨证论治的主要依据的观点。

一、《内经》在脉诊上的贡献

（1）首先提出了脉象作为诊断学重要依据的根据。《内经》认为：①脉是反映心的功能的重要部位，心是各个脏腑、各个系统的控制核心。故有"心者，君主之官也，神明出焉"（《素问·灵兰秘典论》）。②脉是营卫气血盛衰的体现。③脉的搏动是水谷精气鼓动的结果。④气口之脉是脾肺之气会聚之所。所以可以通过脉象的变化以了解脏腑、经络、营卫气血的改变。"人受气于谷，谷入于胃，以传于肺，五脏六腑皆以受气，其清者为营，浊者为卫，营行脉中，卫行脉外"（《灵枢·营卫生会》）；"食气入胃，散精于肝，淫气于筋，食气入胃，浊气归心，淫精于脉，脉气流经，经气归于肺，肺朝百脉，输精于皮毛，毛脉合精，行气于腑，腑精神明，留于四脏，气归于权衡，权衡以平，气口成寸，以决死生"（《素问·经脉别论》）；"胃者，水谷之海，六腑之大源也。五味入口，藏于胃以养五脏气，气口亦太阴也，是以五脏六腑之气味皆出于胃，变见于气口"（《素问·五脏别论》）。

（2）指出在衡量脉象的诊断意义时一定要采用比较的方法。《内经》认为，不同的脉象存在是客观的，作为不同疾病反映出不同的脉象也是存在的，但是由于各个系统、各个局部的复杂关系的影响，常常出现相同的脉象，因此分析脉象所主的疾病时一定要采用比较的方法：①比较中求独法；②诊脉部位比较法；③与全身症状比较法；④与尺肤病证比较法；⑤与形体比较法；⑥与精神因素比较法；⑦与二便比较法；⑧四季脉象比较法；⑨昼夜脉象比较法；⑩与病程长短比较法。

（3）提出了诊脉部位的三种不同方法。《内经》认为诊脉的部位主要有三种：①全身部位的三部九候法；②虚里部位的诊宗气法；③气口。

（4）提出了多种不同的脉象表现和它的主病，比较详细的有八种：①平脉；②少气脉；

③躁脉;④死脉;⑤弦脉;⑥钩脉;⑦浮脉;⑧营脉。

(5)阐述了多种脉象在预后诊断上的价值。《素问·三部九候论》说:"形盛脉细少气不足以息者危,形瘦脉大胸中多气者死,形气相得者生,参伍不调者病,三部九候皆相失者死。"

二、《难经》在脉诊上的贡献

(1)首先确定了独取寸口以诊诸病的方法。《难经》摒除了全身三部九候的烦琐的诊脉方法,提出了独取寸口以决死生吉凶的根据和方法。《难经·一难》说:"十二经皆有动脉,独取寸口以决五脏六腑死生吉凶。"

(2)确定了寸口脉的三部九候和寸关尺的定位方法。《难经》改变了《内经》的三部九候法,提出了寸口脉的寸关尺定位和寸口脉的三部九候的概念,从而大大方便了临床的应用。

(3)指出了应用寸口脉以诊断疾病的方法。《难经》继承了《内经》应用对比法进行辨证论治的思想之后,又明确地提出在应用寸口脉诊断疾病时也必须遵守这个原则。①首先要区别阴阳,区分太过、不及;②要区分寸口脉的寸、关、尺三部;③要区分脉的轻重及所主的脏腑;④要明确脏腑之脉的区别;⑤当明确脉位的不当见而见;⑥要与色脉相比较;⑦要与尺肤相比较;⑧要与脉的至数多少比较;⑨要明确不同脉象的主病;⑩要昼夜之脉相比较。

(4)指出了寸口脉的不同脉象与预后的关系。《难经·十七难》说:"经言病或有死,或有不治自愈,或连年月不已,其死生存亡可切脉而知之。"

三、《伤寒论》《金匮要略》在脉诊上的贡献

张仲景在公开提出辨证论治法则的同时,又在《伤寒论》《金匮要略》两书中明确提出了脉象为辨证论治的第一要素的思想,并以临床中的大量实例进行说明,为临床应用脉象进行辨证论治创造了先例。

(1)首分阴阳:即倡导了使用脉象作为辨证论治时应首先分阴阳的原则,张仲景在《内经》对待比较思想指导下,更明确地提出辨脉时应首先分清阴阳。《伤寒论·辨脉法第一》说:"凡脉大浮数动滑,此名阳也;脉沉涩弱弦微,此名阴也。凡阴病见阳脉者生,阳病见阴脉者死。"

(2)脉象是辨八纲、脏腑的关键:张仲景在《伤寒论》《金匮要略》中指出,所有疾病在辨证论治过程中必须首先辨阴阳、表里、虚实、寒热、气血、脏腑,而辨阴阳、表里、虚实、寒热、气血、脏腑的依据首先是脉。他在《伤寒论·辨脉法第一》中指出:"问曰:脉有阳结阴结者何以别之?答曰:其脉浮而数能食,不大便者,此为实,名曰阳结也,期十七日当剧;其脉沉而尺,不能食,身体重,大便反硬,名曰阴结也,期十四日当剧。"《金匮要略》说:"师曰:病人脉浮者在前,其病在表;脉浮者在后,其病在里,腰痛背强不能行,必短气而极也。"

(3)脉象规范化:指出了结、促、动、缓、弦、紧、芤、革脉的特点,为以后脉象的规范化打下了基础。

(4)脉象是辨别夹杂证的关键:指出当疾病出现复杂多变的情况时,审查脉象是了解夹杂证的有无或多少比例的关键。在疾病的发展过程中,经常出现一些复杂、多变的情况,这些复杂、多变的情况中医临床工作者一般称为夹杂证,这种夹杂证在辨证论治过程中的着重点在于辨主次、辨比例的多少,这个辨主次、辨比例的主要依据是脉象,《伤寒论·辨脉法

第一》说："寸口脉浮而紧，浮则为风，紧则为寒，风则伤卫，寒则伤荣，荣卫俱病，骨节烦疼，当发其汗也。"

（5）指出了应用脉象预测预后的方法。《伤寒论·辨太阳病脉证并治》说："伤寒一日，太阳受之，脉若静者，为不传；颇欲吐，若躁烦，脉数急者，为传也。"

（6）指出同一脉象在不同疾病中的诊断价值。《伤寒论·辨脉法第一》说："诸脉浮数，当发热而洒淅恶寒，若有痛处，饮食如常者，畜积有脓也""脉浮而迟，面热赤而战惕者，六七日当汗出而解；反发热者差迟，迟为无阳，不能作汗，其身必痒也"。

（7）指出利用寸口脉以审脏腑疾病的方法。《伤寒论》在《难经》独取寸口以决死生吉凶的基础上，更明确地指出："脉有三部，尺寸及关，荣卫流行，不失衡铨，肾沉心洪，肺浮肝弦。"

（8）提出脉象可以鉴别五脏之间的生克乘侮情况。自《难经》力述五行生克的重要价值后，怎么在临床上认识脏腑间的生克制化关系就摆在了每个临床工作者的面前，《伤寒论·平脉法第二》首先在临床上解决了这个问题，说："问曰：脉有相乘，有纵有横，有逆有顺，何谓也？师曰：水行乘火，金行乘木，名曰纵；火行乘水，木行乘金，名曰横；水行乘金，火行乘木，名曰逆；金行乘水，火行乘火，名曰顺也。"

（9）重申了形体与脉象的关系及在其诊断上的价值。张仲景明确提出："脉肥人责浮，瘦人责沉，肥人当沉，今反浮；瘦人当浮，今反沉，故责之。"

（10）脉象与四季的结合：《伤寒论·平脉法第二》指出，东方肝脉，肝者，木也，名厥阴；南方心脉，心者，火也，名少阴；西方肺脉，肺者金也，名太阴。

四、《脉经》在脉诊上的贡献

（1）脉象形态明确化：首先明确了二十四脉的形态特点，使脉象有了大家可以遵循的规范。

（2）指出了八类容易混淆的类似脉象。《脉经》说："浮与扰相类，弦与紧相类，滑与数相类，革与实相类，沉与伏相类，微与涩相类，软与弱相类，缓与迟相类。"

（3）更明确地提出了诊脉时应注意的几个问题，提出了诊脉时应注意大小、长短、男女的观点。

（4）重申了应用脉象辨证论治时，首先分辨阴阳、虚实、纵横逆顺、灾怪恐怖的原则。

（5）将脉象寸关尺的阴阳虚实与脏腑、经络、证候进行了有机的结合，并提出了治疗方法。

（6）继续阐述了不同脉象太过、不及有别的思想。

（7）提出了脉诊过程中的三种诊断脏腑法：①持脉轻重法；②寸关尺六腑所主脏腑法；③脏腑病脉阴阳法。

（8）提出了寸关尺的四种不同所主：①左寸主心病，左关主肝病，左尺主肾病，右寸主肺病，右关主脾病，右尺主子户病；②左寸主手少阴经病，左关主足厥阴经病，左尺主足少阴经病，右寸主手太阴经病，右关主足太阴经病，右尺主足少阴经病；③寸主上焦病，关主中焦病，尺主下焦病；④寸主胸以上至头病，关主膈以下至气街病，尺主气街以下至足病。

（9）提出了寸、关、尺三部浮、沉、滑、涩、弦、紧六脉的主病。

（10）论述了17种脉象的主病。

第二节　脉象在辨证论治法则应用时的思维方式

1. 脉象是反映脏腑气血盛衰的标志　脉象是最能反映脏腑、气血、经络盛衰，尤其是心、脾、肺，以及全身气血、水谷精气盛衰的部位。正如《内经》所称："谷入于胃，以传于肺，五脏六腑皆以受气，其清者为营，浊者为卫，营行脉中，卫行脉外""食气入胃，散精于肝，淫气于筋，食气入胃，浊气归心，淫精于脉，脉气流经，经气归于肺，肺朝百脉，输精于皮毛，毛脉合精，行气于腑，腑精神明，留于四脏，气归于权衡，权衡以平，气口成寸"。《难经》称："寸口者，脉之大会，手太阴之动脉也……五脏六腑之所始终，故法取于寸口也。"所以诊脉，特别是诊寸口之脉可以完全了解五脏六腑、气血营卫的死生吉凶。

2. 具有特异性的正常脉象　脏腑与气血特性脉象是相对应的。例如，心脉、肺脉均见浮象，而心脉却浮大而散，肺脉却浮涩而短，脾脉缓，肝脉弦，肾脉沉。王叔和《脉经》说："肝象木，与胆合为腑，其经足厥阴，与足少阳为表里，其脉弦""心象火，与小肠合为腑，其经手少阴，与手太阳为表里，其脉洪""脾象土，与胃合为腑，其经足太阴，与足阳明为表里，其脉缓""肺象金，与大肠合为腑，其经手太阴，与手阳明为表里，其脉浮""肾象水，与膀胱合为腑，其经足少阴，与足太阳为表里，其脉沉"。崔紫虚《四言举要》说："浮为心肺，沉为肾肝，脾胃中州，浮沉之间。心脉之浮，浮大而散；肺脉之浮，浮涩而短。肝脉之沉，沉而弦长；肾脉之沉，沉实而濡；脾胃属土，脉宜和缓。"

3. 不同脏腑的脉象出现的部位不同　脏腑、经络的特性脉象主要表现于特异的部位上。例如，心与小肠的特性主要表现于左手寸口脉中的寸脉上，肺与大肠的特性主要表现于右手寸口脉中的寸脉上，肝与胆的特性主要表现于左手寸口脉中的关脉上，脾与胃的特性主要表现于右手寸口脉中的关脉上，肾与命门的特性主要表现于左、右脉中的尺脉上。王叔和《脉诀》云："心与小肠居左寸，肝胆同归左关定，肾居尺脉亦如之，用意调和审安靖。肺与大肠居右寸，脾胃脉从关里认，命门还与肾脉同，用心仔细须寻趁。"

4. 特异性脉象表现在特异性部位上　部位特性的脉象表现于特异性的脉位上。例如，上焦病表现于两手寸口脉中的寸脉上，中焦病表现于两手寸口脉中的关脉上，下焦病表现于两手寸口脉中的尺脉上，左半身病表现于左侧寸口脉，右半身病表现于右侧寸口脉。《四言举要》说："寸候胸上，关候膈下，尺候于脐，下至跟踝。左脉候左，右脉候右，病随所在，不病则否。"

5. 不同病因有不同脉象　影响机体的各种因素都可以引起脉象的变化。春、夏、秋、冬的气候影响常常使脉象发生春弦、夏洪、秋毛、冬石的改变，明代李中梓《医宗必读》说："春者，东方肝木也，木始发荣，有干无枝，则近于劲，故曰弦，即弓弦也。夏者，南方心火也，万物畅茂，垂枝布叶，皆下曲如钩，钩即洪之别名，亦即上文之大也。秋者，西方肺金也，草木黄落，有枝无叶，则类于毛，即上文之浮涩也。冬者，北方肾水也，极寒之时，水凝如石，故名为石。土旺于四季之末，各十八日，脾土在中而兼五行也，和缓之意。"七情的变化亦可引起脉象的改变，故明代李梴《医学入门》说："喜则伤心脉必虚，思伤脾脉结中居，因忧伤肺脉必涩，怒气伤肝脉定濡，恐伤于肾脉沉石。"

6. 不同疾病有不同脉象　什么样的病邪即引起什么样的特异性脉象变化。例如，失血即引起芤脉，痰积、食积即引起滑脉，疟邪即引发弦脉，热邪即引发数脉，寒邪即引发紧脉。

宋代陈无择《三因极一病证方论》说:"滑脉……为伏痰,为宿食""弦脉……为疟""数脉,数为热""紧脉,紧为寒"。

7. 没有影响到气血的病因脉象不发生变化　病邪没有影响到气血、脏腑时可以不出现与病邪相应的脉象变化。例如,风邪外客引起的伤风,在发生头重、鼻塞、打喷嚏等症之后,并不同时出现脉浮;风热郁肺引起的汗出而喘证,并不同时出现浮数之脉;风邪外客引起的身痛身痒,并不同时出现浮脉等。

8. 数种病因产生数种脉象　数种病邪客于人体后可以引起数种不同的脉象。例如,寒湿客于人体后可以引起迟缓脉,痰火内蕴可以引起滑数脉。明代李中梓《诊家正眼》说:"迟缓湿寒""滑数痰火"。

9. 主要病因的脉象可以掩盖其他脉象　多种病邪客于人体时占优势的病邪可能掩盖其他病邪脉象的出现。例如,温病邪入下焦而又兼有实热证,有的脉象仅为沉实,有的脉象仅仅出现虚大。《温病条辨》说:"风温、温热、温疫、温毒、冬温,邪在阳明久羁,或已下,或未下,身热面赤,口干舌燥,甚则齿黑唇裂,脉沉实者,仍可下之;脉虚大,手足心热甚于手足背热者,加减复脉汤主之。"

10. 脉证相反时要以脉象为主　脉证的性质相反时辨证论治要以脉象为主。例如,身热面赤,脉微欲绝的通脉四逆汤证,宗脉象之微欲绝而诊为少阴阳虚证。《伤寒论》说:"少阴病,下利清谷,里寒外热,手足厥逆,脉微欲绝,身反不恶寒,其人面色赤,或腹痛,或干呕,或咽痛,或利止脉不出者,通脉四逆汤主之。"

11. 不同的证可以出现相同的脉　不同的证候可以出现相同的脉象。例如,痰积、食积、吐逆、蓄血、妊娠、经期均可出现滑脉;伤暑、自汗、怔忡惊悸、阴虚等证均可出现虚脉;伤风、伤湿、脾虚等证均可出现缓脉等。明代李时珍《濒湖脉学》说:"滑脉为阳元气衰,痰生百病食生灾,上为吐逆下蓄血,女脉调时必有胎""脉虚身热为伤暑,自汗怔忡惊悸多,发热阴虚须早治,养营益气莫蹉跎""缓脉营衰卫有余,或风或湿或脾虚,上为项强下痿痹,分别浮沉大小区"。

12. 中焦大实可以反见沉细脉　中焦大实阻滞气血升降时可以反见沉细之象。例如,少阴病的大满大实证即出现脉沉细无力。《伤寒论》说:"少阴病,得之二三日,口燥咽干者,急下之,宜大承气汤""少阴病六七日,腹胀不大便者,急下之,宜大承气汤"。

13. 多种脉象出现时以多见脉为主　寸口脉出现多种脉象时,辨证论治的过程中要以多见者为主,兼见者为辅。例如,痞证一病,若脉见弦紧为主,兼见滑象时,应诊为寒多而实热少的证候;反之,若脉见弦滑为主,兼见紧象时,应诊断为热为主,兼有寒积证。又如,眼外伤后引起的视一为二证,若脉虚大而兼弦涩者,应诊断为气血俱虚为主,兼有瘀血阻滞;若脉见沉涩而兼有弱者,应诊断为气滞血瘀为主,兼有气血俱虚证。前者治以补阳还五汤,后者治以血府逐瘀汤。

14. 久病难病以脉为主　久病、难病的辨证论治,虽然应该四诊结合,但要以脉象为主。例如,不寐之久久不愈者,除应结合病程、病因、症状认真考虑外,尤应根据脉象辨证论治。例如,若脉细数者当考虑为阴虚火旺,虚大者当考虑为气阴两虚,弦数者当考虑为肝胆火旺,濡缓者当考虑为脾虚、痰湿,滑数者当考虑为痰火。所以《温病条辨》称:热深厥甚证,见脉细促者用三甲复脉汤,沉数者用二甲复脉汤,说:"热邪深入下焦,脉沉数,舌干齿黑,手指但觉蠕动,急防痉厥,二甲复脉汤主之""下焦温病,热深厥甚,脉细促,心中憺憺大动，甚则心中痛者，三甲复脉汤主之"。

第三节　脉象在辨证论治法则应用时的方法

1. 结合病因应用脉象　首先是结合发病原因正确地应用脉象。例如，同一症状，同一脉象表现，症见疲乏无力，脉见沉的疾病，若是发生于生气之后，就应根据沉主气郁的观点，诊断为肝气郁结证；若是发生于久泻之后，就应根据沉脉主里的观点，诊断为脾虚证；若是发生于跌打损伤之后，就应根据沉脉主气滞血瘀的观点，诊断为气滞血瘀证；若是发生于饮食之后，就应根据沉脉主积的观点，诊断为饮食停积证；若是发生于发热的过程中，就应根据沉脉主里实的观点，诊断为里实热证；若是发生于感受秽浊之气以后，就应根据沉脉主气郁的观点，诊断为秽浊闭塞证。又如，症见头晕乏力，脉见洪大的疾病，若是发生于发热之后，就应根据洪大脉主阳明经证的观点，诊断为阳明经证；若是发生于感受暑邪之后，就应根据洪大之脉主伤暑的观点，诊断为伤暑；若是发生于伤津失血之后，就应根据洪大之脉主气阴俱虚或气血俱虚的观点，诊断为气血两虚或气阴两虚证；若是发生于温病后期，就应根据洪大之脉主阴虚阳亢的观点，诊断为阴虚阳亢证等。

2. 结合病程应用脉象　结合病程的长短正确地应用脉象。例如，全身症状相同，脉象相同，症见身痛，脉见紧象的疾病，若是病发于猝然，就应根据紧脉主寒的观点，诊断为外感风寒证；若是病程较久，就应根据紧脉主寒主痛的观点，诊断为寒痹证；若是发病较久，且见胸胁满痛，就应根据紧脉主痰癖奔豚的观点，诊为痰郁气结证。又如，症见头晕，脉象见弦的疾病，若是病发于猝然，就应根据弦主少阳病、肝火、肝气郁结的观点，诊断为少阳病、肝火上冲证、肝气郁结证；若是发病较久，就应根据弦脉主肝胆病、血虚肝郁、肝火、痰饮内停的观点，诊断为肝胆病、肝郁血虚证、肝火上冲证、痰饮内停证等。

3. 结合气候应用脉象　结合气候变化正确地应用脉象。例如，有的脉象出现于此季节则为无病，而出现于彼季节则为病脉。正如《四言举要》说："春弦夏洪，秋毛冬石，四季和缓，是谓平脉，太过实强，病生于外，不及虚微，病生于内，春得秋脉，死在金日。"在发病后的辨证论治上，若属证、脉相同的疾病，例如，同一证见发热汗出，口渴，脉大的疾病，若其病发于冬季，则应根据脉洪大主阳明经证，诊断为伤寒热传阳明经证或冬温的阳明气分证；若其病发于暑热夏季，则应根据脉洪大主暑温气分或中暑气分热证，分别诊断为暑温气分证或中暑气分热证。又如，同一脉见沉细，症见疲乏无力的疾病，若夏季见手足烦热，就应根据沉细之脉主血虚，诊断为血虚证；若到冬季反见手足厥冷证，则应根据沉细脉主气虚，诊断为气虚证等。

4. 结合症状应用脉象　结合症状表现正确地应用脉象。在这一方面既有症、脉相同的疾病，又有症、脉相异的疾病。在症、脉相同的疾病中，既有如《伤寒论》所述恶寒发热，头痛身疼，无汗而喘，脉浮紧的麻黄汤证；《温病条辨》所述发热，微恶风寒，无汗或有汗不畅，头痛口渴，咳嗽咽痛，脉浮数的银翘散证。又有如《金匮要略》所述肺胀，咳而上气，目如脱状，脉浮大的越婢加半夏汤证；虚羸少气，心悸心慌，虚烦失眠，脉结代的炙甘草汤证。在症、脉相反的疾病中，一般应根据脉象为主的原则去处理。例如，在既有宿疾，又有新感的疾病中，应以脉象的特点确定或如《伤寒论》所说："伤寒，心下有水气，咳而微喘，发热不渴……小青龙汤主之。"重在化饮，佐用解表；或如"太阳病，发汗，汗出不解，其人仍发热，心下悸，头眩，身瞤动，振振欲擗地者，真武汤主之"，但予温阳化水；其为阴盛格阳的"少阴病，下利清谷，里寒外热，手足厥逆，脉微欲绝，身反不恶寒，其人面色赤，或腹痛，或干呕，或咽痛，或利止脉不出者，通脉四逆汤主之"，但从脉辨证论治即可。

5. 结合舌苔舌质应用脉象 结合舌苔舌质正确地应用脉象。例如，全身症状与脉象均相同，症见鼻衄、齿衄、紫癜，脉见数象的疾病，若舌质红绛，就可根据数脉主营血热炽诊断为热入营血，迫血妄行的犀角*地黄汤证；若舌苔黄燥，就可以根据数脉主实热诊断为心胃实火，迫血妄行的泻心汤证。又如，症见咳喘气短，脉见细数的疾病，若见舌质嫩红无苔，就可以根据脉象诊断为心肺气阴俱虚证；若见舌质淡白而润，就可诊断为心肾阳虚水饮上冲证。

6. 结合腹诊应用脉象 结合腹诊正确地应用脉象。例如，全身症状与脉象均相同，症见四肢厥逆，甚或体厥，脉沉而似无的疾病，若按其腹实硬而痛，就可以根据沉脉主里主积的观点诊为里实证；若按其腹满濡软空虚，就可以根据沉脉主里虚的观点诊为虚寒证。又如，症见胸胁苦满，胃脘胀痛，脉见弦紧的疾病，若按其腹疼痛稍减，则可根据弦为肝脉，紧主寒的观点诊断为肝胃不和，寒湿在胃证；若按其腹则疼痛反剧，则可根据弦为肝脉，紧主寒主积的观点诊断为肝胃不和，寒积不化证。

7. 结合神色应用脉象 结合神色正确地应用脉象。例如，症状与脉象均相同，症见头晕失眠，脉见弦大的疾病，若见神疲，面色虽白而微干，则可根据弦大之脉主气阴两虚诊断为气阴两虚之补阴益气汤证；若见面色虽白而颊或额微有红晕，则可根据脉弦大主阴虚阳亢的观点诊断为阴虚阳亢证。又如，症见心烦懊侬，愠愠欲吐，脉见弦紧而数的疾病，若面色见熏黄，即可根据弦紧数主食积化热的观点诊断为食积化热的越鞠保和丸证；若面色无明显改变或见愁苦状，则可根据脉弦紧数主肝胃不和，湿郁化热的观点诊断为肝胃不和，湿郁化热的柴平汤证。

8. 结合二便应用脉象 结合二便的变化正确地应用脉象。例如，症状与脉象相同，症见发热，头晕头痛，咽喉疼痛，脉见浮数的疾病，若大便秘结数日不行，即可诊断为表里俱热的升降散证；若大便正常，即可诊断为风热表证的银翘散证。又如，症见发热，咳喘，脉见浮数的疾病，若大便稀溏，一日数行，即可诊断为表里俱热的太阳阳明合并症的葛根芩连汤证；若大便正常，即可诊断为热邪迫肺的麻黄杏仁甘草石膏汤证。

9. 结合呼吸变化正确地应用脉象 结合呼吸节律的变化正确地应用脉象。例如，症状与脉象相同，症见咳嗽气短，脉见虚大弦滑数的疾病，若呼吸节律中出现时时叹气，则应根据脉象诊断为气阴俱虚，痰热蕴肺，肝郁气结的咳嗽遗尿方证；若呼吸节律中出现气短较甚，则应根据脉象诊断为气阴两虚，痰饮蕴肺，肾不纳气证。

10. 主脉兼脉相结合 在主脉与兼脉的相结合中正确地应用脉象，例如，症状与主脉完全相同，症见头晕头痛，胸胁苦满，口苦咽干，胃脘满痛，甚或恶心欲吐，脉象弦紧的疾病，若相兼脉中出现涩脉，则应根据涩脉主寒主滞，诊断为肝胃不和，寒饮内郁，寒多热少证；若相兼脉中出现滑象，则应根据滑主热主积，诊断为肝胃不和，寒饮内郁，食积不化证。又如，症见反复鼻衄，脉见尺脉大的疾病，若相兼脉中出现涩象则应诊断为龙雷之火，予增液汤加肉桂；若相兼脉中出现滑象则应诊断为相火妄动，予增液汤即可。

11. 结合部位应用脉象 结合脉象出现于不同的部位正确地应用脉象。例如，同样一种脉

---

* 犀角现在临床用药均用水牛角替代。

象由于出现于不同的部位，其病也不相同，其中寸浮主伤风头痛鼻塞，左关浮主风在中焦，右关浮主风痰在膈，尺脉浮主下焦风客小便不利、大便秘涩。结脉见于左寸心，主肺虚气寒凝结；左关见结主疝瘕病，右关见结主痰滞食停；左尺见结主痿躄，右尺见结主阴寒在下焦。

第四节　脉象在辨证论治法则应用时的实施步骤

在确立了脉诊在辨证论治法则应用时的思维方式、方法以后，还应掌握具体的实施步骤，才能将脉象正确地应用于辨证论治法则之中。

一、明确诊脉的部位

目前临床上均采用诊寸口脉法。其方法是以桡骨茎突为标志，其稍内方的部位称关，关前（腕端）为寸，关后为尺（肘端）。两手各分寸、关、尺三部，称为六部脉。

二、明确每个部位所主脏腑

目前临床上采用的方法有三种：

（1）寸关尺分立脏腑法：左寸主心与膻中，右寸主肺与胸中；左关主肝胆膈，右关主脾胃；左尺主肾与小腹，右尺主肾与小腹。

（2）寸关尺分主三焦法：寸主膈上部，关主腹部，尺主脐下至下肢。

（3）浮中沉分主脏腑法：浮主心肺，沉主肝肾，中主脾胃。

三、明确诊脉的方法和影响的因素

1. 诊脉的方法　医者首先用中指按在掌后高骨内侧的关脉位置，接着用食指按在关前的寸脉位置，无名指按在关后的尺脉位置，位置取准之后，三指呈弓形，使指头平齐，节节相对，以指腹接触脉体。布指的疏密与患者的身高要相适应，身高臂长者，布指宜疏，身矮臂短者，布指宜密，总以适宜为度。

按脉时一般采用三个步骤：

（1）总按：即三指平布寸关尺三部上同时用力按脉，称为总按，总按时为了探索各种不同的脉象必须注意三点：一举，二按，三寻。所谓举，即是用轻指力按在皮肤上，以诊心肺肌表之疾；按即是用重指力按在筋骨之间，以诊肝肾在里之病；寻即是指力不轻不重亦轻亦重地取脉，以诊脾胃血肉间病。

（2）分部按：即以单指重点按诊不同部位的脉象。例如，为了重点体会左寸脉时即重点按取左寸之脉，为了重点体会右寸脉时即重点按取右寸之脉，以了解该部脉象的变化情况。

（3）左右、各部对比按：即将各部脉象进行比较，如是左大于右，还是右大于左；是寸大于尺，还是尺大于寸；是左脉比右脉弦，还是右脉比左脉弦等。

2. 影响脉象变化的因素

（1）时间：《素问》认为早晨为诊脉最好的时间，因为此时阴气未动，阳气未散，饮食未进，经脉未盛，络脉调匀，气血未乱。

（2）季节：一般春季之脉微弦，夏季之脉微钩，秋季之脉微浮，冬季之脉微沉。

（3）性别：一般妇女脉象较男子濡弱而略快，妊娠期脉象常见滑数冲和。

（4）年龄：年龄越小，脉搏越快；年龄渐长，脉逐渐和缓。

（5）体格：身躯高大的人，脉的部位较长；矮小的人，脉的显现部位较短。瘦人的肌肉薄，脉常浮；肥胖的人皮下脂肪较厚，脉常沉。此外，有的六脉常沉细称六阴脉，有的六脉常洪大称六阳脉。

（6）情志：一时性的精神刺激也常影响脉象的变化，如喜时脉缓、怒时脉急、惊时脉动等。

（7）劳逸：剧烈运动或远行时脉多急疾，入睡之后脉多迟缓，脑力劳动者较体力劳动者的脉弱。

（8）饮食：饭后、酒后脉多数而有力，饥饿时稍缓而无力。

（9）斜飞与反关：有的人脉从尺部斜向手背称斜飞脉，有的脉出现于寸口背侧称反关脉。

四、明确各种脉象的特点、主病

1. 浮脉 浮脉举之有余，按之不足。浮脉为阳，凡洪、大、芤、革之属皆其类也。为中气虚，为阴不足，为风，为暑，为胀满，为不食，为表热，为喘急；浮大为伤风，浮紧为伤寒，浮滑为宿食，浮缓为湿滞，浮芤为失血，浮数为风热，浮洪为狂躁。虽曰浮为在表，然真正风寒外盛者，脉反不浮，但其紧数而略兼浮者，便是表邪，其症必见发热无汗，或身有酸痛是其候也，若浮而兼缓，则非表邪矣；大者浮而有力有神者，为阳有余，阳有余则火必随之，或痰见于中，或气壅于上，可类推也；若浮而无力空豁者，为阴不足，阴不足则水亏之候，或血不营心，或精不化气，中虚可知也，若以此等为表证则害莫大矣；其有浮大弦硬之极，甚至四倍以上者，《内经》谓之关格，此非有神之谓，乃真阴虚极而阳亢无根，大凶之兆也，凡脉见何部，当随其部而察其证，诸脉皆然。

2. 沉脉 沉脉轻取不见，重取乃得。沉脉为阴，凡细、小、隐、伏、反关之属皆其类也。为阳郁之候，为寒，为水，为气，为郁，为停饮，为癥，为胀实，为厥逆，为洞泄；若沉细为少气，为寒饮、为胃中冷，为腰脚痛、为疝瘕；沉迟为痼冷、为精寒；沉滑为宿食、为伏痰；沉伏为霍乱，为胸腹痛；沉数为内热；沉弦、沉紧为心腹小肠疼痛。沉虽属里，然必察其有力无力，以辨虚实；沉而实者多滞多气，故曰下手脉沉便知是气，气停积滞者宜消宜攻；沉而虚者因阳不达，因气不舒，阳虚气陷者，宜温宜补；其有寒邪外感，阳为阴蔽，脉见沉紧而数，及有头痛身热者，正属表邪，不得以沉为里也。

3. 迟脉 迟脉，不及四至者皆是也。迟为阴脉，凡代、结、缓之属，皆其相类，乃阴盛阳亏之候，为寒，为虚；浮而迟者内气虚，沉而迟者表气虚，迟在上则气不化精，迟在下则精不化气，气寒则不行，血寒则凝滞；若迟兼滑大者，多风痰顽痹之候；迟兼细小者，必真阳亏弱而然，或阴寒留蓄于中，则为泄为痛，或元气不荣于表，则寒栗拘挛；大都脉来迟缓者，总由元气不充，不可妄施攻击。

4. 数脉 数脉，五至六至以上。凡急、疾、紧、促之属，皆其类也。为寒热，为虚劳，为外邪，为痈疡。滑数、洪数者多热，涩数、细数者多寒，暴数者有外邪，久数者必虚损。数脉有阴有阳，今后世相传皆以数为热脉，及评考《内经》则但曰诸急者多寒，缓者多热，滑者阳气盛微有热，曰粗大者阴不足阳有余为热中也，曰缓而滑者曰热中，舍此之外，则并无数言热者，而迟冷数热之说乃始自《难经》。云：数者为热，迟则为寒。今举世所宗皆此说也，不知数热之说，大有谬误，何以见之？盖自余历验以来，凡见内热伏火等证，脉反不数，而惟洪滑有力，如经文所言者是也。至于数脉之辨，大约有七，此又失真，以致相传遗害者，弗胜纪矣。兹列其要者如左，诸所未尽，可以类推：一外邪有数脉，凡寒邪外感，脉必暴见紧数，然初感便数者，原未传经热自何来？所以只宜温散，即或传经日久，但其数而滑实，方可言热；若数而无力者，到底仍是阴证，只宜温中，此外感之数不可以尽以为热也，若概用寒凉，无不杀人。一虚损有数脉，凡患阳虚而数者，脉必数而无力，或兼细小而证见虚寒，此则温之且不暇，尚堪作热治乎？又有阴虚之数者，脉必数而弦滑，虽有烦热诸证，亦宜慎用寒凉，若但清火必致脾泄而败，且凡患虚损者，脉无不数，数脉之病，惟损最多，愈虚则愈热，愈热则愈危，岂数皆热病乎？若以虚数作热数，则万无不败者矣。一疟疾有数脉，凡疟作之时，脉必紧数，疟止之时，脉必和缓，岂作即有火而止则无火乎？且火在人身，无则无矣，有则无止时也，能作能止者，惟寒邪之进退耳。真火真热则不然也，此疟疾之数，故不可尽以为热。一疟疾有数脉，凡痢疾之作，率由寒湿内伤，脾肾俱损，所以脉数，但兼弦涩细弱者，总皆虚数，非热数也，悉宜温补命门，百不一失；其有形证多火，年力强壮者，方可以热数论治，然必见洪滑实数之脉，方是其证。一痈疡有数脉，凡脉数身无热而反恶寒，饮食如常者，或身有热而得汗不解者，即痈疽之候也，然疮疡之发，有阴有阳，可攻可补，亦不得尽以脉数者为热证。一痘疹有数脉，以邪毒未达也，达则不数矣，此当以虚实大小分阴阳，亦不得以数为热脉。一癥癖有数脉，凡胁腹之下有块如盘者，以积滞不行，脉必兼数，若积久成疳，阳明壅滞而致口臭牙疳发热等证者，乃宜清胃泻火，如无火证而脉见细数者，亦不得认以为热。一胎孕有数脉，以冲任气阻所以脉数，本非火也，此当强弱分寒热，不可因其脉数，而执以黄芩以圣药也。按以上数脉诸证，凡邪盛者多数，脉虚盛者尤多数脉，则其是热非热从可知矣。

5. 洪脉 洪脉，大而实也，举按皆有余。洪脉皆为阳，凡浮、芤、实、大之属皆其类也。为血气燔灼大热之候，浮洪为表热，沉洪为里热，为胀满，为烦渴，为狂躁，为斑疹，为头痛面热，为咽干喉痛，为口疮痈肿，为大小便不通，为动血，此阳实阴虚，气实血虚之候；若洪大至极，甚至四倍以上者，即阴阳离决关格之脉也，不可治。

6. 微脉 微脉，纤细无神，柔弱之极，是为阴脉。凡细、小、虚、濡之属皆其类也。乃血气俱虚之候，为畏寒，为恐惧，为怯弱，为少气，为中寒，为胀满，为呕哕，为泄泻，为衄崩，为虚汗，为食不化，为腰腹疼痛，为伤精失血，为眩晕厥逆，此虽气血俱虚，尤为元阳亏损，最是阴寒之候。

7. 滑脉 滑脉，往来流利，如盘走珠。凡洪、大、芤、实之属皆其类也。乃气实血壅之候，为痰逆，为食滞，为呕吐，为满闷；滑大滑数为内热，上为心肺咽喉头目之热，下为小肠膀胱二便之热，妇人脉滑数而经断者为有孕。若平人脉滑而和缓，此自营卫充实之佳兆。若过于滑大则为邪热之病；又凡病虚损者，多有弦滑之脉，此阴虚然也；泻痢者亦多弦滑之脉，此脾肾受伤也，不得通以火论。

8. 涩脉 涩脉，往来艰涩，动不流利，如雨沾沙，如刀刮竹，言其象也。涩为阴脉，凡虚、细、微、迟之属皆其类也。为血气俱虚之候，为少气，为忧烦，为痹痛，为拘挛，为麻木，为无汗，为脾寒少食，为胃寒多呕，为二便违和，为四肢厥冷，男子为伤精，女子为失血、为不孕、为经脉不调。凡脉见涩滞者，多由七情不遂，营卫耗伤，血无以充，气无以畅；其在上则有上焦之不舒，在下则有下焦之不运，在表则有筋骨之疲劳，在里则有精神之短少。凡此总属阳虚，诸家言气多血少，岂以脉之不利犹有气多者乎。

9. 弦脉 弦脉，按之不移，硬如弓弦。凡滑大坚搏之属皆其类也。为阳中伏阴，为血气不和，为气逆，为邪胜，为肝强，为脾弱，为寒热，为痰饮，为宿食，为积聚，为胀满，为虚劳，为疼痛，为拘急，为疟疾，为疝痹，为胸胁痛疮疽。论曰：弦洪相搏，外紧内热，欲发疮疽也；弦从木化，气通乎肝，可以阴亦可以阳，但其弦大兼滑者便是阳邪，弦紧兼细者便是阴邪。凡脏腑间胃气所及，则五脏俱安，肝邪所侵则五脏俱病何也？盖木之滋生在水，培养在土，若木气过强，则水因食耗，土为克伤，水耗则肾亏，土伤则胃损，肾为精血之本，胃为水谷之本，根本受伤，生气败矣，所以本不宜强也；人无胃气曰死，故脉见和缓者吉，指下弦强者凶，盖肝邪与胃气不和，缓与弦强相左，弦甚者土必败，诸病见此，总非佳兆。

10. 芤脉 芤脉，浮大中空，按如葱管。芤为阴脉，凡浮、豁、弦、洪之属皆相类也。为孤阳亡阴之候，为失血脱血，为气无所归，为阳无所附，为阴虚发热，为头晕目眩，为惊悸怔忡，为喘息盗汗，芤虽阳脉而阳实无根，总属大虚之候。

11. 紧脉 紧脉，急疾有力坚搏抗指，有转索之状。凡弦、数之属皆相类也。紧脉阴多阳少，乃阴邪激搏之候，主为痛为寒。紧数在表为伤寒发热，为浑身筋骨疼痛，为头痛项强，为咳嗽鼻塞，为瘴为疟；沉紧在里，为心胁疼痛，为胸腹胀满，为中寒逆冷，为吐逆出食，为风痫反张，为疝癖，为泻痢，为阴疝，在妇人为气逆经滞，在小儿为惊风抽搐。

12. 缓脉 缓脉，和缓不紧也。缓脉有阴有阳，其义有三：凡从容和缓，浮沉得中者，此平人之正脉；若缓而滑大者多实热，如《内经》所言者是也；缓而迟细者多虚寒，即诸家所言者是也。然实热者必缓大有力，多烦热，为口臭，为腹满，为痈疡，为二便不利，或伤寒温疟初愈而余热未清者多此脉；若虚寒者必缓而迟细为阳虚，为畏寒，为气怯，为疼痛，为眩晕，为痹弱，为痿厥，为怔忡健忘，为食饮不化，为鹜溏飧泄，为精寒肾冷，为小便频数，女人为经迟血少，为失血下血。凡诸疮毒外证及中风产后，但得脉缓者皆易愈。

13. 结脉 结脉，脉来忽止，止而复起，总谓之结。旧以数来一止为促，促者为热为阳极，缓来一止为结，结者为寒为阴极，通谓其为气，为血，为食，为痰，为积聚，为癥瘕，为七情郁结。浮结为寒邪在经；沉结为积聚在内，此因结促之旧说矣。然以予之验，则促类数也，未必热结类缓也，未必寒；但见中止者总是结脉，多由血气渐衰，精力不继，所以断而复续，续而复断，常见久病者多有之，虚劳者多有之，或误用攻击消伐者亦有之；但缓而结者为阳虚，数而结者为阴虚，缓者犹可，数者更剧，此可以结之微甚，察元气之消长，最显最切者也。至如留滞郁结等病本亦此脉之证应，然必其形强气实而举按有力，此多因郁滞者也。又有无病而一生脉结者，此其素禀之异常，无足怪也。舍此之外，凡病有不退而渐见脉结者，此必气血衰残首尾不继之候，速宜培本，不得妄认为留滞。

14. 伏脉 伏脉，如有如无，附骨乃见。此阴阳潜伏阳隔闭塞之候。或火闭而伏，或寒闭而伏，或气闭而伏，为痛极，为霍乱，为疝瘕，为闭结，为气逆，为食滞，为愤怒，为厥逆水气。凡伏之见，虽与沉微细脱者相类，而实不同也，盖脉之伏者，以其本有如无，而一时隐蔽不见耳；此有胸腹剧痛而伏者，有气逆于经脉道不通而伏者，有偶因气脱不相接续而伏者，然此必暴病暴逆者乃有之，调其气而脉自复矣；若此数种之外，其有积困延绵，脉本细微而渐至隐伏者，此是残烬将绝之兆，安得尚有所伏？常见庸人诊此，无论久暂虚实，动称伏脉，而破气导痰等剂，犹然任意，此恐其就道稽迟而复行催趱耳，闻见略具，谅不至此。

15. 虚脉 虚脉，正气虚而无力无神也。有阴有阳，浮而无力为血虚，沉而无力为气虚，数而无力为阴虚，迟而无力为阳虚。虽曰微、濡、迟之属皆为虚类，然而无论诸脉但见指下无神者总是虚脉。《内经》曰：按之不鼓诸阳皆然即此谓也。故凡洪大无神者，即阴虚也；细小无神者即阳虚也；阴虚则金水亏残，龙雷易炽，而五液神魂之病生焉，或盗汗遗精，或上下失血，或惊忡不宁，或咳喘劳热，阳虚则火土受伤，真气日损，而君相化源之病生焉，或头目昏眩，或膈塞胀满，或呕恶亡阳，或泻痢腹痛，救阴者壮水之主，救阳者益火之源，渐长则生，渐消则死，虚而不补，元气将何以复？此实死生之关也，医不识此，尚何望其他焉。

16. 实脉 实脉，邪气实也，举按皆强，鼓动有力。实脉有阴有阳，凡弦、紧、洪、滑之属皆阳类也。为三焦壅滞之候，表邪实者浮大有力，以风寒暑湿外感于经，为伤寒瘴疟，为发热头痛鼻塞头肿，为筋骨肢体痛，为痈毒等证。里邪实者，沉实有力，因饮食七情内伤于脏，为胀满，为闭结，为癥瘕，为瘀血，为痰饮，为腹痛，为喘呕咳逆等证；火邪实者，洪滑有力，为诸实热等证，寒邪实者，沉弦有力，为诸痛滞等证。凡在气在血，脉有兼见者，当以类求，然实脉有真假，真实者易知，假实者易误，故必问其所因而兼察形证，必得其神，方是高手。

在明常变中指出："持脉之道，须明常变，凡众人之脉，有素大素小，素阴素阳者，此其赋自先天，各成一局也；邪变之脉，有倏缓，有倏疾，乍进，乍退者，此其病之骤至，脉随气见也；故凡诊脉者，必须先识脏脉而后可以察病脉，先识常脉而后可以察变脉，于常脉中可察人之器局寿夭，于变脉中可察人之疾病吉凶，诊家大要，当先识此。"

在明四诊中指出："凡诊病之法，固莫妙于脉，然有病脉相符者，有病脉相左者，此中大有原理，故凡值疑似难明处，必须用四诊之法，详问其病由，兼辨其声色，但于本末先后中正之理，斯得其真，若不察此，而但谓一诊可凭，信手乱治，亦岂知脉证最多真假，见有不确，安能无误？且常诊者知之犹易，初诊者决之甚难，此四诊之所以不可忽也。故《难经》以切居四诊之末，其意深矣。陶节庵亦曰：问病以知其外，察脉以知其内，全在活法二字，乃临证切脉之要诀也，此义惟汪石山言之最详。"

在明时独特指出："脉义之见于诸家者，六经有序也，脏象有位也，三部九候有则也，昭然若此，非不既详且备矣，及临证用之，则犹如望洋莫测，其孰为要津，孰为彼岸，予于初年亦尝为此所迷者，盖屡屡矣，今而熟察其故，乃知临岐亡羊患在不得其独耳……鼓善为脉者，贵在察神，不在察形，察形者形千形万，不得其要，察神者惟一惟精，独见其真也。独之为义，有部位之独也，有脏气之独也，有脉气之独也；部位之独者，谓诸部无恙，惟此稍乖，乖处藏奸，此其独也。脏气之独者，不得以部位为拘也，如诸见洪者，皆是洪脉，诸见弦者，皆是肝脉，肺之浮，脾之缓，肾之石；五脏之中各有五脉，五脉互见，独乖者病，乖而强者即本脏之有余，乖而弱者即本脏之不足，此脏气之独。脉体之独者，如经所云独小者病，独大者病，独疾者病，独迟者病，独热者病，独寒者病，独陷下者病，此脉体之独也。总此三者，独义见矣。夫既谓之独，何以有三？而不知三者之独，亦总归于独小、独大、独疾、独迟之类，但得其一而即见病之本矣。"

在明上下来去至止中指出："上下来去至止，此六字者深得诊家之要……盖此六字之中，具有三候之法，如初诊之先即当详审上下，上下之义有升降焉，有阴阳焉，有脏象焉，有补泻焉，上下昭然，则证治条分而经济自见，此初候之不可不明也。及诊治之候，即当详察来去，来去之义，或指下之和气未来，形证之乖气未去，此进退可别矣，或何者为邪气渐去，何者为生气渐来，此消长有征矣，来去若明，则吉凶可辨而权衡在我，此中候之不可不察。

再统初中之全局，犹当详见至止，至止之义，即凡一举一动，当料其势所必至，一闻一见，当思其何所底止，知始知终，庶乎近神矣，此末候之不可不察也。”

在明胃气时指出："凡诊脉须知胃气……故凡诊脉者，无论浮沉迟数，虽值诸病迭见，而但于邪脉中得见冲滑徐和之象者，便是五脏中俱有胃气，病必无害也。何也？盖胃气者，正气也；病气者，邪气也。夫邪正不两立，一胜则一负，凡邪气胜则正气败，正气至则邪气退矣。若欲察病之进退吉凶者，但当以胃气为主。察之之法，如今日尚和缓，明日更强急，知邪气之愈进，邪愈进则病愈甚矣；今日甚弦急，明日稍和缓，知胃气之渐至，胃气至则病渐轻矣。即如顷刻之间，初急后缓者，胃气之来也；初缓后急者，胃气之去也，此察邪正进退之法也。至于死生之兆，亦惟以胃气为主，夫胃气中和，旺于四季，故春脉微弦而和缓，夏脉微钩而和缓，秋脉微毛而和缓，冬脉微石而和缓，此胃气之常即平人之脉也。若脉无胃气，即名真脏脉见，真脏何以当死？盖人有元气出自先天，即天气也，为精神之父，人有胃气，出乎后天，即地气也，为血气之母，其在后天，必本先天为主持，在先天必赖后天为滋养，无所本者死，无所养者亦死，何从腹中积久而脉虚者死，身表热甚而脉静者死。"

在明真假中指出："据脉法所言，凡浮为在表，沉为在里，数为多热，迟为多寒，弦强为实，微细为虚，是固然矣；然疑似中尤有真辨，此其关系非小，不可不察也。如浮虽属表，而凡阴虚血少，中气亏损者，必浮而无力，是浮不可以概言表；沉虽属里，而凡表邪初盛之深者，寒束皮毛，脉不能达，亦必沉紧，是沉不可以概言里；数为热，而真热者未必数，凡虚损之证，阴阳俱困，气血张皇，虚甚者数必甚，是数不可以概言热；迟虽为寒，凡伤寒初迟，余热未清，脉多迟滑，是迟不可以概言寒；弦强类实，而真阴胃气大亏，及阴阳关格等证，脉必滑大而弦健，是强不可以概言实；微细类虚，而凡痛极类闭，营卫壅滞不通者，脉必伏匿，是伏不可以概言虚。由此推之，由不止是也。凡诸脉中皆有疑似，皆有真伪，诊能及此，其必得鸢鱼之学者乎？不易言也。"

在明从舍中指出："凡治病之法，有当舍证从脉者，有当舍脉从证者，何也？盖证有真假，凡见脉证有不相合者，则必有一真一假隐乎其中矣。故有以阳证见阴脉者，有以阴证见阳脉者，有以虚证见实脉者，有以实证见虚脉者。此阴彼阳，此虚彼实，将何从乎？病而遇此，最难下手，最易差错，不有真见，必致杀人。今人只知见在，不识隐微，凡遇证之实而脉之虚者，必直攻其证而忘其证之真虚也；或遇脉之弦大而证之虚者，亦必直攻其脉而忘其证之虚也；其间似虚似实，疑本难明，当舍当从，孰知其要？医有迷途，莫此为甚。余尝熟察之矣，大都证实脉虚者，必其证为假实也；脉实证虚者，必其脉为假实也。何以见之？如外虽烦热而脉见微弱者必火虚也，腹虽胀满而脉见微弱者必胃虚也；虚火虚胀其堪攻乎？此宜从脉之虚不从证之实也。其有本无烦热而脉见洪数者非火邪也，本无胀满而脉见弦强者非内实也，无热无胀其堪泻乎？此宜从证之虚，不从脉之实也，凡此之类，但言假实，不言假虚，果何意也？盖实有假实，虚无假虚。假实者病多变幻，此其所以有假也；假虚者，亏损既露，此其所以无假也。大凡脉证不合者，中必有奸，必先察其虚以求根本，庶乎不误，此诚不易之要道也。真实假虚之候，非曰必无，如寒邪内伤，或食停气滞，而心腹急痛，以致脉道沉伏；或促或结一证，此以邪闭经络而然；脉虽若虚，而必有痛胀等证可据者，是诚假虚之病本非虚也，大抵假虚之证，只此二条；若有是实脉而无是实证，即假实脉也，有是实证而无是实脉，即假实证也，知假知真，即知所从舍矣；近见有治伤寒者，有每以阴脉作伏脉，不知伏脉之体虽细虽微，亦必隐隐有力，亦必明明有证，岂容任意胡猜以草菅人命哉？

仁人必不然也。又有从脉从证之法，乃以病有轻重为言也，如病本轻浅，别无危候者，但因见在以治其标，自无不可，此从证也；若病关脏气，稍见疑难，则必须详辨虚实，凭脉下药，方为切当，所以轻者从证十惟一二，重者从脉十当八九，此脉之关系非浅也；虽曰脉有真假，而实由人见之不真耳，脉亦何从假哉。"

在明逆顺中指出："凡内出不足之证忌见阳脉如浮洪紧数之类是也。外如有余之病忌见阴脉如沉细微弱之类是也，如此之脉最不易治；凡有余之病，脉宜有力有神，如微涩细弱而不应乎者逆之兆也；凡不足之病脉宜和缓柔软，若洪大搏击者亦为逆也。凡暴病，脉来浮洪数实者为顺；久病脉来微缓软弱者为顺；若新病而沉微细弱，久病而浮洪数实者皆为逆也。凡脉证贵乎相合，设若证有余而脉不足，脉有余而证不足，轻者亦必延绵，重者即危亡之兆。经曰：脉小以涩，谓之久病；脉浮而滑，谓之新病，故有余之病，忌见阴脉；不足之病，忌见阳脉；新暴之病而见形脱脉脱者死；凡元气虚败之病，脉有极欲绝者，若用回阳救本等药，脉气徐徐渐出渐复者乃为佳兆，若徒然暴出忽如复元者此假复也，必予周日之后复脱如故，是必不治之证，若全无渐复生意者，自不必治。若各部皆脱而惟胃脉独存者犹可冀其万一。"

至清代诸家仍然非常重视脉象在辨证论治过程中的重大价值，很多医著均列脉象作为全书之首，即如诸家之医案亦多将脉象作为辨证之首要。例如，近人秦伯未编纂之《清代名医医案精华》所列叶天士医案、薛生白医案、吴鞠通医案、尤在泾医案、曹仁伯医案、王旭高医案、秦笛桥医案、凌晓五医案、陈良夫医案、张仲华医案、何书田医案、赵海仙医案、马培之医案、王九峰医案、陈莲舫医案、张千里医案、张聿清医案、巢崇山医案、金子久医案、丁甘仁医案中，诸家无不将脉象作为辨证论治之关键，无不把脉作为证变、法变、方变、药变的依据。吴鞠通治癫狂左脉实大牢急用紫雪丹定瘛疭肢厥而泄有余之客热，再以定风珠济不足之真阴，及至脉弦数而劲则改用补心体泻心用两法，左脉弦劲取痰治。尤在泾治黄疸脉数而微用肾气丸。王旭高治妇人疝瘕脉轻按虚数，重按细数，左尺细弱诊为元气之虚，营阴之损，肾水亏也，予补脾胃以振元气，培肝肾以养营阴，稍佐辛温宣通下焦阴气，及至脉沉而数，诊为热伏营血，拟用柴胡四物汤和营血以疏木郁。马培之治吐血脉虚细而涩，诊为络瘀不清，用养阴清肝宁肺等均如此。

清代林之翰著《四诊抉微》洋洋 14 万余言在大倡四诊必须合参的同时，又强调脉象是审阴阳表里虚实寒热、气分血分、脏病腑病及上下左右的关键。他说："凡诊先以三指齐按，所以察其大纲，如阴阳表里，上下来去，长短溢脉覆脉之类是也；后以逐指单按，所以察其部分。每部下指，先定经脉时脉，以审胃气，分表里寒热虚实，辨气分血分，阴阳盛衰，脏腑所属，浮候中候沉候，以消息之断病，何部异于众脉，便属此部有病，候其盛衰之极者以决之，在上上病，在下下病，左曰左病，右曰右病。"并以大量篇幅将诸家有关脉取寸口之义、释寸口气口脉口、析寸关尺、三部九候、六部脏腑分属定位、下指法、下指有轻重、诊视大法、七诊、脉审上下来去、推求上下内外察病法、因形气以定诊、脉审阴阳顺逆、脉有五逆、四塞脉、脉贵有神、脉无根有二说、浮中沉候五脏说、诊足脉、脉以胃气为本、五脏平脉、时脉、脉逆四时、五脏平病死脉、脉有溢覆关格、脉有伏匿、禀赋脉、肥人脉沉瘦人脉浮、反关脉、反诊脉、南北政司天在泉不应之诊、不应有尺寸反左右交的论述进行了归纳整理。又在前人研究成果的基础上再次提出外感辨风寒风热应凭证略脉，辨虚实贼微邪的生克应宗脉、病之新久易治难治不治应宗脉、脉证不应时应主要宗脉、有无胃气应宗脉。他说：

"张路玉曰：肥人肌肉丰厚，胃气沉潜，纵受风寒，未得即见表脉，但须辨证，设鼻塞声重，涕唾稠黏，风寒所伤也；若鼻塞声重，而屡咳痰不即应，极力咯之，乃得一线黏痰，甚则咽肿者，乃风热也。以肥人肌气充盛，风邪急切难入，因其内多湿痰，故伤热最易，否则形盛气虚，色白肉松，肌腠不实之故，不可以此胶执也；瘦人肌肉浅薄，胃气外泄，即发热头痛，脉浮数，多属于火，但以头之时痛时止，热之忽重忽轻，又为阴虚火扰之故也。惟发热头痛无间，昼夜不分轻重，人迎浮盛者方是外感之病，亦有表邪挟内火，虽发热头痛，昼夜不分轻重，而烦躁口渴，卧寐不宁，皆邪火烁阴之候""春肝木王其脉弦细而长，名曰肝脉也，反得浮涩而短者是肺之乘肝，金之克木，为贼邪，大逆，十死不治；反得洪大而散者，是心之乘肝，子之扶母，为实邪，虽病自愈；反得沉濡而滑者，是肾之乘肝，母之归子，为虚邪，虽病易治；反得大而缓者，是脾之乘肝，土之凌木，为微邪，虽病即瘥""脉小弱以涩者，谓之久病；脉浮滑而病者，谓之新病""张路玉曰：盛启东以新病死生系右手关脉，宿病死生系主左手关尺，盖新病谷气犹存，胃脉自应和缓，即因邪鼓大，因虚减小，然需至数分明，按之有力，不至浊乱，再参语言清爽，饮食知味，胃气无伤，虽剧可治；如脉至浊乱，至数不分明，神昏语错，病气不安，此为神识无主，苟非大邪瞑眩，岂宜见此乎？新病而一时形脱者死，不语者亦死，口开眼合手撒遗尿者俱不可治。新病虽各部脉脱中部独存者是为胃气治之必愈，久病而左关尺软弱按之有神可卜精血之未艾，他部虽危，治之可生；若尺中弦紧急数按之搏指或细小脱绝者，法在不治，缘病久胃气向衰，又当求其尺脉，为先天之根气也。启东又云：诊得浮脉，要尺有力，为先天肾水可恃，发表无虞；诊得沉脉，要右关有力，为后天脾胃可凭，攻下无虞，与前说互相发明。又曰：诊客邪暴病，应指浮象可证，若虚羸久病，当以根气为本，如下指浮大，按久索然者，正气大虚之象，无问暴病久病，虽证显灼热烦扰，皆正衰不能自主，随虚阳发露于外也；下指濡软，久按搏指，里病表和之象，非脏气受伤则坚积内伏，不可以脉沉误认虚寒也；下指微弦，按久和缓者，久病向安之象，气血虽殆，而脏气未败也，然多有证变多端；而脉渐小弱，指下微和，似有可愈之机者，此元气与病气俱脱，反无病象发见，乃脉不应病之象，非小则病退之比，大抵病脉，初下指虽见乏力，或弦细不和，按之十余至渐和者必能收功，若下指和，按久微涩不能应指，或渐觉弦硬者必难收效；设病虽牵缠，而饮食渐进，便溺自调，又为胃气渐复之兆，经云：安谷者昌则虚者活，此之谓也""经曰：脉实以坚，谓之益甚。又云：人绝水谷则死，脉无胃气亦死，所谓无胃气者，但得真脏脉不得胃气也，所谓脉不得胃气者，肝不弦，肾不石也""久病无脉气绝者死，暴病无脉气郁可治，伤寒痛风痰积经闭忧恼折伤关格吐利所运不应斯皆勿虑……凡大吐后有脉伏二三日不出者，有大痛后，气血凝滞，脉道壅阻而不出者，吐止痛安而脉自出，不可因其脉无而遽断为死证也"。

五、明确主脉兼脉与主病的关系

1. 浮脉　浮脉主表，有力表实，无力表虚，浮迟中风，浮数风热，浮紧风寒，浮缓风湿，浮滑风痰，又主宿食。

2. 沉脉　沉脉主里，沉则为气，又主水蓄，沉迟痼冷，沉数内热，沉滑痰食，沉涩气郁，沉弱寒热，沉缓寒湿，沉紧冷痛，沉细少气，沉弦癖痛。

3. 迟脉　浮迟为表寒，沉迟为里寒，迟滑为痰气，迟涩为血虚或血瘀，迟细为阳衰，迟弦为痰积。

4. 数脉 浮数表热，沉数里热，数洪热盛，或为疮疡。细数为阴虚内热，或热入营血；数弦为肝火，数滑为痰热，数大无力，按之空软，为虚阳外越之象。

5. 洪脉 浮洪为表热或伤暑，洪数为气分热盛。

6. 微脉 浮微主阳气衰，沉微主阴不足。

7. 细脉 细弦主肝肾阴虚，或血虚肝郁，细数主阴虚或血虚有热，细涩为血虚或血瘀，细微主阳虚阴盛，沉细主里虚或湿痹。

8. 虚脉 浮而虚者为气衰，沉而虚者为火微。

9. 实脉 浮实为表邪实，沉实为里邪实，为胀满，为闭结，为痛滞，为积；洪实为实热，滑实为痰凝。

10. 滑脉 浮滑为风痰，沉滑为痰食，滑数为痰火，或为湿热，或为热盛，滑弦为痰聚。

11. 涩脉 浮涩为表虚，沉涩为里虚，涩细为伤津血少，弦涩为郁滞。

12. 弦脉 浮弦支饮，沉弦痰饮，弦数多热，弦迟多寒，弦大主虚，弦细拘急，阳弦头痛，阴弦腹痛，单弦饮癖，双弦阴痼。

13. 紧脉 浮紧主表寒实证，沉紧主里寒，或痰饮，宿食；紧弦主痛或痉病。

14. 缓脉 浮缓伤风，沉缓寒湿，缓大虚见，缓细湿痹，缓涩脾薄，缓弱气虚。

15. 弱脉 涩而弱主血虚，弱而滑为胃气，弱而微为阳气衰，弱而数主遗精、崩漏等。

16. 濡脉 濡而迟主虚冷，濡而数为阴精亏耗，或主湿热，濡缓主寒湿。

六、必须明确脉象与疾病之间的宜见不宜见

什么疾病宜出现什么脉象，不宜出现什么脉象，对认识整个疾病的预后极其重要。

1. 伤寒热病 伤寒热病宜出现浮洪脉，不宜见沉微涩小脉；汗后宜见脉静身凉，不宜见脉躁甚；阳病不宜见阴脉，阴病宜见阳脉。

2. 郁证 若气郁较甚脉见沉甚至见伏脉，若见涩弱为病久深，兼涩为气滞，兼数为热，兼细为湿，兼滑为痰，兼弦为留饮，兼寒脉见弦紧，濡细为湿，兼浮滑为风邪为客，涩弱之脉为难治，兼结代促脉为郁甚。

3. 痢疾 痢疾脉多兼滑，宜见沉小滑弱，不宜见实大浮洪。《医学入门》云："痢脉多滑，按之虚绝，尺微无阴，涩则少血，沉细者生，洪弦死决。"《四言举要》云："实大浮洪，发热则恶。"

4. 呕吐反胃 呕吐反胃多见寸紧滑数，微数为血虚，单浮为胃虚，芤为兼瘀血，不宜见弦数紧涩。《四言举要》云："呕吐反胃，沉滑者昌，弦数紧涩，结肠者亡。"

5. 咳嗽 《医学入门》云："浮风紧寒，数热细湿，房劳涩难，右关微濡，饮食伤脾，左关弦短，肝极劳疲，肺脉浮短，咳嗽与期。"《医宗必读》云："嗽脉多浮，浮濡易治，沉伏而紧，死期将至。"

6. 喘证 喘证宜见浮滑，忌见沉涩散脉。《四言举要》云："喘急息肩，浮滑者顺，沉涩肢寒，散脉逆证，病热有火，洪数可医，沉微无火，无根者危。"

7. 虚劳 若骨蒸劳热而脉数者为虚，若脉极数甚至七至者不治，发热脉涩小者危，浮软微弱为虚，脉双弦者为土败木乘，右关见弦为肝邪乘脾。《医宗必读》云："弦乃肝脉，右关见之，是肝脉乘脾，故曰土败。火热太过，脉必极数，甚至七至。劳证之脉，六至以上，便不可治。"

8. 血证 失血之后，脉多见芤，宜见缓小，不宜数大。《四言举要》云："诸病失血，脉

必见芤，缓小可喜，数大可忧。"

9. 遗精 遗精若脉见芤濡洪数为阴虚火旺，微涩为精伤；左寸短小，脉迟者可已，忽疾者死。

10. 消渴 消渴脉数大者生，细微短涩者死。《医宗必读》说："三消之脉，数大者生，细微短涩，应手堪惊。"

11. 淋证 淋证脉宜见实大而数，不宜见虚涩；少阴脉微者，为膀胱气滞。

12. 便秘 便秘阳数之脉为实热，沉迟而涩为虚寒。《四言举要》云："大便燥结，须分气血，阳数而实，阴迟而涩。"

13. 癫狂 癫狂浮洪脉易治，沉急入骨者难治。《医宗必读》云："癫乃重阴，狂乃重阳，浮洪吉象，沉急凶殃。"

14. 眩晕 眩晕浮脉者为风，紧脉者为寒，细脉者多为湿邪，虚脉者多为暑邪，弦滑者多为痰，芤而涩者多为瘀血，数大者多为实火，虚大者为虚极，左脉涩者为瘀血，右脉大者为气血虚。

15. 头痛 头痛脉浮者为风邪，脉紧者为风寒，洪者为热，细者为湿，缓滑者为厥痰，弦软者为气虚，微涩者为瘀血，弦坚者为肾厥，短涩者为真头痛。

16. 腹痛、胃痛 腹痛、胃痛宜见细迟，不宜见浮大，伏脉多见于痛久，紧实脉主寒实，滑实主痰积，关脉紧小急速或动而弦或沉伏痛在腹，心痛宜见脉沉细，不宜见浮大弦长。《医宗必读》云："心腹之痛，其类有九，细迟速愈，浮大延久。"

17. 腰痛 腰痛多见沉弦脉，浮为伤风，紧为伤寒，弦滑为痰，濡细为湿，弦大为肾虚，沉实为挫闪，涩为瘀血。《四言举要》云："腰痛之脉，多沉而弦，兼浮者风，兼紧者寒，弦滑痰饮，濡细肾著，大乃肾虚，沉实闪朒。"《医学入门》云："涩为瘀血，滑痰火煎，或引背痛，沉滑易痊。"

18. 痹证 痹证，凡脉见浮涩而紧者为风寒湿俱备，浮缓为湿盛，紧浮为寒盛，涩芤为瘀血阻滞，浮濡为气虚，关前得之病在上体，关后得之病在下体，沉弦为湿伤肝肾。《医入学门》云："脉浮而缓，属湿为麻痹；脉紧而浮，属寒为痛痹。"

19. 黄疸 黄疸脉宜见洪数、浮大，不宜见微涩。《医宗必读》云："黄疸湿热，洪数偏宜，不妨浮大，微涩难医。"

20. 水肿 水肿脉多见沉，若见浮脉为风或气虚，若沉为石水或病在里，沉数为里热，沉迟为阴水，浮大为火生土病宜治，沉细为死脉。《四言举要》云："脉得诸沉，责其有水，浮气与风，沉石或里，沉数为阳，沉迟为阴，浮大出厄，虚小可惊。"《医学入门》云："沉细必死，浮大无妨。"

21. 胀满 胀满脉弦为脾虚木乘，数洪为湿热，迟弱为阴寒，紧为中实，浮为虚胀，浮大可生，虚小者危。《医学入门》云："胀满脉弦，脾制于肝，洪数热胀，迟弱阴寒，浮为虚胀，紧则中实，浮大可生，虚小危急。"

22. 痰饮 痰饮脉皆弦兼微沉滑，双弦为寒饮，浮弦大实为膈间有痰，结、涩、伏为痰饮胶固于中。《医学入门》云："偏弦为饮，或沉弦滑，或结涩伏，痰饮中节。"

23. 呃逆 呃逆脉宜浮缓，不宜弦、急、结、代、促、微。《医学入门》云："呃逆甚危，浮缓乃宜，弦急必死，结、代、促、微。"

24. 汗证 《医学入门》云："汗脉浮虚，或濡或涩，自汗在寸，盗汗在尺。"

第五节 "辨证论治以脉为根"的临证医案

一、便秘案

郭某，女，43岁。

初诊：便秘30多年，经常3～5日才能排便一次。为了增加排便次数和减少排便时的痛苦，除吃大量的水果和蜂蜜之外，几乎每日都服西药缓泻剂，如此这般已达30多年。但近2年以来，虽继续采用以上办法，仍然需要7～8日才排便一次，而且每次排便都得服大剂的大承气汤，有时还得配合灌肠或开塞露才能使大便排出。细审其症，除便秘之外，并见脘腹胀满，面色萎黄，舌质淡暗，苔薄白，脉弦大而紧。思之：脉弦大紧者，脾肾虚寒也。又且病已30多年，频用寒凉攻伐戕害阳气之品，或以甘寒滋润使阴气用事，致阳气不行，大便不通。治以温中益阳，理气通便。

处方：附子10g，党参10g，肉桂10g，白术10g，甘草10g，干姜10g，枳实6g，厚朴6g，大黄2g。

服药1剂后，次日大便竟然3行而微溏；继服6剂后，大便转为正常。

按语：便秘30多年，脘腹胀满，脉弦大而紧。知其脾肾虚寒。予温中益阳，理气通便而安。

二、痢疾案

吕某，男，45岁。

初诊：慢性痢疾时轻时重5年多。前医始以西药治之不效，后又以中药连理汤、芍药汤、真人养脏汤、四神丸、黄连汤等加减治之仍不效。审其除腹痛下利，里急后重，便利下脓血，1日4～5次之外，并见食欲不振，指趾厥冷，舌苔白，脉沉弦细涩。思之：脉沉弦细涩者，脾胃虚寒，积滞不化也。治以温中散寒，消积导滞。方拟附子理中汤加减。

处方：党参10g，白术10g，干姜10g，附子10g，枳实10g，木香10g，大黄4g，焦山楂30g。

二诊：连续服药10剂，大便次数不但不减，反见腹痛更加严重。予上方1周1剂，共服3剂。1个月之后，果愈。

按语：久痢五载有余，腹痛后重，便痢脓血，脉弦细涩。知其脾胃虚寒，予温中散寒，消积导滞，而1周1剂即可，不必多服，此即候脏气来复之法耳。

三、呕吐案

张某，男，38岁。

初诊：朝食暮吐，暮食朝吐，偶尔食后即吐十几年。前医诊为神经性呕吐。近来虽前后住院达3年之久，但症状始终不见改善，特别是近两三个月以来，饭前、饭后都吐，为此不得不靠输液、输血来维持生命。前来诊治，勉以二陈汤加砂仁、神曲、黄连、苏叶治之。服药1剂，不但诸症不减，反而呕吐更甚。细审其脉虚大稍数，舌苔薄白。因思脉大者，气阴大衰也。治以补气养阴，降逆止呕。

处方：半夏15g，人参10g，蜂蜜30g。

二诊：服药 1 剂之后，呕吐一日未作，并稍有食欲；继服 5 剂，呕吐停止，食纳大增。宗效不更方意，又服 5 剂而愈。

按语：神经性呕吐，或见食后即吐，或见朝食暮吐，暮食朝吐，脉虚大而数。知其气阴大衰。予补气养阴，降逆止呕始愈。

四、咳嗽案

赵某，男，47 岁。

初诊：咳嗽，阵发性加剧 5～6 日，咳嗽昼轻夜重，有时连续咳嗽数十声始减，不久又连续不断咳嗽。外院诊为"慢性哮喘性支气管炎合并感染"。经用中西药治疗后非但不减，且日渐加剧。察其舌苔薄白，脉弦大紧。从脉象来看其实质是一个气阴俱虚，痰湿内郁，升降失职的宿疾为主的疾病。治法：补气养阴，燥湿化痰，升清降浊。方拟清暑益气汤加减。

处方：沙参 10g，甘草 6g，黄芪 15g，当归 6g，麦冬 10g，五味子 10g，青皮 10g，陈皮 10g，神曲 10g，黄柏 10g，葛根 15g，苍术 10g，白术 10g，升麻 10g，泽泻 10g。

二诊：服药后咳嗽大减，惟时有咳嗽。舌苔白，脉弦稍大。今脉已由大为主变为以弦为主，即本证已由虚为主转变为枢机不利为主，即少阳枢机不利，痰饮蕴肺，改以调理升降为主要治法，故用加减小柴胡汤。

处方：柴胡 10g，半夏 10g，黄芩 10g，干姜 3g，五味子 10g，紫菀 10g，丝瓜络 10g，款冬花 10g。6 剂，水煎服，以和解少阳，化饮止咳。

随诊：药后即解。

按语：本病从表面上看是一个仅仅发病 5～6 日的咳嗽，一般多以邪实为主，多从宣肺散寒论治，但从脉象来看其实质是一个气阴俱虚，痰湿内郁，升降失职的宿疾为主的疾病，此次之发病虽有新感之邪，但实质上是一个以正虚、升降失常为主要原因的疾病，在此种情况下若仍以祛邪为主，则非但邪不得除，而且正反受其害而更虚。由此，充分说明观其脉证的重要性，临证不能囿于病名，必须辨证论治，随时根据脉证的变化，调整方药、治法。

五、不寐案

贾某，女，45 岁。

初诊：失眠 3～4 年。症见失眠，乏力，头胀头晕，腰背酸困，喜叹气，食纳正常，大小便正常，月经提前，20 日 1 行。察其舌苔薄白，诊其脉弦涩不调。此为肝郁气结，上火下寒，痰饮不化之不寐（神经衰弱）。本病西药多用安眠、镇静药，中医亦多用酸枣仁、柏子仁，即从安神论治，间服疏肝养血剂，而本例患者症状以肝症为多，且脉弦涩不调，为主病在肝，且有寒滞，故当先治肝，并理三焦水道，以使卫气入于阴。方拟柴胡加龙骨牡蛎汤，既可疏肝以调卫气之升降，又可化饮邪以调脾胃之升降，且有龙牡之安神镇静，故以治之。

处方：柴胡 10g，半夏 10g，黄芩 10g，党参 10g，甘草 6g，生姜 3 片，大枣 5 个，桂枝 10g，茯苓 15g，熟军 3g，龙骨 15g，牡蛎 15g。7 剂，水煎服。

二诊：服药后腰背酸困减轻，但仍失眠、头胀。舌苔薄白，脉沉缓。此肝郁之象减，肝木之阳气稍达，寒饮之气稍减，而气阴俱虚之象显露耳。故以柴胡加龙骨牡蛎汤 3 剂，十四味温胆汤 3 剂，交替服用。

处方：

（1）柴胡加龙骨牡蛎汤：柴胡 10g，半夏 10g，黄芩 10g，党参 10g，甘草 6g，生姜 3 片，大枣 5 个，桂枝 10g，茯苓 15g，熟军 3g，龙骨 15g，牡蛎 15g。

（2）十四味温胆汤：黄芪 15g，当归 6g，党参 10g，麦冬 10g，五味子 10g，竹茹 10g，枳实 10g，半夏 10g，陈皮 10g，茯苓 10g，甘草 6g，菖蒲 10g，远志 10g，生地 10g。

用法：两方交替服用。

三诊：睡眠明显好转，仍偶失眠。舌苔白，脉沉缓。证、脉未变，且已著效，应宗效不更方。继服上方各 4 剂，愈。

按语：清代沈金鳌编《杂病源流犀烛》云"不寐原由形症；《灵枢》曰：壮者之气血盛，其肌肉滑，气道通，荣卫之行不失其常，故昼精而夜瞑，老者之气血衰，其肌肉枯，气道涩，五脏之气相搏，其营气衰少而卫气内伐，故昼不精而夜不眠。《内经》曰：人有卧而所不安者，脏有所伤，及精有所倚，人不能知其病，则卧不安。又曰：肺者，脏之盖也，肺气气盛则肺大，不能偃卧。又曰：胃不和则卧不安，夫不得卧而喘者，是水气之害也。郑康成曰：口鼻之呼吸为魂，耳目之聪明为魄，以耳目与口鼻对言，则口鼻为阳，耳目为阴。以耳目口鼻与脏腑对言，则耳目口鼻为阳，脏腑为阴，故阳气行阳分二十五度于身体之外，则耳目口鼻则受阳气，所以能知觉视听动作而寤矣，阳气行阴分二十五度于脏腑之内则耳目口鼻无阳气运动，所以不能知觉而寐矣。《纲目》曰：人卧则血归于肝，今血不静，卧不归于肝，故惊悸而不得卧也"。《灵枢》云："卫气者，出其悍气之慓疾，而先行于四末分肉皮肤之间而不休者也，昼日行于阳，夜行于阴，常从足少阴之分间行于五脏六腑，今厥气客于五脏六腑，则卫气独卫其外，行于阳不得入于阴，行于阳则阳气盛，阳气盛则阳蹻陷，不得入于阴，阴虚故目不瞑。"从以上理论可以看出，睡眠与失眠在于卫气行于阴，还是行于阳，而所以行于阳与行于阴在于：一气道涩，五脏之气相搏；二从足少阳之分间行于五脏六腑；三昼夜阴阳；四脏有所伤；五肺气之盛；六胃气不和；七血归于肝。而近世医家治失眠大多从"神不守舍，故不寐"来论治。本例患者长期服用各种西药与中药安神剂，且间服疏肝养血剂，然始终不效。对于久治不愈的失眠症，首先要抛弃单纯的安眠镇静、补益的观点，紧紧抓住中医对失眠论述的七个要点，尤应注意升降的理论，根据脉证并治的治法进行治疗。今先用柴胡加龙骨牡蛎汤以疏肝化饮，清上温下，至脉转沉缓，虚证为主，实邪为辅，采用两个不同的方剂交替服用的方法，用至邪得祛，正得复，故愈。

六、哮证案

史某，女，40 岁。

初诊：咳喘 3 个多月。症见咳喘，时轻时重，严重时连续咳嗽，喘而喉中有哮鸣声，昼轻夜重，痰多，鼻塞。经多个医院检查、治疗，诊为"支气管炎"，但始终无明显效果。且十八日来大便秘结。察其舌苔薄白，诊其脉弦紧。此为痰饮内郁，肝木失达，风邪外束之哮病。弦脉为肝、胆、三焦之脉，《素问·咳论》云："久咳不已，则三焦受之"；《灵枢·本输》云："少阳属肾，肾上连肺，故将两脏"；《类经》云："少阳，三焦也"，说明本证之病位在肝、胆、三焦，肝、胆、三焦郁滞，痰饮内郁，肺气不利，气机上逆而作咳喘、喉中哮鸣有声、脉弦紧等症。治以疏肝化饮，疏风解表。方拟加减小柴胡汤。

处方：柴胡 10g，半夏 10g，黄芩 10g，干姜 3g，五味子 10g，丝瓜络 10g，紫菀 10g，款冬花 10g，苏叶 10g，薄荷 10g，蝉衣 10g。7 剂，水煎服。

二诊：服药后咳喘好转，但近 3 日感冒后又鼻塞、咳喘加重。乃请西医以地塞米松、抗生素治之稍效。舌苔白，脉沉弦细。今脉见沉弦细说明主病在肝、胆、三焦也，故去款冬花、蝉衣者减少入肺之药，增加肝、胆、三焦之药力也。

处方：柴胡 10g，半夏 10g，黄芩 10g，干姜 3g，五味子 10g，丝瓜络 10g，紫菀 10g，苏叶 10g，薄荷 10g。

三诊：继服 7 剂后咳喘即止，再予上方加减以巩固之。

按语：历代医家治咳喘在病位上尤重肺，若久病者，景岳强调在肾，其后诸医多宗其论，云：卒病治肺，久病治肾。然验之临床虽有效者不少，但不效者亦常见，特别是现代医学所称之肺尘埃沉着症、弥漫性间质性肺病、特发性肺纤维化等之咳喘，以及老年人肺炎、支气管肺真菌病等之咳喘，而从肝、胆、三焦立论，从升降立论常可取效。今查本证咳喘痰多应属在肺，应属痰饮蕴肺，鼻塞应属风邪壅郁在上焦。治肺，治痰饮，疏散风邪应是正确的。但是关键问题是脉，弦脉应为肝、胆、三焦之脉，而不是肺脉，说明其主要病位在肝、胆、三焦，而且《素问·咳论》有云："久咳不已，则三焦受之"；《灵枢·本输》亦云："少阳属肾，肾上连肺，故将两脏"；《类经》云："少阳，三焦也。三焦之正脉指天，散于胸中，而肾脉亦上连于肺"。今之关键在于肝、胆、三焦之郁滞也。故治疗上必须从肺、从肾着手改为从肝、胆、三焦着手，又思罗天益治疑难诸病多从三焦立论，概其意义即在于此乎。遂用小柴胡汤加减以治之。仲景《伤寒论》云："若咳者，去人参、大枣、生姜，加五味子半升，干姜二两。"应用小柴胡汤加减治疗痰饮蕴郁，少阳枢机不利之久咳余用之屡试屡验，若病程久而影响到肺之大络，且痰饮较重者，加丝瓜络化痰以通大络，紫菀、款冬花相配以治痰喘，其效更著。

七、感冒案

郭某，女，13 岁。

初诊：咳嗽，流涕，发热 2 日。恶寒发热，体温 38.5℃，头晕头痛，鼻塞，咽喉疼痛、发干。察其舌苔薄白，诊其脉浮滑数。诊为风热客肺型感冒（肺炎）。恶寒发热，体温 38.5℃，乃外邪袭表之征。头为诸阳之会，咽喉为肺胃之门户，风热之邪易袭阳经，故见头晕头痛，咽喉疼痛、发干。客邪犯肺，肺气不利，故见咳嗽，鼻塞，流涕。综析之为风热客肺之证也。治法：疏风清热，宣肺化痰。方拟桑菊饮加减。

处方：桑叶 10g，菊花 10g，桔梗 10g，连翘 10g，杏仁 10g，甘草 10g，薄荷 10g，竹叶 10g，芦根 30g，川贝母 10g，胖大海 10g，蝉蜕 10g。3 剂，水煎服。

用法：将 3 剂同煎 2 次，分为 6 次，每日服 3 次，即 3 剂分 2 日服完，热退后再服第 4 剂。

二诊：服药 3 剂，热解，咳嗽、咽喉疼痛大减。舌苔白，脉沉弦。仲景《伤寒论》云："太阳病三日，已发汗，若吐，若下，若温针，仍不解者，此为坏病，桂枝不中与之也。观其脉证，知犯何逆，随证治之。"今本病已用桑菊饮加减治疗而热解，咳嗽、咽喉痛大减，且脉由浮滑数转为沉弦，沉弦之脉者少阳证也，欲语云：有是证用是药，故改小柴胡汤与之也。至于为什么还加入苏叶、薄荷、蝉蜕等解表之药，因仍有风热微邪之咽喉疼痛也。综析之为少阳枢机不利，痰饮蕴肺也。治法：和解少阳，化痰止咳。方拟加减小柴胡汤。

处方：柴胡 10g，半夏 10g，黄芩 10g，干姜 3g，五味子 10g，紫菀 10g，丝瓜络 10g，苏叶 10g，薄荷 10g，蝉蜕 10g。3 剂，水煎服。

用法：将诸药置凉水中浸泡 30 分钟，水煎 2 次，每次 30 分钟，混合，分 3 次服。

随访：服药 2 剂即症解，又服 1 剂，愈。

按语：仲景《伤寒论》在谈到热病卒发药物的用法时云"[桂枝汤]以水七升，微火煮取三升，去滓，适寒温，服一升。服已须臾，啜热稀粥一升余以助药力。温覆令一时许，遍身漐漐微似有汗者，益佳，不可令如水流漓，病必不除。若一服汗出病差，停后服，不必尽剂。若不汗，更服依前法。又不汗，后服小促其间，半日许令三服尽。若病重者，一日一夜服，周时观之。服一剂尽，病证犹在者，更作服。若不汗出者，乃服至二三剂"。吴鞠通《温病条辨》在谈到温病卒发身热应用银翘散的方法时指出："[银翘散]病重者，约二时一服，日三服，夜一服；轻者三时一服，日二服，夜一服；病不解者，作再服。"徐灵胎《医学源流论》在论到治道时指出："治外患者，以攻胜。四郊不靖，而选将出师，速驱除之可也，临辟雍而讲礼乐，则敌在门矣。"今本病起于卒然乃外邪为病，必速除之，此所以采用 1 日 3 次，2 日 3 剂服药在于速祛其邪也，而所以第 3 日改为 1 日 1 剂者，因预计其病必大减而除药太过以伤正气也。且脉由浮滑数转为沉弦，沉弦之脉者少阳证也，欲语云：有是证用是药，故改予小柴胡汤与之也。

八、雁疮（多形性红斑）案

王某，男，48 岁。

初诊：腋下、腹部、腹股沟、双脚红斑此起彼伏 6～7 年。诊为多形性红斑。发出之始，先为红色，如豆大，有的中央先为疱疹，其后逐渐扩大约如乒乓球大小，微微高出皮肤，中央皮色逐渐变浅，边缘呈鲜红色，微痒。双手则脱皮不痒。咽喉不利。察其舌苔薄白，诊其脉弦大紧。诊为雁疮（多形性红斑）。本病按多形性红斑治疗，久治未效。本病之症为红斑，应考虑为血热，但舌脉不符，以按脉为第一依据去考虑，当为气阴俱虚，升降失常，湿热内蕴，所以采用清暑益气汤之补气养阴为主，升清降浊为辅，并佐以除湿清热的药物进行治疗。治法：补气养阴，除湿清热，升清降浊。方拟清暑益气汤。

处方：人参 10g，甘草 6g，黄芪 15g，当归 6g，麦冬 10g，五味子 10g，青皮 10g，陈皮 10g，神曲 10g，黄柏 10g，葛根 15g，苍术 15g，白术 10g，升麻 12g，泽泻 10g。10 剂，水煎服。

二诊：服药之后红斑全部消失，但近 20 多日来，又在左腋下出现 2 个初起如小米粒大的红色疹，其后逐渐扩大而痒，中间颜色变浅而边缘呈紫红色，约如李核大小。1 个多月来，双手掌出现少许脱皮，不痛不痒，咽喉有异物感。2～3 日来，右季胁部隐痛，外院 CT 拍片诊为椎间盘脱出。舌苔白，脉弦大紧。前人有云：矫枉必须过正，不过正不能矫枉。本病在长期的治疗过程中均注意寒、湿、热、瘀、毒，也就是说多注意了祛邪，而少注意了补气，人参者大补元气之药也，故而用人参以补气也，然而本病毕竟有热，西洋参者甘凉，补气之力不如人参，然其养阴之力优于人参，且少补之太过而生火之弊，故先用人参，今改西洋参。继进 10 剂。

随访：诸症消失，愈。

按语：多形性红斑医家多认为有三型，一者曰寒邪外束型，二者曰湿热蕴毒型，三者曰瘀阻经脉型，并云在辨证上尤应分清寒、热、湿、毒、瘀，而都弃而不用，其故何也？辨病是中西医学者提出的一种治疗方法，这一方法是建立在对本病已完全认识清楚的基础上提出来的。在目前来看，这种认识问题的方法是不完备的。因为事实上绝大多数的问题我们并没有认识清楚。以实践是检验真理的惟一标准看，本案患者的病事实上我们并没有认识清楚，假如我们已经认识清楚了，那么为什么经多年多地求医无效呢？因此接诊之后，经过反复考虑决定另辟新的路径进行治疗。怎么另辟新的路径呢？任凭想象，乱治行吗？不行。那么，什么是寻找新的路径的方法呢？按照仲景提出的脉证法，丹溪提出的脉、因、证、治法去治疗。本病之症为红斑，应考虑为血热，但舌象和脉象不支持血热的论断，若按脉为第一依据的论断去考虑，当为气阴俱虚，升降失常，所以只可以气阴两虚、升降失常为主，湿热为辅去考虑，所以采用清暑益气汤之补气养阴为主，升清降浊为辅，并佐以除湿清热的药物进行治疗。又且升麻、葛根者，清热消斑之药也，亦蕴于方药之中，故用之以治多形性红斑。

九、不寐、瘿病案

高某，女，31 岁。

初诊：2001 年 8 月 29 日。6 年多来失眠，疲乏无力，心烦心悸，头晕眼胀。近 2 个多月来，两侧甲状腺肿大，诊为甲状腺结节。十几日来，白带多而色黄，右少腹疼痛，夜间尿多而频，大便正常，月经自产后 1 年多以来至今未潮。舌苔白，脉弦滑数。西医诊断：神经衰弱、甲状腺腺瘤；中医诊断：不寐、瘿病。辨证为痰火郁结。治以理气化痰泻火。

处方：

（1）柴芩温胆汤：柴胡 10g，半夏 10g，黄芩 10g，龙胆草 10g，竹茹 10g，枳实 10g，陈皮 10g，滑石 15g，竹叶 10g，夜交藤 30g。

（2）柴胡加龙骨牡蛎汤：柴胡 10g，半夏 10g，党参 10g，黄芩 10g，甘草 6g，生姜 3 片，大枣 5 个，茯苓 15g，桂枝 10g，熟军 3g，龙骨 15g，牡蛎 15g。

用法：（1）号方 6 剂，（2）号方 2 剂。先服 3 日（1）号方再服 1 日（2）号方，然后再服 3 日（1）号方，继服 1 日（2）号方。

二诊：2001 年 9 月 9 日。睡眠改善，但仍头晕头胀，眼困，颈部发憋，心烦心悸，二便正常。舌苔薄白，脉沉弦缓。辨证为气阴俱虚，痰火郁结。治以补气养阴，理气化痰。

处方：

（1）十四味温胆汤：黄芪 15g，当归 6g，党参 10g，麦冬 10g，五味子 10g，陈皮 10g，半夏 10g，茯苓 10g，甘草 6g，竹茹 10g，枳实 10g，菖蒲 10g，远志 10g，生地 10g。

（2）小柴胡丹参饮：柴胡 10g，半夏 10g，党参 10g，甘草 6g，黄芩 10g，生姜 3 片，大枣 5 个，丹参 15g，檀香 10g，砂仁 10g。

用法：（1）号方 4 剂，（2）号方 2 剂。先服 2 日（1）号方，继服 1 日（2）号方，然后再服 2 日（1）号方，继服 1 日（2）号方。

三诊：2001 年 10 月 6 日。头晕头胀明显好转，他症同前。舌苔薄白，脉左弦紧、右沉弦。辨证为肝郁气滞，痰郁不化。治以疏肝理气，化痰软坚。拟柴胡橘叶煎加减。

处方：柴胡 10g，橘叶 10g，当归 10g，赤芍 10g，青皮 10g，陈皮 10g，瓜蒌 15g，蚤休 10g，夏枯草 15g，甘草 10g，白芥子 3g。15 剂，水煎服。

四诊：2001 年 10 月 20 日。两腿沉重乏力，甲状腺肿大同前。舌苔薄白，脉沉缓。辨证为气阴俱虚，痰郁气结，血络瘀滞。治以补气养阴，理气化痰，活血通络。

处方：

（1）十四味温胆汤：黄芪 15g，当归 6g，党参 10g，麦冬 10g，五味子 10g，陈皮 10g，半夏 10g，茯苓 10g，甘草 6g，竹茹 10g，枳实 10g，菖蒲 10g，远志 10g，生地 10g。

（2）蜈蚣 2 条，全蝎 1g，胡桃 1 个。

（3）柴胡橘叶煎加减：柴胡 10g，橘叶 10g，当归 10g，赤芍 10g，青皮 10g，陈皮 10g，瓜蒌 15g，蚤休 10g，夏枯草 15g，甘草 10g，白芥子 3g。

用法：上三方，各 10 剂，交替服用 30 日。（2）号方先将胡桃去核仁留壳，然后将蜈蚣、全蝎捣为粗末置其中，黄泥封固，用火烤成炭状，去泥，将三药研细，黄酒冲服。

五诊：2001 年 11 月 11 日。甲状腺肿大明显好转。舌苔薄白，脉沉弦。继服上方。

六诊：2001 年 12 月 2 日。诸症稍减。舌苔白，脉弦紧。今思脉弦紧而症减必理气化痰之力不足耳。辨证为痰气郁结。治以理气化痰。拟四逆香佛二花汤加减。

处方：柴胡 10g，枳壳 10g，白芍 10g，甘草 6g，香橼 10g，佛手 10g，玫瑰花 10g，代代花 10g，黄芩 6g，丝瓜络 10g，玄参 3g，合欢花 15g。15 剂。

用法：先用开水浸泡诸药 30 分钟，再煎 10 分钟，如此法 2 次，混匀，分 2 次服。

七诊：2001 年 12 月 23 日。甲状腺肿大稍减。别无所苦。舌苔白，脉沉弦寸滑。辨证依据为痰多而化痰之力稍有不足。

处方：

（1）柴胡橘叶煎加减：柴胡 10g，橘叶 10g，当归 10g，赤芍 10g，青皮 10g，陈皮 10g，瓜蒌 15g，蚤休 10g，夏枯草 15g，甘草 10g，白芥子 3g。

（2）四逆香佛二花汤：柴胡 10g，枳壳 10g，白芍 10g，甘草 6g，香橼 10g，佛手 10g，玫瑰花 10g，代代花 10g，黄芩 6g，丝瓜络 10g。

用法：（1）号方 10 剂，（2）号方 5 剂。服（1）号方 2 剂，再服（2）号方 1 剂。

八诊：2002 年 1 月 12 日。甲状腺肿大未见改善。舌苔白，脉沉弦。今思前用化痰之法应效而不效必阳气之不化也。

处方：

（1）四逆香佛二花汤：柴胡 10g，枳壳 10g，白芍 10g，甘草 6g，香橼 10g，佛手 10g，玫瑰花 10g，代代花 10g，黄芩 6g，丝瓜络 10g。

（2）柴胡橘叶煎加减：柴胡 10g，橘叶 10g，当归 10g，赤芍 10g，青皮 10g，陈皮 10g，瓜蒌 15g，蚤休 10g，夏枯草 15g，甘草 6g，白芥子 3g，干姜 3g。

用法：上两方，各 10 剂，水煎，交替服。

九诊：2002 年 3 月 27 日。甲状腺肿大明显改善。

处方：

（1）柴胡橘叶煎加减：柴胡 10g，橘叶 10g，当归 10g，赤芍 10g，青皮 10g，陈皮 10g，瓜蒌 15g，蚤休 10g，夏枯草 15g，甘草 6g，白芥子 3g。

（2）四逆香佛二花汤：柴胡 10g，枳壳 10g，白芍 10g，甘草 6g，香橼 10g，佛手 10g，玫瑰花 10g，代代花 10g，黄芩 6g，丝瓜络 10g。

用法：（1）号方 10 剂，（2）号方 5 剂。服（1）号方 2 剂，再服（2）号方 1 剂。

随访：2004 年 7 月 17 日。诸症消失。

按语：对于任何疑难复杂的疾病，在辨证论治过程中：①不管其西医诊断有多少种疾病都应首先按中医的一元化的方法进行解释，尽量以脉为主要依据。本病之所以始用柴芩温胆汤，终用四逆香佛二花汤就在于先见脉弦滑数，后见脉沉弦。②不管任何疾病都有其基本规律，这是需要在临床上不断探索的问题，在探索中如果发现了这一基本规律，我们就要抓住这一基本规律不放，否则就要犯只注意抓一些具体事物，而忘记总路线、总政策的错误。此之所以两方交替服用之故也。

十、牛皮癣、湿疮案

张某，女，52岁。

初诊：2001年12月4日。1995年全身到处患湿疮，小者如小米，大者融合成片，流汁水而奇痒，经多个医院皮科治疗不但无效，而且日渐加重，且有的部位皮肤逐渐增厚、增硬，搔破后有少量汁水流出。1998年全身又出现牛皮癣，始为小红点，上盖白色鳞屑，经多个医院治疗后，虽时或痒减，但却逐渐加重，并融合成大片，皮肤增厚且上盖白色鳞屑状的硬皮，两病结合，全身如穿厚厚的甲皮，烦躁奇痒。十几年来右手指掌关节疼痛，活动不便。2个多月来，两膝关节疼痛，肛门疼痛，饮食、二便基本正常。舌苔白，脉弦滑。西医诊断：银屑病、慢性湿疹；中医诊断：指甲变黑、白癜风、浸淫疮。辨证为痰火内郁，血络瘀滞，风寒闭郁。治以化痰泻火，通经活络，疏风散寒。拟上中下痛风汤。

处方：苍术10g，黄柏10g，制南星10g，桂枝10g，防己10g，威灵仙10g，桃仁10g，红花10g，龙胆草6g，川芎10g，羌活10g，白芷10g，神曲10g。5剂，水煎服。

二诊：2001年12月9日。指甲黑色转淡，关节疼痛好转。舌苔白，脉弦滑。继服上方，另加外洗药。

外洗方：苦参30g，艾叶10g，花椒10g。20剂，纱布包裹，水煎，外洗。

三诊：2001年12月29日。指甲黑色已大部变白，两小腿湿疹奇痒消失，且部分皮肤已呈正常之色。舌苔白，有剥脱，脉弦紧。继服上方。

四诊：2002年1月21日。指甲黑已消减80%，小腿皮肤粗厚、色红亦明显改善。舌苔白，有剥脱，脉沉细。辨证为血虚络瘀，燥热。治以养血活血，清热润燥，佐以散风。拟丹参银翘饮加减。

处方：丹参15g，银花10g，连翘10g，川芎10g，当归10g，生地10g，白芍10g，薄荷4g，桃仁10g，红花10g。20剂，水煎服。

五诊：2002年3月4日。（代诉）牛皮癣十几日来又有新的皮疹出现，且两膝关节疼痛加重，而指甲颜色继续变淡。今思养血活血，清热不效，必兼风寒也。拟用防风通圣散加减为方，外祛风寒，内清里热。拟防风通圣散加减。

处方：防风10g，大黄6g，荆芥10g，麻黄10g，赤芍10g，连翘10g，甘草6g，桔梗10g，川芎10g，当归10g，生石膏15g，滑石15g，薄荷10g，白术10g，黄芩10g。10剂，水煎，早晚饭后服。

外洗方：苦参30g，艾叶10g，花椒10g。20剂，纱布包裹，水煎，外洗。

六诊：2002年3月18日。诸症非但不减，且腰背皮损又连成一大片，皮肤增厚，小腿皮损又增多连成大片，皮肤增厚粗硬。舌苔白有剥脱，脉沉缓。今思诸家治皮肤病多主张散风、除湿、清热、凉血，今用之非但不效，反而加剧，又思薛立斋治外科、皮科疾病多用补益，此病已久用祛邪而加剧，今又脉沉缓，沉缓之脉乃气阴俱虚而肝木失达，且痰湿郁滞也。

始试之。拟十四味温胆汤加减。

处方：黄芪 15g，当归 6g，麦冬 10g，党参 10g，五味子 10g，竹茹 10g，枳实 10g，半夏 10g，陈皮 10g，茯苓 10g，甘草 6g，菖蒲 10g，远志 10g，生地 10g，白蒺藜 10g。10 剂，水煎服。

外洗方：苦参 30g，艾叶 10g，花椒 10g。20 剂，纱布包裹，水煎，外洗。

七诊：2002 年 4 月 2 日。皮损明显好转，痒减。舌苔白，有剥脱，脉虚弦滑。此脉较前稍浮，乃郁证稍减。

处方：

（1）十四味温胆汤加减：黄芪 15g，当归 6g，麦冬 10g，党参 10g，五味子 10g，竹茹 10g，枳实 10g，半夏 10g，陈皮 10g，茯苓 10g，甘草 6g，菖蒲 10g，远志 10g，生地 10g，白蒺藜 10g。

（2）清暑益气汤：党参 10g，甘草 6g，黄芪 15g，当归 6g，麦冬 10g，五味子 10g，青皮 10g，陈皮 10g，神曲 10g，黄柏 10g，葛根 15g，苍术 10g，白术 10g，升麻 12g，泽泻 10g。

用法：（1）号方 8 剂，（2）号方 7 剂，水煎，交替服。

外洗方：苦参 30g，艾叶 10g，花椒 10g。20 剂，纱布包裹，水煎，外洗。

八诊：2002 年 7 月 11 日。皮损大减，大部粗硬的皮肤已转为正常。舌苔白，脉弦滑。此正气稍复，而痰火与风寒之邪又甚，非但补益可疗耳。

处方：

（1）上中下痛风汤：苍术 10g，黄柏 10g，制南星 10g，桂枝 10g，防己 10g，威灵仙 10g，桃仁 10g，红花 10g，龙胆草 6g，川芎 10g，羌活 10g，白芷 10g，神曲 10g。

（2）清暑益气汤：党参 10g，甘草 6g，黄芪 15g，当归 6g，麦冬 10g，五味子 10g，青皮 10g，陈皮 10g，神曲 10g，黄柏 10g，葛根 15g，苍术 10g，白术 10g，升麻 12g，泽泻 10g。

用法：上两方，各 7 剂，水煎，交替服。

外洗方：苦参 30g，艾叶 10g，花椒 10g。20 剂，纱布包裹，水煎，外洗。

九诊：2002 年 10 月 7 日。诸症继续好转，且原有皮损处已有汗毛长出。舌苔白，脉弦。今思天士、鞠通辈均云：久病入络，此病疗效缓当活其血络耳。拟补阳还五汤。

处方：赤芍 10g，川芎 10g，当归 10g，地龙 10g，黄芪 30g，桃仁 10g，红花 10g。5 剂，水煎服。

十诊：2002 年 11 月 3 日。服药过程中发现皮疹较前增多，且皮损处流滋水而痒，腹鸣，大便 1 日 1～3 次，牙痛隐隐。舌苔薄白，脉弦紧。此前方益气养血活血而性偏温，且祛湿清热不足。又思下肢湿疹较盛，不升提恐难湿除。拟除湿清热，化痰散风，升提。

处方：

（1）上中下痛风汤：苍术 10g，黄柏 10g，制南星 10g，桂枝 10g，防己 10g，威灵仙 10g，桃仁 10g，红花 10g，龙胆草 6g，川芎 10g，羌活 10g，白芷 10g，神曲 10g。

（2）当归拈痛汤：当归 15g，羌活 10g，防风 10g，升麻 10g，猪苓 10g，泽泻 10g，茵陈 15g，黄芩 10g，葛根 15g，苦参 15g，知母 10g，甘草 10g。

用法：上两方，各 7 剂，水煎，交替服。

外洗方：苦参 30g，艾叶 10g，花椒 10g。20 剂，纱布包裹，水煎，外洗。

十一诊：2002 年 11 月 25 日。全身皮肤已全部转为正常之色，偶有局部发痒。舌苔白，脉弦紧稍缓。继服上方，各 15 剂。

十二诊：2003 年 2 月 27 日。春节前后又有小的皮疹出现，抓之流血流水，且时汗出。舌苔白，脉弦紧。此气阴俱虚已有显露。当补益正气。拟清暑益气汤。

处方：党参 10g，甘草 6g，黄芪 15g，当归 6g，麦冬 10g，五味子 10g，青皮 10g，陈皮 10g，神曲 10g，黄柏 10g，葛根 15g，苍术 10g，白术 10g，升麻 12g，泽泻 10g。20 剂，水煎服。

随访：2003 年 3 月 19 日。云：诸症消失，又予上方 10 剂，果愈。

按语： 银屑病、慢性湿疹、指甲变黑、全身皮肤如牛领之皮，出汗不能，身痒难忍，虚实并见，寒热并存，必须随时注意虚、实、寒、热、气血、阴阳之间关系的比例转换，其方法是首重脉，但要注意本病的基本规律，即湿热、风邪，否则容易顾此失彼而久治不愈。

十一、腰腿痛案

翁某，女，60 岁。

初诊：2006 年 2 月 13 日。8 日来腰、臀部疼痛，小便淋漓不断，大便不爽，小腹憋胀，口角红疹疼痛。他医予抗生素、中药祛风散寒除湿等治疗无效。舌苔薄白，脉弦紧。西医诊断：坐骨神经痛；中医诊断：腰腿痛。辨证为肝郁气结，寒湿客于腰肾。治以疏肝养血，温肾化湿。方拟逍遥狗脊汤。

处方：当归 10g，白芍 10g，柴胡 10g，茯苓 10g，白术 10g，甘草 6g，干姜 3g，薄荷 3g，狗脊 30g。9 剂，水煎服。

二诊：2006 年 2 月 25 日。先服 5 剂，腰部疼痛大减近 70%，继服 4 剂，疼痛消失。臀部疼痛消减近 40%，惟右胁时痛，双大腿困痛，左足趾麻木。舌苔白，脉弦紧。此辨证为肝肾之不足耳。治以滋补肝肾。

处方：当归 10g，白芍 10g，柴胡 10g，茯苓 10g，白术 10g，甘草 6g，干姜 3g，薄荷 3g，狗脊 30g，巴戟天 3g。4 剂，水煎服。

三诊：2006 年 3 月 2 日。右胁、左髋、双大腿困痛均明显减轻，但昨天突然恶心嗳气。舌苔薄白，脉沉弦紧。此肝邪犯胃，寒湿蕴阻也。宗黄元御斡旋气机当从中焦法。方拟柴平汤加减。

处方：柴胡 10g，半夏 10g，党参 10g，甘草 6g，黄芩 10g，干姜 6g，大枣 5 个 苍术 10g，厚朴 10g，陈皮 10g，丁香 6g，肉桂 10g。4 剂，水煎服。

四诊：2006 年 3 月 7 日。臀、髋、双腿疼痛消失。但足趾仍时有麻木感。舌苔白，脉弦紧。方拟柴胡加龙骨牡蛎汤。

处方：柴胡 10g，半夏 10g，党参 10g，黄芩 10g，甘草 6g，生姜 3 片，大枣 5 个，茯苓 15g，桂枝 10g，熟军 3g，龙骨 15g，牡蛎 15g。4 剂，水煎服。

五诊：2006 年 3 月 12 日。因他病来诊，云：上症已愈。

按语： 本病之用逍遥狗脊汤者，宗其脉也，脉弦者肝也，紧者寒也，且又发于卒然，知其有外邪也，七情之郁也。至其效微而改用柴平汤加减者为斡旋三焦气机也。

十二、痹证案

马某，女，45 岁。

初诊：2005 年 2 月 13 日。3 年来左膝关节间断性肿痛。外院诊为"滑膜炎"。曾抽积水

1次。抽积水后自感左膝关节困痛、肿胀稍减，但不久又肿痛如初。且见胃脘痞满。左膝较右膝明显肿大，但局部不红。舌苔薄白，脉沉弦。西医诊断：滑膜炎；中医诊断：痹证。辨证为脾湿不化，下注关节。治以健脾化湿。方拟杏仁薏苡汤。

处方：杏仁15g，生苡米20g，防己10g，桂枝6g，生姜4片，半夏10g，厚朴10g，白蒺藜15g。6剂，水煎服。

二诊：2005年2月20日。左膝局部憋胀感好转，但仍困重而稍肿。舌苔白，脉沉缓。继服上方6剂。

三诊：2005年5月28日。服上药后肿痛消失。昨日肿痛又作，劳累后加重，口干口苦。舌苔薄白，脉沉弦。辨证为肝木失达，寒湿客于肝肾。治以补肝肾，理肝木，化寒湿。方拟逍遥狗脊汤。

处方：当归10g，白芍10g，柴胡10g，茯苓10g，白术10g，甘草6g，干姜3g，薄荷3g，狗脊30g。7剂，水煎服。

四诊：2005年12月3日。服药7剂后肿痛消失，昨日又见微肿，脉沉弦。继服上方7剂。愈。

按语：本病始见脉沉而弦且无关节肿痛，皮色不变说明寒湿下注关节，故予健脾化湿的杏仁薏苡汤而症减，其后又诊脉转沉弦，沉为气郁，弦为肝脉，乃病主入肝肾，故以肾著汤以除肝肾之湿寒，逍遥散狗脊汤以养血疏肝而症解。

十三、眩晕案

兰某，女，51岁。

初诊：2005年11月11日。3年来头晕阵发性加剧。1996年以来头晕阵阵发作，每日1~2次，1997年以来经外院检查发现视乳头水肿，但视力无明显改变，1999年以来头晕次数增多，而且严重，并发现脑鸣，外院诊为"颅内压增高症"。纳可，二便正常。舌苔白，脉沉缓。西医诊断：颅内压增高症；中医诊断：眩晕。辨证为气阴两虚，痰郁气结。治以补气养阴，理气化痰。方拟十四味温胆汤。

处方：黄芪15g，当归6g，党参10g，麦冬10g，五味子10g，陈皮10g，半夏10g，茯苓10g，甘草6g，竹茹10g，枳实10g，石菖蒲10g，远志10g，生地10g。6剂，水煎服。

二诊：2005年12月13日。服药6剂后头晕减轻，外院11月22日检查报告：右侧颈内动脉C_1~C_2段轻度狭窄，上矢状窦纤细。11月15日MRI报告：空蝶鞍。继服7剂后，睡眠增加，头晕明显减轻，又服7剂后，精神、食欲正常，头晕消失，睡眠正常。

三诊：2005年12月20日。近几日偶有目眩。继服上方。

四诊：2006年3月1日。精神、食欲、睡眠正常，头晕仅偶见。除间服柴胡加龙骨牡蛎汤外，一直服上方汤药。

随访：2006年12月1日。云：至今未出现任何不适症状。

按语：抓住脉象的变化不放，是本病见效的关键。

十四、燥证案

白某，男，41岁。

初诊：2005年7月5日。20多年来，每到秋季则出现腰冷，小便灼热，大便不爽，或时便出黏液，里急后重。前医屡用西药、中药润燥之剂不效。阳痿病史 10 多年。近 1 个多月来咽喉、鼻孔干燥，不欲饮，说话多时口唇红肿。经多方医院诊断为"干燥综合征"。久治不效。舌苔白腻，脉弦大紧。西医诊断：干燥综合征；中医诊断：燥证。辨证为气阴俱虚，湿热内蕴，清升浊降失职。治以补气养阴，燥湿清热，升清降浊。方拟清暑益气汤。

处方：党参 10g，甘草 6g，黄芪 15g，当归 6g，麦冬 10g，五味子 10g，青皮 10g，陈皮 10g，神曲 10g，黄柏 10g，葛根 15g，苍术 15g，白术 10g，升麻 12g，泽泻 10g。10 剂，水煎服。

二诊：2005 年 12 月 4 日。服上药 10 剂后口鼻干燥基本消失。但近 1 个月来口鼻干燥又著。舌苔白腻，脉弦大数。辨证为气阴俱虚，湿热内蕴，清升浊降失职。治以补气养阴，燥湿清热，升清降浊。继服上方 30 剂。

三诊：2006 年 2 月 22 日。服药 10 剂，诸症大减，再服 20 剂后诸症消失。

四诊：1 年后因他病来诊，诉上症已愈。

按语：燥证似以润燥之法治之为妥，然查前医除屡用西药外，并屡用润燥之剂而不减。今查脉弦大而紧，舌苔白腻。知其乃气阴俱虚，湿热内蕴，清气不升，浊气不降。思其乃湿邪为害，津不上朝之燥，故以升其津而燥解也。

十五、脓耳案

王某，男，30 岁。

初诊：2006 年 2 月 16 日。数年来右耳反复流脓。前医诊为"慢性中耳炎"，用抗生素、手术与多种中药治疗（清热解毒，培补肾元，补托排脓）不效。近半个多月来，右耳流脓水更加严重，并见头晕头痛，下午尤甚，近 10 日来又发现咳嗽。舌苔白，脉弦大。西医诊断：慢性中耳炎；中医诊断：脓耳。辨证为气阴俱虚，湿热内郁，外受风邪。治以补气养阴，燥湿清热，散风解表。方拟清暑益气汤加减。

处方：党参 10g，甘草 6g，黄芪 15g，当归 6g，麦冬 10g，五味子 10g，青皮 10g，陈皮 10g，神曲 10g，黄柏 10g，葛根 15g，苍术 15g，白术 10g，升麻 10g，泽泻 10g，蝉蜕 10g，薄荷 10g。5 剂，水煎服。

二诊：2006 年 2 月 24 日。右耳流脓、头痛均减轻，咳嗽停止。舌苔白，脉弦紧。此风寒较多。当通窍散寒。方拟上方去蝉蜕，加细辛 2g。5 剂，水煎服。

三诊：2006 年 3 月 4 日。耳中流脓消失。舌苔白，脉弦稍大。继服上方。

四诊：2006 年 3 月 10 日。携他人来诊。云：上症已愈。

按语：本证前医屡用抗生素、手术及中药清热解毒，培补肾元，补托排脓均不效。今查汤脉弦大，宗东垣论脉法，知其为气阴俱虚，耳流脓为湿热，且证兼外感之意，用清暑益气汤补气阴，燥湿热，升清阳，降浊阴，佐用疏散风热之蝉蜕、薄荷疏散窍隧之风邪，症减，及至脉见弦紧，紧脉主寒，改加细辛，散耳窍之风寒，果然而愈。

十六、乳蛾案

赵某，男，4 岁。

初诊：2005 年 11 月 21 日。从 3 岁时即经常反复高热，前医诊为"扁桃体炎"，其后一直肿大，近 1 个多月来发热，咳嗽，虽用抗生素、中药清热止咳不效。审其咳嗽夜间严重，发热，体温 37.8℃，咽喉疼痛，扁桃体肥大。舌苔薄白，脉弦大紧数。西医诊断：慢性扁桃体炎、急性支气管炎；中医诊断：喉蛾、咳嗽。辨证为气阴两虚，湿热内蕴，风邪外客。治以益气养阴，除湿清热，疏风解表。方拟清暑益气汤。

处方：黄芪15g，当归10g，麦冬10g，五味子10g，党参10g，陈皮10g，青皮10g，白术10g，苍术10g，神曲10g，升麻12g，泽泻10g，黄柏10g，葛根15g，甘草6g。4剂，水煎服。

二诊：2005年11月25日。发热、咽喉疼痛消失，咳嗽消减80%。继服上方3剂。

随访：2006年1月1日。服上药后诸症消失。

按语：本证虽用抗生素、中药清热止咳不效，乃因正气不足，如何辨，脉也。

十七、药毒案

郭某，女，60岁。

初诊：2005年1月25日。服西药后不久即全身红疹奇痒，昼轻夜重，抓时自感皮肤灼热，非抓至出血不能减轻痒感。虽经皮科反复用药而不减。舌苔薄白，脉弦。西医诊断：药疹；中医诊断：药毒。辨证为血燥生风。治以养血活血，祛风清热。方拟丹参银翘饮。

处方：丹参15g，银花10g，连翘10g，当归10g，川芎10g，生地10g，白芍10g，薄荷3g，胡麻仁10g。4剂，水煎服。

二诊：2005年1月31日。药后身痒大减，但时见口苦口臭。舌苔白，脉弦滑。此血中燥热夹痰火。治以养血活血，化痰清热。

处方：

（1）丹参银翘饮：丹参15g，银花10g，连翘10g，当归10g，川芎10g，生地10g，白芍10g，薄荷3g，胡麻仁10g。

（2）上中下痛风汤加减：黄柏10g，苍术10g，制南星10g，桔梗10g，防己10g，威灵仙10g，桃仁10g，红花10g，龙胆草10g，羌活3g，白芷10g，川芎10g，神曲10g。

用法：上两方，各3剂，水煎，交替服用。

随访：2005年2月6日。云：诸症消失。

按语：为何前用丹参银翘饮已大效，而后又改用丹参银翘饮与上中下痛风汤交替服也？脉已转弦滑，说明已有痰热蕴结，此时若再单用养血活血之滋腻恐病难除，然此证必定以血燥生风为主，故在养血活血之过渡阶段再酌加上中下痛风汤活血之中佐用化痰清热也。

十八、痞满案

曹某，女，32岁。

初诊：2001年1月8日。肝脓肿引流术配合抗生素、中药清热解毒之剂治疗半年多，至今不愈，纳呆，脘痞，发热，汗出，疲乏无力，口干口苦，头痛头晕，心烦。近4~5日来右胁下疼痛，腰背困痛加重，大便不爽。舌苔薄白，脉沉弦滑。外院B超：肝内多发实性占位病变，脾大。西医诊断：肝脓肿；中医诊断：痞满。辨证为肝郁气结，痰积不化。治以疏肝理气，化痰消积。方拟柴胡陷胸汤加减。

处方：柴胡10g，半夏12g，黄连6g，黄芩10g，瓜蒌25g，枳实10g，干姜2g，桔梗10g。3剂，水煎服。

二诊：2001年1月12日。药后胁痛减轻，纳增。舌苔薄白，脉沉弦缓。此痰热已减，而气血俱虚，气滞血瘀，湿郁不化较著。治以补气养血，理气活血，化湿耳。拟参芪丹鸡黄精汤加减。

处方：黄芪30g，党参10g，当归6g，生地10g，黄精10g，苍术15g，白术10g，青皮10g，柴胡10g，姜黄10g，郁金10g，薄荷3g。11剂，水煎服。

三诊：2001年2月18日。服4剂药后纳增，胁痛缓解，继服完上药后精神恢复正常，但发现肩背冷，且时有左胁下隐隐而痛。舌苔薄白，脉沉弦缓。方拟半夏泻心汤。

处方：半夏10g，黄连10g，黄芩10g，干姜10g，甘草10g，党参10g，大枣12个。9剂，水煎服。

四诊：2001年3月9日。外院2月27日CT报告：多发性肝脓肿病灶明显吸收好转，胸腔积液明显减少，肝腔、脾腔体积大。右胁痛，背冷好转，但4～5日来胸口处有胡桃大一片硬块疼痛，继而溃破流脓，头痛。舌苔薄白，脉弦缓。此辨证为湿热蕴结。治以清热祛湿。方拟加减甘露消毒丹。

处方：白蔻仁10g，藿香10g，茵陈15g，滑石12g，通草10g，菖蒲10g，黄芩10g，连翘10g，浙贝母10g，射干10g，薄荷6g，白芷6g，银花10g。7剂，水煎服。

随访：2001年10月10日。云：1个月后复查CT已愈。但时有腰背痛，失眠。

按语：本证手术引流，配合抗生素、中药清热解毒之剂治疗，久久不愈，而按照脉为主辨证，先用补气养血，理气活血，化湿，继用甘露消毒丹，终愈。

十九、脚湿气案

康某，男，45岁。

初诊：2001年5月19日。十几年来两足趾部、手缝疱疹，糜烂，流水，奇痒。前医有诊为手足癣者，有诊为霉菌感染者。虽遍请北京、太原诸皮科专家诊治不但不减反见加重，再请中医以清热除湿之法治之亦始终不减反见加重。舌苔薄白，脉弦尺脉稍大。西医诊断：手足癣；中医诊断：脚湿气。辨证为肾气不足，湿热不化。治以滋阴补肾，除湿清热。方拟加减增液汤。

处方：生地30g，麦冬10g，玄参15g，骨碎补6g。4剂，水煎服。

外洗方：苦参30g，艾叶10g，花椒10g。2剂。

用法：水煎，候凉后洗足，1日洗2～3次，嘱其不可涂油脂类药膏。

二诊：2001年6月9日。服药4剂后诸症均减，又用上方各7剂，痒与疱疹、糜烂均减80%左右。舌苔白，脉弦。

处方：生地30g，麦冬30g，玄参30g，肉桂3g。12剂，水煎服。

外洗方：苦参30g，花椒10g，艾叶10g。2剂。

用法：水煎，候凉后洗足，1日洗2～3次，嘱其不可涂油脂类药膏。

三诊：2001年6月21日。足部糜烂、奇痒消失。但手缝仍痒，而尤以下午4～5时痒甚。舌苔白，脉弦紧。此湿热久蕴入于血络，外寒闭郁耳。治以除湿清热，活血通络，外散风寒。方拟上中下痛风汤。

处方：黄柏10g，苍术10g，制南星10g，桂枝10g，防己10g，威灵仙10g，桃仁10g，红花10g，龙胆草10g，羌活10g，白芷10g，川芎10g，神曲10g。5剂。

用法：先将诸药置凉水中浸泡30分钟，水煎2次，每次40分钟，混匀，分2次温服。

外洗方：苦参30g，艾叶10g，花椒10g。2剂。

用法：水煎，候凉后洗足，1日洗2～3次，嘱其不可涂油脂类药膏。

四诊：2001年6月27日。诸症消失。停药观察。

五诊：2001年11月8日。2～3日来手足掌又有少许疱疹，破后脱皮，下午5～7时较重。舌苔白，脉左沉弦、右滑。此心肾阴虚，湿热蕴结。治以滋补心肾，除湿清热。方拟祛风地黄汤加减。

处方：生地15g，熟地10g，枸杞子10g，菟丝子10g，当归10g，知母10g，黄柏10g，白蒺藜10g，川牛膝10g，独活10g，玄参6g。3剂，水煎服。

外洗方：苦参30g，花椒10g，艾叶10g。2剂。

用法：水煎，候凉后洗足，1日洗2～3次，嘱其不可涂油脂类药膏。

六诊：2001年11月12日。疱疹有减，痒同上。舌苔白，脉弦紧。此辨证为湿热内郁久入血络，外受风寒耳。方拟上中下痛风汤。

处方：黄柏10g，苍术10g，制南星10g，桂枝10g，防己10g，威灵仙10g，桃仁10g，红花10g，龙胆草10g，羌活10g，白芷10g，川芎10g，神曲10g。3剂，水煎服。

外洗方：苦参30g，花椒10g，艾叶10g。2剂。

用法：水煎，候凉后洗足，1日洗2～3次，嘱其不可涂油脂类药膏。

随访：2002年5月6日。云：上症已愈，经过治疗后至今未发。

按语：本病有诊为手足癣者，有诊为霉菌感染者，虽遍请北京、太原诸皮科专家诊治不但不减反见加重，再请中医以清热除湿之法治之亦始终不减反见加重。及察其脉弦而尺大，知其病邪已入肾，且虚火于外阳虚于内，乃予增液汤滋阴，骨碎补补肾阳而引火归原，结果诸症大减，后其脉转弦紧，弦紧之脉为寒，局部糜烂为湿热，乃改用上中下痛风汤祛风寒而内除湿热，后果愈。有人说祛风地黄汤乃治手掌疱疹之验方也，何初用之而后改用上中下痛风汤？脉已变，故方变。

第五章 疑难病从肝论治

第一节 疑难病从肝论治的理论

一、肝在人体的重要性

肝是人体中的一个重要脏腑，古代医家称其为"五脏的特使""将军之官"，其位在脾之下，肾之前，微偏左，其部在两胁，其经起于足大趾，通于巅顶，与少阳胆相表里，而少阳胆为十一脏生化之关键，所以肝在生化气血，宣通脏腑气机；协调脏腑气机，调理三焦水道；抵抗外邪侵入，和调表里营卫方面起着极其重要的作用。

1. 生化气血，宣通脏腑气机 肝属木，应春阳升发之气，与少阳胆相表里，少阳胆为五脏六腑生化之主宰，所以脏腑气血经络的生化无不依赖于肝，正如李东垣所说："胆者，少阳春升之气，春气升则万化安，故胆气春升，则余脏从之。"若肝气郁滞，或亢，或衰，则诸脏必然受累而出现气血生化失职，发生各种复杂的疾病，正如沈金鳌所说："故一阳发生之气，起于厥阴，而一身上下，其气无所不乘，肝和则生气，发育万物，为诸脏之生化，若衰与亢，则能为诸脏之残贼。"所以，《素问》在大声疾呼主不明则十二官危，十二官不得相失时，又强调指出："凡十一脏取决于胆也。"

2. 协调脏腑气机，调理三焦水道 肝与胆相表里，胆之经为足少阳，少阳之气上连于肺，下连于肾，少阳胆气通泰则肾气可升，肺气可降，稍有郁滞，或亢，或衰，则肾气不升，肺气不降，故《灵枢·本输》说："少阳属肾，肾上连肺，故将两脏。"心为君火，肝为相火，在五行中心属火，肝属木，木火相生，称为母子，故肝气通则心气通，肝气郁则心气结，肝火亢则心火旺，肝气衰则心气虚，正如徐用诚所说："肝气通则心气和，肝气滞则心气乏，此心病先求于肝，清其源也。"三焦与胆同属少阳，少阳与厥阴相表里，厥阴属肝，三焦为上中下水谷之道路，故肝气调和则水谷之道路调达，津液得以敷布，也如沈金鳌所说："上焦如雾者，状阳明化物之升气也，云中焦如沤，又云如沥者，状化时沃溢之气也，云下焦如渎者，状挤泌流水之象也，古人诚见乎三焦之气化，一皆胃之气化，一皆相火之所成功耳。"所以历代医家在强调气化的时候，无不注重肝的升发、郁结，无不重视因郁而生之疾病，正如林珮琴、朱丹溪等医家所指出的："凡上升之气，自汗而出，肝木性升散，不受遏郁，郁则经气逆""气血冲和，百病不生，一有怫郁，诸病生焉。"

3. 抵抗外邪侵入，和调表里营卫 肝为将军之官，出卫气，以抵抗外邪的侵入，正如《素问·灵兰秘典论》所说："肝者，将军之官。"《灵枢·营卫生会》曰："人受气于谷，谷入于胃，以传于肺，五脏六腑，皆以受气，其清者为营，浊者为卫，营在脉中，卫在脉外""营出中焦，卫出于下焦"。下焦者，肝肾也，所以肝气失调则卫气从之。卫气是一种运行于脉外的气，它的主要功能有三点：一是护卫肌表，防御外邪入侵；二是温养脏腑、肌肉、皮毛；三是调节控制腠理的开合、汗液的排泄，维持体温的相对恒定。《灵枢·本脏》说："卫气者，所以温分肉，充皮肤，肥腠理，司开合者也""卫气和，则分肉解利，皮肤润柔，腠理致密矣"。所以肝气调和则外邪不得侵入，表里得以协调而无疾；反之，则外邪得入，表里失和而发生感冒、身痛、汗出之病。

4. 促进脾胃运化，协调脾胃升降　　肝主疏泄，主升阳；脾胃一主水谷津液之运化，二主升清降浊，三主统摄血液，而其运化、升降、统摄无不依赖肝的疏泄、升清，正如唐容川所说："木之性主于疏泄，食气入胃，全赖肝木之气以疏泄之，而水谷乃化；设肝之清阳不升，则不能疏泄水谷，渗泄中满之症在所难免。"所以肝气郁滞，或清阳失升，或肝木亢盛太过则出现脾胃升降失常，运化失职，而产生腹满、胁痛、恶心、泄泻、便秘等。

5. 储存血液，调节血量　　《灵枢·本神》说："肝藏血。"就是说肝具有储藏、调节血量的作用，正如王冰所说："肝藏血，心行之，人动则血运于诸经，人静则血归于肝脏。"通过肝的调节，使脏腑、经络、肌肉等的血量达到相对恒定。血是构成人体和维持人体生命活动的基本物质，它循行于脉中，内至脏腑，外达肌肉筋骨皮毛，则可使脏腑、经络、肌肉、皮毛得到营养，而其营养运行又靠肝调节，所以血虚、瘀血等疾病多求之于肝。

6. 藏魂主怒，调节情态　　情志活动虽然主要由心所主导，但由于肝藏魂，主怒，情志活动又主要依赖于气血，肝主疏泄，而藏血，且能宣通三焦气机，故肝气郁结，或亢，或衰，则五脏情志随之而抑郁，或亢，或衰，发生易怒、易惊、易烦等症。

二、疑难病病因病机与肝的关系

疑难病的病因病机虽然比较复杂，但仍然如普通疾病一样不外两个方面：一是外界邪气的侵入，二是脏腑气血经络的功能失调。在外界邪气侵入方面大致有三种：一为六淫；二为七情；三为饮食饥饱、劳逸外伤。在脏腑气血经络功能失调方面大致有四种：一是阴阳、五行失调；二是升降出入失常；三是痰饮；四是瘀血。不过在疑难病上较之一般常见疾病复杂罢了。

在病机方面，尽管疑难病的病机非常复杂，但从其主要的方面看，不外邪正交争、阴阳五行的关系失调和升降出入的关系失调三个方面。

（1）邪正交争：在疾病的发展过程中，一般是正气胜则邪气退，正气虚则邪气进，邪气胜则正气虚，邪气衰则正气进。例如，正气充实的时候，抵抗力强，邪气则很难发展，若正气完全战胜了邪气，则邪气对人体的伤害作用消失或终止；反之，若邪气亢盛，正气衰退，不仅正气不能战胜邪气，反而会使正气更加虚衰，脏腑气血的功能更加障碍，使疾病更加恶化。肝为将军之官，是卫气发生的重要脏腑，所以它在驱逐外邪，防止外邪侵入方面起着关键的作用。在疑难病中往往邪正之间呈僵持局面，所以肝脏功能的盛衰在疑难病治疗中起着关键的作用。

（2）阴阳五行的关系失调：人体中的阴阳对立关系和五行生克是最基本的关系，正如《素问·天元纪大论》所说："五运阴阳者，天地之道也，万物之纲纪，变化之父母，生杀之本始，神明之府也。"在五脏的阴阳五行关系中，心虽为君主，肾虽为先天之本，脾虽为后天之本，但因肝属木，为春升之气，又与胆相表里，所以人体之生气无不依赖于肝，若肝之升阳不足则全身阳气衰微，升之过亢，诸脏阳气亦亢而损津耗液，故历代医家多称相火为"元气之贼""升发之本"。气和血，一属阳，一属阴，肝主升阳而藏血，肝当然就是调整气血盛衰的主要脏腑，所以疑难病发生气血失调时无不影响到肝，并进而影响到气血，津和液的输布变化虽然主要由脾、肺、肾来完成，但是它的游溢、输布、散精没有三焦少阳之气调节是根本完不成的，所以《素问·灵兰秘典论》说："三焦者，决渎之官，水道出焉。"但三焦少阳之气的升宣又依靠肝气来调节，所以疑难病的阴阳、五行关系失调时，大都从肝治疗。

（3）升降出入的关系失调：升降出入不但是人体气化的基本形式，而且是脏腑、经络、气血运动中的基本过程。人体脏腑、经络的功能活动，气血、阴阳、五行等的平秘，依赖着气的升降出入来维持。肝喜条达，主春阳升发之气，所以它在升降出入中起着关键作用。因此，历代医家在治疗疑难病时无不注意疏肝、活血等调理肝脏的方法。

三、疑难病的症状表现与肝的关系

疑难病的症状表现尽管是多方面的，但从总体上看大都具有以下特征。

1. 症状异常复杂，难于抓住重点　有的患者既有头晕头痛，纳呆食减，心烦心悸，又有腹部悸动，逆气上冲，烦热汗出；既有口苦咽干，烦躁失眠，尿热尿痛，又有少腹冰冷，白带量多；既有脉象的弦紧，又有数象，很难用一脏一腑、一经一络、一虚一实、一寒一热去说明。又有的患者既有疲乏无力，自汗畏风，又有腹满纳呆，发热，恶心欲吐；既有大便秘结，小便黄赤，又有气短神疲；既有脉虚，又有缓而滑等。症状不但复杂，而且很难用哪一种病因病机去解释。

2. 症状多变，或冷或热，或上或下，或有或无　有的疑难病患者在叙述症状时，当说到头痛时，又说不痛；当说到左侧头痛时，又说好像在右侧；当说到头痛异常剧烈时，很快又说不痛；当说到关节疼痛时，又说好像在肌肉，又好像在胸胁；当说到灼热疼痛时，又好像有时像冰块一样的冷，等等。

3. 症状甚少，固定而持久　有些疑难病患者主诉的症状甚少，或者仅有一个症状，或者没有什么自觉症状，仅是别人的一个偶然发现，才引起患者注意，例如，有的患者仅感到气短，别无任何自觉症状，但用宽胸理气、补气益肺等法治疗后却一直不效；又如有的患者仅感到乏力，别无任何自觉症状等。

4. 症状常突然出现而又很快消失，不久又突然出现相同的症状　有的眩晕，突然发作，站立不稳，或恶心呕吐，但不久症状消失，数日或数月后又重复出现；有的某个部位的疼痛突然发作，但不久又停止，其后又在其他部位或原部位重复发生等。

5. 诸气诸血诸经诸络诸脏诸腑之症状共存　有些疑难病，从其症状来看几乎涉及脏腑、经络、气血等，例如，有的术后肠粘连，既有少腹疼痛不移，又有胸胁胀满，气短纳呆，头晕头痛；既有心烦，又有心悸等。

6. 治疗过程极长，用药又非常复杂　有的患者既长期用过西药，又长期用过中药；既长期用过理疗、针灸，又长期用过气功、按摩；在西药中既长期用过安慰剂，又长期用过治疗剂；在中药中既用过寒凉剂又用过温热剂，既用过补益剂又用过泻下剂，等等，但临床效果一直不够理想。

这些症状表现虽然有六个方面，但从病机上看大多具有一个共同特点——气机的升降失常，而气机升降失常的关键脏腑是肝胆，所以在治疗上从肝着手有着重要意义。

四、疑难病的治疗与治肝方法

由于肝在人体的生理功能上具有重要的地位，所以疑难病的发病、症状表现、疾病发生后的各种复杂变化无不与肝有关，因此治疗疑难病时大多从肝入手或在其他治疗方法中佐入治肝之品。

治肝的方法，从《内经》开始即指出了肝实宜泻、肝虚宜补的治疗大法，其后历代医家均有所论述，其中论述最为详尽的应首推清代的王泰林，他指出：肝气之治最常用者是疏肝理气，症见肝气自郁本经，两胁作胀，或见疼痛，得暖则舒，药如香附、郁金、苏梗、青皮、橘叶之属。兼夹寒者，加吴茱萸；兼夹热者，加丹皮、山栀；兼夹痰者，加半夏、茯苓。如疏肝不应，盖由营气痹窒，络脉瘀阻，症见胁肋不舒，胀痛刺痛，这是病久入络之征，即宜用疏肝通络法，药如旋覆花、新绛、当归身、桃仁、泽兰叶等。如其肝气胀甚，疏之不应，反而更甚者，这是肝失柔顺之常，一偏而为刚强，不能再用疏肝理气方法，因为香燥容易伤阴，当改从柔肝入手，药如当归、枸杞子、柏子仁、怀牛膝。兼热化者，加天冬、生地；兼夹寒者，加肉苁蓉、肉桂濡润养营，柔顺肝木。肝气旺而中气虚者，是肝苦急而胃气亦失其冲和之常，木旺侮土，当用缓肝方法，药如炙甘草、白芍、大枣、橘饼、淮小麦，缓肝之急，又甘以缓中。肝气乘脾，脘腹胀痛者，这是土虚又招木侮，气机为之痹阻，应用培土泻木方法，药如六君子汤加吴茱萸、白芍、木香，培中土而助健运，泄肝木而理气机。肝气乘胃，脘痛呕酸者，这是肝郁气逆，夹火犯胃，当用泄肝和胃方法，药如二陈汤加左金丸，或白蔻仁、金铃子和胃降逆，疏泄肝气。肝气冲于心，热厥心痛者，这是肝郁化火，气火上逆，应用泄肝方法，药如金铃子、延胡索、吴茱萸、川黄连。兼寒者，去川黄连，加川椒、桂枝或官桂；寒热兼有者，仍入川黄连，或再加白芍，盖苦辛酸配伍为泄肝气以平冲逆的主要方法。如肝气上冲于肺，突然发生胁痛，气上逆而喘，这是肝气反侮，肺失肃降，宜用抑肝方法，药如吴萸汁炒桑白皮、苏梗、杏仁、橘红之属，抑肝之逆，肃降肺气。

肝风一虚，多见上冒巅顶，头痛目眩，亦能旁窜四肢，筋脉掣引，肢麻肉眴，而肝风上冒者，阳亢居多；旁窜者，血虚为多。因为内风多从火出，而气有余便是火，所以说肝气、肝风、肝火三者是同出异名，不过见症略异，治法亦有差别。如肝风初起，头晕目眩者，可用息风和阳方法，药如羚羊角、丹皮、菊花、钩藤、草决明、石决明、白蒺藜，这是凉肝泻火以息风和阳法。如其息风和阳不应，风阳仍然上亢，改用息风潜阳方法，药如牡蛎、生地、女贞子、玄参、白芍、甘菊花、阿胶滋肾凉肝，介类潜阳，这是养阴配阳，亦寓重以镇逆之意。如其肝风上逆，又中虚气馁，纳谷日少者，这是土虚不能制木，宜两顾肝胃，用培土宁风方法，药如人参、甘草、麦冬、白芍、甘菊花、玉竹，滋助阳明气阴，柔泄厥阴风木，其实这是一种缓肝方法，不过，这里较前去掉橘皮的理气，加用麦冬、甘菊花、玉竹重视柔肝息风了。如肝风旁窜四肢，筋脉掣引，并见麻木者，这是血少络虚，当用养肝方法，药如生地、当归身、枸杞子、怀牛膝、天麻、制何首乌、三角胡麻，养血息风，即治风先治血，血行风自灭之义。如为风虚头重，眩晕苦极，饮食不知谷味，这是中焦虚馁，阳气不升，髓海不足，虚风内动之证，治以温中暖土，振奋阳气，以御风寒，药如《金匮要略》所载近效方术附汤，用白术、炮附子、炙甘草、生姜、大枣煎服，这种方法实际上是温补中阳，并非治肝，因为这种虚风，既不属肝，亦非外风，乃阳虚生寒，清阳不能上升，所以头重作眩，有似风状，实非肝风，因此名曰虚风。

肝火为病，火性燔灼，能游行于三焦，使一身上下内外皆病，见症错综，难以悉举，如目红颧赤，痉厥狂躁，淋秘疮疡，善饥烦渴，呕吐不寐，上下血溢等皆是；如肝火燔灼，上逆为患，首先宜用清肝方法，药如羚羊角、丹皮、黑山栀、黄芩、竹叶、连翘、夏枯草，清火凉肝；如清肝不应，肝火仍然炽张者，改用泻肝方法，药如龙胆泻肝汤、泻青丸、当归龙荟丸之类，苦寒直折其火；如肝火上炎，清之不应，则火必伤阴，并侮肺金，当改用制肝方法，药如北沙参、麦冬、石斛、枇杷叶、天冬、玉竹、石决明，清养肺金，使肃降有权，以制木火之亢逆；如肝火燔灼，属于实热，除清肝之外，还可采用泻子方法，即清肝兼泻火，药如甘草、黄连，所谓实则泻其子；反之，肝火上逆，由于肾水亏损，阴血不能滋养肝木，以致阴虚火旺，这是虚火，用单纯清肝方法是不应的，当用补母方法，即滋补肾水以养肝木，药如六味地黄丸、大补阴丸之类，所谓虚则补其母；如为郁怒伤肝，气逆动火，烦热不安，胁痛胀满，甚至动血等证，应用化肝方法，药如陈皮、青皮、丹皮、山栀、芍药、泽泻、贝母。张景岳名之为化肝煎，以清化肝经之郁火。

如肝经有寒，呕吐清涎，肝气上逆者，又当用温肝方法，药如肉桂、吴茱萸、蜀椒；兼见中虚胃寒者，再加人参、干姜，即为大建中汤方法。

另外，尚有补肝、镇肝、敛肝三法，无论肝气、肝风、肝火，均可审其病机，配合应用。补肝之药，如制何首乌、菟丝子、枸杞子、酸枣仁、山萸肉、黑芝麻、沙苑蒺藜等；镇肝之药，如石决明、牡蛎、龙骨、龙齿、金箔、青铅、代赭石、磁石之类；敛肝之药如乌梅、白芍、木瓜等。

更有平肝、散肝、搜肝三法，亦是临床上常用的。平肝药如金铃子、蒺藜、钩藤、橘叶；散肝药如逍遥散，《内经》云："木郁达之""肝欲散，急食辛以散之"，即是散肝之意；搜肝药如天麻、羌活、独活、薄荷、蔓荆子、防风、荆芥、僵蚕、蝉蜕、白附子。有些肝风病患者，每每先有内风，而后感召外风，亦有外风引动内风的，所以肝风门中病情每多夹杂，因此搜风之药亦常配伍应用。

至于补肝方法，亦有很多讲究，如补肝阴用地黄、白芍、乌梅；补肝阳用肉桂、川椒、肉苁蓉；补肝血用当归、川续断（简称川断）、牛膝、川芎；补肝气用天麻、白术、菊花、生姜、细辛、杜仲、羊肝等。

五、疑难病和肝证的联系及辨治方法

根据临床经验在疑难病的辨证论治时应注意如下问题。

1. 按照基本理论提出的基本论点，对所有证候进行综合分析 在综合分析所有证候时，一般采用一元化的解释方法去解释疾病出现的所有证候，如冠心病，心律失常患者，症见头晕胸满，心烦心悸，疲乏无力，口苦咽干，食欲不振，舌苔薄白，脉弦而结、稍滑，既可解释为气虚、肝郁，又可解释为心气不足，但是如果综合起来分析，仲景所谓少阳证均可解释所有出现的症状，那么我们就应从少阳胆去辨证治疗。又如三度房室传导阻滞患者，头晕不敢站立，甚或晕倒，疲乏软弱，舌苔薄白，脉迟缓，若单纯从头晕来看既可解释为气虚，又可解释为风痰，但若将所有证候进行综合分析后，完全符合阳虚湿浊阻滞的《近效方》术附汤证，那么我们就应从阳虚湿浊阻滞去辨证治疗。

2. 按照基本理论对出现的症状进行分析 由于肝在胁下，胆附其中，为将军之官，藏魂之处，藏血之脏，主筋，在五行属木，主动，主升，开窍于目，在志为怒，其华在爪，其生理功能主要是调畅情志、储藏血液，所以肝病表现常有眩晕、眼花、颠顶痛、乳房痛、两胁痛、小腹痛、囊肿疼痛、关节不利、筋挛拘急、抽搐、四肢麻木、急躁易怒等，那么如果疑难病出现以上症状时当然也应该诊断为有肝病或肝症。又因肝病常有肝气郁结、肝火上炎、肝血虚亏、虚风内动、肝阳上亢、肝风内动、寒滞肝脉、肝气犯胃、肝脾不和、肝胆不宁、肝肾阴虚等的不同，所以出现的症状又有各种不同特点，其中肝气郁结者，常表现为胸胁苦满或胁痛，头晕，喜叹气，脉沉弦；肝火上炎者，常表现为胁痛，眩晕，头胀痛，狂怒，耳鸣耳聋，脉弦数；肝血虚亏者，常表现为眩晕，目花，两目干涩，视物模糊不清，肢体麻木不仁，关节屈伸不利；虚风内动者，常表现为皮肤瘙痒或筋挛，肉瞤，瘛疭；肝阳上亢者，常表现为眩晕耳鸣，面赤，目赤目糊，情绪容易激动；肝风内动者，常表现为手足震颤、抽搐，或为筋惕肉瞤，或为手足蠕动；寒滞肝脉者，常表现为少腹胀痛，睾丸胀坠，阴囊收缩；肝气犯胃者，常表现为胸脘满闷时痛，两胁窜痛，食入不化，嗳气泛酸；肝脾不和者，常表现为不思饮食，腹胀肠鸣，便溏；肝胆不宁者，常表现为虚烦不寐，或噩梦惊恐，触事易惊易怒，短气乏力，目视不明，口苦；肝肾阴虚者，常表现为头眩目干，腰膝酸软，五心烦热等。所以我们诊断肝病的性质时，应综合其中二三个要点，正如仲景在《伤寒论》中所说："但见一证便是，不必悉具"，即可诊断为肝病和肝的某种特性病。

3. 综合分析时一定要善于抓住疾病发展的总趋势　有的患者尽管叙述的症状繁多，初看起来，好像诸脏之症均见、诸经之证共存，或气血同有，或寒热并存，很难确定正确的诊断，但仔细分析起来它的总趋势却是一个。例如，某些久治不愈的虹膜睫状体炎，症见头晕头痛，眼痛目赤，瞳仁缩小，胸满烦躁，心悸失眠，疲乏无力，腰背困痛，小便黄赤，若从心悸、失眠来看像病在心，若从腰痛、瞳仁为病来看又很像病在肾，但若把所有的症状综合起来，按照一元化的解释进行分析，就会得出结论：主要病位不是在心，也不是在肾，而是在肝。又如，某些动脉硬化引起的舞蹈病，除四肢不断地做规则和无意义的不自主运动及努嘴、眨眼、吐舌、挤眉等外，并见胃脘疼痛，时而呕吐，烧心泛酸，食欲不振，疲乏无力，饮食难化，以及夏季手足心烦热，冬季四肢厥冷，此证若粗略一看必定得出病在肝的结论，但若从病程很久和胃脘疼痛，烧心泛酸，饮食难化，以及夏季手足心烦热，冬季四肢厥冷等看，就不难得出结论：病在脾，即脾虚而肝木来乘，从而确定健脾抑肝总治则。

4. 症状繁杂，很多症状在性质上相互矛盾时，应以脉作为决定疾病性质的关键　有的疾病在症状表现上既有寒，又有热；既有虚，又有实；既有此经此络，又有彼经彼络；既有这个脏腑，又有那个脏腑的表现，临床辨证时很难确定其何者为主，何者为次。根据经验来看，若明察脉象就可确定主次，即脉为寒者以寒为主，脉为热者以热为主，脉为虚者以虚为主，脉为实者以实为主，脉为肝者以肝为主，脉为脾者以脾为主等。例如，有些症见胸胁、胃脘满胀，气短心烦，或时见胃脘疼痛，头晕纳呆，疲乏无力的疾病，从总的趋势看是肝胃不和的疾病，但这里面有肝病及脾胃和脾胃病及肝的不同，此时若不诊脉则很难确定诊断，结合脉象就可以做出诊断，即脉沉者，为肝气郁结，治以柴胡疏肝散；脉弦紧者，为肝胃不和，寒湿不化，治以柴平汤；脉兼涩者，为寒多，再加肉桂、干姜；脉濡缓者，为脾虚木乘，治以香砂六君子汤加柴胡、白芍、当归；脉沉弦细涩尤甚于右脉者，为脾胃虚寒，木邪来乘，治以小建中汤；两脉弦者，为肝脾不和，治以逍遥散；脉沉而缓者，为脾胃寒湿气滞，治以沉香降气汤或木香、砂仁、蔻仁、苏叶、石菖蒲；脉虚大者，为气阴俱虚，肝气郁结，治以加味一贯煎等。又如尿急、尿频、尿痛为主的泌尿系感染，一般来讲以膀胱湿热者为多，故多以八正散进行治疗，但是慢性或反复发作的慢性泌尿系感染，则往往效果不明显，这是辨证不清，认证不明所致，此时若能结合脉象去辨证，常可以获得满意的结论，取得比较满意的治疗效果。譬如脉沉者，为膀胱气滞，可用理气通淋方；脉沉弦者，为肝郁气滞，气郁化火，可用丹栀逍遥散；脉沉细尺大者，为肝胆湿热下注，治以龙胆泻肝丸；脉细涩者，为肾阳亏损,可用金匮肾气丸加土茯苓、肉苁蓉;脉弦数者为肝胆湿热下注,治以龙胆泻肝丸;脉细数者,为肾虚湿热,治以知柏地黄丸;脉弦涩不调者,治以通关丸等。

5. 症状复杂,虚实俱见者,应以脉、色为决定虚实多少的关键 有的疾病患者主诉的症状异常复杂,甚至有的半天也叙述不完他的全部痛苦,这种疾病如果单凭症状去辨证论治常会形成头痛医头、脚痛治脚的现象。由于脉、色是五脏六腑气血的外在反映,是不依个人的叙述而改变的,所以必须以色、脉为衡量疾病性质的关键。例如,长期不愈的再生障碍性贫血,症见疲乏无力,自汗盗汗,吐血衄血,肌衄,血红蛋白仅 50g/L 左右,心悸气短者,从症状看很像一个血虚为主的疾病,但是有的应用养血之剂不但症状不见改善,反而日渐加剧,这是为什么呢?只有通过脉、色的所主去解决。例如,若脉虚大而数,面色㿠白者,为气阴俱虚,治以芪脉地黄汤;面色萎黄,脉沉细涩者,为脾胃虚寒,气血俱虚,治以归芪建中汤、十四味建中汤;面色萎黄,脉沉细缓者,为心脾气血俱虚,治以归脾汤;面色萎黄透青,脉弦细者,为血虚肝郁,治以逍遥散;脉虚弱,面色微黑者,为肾气亏损,治以大菟丝子丸等。长期不愈的血栓闭塞性脉管炎,趾(指)或足(手)已坏死,疼痛难忍,应用四妙勇安汤。不效者,其病机为何?只有通过脉、色结合才可确诊,如面色㿠白,脉虚大滑数者为气阴俱虚,治以芪脉地黄汤;若脉沉弦者,为肝郁血虚,郁而化火,治以丹栀逍遥散等。

6. 虚实寒热证俱在,脉舌亦难明确诊断者,必求腹诊 有些疾病的自觉症状既有虚,又有实;既有寒,又有热,通过脉象、舌苔舌质的诊断亦难明确者,必须通过腹诊才能确定其性质。例如,某些休克,神志昏迷,四肢厥冷,脉伏而不明显者,怎样确定诊断呢?只有通过诊腹的软硬、压痛与否才能确诊,假若便溏腹软者,为亡阳,治以四逆汤、人参四逆汤;腹满压痛,按之硬者,为实,治以通腑泻下,如承气汤、九痛丸;痛而满,按之不硬者,为气滞血瘀,治以四逆散等。又如久泻不止,一日四五次或十余次,腹冷,舌淡,脉沉细者,若按其腹濡软不痛,为脾胃虚寒,可用附子理中汤;按其胃脘有压痛者,为寒实停滞,治疗时必予温下导滞,方可取效。

7. 虚实难分,寒热难明,脏腑难辨者,应求昼夜、四时 有些疑难病,虚实、寒热、脏腑、经络、气血均难确定,通过诊脉、舌、面色等亦难确定其性质时,我们可以通过症状变化与昼夜、四时的关系去确定。例如,虚劳症见头晕乏力,心悸气短,胃脘疼痛,口干舌燥,面色萎黄,五心烦热,舌苔黄,舌质淡,脉沉弦细者,从症状看既有血虚,又有气虚;既有阴虚,又有阳虚;既有心病,又有脾病、肝病,那么其病究竟在哪里?哪个脏为主,又哪个脏为次?很难明确。此时若结合四时去分析,常可做出诊断,即夏季手足心热,而冬季反冷者,为脾阳虚为主,治以十四味建中汤;若冬夏季手足均热者,以血虚为主,治以当归建中汤加生地、麦冬、玉竹。又如哮喘久治不愈,口渴口干,痰多,舌苔薄黄,脉弦者,其病机究竟为何?若结合昼夜、四时常可做出诊断。即每至夜间脘腹满胀者,为夹有寒湿;每至夏季咳喘者,为肺阴虚,前者可用木防己汤,后者可用加减黄芪鳖甲散。

8. 认真分析用药效果,结合脉证审慎分辨 医生用药后治疗效果的好坏往往是衡量辨证论治正确与否的试金石,一般来讲,凡是用药后取得明显效果的,其辨证用药一般是正确的;没有效果或无明显效果的,其辨证用药一般是不正确或错误的。例如,某些看起来完全是一个虚寒证的疾病,应用温阳散寒之药治疗后,不但症状不见改善,反见日渐加重,这就说明该病不是一个虚寒证,而是其他,如果通过审脉、察色,见其色不虚,脉见沉弦者,此必是肝郁所致。又如感冒,症见头晕头痛,全身酸痛,疲乏无力,口苦咽干,汗多,舌苔黄,脉虚大者，若久用解表之剂无效，又应用大剂补益无功时，此必虚实并见，药过病所之所为，治宗李东垣提出的制方原则，小量多用，恰到好处即可。

以上方法不但是治疗疑难病的原则，而且是检查疑难病的肝病证候或以肝病为主的方法。这些方法不但可以确定是肝病为主，还是他脏疾病为主；还可确定是虚为主，还是实为主；是寒为主，还是热为主；是表为主，还是里为主；是经络为主，还是脏腑为主；是气为主，还是血为主；是在上为主，还是在下为主；是上冲为主，还是降下为主。另外，还可以确定脏腑、经络、气血等之间的关系；确定肝病是否疑难病中的关键。

第二节　疑难病从肝论治的方药

从肝脏疾病的病机和方药的性味、功用、主治来看，治肝的方药大致有以下几类。

一、疏肝方药

疏肝方药主要适用于肝气郁结所致的胸胁胀满，在疏肝方药中又因其作用的大小不同，分为疏肝理气、疏肝破气、疏肝降气三种，其中疏肝理气药主要用于气滞为主的胸胁或少腹胀满；疏肝破气药主要用于气滞血瘀或气滞痰积形成的癥瘕、积块；疏肝降气药主要用于肝郁气滞，逆气上冲所致的头晕头痛、胸满胸痛、呃逆等。

（一）疏肝药

1.疏肝理气药

柴胡　本品苦辛微寒，主入气分，兼入血分，主入胆经、三焦经，兼入肝经。故既用于肝胆三焦气滞所致的胸胁苦满，胸胁窜痛，寒热往来；又用于气血郁滞所致的月经失调，胸胁疼痛，少腹疼痛。本品又能使血分之郁结透过气分而解，故血分郁结之证，多佐用柴胡。此外，由于柴胡既辛且苦，能解郁升阳，且微降阴，故升降失常之证多用之，然因其升多于降，故阳亢者宜少用。

香附　本品辛平，主入气分，兼入血分，既用于肝气郁结所致的胁肋胀满、疼痛，少腹胀满、疼痛；又用于血分气郁所致的月经失调，乳房疼痛，少腹疼痛。而因其主入肝经，故对左胁、左少腹疼痛胀满者尤效。

川芎　本品辛温，主入气分，又入血分，能上达巅顶，下至少腹，且能外散风寒，内行气血，故既可用于肝气郁滞所致的胸胁胀满、疼痛；又可用于气滞血瘀所致的胸胁疼痛，少腹疼痛，以及外寒闭郁，肝木失达所致的身痛、头痛、胸满胸痛等。

乌药　本品辛温，疏肝理气，且能散寒止痛，既可上行胸脘，又可下行小腹，而尤以治疗小腹满痛为最有效。

郁金　本品辛苦寒，既理气，又活血，故既可用于气滞所致的胸胁满痛，又可用于瘀血所致的胸胁满痛。本品又能理肺气，故尤善于治疗右胁满痛。此外，本品还能化湿退黄、开心窍，故常用于湿热郁滞所致的黄疸，痰湿或气滞血瘀所致的昏迷、失语等。

苏叶　本品辛温，既疏肝，又理脾，既疏散风寒，又化湿浊，故常用于风寒闭郁，肝气不舒所致的胸脘痞满，又可用于痰湿秽浊所致的肝脾郁滞，胸脘满胀，咽喉不利，恶心呕吐等。

紫苏　本品辛温，功用同苏叶，然其理气化浊、疏散风寒之功均较苏叶为差。

苏梗　本品辛温，功用同苏叶，但疏散风寒、理气化浊的功效均较苏叶为差。惟以理气之功见长，故多用于肝脾气郁所致的胸脘痞满，咽喉不利。

陈皮　本品辛苦温，主入肺、脾经，兼能疏肝、化痰、燥湿，故尤善于治疗痰湿郁滞于肝肺、肝脾所致的胸胁、胃脘满胀和痰核流注。

香橼　本品辛苦酸温，功用与陈皮近似，惟其醒脾、化痰、燥湿之功不如陈皮，而疏肝理气之功却较陈皮为优，尤善用于治疗肝郁气滞所致的胸胁苦满，全身窜痛，手足憋胀、麻木，咽喉不利。

佛手　本品辛苦温，功用与香橼同，但治疗肝郁气滞或痰湿郁滞所致的全身窜痛、手足麻木的功用优于香橼。

枳壳　本品苦辛微寒，主入肺、脾、胃经，兼能疏理肝气，用于肝肺或肝脾气郁所致的胸满，脘腹满胀，手足憋胀、麻木。

木香　本品辛苦温，主入脾、胃、大肠经，兼入肝、胆经，既温又散，且能化湿浊，故善用于寒湿郁滞脾胃、肝胆所致的脘腹满胀，胸腹满胀兼有胁痛者。

川楝子　本品苦寒，疏肝而泻火，且有较好的止痛作用，尤善于治疗肝经郁火所致的胁痛、腹痛、疝痛。

荔枝核　本品甘涩温，行散肝经少腹之滞气，兼能散寒，尤善于治疗少腹寒痛、痛经、疝痛。

玫瑰花　本品甘苦温，既疏肝理气，又能活血通络，但其活血、理气的功效均较小，而又善于行散，故尤善于治疗气虚或气血俱虚兼有的胸胁满胀或乳痈，全身窜痛，手足憋胀、麻木、疼痛等。

代代花　本品甘微苦，疏肝理气，而又有和胃之功，尤善于治疗肝气郁滞所致的胸中痞满，咽喉不利和肝胃气郁所致的胸脘胀满，手足憋胀。

葛根　本品甘辛凉，主入脾、胃经，而兼入肝经，既能助肝脾阳气、津液之上升，又能解郁火之上逆，故尤善于治疗肝郁气结所致的烦热上逆，寒热气逆，气短心烦。

青蒿　本品苦辛寒，主入肝经阴分，善于将阴分郁火透过气分而解，故适用于肝经阴分郁结所致的胸满烦热或寒热阵作或烦热阵阵而发。

厚朴　本品苦辛温，主入脾、胃、肺、大肠经，而兼能疏肝、除湿、化痰，故尤善于治疗湿浊阻滞，肝脾阻郁或肝肾阻郁所致的脘腹胀满。

白蔻仁　本品辛温，主入肺、脾、胃经，善于醒脾化湿，兼能疏肝，故尤多用于治疗湿浊不化或脾胃气滞兼有肝气不舒所致的胸胁、胃脘俱见胀满者。

橘叶　本品辛苦平，疏肝理气兼能散结，尤善于治疗胸胁乳房、颈部两侧的疼痛、结块等。

橘络　本品甘苦平，疏肝理气兼能化痰通络，其疏肝理气之功虽较一般理气药为差，然其化痰通络之功却较好，故尤多用于肝气郁结所致的胸痛、手足麻木，尤其是指（趾）麻木。

橘核　本品苦平，善理下焦肝气，而兼有散结之效，尤多用于少腹胀痛、痛经、睾丸肿痛。

丝瓜络　本品甘平，入肺、肝经，善于通络化痰，尤善于治疗肝肺气郁所致的胸胁疼痛及四肢麻木、疼痛等。

麦芽 本品甘平,和中消食,兼能疏肝理气,尤善于治疗肝脾郁滞所致的胸胁满痛而兼嗳气酸腐之味者。

檀香 本品辛温,主入脾、胃经,兼能理肝,故尤善于治疗脾胃寒湿郁滞而兼肝郁气滞所致的胸脘胀满、疼痛。

薤白 本品辛苦温,主入肺、胃经,尤以宽胸见长,兼能理肝,故多用于寒痰闭塞于胸部而兼肝气郁结所致的胸满闷或胸部满痛者。

桔梗 本品苦辛平,主入肺经,善于宽胸理气化痰,与杏仁、枳壳相配兼能理肝肺之气,治疗肝肺气郁所致的胸满胸痛和咽喉不利,咽喉疼痛。

瓜蒌 本品甘寒,主入肺、胃经,兼能疏肝理气、化痰散结,故用于肝肺气郁所致的胸满胸痛,乳房肿痛等。

杏仁 本品苦微温,宣降肺气,而兼能理肝,尤善用于肝肺气郁所致的胸满,逆气上冲。

合欢花 本品甘平,以安神见长,而兼能疏肝理气。尤善于治疗肝气郁结之失眠症。

青皮 本品量大则破气,量小则疏肝理气。其破气之功见疏肝破气药。

枳实 本品量大则破气,量小则舒气,其破气之功见疏肝破气药。

具有疏肝理气功效的药物还有姜黄、白蒺藜、白芍、防风、木瓜、独活、旋覆花、延胡索、乳香、薄荷、吴茱萸、小茴香。

2. 疏肝破气药

青皮 本品苦辛温,主入肝经,善于疏肝破气,化痰散结,尤善于治疗肝气郁结所致的胸胁疼痛,乳房结块,胁下肿块,而对左侧胁痛、乳房胀痛者,其效更佳。

枳实 本品苦辛微寒,主入脾、胃经,兼能疏肝破气,且能化痰消积,故尤善于治疗肝胃气滞,痰食积滞所致的胃脘有压痛,而脉沉或沉伏。

三棱 本品苦平,破气破血,适用于气滞血瘀所致的癥瘕积聚,胸胁疼痛。

莪术 本品辛苦温,破气破血,适用于气滞血瘀所致的癥瘕积聚,胸胁疼痛。三棱、莪术功用近似,又常配合应用以增加破血破气之功,然三棱长于破气,莪术长于破血。

3. 疏肝降气药

沉香 本品辛苦温,主入脾、胃、肾经,兼能疏肝降气,又能散寒纳气,尤善用于肝气郁结,逆气上冲所致的胸胁满痛;逆气上冲,甚或厥逆,以及肝胃气逆所致的呕吐,嗳气;肝肾气逆所致的气喘,咳嗽等。

旋覆花 本品苦辛咸微温,主入肺、脾、胃经,兼能疏肝通络,降气,故多用于肝肺气郁,逆气上冲所致的咳嗽,平卧时加重或兼胸胁疼痛,肝脾气郁,逆气上冲所致的头晕头痛,呃逆嗳气者。

具有疏肝降气功效的药物还有枳实、枳壳、川楝子、瓜蒌、杏仁、降香。

（二）疏肝方

1. 疏肝理气方

小柴胡汤

组成 柴胡10g,半夏10g,黄芩10g,党参10g,甘草6g,生姜10g,大枣5个。

适应证 肝郁气滞,胸胁苦满,心烦恶心,口苦咽干,舌苔白,脉弦;或寒热往来,胸胁苦满,心烦喜呕,口苦咽干,脉弦者。

加减法　若胸满气短，心悸，脉弦滑而结者，加瓜蒌15g。若全身酸困，尤以肩背沉重、疼痛为甚者，加桂枝10g，白芍10g。若脉弦而结或兼涩者，加桂枝10g。若胃脘悸动，逆气上冲，脉弦涩结者，加桂枝10g，茯苓10g。若恶心呕吐较重，头晕者，加薄荷6g。若胸胁苦满，咳嗽，平卧或夜间咳嗽加重者，去党参、生姜、大枣、甘草，加干姜4g，五味子10g。若全身满布疣而微痒者，加桂枝10g，白芍10g，生薏米40g。若脉弦而涩者，加干姜4g。若兼胃脘满痛者，加丹参15g，檀香10g，砂仁10g。

按语：此方加减可用于少阳外感，泌尿系感染、心肌炎、冠心病、心律失常、急性支气管炎、慢性支气管炎、传染性多疣、慢性荨麻疹、神经症等属于肝郁气滞证者。

柴胡疏肝散

组成　柴胡10g，枳壳10g，白芍10g，甘草10g，陈皮10g，川芎10g，香附10g。

适应证　肝郁气滞，胸胁苦满，气短，或胸部窒塞感，喜叹气，口淡乏味，舌苔薄白，脉沉或伏；或胸、腹满，气短，头晕，舌苔白，脉沉者。

按语：此方加减可用于神经症、冠心病和某些休克见有腹满等属于肝郁气滞证者。

柴平汤

组成　柴胡10g，半夏10g，黄芩10g，党参10g，甘草6g，生姜3片，大枣5个 苍术10g，厚朴10g，陈皮10g。

适应证　肝胃不和，头晕头胀，胸满心烦，口苦咽干，胃脘满胀，大便稀溏，或呕吐泄泻，寒热往来，舌苔白或黄白腻，脉弦紧者。

加减法　若胃脘满痛，按之痛甚，脉弦紧而涩者，加桂枝10g，干姜4g，大黄3g。无压痛者，去大黄。

若胃脘满痛，胸胁苦满，心烦恶心，大便数日不行，食欲不振，脉弦紧者，加干姜6g，肉桂3g，大黄3g。

按语：此方加减可用于急性胃炎、慢性胃炎、急性肠胃炎、习惯性便秘、胃下垂、胰腺炎、胃肠术后的后遗症、糖尿病酮症酸中毒等属于肝胃不和证者。

逍遥散

组成　柴胡10g，当归10g，白芍10g，白术10g，茯苓10g，甘草10g，生姜10g，薄荷3g。

适应证　肝郁血虚，胸胁苦满，头晕心烦，月经失调，脉弦者。

加减法　若月经前后不定期，经期心烦心悸，头晕头胀，口苦干，脉弦小数者，加丹皮10g，栀子10g。若兼少腹满痛，五心烦热，经期诸症加剧，脉沉弦涩者，加干姜4g，丹皮10g，栀子10g，香附10g。若心悸而脉时见结而弦者，加桂枝10g。若少腹一侧或两侧经常疼痛，脉弦涩不调者，去生姜，加干姜3g。若胁下疼痛，或一侧腹痛，痛则腹泻，或生气后则泄泻者，去生姜，加干姜3g，防风2g。若胃脘胀痛，生气后加重者，加丹参15g，檀香10g，砂仁10g。若一侧腰、腿疼痛，经久不愈，脉弦紧者，去生姜，加干姜4g，狗脊30g。若心烦较重，脉弦数而时见促或时促时结者，加丹参15g。若心烦易怒，失眠头晕者，加丹皮10g，栀子10g，炒枣仁15g。若胸满，背困痛，甚或手麻者，加瓜蒌15g。若下肢大腿外侧一片麻木者，加白芥子6g。若两侧太阳穴疼痛经常发作者，加丹皮10g，栀子10g，玄参30g。

按语：此方加减可用于月经失调、痛经、输卵管炎、慢性肠炎、溃疡病、阑尾术后肠粘连、慢性胃炎、神经症、冠心病、心肌炎、心律失常、背肌劳损、颈椎骨质增生、腰椎骨质增生、皮神经炎、肋软骨炎、再生障碍性贫血、血栓闭塞性脉管炎、缩窄性大动脉炎等属于肝郁血虚证者。

四逆香佛二花汤

组成　柴胡 10g，枳壳 10g，白芍 10g，甘草 10g，玫瑰花 10g，代代花 10g，香橼 10g，佛手 10g，黄芩 3g。

适应证　肝气郁滞，胸胁苦满，手足憋胀，头晕胀，舌苔白，脉弦滑；或胸胁，全身窜痛，或手足憋胀麻木，或咽喉异物感，或四肢沉重，活动困难，或甲状腺、舌下腺肿大；或手足厥冷而青紫者。

加减法　若脉弦者，去黄芩，加玄参 6g。脉弦滑者，加黄芩至 6g，玄参 10g。手足麻木或疼痛者，加丝瓜络 10g。

按语：此方加减可用于末梢神经炎、多发性神经炎、神经症、甲状腺或舌下腺的囊肿或炎症、风湿性关节炎、雷诺病等属于肝气郁滞证者。

半夏厚朴汤

组成　半夏 10g，厚朴 10g，陈皮 10g，茯苓 10g，苏叶 10g，生姜 3 片。

适应证　肝脾寒湿郁滞，胃脘痞满，舌苔白，脉沉缓；或咽喉有异物感，胃脘痞满，舌苔白，脉缓者。

加减法　若胃脘痞满，有悸动感者，加桂枝 10g。

按语：此方加减可用于癔症、胃肠神经症、慢性胃炎等属于肝脾寒湿郁滞证者。

四逆散

组成　柴胡 10g，枳实 10g，白芍 10g，甘草 10g。

适应证　肝气郁滞，胸胁满胀，气短，舌苔白，脉沉或伏者。

加减法　若胸胁苦满，心烦心悸，心前区刺痛或闷痛，脉涩而沉或沉弦细结者，加桂枝 10g，薤白 10g。若咳嗽气短，平卧时咳嗽气短加重者，加五味子 10g，干姜 5g。若胸满有窒塞感，呼吸困难，舌苔白，脉沉者，加杏仁 10g，桔梗 10g，苏叶 6g，陈皮 10g。若咽喉干痛，或突然失语者，加桔梗 10g，杏仁 10g，苏叶 6g，郁金 10g，陈皮 10g，青皮 10g。若胸、咽、喉均憋闷，气短，舌苔白或黄白，脉弦滑者，加桔梗 10g，瓜蒌皮 15g，郁金 10g，陈皮 16g，青皮 10g，杏仁 10g，苏叶 6g，黄芩 10g。若胸闷痛，四肢突然厥逆，脉伏者，加细辛 3g，桂枝 10g。

按语：此方加减可用于冠心病、心肌炎、心律失常、急性支气管炎、慢性支气管炎、癔症性失语、慢性咽炎、慢性喉炎、肺沉着病、休克等属于肝气郁滞证者。

越鞠丸

组成　川芎 10g，苍术 12g，香附 10g，栀子 10g，神曲 10g。

适应证　气、血、痰、火、湿、食郁结，胸膈痞闷，脘腹胀痛，吞酸呕吐，饮食不化，舌苔黄腻，脉滑者。

加减法　若神疲，纳呆，食后思睡，甚或心烦懊憹，黄疸者，加麦芽 10g，焦山楂 10g，茯苓 10g，莱菔子 10g，半夏 10g，陈皮 10g，连翘 10g。黄疸较重，时见神识朦胧者，加郁金 10g。

按语：此方加减可用于消化不良、急性肝炎、慢性肝炎、胆囊炎、胆石症、胃肠术后并发症等属于六郁证者。

当归芍药散

组成 当归 10g，白芍 10g，茯苓 10g，白术 10g，泽泻 10g，川芎 10g。

适应证 肝郁血虚，脾湿不化，胸胁微满，月经失调，脉沉弦缓；或兼白带较多，经期腹满，下肢沉重，或兼尿热、尿痛者。

加减法 若少腹满者，加香附 10g。

按语： 此方加减可用于月经不调、输卵管炎、慢性阑尾炎、阑尾术后肠粘连、慢性肾炎、慢性肾盂肾炎、前列腺炎等属于肝郁血虚，脾湿不化证者。

理气通淋煎

组成 香附 10g，乌药 10g，苏叶 6g，陈皮 10g，黄芩 10g，冬葵子 10g。

适应证 下焦湿热，气郁不畅，小腹满胀，尿热尿痛，脉沉者。

加减法 若兼肛门下坠感者，加槟榔 6g。

按语： 此方加减可用于慢性膀胱炎、慢性盆腔炎、慢性前列腺炎等属于下焦湿热，气郁不畅证者。

枳实桔芍汤

组成 枳实 30g，桔梗 20g，白芍 15g，败酱草 30g。

适应证 急性阑尾炎、急性盆腔炎，症见腹胀腹痛难忍，或兼腹坠胀难忍，脉沉者。

加减法 若脉沉涩者，加白芥子 10g。

按语： 此方加减可用于急性阑尾炎、盆腔炎等属于气滞证者。

柴胡加龙骨牡蛎汤

组成 柴胡 10g，半夏 10g，党参 10g，黄芩 10g，甘草 6g，生姜 3 片，大枣 5 个，桂枝 10g，茯苓 15g，大黄 3g，龙骨 15g，牡蛎 15g。

适应证 肝郁气滞，湿郁不化，上热下寒，三焦失其运化之职，胸满烦惊，卧起不安，脉弦紧者。

加减法 若脉弦大紧，心悸，逆气上冲，或时而烦躁汗出，或头痛头晕，耳鸣，或耳聋，或癫痫，或白带，或阳痿，或缩阳，或缩阴，或遗尿者，桂枝加至 15g；若脉弦紧而结者，则桂枝仍用 10g；若脉弦紧而涩者，加干姜 3g，肉桂 10g，去生姜、桂枝。

按语： 此方加减可用于神经症、癫痫、血管神经性头痛、三叉神经痛、小舞蹈病、脑血管意外后遗症、梅尼埃病、心律失常、冠心病、慢性盆腔炎、遗尿等属于肝郁气滞，湿郁不化，上热下寒证者。

橘核丸

组成 橘核 10g，川楝子 10g，肉桂 10g，厚朴 10g，枳实 10g，延胡索 10g，海藻 10g，海带 10g，昆布 10g，桃仁 10g，木香 10g，乌药 10g。

适应证 气血郁滞，痰血凝涩，小腹疼痛或睾丸肿硬疼痛，脉沉弦者。

按语： 此方加减可用于鞘膜积液、睾丸结核、精索静脉曲张等属于气血郁滞，痰血凝涩证者。

苏神煎

组成 苏叶 6g，神曲 10g。

适应证 肝郁气滞，湿郁不化，饮食不慎，胸满恶心，脉弦缓者。

按语： 本方加减用于生气后饮酒而致的胸脘满胀，恶心欲吐，食欲不振等属于肝郁气滞，湿郁不化证者。

咳嗽遗尿方

组成　柴胡 10g，当归 10g，白芍 10g，麦冬 10g，党参 10g，五味子 10g，半夏 10g，陈皮 10g，青皮 10g，紫菀 10g，黄芩 10g。

适应证　肝郁气滞，痰湿不化，气阴俱虚，咳嗽遗尿，或咳喘心悸，或胸满，气短，心悸，舌苔白，舌质红，脉虚弦滑者。

按语：本方加减可用于急性支气管炎、慢性支气管炎、支气管哮喘、肺源性心脏病、冠心病、心律失常、心肌炎等属于肝郁气滞，痰湿不化，气阴俱虚证者。

参苏饮

组成　党参 10g，苏叶 10g，陈皮 10g，枳壳 10g，前胡 10g，半夏 10g，葛根 15g，木香 6g，甘草 6g，桔梗 10g，茯苓 10g。

适应证　肝气郁滞，外受风寒，咳嗽，胸满，鼻塞流涕，脉沉或经常遇风即鼻痒鼻塞，打喷嚏，或胸满心烦，脘痞，脉沉者。

按语：本方加减可用于过敏性鼻炎、急性支气管炎、心肌炎等属于肝气郁滞，外受风寒证者。

柴胡枳桔汤

组成　柴胡 10g，白芍 10g，枳壳 10g，甘草 6g，桔梗 10g，杏仁 10g，青皮 10g，陈皮 10g，瓜蒌 15g，薄荷 6g，郁金 10g，黄芩 10g。

适应证　气滞痰郁，胸胁苦满，咽喉不利，或咳嗽，咽喉疼痛，脉沉滑者。

按语：本方加减可用于急性咽炎、急性支气管炎等属于气滞痰郁证者。

2. 疏肝破气方

柴胡橘叶煎

组成　柴胡 10g，赤芍 10g，瓜蒌 30g，当归 10g，青皮 10g，橘叶 10g，枳实 10g。

适应证　肝郁气结，痰滞不化，乳房疼痛或乳房结块，或乳下有条索状物，疼痛，按之亦硬痛，或微见紫红色，脉弦滑者。

加减法　若锁骨上或颈部淋巴结肿大者，加夏枯草 20g。若乳衄者，加茜草 10g，降香 10g。若突然乳汁不通者，加王不留行 3g。

按语：本方加减可用于乳腺增生、乳导管乳头状瘤、缺乳、淋巴结核、慢性淋巴结炎、静脉炎等属于肝郁气滞，痰滞不化证者。

丹鸡黄精汤

组成　丹参 30g，当归 10g，柴胡 10g，陈皮 10g，青皮 10g，黄精 10g，生地 10g，苍术 15g，白术 10g，薄荷 3g，三棱 10g，莪术 10g，夜交藤 30g。

适应证　气滞血瘀，痰湿阻滞，胸满胸痛，心烦心悸，脘腹满胀，或肝脾肿大，或腹胀腹水，舌苔白，舌有瘀斑，脉弦涩不调者。

加减法　若脉弦大紧或沉细缓者，加黄芪 60g，党参 40g。若胃脘满胀，矢气不能者，加莱菔子 10g，砂仁 10g。

按语：本方加减可用于冠心病、心律失常、肝硬化、肝硬化腹水、慢性肝炎、肥胖症、心源性肝硬化、多囊肝、多囊肾、肾盂积水、腹部纤维瘤等属于气滞血瘀，痰湿阻滞证者。

3. 疏肝降气方

四磨汤

组成 人参 19g，乌药 10g，槟榔 10g，沉香 10g。

适应证 肝郁气滞，逆气上冲，心悸气短，呼吸困难，或突然神志不清，四肢厥冷，舌苔白，脉沉或伏者。

加减法 若病情较轻者，去人参，加党参 10g。若胃脘按之有压痛者，加枳实 10g。若按之胃脘有悸动者，加肉桂 10g。

按语：本方可用于神经症、冠心病、心律失常等属于肝郁气滞，逆气上冲证者。

沉香降气汤

组成 沉香 10g，砂仁 10g，香附 10g，炙甘草 10g。

适应证 肝胃气滞，寒湿不化，逆气上冲，胃脘胀满，嗳气或呃逆频频发作，舌苔白，脉沉缓或沉弦者。

四逆旋覆瓜络汤

组成 柴胡 10g，枳实 10g，白芍 10g，旋覆花（布包）10g，丝瓜络 10g，前胡 10g。

适应证 肝肺气郁，胸胁满痛，咳嗽气逆，脉沉者。

按语：本方加减可用于过敏性咳嗽。

二、养肝方药

养肝方药主要适用于肝虚所致的头晕头痛，视物昏花，筋脉拘挛或瘫痪，耳鸣耳聋，脉虚弦等。在养肝方药中又因其功用的差异和归经的不同，分为养肝阴方药、养肝血方药、阴阳双补方药三种。养肝阴方药主要适用于肝阴不足所致的目视昏花干涩，头晕头痛，筋脉拘挛或瘫痪，脉弦细数；养肝血方药主要适用于肝血不足所致的头晕头痛，筋脉拘挛，面色萎黄，脉沉弦细；阴阳双补方药主要适用于阴阳俱虚所致的头晕头痛，筋痿乏力，脉细弱等。

（一）养肝药

1. 养肝阴药

生地 本品甘苦寒，养肝肾之阴液，又能降虚火、清实火，既补阴又增液，故常用于肝肾阴虚所致的头晕头痛，目赤肿痛，口干舌燥。此外，本品尚能凉血清热，治疗血热妄行所致的吐衄、血热发斑等。

玄参 本品苦甘咸寒，养肝肾之阴而生津液，善清阴虚浮游于上焦之火热，治疗头痛目赤，耳聋耳鸣，吐衄，咽喉疼痛，瘰疬，又能润便，常与生地配合治疗无水舟停之便秘。

熟地 本品甘微温，既补阴，又补血。虽性温而微平，故善治疗血虚、阴虚之腰膝疼痛，头晕眼花，耳鸣耳聋，筋骨痿软等。

白芍 本品苦酸微寒，补肝阴，益肝血，且有敛阴平肝之力，尤适用于肝阴不足所致和肝血不足所致的筋脉拘挛、疼痛，头痛头晕等。

石斛 本品甘微寒，虽主入胃、肾经，然亦兼入肝经，用于肝肾阴虚所致的目视昏花，目暗，腰膝疼痛，痿软等。

玉竹 本品甘平，主入肺、胃两经，亦兼入肝经，对肝胃阴虚风动所致的眩晕有特效。

黄精 本品甘平，主入肺、脾、肾经，兼能入肝经，虽以益阴增液为主，兼有益气之功，尤适用于阴虚为主兼有气虚所致的胁痛、头晕、乏力。

枸杞子　本品甘平，益肝肾之精而微有益气之功，尤适用于肝肾阴虚为主所致的头晕，目视昏花等。

桑椹子　本品甘寒，滋阴养液，且有补血之功。然以滋润见长，故可用于肝阴不足所致的头晕目暗，须发早白。

旱莲草　本品甘酸寒，虽能滋阴，然其补阴之力较差，而清热凉血之功较优，尤适用于阴虚有热所致的头晕目眩和血热妄行所致的尿血、便血、崩漏。

女贞子　本品甘苦凉，滋补肝肾之功近于生地，但其补益、清热之功均较生地为差，可用于头晕目眩，午后潮热，视力减退等症。

龟板　本品甘咸寒，滋补肝肾而潜阳息风，且有补骨益髓之效，故适用于肝肾阴虚，髓海不足所致的头晕头痛，烦躁易怒，筋骨痿软，抽搐瘛疭。

龟板胶　本品同龟板，但潜阳清热之功不如龟板，补血益精之力较龟板为好。

鳖甲　本品咸寒，与龟板作用近似，但滋阴壮骨潜阳之功不如龟板，软坚清热之功较龟板为优，故尤多用于癥瘕、积聚、骨蒸劳热等证。

鳖甲胶　本品功用同鳖甲，但补益之功较鳖甲为优。

猪脊髓　本品甘寒，补肝肾，益精髓，尤善用于骨蒸劳热、消渴、疮疡。

黑芝麻　本品甘平，补阴而微有养血之功，故善用于肝阴不足或肝血不足所致的发鬓早白，眩晕等。

五味子　本品酸温，主入肺、心、肾经，然亦入肝经，故尤适用于肝肾俱虚所致的头晕，目视昏花，筋骨痿软，又能敛阴益气，故常用于精气虚脱证。

乌梅　本品酸平，入肝敛阴生津，用于肝阴不足或阴液突然脱失所致的筋脉拘挛、疼痛，胁痛等。

山茱萸　本品酸微温，补阴敛阴，微有益气之力，故常用于肝肾俱虚所致的腰膝酸痛，痿软无力，头晕，目视昏花等。山茱萸与五味子功用近似，但五味子偏于入肺、心，山茱萸偏于入肝、肾。

覆盆子　本品甘酸微温，补肝肾之阴，又有益阳之力，且有敛精明目之效，故尤适用于肝肾俱虚所致的目视昏花。

五加皮　本品辛苦温，补肝肾而善强筋，且能祛湿散风，故适用于肝肾不足所致的腰膝疼痛、痿软无力，肝肾不足，寒湿伤筋所致的筋骨痿软，以及风湿所致的筋脉拘挛、疼痛、麻木等。

木瓜　本品酸温，入肝、脾经，既养阴敛阴，又除湿舒筋，故尤善于治疗寒湿或湿热伤阴所致的筋脉拘挛，痿软乏力等。

2. 养肝血药

当归　本品甘辛温，既养血又活血，故尤适用于肝血不足所致的头晕心悸，面色萎黄，疲乏无力，筋脉拘急、疼痛，以及兼有瘀血阻滞的疼痛、麻木等。

熟地　本品甘微温，补血而腻滞，养血而守阴，故善用于血虚而阴不守的证候。

白芍　本品苦酸凉，补血而敛阴，尤善于治疗血虚而阴血不足所致的筋脉拘挛、麻木，吐血衄血等。

阿胶　本品甘平，补血益阴，且有柔肝止血之效，尤善于治疗血虚、阴虚所致的筋骨痿软，头晕乏力和虚风内动所致的瘛疭搐搦。

何首乌　本品苦甘微温，补阴而不伤阳，养血兼能祛风，适用于肝肾俱虚所致的头晕眼黑，须发早白，筋骨痿软，记忆力衰退，以及血虚生风所致的皮肤病，疮疡等。

鹿角胶　本品甘咸温，养肝肾，益精血，助阳气，适用于精血亏损或阴阳俱虚所致的面色萎黄，头晕乏力，腰膝酸软，筋骨痿软等。

鸡血藤　本品苦微甘温，补血行血，舒筋通络，而以行血通络见长，尤适用于血虚而筋脉拘挛、疼痛、屈伸不利。

其他具有养肝血功能的药物还有龟板胶、黑芝麻，参见养肝阴药。

3. 阴阳双补药

杜仲　本品甘温，平补肝肾，强筋骨，适用于阴阳俱虚所致的筋骨痿软，腰脊疼痛，又有微微祛风之力，故对风寒外客伤及筋骨的腰腿疼痛尤效。

续断　本品苦甘辛温，补肝肾，既补阴又益阳，既续筋又活血，故尤善用于肝肾俱虚所致的腰膝疼痛，痿软乏力，骨断筋折的疼痛，以及风寒湿邪所致的腰膝疼痛。

狗脊　本品苦甘温，补阴益阳，兼能祛风湿，通血脉，适用于肝肾虚损所致的腰背疼痛，跌打损伤的腰脊疼痛、筋骨疼痛，并有温肾降火之效，可用于肾虚之火热上冲所致的头痛、项强、腰痛等。

菟丝子　本品辛甘平，补肝肾之阴而兼益阳之功，尤对肝肾俱虚所致的腰脊疼痛，筋骨痿软，目视昏花有效。

沙苑子　本品甘温，补肝肾之阴兼有温阳散寒之力，又有固涩精气之功，尤适用于精气亏损所致的目视不明，头晕眼花等。

桑寄生　本品苦平，补肝肾，兼能祛风通络，且有补阴益阳之效，故适用于肝肾俱虚所致的腰膝疼痛，痿软无力，以及风湿所致的腰膝疼痛。

鹿茸　本品甘咸温，补肝肾，益精血，强筋骨，其温阳之功较补精血之功为胜，故尤适用于精血亏损，阳气虚衰所致的腰脊疼痛，痿软无力，头晕，耳鸣等。

巴戟天　本品辛甘微温，主入肾经，兼有补肝之力，其虽助阳散寒，亦能益阴强筋，故常用于肝肾俱虚所致的腰腿疼痛，下肢痿软；又有祛风湿之效，故可用于肝肾俱虚兼有风湿所致的腰腿疼痛。

肉苁蓉　本品甘咸温，主入肾经，兼能补肝，温阳而兼能益阴，但重在补阳，尤善于治疗肝肾亏损所致的腰脊疼痛，筋骨痿软等。

淫羊藿　本品辛甘温，以补肝肾之阳为主，补阴之力甚微，又有祛风湿之功，故尤适用于肝肾阳虚兼风湿所致的腰膝无力。

骨碎补　本品苦温，补肝肾之阳气，兼有益阴降火之效，可用于肝肾俱虚所致的腰脊疼痛，牙痛头痛，耳鸣；又有活血续筋之功，可用于跌打损伤的骨断筋折等。

其他具有阴阳双补功能的药物还有鹿角胶（参见养肝血药），山茱萸、五味子（参见养肝阴药）。

（二）养肝方

1. 养肝阴方

杞菊地黄丸

组成　生地 24g，山药 12g，山茱萸 12g，泽泻 10g，茯苓 10g，丹皮 10g，枸杞子 10g，菊花10g。

适应证　肝肾阴虚，眼花弱视或枯涩疼痛。

加减法　若头晕头痛，目视昏花者，加当归10g，白芍10g，石决明15g，白蒺藜10g。若面色萎黄，头晕者，加当归10g，白芍10g。

按语：本方加减可用于中心性视网膜炎、视神经炎、神经性头痛等属于肝肾阴虚证者。

鸡肝汤

组成　鸡肝。

适应证　小儿疳积泄泻后突然失明，黑睛变白。

按语：鸡肝一具，煎汤至肝刚熟时服用，不放盐，汤、肝同用，用于小儿疳眼有奇效。

左归饮

组成　熟地8～15g，山药6g，枸杞子6g，炙甘草3g，茯苓6g，山茱萸6g。

适应证　肝肾阴虚，腰酸遗精，头晕眼花，舌质红，脉细数者。

加减法　若肝肾精血亏损较严重，头晕眼花，耳鸣耳聋，面色苍白而干，脉虚弱者，加龟板胶10g，鹿角胶10g，川牛膝10g，菟丝子10g。若头晕头痛，记忆力严重衰退者，加当归10g，白芍10g，细辛2g，菟丝子10g。

按语：本方加减可用于再生障碍性贫血、神经症、脑震荡后遗症、视神经萎缩、皮质盲等属于肝肾阴虚证者。

一贯煎

组成　北沙参10g，麦冬10g，当归10g，生地30g，枸杞子12g，川楝子5g。

适应证　肝肾阴虚，肝气不舒，胁下疼痛或胃脘疼痛，吞酸吐苦，咽干口燥，舌红少津，脉细弱或虚弦数者。

加减法　若疼痛较重，加延胡索10g，木瓜10g，白芍10g。

按语：本方加减可用于慢性胆囊炎、溃疡病、肾扭转、游走肾、慢性肝炎、肋间神经痛、静脉炎属于肝肾阴虚，肝气不舒证者。

加味一贯煎

组成　沙参30g，麦冬12g，生地30g，苍术15g，白术10g，青皮10g，陈皮10g，柴胡10g，三棱10g，莪术10g，薄荷3g，夜交藤30g。

适应证　肝胃阴虚，肝气郁滞，湿郁不化，胁痛胸满，胃脘满胀，食后胀痛，舌苔白，脉弦紧而少滑者。

加减法　若脉虚大弦紧稍滑者，去沙参，加党参30g。胃脘满胀，午后或夜间加重，甚或嗳气头痛者，加莱菔子20g，砂仁10g。若胃脘满痛较轻者，去三棱、莪术，加郁金10g，姜黄10g。

按语：本方加减可用于慢性肝炎、慢性胃炎、早期肝硬化、胃下垂、食管癌术后吞咽困难、胆囊术后胃脘胀痛、食欲不振等属肝胃阴虚，肝气郁滞，湿郁不化证者。

骨碎元活汤

组成　独活15g，玄参30～60g，骨碎补10g。

适应证　肝肾阴虚，伏风于内，牙痛，耳痛，眼突然视力丧失，舌苔白，脉沉者。

按语：本方加减可用于慢性牙周炎、慢性中耳炎、眼底出血等。

芪脉地黄汤

组成 黄芪 15g，麦冬 10g，党参 10g，五味子 10g，当归 10g，生地 30g，苍术 10g，茯苓 10g，泽泻 10g，丹皮 10g，白芍 10g。

适应证 气阴俱虚，肝肾不足，面色苍白，疲乏无力，腰酸背困，甚或自汗盗汗，四肢痿软，舌苔白，脉虚大弦滑者。

按语：本方加减可用于慢性肾炎、慢性前列腺炎、再生障碍性贫血、多发性神经炎、侧索硬化、血栓闭塞性脉管炎、缩窄性大动脉炎、糖尿病、白塞病、阵发性睡眠性血红蛋白尿、血小板减少性紫癜等属于气阴俱虚，肝肾不足证者。

滋水清肝饮

组成 柴胡 10g，当归 10g，白芍 10g，生地 20g，山药 12g，山茱萸 10g，茯苓 10g，泽泻 10g，丹皮 10g，栀子 10g，炒枣仁 10g，薄荷 3g。

适应证 肝肾阴虚，肝郁化火，发热，胁痛，耳聋，口干，手足、头面似觉肿起，或胸胁烦满，腰背困痛，心烦心悸，失眠健忘，或目赤疼痛，视力减退，头晕头痛，舌苔白，脉弦细稍数者。

加减法 若目赤眼痛，头痛头晕，视力突然下降，甚或失明者，上方去炒枣仁、山茱萸，加玄参 40g，茺蔚子 10g，五味子 10g。若心烦失眠较重者，加五味子 10g，去山茱萸。若偏头痛较重者，加玄参 30g。

按语：本方加减可用于眼底出血、虹膜睫状体炎、神经症、神经性头痛、原发性多汗症、眼肌麻痹等属于肝肾阴虚，肝郁化火证者。

加减增液汤

组成 生地 15g，麦冬 10g，玄参 30g，白芍 15g，肉桂 1g。

适应证 肝肾阴虚，虚火上炎，反复鼻衄、耳衄、舌衄，舌苔白，脉沉细者。

按语：本方加减可用于鼻中隔偏曲的鼻衄、再生障碍性贫血的鼻衄、耳衄、牙痛等属于肝肾阴虚，虚火上炎证者。

孔圣枕中丹

组成 龟板 15g，鳖甲 15g，龙骨 15g，远志 18g，菖蒲 20g。

适应证 肝虚窍闭所致的耳聋耳堵，鼻不闻香臭，脉沉者。

按语：本方加减可用于链霉素中毒所致耳聋、神经性耳聋、嗅神经麻痹性嗅觉失灵等属于肝虚窍闭证者。

大补阴丸

组成 盐黄柏 80g，盐知母 80g，熟地 120g，龟板 120g，猪脊髓 160g，依法制为蜜丸，每服 6g，一日 2~3 次。

适应证 肝肾阴虚，相火妄动，潮热盗汗，耳鸣耳聋，或心烦心悸，失眠头痛，口苦口干，尿黄，脉细数；或尿热尿赤，尿痛，头晕头痛，脉细数者。

按语：本方加减可用于前列腺炎、慢性肾盂肾炎、心肌炎、神经性耳聋、神经症等属于肝肾阴虚，相火妄动证者。

三甲复脉汤

组成 炙甘草 18g，阿胶（烊化）9g，生地 18g，麦冬 15g，火麻仁 9g，白芍 18g，生龟板 30g，生牡蛎 15g，生鳖甲 24g。

　　适应证　心肝阴虚，心悸动不止，神倦乏力，自汗盗汗，或时手足瘛疭，耳聋，舌质红绛或嫩红无苔，脉虚大数或虚数者。

　　加减法　若尿黄赤，脉细数者，加知母 8g，黄柏 6g。若脉极虚弱者，加人参 3g。若舌质突然转淡白，脉沉细涩者，加附子 1g。

　　按语：本方加减可用于病毒性心肌炎、多发性神经炎、流行性乙型脑炎后遗症、再生障碍性贫血、震颤性麻痹等属于心肝阴虚证者。

2. 养肝血方

四物汤

　　组成　当归 10g，川芎 10g，熟地 10g，白芍 10g。

　　适应证　营血虚滞，冲任虚损，头晕目眩，唇爪无华，妇女月经不调，崩中漏下，脐腹作痛。

　　加减法　若月经提前，量多腹痛，脉数者，加黄柏 10g，黄连 10g。若经行不畅，经期腹痛，脉弦涩不调者，加桃仁 10g，红花 10g。若月经不调，脉弦，胸胁苦满者，加郁金 10g，香附 10g。

　　按语：本方加减为养血活血的基础方，可用于血虚或血虚兼瘀血证的各种疾病。

胶艾四物汤

　　组成　川芎 6g，阿胶 6g，甘草 6g，艾叶 9g，当归 9g，白芍 12g，生地 9g。

　　适应证　肝血不足，下焦虚寒，妇人漏下或小产后下血不绝，妊娠下血，腹中疼痛，脉沉细涩者。

　　按语：本方加减可用于月经不调、先兆流产、功能性子宫出血等属于肝血不足，下焦虚寒证者。

3. 阴阳双补方

地黄饮子

　　组成　熟地 15g，山茱萸 10g，石斛 10g，麦冬 10g，五味子 10g，菖蒲 10g，远志 10g，茯苓 10g，肉苁蓉 15g，肉桂 10g，附子 10g，巴戟天 10g，薄荷 3g，生姜 3 片，大枣 1 个。

　　适应证　肝肾虚衰，虚风内动，痰阻窍髓，失语，痴呆，神昏，瘫痪，舌苔薄白，脉沉弦细者。

　　加减法　若四肢瘫痪较久者，去熟地、山茱萸、生姜、大枣，加生地 15g，木瓜 10g，桑枝 15g。若疼痛难于屈伸者，加何首乌 15g，生地 15g，白芍 15g。若神情呆滞，失语耳聋，四肢瘫痪者，去巴戟天、熟地、山茱萸，加菖蒲 10g，远志 10g，木瓜 10g。

　　按语：本方加减可用于脑血管意外后遗症的失语、瘫痪、痴呆、脑性瘫痪、智力发育不全、脊髓痨等属于肝肾虚衰，虚风内动者。

龟鹿二仙胶

　　组成　龟板 250g，鹿角 500g，人参 45g，枸杞子 92g，依法制为胶，每服 5g 左右。

　　适应证　肝肾俱虚，阴阳气血俱衰，面色苍白，疲乏无力，头晕头痛，脑鸣，记忆力衰退，目视昏花，舌质淡，苔白，脉虚弱者。

　　按语：本方加减可用于再生障碍性贫血、缺铁性贫血、失血后贫血、神经症、神经性耳鸣、脑震荡后遗症、视神经萎缩、腰穿后的头晕头痛等属于肝肾俱虚，阴阳气血俱衰证者。

右归丸

组成 熟地 250g，炒山药 100g，山茱萸 90g，枸杞子 120g，菟丝子 120g，鹿角胶 120g，炒杜仲 120g，制附子 60～180g，肉桂 60～120g，当归 90g，依法炼蜜为丸，每服 9g。

适应证 肝肾阴阳俱衰，畏寒肢冷，阳痿滑精，腰膝软弱，以及头晕头痛，腰脊酸痛，疲乏无力，舌苔薄白，脉沉细弦尺弱或弦细稍大者。

加减法 若面色萎黄，疲乏无力，腰脊酸痛，尿频尿急者，加覆盆子 10g，去附子 100g、肉桂 100g。若有口干者，加生地 250g，麦冬 100g，去肉桂 100g、附子 100g。兼鼻衄者，加玄参 300g，麦冬 120g，生地 300g，去附子 120g、肉桂 120g。

按语： 本方加减可用于神经症、脑震荡后遗症、再生障碍性贫血、慢性肾炎、腰肌劳损、阴疽、下肢静脉曲张、腰穿后头晕头痛、视神经萎缩等属于肝肾阴阳俱衰证者。

黄芪鳖甲散

组成 黄芪 15g，地骨皮 10g，紫菀 10g，党参 10g，茯苓 10g，柴胡 10g，半夏 10g，知母 10g，生地 10g，白芍 10g，麦冬 10g，肉桂 10g，甘草 6g。

适应证 肝肾不足，气阴俱虚，痰热内郁，咳嗽气短，或咳喘久久不愈，或气短心悸，神疲思睡，或短气不足以息，痰多色黄，或咽喉干燥，痰咳不利，舌苔黄或白，脉虚大弦紧或虚大弦紧数者。

加减法 若咳喘久久不止者，加冬虫夏草 10g（研末，冲服）。若气短不足以息，咳喘不止者，加蛤蚧一对（去头足，研末冲服）。若时时神迷或欲脱者，去党参，加人参 10g。若全身酸痛者，去肉桂，加桂枝 10g。

按语： 本方加减可用于哮喘性支气管炎、支气管哮喘、肺切除术后气短、肺结核合并哮喘、支气管扩张合并哮喘、气胸愈后气短、某些肺源性心脏病等属于肝肾不足，气阴俱虚，痰热内郁证者。

人参养荣汤

组成 白芍 90g，当归 30g，陈皮 30g，黄芪 30g，桂心 30g，人参 30g，白术 30g，炙甘草 30g，熟地 22g，五味子 22g，茯苓 22g，炒远志 15g，生姜 3 片，大枣 3 枚。

适应证 气血俱虚，阴阳不足，神倦乏力，心悸怔忡，食少纳呆，面色萎黄，或夏季五心烦热，骨蒸劳热，冬季畏寒肢冷若冰霜，舌质淡，苔薄白，脉沉细弦者。

按语： 本方可用于缺铁性贫血、再生障碍性贫血、成年人腺垂体功能减退症、神经症、溃疡病、骨关节结核、末梢神经炎、视神经萎缩、功能性子宫出血、风湿性心脏病等属于气血俱虚，阴阳不足证者。

十四味建中汤

组成 人参 10g，黄芪 15g，当归 10g，川芎 10g，生地 10g，白芍 10g，肉桂 10g，白术 10g，茯苓 10g，甘草 6g，半夏 10g，肉苁蓉 10g，附子 10g。

适应证 气血俱虚，脾胃虚寒，木邪犯土，疲乏无力，胃脘冷痛，面色萎黄，夏季手足心烦热，冬季手足厥冷，或心悸心烦，急躁易怒，口干舌燥，或手足麻木，肩背酸痛，或胃脘疼痛，时见逆气上冲，冲则昏厥，或崩漏带下，心悸气短，时而头晕厥逆，或手足冷痛而麻，或失眠严重，昼夜不得入睡，或昼夜嗜睡，数日不醒，或嗜睡与失眠交替存在，或畏寒肢冷，胃脘悸动，皮肤毛发枯槁，毛发稀疏脱落，或吐衄难止，阴斑，或阴疽，舌质淡，舌苔白或黄，脉沉细弦涩不调者。

加减法 若气虚较轻者，去人参，加党参 10g。若鼻衄较重者，加玄参 15g。抽搐者，加蜈蚣 3 条，全蝎 3g。

按语： 本方加减可用于溃疡病、成年人腺垂体功能减退症、胃下垂、再生障碍性贫血、失血性贫血、神经症、功能性子宫出血、风湿性心脏病、白细胞减少症、血小板减少性紫癜、过敏性紫癜、甲状腺功能减退症、内耳性眩晕病、臂丛神经痛、小舞蹈病、原发性直立性低血压、心性反应症、骨质疏松、风湿性心脏病、房室传导阻滞、阵发性心动过速、心脏神经症、多发性大动脉炎、雷诺病、血栓闭塞性脉管炎、骨关节结核、末梢神经炎等属于气血俱虚，脾胃虚寒，木邪犯土证者。

三、温肝方药

温肝方药主要适用于肝寒所致的小腹坠胀，牵引腰部作痛，阴囊收缩，睾丸硬冷，妇女阴部凉冷或收缩拘急、胁痛、头痛等。在温肝方药中由于作用的不同，又分为温散寒邪、补肝散寒方药两类，其中温散寒邪方药适用于寒邪直犯厥阴肝经所致的胁痛、小腹疼痛等；补肝散寒方药适用于肝经虚寒所致的腰痛胁痛、小腹冷痛。

（一）温肝药

1. 温散寒邪药

附子 本品辛热，虽主入心、肾、脾经，然亦入肝经，用于寒邪直入肝经和虚寒所致的小腹冷痛、胁痛、筋脉拘挛疼痛、疝痛、筋骨疼痛；寒邪入于筋脉所致的全身疼痛；虚风内动所致的抽搐眩晕；肝虚所致的筋骨痿软；心肝俱虚所致的失语舌僵等。

乌头 本品辛苦温，善搜筋骨肌肉之风寒与风湿，具有较强的止痛作用，为风寒和寒湿伤及筋脉所致疼痛的要药，又能散寒舒筋，对肝寒筋挛所致的疝痛、胁痛、头痛、身痛有极好的止痛作用。乌头分草乌、川乌两种，草乌的毒性和止痛作用均较川乌为大，用之不慎易发生中毒反应，甚至死亡。

肉桂 本品辛甘热，既入心、肾经又入肝经，既入气分又入血分，既补肝又散寒，既活血又温经，既温阳化气又降冲利水，故可用于肝经虚寒和寒邪直犯厥阴肝经的小腹冷痛、胁痛、寒滞经闭、疝痛、腹满、逆气上冲等。附子、肉桂虽同而又异，附子善走，肉桂善守，附子善入气分，肉桂善入血分，附子由表及里，肉桂善入里，临证宜分别用之。此外，肉桂能伐肝邪，助心脾，故脾虚肝木乘之者多用之。

桂枝 本品辛甘温，虽主入心、肺、膀胱经，然亦入肝经，故善调营卫和肌表，又因其温肝舒筋，疏散寒邪，故常用于肝经虚寒和寒邪伤筋所致的筋脉疼痛、筋骨痿软、厥逆上冲、胁痛、腹痛等症。又因其有伐肝助脾之功，故常配白芍用于治疗脾虚木乘所致的腹痛、脘痛。

吴茱萸 本品辛苦热，既温散寒邪，又疏肝下气，故尤善于治疗寒滞肝脉和肝寒厥逆所致的脘腹疼痛、疝痛、胁痛、呕吐吞酸及颠顶头痛。

细辛 本品辛温，既主入肺、肾经，然亦入肝经，善将在里的寒邪驱之于表而解，故对寒邪直犯厥阴所致的胁痛、小腹疼痛、痛经、疝痛有效。

川椒 本品辛热，虽入脾、胃经，然亦入肝经。既直入厥阴以散寒邪，又能温胃止痛，故对肝寒犯胃所致的疼痛有奇效。

小茴香 本品辛温，主入肝经，兼能入脾经，既温肝散寒，又理气疏肝，故对肝寒犯胃所致的胁痛腹痛，以及肝寒气滞所致的疝痛、腹痛、睾丸偏坠胀痛有良效。

山楂核 本品辛温，虽有温肝之功，然以软坚散结，下气消胀见长，故善治肠疝胀痛、睾丸硬痛等。

艾叶 本品苦辛温，内服主入肝经血分，治疗虚寒或寒邪直犯厥阴血分所致的小腹冷痛、经行腹痛。

其他具有温散寒邪作用的药物还有沉香，参见疏肝降气药；香附、乌药、荔枝核，参见疏肝理气药。

2. 补肝散寒药

葫芦巴 本品苦温，既入肝经，又归肾经，既补且散，尤善于治疗肝寒或肝肾虚寒所致的少腹冷痛、疝痛、痛经等。

巴戟天 本品辛甘微温，虽主入肾经，然亦入肝经，又补又散，故善治肝肾虚寒所致的小腹疼痛，胁痛和筋骨疼痛，痿软乏力。

韭子 本品辛甘温，虽补肝肾，祛寒邪，然总以固精见长，故多用于小腹寒冷、白带多、遗精等。

其他具有补肝散寒功效的药物还有肉桂、附子，见温散寒邪药；狗脊、骨碎补、鹿茸、肉苁蓉、淫羊藿、杜仲，见阴阳双补药。

（二）温肝方

1. 温散寒邪方
吴茱萸汤

组成 吴茱萸 10g，党参 10g，生姜 3 片，大枣 12 个。

适应证 肝寒犯胃，浊气上逆，胃脘疼痛，头痛呕吐或颠顶头痛，干呕吐涎沫者。

加减法 若病程较久，肝血亦虚者，加当归 10g，白芍 10g。

按语： 本方可用于急性胃炎、神经性头痛、高血压头痛、梅尼埃病等属于肝寒犯胃，浊气上逆证者。

《局方》四七汤

组成 党参 10g，肉桂 10g，半夏 10g，甘草 10g。

适应证 肝气郁滞，寒气冲逆，逆气上冲，咽喉不利，心悸心烦，或烦热上冲，四肢厥逆，舌苔白，脉沉弦涩不调者。

按语： 本方可用于神经症、阵发性心动过速、心律失常等属于肝气郁滞，寒气冲逆证者。

当归四逆加吴茱萸生姜汤

组成 当归 9g，桂枝 9g，白芍 9g，细辛 3g，炙甘草 6g，通草 3g，大枣 25 个，吴茱萸 10g，生姜 10g。

适应证 血虚寒滞，小腹冷痛，腹痛，痛经，手足厥冷，舌淡苔白，脉沉细弦或沉细欲绝者。

按语： 本方可用于血栓闭塞性脉管炎、雷诺病、寒疝、痛经等属于血虚寒滞证者。

桂枝加桂汤

组成 桂枝 10g，白芍 10g，炙甘草 10g，生姜 10g，大枣 12 个，肉桂 10g。

适应证 阳虚寒盛，肝寒冲逆，气从少腹上冲胸咽，或腹部悸动，自感一股冷气或热气向上冲逆，舌苔白，脉弦而涩者。

按语：本方可用于自主神经失调、心脏神经症、阵发性心动过速等属于阳虚寒盛，肝寒冲逆证者。

大黄附子汤

组成　大黄 3g，附子 10g，细辛 4g。

适应证　寒实内结于胁下的胁痛，或胁痛而痛彻肩背，或胁痛而痛彻小腹、阴茎，舌苔白或黄，脉弦紧或沉弦紧者。

加减法　若胃脘有压痛，或痛而不可触近者，加枳实 10g，厚朴 10g。

按语：本方加减可用于急性胰腺炎、慢性胰腺炎、胆道蛔虫病、肾绞痛、输尿管结石等属于寒实内结证者。

导气汤

组成　川楝子 10g，木香 10g，小茴香 10g，吴茱萸 10g。

适应证　肝寒疝痛及小腹疼痛，脉弦者。

按语：本方可用于小肠疝气、小腹冷痛等属于肝寒证者。

乌头桂枝汤

组成　川乌 10g，桂枝 10g，白芍 10g，炙甘草 6g，生姜 10g，大枣 12 个。

适应证　肝寒兼有表寒，腹中冷痛，手足逆冷，麻木不仁，身痛，舌苔白，脉浮弦紧者。

按语：本方加减用于胃肠突然痉挛性疼痛有特效。

2. 补肝散寒方

温经汤

组成　吴茱萸 9g，当归 6g，白芍 6g，川芎 6g，党参 6g，桂枝 6g，阿胶 6g，生姜 6g，丹皮 6g，甘草 6g，半夏 9g，麦冬 9g。

适应证　冲任虚寒，月经失调，经期腹痛腹满，手掌烦热，唇口干燥，或兼白带，或崩漏，或兼经期白带增多，泄泻，舌苔白，脉弦涩不调者。

加减法　若宫寒不孕者，加紫石英 15g。

按语：本方加减可用于痛经、白带、不孕症、崩漏等属冲任虚寒证者。

当归生姜羊肉汤

组成　当归 10g，生姜 15g，羊肉 200g。

适应证　血虚肝寒，胁痛里急，腹中痛及产后腹痛里急，脉虚弦紧者。

按语：本药可视作膳食疗法之祖方，用于阳虚血寒之痛经、月经后期不孕症以及脘腹疼痛等病证。

乌梅丸

组成　乌梅 10g，细辛 3g，干姜 10g，黄连 10g，当归 10g，附子 10g，川椒 10g，肉桂 10g，党参 10g，黄柏 10g。

适应证　肝寒郁久化热伤阴，胁痛，腹痛，口苦口干，甚或消渴，手足厥冷，或腹中寒痛，久泻不止，舌质红，苔黄或白，脉弦或弦紧或弦涩不调者。

按语：本方可用于慢性腹泻、胆道蛔虫病、脐腹冷痛、蛔虫腹痛、小肠疝气等属于肝寒郁久化热伤阴证者。

暖肝煎

组成　当归 10g，枸杞子 10g，小茴香 10g，茯苓 10g，肉桂 10g，乌药 10g，沉香 10g。

适应证　肝肾虚寒，胁痛，小腹疼痛，疝痛，脉沉弦紧者。

按语：本方加减对胃肠系统的痉挛性疼痛有效，亦可用于胃扭转、肠疝、溃疡病等属于肝肾虚寒证者。

四、泻肝方药

泻肝方药主要适用于肝火上炎所致的烦躁易怒，头晕头痛，目赤肿痛等。在泻肝方药中又因其功用的差异，分为苦降泻火方药、疏肝泻火方药、养阴泻火方药三种，其中苦降泻火方药主要适用于肝胆实火所致的头晕头痛，烦躁易怒，尿热尿痛，脉弦数；疏肝泻火方药主要适用于肝经郁火所致的头晕头痛，胸胁满痛，脉沉弦数；养阴泻火方药主要适用于肝阴虚而相火妄动所致的头晕头痛，目赤青盲，脉弦细数等。

（一）泻肝药

1. 苦降泻火药

栀子　本品苦寒，不但上清心肺，中清脾胃，下清膀胱之火热，而且兼能解郁火、清三焦、泻肝胆之实火，而尤对肝胆实火或兼湿热郁结肝胆所致的心烦懊恼，头晕头痛，以及黄疸、吐衄等有奇效。

夏枯草　本品苦辛寒，入肝经，既苦降泻火，又平肝散结，尤善于治疗肝火上炎所致的头晕头痛，眼痛羞明，目珠疼痛和瘿瘤、瘰疬。

黄芩　本品苦寒，虽以泻肺与大肠之火见长，然对肝胆实火亦有明显效果，故常用于肝胆实火所致的头晕头痛，目赤肿痛，羞明流泪，烦躁，又因其能燥湿，故亦可用于肝胆湿热所致的黄疸等。

黄连　本品苦寒，虽主入心、胃、大肠经，然亦能泻肝胆实火，故对心肝实火所致的烦躁失眠，目赤肿痛有效；又因其能燥湿清热，故对肝胆湿热所致的黄疸、白带亦效。

龙胆草　本品苦寒，既善泻肝胆实火，治疗肝胆实火所致的头晕头痛，烦躁易怒，胁痛目赤，耳鸣耳聋；又善燥湿，治疗肝胆湿热所致的带下、阴痒、黄疸等。

大青叶　本品苦大寒，既入肝胆泻气分之实火，又入肝胆血分，治疗热入血分之实火，故多用于斑疹、神昏、烦躁等。

青黛　本品咸寒，既入气分，又入血分，既泻肝胆实火，又解毒消肿，故善用于肝经实火所致的吐血、衄血、小儿惊风、发热痉挛等。

牛黄　本品苦凉，既清心，又泻肝，且有息风解痉，化痰开窍之力，故对心肝实火或夹痰所致的目赤肿痛，头晕头痛，心烦急躁，惊风抽搐等有奇效。

蚤休　本品苦微寒，清肝热，而尤善解毒，且有息风定惊之力，故尤善用于疔毒疮疡、热极生风所致的抽搐等。

秦皮　本品苦寒，虽以泻火为主，然兼解郁之效，故多用于肝胆实火所致的目赤生翳和肝经郁火所致的目赤肿痛，目翳遍睛。

败酱草　本品辛苦微寒，善消内痈，且有活血止痛，清泻肝火之力，尤善治疗肝胆经之痈肿及胃肠痈脓。

胡黄连　本品苦寒，泻肝热，清疳热，尤善治疗肝胆积热和食积不化所致的发热。

大黄　本品苦寒，不但攻下，而且泻火，不但泻胃肠之火，而且泻肝胆实火，而尤以治疗兼有胃肠实热的肝胆火盛见长，故多用于肝胆实火所致的头晕头痛，目赤肿痛，牙痛耳痛，耳鸣耳聋；又有活血破血，燥湿之功，故凡兼有实火的瘀血证和湿热证均可用之。

芦荟　本品苦寒，泻肝胆实火而兼通便、消积，尤善治疗肝胆实火所致的发热，头晕头痛，目赤肿痛。

车前子　本品甘寒，既清肝明目，又化痰利水，尤善将上炎之肝火通过分利而解，故常用于肝火上炎所致的头晕头痛，目赤，翳膜遍睛，视物昏花和夹有痰热的头晕头痛等。

金钱草　本品甘淡平，善除肝胆湿热，且能利水通淋，尤善治疗肝胆湿热所致的黄疸、淋痛。

茵陈　本品苦微寒，善泻肝胆实火，且能利湿退黄，又微有疏散芳透之力，故除治疗肝胆实火证外，尤多用于肝胆湿热所致的发黄。

槐花　本品苦微寒，苦降，善泻肝经血分实火，且有止血之功，故多用于肝火上冲所致的头晕头痛和便血等。

槐角　本品苦微寒，与槐花的作用相同，惟清泻之力较槐花为强。

密蒙花　本品甘微寒，清肝火，而尤以明目退翳见长，故多用于肝火上炎所致的目赤肿痛、羞明多泪和目昏生翳。

青葙子　本品苦微寒，善清肝火，而尤以明目退翳见长，常用于目赤肿痛，睛生翳膜，视物昏暗，头晕头痛。

丹皮　本品苦辛微寒，既入肾经又入肝经，既清气分之火，又清血分、阴分之火；既活血，又凉血。故对肝经实火、肝经郁火、阴虚郁火、血虚郁火、血瘀郁火等所致的发热，头晕头痛，目赤肿痛，胁痛，烦躁易怒有效。

赤芍　本品苦微寒，泻肝火而入血分，活血而止痛，故对肝经郁火和瘀血生热之目赤肿痛，头晕头痛，斑疹，瘀血痛经，经闭等有效。

2. 疏肝泻火药

柴胡　本品虽以疏肝解郁为主，但亦兼能泻火，故常用于肝胆郁火所致的发热，头晕，头痛。

菊花　本品辛甘苦微寒，泻肝火，平肝息风而微有疏肝解郁之力，故常用于肝经实火或肝阳上亢兼有郁结所致的头晕头痛，目赤肿痛等。

桑叶　本品苦甘寒，清肝热而兼疏散风邪之力，又有入血分通络脉解郁结之功，故多用于肝经实火所致的目赤涩痛，多泪和吐血，衄血，头晕，头痛。

谷精草　本品甘平，疏散解郁而兼泻火，尤善治疗风热郁于肝胆所致的目赤肿痛，羞明多泪和目昏生翳。

青蒿　本品苦辛寒，既入气分，又入阴分；既疏散解郁，又能泻火，且有清暑之力。故常用于阴分郁热、暑热郁滞于肝胆等所致的发热或寒热往来或午后发热等。

川楝子　本品苦寒，既疏肝气，又泻肝火，且有较好的止痛作用，故多用于肝胆郁火所致的胁痛，头晕，头痛。

郁金　本品既疏肝又泻火，既化湿开窍又养血活血，故凡肝经郁结生火所致的胁痛，吐衄，耳聋，耳鸣均可用之。

3. 养阴泻火药　常用的具有养阴泻火功效的药物为生地、玄参、白芍、玉竹，参见养肝阴药。

（二）泻肝方

1. 苦降泻火方

龙胆泻肝汤

组成 龙胆草 20g，栀子 10g，黄芩 10g，泽泻 20g，木通 10g，车前子 10g，酒当归 10g，柴胡 20g，炙甘草 10g，生地 20g。

适应证 肝胆实火，头晕头痛，耳鸣耳痛，胁痛口苦，尿赤尿痛，黄带，脉弦数者。

加减法 若以上诸症兼有便秘者，加大黄 6g。若便秘较甚者，上方去车前子、泽泻、木通，加大黄 6g。若鼻塞多涕，头痛较重者，加防风 10g，白芷 10g，苍耳子 12g。若两耳憋闷疼痛，听力下降者，加细辛 3g，防风 10g。若目赤多翳，眼涩疼痛者，加防风 10g。

按语：本方加减可用于急性泌尿系感染、神经性头痛、急性鼻窦炎、急性中耳炎、外耳道疖、急性黄疸性肝炎、盆腔炎、外阴炎、睾丸炎、湿疹、精神病等属于肝胆实火证者。

泻青丸

组成 当归 6g，川芎 6g，栀子 6g，大黄 6g，防风 6g，冰片 6g。

适应证 肝胆郁火，目赤肿痛，烦躁易怒，不能安卧，尿赤便秘，脉洪实或弦紧数者。

加减法 若脉弦紧者，去冰片，加细辛 3g。若便秘较轻者，减大黄 3g。若病情较轻，一律改为 3g。

按语：本方可用于急性结膜炎、急性角膜炎、急性中耳炎、外耳道疖、牙痛等属于肝胆郁火证者。

左金丸

组成 黄连 6g，吴茱萸 1g。

适应证 肝火犯胃，胁肋胀痛，呕吐吞酸，嗳气口干，舌红苔黄，脉弦数者。

按语：本方可用于慢性胃炎属于肝火犯胃证者。

2. 疏肝泻火方

丹栀逍遥散

组成 柴胡 10g，当归 10g，白芍 10g，白术 10g，茯苓 10g，生姜 3 片，甘草 10g，薄荷 3g，丹皮 10g，栀子 10g。

适应证 肝郁血虚，郁而化火，胸胁苦满，心烦心悸，头晕头痛，口苦咽干，五心烦热，尿热尿痛，脉弦数者。

加减法 若脉弦涩不调者，加干姜 3g，香附 10g。

按语：本方加减可用于治疗神经症、经前期紧张综合征、痛经、输卵管炎、慢性盆腔炎、慢性肾盂肾炎等属于肝郁血虚证者。

大柴胡汤

组成 柴胡 10g，半夏 10g，黄芩 10g，白芍 10g，枳实 10g，大黄 6g，大枣 7 个，生姜 10g。

适应证 肝胃实热郁结，胸胁苦满，郁郁微烦，或心下满痛、拒按，或寒热往来，恶心呕吐，大便秘结，舌苔黄干，脉弦滑数者。

加减法 若胃脘压痛，甚或拒按，或合并有脓肿，寒热往来，恶心，脉滑数而弦者，加白芥子 10g，败酱草 30g，柴胡改为 20g。脉弦滑数而兼涩者，加干姜 3g。若剑突下压痛尤甚者，加瓜蒌 40g。

按语： 本方加减可用于急性胆囊炎、急性胰腺炎、肝脓肿、肾周围脓肿、急性腹膜炎、阑尾脓肿、盆腔脓肿等属于肝胃实热郁结证者。

柴胡陷胸汤

组成 柴胡 3g，半夏 9g，黄连 3g，桔梗 3g，黄芩 5g，瓜蒌仁 15g，枳实 5g，生姜 10g。

适应证 肝郁气结，痰热不化，头晕目眩，胸胁苦满，胃脘胀痛，按之剑突下有压痛，食后加剧，舌苔黄白，脉弦滑者。

按语： 本方加减可用于胃炎、胆囊炎、胆石症、胰腺炎等属于肝郁气结，痰热不化证者。

柴芩温胆汤

组成 柴胡 10g，黄芩 10g，半夏 10g，陈皮 10g，枳实 10g，竹茹 10g，龙胆草 10g，竹叶 10g，滑石 12g，夜交藤 30g。

适应证 肝胆实热，痰火不化，烦躁失眠，头晕头痛，胸满口苦，尿热尿黄，舌苔白腻或黄腻，脉弦滑数者。

加减法 若夜间口干而渴者，加玄参 15g。若心烦较重者，去黄芩，加黄连 10g。若面赤者，加石决明 15g。

按语： 本方加减可用于神经症、神经性头痛、糖尿病、高血压、泌尿系感染、心律失常等属于肝胆实热，痰火不化证者。

右胁疼痛方

组成 钩藤 10g，葛根 15g，前胡 10g，桔梗 10g，枳实 10g，生地 10g，枸杞子 10g，萹蓄 10g，山楂 15g。

适应证 痰热结滞，肝木失达，右胁疼痛，甚或痛彻腰背或肩背，或兼黄疸，胃脘满胀，舌苔白，脉弦或弦滑者。

加减法 若疼痛较剧而难止者，加延胡索 10g，川楝子 10g。若胃脘满胀，食后加剧者，加神曲 15g，麦芽 15g。若尿黄赤者，加金钱草 30g。

按语： 本方加减可用于胆石症、胆囊炎等属于痰热结滞，肝木失达证者。

奔豚汤

组成 川芎 10g，当归 10g，黄芩 10g，白芍 15g，葛根 15g，半夏 10g，甘草 10g，桑白皮 15g。

适应证 肝胆郁热，痰湿不化，时见心烦心悸，逆气上冲，或时见烦热上冲，冲则烦热汗出，或阵发性头晕，心悸，寒热往来，舌苔白，脉弦或弦而微滑者。

加减法 若心悸而脉结弦者，加党参 10g，麦冬 10g，五味子 10g。若阵发性胸满，烦热上冲，喘而难于平卧者，加党参 10g，麦冬 10g，五味子 10g，紫菀 10g。

按语： 本方加减可用于支气管哮喘、原发性直立性低血压、原发性多汗症、神经症、嫌色细胞腺瘤、嗜铬细胞瘤、绝经期综合征、阵发性心动过速、冠心病、慢性肺源性心脏病等属于肝胆郁热，痰湿不化证者。

竹皮大丸

组成 生竹茹 20g，生石膏 20g，桂枝 10g，甘草 70g，白薇 10g。

适应证 痰热内郁，阳气衰微，产后烦乱呕逆，或突然哭笑不止，或多疑精神不正常，脉弦细缓者。

加减法　若烦热较重者，白薇加至20g。若烦喘或经常失眠者，加柏子仁10g。

按语：本方加减可用于强迫症、癔症等属于痰热郁内，阳气衰微证者。

3. 养阴泻火方

犀角地黄汤

组成　犀角（现以水牛角代替）1.5～9g，生地10g，白芍10g，丹皮10g。

适应证　热入分血，迫血妄行，吐衄便血，斑疹，神昏，或蓄血发狂，漱水不欲咽，腹不满，但自言痞满，大便黑而易解，或心肝实火，内入血分，高热神昏，舌质红绛，脉数者。

加减法　若吐衄便血较重者，加白茅根30g，小蓟炭15g。若瘀斑多而出血难止者，加茜草10g。若发热重，甚或合并脓肿者，加银花10g，连翘10g。若合并有大便秘结者，加大黄3～6g。若鼻衄、耳衄、眼衄较重者，加玄参30g。

按语：本方加减可用于流行性乙型脑炎、败血症、流行性脑脊髓膜炎、再生障碍性贫血、过敏性紫癜等属于热入血分证者。

青蒿鳖甲汤

组成　青蒿6g，鳖甲15g，生地12g，知母6g，丹皮9g。

适应证　温病后期，邪热深入阴分，夜热早凉，热退无汗，舌红少苔，能食形瘦，或肝阴不足，肝气不舒，郁火伤阴，心烦不安，夜热早凉，热退无汗，舌红少苔，脉细弦数者。

加减法　若烦热、尿黄较甚者，加白薇10g。若脉数而兼涩者，加肉桂0.5g。

按语：本方加减可用于多种热病后期的低热不退、神经症、慢性肾盂肾炎、肾结核等属于温病后期，邪热深入阴分证者。

清骨散

组成　银柴胡5g，胡黄连3g，秦艽3g，鳖甲3g，地骨皮3g，青蒿3g，知母3g，甘草2g。

适应证　虚劳骨蒸，或低热日久不退，唇红颧赤，形瘦盗汗，舌红少苔，脉细数者。

加减法　若潮热不太严重者，去胡黄连，加生地6g。若血虚甚者，加当归6g，白芍6g，生地6g。若脉虚弱者，去胡黄连、知母，加山药6g。若自汗盗汗，面色苍白者，加黄芪6g。

两地汤

组成　生地30g，玄参30g，白芍15g，麦冬16g，地骨皮10g，阿胶（烊化）10g。

适应证　肝肾阴虚，相火妄动，月经先期而量少，脉细小数者。

按语：本方可用于月经先期。

五、平肝方药

平肝方药主要适用于肝阳上亢所致的头晕头痛，头胀，面赤等，由于其中药物功用的差异，分为平肝潜阳和平肝息风两类，其中平肝潜阳方药主要适用于肝阳上亢所致的头晕头胀，头痛目赤；平肝息风方药主要适用于肝风内动所致的抽搐动摇等。

（一）平肝药

1. 平肝潜阳药

代赭石　本品苦寒，质重，既平肝又降火，既降逆又止血，故常用于肝阳上亢所致的头晕头胀，头痛目赤和肝胃上逆所致的呕吐，呃逆，吐血，衄血。

石决明　本品咸寒，既清肝热又平降肝阳之上亢，为治疗阴虚阳亢和肝火上冲所致的目赤肿痛，翳膜遍睛，头晕头痛，视物昏花的重要药物。

珍珠母　本品与石决明功用相同，惟平降之力较石决明为小。

紫贝齿　本品咸平，既镇惊安神又平肝潜阳，故尤善用于兼有心神不安的头晕头胀和兼有头晕头胀的心烦不安。

牡蛎　本品咸微寒，既能收敛固涩以收虚浮之阳回归故有之窟宅，又平抑肝阳以镇潜阳气之亢于上，故常用于阴虚阳亢和虚阳浮动之头晕头痛，烦躁失眠，汗出等。

磁石　本品辛咸寒，不但入心肾而安神纳气，治疗神志不安、喘，而且能平肝潜阳，故对肝肾阴虚而又阳亢所致的头晕耳鸣尤效。

龙骨　本品甘涩微寒，不但镇静安神，而且平抑肝阳；不但平肝潜阳，而且收敛固涩，故尤适用于心肝阳浮所致的烦躁易怒，头晕失眠和烦热上冲，虚烦汗出等。

龙齿　本品功用同龙骨，但镇惊安神之功较龙骨为优。

朱砂　本品甘寒，虽以镇惊安神为主，但亦兼有平肝潜阳之效，故尤多用于神志不安而兼头晕头胀之证。

夏枯草　本品与以上介石类药不同，其平降之力较差，而清肝经郁火之力较强，故多用于肝经郁火而兼肝阳上亢所致的头晕头痛。

青葙子　本品以清肝泻火见长，而兼平肝泻火，故尤多用于肝火上冲兼有肝阳上亢所致的头晕头痛，目赤昏花。

决明子　本品甘苦微寒，善清肝经风热，而兼有平肝之效，故多用于肝经风热兼有肝阳上亢之目赤肿痛，羞明多泪和头晕头胀等。

其他具有平肝潜阳功效的药物尚有龟板、鳖甲，参见养肝阴药。

2. 平肝息风药

羚羊角　本品咸寒，既能清肝肺之火热，又能平肝息风，故多用于肺热炽盛兼有肝风内动所致的高热喘咳，抽搐；肝阳上亢所致的头晕头痛；肝火上冲所致的目赤昏花；热极生风所致的抽搐等。

钩藤　本品甘微寒，以息风见长，而兼平肝潜阳之效，故既可用于肝阳上亢所致的头晕头痛，又可用于热极生风所致的抽搐惊痫。

天麻　本品甘平，以息风解痉见长，尤多用于风痰所致的抽搐，眩晕，身痛，且有通络之力，故多用于麻木不仁；又有平肝之效，故亦常配合其他药物治疗肝阳上亢所致的眩晕。

白蒺藜　本品苦辛平，既散风，又平肝、疏肝，故尤多用于肝郁化风所致的头晕头痛，麻木，目赤多泪。

蔓荆子　本品辛苦平，以疏散风热见长，而兼平肝之效，故多用于肝经风热为主兼见肝阳上亢所致的头晕头痛，目赤肿痛，甚或手足麻木。

龟板　本品多用于阴虚阳浮，虚风内动所致的瘛疭。

鳖甲　本品多用于阴虚阳浮，虚风内动所致的瘛疭。

龙骨　本品多用于阴虚阳浮，虚风内动所致的瘛疭和阳虚浮动所致的抽搐。

牡蛎　本品多用于阴虚阳浮，虚风内动所致的瘛疭和阳虚浮动所致的抽搐。

犀角　本品可用于热毒炽盛，热极生风所致的抽搐。

（二）平肝方

1. 平肝潜阳方

镇肝熄风汤

组成 怀牛膝 30g，生赭石 30g，龙骨 15g，牡蛎 15g，生龟板 15g，生白芍 15g，玄参 15g，天冬 15g，川楝子 6g，生麦芽 6g，茵陈 6g，甘草 4g。

适应证 肝阳上亢，头晕头痛，目胀耳鸣，或脑中热痛，面赤如醉，或肢体麻木，瘫痪，脉弦长有力者。

加减法 若心中热甚者，加生石膏 30g。若头痛目眩严重者，加菊花 10g，夏枯草 15g。若痰多者，加川贝母 10g。若尺脉重按虚者，加生地 15g。

按语：本方加减可用于高血压、嗜铬细胞瘤、神经性头痛等属于肝阳上亢证者。

2. 平肝息风方

天麻钩藤饮

组成 天麻 10g，钩藤 15g，生石决明 30g，栀子 10g，黄芩 10g，川牛膝 10g，杜仲 10g，益母草 15g，桑寄生 15g，夜交藤 30g，茯神 10g。

适应证 肝阳上亢，肝风内动，头晕头痛，耳鸣眼花，震颤失眠，甚或半身不遂，舌红，脉弦数者。

按语：本方加减可用于高血压、脑血管意外后遗症等属于肝阳上亢，肝风内动证者。

大定风珠

组成 生白芍 18g，阿胶 9g，生龟板 15g，生地 30g，火麻仁 6g，五味子 6g，生牡蛎 12g，麦冬 15g，炙甘草 12g，生鸡子黄 2 个，鳖甲 30g。

适应证 温病热邪久羁，热灼真阴，虚风内动，神倦瘛疭，舌绛苔少，脉虚弱或虚大无力者。

加减法 若脉数，尿赤者，加知母 6g，黄柏 6g。

按语：本方加减可用于脑出血、多发性神经炎、再生障碍性贫血、心肌炎等属温病热邪久羁，热灼真阴，虚风内动证者。

夏枯龙芪汤

组成 夏枯草 30g，地龙 12g，生黄芪 30g，当归 10g，龙胆草 15g，茺蔚子 10g，防风 6g，玄参 15g。

适应证 气血俱虚，肝阳上亢，头晕头胀，手足麻木，舌苔白，脉虚大而弦者。

加减法 若麻木较重者，加桑枝 30g。若心悸，脉弦大而结者，加丹参 30g。

按语：本方加减可用于高血压、高血压心脏病等属于气血俱虚，肝阳上亢证者。

羚羊钩藤汤

组成 羚羊角 6g，桑叶 10g，川贝母 10g，生地 12g，钩藤 15g，菊花 10g，白芍 10g，甘草 10g，竹茹 10g，茯苓 10g。

适应证 热极生风，壮热头痛，神志昏迷，口噤抽搐，角弓反张，舌质红绛，脉弦数者。

按语：本方加减可用于各种热病所致的抽搐，以及高血压所致的麻木、头痛、抽搐等属于热极生风证者。

第三节　从肝为将军之官治疗疑难病

一、感冒案

1. 月经期间感冒案　李某，女，38岁。

初诊：7～8年来每次月经将至前1～2日即出现头痛身痛，鼻塞流涕，频繁打喷嚏，或见轻微的咳嗽，月经过后2日以上症状自然消失，前后曾用多种西药和中药解表清热、疏风散寒、补气固表之剂治疗，一直不效。特别是最近2年多来，以上症状更加严重，此次月经来前3日即头痛头晕，鼻塞打喷嚏，眼痒流泪，鼻流清涕，全身酸痛，月经来后以上症状更加严重，应用感冒清、感冒冲剂、氯苯那敏、索米痛片3日，中药解表之剂2剂不见好转。细审其症，除以上症状外，并见胸满心烦，手心热，舌苔薄白，脉弦细。综合脉症，反复思考：月经者，为冲脉所主，冲脉者，隶属于肝，肝为将军之官，将军之官者，调营卫，御外邪者也；肝郁血虚，郁而化火，则卫气不固，故而反复感冒也。治以丹栀逍遥散养血疏肝，解郁泻火。冀其肝木得舒，卫气得升，表邪得解。

处方：柴胡10g，当归10g，白芍10g，白术10g，茯苓10g，甘草10g，干姜3g，生姜3片，丹皮10g，栀子10g。

服药1剂，诸症好转。继服1剂，诸症消失。其后每次月经将至时服药4剂，共服三个周期，共12剂，诸症消失而愈。

2. 生气以后感冒长期不愈案　葛某，男，30岁。

初诊：生气以后，突然感冒，先经西药治疗一个多月，后经中药疏风散寒，辛凉解表等药治疗20多日，始终不效。审其头晕头痛，全身酸痛，鼻塞流涕，不断打喷嚏，眼微痒，轻微咳嗽，胸胁苦满，食欲不振，舌苔薄白，脉沉微弦。综合脉症，反复思考：鼻塞流涕，频繁打喷嚏，确系风寒客肺之证，头晕头痛，全身酸痛确系风寒客表之证，然久治却无寸效，再思其胸胁苦满，脉沉弦，乃肝郁气滞之脉症，且病起于生气之后，此实为肝郁之证，感受外邪，清阳失升，浊阴失降，营卫失调，肺卫不固，故而感冒不解，治以调肝理气，佐以解表宣肺，予参苏饮加减。

处方：党参10g，苏叶10g，陈皮10g，枳壳10g，前胡10g，半夏10g，葛根15g，甘草10g，木香6g，桔梗10g，茯苓10g。

服药3剂，诸症消失而愈。

3. 每至春秋两季即频繁感冒案　孙某，女，40岁。

初诊：7～8年来，每至春秋二季即经常发生感冒，轻则5～6日一次，重则2～3日一次，每次感冒之后虽然及时用药也得7～8日才能缓解。最近两年多来病情日渐加重，虽用中药疏风解表、补气固表数百剂，西药胎盘球蛋白5支，也没有明显改善。审其症见头晕乏力，时时打喷嚏，口苦口干，纳呆食减，心烦，口苦，舌苔薄白，脉弦缓。综合脉症，再结合诸医所予之药效，反复思考之，少阳属胆，胆为诸脏之主，肝胆互为表里，肝胆之气郁结，则少阳春升之气不安而反克肺金，故春秋二季卫气不固而易感外邪。治以和解少阳，佐以调营卫治之，宗柴胡桂枝汤加减。

处方：柴胡10g，半夏10g，黄芩10g，党参10g，炙甘草10g，生姜3片，大枣7个，桂枝 10g，白芍 10g。

服药 3 剂，诸症消失，其后又在每年的春秋二季各服药 3 剂，共服药 3 年，诸症消失而愈。

4. 每至夏季即经常感冒案 商某，男，26 岁。

初诊：4～5 年来每到夏季即经常感冒，后用胎盘球蛋白 7 支。有一年多时间未感冒，但停药后又经常感冒，后请中医治疗，先后用玉屏风散、补中益气汤等达百余剂，开始还有些效果，服至半年左右以后再无明显疗效。审其症见头晕乏力，打喷嚏流涕，眼时痒，舌苔白，脉虚弦。综合脉症，结合前医所用药物，反复考虑：夏季时阳气盛于外，阴气盛于里，若气阴俱虚者在夏季阳热之时必气阴更衰，卫气不固，卫不固则容易感受外邪，故夏季感冒者多宜补气养阴治之，然此患者补气养阴之剂治之无效，此必肝之升阳受阻耳。乃改予补气养阴，升阳解表法。予清暑益气汤加减。

处方：党参 10g，甘草 6g，黄芪 15g，当归 6g，麦冬 10g，五味子 10g，青皮 10g，陈皮 10g，神曲 10g，黄柏 10g，葛根 15g，苍术 10g，白术 10g，升麻 10g，泽泻 10g，生姜 3 片，大枣 5 个。

服药 3 剂后，诸症消失，次年夏季以上症状又出现，但很轻微，服药 6 剂痊愈。

5. 每次遗精之后即出现感冒案 李某，男，30 岁。

初诊：遗精病史数年，经治不效。近年来，每周遗精 1～2 次，遗精之后即感头晕乏力，全身酸痛，打喷嚏不断，发热。每次感冒之后一用治感冒的药物治疗就很快好转，但下次遗精之后又感冒如前，有时因无药内服，数日后，感冒也自然消失，但最近几个月来，感冒以后再用以前的方法治疗始终不再见效。不得已，停药观察数日，感冒症状非但不减，反见加重。审其脉弦而细，舌苔薄白。审其前用诸药，除西药外，中药大多为补气、解表之剂。综合脉症及前用药物效果后考虑：遗精之后而发，与肾有关也，肾与肝同源，肝为将军之官，出卫气，御外邪，肝肾俱虚，肝木失达，则卫表不固。治以补肝肾，理肝木，调营卫，其病可解。宗滋水清肝饮。

处方：柴胡 10g，白芍 10g，当归 10g，生地 18g，山药 12g，山茱萸 10g，白术 6g，茯苓 10g，泽泻 10g，丹皮 10g，栀子 10g，薄荷 6g。

处方完毕，某医问：可否用六味地黄丸?患者听后曰：已用六味地黄丸数百盒，但不愈也。遗精固然属肾，遗精之后感冒固然亦应考虑其病位在肾，但肾虚不一定感冒，因其不主卫气耳，卫气乃肝所主，此必肝肾俱虚始得此疾，又本病患者往往合并有肝郁化火之心烦易怒，相火动则遗精必频繁，故宜丹栀逍遥散疏肝气泻相火以助卫阳，六味地黄丸补肾水益精气。患者听后云：就是经常心烦不安，烦躁易怒，然未注意此证。故未叙述耳。

随访：服药 30 剂，诸症果然消失而愈。

按语：以上五例，治法虽异，然其治肝则同。可见感冒之疑难者，应求其肝耳。

二、汗证案

1. 头面一侧反复汗出案 康某，男，49 岁。

初诊：数年来左侧头面汗出，时发时止，有时左侧大汗如珠，右侧头面部却微汗皆无。近两年来，左侧头面汗出，日渐加重，有时一日出汗 4～5 次，有时十几次，每次汗出以前先感心中烦热，继而烦热上冲而汗出，汗出较少时仅见微汗，汗出较多时即大汗淋漓。经外院神经科检查诊断为自主神经失调引起的原发性多汗症，先用西药治疗一年多不见效果，后又改请中医以补气固表、养阴益气、敛汗止汗治疗一年多仍不见效。细审其脉弦紧而数，舌苔薄白。综合脉症及所用药物的疗效反复考虑：其汗出之状，既非动辄益甚、白昼时时汗出之自汗，又非寐中汗出，醒来自止之盗汗，因此种汗出不见于全身耳。一侧头汗出者，有云其乃气滞血瘀所致也，血瘀必见血瘀之脉症，而此证不具备耳。又思汗虽为心液，而鼓舞津液出于外而成汗者乃肝之阳气也，肝胆气郁则一侧有痰，此证脉弦乃肝脉也，紧数脉并见乃寒饮郁结于三焦阳气不得舒达也，弦紧数脉并见乃痰饮郁结三焦，肝气不得疏泄，若水饮稍减，肝木疏泄，则汗立出于面也。故治以疏肝气，化痰饮，理三焦。予柴胡加龙骨牡蛎汤加减。

处方：柴胡 10g，半夏 10g，黄芩 10g，党参 10g，甘草 6g，生姜 3 片，大枣 5 个，桂枝 15g，茯苓 15g，龙骨 15g，牡蛎 15g。

服药 3 剂，汗出大减，继服 3 剂愈。

2. 心悸心烦，烦热汗出案 苏某，女，28 岁。

初诊：5～6 年来经常一阵一阵地出汗，有时坐着不动突然感到心烦心悸，心胸中发热，继而全身发热一阵就汗出全身；有时因着急突然感到一阵心烦，热气从心胸中上冲，冲至头后，即突然全身出汗；有时一到新的工作场所即突然感到心烦热，全身烘热一阵即全身汗出。这种情况在月经前后特别严重。前后曾用西药和中药固表止汗剂达数十剂，然而不是不效，就是感到心烦心悸和全身憋胀特别严重，有时因全身憋胀难忍，非叫人捶打全身一个多小时不能入睡。细审其症：除以上诸症外，并见舌苔黄白，脉弦稍数。综合脉症及所用药物效果后考虑，汗出全身有气虚不固之自汗，亡阳亡阴之绝汗，阴虚火旺之盗汗，然气虚自汗多因劳而发，阴虚盗汗多在睡眠中而出，绝汗则必有绝证，此证皆不具备也。此证烦乱之后而汗出全身，乃肝经郁火所致也。冲脉者隶属肝脏，肝郁血虚，郁而化火，火邪欲伸，迫津于外，故汗出全身。治以养血疏肝，化痰泻火。予奔豚汤加减。

处方：川芎 10g，当归 10g，黄芩 10g，白芍 10g，葛根 15g，半夏 10g，桑白皮 15g，甘草 10g。

服药 1 剂，汗出即减，继服 4 剂，诸症均减，其后又连续服药 30 剂，诸症消失而愈。

3. 左前额一片汗出案 何某，男，45 岁。

初诊：左前额约鸡蛋大一片汗出一年多，有时汗出如珠，有时仅微微汗出，汗出时除此处有汗外，别的部位根本无汗，一般一日发作少者 3～4 次，多者 7～8 次，在精神紧张的一刹那间往往即刻出现。经过数个医院检查一直未确诊，在这一年中除西药外，仅服中药即达百余剂，但始终不效。审其除上症外，并时见胸满心烦，脉弦，审其所服中药大多为敛汗止汗之品。综合脉症，反复思考，脉弦细，胸满心烦者，乃肝郁化火所致；一片有汗一片无汗乃气滞血瘀所为，郁火时伸，故时见汗出，当拟疏肝养血，解郁泻火。予滋水清肝饮加减。

处方：柴胡 10g，当归 10g，白芍 10g，生地 18g，山药 12g，山茱萸 10g，茯苓 10g，泽泻 10g，丹皮 10g，栀子 10g，薄荷 3g，炒枣仁 15g。

服药 3 剂，汗出减少，继服 24 剂，病愈。

4. 半身汗出案 原某，男，38 岁。

初诊：左半身汗出一年多，外院诊断为"纵隔肿瘤"，要求手术治疗，因患者不愿手术和放疗，改请中医诊治。察其除上症外，并见胸满胸痛，心烦易怒，舌苔薄白，脉沉弦寸滑。

综合脉症，反复考虑，脉沉弦者，为肝郁血虚，寸脉滑者，为上焦痰热，因拟养血疏肝，化痰散结。宗逍遥散加味。

处方：柴胡 10g，当归 10g，白芍 10g，白术 10g，茯苓 10g，干姜 3g，甘草 10g，薄荷 4g，瓜蒌 30g。

二诊：服药 6 剂后，汗出减少，舌苔黄白而腻，脉弦紧而数。综合脉症分析，脉由沉弦寸滑转为弦紧而数，舌苔由薄白转为黄白腻，此乃寒痰化热，胶结难化之故。治以化痰饮，疏肝气，调理三焦。拟柴胡加龙骨牡蛎汤。

处方：柴胡 10g，半夏 10g，黄芩 10g，党参 10g，甘草 6g，生姜 3 片，大枣 5 个，桂枝 10g，茯苓 15g，大黄 3g，龙骨 15g，牡蛎 15g。

三诊：服药 4 剂后，汗出大减，但继服上药 10 剂后，效果全无，再察脉象已由弦紧而数转为弦细寸滑，又改予逍遥散加瓜蒌方。

随访：其后携方回乡继服，此方无效时改用彼方，彼方无效时又改回此方，如此三年多，共服药达千剂，汗出止，外院复查云：心肺膈无异常。

按语：以上四例汗出，表现各异，治法不同，然其治法始终没有脱离一个"肝"字。

三、痹证案

1. 关节、肌肉、头项窜痛不拘案 苏某，女，21 岁。

初诊：9 个月前在劳动过程中汗出受风后，突然全身疼痛，其后日渐加重，住院后经检查血沉 30mm/h，抗链"O"阴性，诊断为"风湿性关节炎"。先用西药治疗 3 个月无效。后又转入中医科病房以祛风除湿之剂治疗 6 个多月，但始终不见其效。细审其症：纳呆食减，胸满心烦，头晕失眠，神情抑郁，易哭，舌苔白，脉沉。询问其发病历史及疼痛特点，诉 2 年以前突然父母双双逝世，悲伤过度，经常啼哭，后因家庭困难停学参加工作，参加工作后被分配到工厂开天车，在开天车的 1 年中整天因工作不顺心而闷闷不乐，或在家独自哭泣，其后体质日差，9 个月前又突然汗出受风，不久就形成此病。发病后有时全身窜痛，有时关节疼痛，有时肌肉疼痛，有时头痛，有时两手指疼痛，有时足趾疼痛，但总起来看以关节疼痛的时间比较多。综合脉症：反复考虑，再结合服药后的效果进行分析，此病虽有风寒湿邪，然以肝郁气滞，郁而化风为主。故改拟疏肝理气。处以四逆香佛二花汤加减。

处方：柴胡 10g，枳壳 10g，白芍 10g，甘草 10g，香橼 10g，佛手 10g，黄芩 6g，玫瑰花（后下）10g，代代花（后下）10g，合欢花 15g。

用法：先将诸药用开水浸泡半小时，再煎，至水沸后 10 分钟左右，去滓服。

服药 4 剂后，身痛、头痛、关节疼痛俱减，继服 40 剂，诸症消失而愈。

2. 产后全身关节疼痛难忍案 申某，女，27 岁。

初诊：9 个月前顺产一男婴，产后半个月时，因天气太热，经常汗出，不得已，开窗户以透风，当天即发现全身关节肌肉疼痛，急至某院治疗。诊断为"风湿性关节炎"，服药 2 日疼痛有所减轻，但继服药非但疼痛不减，而且发现胃痛恶心，头晕头痛。后又转请中医治疗，虽然胃痛、恶心消失，但汗出、身痛却日渐加剧。特别是近两个多月来，指、趾、踝、腕、膝、肘、肩、颈项关节均感疼痛，屈伸关节困难，行动不便，汗出很多，疲乏无力，口舌干燥。审前医所用之药除西药外，中药多为祛风除湿之剂。舌苔白，脉沉弦细，综合脉症及所服药物效果后反复考虑，此乃产后血虚，又久用祛风除湿伤血之故也，经云：肝主筋，肝藏血，诸筋者皆属于节，肝血不足，筋失所养，则关节疼痛不利。故宜养血理筋为主，佐以微祛风湿热邪可也，拟大秦艽汤。

处方：秦艽 5g，羌活 3g，独活 3g，防风 4g，川芎 10g，白芷 3g，细辛 1g，黄芩 10g，生地 40g，熟地 15g，生石膏 15g，当归 12g，白芍 12g，茯苓 6g，甘草 6g，白术 12g。

二诊：服药 2 剂后，关节疼痛好转，精神改善。某医见上方祛风药量小力微，急改秦艽、羌活、独活、防风、白芷为 10g，细辛为 3g，服药 3 剂后，疼痛又剧，又返回治疗。审其脉症同上，改予上方加当归为 20g，白芍为 15g，续服。

服药 20 剂后，疼痛消退，精神、食欲大增，嘱其继服上方，2 周后痊愈。

按语：某医问：风湿性关节炎用祛风湿药疼痛反剧，而改用大剂养血微祛风湿反愈者何也？答曰：仲景在《伤寒论》中曾说：微数之脉，慎不可灸，因火为邪，则为烦逆，追虚逐实，血散脉中，火气虽微，内攻有力，焦骨伤筋，血难复也。就是说阴血不足者用灸法之微温均可焦骨伤筋而使病情加剧，此证阴血已经大衰，若稍予发散温剂必然焦骨伤筋，因此应用祛风湿药必须慎之又慎，此病之所以用祛风湿药加剧，而用养血反愈者，就在于此。

3. 人工流产后，指、腕、肘关节疼痛案　袁某，女，35 岁。

初诊：两个多月前人工流产后不久发现指、腕、肘关节疼痛，后因居室潮湿而冷又经常汗出，疼痛日渐加剧。在某医院诊断为"风湿性关节炎"。应用中、西医抗风湿药治疗两个多月，不但疼痛不减，反见更加严重。细审其症，除以上症状外，并见头痛畏风，胸满心烦，脉沉弦。综合脉症，辨证为肝郁血虚，治用养血疏肝。予逍遥散加味。

处方：柴胡 10g，当归 10g，白芍 15g，白术 10g，甘草 10g，生姜 3 片，薄荷 3g，丝瓜络 6g，桑枝 30g。

二诊：服药 6 剂，头痛畏风，胸满心烦好转，关节拘急疼痛稍减，舌苔白，脉弦细小数。改予大秦艽汤加减治之。

处方：秦艽 3g，羌活 3g，独活 3g，防风 3g，川芎 10g，白芷 3g，细辛 1g，黄芩 10g，生地 30g，熟地 15g，生石膏 10g，当归 10g，白芍 15g，茯苓 10g，甘草 10g，白术 10g。

三诊：服药 4 剂后，关节疼痛明显好转，但继服 2 剂后，关节疼痛反而加剧，乃改予逍遥散加味方治之。

如此两方交替各服药 30 剂，愈。

按语：某医云：为何先用逍遥散又很快改用大秦艽汤，又为何用大秦艽汤先有效后加剧？答曰：先用逍遥散者因其郁证之症状较多，郁证不除，则升降不能，筋不得养，然很快改用大秦艽汤因其关节疼痛改善不显著，风湿较重，阴血不足为主，故改用大秦艽汤，但过用则肝郁反甚，故疼痛又著，乃改用逍遥散加味调气机，致其清升浊降，筋脉得养，再予大秦艽汤，其病自愈。

以上三例，一者因肝郁而卫气不固，二者因产后肝血失养而卫气不固，三者因人工流产后损伤冲任，肝血失养而卫气不固，因其病因有异，而治法有别，但其相同者仍不离一个"肝"字。

四、经期鼻痒打喷嚏案

邢某，女，20 岁。

初诊：数年以来每次月经期间都出现鼻痒、眼痒、不断地打喷嚏，某院诊断为"过敏性鼻炎"。予多种抗过敏药物治疗无效。后又改用中药祛风解表、养血之剂治疗仍不效。细察其症，除鼻痒、眼痒、打喷嚏等症之外，别无明显异常症状。舌苔白，脉弦细。综合脉症，反复思考：弦细之脉者，肝郁血虚之脉也；痒者，风也；肝血不足，风邪内动，故身痒也，然何故眼痒、鼻痒而全身不痒？因肝为将军之官，肺卫不固耳。治以疏肝养血祛风。予逍遥散加味。

处方：柴胡 10g，当归 10g，白芍 10g，白术 10g，茯苓 10g，甘草 6g，生姜 3 片，薄荷 6g，白蒺藜 10g，桂枝 10g。

服药 4 剂之后，眼痒、鼻痒、打喷嚏等均明显好转。其后每次月经以前服药 4 剂，共服 16 剂，诸症消失而愈。

五、经行身痒案

葛某，女，29 岁。

初诊：3 年多以来每次月经将行之前即身痒难忍，朝轻暮重，搔痒过后可见大量红色如小米大的丘疹，抓破出血后瘙痒略减。某院诊断为"皮炎"，先予西药内服、外用 1 年多不见改善。后又改请中医治之，认为是风邪外客所致，应用祛风止痒之剂 2 个多月，不但瘙痒不见好转，反见更加严重，特别是近 2 个多月来，每次月经之前均奇痒难忍，昼夜难眠，烦躁不安，有时甚至产生自杀的念头。细察其症，全身到处是搔抓的血痕，内衣之上到处是点点血迹，烦躁不安，不断搔抓，舌苔白，脉弦细。综合脉症，反复思考，辨证为血燥生风。治以养血润燥，凉血散风。予丹参银翘饮加减。

处方：丹参 35g，银花 10g，连翘 10g，当归 10g，川芎 10g，白芍 10g，生地 10g，薄荷 3g。

服药 2 剂之后，奇痒消失，其后每次月经之前服药 4 剂，共服 12 剂，诸症消失，愈。

按语：某医问：为什么月经之前痒？为什么用祛风之剂反甚？答曰：月经之前冲脉充盈，若燥热郁内，瘀血不行，则郁而化风而为身痒；此种身痒乃瘀血燥热所为，非外风所致，若予散风之品以伤血，必燥热更甚，故痒必加。所以只可用活血养血之品，不可过用散风之味。

六、疣案

智某，男，17 岁。

初诊：2 个多月之前在上肢、躯干、颈部的诸多部位突然发生大量赘疣，大者如高粱，小者如小米，高出皮肤，微痒，不痛不红，某院皮科诊断为"传染性软疣"。先用西药治疗十几日未效，后又用生薏米 3 两熬粥服 1 个来月仍然无明显效果。细察其症，除颈部、前胸、后臂、背部有大量高出皮肤的赘疣之外，别无所苦，舌苔白，脉浮弦紧。综合脉症，因考虑皮肤之病在于肌表，弦者属肝脉，紧者属表寒，反复归纳分析认为：此乃少阳枢机不利，营卫失调，寒湿外客所致，乃拟和解少阳，调和营卫，佐以散寒除湿，予柴胡桂枝汤加减。

处方：柴胡 16g，半夏 10g，黄芩 10g，党参 10g，甘草 6g，生姜 3 片，大枣 5 个，桂枝 10g，白芍 10g，生薏米 30g。

服药 6 剂，赘疣消失而愈。

七、荨麻疹案

耿某，男，成年。

初诊：6～7 年来荨麻疹反复发作，遇冷、吃刺激性食物、饮酒均容易诱发。发作时先全身瘙痒，搔抓后即刻出现大片的高出皮肤的痒疹，1～2 小时即可自然消退，这种情况几乎每天发作 1～2 次。不大发作时，若拿重物或其他物品连续接触皮肤 10 分钟左右，即发现局部皮肤肌肉隆起，奇痒难忍，某院皮科诊断为"荨麻疹"。曾予西药治疗数年不效，后请某医以祛风散寒之剂治之。发作更加严重，又改请某医以养血祛风、散风除湿清热之剂治之，虽然没有使病情加重，但连续服药达 100 剂却无丝毫功效。细察其症，除荨麻疹反复发作外，偶见胃脘痞满不适，大便时干，舌苔薄黄，脉缓。综合脉症，反复思考：祛风散寒、养血祛风、散风除湿清热等法均为治疗荨麻疹的有效方法，然何故不效?其必有其他原因影响。脉缓，乃湿盛脾虚之脉，脾虚、湿盛之脉又不见脾虚、湿盛之证，其何故也?因思仲景《伤寒论·太阳篇》桂枝大黄汤方，此方所治之证没有明显的脾虚症状，而仅有营卫失调之脉，即脾肝俱见，营卫失调之证，用之甚为合拍，因拟桂枝大黄汤调营卫、和脾胃。

处方：桂枝 10g，白芍 20g，甘草 10g，生姜 10g，大枣 7 个，大黄 3g。

服药 10 剂后，诸症消失而愈。

八、牛皮癣案

刘某，男，26 岁。

初诊：一个多月以前感冒出汗之后不久，发现头部有少量痒疹出现。其后不久，在全身突然出现大量如高粱大小的红色痒疹，外罩少许白色鳞屑。其后有的融合成大片，按其皮肤微硬。若剥去表面的鳞屑则基底全呈红色，在夜间脱衣服或起床时可见有大量的白色鳞屑脱落而下，某院皮科诊断为"牛皮癣"。先用大量西药治疗 1 周有所好转，但不久又见加重。又请某医以祛风清热除湿之剂治疗 1 周，病情继续加重。细察其症：头、背、胸、上下肢、手均有大片牛皮癣，其中背、胸、颈、大腿、腹部均融合成大片，外罩有大量白色鳞屑状物。剥脱后基底呈赤色，不流脓水，不痛，但奇痒，舌苔白，脉弦。综合脉症，辨证为枢机不利，营卫失调，拟用柴胡桂枝汤加减，调营卫，和解表里。

处方：柴胡 10g，半夏 10g，黄芩 10g，党参 10g，甘草 10g，生姜 2 片，大枣 5 个，桂枝 10g，白芍 10g，生薏米 30g。

服药 10 剂后，痒疹明显好转。继服 10 剂，痒疹消失而愈。

第四节   从肝主筋治疗疑难病

一、痿证案

1. 左臂瘫痪抬举困难，左手腕、指弛缓不收案   沈某，女，48 岁。

初诊：5 年前发现左手拇、食二指麻木，其后逐渐手指活动不灵活，3 年前逐渐出现左手腕不能抬起，五个手指不能屈伸，说话亦感困难，2 年前，又突然出现左半身不遂。急住某医院，诊断为"脑血栓形成"。住院后以针灸、西药和中药再造丸治疗半年，左下肢活动虽已基本恢复，但左上下肢麻木酸困不减，左手腕仍不能抬起，手指不能屈伸，说话不灵活，合谷附近肌肉萎缩。审其除上症外，并见面色苍白，神疲乏力，舌謇，左臂仅能抬举30°左右，左手腕、指均缓纵不收，舌质红，舌苔少，脉弦稍大。综合脉症，并结合前药的效果反复考虑：辨证为气阴俱虚，肝筋失养，拟用养阴益肝，舒筋。予加减复脉汤加减。

处方：炙甘草10g，党参10g，麦冬10g，白芍12g，阿胶（烊化）10g，生地15g，桑枝30g。

二诊：服药10剂后，上肢能上抬至90°，手腕微能抬起，手指稍能屈伸，但却发现头晕头胀，失眠，舌脉同上，此肝阳上亢所致，上方加龟板15g，龙骨15g，牡蛎15g，五味子10g。

三诊：服药2周，共服药12剂，精神大增，头晕消失，手腕已能自动抬起，手指能屈伸，并能从地上拾起钱币，宗效不更方之旨，继服30剂，后果然痊愈。

2. 右侧膝后肌腱时感抽搐痿软案 张某，女，40岁。

初诊：右腿有时酸困6～7年，近4年多来，右侧膝后肌腱有时突然抽动，特别是近3年来，经常在骑自行车上下班时突然抽搐不能伸展而摔倒在地，而且小腿肌肉稍有萎缩。某院神经科检查诊断为"侧索硬化"。经针灸、西药、中药等治疗一直不见好转。审其除上症外，精神、食欲尚正常，舌苔白，脉弦缓。综合脉症，反复考虑：筋者属肝，时见拘挛不伸者，肝阴不足；缓脉者，湿郁不化之脉，湿邪伤肝，肝阴不足。治以养肝阴、除湿、舒筋。予芍药甘草汤加味。

处方：白芍10g，赤芍10g，五加皮9g，晚蚕沙9g，木瓜15g，甘草9g。

二诊：服药12剂后，休息数日后来诊云，下肢酸困好转，抽搐没有出现，继服上方30剂，诸症消失而愈。

3. 全身瘫痪，手足瘛疭疼痛难止案 李某，男，50岁。

初诊：头项强痛，手足瘛疭疼痛2年多，1年多以前逐渐发现头痛，眼珠疼痛，颈项强痛，瘫痪，不能支撑头部，并很快出现四肢完全瘫痪，大小便或失禁或不能排出。经太原、西安、北京等地数个医院检查诊断为"多发性硬化"。住院前后达1年，除神志还清醒，饮食还能进行外，一切活动均需他人帮助进行。细审其证，除以上所述者外，并时时见其烦躁易怒，不断骂人，全身瘫痪，指、趾时时抽动，每抽一下即感全身剧烈疼痛一次，头不能转动，眼珠一动即疼痛难忍，身热，汗出，尿道灼热疼痛，尿有时失禁，有时尿闭，大便秘结，若一用泻下药即连续数日大便失禁，臀部、肩部均有褥疮，体温39℃，舌质红绛，苔黄，脉虚细滑数。综合脉症，辨证为阴虚风动，筋脉失养。故拟养阴清热，息风理筋。予大定风珠加减。

处方：龟板30g，鳖甲30g，炙甘草10g，生地15g，阿胶（烊化）10g，麦冬12g，五味子6g，知母10g，黄柏10g。

二诊：服药6剂后，抽搐、疼痛、瘫痪均稍减，手足抽动有时间隔2～3分钟才出现一次，上下肢已稍能活动，头能左右活动，眼珠活动时已有时不痛，后因某种原因改由他医治之。改用大秦艽汤，服药2剂后，汗出如洗，疼痛加剧，瘫痪疼痛又复如前，再审其脉症，除原有症状较前加剧外，并见精神极其疲惫，舌质红绛，苔净，脉细弦数。综合脉症，仍辨证为阴虚风动，筋脉失养。复予原方20剂。

三诊：服药20剂后，疼痛大部消失，体温降至37.5℃，并能在他人搀扶下走路100余米。

按语： 某医问：大秦艽汤本为养血通络祛风方剂，此人阴血不足，虚风内动，何用之反剧也？答曰：本证阴液大亏，水不涵木，风邪内动，非滋水涵木、潜阳息风不能解，若再以风药以鼓动其风，伤其阴血，则其病必剧，甚或危及生命，故必须慎之又慎。

4. 煤气中毒后遗症，四肢挛缩瘫痪、疼痛案　毛某，男，28岁。

初诊：煤气中毒昏迷半年后，虽经中西药治疗神志已经基本清醒，但仍四肢挛缩不能屈伸，活动不能，手指、足趾亦呈痉挛性瘫痪，张口、睁眼困难，稍微活动其肢体则疼痛难忍，后经放射科检查发现肩、肘、踝、膝、指关节均有骨质增生现象。审其神志虽基本清醒，但两眼仍呈直视状，半张其口不能随意开合，失语，四肢瘫痪而挛缩，手指、足趾亦呈挛缩状，舌质红，无苔，脉弦细数。综合脉症，辨证为血虚生热为本，瘀血阻滞为标，故拟养血清热，活血舒筋，并配合按摩、针灸治之。拟活络效灵丹加减。

处方：丹参30g，赤芍15g，当归10g，乳香7g，没药7g，桑枝30g，木瓜10g。

二诊：服药30剂并配合针刺、按摩治疗后，四肢和手指、足趾均能屈伸，并能拿住一般东西，在他人的保护下也能走几步远路。为加强补肝舒筋之效，加鹿角胶10g。

三诊：服药30剂后，上下肢和手指、足趾活动基本正常，为恢复正常功能，嘱其间断服药，并加强体育锻炼，1年后诸症消失而愈。

按语： 以上四例不同性质的瘫痪，有两例从养阴而取效，一例从养阴除湿取效，一例从活血取效，治法虽异，而理肝则同。

二、中风后遗症案

苏某，男，58岁。

初诊：脑血栓形成1年多，经过西药、中药、针灸治疗后，神志已完全恢复正常，偏瘫亦有所改善，但左上肢仍然仅能高抬至头，肘关节只能伸至130°，屈至45°，指挛缩如紧握拳头状不能伸展，膝关节仅能伸至160°，踝关节内收不能放平，趾挛缩不能伸展，手不能握物，足不能走远路，在别人搀扶下走几十步后即疼痛难于继续行走，审其脉症：除以上诸症外，舌苔薄白，脉弦涩不调，审其前用诸药大多为通络之品。综合脉症，辨证为肝阴不足，血络瘀滞，筋脉失于濡养。故拟养阴清热，活血舒筋，予曲直汤加减。

处方：山萸肉30g，知母10g，生乳香10g，生没药10g，当归15g，丹参15g，川续断15g，黄芪20g。

服药连续达3个月，肢体活动恢复正常。

按语： 肝主筋，肝藏血，肝阴亏损，肝血不足，瘀血阻滞筋脉者，均可致筋脉挛缩瘫痪，故此方以活血养血补血而挛缩、瘫痪得愈。

三、疝案

王某，男，45岁。

初诊：睾丸硬痛坠胀2年多，经多个医院诊断为"睾丸结核"，因久服抗痨药不效，要求改用中药治疗，审其除以上症状外，舌苔白，脉弦。综合脉症，辨证为痰凝气滞，结于宗筋，乃拟温肝理气，化痰散结。予橘核丸加减。

处方：橘核10g，川楝子10g，肉桂6g，厚朴10g，延胡索10g，昆布30g，海藻10g，桃仁10g，当归10g，木香6g，白芥子6g。

服药100剂后，睾丸肿硬疼痛减轻，坠胀好转，上方加乌药10g，继服100剂而愈。

四、阳痿案

1. 阳痿久治不效，无性要求案　贺某，男，27 岁。

初诊：结婚 4 年多来，阳痿或者不举，或者举而不坚，或者刚刚勃起不到几秒钟即完全痿软，别无所苦，近一年多来更甚，某医辨证为肾阳亏损所致，前后用补肾壮阳汤剂达 400 余剂、三肾丸 400 余丸、龟龄集 300 余瓶、男宝 20 余瓶等，始终无效。审其除阳痿外，腰不痛、不酸，精神、体力均甚佳，惟偶见心烦失眠，舌苔黄白，脉弦紧。综合脉症及所用药物效果后考虑：若有肾虚当有腰酸、腰痛，而此却无明显的腰酸、腰痛；又若肾虚，其尺脉则或大或小，而此却无特殊表现。因此，本病必非肾虚所致，弦紧之脉的弦脉诸家多认为属于肝病，紧脉或为寒饮停聚，或为肝与三焦之阳气凝结不化，阳事者属宗筋所主，宗筋隶属肝经。因此辨证为寒湿客于三焦，肝气郁结，筋脉失养所致。乃拟柴胡加龙骨牡蛎汤加减为方以调三焦，理筋脉，疏肝木。

处方：柴胡 10g，半夏 10g，黄芩 10g，党参 10g，桂枝 15g，生姜 4 片，甘草 6g，大枣 5 个，熟军 3g，龙骨 15g，牡蛎 15g，茯苓 15g。

服药 4 剂后，阳事时举，但仍举而不坚，并开始有性的要求。又服 4 剂，阳事举而稍坚，并曾与爱人发生一次性交，而且有快感。又继服 4 剂，停药观察，1 年后生一男孩，全家大喜。

2. 阳痿数年，烦躁失眠案　孙某，男，28 岁。

初诊：结婚已 5 年多，前 2 年性生活一直正常，2 年后逐渐发现阳事举而不坚，特别是最近 1 年多来，阳事根本不能勃起。本病开始出现时，曾服用补肾壮阳之剂 400 余剂、丸剂 300 余盒，但始终不效。后又请某医诊治，辨证为下焦湿热、相火炽盛，予知柏地黄丸，服药 4 盒后，发现阳事微举，但仍举而不坚，不能性交，又服丸药数盒，阳事微举的现象未再出现。审其除阳痿外，并见头晕头痛，胸满心烦，失眠乏力，精神难于集中，口苦口黏，纳呆食减，恶心欲吐，大便正常，小便黄，舌苔白，脉弦滑数。综合脉症，反复思考：此非肾虚所为，乃痰火阻郁肝胆，宗筋失养所致。拟用柴芩温胆汤疏肝理气，化痰泻火。

处方：柴胡 10g，黄芩 10g，龙胆草 10g，竹茹 10g，半夏 10g，陈皮 10g，滑石 10g，竹叶 10g，夜交藤 30g。

服药 4 剂后，精神好转，头晕头痛、失眠心烦等症减轻，又服 8 剂，除以上症状好转外，并见阳事时举，开始有性的要求，但性交时无快感，继服 20 剂，性生活完全恢复正常。

3. 阳事难举，一想性生活即心悸难忍案　苏某，男，35 岁。

初诊：1 年多以前，外出工作不顺利，思想上特别不愉快，回家后，同房时发现阳事举而不坚，有时刚刚接触即精液流出，为此曾到数个医院治疗。1 年来，不但早泄，而且发现阳痿。细审其症，除上述症状外，并见头晕头痛，心烦意乱，心悸失眠，有时心跳有暂停的感觉，食欲较差，偶见胸胁苦满，舌苔白，脉弦细数。细询其原用方药，大都为补肾助阳、涩精固肾之品。综合脉症及所用药物效果后分析：本病既非肾阳之虚，亦非肾精不固，乃肝郁血虚，郁而化火，宗筋失养之故，乃拟养血疏肝，解郁泻火。予丹栀逍遥散加减。

处方：柴胡 10g，当归 10g，白芍 10g，白术 10g，茯苓 10g，甘草 10g，干姜 4g，薄荷 3g，丹皮 10g，栀子 10g。

服药 6 剂后，不但心烦心悸、头晕头痛等症好转，而且阳痿亦见改善，并云：此次性交时已有快感。

按语：某医听后问：丹栀逍遥散乃治妇科疾病之妙品，为什么治疗阳痿有效？答曰：阴茎乃宗筋所主，宗筋属肝，肝郁血虚则宗筋失养，宗筋失养则阳痿不举，丹栀逍遥散乃养血疏肝，理气泻火之品，肝气舒，阴血养，郁火除，其病自解，又继服 20 剂而愈。

阳痿一证，因肝而致者甚多，其中以肝郁气滞所致者为最多见，故临床治疗因肝所致者，多从解郁疏肝治疗。

五、阴茎，阴囊发冷案

许某，男，50 岁。

初诊：3 年多前有一日偶尔发现阴茎头部有冷感，当时没有引起注意，3 个多月后又发现阴囊有时发冷，开始引起注意，于是前后在北京、天津、上海、太原等地医院进行了检查，未见异常，中医辨证是肾阳虚或阳虚寒湿，3 年内服中药即达 800 余剂，但是服药后不是无效，就是有不良反应。细审其症，除以上症状外，尚有头晕头胀，心烦心悸，胃脘有时悸动和逆气上冲，冲至胸则气短心烦，冲至咽则气短，冲至头则即刻身热汗出，大便不爽，小便有时很多、有时很少，舌苔黄白，脉弦紧。综合脉症及用药效果后，反复考虑：阴茎、阴囊均宗筋之属也，宗筋者属肝，此必肝经之病也；胃脘悸动逆气上冲，乃奔豚之症也，奔豚之病多属于肝，其发于胃脘者，必兼寒水郁于三焦所致；脉弦者，肝也；紧者，寒也、饮也。此乃肝郁气滞，寒水郁于三焦，清阳失升，寒湿下流，宗筋失常所致也，拟用疏肝理气，除寒湿，理三焦。予柴胡加龙骨牡蛎汤加减。

处方：柴胡 10g，半夏 10g，黄芩 10g，党参 10g，甘草 10g，干姜 4g，大枣 5 个，桂枝 15g，茯苓 15g，大黄 3g，龙骨 15g，牡蛎 15g。

服药 4 剂后，除阴茎、阴囊冷湿好转外，其他诸症亦明显改善。继服上方 14 剂，阴囊、阴茎湿冷竟完全消失，他症亦愈。

按语：某医问：患者为何前用附子四两、肉桂二两、硫黄三钱，并合并有小茴香二两、大茴香一两、蛤蚧一对、沉香三钱，以及肉苁蓉、巴戟天、雄蚕蛾等热药大剂数十剂不效，而用柴胡加龙骨牡蛎汤反效，而且其中仅有桂枝 15g，却其效如神也?答曰：本病之阴囊、阴茎湿冷乃肝郁气滞，寒湿阻郁，心火不得交于肾之冷，而不是肾阳本虚之冷，故以补阳不效，而以疏肝解郁，调理三焦得愈也。又凡见局部发冷之病的原因有二，一者阳虚寒盛，二者寒郁不化，前者应予补阳，阳复则寒解；后者应予疏散，寒散则冷解，反之若虚者以散则寒者更寒，郁者以补则冷者更冷，此治局部发冷之要诀也。

六、鸡爪风案

高某，女，29 岁。

初诊：产后 3 个多月以来，经常发现手抽不能伸展，某院诊断为"缺钙"。予钙剂治疗后稍有好转，但停药后又复如前。又转请某医针灸治之，开始 2 日有所好转，但继续针刺 2 个多月，不再有丝毫效果，细察其症，除手不断抽如鸡爪状外，其他无明显症状，舌苔白，脉弦细。综合脉症，反复思考：本病发生于产后血虚之时，乃血虚风动，筋脉失养所致，治以养血平肝息风。予麻菊散加减。

处方：天麻 10g，菊花 10g，当归 12g，川芎 10g，生地 15g，白芍 15g，钩藤 15g，龙骨

15g，牡蛎 15g，薄荷 3g。

服药 4 剂后，诸症消失而愈。

七、骨质增生案

范某，男，56 岁。

初诊：2 年多以来，头晕项强，臂痛麻木。近 1 年多来，又发现背痛腰痛，腿痛麻木，某院诊断为"骨质增生"。先用理疗治疗无效，后又改用骨刺消痛液、骨仙片、舒筋散，外贴膏药，以及活血止痛之剂仍然无明显效果。特别是近半年以来，疼痛、麻木更加严重，经常因疼痛、麻木难忍而难于入睡，不得不配合针灸、按摩治疗，但时至今日，仍然不见改善，细察其症，除头晕头痛，项强背痛，臂痛麻木，腰痛，腿痛麻木等症之外，并见烦躁不安，食欲不振，失眠健忘，舌苔白，脉弦紧。综合脉症，再结合所用药物之效果进行分析，病在筋骨，肝肾为病，木郁失达，非用活血治骨之法所能解，治拟养血疏肝，温肾助阳，予逍遥散加味。

处方：柴胡 10g，白芍 10g，白术 10g，当归 10g，茯苓 10g，甘草 10g，干姜 4g，薄荷 3g，狗脊 30g。

二诊：服药 6 剂之后，腰、腿疼痛稍有好转，但烦躁头晕、背痛、手臂麻木不见改善，舌苔白，脉弦滑。综合脉症，此乃肝肾之气稍舒，肾气稍恢复，而肺中痰热不化之故耳。治以养血疏肝，化痰清热，理气散结。

处方：柴胡 10g，当归 10g，白芍 10g，白术 10g，甘草 6g，生姜 3 片，薄荷 3g，瓜蒌 30g。

三诊：服药 6 剂后，头晕头痛、失眠心烦、背痛、臂痛麻木均见好转，但腰腿疼痛不见好转，此乃肾气仍虚，治以养血疏肝，温肾助阳法。从此之后，以上方交替服用 2 个多月，诸症全部消失。

第五节　从肝藏魂、主惊治疗疑难病

一、梦魇案

高某，男，60 岁。

初诊：数十年来在睡眠过程中经常大声呼叫，有时突然号啕大哭，有时突然起床做一些家务活，如劈柴、烧水、担水等，有时因做噩梦而突然起床钻入床下，有时甚至到街上乱转好久，又回家继续睡眠，开始没有引起注意，最近，几乎 2～3 日即发生一次，特别是近 3～4 个月来，有时睡眠过程中突然穿上衣服到同事家敲门，有时甚至还和同事说几句话，回家后，继续睡眠而完全不知此事，及至同事问起此事时，才有所发觉。不得已，请中西医治之，服药数月后，睡眠虽然很实，但以上症状仍时见发生。细审其症，除以上症状外，精神、食欲均正常，舌苔薄白，脉弦紧。综合脉症及前医所用药物效果后，反复考虑，前医用安神镇静之剂无效，说明其病不在心，而在其他脏腑。夜间不由自主地游动，乃魂之所主，魂藏于肝，魂不守舍，肝之升降失调所致也，从肝论治。宗柴胡加龙骨牡蛎汤升清阳，降浊阴，调营卫。

处方：柴胡 10g，半夏 10g，黄芩 10g，党参 10g，甘草 6g，桂枝 15g，茯苓 15g，大黄 6g，龙骨 15g，牡蛎 15g，生姜 4 片，大枣 7 个。

服药 2 剂后，上述诸症 1 周来没有发生，又服 7 剂，1 年后特来相告，上述诸症一直未发。

二、心悸案

1. 心悸气短，头晕乏力案　余某，女，38 岁。

初诊：1 年多以前，在一次感冒受惊之后，发现胸满气短，心悸心烦，头晕乏力，食欲不振。经过住院治疗半年多，虽然恶寒发热、咽喉疼痛明显好转，但以上所述各症不见改善，为此曾请数个医院大夫会诊，均诊断为"心肌炎、心房颤动"。又予中西药治疗 8 个多月，以上症状仍不见改善。审其除以上症状外，并见神疲乏力，时而恶心口苦，失眠，时时叹气，甚或时有逆气上冲，舌苔白，脉弦细结涩。再查他医所用之药，大多为炙甘草汤、补心丹、归脾汤等加减。综合脉症，辨证为邪入少阳，水饮阻滞，因拟和解少阳，佐以温阳化饮。予小柴胡汤加减。

处方：柴胡 10g，半夏 10g，党参 10g，黄芩 10g，生姜 3 片，甘草 10g，大枣 7 个，桂枝 10g，茯苓 6g。

服药 6 剂后，胸满气短、心悸心烦、食欲不振、头晕失眠等症好转，精神大增，脉结象亦明显减少。宗效不更方之旨，继予上方 60 剂，诸症消失，精神、食欲正常，心电图亦完全正常。

2. 心前区憋闷疼痛，心悸气短案　于某，女，42 岁。

初诊：2 年多以前，在工作过程中，突然发现心烦心悸，心前区憋闷，急查心电图发现有 T 波倒置，期前收缩，心房颤动，即刻住院进行治疗。经过会诊，诊断为"冠心病，期前收缩，心房颤动"。先予西药治疗半年不效，后又配合中药冠心二号方、瓜蒌薤白白酒汤加减治疗 1 年多，仍然无明显效果。细审其症见头晕目眩，心前区憋闷，隐隐作痛，心烦心悸，气短乏力，口苦咽干，纳呆食减，舌苔薄白，脉弦滑结，偶见代脉。综合脉症，并参考前医所用之方药效果后，反复考虑：此乃肝郁气滞，痰热不化所致也。因拟疏肝理气，化痰散结。予小柴胡汤加味。

处方：柴胡 10g，半夏 10g，黄芩 10g，党参 10g，甘草 10g，生姜 5 片，大枣 5 个，瓜蒌 15g。

服药 5 剂后，胸满胸痛、心烦心悸、头晕目眩、气短乏力、食欲不振等均明显好转，精神大增。

按语：某医见其药效甚佳，问之曰：何如此之效也？《伤寒论》云："伤寒，脉结代，心动悸，炙甘草汤主之。"此病为何不用炙甘草汤？答曰：结脉在疾病性质上有虚实之分，虚者可用炙甘草汤，实者则不可，若实者之因气滞者应理气，瘀血者当活血，痰滞者当化痰，此病脉见滑结，乃痰气郁结所致，故以化痰理气治之，至于为什么用瓜蒌薤白白酒汤加减无效，认为其病主要在肝胆而不在肺心，瓜蒌薤白白酒汤加减乃治肺心之剂，而非治肝之品，故不效，正如喻嘉言所说，不明脏腑经络，开口动手便错，即此意耳。继服 10 剂，除以上诸症好转外，脉间歇次数亦由每分钟 3～4 次，减为每小时发作 5～6 次。后因某些特殊原因，患者改用逍遥散加减治之，服药 5 剂后，诸症加剧，不得已，又改用上方治之，服药 60 剂后，诸症消失，心电图检查亦恢复正常。

3. 心悸心烦，心前区痛案　郝某，男，49 岁。

初诊：1 年多来，心悸心烦，心前区憋闷，隐隐作痛。某院诊断为"冠心病、心房颤动、左束支传导阻滞"。曾先后住院两次，共计 15 个月，除西药外，仅服治疗冠心病的中药即达 400 余剂，但始终无效。仔细辨证后，根据以前应用小柴胡汤治疗冠心病多有效果的经验，处以小柴胡汤加味治之，服药 6 剂，寸效皆无，细审其症，除心悸心烦，心前区憋闷，隐隐作痛外，无明显其他症状，舌苔白，脉弦细结涩，偶见结象。综合脉症，反复思考：脉弦细者，血虚肝郁之脉，结涩并见者，为气滞血瘀之象；弦细结涩并见者，为血虚肝郁。法当养血疏肝。予逍遥散加味。

处方：柴胡 10g，当归 10g，白芍 10g，白术 10g，茯苓 10g，甘草 6g，生姜 3 片，薄荷 3g，青皮 10g。

服药 7 剂后，心悸心烦、心前区憋闷果然大减，疼痛消失，继服上方 3 个月，诸症消失，心电图正常，痊愈。

4. 心悸心烦，逆气上冲案　郭某，男，25 岁。

初诊：2 年多以前，突然有一日胸满心烦，时时烦热之气上冲，冲至胸则心烦心悸，冲至咽喉则气短，咽喉不利，至头则头晕，全身烦热、汗出。急至某院住院治疗，诊断为"心肌炎、频发性室性期前收缩"。先用西药治疗 7 个多月无效，后又加用中药治疗半年多，仍然无效。出院后，又单纯应用中药治疗 5 个多月，仍无效果。细审其症，除以上所述诸症仍然存在外，并见心前区时而憋闷，隐隐作痛，纳呆食减，口苦咽干，失眠多梦，舌苔白，脉弦滑结代。再审前医所用之药，大多为活血祛瘀、化痰通阳之品，以及炙甘草汤加减。综合脉症及所用诸药之效果后，反复考虑：前医所用之方多治在心，而未治肝胆，而本病脉弦滑，烦热上冲，正痰热结于肝胆之证也。因拟化痰清热，解郁疏肝。予奔豚汤加减。

处方：川芎 10g，当归 10g，黄芩 10g，白芍 10g，葛根 15g，半夏 10g，生姜 3 片，甘草 10g，桑白皮 15g。

服药 10 剂后，胸满心烦、心悸、烦热上冲、食欲不振、失眠多梦等症均减，精神大增，继续服药 3 个月，共服药 86 剂，诸症消失，精神、体力正常，心电图检查亦正常。

按语：心悸之从肝治者，即使均见肝郁气滞之证，亦应分其夹痰、夹血虚、夹气滞而分别论治，否则往往事倍功半。

第六节　从肝主目治疗疑难病

一、生气后失明案

张某，男，49 岁。

初诊：1 年前，突然因感觉被冤枉而连续几个昼夜不能睡眠，也不能吃饭，紧接着两眼突然失明，经数个医院住院检查一直没有确诊。中西药治疗 1 年一直未效。细审其症，除失明外，并见胸满胸痛，食欲不振，烦躁易怒，舌苔薄白，脉沉。综合脉症，辨证为郁怒伤肝，肝阴不足，不得养目。治以疏肝理气，养阴泻火。予四逆散加味。

处方：柴胡 10g，白芍 10g，枳实 10g，甘草 10g，陈皮 10g，青皮 10g，玫瑰花 10g，佛手 10g，白蒺藜 10g，钩藤 10g，栀子 10g，玄参 30g。

服药 20 剂后，胸满心烦、烦躁易怒、食欲不振好转，视力微见好转，有时能看见人影，继服 40 剂，视力恢复正常。

二、外伤后失明案

张某，男，30岁。

初诊：素有双眼近视，在农村夜间行路时，不慎跌入约一人深的土坑之中，前额亦碰在坑壁上，站起后，突然发现天空中的星斗看不见了，但未见其他伤痕，爬出土坑之后，道路也看不见了，天亮后，两眼看太阳仅见一片红色，其他任何物体均看不见。诊得其脉沉，认为系肝气郁滞，肝木失养，阴精不得上注于目所致，故拟王府舒肝丸。

用法：一日4次，一次1粒。

连续服药8日，视力增加，能在1米远近范围内看见人影，在天晴时，可以不靠别人帮助走路，继服药20日，视力恢复正常。

按语：根据临证经验，突然失明，脉见沉者，疏肝解郁是一个非常有效的治疗方法。

三、小儿疳眼案

渠某，男，2岁。

初诊：长期腹泻不止2个多月，两眼只闭不开十几日。细察其症，消瘦脱水状，哭声低弱，大便稀溏失禁，腹微满，皮肤干燥缺乏润泽之色，两眼紧闭不睁，用手撑开眼睑后见其乌睛呈一片白色，用手电在眼前晃动时两眼毫无反应，手足微冷，脉沉弱而数。综合脉症，辨证为食积于内，脾阳大衰，肝肾精气俱衰而不能上荣于目，拟用消积、温中、养肝。

处方：

（1）捏脊疗法，一日1次。

（2）脐部外贴十香暖脐膏、丁香、肉桂末。方法：先将丁香、肉桂等分研为末，放入脐中，再用十香暖脐膏外贴即可，3日一换。

（3）鸡肝每日一具，煮半熟后，汤与肉同时服下，不准放盐，以免减低疗效。

服药、外贴、捏脊共进行1周之后，泄泻停止，食欲加强，两眼微能睁开，并见乌睛稍有落出，又以上法治疗1周，愈。

四、暴盲案

1. 暴盲，头痛案　朱某，女，50岁。

初诊：十几年来经常头痛，近2周来，突然视力下降，1周后完全失明，经某院反复检查诊断为"视乳头水肿"。先用激素等治疗十几日不见明显效果，乃要求中药治疗。细察其症，两眼已完全失明，任何东西均看不见，但眼的外观无明显改变，头晕头痛，烦躁失眠，时时叹气，食欲不振，口苦口干，失眠，舌苔黄白，脉弦滑数。综合脉症，反复分析，此乃痰火郁结在肝胆，火邪上冲，肾水被灼，治以化痰疏肝泻火。拟柴芩温胆汤加减。

处方：柴胡10g，黄芩10g，龙胆草10g，竹茹10g，半夏10g，陈皮10g，滑石15g，竹叶10g，夜交藤30g。

服药4剂之后，视力稍有恢复，服药至8剂后，视力增至0.4，头晕头痛，失眠等症好转，继服20剂之后，视力竟完全恢复正常，乃再服10剂善后。

2. 暴盲，目赤案　聂某，男，40岁。

初诊：2年前在讲课的过程中突然发现视力下降，眼前有黑花，急至某院检查，诊断为

"眼底出血"，经过治疗以后，不久即全部吸收，但视力却继续下降，半年之后，视力全部丧失，又经北京、天津、呼和浩特等地几个医院检查诊断为"葡萄膜炎、中心性视网膜炎"，前后住院约一年半，除应用西药治疗外，还配合中药明目养阴之剂进行治疗，但时至今日，仍然视力极差。细察其症，两眼红赤，不痛，在 1 米之内的距离内可看到桌椅、人物，别无所苦，舌苔白，脉沉弦紧。综合脉症，辨证为阴血不足，瘀血阻滞，伏风于内，治以滋阴降火，活血散风。予独活补元饮加减，

处方：独活 18g，玄参 60g，骨碎补 18g。

服药 30 剂后，视力明显增加，继服 40 剂，视力基本恢复正常，又服 40 剂愈。

五、青风内障案

何某，女，17 岁。

初诊：20 多日以前，突然发现头痛，眼珠疼痛，恶心欲吐，视力下降，瞳孔散大，某院诊断为"急性青光眼"。先用西药点眼，眼珠疼痛稍减，但继续应用则无明显效果。细察其症，除头痛眼痛，视力下降，恶心欲吐外，并见舌苔薄白，脉弦。综合脉症，辨证为肝火内郁，风邪外客，内外合邪，蒙蔽眼窍，治以平肝泻火以治内，疏风散邪以治外。予青决汤加减。

处方：草决明 15g，菊花 10g，防风 6g，车前子（布包）10g，柴胡 6g，薄荷 6g，青葙子 10g，蝉蜕 9g。

服药 4 剂之后，头痛、眼痛消失，视力增加，继服 20 剂之后，诸症消失而愈。

按语：某医问：羚羊角乃眼科圣药，余在本病开始时曾用之数剂不效，而老师仅用此轻剂却效如神，其故何在？答曰：羚羊角虽为眼科圣药，但若用之不当则仍然不会有效，羚羊角是一个性寒偏于平降的药物，若用于肝火上冲的眼病无疑会有效。然而本病起于卒然，是一个内有郁火，外有风邪闭郁所致的证候，郁者，必散、必达、必泻，方可解除病邪，否则，但予降逆则郁者更郁，而病难解也。此方之所以取效者，就在于达之、散之，郁解之邪得除也。

六、产后眼珠疼痛案

刘某，女，42 岁。

初诊：6 年前在生第三个孩子后不久，因工作太忙，不得不连续书写材料 1 个多月，材料刚刚写完，发现两个眼珠一直疼痛，不敢看任何东西，为此前后住院 5 次，但始终没有确定诊断。在住院期间，先用西药治疗达一年半无明显效果，后又加用中药明目泻火之剂治疗，亦无明显疗效，3 个月之前，因为胃痛，注射阿托品 1 针后，胃病虽然停止，但两眼却突然完全失明，休息了十几日以后，视力稍有恢复，但从此之后，视力较前更差，眼珠更痛，眼眶和两侧太阳穴部经常沉重疼痛，不敢睁眼。细察其症，两眼外观无异常，不敢睁眼，睁眼后即刻感到眼珠干痛，烦躁易怒，月经经常淋漓不断，舌质红，舌苔薄白，脉弦细。综合脉症，辨证为肝阴不足，虚火上炎，久视损伤阴精所致，治以养阴疏肝，佐以平肝降火。

处方：柴胡 6g，当归 12g，山药 15g，生地 30g，白芍 15g，女贞子 30g，草决明 15g，珍珠母 30g，车前子（布包）9g。

二诊：服药 4 剂之后，眼病减轻，但头痛、眼眶疼痛未减，上方加枸杞子 12g，白术 9g。

服药 10 剂以后，眼痛、头痛消失，并能看一般东西，但看文件、书报仍然有点困难，继服 20 剂后，眼痛消失，并能看书报、写材料。

七、脑炎后失明案

高某，女，5 岁。

初诊：2 年多以前突然高热昏迷，某院诊断为"流行性乙型脑炎"，经过中西药联合治疗之后，虽然高热、昏迷已经消失，但却发现两个眼睛已完全失明，又经某院会诊确定为"皮质盲"。先用西药治疗 4 个多月不见明显效果，又配中药明目地黄丸、石斛夜光丸等治疗 1 个多月仍无明显疗效。细察其症，两眼外观无异常，精神、食欲亦正常，舌质红，少苔，脉虚数。综合脉症，辨证为肝肾精虚损不能上注于目，治以补肝肾，益精明目。

处方：龟板 15g，鳖甲 15g，何首乌 10g，生地 10g，白芍 10g，覆盆子 10g，五味子 10g，牡蛎 6g。

服药 50 剂后，视力恢复正常。

第七节 从肝藏血治疗疑难病

一、虚劳案

1. 再生障碍性贫血久用补益无效案 张某，女，32 岁。

初诊：结婚 2 年多后，生一男孩，次年发现月经量多，疲乏无力，食欲不振，没有引起注意。1 年后，感到疲乏无力日渐加重，头晕心悸，食欲更差。后经医院检查发现血红蛋白仅在 50g/L 左右，后到某院住院治疗，经骨穿诊断为再生障碍性贫血。其后随着其爱人的工作调动，前后在上海、武汉、重庆、西安、太原等地住院达 4 年多，除输血后偶尔血红蛋白升至 70g/L 外，一般均在 50g/L 左右，在治疗过程中除用西药、间断输血外，曾服大量中药补益之品，仅人参、鹿茸即达数斤。审其除贫血外，并见面色萎黄，疲乏无力，头晕，纳呆食减，心烦心悸，时时叹气，舌苔薄白，脉沉细弦。再询曾服药物后的不同反应，患者云：除个别方剂服药后虽无效果但无不良反应外，大多数药服后即心烦胸满，头晕加剧，有的甚至出现头痛。综合脉症及所用药物后的反应，反复考虑：此病虽气血俱虚，但却兼有肝郁气滞之实，若不治其实，但补其虚，则邪气更甚耳。因拟疏肝养血，健脾除邪，予逍遥散加减。

处方：柴胡 10g，当归 10g，白芍 10g，白术 10g，茯苓 10g，甘草 10g，生姜 3 片，薄荷 3g。

服药 6 剂后，精神、食欲明显好转，继服 10 剂后，诸症大见改善，血红蛋白增至 80g/L。

2. 贫血，衄血，高热，痈肿，久治不效案 张某，男，28 岁。

初诊：患再生障碍性贫血 1 年多，在某院住院治疗，不但不见好转，反而日渐加重，3 个多月以前，因臀部连续注射药物不能吸收而化脓，持续高热不退，脓肿大小约 6 厘米×6 厘米，并时而出现神昏谵语。细审其症，除高热（体温 39.8℃）、汗出外，并见面色㿠白，面颊有红晕，神昏谵语，齿衄、鼻衄、大量的紫斑，舌质红，少苔，脉滑数有力。综合脉症，辨证为气阴俱虚为本，热毒入于营血为标，标本相比较，实邪为主，当急则治标。拟犀角地黄汤加味。

处方：犀角 9g，生地 15g，白芍 15g，丹皮 10g，小蓟 15g，银花 12g，连翘 12g。

连续服药 10 剂后，发热、衄血均好转，血红蛋白由 50g/L 升至 60g/L，继续服药 20 剂，发热、衄血明显好转，体温 37.2℃，臀部脓肿亦明显改善，上方加阿胶（烊化）9g，服药 2 个月，衄血停止，血红蛋白增至 130g/L，臀部脓肿痊愈。

按语：治疗疑难病必须注意标本缓急，以上两例之所以取效就在于抓住了这一点。前一例的实邪在肝郁，故从疏肝而解；后一例的实邪在营血热炽，故从清营泄热凉肝而愈。

二、衄血案

李某，女，58 岁。

初诊：高血压病史数年，最近 1 年多以来，血压经常持续在 190/100mmHg**左右。今年夏季以来，经常头脑胀痛，鼻衄，尤其是近 5 日来，鼻衄一直不止，虽用降压、平肝养阴泻火、外用堵塞方法，一直无明显效果，有时鼻孔中虽然不流血，但从口中流出。审其面赤，尤其是前额印堂部红赤为明显，烦躁易怒，舌质红，舌苔薄黄，脉弦大上入鱼际。再审前医所用之药，除西药降压药外，并有中药养阴泻火平肝之品。综合脉症及所服诸药后考虑，此阴虚阳亢，血热上冲所致，治以养阴平肝潜阳。拟镇肝熄风汤加减。

处方：代赭石 30g，生龙骨 15g，生牡蛎 15g，龟板 20g，玄参 15g，天冬 15g，石决明 15g，怀牛膝 10g，川楝子 10g，茵陈 10g，生麦芽 10g，生地 10g。

服药 1 剂后，头脑胀痛好转，衄血减少，继服 2 剂后，衄血停止，又服 4 剂痊愈。

按语：某医问：前医用平肝养阴泻火不愈，老师用养阴平肝潜阳反愈者何也？答曰：前医虽用平肝养阴泻火，然其平肝之力不足，前人为了说明平肝药力的大小，将其分为镇肝、平肝两类，并云代赭石属于镇肝，石决明属于平肝，此病脉上入鱼际非镇潜不解，故此证以镇肝熄风汤而愈，而天麻钩藤饮用之不效也。

三、斑疹案

1. 小腿出血点满布，微痒案　卞某，男，38 岁。

初诊：7 个多月来，小腿满布出血点、微痒，在某院住院半年多，诊断为过敏性紫斑，先用西药治疗 3 个月，后又配合中药治疗 4 个月，但始终不效。细审其症，两小腿至膝以下满布出血点，大者如小米，小者如针尖，大腿部亦有少许如小米大的出血点，微痒，口微干，二便正常，舌苔白，脉沉细。察其所用中药，有补气、凉血、养血、解毒之品，甚至有单用大枣者，然其效果均不满意。综合脉症及药效后，考虑再三：脉沉细者为血虚，血虚自应养血，然前医用养血不效者，何也？乃未同时应用活血耳，医云：治风先治血，血行风自灭，就在于此，然为什么有的佐用养血反无效，乃未佐以解毒也。故治以养血活血，解毒散风同施。拟丹参银翘饮。

处方：丹参 20g，当归 15g，川芎 10g，白芍 15g，生地 15g，银花 15g，连翘 15g，薄荷 6g。

服药 6 剂，出血点竟大部消退，继服 12 剂，出血点全部消失而愈。

2. 大片紫斑案　何某，女，45 岁。

初诊：小腿满布出血点，小者如小米，大者成片，已 2 年多，曾先后反复住院治疗，诊断为"过敏性紫癜"，但始终不见明显效果。细审其症，两小腿满布出血点，小者如小米大，大者融合成片，健康皮肤很少，若走路稍多则更加严重，平卧休息时则出血点减少，口微干，

** 1mmHg=0.133kPa，后同

舌苔白，脉弦滑而数。再察前医所用之方药，除西药外，中药有归脾汤、健中、一味大枣等。综合脉症，反复思考：脉滑数者，热也，肝胃俱热，斑疹因出。治以清肝胃之热，凉血消斑。拟化斑汤加减。

处方：甘草6g，生地10g，白芍10g，丹皮10g，生石膏20g，知母10g，玄参20g。

二诊：服药6剂后，斑疹明显减少，有的部位已有大片的健康皮肤出现，继服6剂，出血点反见增多。细审其舌质稍暗，舌苔白，脉沉紧而数。综合脉症，反复思考：此病先用化斑汤取效，乃清热凉血消斑之法合拍也，继用之无效，因久病血络瘀滞，清其热，则血必滞。法宜桃核承气汤加减。

处方：桃仁10g，甘草10g，大黄6g，桂枝10g，丹皮15g，生地15g。

服药10剂，出血点全部消失，继服20剂，痊愈。

四、崩漏案

1. 放置避孕环后月经一直淋漓不断案 王某，女，32岁。

初诊：自从放置避孕环后，月经一直不调，有时提前，有时错后，最近1年多以来，月经一直淋漓不断。先用西药治疗效果不明显，后又以中药芩连四物汤、归脾汤、补中益气汤、温经汤、温经摄血汤等加减，仍然没有什么效果。细察其症，除月经淋漓不断外，并见胸满心烦，少腹满痛，五心烦热，舌苔白，脉弦涩不调。综合脉症，辨证为血虚肝郁，郁而化火。宜用养血疏肝泻火之法。拟丹栀逍遥散加味。

处方：柴胡10g，当归10g，白芍10g，白术10g，甘草6g，生姜3片，干姜3g，薄荷3g，丹皮10g，栀子10g。

服药4剂之后，经血淋漓不断已停止，他症亦减，继服10剂以后，月经恢复正常。

2. 性交出血案 苏某，女，35岁。

初诊：数月以来，每次性交均出血，特别是近1个月来出血较多，有时甚至数日不止，某院以中西药治之未效。细察脉症，除以上所述者外，并见疲乏无力，心烦心悸，舌苔白，脉弦细缓。综合脉症，辨证为气血俱虚，肝木失达，治以补气养血，方拟傅氏引精止血汤加减。

处方：党参15g，白术30g，茯苓9g，熟地30g，山茱萸15g，炮姜3g，黄柏1.5g。

服药4剂之后，效果全无。反复考虑，月经者冲脉所主也，冲脉者隶属于肝，而上方却缺少肝药，因再查原书，果然缺少2味肝药，一为荆芥穗，一为车前子，乃于上方中加入荆芥穗9g，车前子9g。连续服用4剂之后，最近半个月，曾性交4次，均未出血。

3. 因受惊吓而闭经数年，近来崩漏不止案 陈某，女，26岁。

初诊：因受惊吓而闭经数年，去年月经突然来潮，其后1年多月经一直淋漓不断，并有时出现崩漏大下，某院诊断为"功能性子宫出血"，先用西药治疗半年不效，后用刮宫法曾一时好转，但不久又复加剧；又改请中医治之，先后以归脾汤、黄土汤、温经汤多种止血方药治之，服药达150剂，但效果仍不明显。细察其症，除月经淋漓不断之外，并见心烦心悸，头晕头痛，腰背酸痛，手足心烦热，疲乏无力，食欲不振，舌苔白，脉弦细。综合脉症，辨证为肝郁血虚，郁而化火，迫血妄行。治以养血疏肝，清热泻火。拟丹栀逍遥散加减。

处方：柴胡10g，白芍10g，当归10g，白术10g，甘草10g，干姜1.5g，薄荷3g，丹皮10g，栀子10g，生地15g。

服药1剂之后，月经量明显减少。继服5剂之后，月经停止。又服6剂，月经逐步恢复正常。

按语：某医问：前用止血之剂而血不止，今用逍遥散反愈者，何也？答曰：前用诸方多从脾治，今从肝治，故愈也。又问：前用诸方既有苦寒之药，又有辛温之药，所用皆无效，今用之反效者何也？答曰：本证从表现的症状看是热证，从脉象看是寒证，故用寒热并用之法。然前医为何不效，综其原因大致有两条，一者经络脏腑有别，二者寒热比例不同，本方所以取效者就在于此两者耳。

4. 吵架之后，月经不止案 韩某，女，35 岁。

初诊：在 3 个多月之前，恰在月经刚来之时，因工作问题与人发生矛盾，次日月经突然不至，3 日之后，月经又至，其量甚多，并夹有大量血块，出血之后，突然感到头晕、乏力、恶心欲吐，时时欲脱。某院诊断为"功能性子宫出血"，予输血、西药、刮宫等法治疗之后，出血减少，精神改善，但月经始终没有停止。又请某医以中药治之，认为系脾不统血，前后以归脾汤、补中益气汤、温经汤加减治疗 1 个月，经血仍然时多时少而淋漓不断。细察其症，除月经淋漓不断外，并见面色萎黄，疲乏无力，气短懒言，烧心泛酸，腰背酸困，心烦心悸，胸胁窜痛，舌苔白，脉弦细数，时而促结并见。综合脉症，反复思考：此肝脾之证并见，气血俱虚并存，然以肝郁血虚，郁而化火为主。治以养血疏肝，清热泻火为先，至肝火稍减之后，再予补益，拟丹栀逍遥散加减。

处方：柴胡 10g，白芍 12g，当归 10g，白术 10g，茯苓 10g，甘草 6g，干姜 3g，薄荷 3g，丹皮 10g，栀子 10g，生地 18g。

服药 5 剂之后，经血明显减少，精神好转，食欲增加，继续服药 4 剂之后，经血全部停止，其他诸症亦大见好转。再细察其脉由弦细数促转为弦细无力，此脾虚木乘之象，改予建中汤加减治疗 2 个月，诸症消失而愈。

按语：某医问：本病如此之虚，但补之无效，而改用丹栀逍遥法却很快好转，其故何也？答曰：本病乃虚实并见证。虚实并见证的治疗有一个先治虚后治实、先治实后治虚和虚实并调的问题，这个先后的确定一般应从辨证上着眼，辨证之时必须注重脉象，即脉象表现以虚为主时应先治虚后治实，脉象表现以实为主时应先治实后治虚，若无明显的特殊表现者应调其虚实。

五、经行吐衄案

蒋某，女，29 岁。

初诊：自 13 岁开始，每个月均鼻衄、吐血几日，其后逐渐发现这种吐血、衄血有明显的规律性，即每次吐血、衄血均在月经将至之前出现，月经来至后吐血即稍为减少，怀孕后，吐血、衄血停止数月，但之后吐血、衄血又出现，某院诊断为"倒经"。先用西药治疗数月不见好转，后又请某医以凉血泻火之中药治之，服药 2 个多月，衄血、吐血不见改善。某医又认为系瘀血阻滞所致，给予破血祛瘀药治之，数剂之后，经血突然大下不止，某医认为系脾不统血所为，予归脾汤加三七等治之，不但经血不见减少，反见鼻衄更加严重，时时有血水从鼻孔中溢出，并感气短心悸，神疲乏力。某院输血之后，以上情况有所好转，但出血仍不停止。细察其症，除经血不止，鼻衄流血水外，并见面色萎黄，疲乏无力，言语低微，心烦心悸，时而叹气，纳呆食减，头晕目眩，手足心烦热，少腹疼痛，舌苔薄黄，脉弦细数。时见结涩之象。查血红蛋白 60g/L，综合脉症，分析再三，此乃气血大衰为本，肝郁化火为标耳。治以养血疏肝，泻火止血。方拟丹栀逍遥散加减。

处方：柴胡 6g，当归 10g，白芍 10g，白术 10g，茯苓 10g，干姜 3g，薄荷 8g，丹皮 10g，栀子 10g，生地 30g。

服药 3 剂之后，经血停止，心烦心悸、纳呆食减、疲乏无力等症均好转，继服 10 剂后，诸症大减，精神大增。

按语：某医问：本病先用凉血清热而血不止，后用破血之剂病反甚，而今用丹栀逍遥散却 3 剂而愈，其故何也？答曰：本证乃肝经郁火灼损阴液所致，郁火非散不解，郁火不散而但予寒凉冰凝之剂治之，则郁者更郁，火邪更炽，而迫血妄行，经血不止。其用破血而出血更甚，乃过用辛温行破之故。故改用解郁泻火之后很快好转，至于本病如此之虚，血红蛋白仅有 60g/L，不用补益之品，而诸症俱减者，乃肝郁解，脾土复，生血有源之故耳。

六、产后身痛案

1. 产后全身憋痛案　严某，女，32 岁。

初诊：素有胃下垂之疾，某医予补中益气汤加减治疗以后，胃脘疼痛、头痛头晕等症加剧。停止药物治疗以后，胃脘疼痛、头痛头晕等症虽有好转，但一直不见根本改善。怀孕以后，呕吐、胃痛、食欲不振更加严重。生产以后，父母突然病逝，为此痛苦至极，并发生头晕头痛，全身憋胀疼痛难忍，乳汁分泌明显减少。某医诊断为"风湿、乳少"，予祛风除湿之药治之，服药 2 剂之后，疼痛更加严重，又请某医治之，认为系产后血虚感受外风所致，予养血祛风之剂治之，仍然效果不明显，为了减轻痛苦，每日每时叫其爱人用手捶打全身，这种现象一到夜间更加严重，经常因痛苦难忍而不能入睡。最近半个月以来，又发现左耳疼痛，并流黄绿色汁，下颌关节疼痛难于开合。经某院诊断为"中耳炎、胆脂瘤、下颌关节炎"，先用西药治疗 1 周病情不见改善，后又请某医以清热泻火药治之，病情更加严重。细察其症，头耳俱痛，左耳常有黄色脓汁流出，下颌关节疼痛不能张口，头晕心烦，胸胁苦满，全身憋胀疼痛，两腿胀痛尤甚，不断用手捶打身躯各部以减轻痛苦。手足心烦热，背困痛，左少腹疼痛，口苦口干，大便不爽，尿时有热痛感，舌苔白，脉弦紧。综合脉症，辨证为肝郁血虚为本，肝经郁火，外受风邪为标，治以先治其标。

处方：当归 15g，川芎 10g，栀子 10g，羌活 10g，防风 10g，远志 10g，菖蒲 10g，玄参 30g，干姜 3g。

二诊：服药 3 剂之后，下颌关节疼痛、耳痛消失，头痛、身痛、心烦等症同前，头晕加剧，有时甚至有晕倒的感觉。上方加熟军 6g 以加强泻火之力。

三诊：服药 3 剂之后，下颌关节活动自如，耳中黄绿色浓汁消失，但全身憋胀疼痛、心烦失眠等症仍然不减，头晕更甚，舌苔白，脉沉弦涩。综合脉症，反复考虑：前用之方泻火祛风较多，而疏肝理气却不足，治以养血疏肝，解郁泻火，予丹栀逍遥散加减。

处方：柴胡 10g，当归 10g，白芍 10g，茯苓 10g，生姜 3 片，干姜 3g，丹皮 10g，栀子 10g。

服药 1 剂后，头晕失眠、胸胁苦满、心烦背痛、手足心烦热、全身憋胀疼痛均稍减，继服上药 1 个多月，诸症竟全部消失。

按语：某医问：在本病的治疗过程中，为什么胃下垂用补中益气汤竟使病情加重，当发现中耳炎后应用祛风泻火之药后又为什么头晕加重？祛风养血之品本是止痛的妙法，又为什么疼痛不减，逍遥散本不是止痛之方，为什么疼痛减轻？答曰：补中益气汤本是补气升阳的有效方剂，它可用于因中气下陷所致的胃下垂，但不是治胃下垂的惟一方剂。临床所见胃下垂因气滞食积等引起者很多，此病所以加重，可能是补气有余而理气消食不足之故。因补则壅气，气壅滞则胀痛必加。至于为什么用养血祛风泻火而头痛加重，因本病现有血虚、肝郁，又有阴虚、实火，本方虽有养阴、养血之品，但补气升阳之品较多，致使火邪上扰，郁火有增，故眩晕加重。及至疏肝泻火之剂用后，头晕即减。以上事实证明就是如此。至于风药、养血药用后为什么疼痛不减，逍遥散用之反效，此乃气郁所致，非风邪所为耳。

2. 产后关节疼痛案 赵某，女，28 岁。

初诊：生产之后，恰逢夏季酷热难忍，不得已，广开门窗并开电扇以消暂时之痛苦。2 日后，发现全身关节疼痛，并时时自汗盗汗，某院诊断为"风湿"，先用西药治疗 2 日，不但疼痛不减，反见胃痛呕吐，又请某医以祛风湿之中药治之，2 剂之后，身痛更甚，汗出更多，不但如此，并出现头晕头痛，眼眶疼痛，指（趾）关节疼痛，疲乏无力。细察其症，除关节疼痛，头晕头痛，眼眶疼痛，自汗盗汗，疲乏无力等外，并见面色㿠白，舌质红，舌苔白，脉虚大滑数。综合脉症，反复考虑：此乃气血俱虚，血不养筋，湿热不化。治以补气养阴，益肝舒筋。拟芪脉地黄汤加减。

处方：黄芪 15g，当归 10g，麦冬 10g，党参 10g，五味子 10g，生地 18g，山药 12g，肉苁蓉 10g，茯苓 10g，泽泻 10g，丹皮 10g，白芍 10g。

二诊：服药 10 剂之后，汗出乏力、头痛、眼眶疼痛、四肢关节疼痛已基本消失，惟手指、足趾、足跟仍疼痛如前，脉弦，细思其脉由虚大滑数转为弦脉，此乃气稍复，气阴均较前旺盛，而肝血仍不足，风邪未蠲除之故，宜用养血祛风，除湿清热，方拟大秦艽汤加减。

处方：秦艽 3g，羌活 2g，独活 2g，川芎 10g，白芷 1.5g，细辛 0.5g，生地 20g，熟地 15g，生石膏 15g，当归 10g，白芍 10g，茯苓 6g，甘草 6g，白术 10g。

服药 10 剂之后，疼痛消失而愈。

七、产后畏风案

和某，女，45 岁。

初诊：产后不久发现汗出畏风，某医诊断为"中风"，给予祛风散寒药治之，服药后不久发现全身微微汗出，汗出之后全身酸痛、畏风等有所好转，但汗退之后，畏风更甚，全身酸痛反而增加，并出现头痛。又请某医治之，认为系阳气虚所致，急予温阳补气之剂治之。数剂药后，不但畏风、身痛、头痛不减，反见更加严重。又改请前医以祛风散寒药治之，服药 300 余剂，诸症仍然不减。细察其症，正值暑热夏季，犹紧闭门，外罩布围，盖棉被，穿棉衣，即使如此，仍然畏风怕冷，面孔瘦削，色㿠白，按其全身均有汗出，食欲不振，疲乏无力，舌苔白，脉沉细。综合脉症，反复考虑，本病病程已久，又发生于产后，冲任俱衰，肝血不足，非在补气的同时，佐以养肝血不可，因以补气养血，养阴益阳为法。方拟十四味建中汤加减。

处方：黄芪 15g，肉桂 10g，当归 10g，川芎 10g，生地 10g，白芍 10g，党参 10g，白术 10g，茯苓 10g，甘草 10g，麦冬 10g，半夏 10g，肉苁蓉 15g，生姜 3 片，大枣 5 个，附子 10g。

服药 50 剂后，畏风消失，并云：皮肤较前柔润，各处毛发均已长出，乳房亦较前丰满。

按语：某医问：本病某院诊断为"席汉病"，曾住院 5 个多月，病情不减，余久予祛风之剂治之，为什么汗出后畏风减轻，而久治反加重？答曰：发汗之法小剂用之有通阳之功，若虚而阳气失达者微汗可使症状减轻，然若久用伤气伤血，故久用则无效。

第八节 从肝主胁肋、少腹治疗疑难病

一、胁痛案

1. 胁下腹痛剧烈，痛彻肩背案 高某，女，65 岁。

初诊：脐腹、胃脘、右胁下阵发性绞痛半个多月，严重时痛彻腰背、右肩背，呕吐，并曾呕吐出蛔虫 2 条。某院外科诊断为"胆道蛔虫病"，用阿托品、驱虫药、中药乌梅丸加减治疗后，症状虽然有所减轻，但仍时作时止，医生要求手术治疗，因患者体质较差，又畏惧手术，而改请中医治疗。审其疼痛仍如上述之状，并每日发作 1~2 次，每次约 1 小时外，并见食欲不振，身微热，舌苔薄白，腹部柔软，脉弦紧。综合脉症，辨证为寒气凝结肝经所致。故宜温肝散结。方拟大黄附子汤加减。

处方：大黄 3g，附子 10g，细辛 3g，枳实 10g，厚朴 10g。

昼夜 24 小时连服 2 剂，次日来诊，云：腹痛、胁痛未作，改为 1 日 1 剂，又服 2 剂，病愈。

按语：某医问：诸医刊多报道云乌梅丸治疗胆道蛔虫病甚效，老师为何不用？杂志上未见报道用大黄附子汤治疗胆道蛔虫病，为何反而用之？答曰：中医治病常常表现为一证多方而皆愈的现象。其原因在哪里呢？就在于一个理字，即虽处方众多，然其组成原则却是相同的，所以取得同样的效果。乌梅丸和大黄附子汤的组成原则都是苦辛通降，寒热并用，所以均可用于胆道蛔虫病，又加以它们都是温肝的方剂，所以都可用于肝寒所致的胁痛。但为什么用大黄附子汤有效，乌梅丸效果较差呢？就在于患者寒较重，乌梅丸温热之功较差，大黄附子汤温热之力较强而已。

2. 胁下腹痛，痛彻少腹、阴茎案 黄某，男，53 岁。

初诊：右胁下腹痛如绞，通彻少腹、阴茎，小便不能，某院 X 线拍片检查确诊为"右侧输尿管结石"，经中药排石和西药吗啡、哌替啶治疗 3 日无明显效果。审其右胁、下腹部剧痛，时轻时重，按其腹尚柔软，舌苔薄白，脉弦紧。细问其服用排石药物后的效果，言其疼痛非但不减，反见疼痛加重。脉症合参，再结合前药服后的效果，辨证为寒邪郁结肝胆所致，因拟大黄附子汤散寒邪破阴结。

处方：大黄 3g，细辛 4g，附子 10g。2 剂。

昼夜兼进，20 小时后往诊，患者云：已愈。

按语：山西省中医药研究院已故名老中医李翰卿曾说，治疗肾、输尿管、膀胱结石的原则，一是排石，因为只有石去病才愈。二是分寒热、虚实、脏腑、经络，若但知治石，而不知寒热、虚实、脏腑、经络，则疗效必差，本例之所以取效者，一在于处方由寒变温，二在于处方治膀胱变为治肝。

3. 右胁下腹痛，痛彻少腹、胃脘案 张某，男，56 岁。

初诊：1 个多月以前，在乘汽车上山的过程中，突因颠簸较重而发现右胁下、右脐腹剧烈疼痛，恶心呕吐。某院诊断为"肾下垂，肾扭转"。住院治疗 1 个多月不见改善，后又请中医以补肾之法治疗 10 日仍不见效。细审其症，右胁下、胃脘、右脐腹均疼痛，尤以右胁下、右脐腹疼痛较甚，按压腹部尚柔软，食欲不振，夜间口咽微干，舌质红少苔，脉弦细小数。综合脉症，反复思考：此病虽为肾下垂、肾扭转，然其按照中医基本理论去认识，其病位并不在肾，而是在肝，而且脉弦亦为肝证。脉症合参，此证必肝阴不足所致也。治以养肝理肝泻火，方拟一贯煎加减。

处方：川楝子 10g，生地 10g，枸杞子 10g，麦冬 10g，沙参 10g，石斛 10g。

二诊：服药 4 剂后，疼痛好转，继服 6 剂，疼痛减轻六七成，但又服 6 剂，疼痛不再减轻。再询其症，云：胁痛、腹痛确已大减，但近日来又发现右侧腰痛酸困，头晕，舌苔白，脉弦细、尺大。综合脉症，辨证为肝肾俱虚为本，肝郁气滞为标。故滋补肝肾以培本，疏肝理气泻火以治标。方拟滋水清肝饮加减。

处方：柴胡 10g，当归 10g，白芍 10g，生地 15g，山药 10g，五味子 10g，茯苓 10g，泽泻 10g，丹皮 10g，栀子 10g，枸杞子 10g，薄荷 3g。

服药 20 剂后，诸症全部消失，超声波复查已正常。

按语：本例之取效，首先在于按照中医理法方药去辨证论治，其次在于不受西医病名的局限，再者在于按照随证治之的原则改变用药方法。

4. 右胁下、胃脘疼痛，久治不效案 葛某，女，39 岁。

初诊：胃脘疼痛，时轻时重 3 年多，中西药久治不效。近半年多来，疼痛日渐加剧，住院后，初用西药治疗 2 个月不效，后又转入中医科病房治疗，先后以中药健脾温中、散寒止痛、活血止痛等剂，并配合针灸治疗 3 个多月，疼痛始终不减，尤其是近半个多月来，每日疼痛均在 4 小时以上，疼痛剧烈时难以忍耐，在疼痛的同时出现频繁呕吐，有时为钻痛，有时为酸痛，此时注射哌替啶也很难缓解，即便酸痛缓解后，隐痛仍然存在，食欲甚差，胃脘痞满，体重日渐降低。邀请朱老会诊，朱老察其体瘦，腹肌虽紧张而按之不硬痛，疼痛虽胃脘、腹部均见，但以右胁下为甚，其痛时轻时重，严重时大声呼叫，减轻时不断呻吟，在疼痛严重的同时并有剧烈呕吐，食欲甚差，舌质红少苔，脉弦细数。云：此病在肝，病属阴虚。治以养阴理肝，方拟一贯煎加减。

处方：枸杞子 10g，沙参 10g，麦冬 10g，川楝子 10g，延胡索 10g，生地 15g。

服药 1 剂后，疼痛减轻大半，服药 3 剂后，疼痛消失，继服 10 剂，诸症消失。其后，患者为弄清病因，又到数个医院反复检查，诊断为溃疡病穿孔后形成的胰、胆、胃粘连，要求手术，因患者无明显痛苦，而拒绝。

按语：山西省中医药研究院已故名老中医李翰卿曾云：肠梗阻的治法一般是攻下，但是病程较久，正气亏损者，又不可但予攻下，若徒予攻下，非但里实不除，而且使正气更虚，病反不除。因此治疗时，或者采用攻补兼施，或者采用但扶其正的方法，扶正之法，一般有三种：气虚者，补气，主用人参；阳虚者，补阳，主用附子；阴虚者，补阴，主用沙参、生地、麦冬。

肠粘连的治法一般是活血，但是病程较久者，往往合并正虚，至于肠粘连引起的肠梗阻，由于反复呕吐损伤阴液，所以合并阴虚者亦不少，因此治疗时应注意养阴育阴，一贯煎为养阴育阴理肝之有效方剂，可采用之。

5. 左胁下腹痛，时轻时重十余年案 耿某，女，36 岁。

初诊：胃脘疼痛，时轻时重十几年，在数家医院治疗一直不效，亦未明确诊断。细审前医所处之方，除西药外，中药之方多从脾胃论治，或以温中健脾，或以温中散寒，或以温肝，或以苦寒清胃，或以活血止痛，或以养阴益胃，然始终效果不著。察其脉症，疼痛正在左肋下的上腹部，他处不痛，按之无明显压痛，亦不见明显的缓解，舌苔白，脉沉弦涩。综合脉症，辨证为肝寒所致。宜用温肝暖肝。方拟暖肝煎加减。

处方：枸杞子10g，沉香6g，小茴香6g，肉桂6g，当归10g。

服药2剂后，疼痛大减，继服4剂，疼痛消失，又以10剂而愈。

按语：某医问：前医曾用温中散寒或温中健脾之剂，何故不效？答曰：前方治在脾，本方治在肝，病所不同，故疗效有异。又问：前医亦有用温肝之药者，何故不效？答曰：肝是体阴用阳之脏，若肝病甚久，但温其阳，不治其阴，则肝不柔，病难愈；此外，病有主次之分，本病病位主要在肝，应治其肝，不治脾而兼治肝，否则主次难明，很难有效。

6. 经前胸胁疼痛案　邸某，女，40岁。

初诊：最近6~7年以来，在月经将来之前经常胸胁疼痛，月经过去以后，胸胁疼痛即逐渐消失，在疼痛发作期间每次查心电图都发现有房室传导阻滞，有时甚至发现有ST段下降和窦性心律不齐。疼痛消失后，再查心电图则完全恢复正常，曾经在数家医院检查均诊断为"冠心病，内分泌失调"。先用西药治疗5年多，无明显效果，后又请某医以活血化瘀之中药治疗1年多，仍然没有明显效果。细察其症，除经前和经期胸胁疼痛之外，并见头晕失眠，心烦心悸，背困，月经不调，舌苔白，脉弦滑而时见结涩。综合脉症，辨证为痰郁气结证，治以理气疏肝，化痰散结，方拟小柴胡汤加味。

处方：柴胡10g，半夏10g，黄芩10g，党参10g，甘草6g，生姜3片，大枣5个，瓜蒌16g，当归6g，白芍6g。

服药6剂之后，胸胁疼痛、心烦心悸、头晕失眠均好转，其后在每个月的经前服药7剂，共服六个周期，胸胁疼痛及其他诸症均消失。

按语：某医问：本病为什么久用治心脏病药物无效而今用小柴胡汤加味却其效如神也？答曰：冲脉者隶属于肝也，肝主胁肋，痰与气两结于肝经者，不理其气，但活其血，怎能得愈？小柴胡汤加瓜蒌取效者，就在于其理气化痰之功耳。

二、胸胁痛案

1. 肋间刺痛，时轻时重案　苏某，男，37岁。

初诊：右侧第四肋间疼痛，时轻时重1个多月，某医诊断为"肋间神经痛"，曾予西药、针灸及活血止痛之剂、瓜蒌薤白白酒汤加减治之不效。审其脉沉，辨证为气滞血瘀证。

处方：柴胡10g，赤芍10g，青皮10g，瓜蒌15g，枳壳10g，郁金10g，苏木6g。

服药4剂而愈。

按语：某医问：本例患者余先用活血止痛不效，后用瓜蒌薤白白酒汤加减无功，老师为何用瓜蒌、赤芍之类反效也？答曰：脉沉者，以肝气郁结为主，治当从疏肝理气为主，用瓜蒌薤白白酒汤重在宽胸理肺，用活血之剂重在活血，一不理肝，二不理气，故其效较差，《内经》在论治法时强调适至其所，就在于此。

2. 心前区闷痛，久久不效案　芦某，男，70岁。

初诊：心前区一片疼痛十九年，在数家医院诊断为"冠心病"。用硝酸异山梨酯、冠心苏合丸、心宝、丹参片、硝酸甘油等治疗后，仍时轻时重。近半年多来，心前区憋闷疼痛之状较前加重，某医以活血、通阳、宽胸之剂治之，症状不但不见好转，反见日渐加剧。细审其症，疼痛仅仅表现为胸部一侧之心前区憋闷疼痛，他处不痛，并同时兼见气短，心烦，喜叹气,舌苔白,脉弦滑。综合脉症,再结合前用诸方反复考虑:胸部一侧疼痛当属于肝而非属于心,肝郁当疏肝。前用活血、通阳治心之不效者,但治心而未治肝耳;脉弦滑者,痰热郁于肝胆也。治以疏肝理气,化痰清热,方拟柴胡橘叶煎加减。

处方:柴胡 10g,半夏 10g,当归 10g,赤芍 10g,瓜蒌 15g,青皮 10g,橘叶 10g,黄芩 4g。

服药 20 剂后,心前区憋闷疼痛消失,心电图复查亦正常。

3. 胸膜粘连,胸胁疼痛久久不愈案 鲁某,女,27 岁。

初诊:结核性胸膜炎愈后 3 年多来,右侧季胁部经常疼痛,尤其是在深吸气、跑步的时候最为明显。某院诊断为"胸膜粘连",先用胎盘组织液、理疗无明显效果,后改用中药活血祛瘀之剂,初用之时疼痛略减,继续用之又不效,为此经常感到心烦,有时甚至因此而哭泣。细审其症,除以上诸症外,并见头晕头胀,心烦急躁,纳呆食减,时时叹气,舌苔白,脉弦滑而涩。综合脉症,辨证为肝郁气滞,痰瘀相结。治以理气疏肝,活血化痰。方拟柴胡橘叶煎加减。

处方:柴胡 10g,赤芍 10g,瓜蒌 15g,青皮 10g,白芥子 10g,橘叶 10g,苏木 6g。

服药 2 剂后,胁肋疼痛竟减,续服 20 剂,疼痛消失。

按语: 某医问:从诸多杂志报道来看,均云活血祛瘀药为治疗胸膜粘连的有效方法,然此例用之反不效,老师虽亦应用活血祛瘀药,但其药量、药味均少于前医诸方,而其效竟如此之神,其故何也?答曰:从经验来看,活血祛瘀确是治疗胸膜粘连的有效方法,此例之不效者,乃因其夹痰、夹气滞所致,故但予治血无效,而以理气化痰,佐以活血取效也。李翰卿先生曾云:治疑难病尤当注意夹杂,即此意耳。

三、少腹疼痛案

1. 左少腹痛案 卜某,女,29 岁。

初诊:8 年前,结婚后不久发现左少腹痛,其后一直隐隐作痛,刚刚结婚半年多时,曾经流产 1 次,其后没有怀过孕,某院诊断为"慢性输卵管炎、输卵管不通"。曾用西药治疗 2 年多不见效果,后又请某医以活血温经之剂治之,开始时疼痛稍有减轻,但久用之反而效果不太明显。细察其症,除左少腹隐隐作痛外,并见月经失调,手足心烦热,手指、足趾时而厥冷,舌苔薄白,脉弦细涩。综合脉症,辨证为肝郁血虚,寒热夹杂。治以养血疏肝,清上温下。方拟丹栀逍遥散加减。

处方:柴胡 10g,当归 10g,白芍 10g,白术 10g,茯苓 10g,甘草 6g,干姜 4g,薄荷 3g,丹皮 10g,栀子 10g,香附 10g,乌药 10g。

服药 6 剂之后,少腹疼痛好转,继服上方 30 剂之后,少腹疼痛消失,月经恢复正常,次年生一男孩。

2. 两侧少腹疼痛案 成某,女,28 岁。

初诊:阑尾术后不久发现右少腹疼痛,走路、活动均使疼痛加重,某院诊断为"术后肠粘连",先用西药治疗 1 年左右不见明显改善,继又改用针灸、理疗、中药活血祛瘀之剂(七厘散、少腹逐瘀汤)亦无明显效果。因此,经常不敢走快路,更不敢跑步。1 年多以前,又先后发现左少腹疼痛,小腹胀坠疼痛,白带增多,月经失调,某院诊断为"慢性输卵管炎、慢性盆腔炎",先用西药治疗半年不效,后又请某医以温经活血之剂治之,至今服用药剂达 70 余剂,然仍效果不够明显。细察其症,消瘦乏力,心烦心悸,或时见悲伤易哭,食欲不振,小腹满胀疼痛而尤以两少腹为甚，白带多，二便不畅，舌苔白，脉沉弦而涩。综合脉症，辨证为肝郁气滞，寒凝血滞。治以疏肝理气，温经活血，导滞。予大柴胡汤加减。

处方：柴胡10g，半夏10g，黄芩10g，干姜6g，白芥子6g，枳实10g，白芍10g，大黄3g。

服药2剂之后，腹满胀痛大减，心烦易怒、食欲不振等均好转，白带减少。继服20剂，诸症消退近于八九成，乃改用逍遥散以善后。

按语：某医问：本病曾用七厘散、少腹逐瘀汤进行治疗，然每次药后均疼痛加剧，更加悲伤喜哭，其故何也？答曰：本病腹满胀痛，脉沉弦而涩说明是气滞寒凝为主，瘀血为次。气滞为主者必先理气破气，使气行血行，而后诸症始减，若先活血则气不行，气不行则痛必甚，此所谓气血俱病者，当分气、血而治之意也。

四、乳少案

申某，女，25岁。

初诊：产后不久，乳汁分泌甚为旺盛，在产后1个月时因生气，突然乳汁减少，致使小儿经常因吃不饱而哭闹，为此曾请某医以催乳、补气补血药治之，服药10剂之后，不但乳汁不见增多，反而更加减少。细察其症，除乳汁分泌减少外，并见其面色呈忧郁状，头晕，头胀，纳呆食减，胸胁苦满，心烦喜哭，舌苔白，脉沉弦。综合脉症，反复思考：黄芪、当归、猪蹄汤、王不留行、漏芦、穿山甲等均为治疗乳少的有效药物，然其何故不效？固黄芪、当归、猪蹄汤为补剂，王不留行、漏芦、穿山甲为活络通经之剂，而理气之功较差，本病得于生气之后，脉象沉弦，乃肝气郁滞为主之证耳，治以养血疏肝理气。方拟逍遥散加减。

处方：柴胡10g，当归10g，白芍10g，白术10g，茯苓10g，甘草6g，薄荷3g，生姜3片，青皮10g。

并嘱其戒郁怒，增强必愈之信心。

服药3剂后，乳汁明显增多，继服4剂后，乳汁分泌正常。

按语：某医问：前医用通乳效方而不效，老师不用通乳之剂而乳汁反通，其故何也？答曰：王不留行、穿山甲、猪蹄汤确是通乳佳品，正如《本草纲目》所说："穿山甲、王不留，妇人食了乳长流。"但是它们并不是通乳的惟一药物，药物治病各有其不同的归经、不同的适应证，临床应用时必须严格选择。穿山甲和王不留行主要适用于乳管不通所致的乳汁少，猪蹄汤、黄芪、当归等则适用于精血不足所致的乳汁少，倘若精血不足而乳络又不通所致的乳少，应用此类药物治疗无疑是正确的。但是若肝郁气滞所致者，再用黄芪、当归、党参、猪蹄之壅补，不但不会使乳汁增多，反而会使乳管更加不通而乳汁更少，所以前用黄芪、当归、猪蹄、王不留行、穿山甲无效，而后用逍遥散收功。

五、乳痈案

赵某，女，28岁。

初诊：产后半个多月以来，因乳汁不通，突然发现乳房肿痛、发热，某院诊断为"急性乳腺炎"。用大剂抗生素、热敷等治疗1周不见好转。又邀某医以大剂清热解毒（银花60g、蒲公英60g、当归12g、白芷9g、乳香9g、没药9g，每日2剂）相配合，治疗1周后仍然不见改善。细察其症，除右侧乳房高度红肿疼痛，按之热，肿痛部的中心微软，按之有波动感之外，并见其烦躁喜哭，恶心欲吐，寒热往来，食欲不振，体温39.8℃，脉沉弦滑数。综合脉症，反复分析：乳痈予清热解毒活血消痈之法应该有效，然其效果不著者何也？求之脉症，乃肝气郁结，郁而化火，热毒壅郁，化而为脓之故也，非用疏肝解郁之法则难散难解，因宜疏肝解郁，清热解毒，化痰散结，方拟柴胡橘叶煎加减。

处方：柴胡 15g，赤芍 12g，当归 12g，青皮 12g，橘叶 12g，瓜蒌 60g，桔梗 30g，蒲公英 30g，银花 15g。

服药 1 剂后，乳房肿痛好转，体温降至 38.8℃。继服 15 剂后，诸症消失而愈。

按语：某医问：乳痈乃热毒所致，为什么用大剂清热解毒不效而改用中剂清热解毒反效？答曰：痈用清热解毒之剂治疗这是常用的有效方法，然而但知热毒内盛，而不知气血壅滞是本病的重要因素，则治疗上往往事倍功半，本病之取效者，就在于理气，即气行则血行，血行则滞消，故用解毒中剂反效也。

六、男子乳房肿大案

栗某，男，20 岁。

初诊：2 个多月以来，两侧乳房日渐肿大、疼痛，前医以软坚散结之剂治疗不效。细察其症，两侧乳房肿大如核桃，用手触摸或用衣服碰触时疼痛，但不红、不热，舌苔白，脉沉。综合脉症，反复分析：沉脉者，郁证也；肿核者，痰凝所致也。肝郁气滞，痰凝成核。宜用疏肝理气，化痰软坚散结。方拟柴胡橘叶煎加减。

处方：柴胡 10g，赤芍 10g，当归 10g，青皮 10g，橘叶 10g，瓜蒌 15g。

服药 3 剂之后，乳房肿大、疼痛明显好转，按之已不痛，继服 10 剂。肿痛消失，愈。

按语：某医问：肿块应予软坚散结治疗，而此病用之不效，上方软坚散结之药很少，而用之反效，其故何也？答曰：肿块类病变采用软坚散结之药物治疗，这无疑是一种正确的治疗方法。但采用软坚散结药时必须注意气和血，即气虚者必补气，血虚者必补血；气郁者必行气，血瘀者必行血。本病脉见沉，说明是气郁为主，故重用疏肝理气，佐以活血，软坚之法治之，即其所以取效者在于重用行气之法耳。

七、肝脏肿大案

郑某，男，38 岁。

初诊：半年来，持续高热不退，寒热往来，恶心欲吐，肝肋下六指左右，在某院住院 5 个多月不见改善，又转至他院，经肝脏穿刺后抽出巧克力色脓汁，细菌培养发现有葡萄球菌、副大肠杆菌生长，诊断为"阿米巴肝脓肿合并有细菌感染"。治疗 1 个月后，诸症仍然不见改善。细察其症，除寒热往来，恶心欲吐，肝肋下五指、疼痛、按之更甚之外，并见体温 40.2℃，消瘦乏力，烦躁不安，食欲几乎全无，口苦口干，舌苔黄白，脉弦滑数。综合脉症，反复分析：此虽正气已虚，然其脉舌均以肝胆实热，痰湿阻滞为主。治以和解攻里，化痰清热。方拟大柴胡汤加减。

处方：柴胡 18g，半夏 15g，黄芩 15g，枳实 15g，白芥子 10g，大黄 6g，白芍 15g，连翘 15g。

服药 2 剂之后，寒热往来、肝区疼痛、恶心欲吐等症均见好转，体温 37.5℃。宗效不更方之旨，继服 6 剂后，肝肋下一指，疼痛基本消失，精神增加，食欲大增，体重在 7～8 日内增加 2kg。因患者不愿继续服用中药，改用西药治疗，愈。

按语：某医问：本病为什么不加入治疗阿米巴痢疾的鸭胆子？答曰：鸭胆子确是一味治疗阿米巴痢疾的好药，然而其有一副作用，即容易引起恶心欲吐，而本病又有恶心呕吐，故不用之。又本病脉弦滑数乃肝胆实热痰积为患，鸭胆子无此功效，故不用。

八、慢性阑尾炎案

郝某，女，45岁。

初诊：右小腹疼痛 1 年多，某院诊断为"慢性阑尾炎"，建议手术治疗。因患者害怕手术而采用西药保守治疗 3 个多月，始终未见明显效果。又邀某医以清热解毒，活血消痈等法配合治疗 3 个多月仍无明显疗效。细察其症，右侧小腹疼痛不止，时而隐痛，时而剧痛，按之则痛甚，心烦喜哭，纳呆食少，舌苔薄白，脉弦。综合脉症，反复分析，前用活血清热解毒等无效者，乃经络不分也，又思症、脉均为肝病，且有下寒之表现，治宜疏肝理气，活血温经。方拟逍遥散加减。

处方：柴胡10g，当归10g，白芍10g，白术10g，茯苓10g，干姜3g，薄荷3g，香附10g。

服药 3 剂后，腹痛大减，其他症状亦明显改善，继服10剂，诸症消失而愈。

第九节　从肝主疏泄治疗疑难病

一、郁证案

1. 服用大量安眠药后，食欲不振，恶心欲吐案　蒋某，女，26岁。

初诊：20 多日前，因家庭不和，服食大量地西泮，经抢救后虽然脱离危险，但一直食欲不振，恶心欲吐，头晕乏力，并时有再次自杀念头，医用葡醛内酯等保肝药物治疗后不见好转。审其神情抑郁，消瘦乏力，食欲不振，头晕失眠，舌苔薄白，脉沉弦而涩。综合脉症，辨证为肝郁气结，寒水阻滞。治以疏肝理气，温阳化饮。方拟小柴胡汤加味。

处方：柴胡10g，半夏10g，党参10g，黄芩10g，甘草6g，生姜3片，大枣6个，桂枝10g，茯苓6g。

服药 1 剂后，食欲增加，头晕、恶心等基本消失，继服 2 剂愈。

2. 经常数日痛哭不止案　尤某，女，58岁。

初诊：10 年以前，因心情不愉快连续痛哭 7～8 日，其后哭声虽止，但稍有心情不愉快时即号啕大哭，少者 3～4 日，多者十九日，严重时甚至在入睡后仍不断抽泣，为此曾在数个医院进行治疗，并曾连续住院半年多，但始终不效，又请中医以甘麦大枣汤治之，服药数百剂，效果仍不明显，最近 1 年来，以上情况更加严重，几乎每个月都发作一次，每次发作3～8 日，有时甚至没有什么明显的精神不愉快，也不由自主地突然发病，食欲一般正常，开始仅在发病期间稍差，但在最近发作以后仍然较差。细审其症，除以上诸症外，并述每次发病以前，突然觉到胃脘烦热不适，逆气上冲，冲于心胸则呃逆，呃逆几次之后，即开始哭泣，先为一般抽泣，后为号啕大哭，昼夜不止，连续哭啼数日后，逐渐由大声转为小声，其后慢慢即可停止，在啼哭的同时，不食不饥不便，舌苔薄白，脉沉弦而涩。综合脉症，反复思考：哭虽属肺，但脉沉弦而涩却属肝寒夹滞，又哭声之作，忽来忽止之证，诸家称邪祟，邪祟由痰而生。故治以化痰温肝，清热安神。方拟竹皮大丸加减。

处方：竹茹 20g，生石膏 20g，桂枝 10g，甘草 70g，白薇 10g，柏子仁 10g。

服药 6 剂后，半个多月没有发病，服药 1 个月后，追访 3 年一直没有复发。

3. 胸中憋闷如挤压感案 郝某，女，55 岁。

初诊：胸中憋闷如挤压样 5 个多月。某院诊断为"冠心病"。应用中西药治疗后，开始稍有好转，但其后一直不效，细审其症，除胸中憋闷如挤压样以外，并见心前区偶尔刺痛，时时张口呼吸，头晕而重，舌苔薄白，脉沉。细审前用之药，除治疗冠心病的西药外，尚有中药活血、通阳、开窍之剂（如冠心苏合丸）。综合脉症，再参考服用诸药后的反应，反复考虑后，认为此乃肝肺气郁所致。治以疏肝理气，宜降肺气。方拟柴胡枳桔汤加减。

处方：柴胡 10g，赤芍 10g，陈皮 10g，青皮 10g，苏叶 6g，枳壳 10g，瓜蒌 15g，杏仁 10g，桔梗 10g，郁金 10g。

服药 2 剂后，胸中憋闷如挤压状的现象好转，继服上药 2 个月后，诸症消失。

按语：某医问：冠心苏合丸等既行气开窍，又活血通络，既然本病以气郁为主，为什么用此方不效，而用四逆散加味反效？答曰：冠心苏合丸所理之气重在心经，而四逆散加味方（应为柴胡枳桔汤）重在肝肺，所治病位不同，故其效大异也。

二、奔豚案

苏某，女，48 岁。

初诊：阵发性心胸烦热，逆气上冲，甚至不省人事 5 年多，曾反复住院检查治疗，未查出器质性改变，诊断为"神经症"。中西药久久用之，一直无明显效果。特别是最近一个时期以来，以上症状更加严重，有时一日晕厥 1～2 次。细审其症，每次发病都在心情不愉快之时，是由于心情一直不愉快，发作时，先感胃脘烦热，继而热气向上冲逆，冲于胸中烦热、懊侬而难以忍耐，冲至咽喉则憋闷难以呼吸，冲于头则突然神志不清而倒于地，有时手足冰冷，有时不冷，但无痰声及吐痰涎，亦不抽搐，几秒钟后突然全身汗出而清醒，清醒后以上症状消失，有时在发作前有寒热往来之感，偶见口干，舌苔白，脉弦滑而涩。综合脉症，辨证为痰火郁结，肝气不舒。治宜疏肝理气，化痰泻火。方拟奔豚汤加减。

处方：葛根 15g，川芎 10g，当归 10g，黄芩 10g，白芍 10g，半夏 10g，甘草 10g，桑皮 15g。

服药 1 剂后，诸症稍减，继服 1 个月后，诸症消失。

三、厥证案

苏某，女，40 岁。

初诊：胃脘疼痛数十年，近十几年来，因经常思想不痛快而病情日渐加重，特别是近 5～6 年来，胃脘经常悸动疼痛，严重时逆气上冲，冲于心胸则突然四肢厥冷，言语不能，面色㿠白，心悸难忍耐，近 2 年多来，以上情况更加严重，有时一天发作 2～3 次，为此曾住院 400 多日，但症状改善不明显。细审其症除以上症状外，并见消瘦乏力，面色㿠白无华，胃脘疼痛，坐或站立时均弯腰护腹，神疲，舌苔薄白，脉沉细无力。综合脉症，辨证为中气不足为本，肝郁气结为标，治以健脾益气，疏肝降逆。方拟四磨汤加减。

处方：人参 10g，乌药 15g，槟榔 10g，沉香 6g，木香 6g，枳实 10g。

服药 6 剂后，逆气上冲，心悸乏力好转，后改予十四味建中汤加减治疗半年而愈。

四、月经不调案

倪某，女，45 岁。

初诊：近十几年来，日渐肥胖，体重增加，月经时多时少。特别是近 5 年来，月经更加不正常，有时 1 个月来 2 次，有时 2 个月来 1 次。1 个月来 2 次时，经量多有血块，经期 7 日左右；月经 2 个月来 1 次时，经量很少，有时仅来 1 日，点滴有血，以后即干净。近 3 个月来，月经仅来潮 1 次，而且量较少，经至时腹胀，腿及全身憋胀，口渴喜饮，疲乏无力，尿频而多，某院内分泌科诊断为"肾性糖尿病"。先用西药治疗一直不效，后又请中医以养阴生津之药治之，亦不效。细察其症，肥胖体质，精神、食欲均正常，舌苔白，脉沉缓，他症同上。综合脉症，反复分析，辨证为气阴俱虚为本，湿郁不化，肝木失达为标。治以补气养阴以培本，燥湿清热，舒达肝木以治标。方拟清燥汤加减。

处方：黄连 1g，黄柏 1g，柴胡 1g，麦冬 2g，当归 2g，生地 2g，炙甘草 2g，茯苓 2g，神曲 2g，党参 3g，茯苓 3g，升麻 3g，陈皮 5g，白术 5g，泽泻 2g，苍术 10g，黄芪 15g，五味子 5g。

服药 3 剂后，精神好转，口渴好转，继服 20 剂后，全身憋胀、尿多均好转，血糖正常，尿糖（-），月经来至，量稍多，继服 40 剂，诸症消失，月经正常。

五、闭经案

陈某，女，29 岁。

初诊：自 14 岁月经初潮以来，除第 1 年月经不太正常之外，月经一直正常，24 岁时刚刚参加工作不久，突然发现白带较多，疲乏无力。先请某院妇科检查未确诊，应用西药治疗 2 个多月未见改善，改请某医以中药治疗，不料刚刚吃药数剂时，因受刺激而致月经闭止，因当时的条件限制没有进行治疗，1 年多以后，开始请某医以中药治之，认为系瘀血所致，虽遍用活血消癥之药一直不效。细察其症，除闭经之外，并经常感到疲乏无力，食欲不振，白带清稀而多，舌苔白润，脉沉细缓。综合脉症，反复分析：缓脉者，脾虚湿盛之脉也。前方所以应用活血消癥之剂不效者，乃但除邪而未扶正耳，故宜健脾益气除湿，方拟参苓白术散加减。

处方：党参 10g，白术 10g，茯苓 10g，扁豆 10g，陈皮 10g，山药 15g，甘草 6g，莲子 10g，砂仁 6g，薏米 15g，桔梗 15g。

服药 6 剂之后，精神似有增加，但月经仍然未至。恐其因药力不足所致，继服 10 剂，然仍无效，再察脉舌与前无异，因而反复考虑，此病起于肝郁、脾虚，而前药或予仅活血，或予仅健脾，其何能效？因予健脾益气、疏肝理气为法，方拟完带汤加减。

处方：白术 40g，山药 40g，党参 10g，白芍 10g，车前子（布包）10g，苍术 10g，甘草 10g，陈皮 10g，黑芥穗 5g，柴胡 6g。

服药 6 剂后，白带减少，精神好转，继服 6 剂，月经来至，量中等，亦无腹痛之苦。继服 6 剂，其后月经一直正常。

六、颈部肿瘤案

甄某，女，65 岁。

初诊：1 个多月来，右侧颈部出现一肿物，不痛，皮色不变，食欲不振，疲乏无力，某院诊断为"霍奇金病可疑"，建议放射治疗或化学药物治疗。服药 3 日后，不但肿瘤不见缩小，反见恶心呕吐不止，不能进食，很快消瘦，疲乏无力，行动困难。不得已，停止药物治疗。细察其症，颈部右侧肿瘤如馒头大，质硬，不红、不热，头晕心烦，恶心呕吐，发热微有恶寒感，舌苔白，脉沉弦紧。综合脉症，辨证为肝郁气结，痰凝血滞，结而为瘤。治以疏肝理气，化痰软坚，活血散结。方拟柴胡橘叶煎加减。

处方：夏枯草 20g，柴胡 10g，当归 10g，赤芍 10g，青皮 10g，橘叶 10g，白芥子 6g，瓜蒌 20g。

外用方：葱四两、蜂蜜半斤，捣烂，外涂局部，1 日换药 2 次。

服药 6 剂之后，肿块明显缩小，精神、食欲亦好转。上方加连翘 10g，干姜 1g。服药 15 剂之后，肿瘤全部消失，食欲、精神均恢复正常。

七、痰核瘰疬案

张某，男，20 岁。

初诊：颈项两侧、耳下、两腋下有大量结块，小的如豆粒，大者如杏，约有 1 年，并偶见咳嗽，某院诊断为"颈、腋、肺门淋巴结核"。先用抗痨药治疗 3 个多月无效，后用猫爪草、消瘰丸等配合治疗 2 个多月，仍无明显效果。细察其症，颈项两侧、耳下、腋下有结块数十个，大者如杏、如枣，小者如豆，不红；小者推之能动，大者推之不动，无痛感。舌苔白，脉沉。综合脉症，辨证为痰郁气结，凝结成核。治以疏肝理气，化痰散结。方拟夏枯橘叶煎加减。

处方：夏枯草 30g，白蒺藜 9g，赤芍 9g，橘叶 9g，青皮 9g，连翘 9g，牡蛎 9g，瓜蒌 15g。

服药连续达 24 剂之后，颈项两侧、耳下、腋下结块已大部消失，继续服药 1 个月之后，颈项两侧、耳下、腋下结块全部消失，胸透、胸部拍片示肺、心均正常。

八、脱疽案

耿某，男，40 岁。

初诊：右足拇趾冷痛 1 年多，经中西药治疗后不见好转（中药如阳和汤、当日四道汤等温阳活血益气之剂）。半年前，右足拇趾更加冷痛，色变紫黑，疼痛难忍，昼夜不能入睡，某院诊断为"血栓闭塞性脉管炎坏死期"，进行拇趾截趾术后，2 个多月以来，创面一直没有新的肉芽生长，而且从足到整个小腿仍疼痛难忍。经中药顾步汤、四妙勇安汤治疗不效。细察其症，除拇趾已经截除以外，审其创面无新的肉芽长出，足背微见肿胀，小腿疼痛，但不红肿，按其右足仍较左足为冷，头晕头痛，心烦心悸，食欲不振，舌苔薄白，脉弦涩不调。综其脉症，反复分析，手术之后应有新的肉芽生长，然却始终不见生长。又用中药补益之品亦未见功，改用四妙勇安汤亦无明显效果。脉症相参，必肝郁气滞，血脉不通之故。治以疏肝养血，活血清热，通经。拟丹栀逍遥散加减。

处方：柴胡 10g，当归 10g，白芍 10g，白术 10g，茯苓 10g，甘草 10g，干姜 3g，薄荷 3g，丹皮 10g，丹参 16g，栀子 10g。

服药 4 剂之后，头晕头痛、心烦心悸等好转，足、腿疼痛明显减轻，但创面无明显改变。

继按原方服用 4 剂，除其他症状明显减轻外，创面已有新的肉芽出现。又继续服用 20 剂，诸症消失而愈。

按语：某医问：本病为什么久用阳和汤、当归四逆汤，以及其他温阳活血益气之剂不效，产生坏疽之后，诸医多主张用顾步汤、四妙勇安汤，然何故亦用之不效？逍遥散本是治疗内、妇科疾病的方剂，为什么用于本病反而有效，其故何也？答曰：仲景在《伤寒论》中特别强调辨证时要注意观其脉、症，即是说当用常法治疗无效时，一定要注意脉的变化。本证脉见弦涩不调，乃是肝郁气滞为主，寒郁化热为辅之脉，若不用疏肝、温散、清热相互配合则难于取效，本病之取效者，就在于观其脉象变化，适时采用疏肝、温散、清热相结合的方法。

九、三叉神经痛案

王某，男，74 岁。

初诊：牙痛、头痛 3 个月，某院诊断为"三叉神经痛"。先用西药治疗 2 个月无明显效果，后又加用清胃散加减等中药治疗 1 个多月仍无明显效果。细察其症，除牙痛难忍，遇热遇冷均使疼痛加剧之外，并见头痛，耳痛，面颊疼痛，烦躁失眠，纳呆食减，口苦咽干，胃脘疼痛，烧心泛酸，大便秘结，小便黄赤，舌苔黄白，脉弦紧而数。综合脉症，辨证为肝郁气结，痰湿中阻，上热下寒。治以疏肝理气，温中化饮，调理三焦。方拟柴胡加龙骨牡蛎汤加减。

处方：柴胡 10g，半夏 10g，黄芩 10g，党参 10g，甘草 10g，生姜 3 片，大枣 5 个，桂枝 10g，川军 6g，茯苓 15g，龙骨 15g，牡蛎 15g。

连续服药 3 剂之后，牙痛、头痛骤然大减，继服 4 剂，诸症消失而愈。

十、耳聋，失语案

耿某，男，34 岁。

初诊：2 个月前生气之后突然发现两耳发堵，不久两耳全部听不见任何声音，言语不能，某院诊断为"癔症"。先用针灸、西药等治疗不效，继又用针灸、理疗和中药清音丸、通窍耳聋丸治疗 1 个多月仍然无功。细察其症，除耳聋、失语之外，并见心胸烦闷，舌苔白，脉沉。综合脉症，辨证为肝肺气郁，窍隧闭塞所致。治以疏肝理气，宣肺通窍。方拟四逆散加减。

处方：柴胡 10g，枳壳 10g，白芍 10g，甘草 10g，青皮 10g，陈皮 10g，郁金 10g，菖蒲 6g。

服药 1 剂之后，耳聋似有好转，继服 4 剂之后，听力完全恢复，并开始能够说话，但说话时比较费力，又继服 6 剂之后，诸症消失而愈。

第十节　从肝主风治疗疑难病

一、痉证案

1. 拔牙后两颌强急，不断地张口咀嚼案　申某，女，15 岁。

初诊：3 年多以前，突然发现牙痛、头痛，经多方治疗 1 年多疼痛不见好转，后请口腔科行拔牙术，术后疼痛虽基本消失，但却出现头脑木胀，两颌拘急不适。1 周后，又发现不断地张口，不断地咀嚼，乃赴某院神经科诊治，住院 2 个多月，非但咀嚼样动作不见减少，反见日渐增多，又请某院针灸科治疗，症状不但不减，反而出现心悸心烦，失眠健忘，耳鸣耳聋，汗出。尤其是最近 1 年多来，除睡眠开始约 1 小时没有咀嚼样动作外，几乎无时无刻不在张口、咀嚼。细察其症，除以上所述症状外，并见口苦口干，胃脘部偶见悸动，逆气上冲，冲则汗出，汗出后即突然全身疲软，食欲不振，两手瘛胀或麻木，小便不利，大便不爽，面色萎黄，舌苔黄白，脉弦紧而涩。综合脉症，反复考虑：此乃肝郁气滞，痰饮不化，上热下寒，郁而化风之证。治宜疏肝解郁，化饮清热，息风解痉。方拟柴胡加龙骨牡蛎汤加减。

处方：柴胡 10g，半夏 10g，黄芩 10g，党参 10g，桂枝 10g，茯苓 15g，熟军 3g，龙骨 15g，牡蛎 15g，甘草 10g，生姜 3 片，大枣 7 个。

服药 6 剂后，睡眠改善，精神好转，心悸心烦、汗出头晕等亦明显改善，两颌关节僵硬不适感减轻，但咀嚼样动作不见减少。继予上方 20 剂后，诸症大部分消失，咀嚼样动作明显减少，又服 20 剂，诸症消失而愈。

按语：某医问：柴胡加龙骨牡蛎汤中本无息风解痉之药，为什么治则上谈息风解痉?答曰：桂枝能温肝伐肝解痉，龙骨、牡蛎能平肝潜阳息风；桂枝配龙骨、牡蛎息风解痉之力甚佳，故儿科慢惊风多用之，柴胡加龙骨牡蛎汤所以能息风解痉者，即在此耳。

2. 小舞蹈病案 沈某，女，58 岁。

初诊：3 年前，突然发现手足抽动，不久即停止，所以没有引起注意，2 个月后，发现手足经常出现不由自主的乱动，乃到某院诊治，住院治疗 8 个多月，诊断为"动脉硬化、小舞蹈病"，但病情却日渐加重。特别是近 1 年来，手足乃至全身均不停地乱动，除入睡期间有所减轻或停止外，几乎没有停止的时间，并同时合并有皱额、努嘴、眨眼、吐舌、挤眉等变幻动作，言语、咀嚼、吞咽亦觉困难，细审其症见全身不停地乱动，犹如跳迪斯科舞蹈状，并同时不停地努嘴、挤眼、皱额、咀嚼、吞咽，问其痛苦所在时，言语时断时续，反复问其所苦时，即烦躁不愿回答，诊其脉时，两手不断地进行扭转性动作，两下肢也不断扭转，食欲较差，胸满时痛，小便或不利或正常，大便干稀不调，舌苔白，脉弦紧，再察前医所予方药，除西医之外，中医大多为养血息风、平肝安神、息风定痉之剂，询其各方之疗效，除养血息风、平肝安神无明显反应外，应用息风定痉之剂后，不但抽搐不减，反而出现全身拘急酸痛难忍。综合脉症，再药证与疗效相比较，知其既非血虚风动，亦非阴虚风动，更不是热极生风，乃肝郁气滞，痰湿不化，郁而化风之证。治宜疏肝理气，化饮除湿，息风解痉。方拟柴胡加龙骨牡蛎汤加减。

处方：柴胡 10g，半夏 10g，党参 10g，黄芩 10g，干姜 3g，甘草 6g，大枣 7 个，桂枝 15g，茯苓 15g，大黄 3g，龙骨 15g，牡蛎 15g。

服药 4 剂后，不料想诸症均稍减。继服 20 剂后，诸症大部分消失，又服 10 剂，诸症消失而愈。

二、眩晕案

1. 眩晕，呕吐，手足抽搐案 郭某，女，46 岁。

初诊：3 年前突然发现头晕恶心，不能站立，急诊入某院，诊断为"梅尼埃病"。住院 3 个多月，症状消失，其后又曾发作两次，但不太严重。3 日前，因过度劳累，头晕突然发作，此次发病较前几次都严重，自感天旋地转，房屋、树木均颠倒转动，恶心呕吐，不敢睁眼，不敢翻身，不敢坐立，两手足不断抽动，又急住某院 3 日，症状不见改善。审其闭目平卧床上，命其睁眼，立刻感到诸种景物转动，恶心呕吐，耳鸣失聪，舌苔白，脉沉缓。综合脉症，反复思考：此痰湿化风之证也。治以化痰除湿散风。方拟眩晕方加减。

处方：石决明 15g，天麻 10g，钩藤 15g，防风 4g，菊花 10g，薄荷 4g，半夏 10g，陈皮 10g，茯苓 10g，生白术 10g，玉竹 5g，黄芩 10g。

服药 1 剂，眩晕大减，已能短时间内看四周景物，抽搐、恶心呕吐均停止，继服 4 剂，诸症消失而愈。

2. 眩晕不止，视物动摇案　张某，男，48 岁。

初诊：在看书的过程中，突然感到头晕恶心，不敢睁眼，休息几日后，逐渐好转。但其后一看书就又觉得头晕恶心，为此曾住院 5 次，前后达 3～4 年，经多方检查一直没有明确诊断，至今已整整 10 年，严重影响工作和学习，更不能坐车，有两次因工作不得不坐车，当车行至目的地时，突然不省人事，经抢救以后才脱离危险。最近 1 个多月来，因为工作比较忙，头晕特别严重，食欲亦明显下降。细审其症，头晕不敢坐起，喜闭双眼，有时恶心，欲看书、看文件而又不敢看，精神稍差，睡眠正常，舌苔薄白，脉细缓。再审前医所予之药，多为补益、泻火之品。综合脉症，反复考虑，此乃痰湿郁火化风所致。治以除湿化痰，泻火祛风。方拟眩晕方加减。

处方：石决明 15g，钩藤 10g，菊花 10g，薄荷 3g，防风 4g，半夏 10g，陈皮 10g，茯苓 10g，生白术 10g，黄芩 10g，玉竹 5g。

服药 6 剂后，眩晕稍减，继服 30 剂，眩晕消失而愈。

按语：患者云：10 年来除西药外，仅服中药即达千余剂，其中既有养血祛风、养血疏肝、养阴平肝、平肝泻火之品，又有补气养阴、大补脑髓之品，然始终无效者何也？答曰：本证脉细缓，细缓之脉，或见于气阴俱虚，或见于湿邪较甚，或见于脾虚湿困，再结合前所应用诸药之效果考虑，证既不是气阴俱虚，亦非脾虚湿困，显系邪湿较盛所致，故宜从除湿论治，又因主要表现为头晕，而非全身酸困，即肝证表现较多，所以改用眩晕方除湿化痰，泻火息风而愈。

三、癫痫案

纪某，男，14 岁。

初诊：2 年前，在玩耍的时候突然摔倒在地，神志不清，口吐白沫，四肢抽搐，1 分钟后，神志恢复正常，其后约 4 个月没有发现任何症状，但 4 个月后，以上症状又出现一次，时间约 2 分钟，其后每 3～4 个月发作一次，某院诊断为"癫痫"。予苯妥英钠治疗后，开始有明显效果，但近 3 个月来，反而日渐加重，仅 2 个月即发作达 6 次之多，而且症状一次比一次严重，发作的时间一次比一次延长，最近一次发病竟达半小时左右，发作之后，全身感到疲乏无力，筋骨酸痛。

处方：以活蜥蜴 1 条、活全蝎 2 条，共捣至死，为泥，候干，研细末，开水冲服，一日 1 剂。

共服 20 剂愈。

四、口眼㖞斜案

陈某，女，23 岁。

初诊：口眼㖞斜 4 个多月，医用针灸、中药牵正散加减治之，口眼㖞斜不但不见好转，反见日渐加重，细审其左眼不能闭合，经常流泪，口角向右㖞斜，鼻唇沟平坦，左前额皱纹消失，不能皱额，不能鼓气和噘嘴，鼓气和吹口哨时，左口角漏气，进食时，食物残渣滞留于左侧齿颊间隙内，口水常自左口角流出，舌苔白，脉浮而数。综合脉症，辨证为风热客于面颊。治以疏散风热。方拟桑菊饮加减。

处方：蝉蜕 10g，僵蚕 10g，桑叶 10g，菊花 10g，连翘 10g，薄荷 6g，甘草 10g。

服药 4 剂后，左面颊活动较前好转，麻木减轻，继服 4 剂后，霍然而愈。

按语：某医问：余用牵正散、乌药顺气汤，针刺颊车、颧髎、听宫、四白、翳风、下关、风池、阳白、合谷、列缺等穴，并有时配合灸法，然治之不效，老师仅用桑菊饮加减 8 剂而愈，其故何也?答曰：风有寒、热之分，虚、实之别，若风热予辛温行散，则热邪更炽而筋更伤，故弛缓瘫痪更甚也。桑菊饮加蝉蜕、僵蚕等虫类搜剔之品，则筋络之风热除而病速愈，故其效甚著也。

五、挤眉弄眼案

董某，男，23 岁。

初诊：1 年多以前，突然感到两眼睑拘急不适，但没有引起注意，2 个月后，出现不由自主的挤眉弄眼，面、额部肌肉发皱，先至某院请西医治疗不效，后又请中医以针灸、安神镇静药治之，不但不效，反见日渐加重。半年前，突然不断地挤眉弄眼，面部、额部肌肉发僵，甚至有时不自主地持续咬牙、张口都觉困难，近 1 个多月来，除睡眠时间以外，几乎没有暂时休止的时间。细审其症，几乎 1~2 秒即挤眉弄眼一次，还不断地张口、咬牙，在回答问题时，往往因口噤难开而经常停顿谈话 1~2 分钟，疲乏无力，纳呆失眠，面色萎黄，舌苔白少腻，脉虚大弦滑。综合脉症，辨证为肝郁气滞，痰湿不化，郁而化风。治以疏肝理气，化痰息风。方拟柴胡加龙骨牡蛎汤加减。

处方：柴胡 10g，半夏 10g，黄芩 10g，党参 10g，生姜 3 片，甘草 6g，大枣 5 个，桂枝 10g，茯苓 10g，大黄 3g，龙骨 15g，牡蛎 15g。

二诊：服药 6 剂后，除大便增至一日数次外，未见寸效。再思脉大为劳，弦滑主痰。此证乃气血俱虚为本，痰郁气结为标。治以补气养血，化痰理气，调胆抑风。方拟十四味温胆汤加减。

处方：黄芪 15g，当归 10g，麦冬 10g，党参 10g，五味子 10g，竹茹 10g，枳实 10g，半夏 10g，陈皮 10g，茯苓 10g，甘草 10g，菖蒲 10g，远志 10g。

服药 6 剂后，挤眉弄眼的次数减少，面、额、下颌肌肉发僵之状态好转，回答问题亦较前快，在 20 分钟的询问病情过程中没有出现停顿现象，精神、食欲也有好转，继服 6 剂之后，食欲、睡眠正常，下颌、额、面部肌肉发僵之状消失，挤眉弄眼由 1~2 秒一次减为 1~2 分钟一次，为巩固效果，又服 20 剂，诸症消失而愈。

六、震颤案

董某，男，28 岁。

初诊：四肢沉重，行动迟缓 4~5 年，近 2 年来，行动更加迟缓，手指运动不便，说话缓慢单调，有时涎水不由自主地从口中流出。某院诊断为"帕金森病"，先用苯海索、东莨砹碱治疗后诸症好转。但近1年来，不但不效，反见日渐加重。审其表情呆痴，很少眨眼，手指运动不便，不能拿笔写字，也不能提戥子和不能拿中药，手微颤，涎水不由自主地从口角流出，平卧时翻身非常困难，常需在别人的帮助下才能比较快地翻转身躯，走路时躯干向前弯曲，头向前倾，呈急速小步，而且越走越快，不能即时止步和转身，说话非常迟缓困难，但食欲正常，舌苔净，脉虚弱。综合脉症，辨证为真阴亏损，虚风内动。治以滋填镇纳，安其龙雷，息其虚风。方拟大定风珠加减。

处方：龟板30g，鳖甲30g，牡蛎30g，阿胶（烊化）10g，炙甘草10g，麦冬10g，生地15g，五味子10g，白芍15g，火麻仁10g，鸡子黄2枚。

服药7剂后，诸症大减，口涎停止，继服14剂后，精神大见改善，手指运动较前灵活，走路、转身均较前灵活，说话亦较前为快，并可大步而行。又服上方14剂，说话、活动均近于常人，恢复工作，继服上药3个月，愈。

七、阴痒案

马某，女，35岁。

初诊：阴道、会阴部奇痒数年，白带不多，某院诊断为"外阴白斑"。先用西药等法治疗1年无效，后又请某医以中药治之仍不效。细察其症，阴痒之外，时见烦躁不安，别无所苦，舌苔白黄，脉弦紧。综合脉症，反复分析：会阴者，肝经所主也；痒者风也；舌苔黄白者，湿热也。治拟养血疏肝，散风除湿清热。方拟当归拈痛汤加减。

处方：当归16g，羌活10g，防风10g，荆芥10g，猪苓10g，泽泻10g，茵陈15g，黄芩10g，葛根15g，苦参15g，知母10g，甘草6g。

服药2剂之后，阴痒稍减，继服40剂而愈。

八、经期抽风案

孙某，女，25岁。

初诊：自从月经初潮以来，每次来月经的前一日就感到心烦易怒、易哭，稍有不顺心的事情即连续哭泣数日，并在哭泣的同时发生抽搐，月经来的第3日即自然消失，在最近10年之内反复检查，至今没有确定诊断。最近1年多以来，以上症状的发作更加严重，最近经期哭1日，抽搐6日，虽用多种中西药物、针灸等法一直不效。细察其症，除以上所述者外，并述在每次发作之前，往往先有几日大便秘结，食欲不振，烦热上冲，心烦心悸，舌苔薄白，脉弦紧。综合脉症，反复分析：本病均发生于月经将来之前，且哭泣、抽搐，此乃痰饮郁内，郁而化火、化风。治以化饮祛痰，疏肝平肝，调理三焦。方拟柴胡加龙骨牡蛎汤加减。

处方：柴胡10g，半夏10g，人参10g，黄芩10g，甘草6g，生姜3片，大枣5个，桂枝10g，茯苓15g，大黄3g，龙骨15g，牡蛎15g，蝉蜕10g，全蝎6g。

服药4剂之后，心烦心悸、烦热上冲好转，其后每次月经将要来的前7日服药7剂，共服药50剂，诸症消失而愈。

九、痒风案

骆某，女，10岁。

初诊：从1周岁开始即发现其在身上到处乱抓，睡眠不安。父母在其身上到处搔抓约半小时后，才可安然睡觉。但睡眠过程中还不断地搔抓各部，有时因奇痒难忍而突然痛哭，不再入睡。稍长之后，经常主诉全身奇痒难忍，昼夜难以入睡。尤其是夜间刚要入睡的时候，经常痒难以忍耐，不得不抓，到处是血痕。为此曾到数个医院诊治，均确定为"皮炎"，但前后续断服药 5 年始终无明显效果。后又请某医诊治，诊断为"风湿热邪所致的痒风"，予祛风除湿清热之剂加减治疗 3 年左右，不但不效，反而有所加重。细察其症，全身奇痒，不断地不由自主地用手到处搔抓，搔抓之处到处是血痕，有的地方还有少量鲜血溢出，未见皮疹，皮肤粗糙，有少许脱屑，烦躁不安，昼轻夜剧，舌苔薄白，脉沉弦细。综合脉症，反复分析：血属阴，肝藏血，血虚燥热生风，则夜间痒甚。以搔其皮肤者，泄外风也。治以养血活血，凉血散风。方拟丹参银翘饮加减。

处方：丹参 15g，银花 10g，连翘 10g，当归 10g，白芍 10g，川芎 6g，薄荷 3g，生地 15g。

服药 6 剂之后，身痒大减，不用搔抓已经可以入睡，全身的抓痕已明显减少。继服 24 剂之后，身痒消失，皮肤恢复正常，愈。

按语： 某医问：古代医家曾反复诫说，痒为风，痒病当从风论治，然而前医屡用祛风之剂不但不效，反而更甚，老师仅用一味薄荷祛风，祛风之力似嫌不足，然其效甚著者，何也？答曰：痒为风，风病用风药治疗这是十分正确的，但是临床上怎么祛风却有很多学问。因为风有内风、外风之别，若风寒外客所致者，疏散风寒即可治愈，故临床医家常用消风散、麻黄桂枝汤、葛根汤治痒疹；若风湿热客于肌肤者，祛风除湿清热即可治愈，故临床医家常用防风通圣丸、麻黄连翘赤小豆汤治痒疹；至若血虚燥热生风者，乃因血虚、燥热所生的内风，其病因主要是血中燥热，故在治疗时只可养血润燥散风，此即前人所说：治风先治血，血行风自灭之意。绝不可先以散风之剂以伤血助燥生热，否则血中燥热更甚，风邪更剧，《素问·生气通天论》说："阳气者，一日而主外，平旦人气生，日中阳气隆，日西而阳气已虚，气门乃闭，是故暮而收拒。"《素问·金匮真言论》说："平旦至日中，天之阳，阳中之阳也。日中至黄昏，天之阳，阳中之阴也；合夜至鸡鸣，天之阴，阴中之阴也……故人亦应之。"阴血不足，血燥生风者，夜剧昼轻，古人有云，痒为泄风，搔之以泄风邪，故只可养血为主，佐以散风清热之味。

十、头癣

凌某，女，42 岁。

初诊：头顶部圆形或不规则形白癣 1 年多，某院诊断为"头癣"。初用西药治疗 8 个多月未见明显效果，继又用中药芫花膏外涂、川楝子膏外涂、防风通圣丸内服 5 个月，仍然没有明显效果。细察其症，头顶部发际之内有数片圆形及不规则形的皮损，上罩白痂，中间之头发干枯脱落，极度瘙痒，咽喉干燥，舌苔薄白，脉沉而弦。综合脉症，辨证为风邪久入血分，络脉瘀滞，血燥生风。治宜养血润燥，活血散风。方拟桃红四物汤加味。

处方：桃仁 9g，红花 6g，当归 12g，白芍 15g，川芎 6g，生地 9g，蝉蜕 6g，白蒺藜 9g，防风 9g，玄参 15g，秦艽 10g，白头翁 10g。

二诊：服药 2 剂后，头癣较前缩小达 1/3 左右，白痂明显减少变薄，奇痒大减，即使不用手抓也可忍受。然而左耳却出现耳鸣，两臂和肩背部出现大量的如小米大的红色皮疹，微痒，舌苔白，脉浮。综合脉症，反复分析：此乃血络之中风邪得解，在表风热之邪未除也。

治以疏风清热。方拟银翘散加减。

处方：银花 15g，连翘 15g，竹叶 9g，荆芥 9g，牛蒡子 9g，玄参 15g，芦根 15g，薄荷 6g，桔梗 9g，豆豉 9g，甘草 6g，蝉蜕 9g，黄芩 9g。

三诊：服药 6 剂之后，头癣大部分消失，仅在前顶部有黄豆大的一片，全身皮疹消失。再加白头翁 9g，服药 10 剂之后，头癣全部消失而愈。

按语：某医问：白头翁乃治血痢之要药，头癣之病何故用之?答曰：白头翁非但能治热痢，亦且能入血分，散头部、关节之风邪，若血分有热而又兼风邪者，其中特别是见白色鳞屑者，效果尤佳。

十一、痤疮案

商某，男，22 岁。

初诊：3 年多以来在面部、颈部、胸部出现大量痤疮，近半年来更加严重，某院诊断为"青年痤疮"，先用西药治疗不效，继又用中药治疗仍不效。细察其症，面、颈、胸、背部均有大量密集或散在的丘疹，有的呈黑色，有的呈鲜红或暗紫色，其形状之小者如针头，大者如豌豆，甚至有的如樱桃大，有的合并有白色脓点，有的比较密集，有的比较散在，有的甚至数个结节密集在一起。面色红赤，头晕头痛，心烦口苦，舌苔白，脉弦。综合脉症，反复分析：青年人生机旺盛，稍有抑郁，内火中燃，三焦不化，湿热内生，复受风邪，结于肌表，而生痤痱。治以疏肝解郁，调理三焦，和解营卫，方拟柴胡加龙骨牡蛎汤加减。

处方：柴胡 9g，半夏 9g，黄芩 9g，党参 9g，桂枝 9g，茯苓 9g，川军 6g，甘草 6g，生姜 3 片，大枣 5 个，龙骨 15g，牡蛎 15g。

服药 3 剂之后，面部痤疮稍减，其他部位痤疮同前；又服 3 剂之后，面部痤疮消失，胸、背、颈部痤疮稍减；再继服 12 剂后，痤疮全部消失，头晕头痛等症亦大减。

十二、鹅掌风案

1. 手掌干裂脱皮而痒案 李某，男，30 岁。

初诊：3 年多来两个手掌干裂脱皮，有的部位皮肤增厚，某院诊断为"手癣"。先用西药外涂 5 个多月无效。继又请中医以谷糠油、红花油外涂 5 个多月，仍然无明显效果。细察其症，两个手掌的掌面及指缝间有大量如小米大的水疱疹，呈半透明状态，疱疹溃破后流出少量白水，继而脱皮，并奇痒难忍。大量疱疹溃破部皮肤变为鲜红色；不脱皮处的皮肤明显增厚，按之较硬，中间有干裂；有的部位呈干裂厚皮与鲜红薄皮同时存在状态，指缝间全呈鲜红色。舌质嫩红，舌苔白，脉沉细。综合脉症，反复分析：手掌虽属脾，亦属于心，心主血，肝藏血，脾统血，血虚燥热，风邪内动，手掌干裂起疹。治以养血润燥，散风止痒。方拟祛风地黄汤加减。

处方：生地 12g，熟地 10g，白蒺藜 9g，川牛膝 9g，菟丝子 9g，知母 6g，黄柏 6g，枸杞子 6g，独活 3g。

服药 1 剂之后，手掌奇痒大减，疱疹、脱皮似有减轻。继服 10 剂之后，不料手掌脱皮、皮肤增厚、疱疹等均霍然得愈。

2. 手掌脱皮，全身奇痒，遍身血痕案 赵某，女，38 岁。

初诊：5 年多以来手掌经常瘙痒脱皮，手一沾水或用手洗衣服即痒痛难忍。近 2 个多月以来，突然又发现痒痛难忍，昼轻夜剧，抓破皮肤形成条条血痕之后，瘙痒才稍事减轻，某院诊断为"手癣、皮炎"。先用西药外涂、内服无效，继又邀某医以中药除湿清热散风之剂治疗后瘙痒更甚。细察其症，除两个手掌奇痒脱皮及部分皮肤增厚之外，并见全身瘙痒，不由自主地用手乱抓，全身到处是血性的抓痕，尤其腋部、乳房皱襞、脐周、肩胛间区、肘窝、肛门周围部更为明显，手掌脱皮处与小水疱相间存在，大小鱼际处有很深的裂口5个，裂口处有血液渗出。时见烦躁不安，舌苔白，脉弦细。综合脉症，反复思考：手掌奇痒、脱皮、干裂者，血虚燥热也；夜间奇痒者，阴虚血燥生风也。综合考虑，乃血燥生风之证。治以养血润燥祛风。方拟祛风地黄汤加减。

处方：当归12g，生地15g，玄参30g，熟地10g，丹皮10g，生何首乌15g，白蒺藜10g，僵蚕10g，红花10g，甘草6g，独活6g，枸杞子10g，知母10g。

服药6剂之后，身痒大减，夜间已能入睡1～2小时，但手掌脱皮、皮肤增厚、干裂出血等症不减，继服12剂之后，身痒痛消失，手掌脱皮、起疱、干裂出血、皮肤增厚均消失而愈。

按语：某医问：手癣、皮炎是不同性质的两个疾病，然其应用一个药方竟然均获痊愈，其故何也？答曰：手癣的脱皮、起疱、皮肤增厚、干裂出血皆心肝血燥生风所致，皮肤瘙痒抓破出血，夜间尤甚亦血燥生风所为。病虽不同，但病因病机却完全相同，所以用一个养血润燥祛风的方剂而两病皆愈，此即所谓异病同治之法也。

3. 全身奇痒，到处是血性抓痕案 刘某，女，52岁。

初诊：皮肤干燥。睡觉前刚脱衣服时全身到处奇痒一阵，搔抓一阵后才能入睡。但没有引起注意，15日以前，突然全身瘙痒加重，头面、四肢、肩胛间、腰以及眼睑、颈项、会阴等处均感奇痒难忍，烦躁不安，不停地到处搔抓不已，某院诊断为"皮炎"。先予西药外涂、内服、注射等治疗不但不效，反见加剧；又改请某医以祛风除湿，清热解毒等治之，痒更难忍。细察其症，全身瘙痒不已，昼轻夜剧，全身到处是血性抓痕，瘙痒之处非抓破皮肤之后不能减轻症状，烦躁不安，舌苔白，脉弦细。综合脉症，反复思考：夜间痒甚者，病在阴分、血分，此必阴虚血燥生风所致。宜用养血润燥祛风。方拟祛风地黄汤加减。

处方：生地25g，熟地9g，生何首乌10g，当归10g，红花10g，玄参30g，白蒺藜10g，僵蚕10g，桃仁10g，甘草6g。

服药1剂后，全身瘙痒稍减，夜间已能入睡5小时左右。继服6剂后，身痒消失，皮肤血痕亦消失。

十三、湿疹案

耿某，女，37岁。

初诊：全身瘙痒、皮疹反复不愈已十九年，某院皮科诊断为"慢性湿疹"。先用西药治疗数年不效，后又请某医以祛风除湿清热之剂治之3年，效果亦不明显。不得已，改用中西药联合治法，但治疗1个多月之后，不但不见减轻，反而日渐加重，特别是近1周来，全身瘙痒难以忍受。细察其症，全身满布皮疹，小者如针尖，大者如高粱，奇痒难忍，夜间尤甚，有时非抓破至出血时才能减轻症状，舌苔白，脉沉细。综合脉症，辨证为湿邪入于血络，热久伤血，阴血燥热而生风。治以养血活血，凉血解毒祛风。拟丹参银翘饮加减。

处方：丹参15g，当归10g，川芎10g，白芍10g，生地10g，银花12g，连翘12g，薄荷 3g。

服药 4 剂后，身痒稍减，继服 10 剂后，身痒、皮疹均消失而愈。

按语：某医问：湿疹乃湿热所致，治应予清热利湿，如龙胆泻肝汤、渗湿汤加减均为有效方剂，而本例却用之反甚，其故何也?答曰：湿疹用清热利湿之剂治疗无疑是正确的，萆薢渗湿汤等对湿疹来讲确是有效的方剂。但是本病病程已经很久，加之又长期应用除湿清热之品，致使湿热虽减而血燥反生，血燥生热化风，故抓破出血，夜间痒甚；又本病病程甚久，已由气转入血分，故再予气分之药无效，投血分之药而愈也。

十四、牛皮癣案

杨某，男，29 岁。

初诊：半年前突然发现全身出现大批癣疹，某院诊断为"银屑病"，先用西药治疗 1 周不效，后请某医以葛根汤加味 6 剂即愈。1 个月以前，在胸、臂上又发现 4 片约五分硬币大的皮损，上罩白色鳞屑，基底呈红色，奇痒，患者自取葛根汤加味方 4 剂服之。药后不但原来的皮损面积增大，而且又发现很多小的癣疹。又急至某院皮科诊治，应用西药 1 周之后，不但没有控制，而且很多又融合成大片，小的癣疹增多。又请某医以祛风除湿，清热解毒治之，服药 3 剂之后，又有更多的癣疹融合成大片的皮肤损害，小的癣疹几乎布满全身各个部分，奇痒难忍。早晨起床时白色鳞屑落在被褥之上厚厚一层，集在一起约有一碗。细察其症，除两颊、两个手掌、两个足掌没有癣疹之外，几乎全身布满大小不等的癣疹，背、腰、胸、腹、前臂、大腿部均已融合成大片的皮肤损害，微微高出正常皮肤，上罩白色鳞屑，剥脱后呈红色，痒而不痛，脱衣服时鳞屑像雪片样纷纷落地，夜间较白天为痒，舌苔白，脉弦细。综合脉症，反复分析：脉弦细者，血虚之脉也。脾统血，肝藏血，脾主肌肉，肝主营卫。脾土不足，木邪来乘，阴虚血燥，营卫失调，但予祛邪则脾土更衰，阴血更燥，风邪更盛。治疗之时非健脾抑木，养血润燥，调和营卫不可。因拟健脾抑肝，养血润燥，调和营卫，以除风邪。方拟归芪建中汤加减。

处方：黄芪 15g，当归 15g，白芍 15g，桂枝 7g，炙甘草 10g，生姜 3 片，大枣 7 个，生地 10g。

服药 4 剂之后，小的癣疹大部分消失，融合成片者竟也明显缩小。继服 20 剂后，皮损全部消失，随访 1 年未见复发。

十五、耳咽疼痛，听力下降案

王某，女，35 岁。

初诊：4 日来左耳、左偏头和咽喉疼痛，听力下降，某院诊断为"耳咽管炎"，先用青、链霉素治疗 2 日无效，继又配合大剂清热解毒之剂仍无效。细察其症，在左耳的下部、咽喉、头部左侧均见明显疼痛，左耳听力明显下降，全身酸痛，发热，舌苔白，脉浮弦数，体温 38.6℃。综合脉症，辨证为肝胆相火内炽，外感风邪，内外合邪。治以清肝泻肝以治内，疏风清热以治外。

处方：夏枯草 15g，蝉蜕 15g，桑叶 9g，连翘 12g，黄芩 9g，赤芍 9g，薄荷 9g。

服药 1 剂后，耳痛、咽喉疼痛、头痛、发热均大减，继服 1 剂后，诸症消失而愈。

十六、目翳案

李某，女，68 岁。

初诊：两眼痒痛，羞明，生翳，视力下降 1 个多月，某院诊断为"急性疱疹性角膜炎"。先用西药治疗 20 多日无明显效果，后又配合中药清热解毒之剂 4 剂亦无明显效果。细察其症，两眼乌睛上有一层薄薄的云翳，眼痛，羞明，白睛微见红赤，舌苔白，脉浮弦。综合脉症，反复思考：目者，肝胆之所主，弦脉者，肝脉也，浮者，风热之脉也。此乃肝胆风热外客所致。治拟清肝泻火散风，方拟夏枯蝉蜕散。

处方：蝉蜕 6g，桑叶 9g，连翘 10g，薄荷 3g，夏枯草 9g。

服药 4 剂后，竟霍然痊愈。

十七、耳聋，耳痒案

伍某，女，30 岁。

初诊：2 个月来，两个耳朵如有物堵塞感，听力明显减退，有时耳内有微微作痒的感觉，某院诊断为"卡他性中耳炎"。住院治疗 20 多日，先用西药治疗无明显效果，后又配合中药通窍耳聋丸治之仍无明显改善。细察其症，除两耳发堵微聋之外，并见两侧耳道内有少量渗液出现，头晕头重，下肢沉重，舌苔薄白，脉濡缓。综合脉症，反复分析：下肢沉重，脉濡缓者，湿也；阻于耳窍者，风也，合而论之，乃风湿夹热阻于耳窍所致。宜用散风除湿清热。方拟羌活胜湿汤加减。

处方：羌活 4g，独活 4g，蔓荆子 1.5g，甘草 2g，防风 1.5g，川芎 1.6g，防己 6g，藁本 1.5g。

服药 3 剂之后，两耳发堵、耳聋减轻均达 70%左右，继服 5 剂竟诸症消失而愈。

按语：某医问：余亦曾用本方数剂而不效，为何老师用之反效也?答曰：湿邪者，重浊黏滞难化之邪也，其在上者当发之、散之，然而散之、发之太过则但风气去而湿气在，故只可以小剂风药治之。东垣之治此方用小剂者就在于此，之所以用此方不效者，恐用风药大剂所致耳。某医曰：诚然如此。

十八、暴发性耳聋案

郭某，男，50 岁。

初诊：8 个月以前在一个偶然的场合，突然发现两侧耳鸣，听力下降，急至某院诊治，住院后，经过多方检查确诊为"暴发性耳聋"，经过应用西药治疗 5 个多月，耳鸣不但不见减轻，反而逐渐发现听力日渐全部丧失。又请某院以中药补肾之剂治疗 2 个多月，听力不但不见增加，反而全部丧失殆尽。细察其症，两侧耳朵听力完全丧失，虽在近前用各种音调的语言说话也一点都听不见，耳鸣不止，常常如击鼓样的隆隆作响，烦躁不安，舌苔白，脉浮紧。综合脉症，辨证为肝胆相火内郁，风寒之邪闭塞于外，壅于耳窍所致。治以疏风散寒以除表寒，平肝泻火以除内热。

处方：夏枯草 15g，蝉蜕 10g，细辛 3g，龙胆草 10g，全蝎 6g，防风 10g，酒军 4g，川芎 10g，当归 10g，羌活 10g。

服药 3 剂后，耳鸣稍减，耳聋同前，继服 4 剂之后，耳鸣消减 70%，耳聋微闻，在一般的谈话声音下几乎可听清 80%，又以原方 6 剂后，诸症消失，听力正常。

第十一节　"疑难病从肝论治"的临证医案

一、经期感冒案

张某，女，38 岁。

初诊：2000 年 5 月 28 日。数年来月经失调，或提前 7～8 日，或错后 5～6 日。近 3 年来，每至经期即鼻塞流涕，打喷嚏，头痛，全身酸痛。前医辨证为气虚，卫气不固，先予玉屏风散加减不效，后用补中益气汤、桂枝汤仍不效。患者因久治不效，时见口鼻干燥而数服牛黄解毒丸、牛黄上清丸等，然而非但口鼻干燥不减，亦且感冒日渐加剧，不得已，再寻求中医治疗。审视其症，除感冒的一般表现外，并见胸胁满，心烦心悸，手心烦热，舌苔薄白，脉弦细小数。综合脉症，辨证为肝郁血虚之证。治以疏肝养血。方拟丹栀逍遥散。

处方：丹皮 10g，栀子 10g，当归 10g，柴胡 10g，白芍 10g，茯苓 10g，白术 10g，甘草 6g，生姜 3 片，薄荷 6g。

4 剂，水煎服。药后感冒即愈，其后每至经前即投药 4 剂，调理 3 个月而愈。

按语：《素问·灵兰秘典论》云："肝者，将军之官。"将军者抵御外邪之官也。血虚肝郁，则将军之功能失职，卫表不固而容易为外邪侵袭。

二、半身汗出案

王某，女，50 岁。

初诊：2001 年 8 月 26 日。左侧头面部汗出时发时止 5 年，加重 2 年。每次汗出前先感觉心中烦热，继而烦热上冲，头面部汗出，或为微汗，甚或大汗淋漓，只见于左侧，而右侧微汗皆无。西医诊断为自主神经失调引起的原发性多汗症。西药治疗 1 年余不见效果，改请中医以补气固表、养阴益气、敛汗止汗等治疗 1 年多亦不见效。现症：时有心中烦热上冲而左侧头面部汗出，尤以情绪急躁时为甚，舌质淡，苔薄白，脉弦紧。辨证为肝气郁结，痰饮内郁，三焦气化失职。治以疏肝理气，温化痰饮，调理三焦。予柴胡加龙骨牡蛎汤。

处方：柴胡 10g，半夏 10g，黄芩 10g，党参 10g，生姜 3 片，甘草 6g，大枣 5 个，桂枝 10g，茯苓 15g，熟军 3g，龙骨 15g，牡蛎 15g。

3 剂，水煎服。药后汗出大减，继服 3 剂，愈。

按语：本证汗出之状，既不像白昼时时汗出，动辄益甚之自汗；又不像寐中汗出，醒来自止之盗汗；亦不具备血瘀之脉症。汗虽为心液，但鼓舞津液外出而成汗者乃肝之阳气。肝胆气郁则一侧有疾，弦乃肝脉，弦紧并见乃肝气不得疏泄，寒饮郁于三焦，气化失职。故以柴胡加龙骨牡蛎汤疏肝气，化痰饮，理三焦。

三、心悸案

王某，男，45 岁。

初诊：1999 年 5 月 14 日。1 年多以来，经常心悸心烦，并时有心跳暂停之感。某院诊断为"心肌炎、心房颤动"。住院治疗 10 个多月无明显效果。出院后，除继续应用西药外，并先后应用了中药炙甘草汤、加减复脉汤、天王补心丹等方加减 150 余剂，但仍无明显效果。细审其症，除以上所述者外，并见胸满胸痛，头晕心烦，手心热，舌苔白，脉弦细结涩或结促兼见。综合脉症，辨证为肝郁血虚。治以养血疏肝。方拟逍遥散加减。

处方：白芍 10g，当归 10g，柴胡 10g，茯苓 10g，白术 10g，甘草 6g，干姜 3g，薄荷 3g，丹参 15g。

4 剂，水煎服。药后胸满、心悸好转，但又发现胃脘满胀，乃于上方中加檀香、砂仁各 10g。继服 30 余剂后心房颤动消失。

按语：中医所说的心脏病必须与西医所说的心脏病分开，不可混淆。心悸一症，乃心病主症之一，故心悸一症多从心治，然若脉弦细者，乃肝郁血虚之脉，脉见弦细，症见心悸，乃肝邪犯心。治以疏肝养血。故用逍遥散治之而有效，炙甘草汤等无功。

四、奔豚案

李某，女，52 岁。

初诊：2002 年 1 月 6 日。半年多来右胁下阵发性逆气上冲，冲至胸、咽、鼻，或冲至背，矢气后好转，并伴有两腿憋困而冷，口干口苦，痰多，手足麻木。10 月 13 日因胆石症行胆囊切除术。术后诸症加重，胃脘痞满，纳可，大小便正常。舌苔白，脉沉弦细。中医诊断：奔豚。辨证为痰郁气结，郁而化火，且气阴不足。治以疏肝理气，化痰泻火。拟奔豚汤。

处方：川芎 10g，当归 10g，黄芩 10g，白芍 10g，葛根 15g，半夏 10g，桑白皮 15g，甘草 6g。6 剂，水煎服。

二诊：2002 年 1 月 13 日。逆气上冲减轻，但仍痰多，背冷。舌苔白，脉左沉缓，右沉弦。今思右沉弦者，乃脾虚木乘。治以助脾抑肝。

处方：

（1）奔豚汤：川芎 10g，当归 10g，黄芩 10g，白芍 10g，葛根 15g，半夏 10g，桑白皮 15g，甘草 6g。

（2）加减竹皮大丸：竹茹 20g，生石膏 20g，桂枝 10g，茯苓 10g，甘草 40g，白薇 15g，神曲 30g。

用法：上两方各 3 剂，水煎，交替服。

三诊：2002 年 1 月 22 日。服加减竹皮大丸方自感全身舒服，服奔豚汤时手足憋胀，背部困胀。舌苔白，脉沉缓。此为气阴两虚，痰郁气结之象已显露，而肝木之象已居次要地位。治以补气养阴，理气化痰。处以十四味温胆汤。

处方：黄芪 15g，当归 6g，党参 10g，麦冬 10g，五味子 10g，竹茹 10g，枳实 10g，半夏 10g，陈皮 10g，茯苓 10g，甘草 6g，菖蒲 10g，远志 10g，生地 10g。6 剂，水煎服。

四诊：2002 年 2 月 3 日。逆气上冲减轻，腿较前有力，精神好转。舌苔白，脉沉缓。继服上方 6 剂。

随访：2002 年 6 月 10 日，云：逆气上冲之状已消失。但右胁下痞硬背困仍存在。

按语：奔豚一证，仲景列专篇，并列奔豚汤、桂枝加桂汤、茯苓桂枝甘草大枣汤、茯苓桂枝白术甘草汤进行治疗，其效多著，然若肝木失达，夹有痰饮或脾虚而肝肾之气上冲者并未列方，胡兰贵教授试用柴胡加龙骨牡蛎汤、十四味建中汤亦多有效，然若气阴俱虚，痰郁气结，既有寒痰，又有木邪犯土者多不见效，今取用竹皮大丸之用于既有寒邪又有胃热者，十四味温胆汤之用于既有气阴两虚，又有痰郁气结者多效。

五、失眠案

王某，女，40岁。

初诊：2001年3月4日。2000年12月12日突然头痛项强。某院诊断为"蛛网膜下腔出血"。住院50多日好转出院。出院后又发现失眠严重，连续几日不能入睡片刻，头晕，心烦心悸，胸满纳呆。舌苔白，脉弦滑。西医诊断：蛛网膜下腔出血；中医诊断：失眠。辨证为痰火郁结。治以疏肝理气，化痰泻火。方拟柴苓温胆汤。

处方：柴胡10g，竹茹15g，枳实10g，半夏10g，陈皮10g，龙胆草10g，黄芩10g，竹叶10g，滑石15g，夜交藤30g。5剂，水煎服。

二诊：2001年3月9日。心烦心悸好转，纳增，但仍失眠。舌苔白，脉沉弦细。此痰火郁减，而肝郁血虚之证显露。治以养血疏肝泻火。方拟丹栀逍遥散加味。

处方：柴胡10g，当归10g，白芍10g，白术10g，茯苓10g，甘草6g，生姜3片，薄荷3g，丹皮10g，栀子10g，玄参15g，炒枣仁15g，丹参15g。4剂，水煎服。

三诊：2001年3月14日。失眠、心悸大减，每夜约入睡6小时。舌苔白，脉弦滑。此痰火之证又现耳。

处方：

（1）柴苓温胆汤：柴胡10g，竹茹15g，枳实10g，半夏10g，陈皮10g，龙胆草10g，黄芩10g，竹叶10g，滑石15g，夜交藤30g。

（2）丹栀逍遥散加味：柴胡10g，当归10g，白芍10g，白术10g，茯苓10g，甘草6g，生姜3片，薄荷3g，丹皮10g，栀子10g，玄参15g，炒枣仁15g，丹参15g。

用法：上两方各3剂，水煎，交替服用。

四诊：2001年3月19日。服药后诸症大减。继服上两方。

随访：2001年6月10日。云：上症已解。

按语：本证始见脉弦滑，知其痰火郁结为主，故以柴苓温胆汤理肝胆，化痰火，乃至脉转沉弦，系为肝郁血虚，郁而化火为主，故予丹栀逍遥散而症减，后又脉弦滑说明痰火虽又著而血虚肝郁仍在，故以两方交替，终于获愈。

六、肿胀案

武某，女，52岁。

初诊：2001年3月4日。2～3个月来面、手、腿、足浮肿，手指肿痛，手痛，时或乳房胀痛，头痛，心烦，失眠，口苦咽干，舌苔白，脉沉弦。中医诊断：肿胀。辨证为三焦气邪，肝木失达。治以疏肝理气，调理三焦。方拟四逆香佛二花汤加减。

处方：柴胡10g，枳壳10g，白芍10g，甘草6g，香橼10g，佛手10g，玫瑰花10g，代代花10g，黄芩6g，丝瓜络10g，玄参3g，合欢花15g。5剂。

用法：将诸药以开水浸泡2次，每次30分钟，水煎10分钟。

二诊：2001年3月9日。头痛、胸痛、牙痛缓解，浮肿好转，舌苔白，脉弦紧稍滑。此中焦气郁较甚耳。

处方：

（1）四逆香佛二花汤加减：柴胡 10g，枳壳 10g，白芍 10g，甘草 6g，香橼 10g，佛手 10g，玫瑰花 10g，代代花 10g，黄芩 4g，丝瓜络 10g，玄参 3g，合欢花 15g。

（2）中满分消汤加减：厚朴 10g，附子 3g，当归 6g，吴茱萸 6g，麻黄 4g，半夏 10g，荜茇 3g，升麻 3g，柴胡 3g，香附 10g，干姜 4g，草果 6g，黄芪 15g，党参 10g，泽泻 10g，黄连 10g，黄芩 6g，茯苓 6g，益智仁 6g，青皮 6g。

用法：上两方各 4 剂，水煎，交替服用。

随访：2001 年 11 月 1 日。云：诸症消失。

按语：肝主风，风者善行数变，三焦者水道之出焉，肝与三焦郁滞则浮肿而身痛，故予理肝木、三焦之气而诸症解。

七、胁痛案

张某，男，35 岁。

初诊：2001 年 12 月 9 日。十几年来左胁下疼痛，时而从左胁下至少腹均痛，脘腹胀满肠鸣，大便或 2～3 日一行，或一日数行，吃冷食则痛甚。7～8 年来，咽喉有异物阻塞感。前后经数个医院胃镜、肠镜、彩超、CT 等检查治疗确诊为"胆汁反流性胃炎、慢性结肠炎、直肠炎、肝右叶血管炎、慢性咽炎"，久治无效。舌苔薄白，脉弦，尺脉大。西医诊断：慢性浅表性胃炎、慢性结肠炎、直肠炎、肝右叶血管瘤、胆汁反流性胃炎；中医诊断：胁痛、胀满、泄泻。辨证为肝肾俱虚，寒凝气滞。治以温补肝肾，理气散寒。方拟加减暖肝煎。

处方：枸杞子 15g，当归 10g，巴戟天 10g，肉桂 10g，小茴香 10g，沉香 10g，茯苓 10g，乌药 10g。6 剂，水煎服。

二诊：2001 年 12 月 17 日。药后胁痛未作，但发现头痛、腰困，精神较差。舌苔白，根部稍腻，脉弦大紧。辨证为脾肾虚寒，湿郁不化。治以温补脾肾。方拟附桂理中六味汤。

处方：附子 10g，肉桂 10g，党参 10g，白术 10g，干姜 10g，甘草 10g，生地 15g，山药 10g，五味子 10g，茯苓 10g，泽泻 10g，丹皮 10g。6 剂，水煎服。

三诊：2002 年 1 月 7 日。纳差，痰多，咽喉不利，疲乏无力，左侧偏头痛，舌苔白腻，脉弦紧。辨证为痰郁气结。治以理气化痰，调理三焦。拟四逆香佛二花汤加减。

处方：柴胡 10g，枳壳 10g，白芍 10g，甘草 6g，香橼 10g，佛手 10g，玫瑰花 10g，代代花 10g，玄参 3g，黄芩 3g，丝瓜络 10g，合欢花 15g。5 剂。

用法：先用开水浸泡诸药 30 分钟，水煎 2 次，每次 8～10 分钟，混匀，分 2 次温服。

四诊：2002 年 1 月 13 日。纳差，乏力，舌苔白，脉弦大。此气阴俱虚，湿郁不化，升降失职。治以补气养阴，理气除湿，升清降浊。方拟清暑益气汤。

处方：党参 10g，甘草 6g，黄芪 15g，当归 6g，麦冬 10g，五味子 10g，青皮 10g，陈皮 10g，神曲 10g，黄柏 10g，葛根 15g，苍术 10g，白术 10g，升麻 12g，泽泻 10g。6 剂。

用法：将诸药置凉水中浸泡 30 分钟，水煎 2 次，每次 40 分钟，混匀，分 2 次温服。

五诊：2002 年 12 月 7 日。自经过治疗诸症消失后，近 3 个月来，又出现腹胀肠鸣，左胁下至少腹疼痛，口臭，夜间腹满加重。经某院胃镜检查确诊为"慢性浅表性胃炎"，肠镜检查确诊为"直肠炎"，彩超检查确诊为"肝右叶血管瘤（1.8 厘米×1.6 厘米）"。舌苔黄，脉弦紧尺脉大。辨证为肝肾俱虚，寒凝气滞。治以温补肝肾，理气散寒。方拟加减暖肝煎。

处方：枸杞子 15g，当归 10g，巴戟天 10g，肉桂 10g，小茴香 10g，沉香 10g，茯苓 10g，乌药10g。6剂，水煎服。

六诊：2002年12月12日。脘腹胀满，胁痛腹痛俱减，舌苔白腻，脉弦大紧，尺脉尤甚。处方：

（1）加减暖肝煎：枸杞子15g，当归10g，巴戟天10g，肉桂10g，小茴香10g，沉香10g，茯苓10g，乌药10g。

（2）加减一贯煎：党参30g，麦冬10g，生地30g，苍术15g，白术10g，青皮10g，陈皮10g，柴胡10g，郁金10g，姜黄10g，薄荷3g，夜交藤30g，莱菔子10g，砂仁10g。

用法：上两方各6剂，交替服用。

七诊：2002年12月20日。腹满非但不减，反见加重。舌苔白，脉弦大紧。思之：始用暖肝煎显效，继用加减一贯煎与加减暖肝煎反无效，乃温之不足也。辨证为中气不足，寒热俱见。治以补中益气，升清降浊。方拟中满分消汤加减。

处方：厚朴15g，附子6g，当归10g，吴茱萸10g，麻黄3g，半夏10g，荜茇6g，升麻6g，柴胡6g，木香6g，干姜6g，草果6g，人参10g，黄芪10g，泽泻10g，茯苓10g，青皮10g，益智仁10g，肉桂10g，大黄6g。3剂。

用法：先用凉水浸泡诸药30分钟，水煎2次，每次40分钟，混匀，分2次饭后温服。

八诊：2002年12月23日。脘腹胀满、腹鸣均减轻。舌苔白，脉右弦大，左沉。继服上方3剂。

九诊：2002年12月27日。胃脘胀痛减轻，但又左胁下至少腹疼胀，腹鸣。舌苔白，脉弦大、右大于左，尺脉尤甚。此肝肾俱虚，寒凝气滞也。治以温补肝肾，理气散寒。方拟暖肝煎加减。

处方：枸杞子15g，当归10g，巴戟天10g，肉桂10g，小茴香10g，沉香10g，茯苓10g，乌药10g。6剂，水煎服。

随访：2003年1月14日。云：服上药后诸症俱失，愈。

按语：对于一个多种疾病存在于一身的患者，如何确定治疗的先后次序常是成与败的关键，如何确定先后呢？朱进忠教授的经验是：一是问诊上一定问出其诸种痛苦中哪个痛苦是当前最痛苦的所在，最痛苦的先治，其他后治，若最痛苦的所在一解决，其他问题解决了就不必再治了，本病之所以前一阶段用暖肝煎治疗即在于此。二是以脉象与症状相吻合的为依据进行治疗，本病之所以后一阶段先用中满分消汤，后用暖肝煎治疗就在于此。

八、油风案

和某，女，30岁。

初诊：2001年8月31日。产后4个多月来，头发脱落，并有两片约鸡蛋大已全部脱落，且视物昏花，头晕，腰困腰痛。某医治以清热凉血、补肝益肾、活血化瘀等法数月不效。舌苔白，脉沉缓。西医诊断：斑秃；中医诊断：油风。辨证为气阴两虚，痰郁气结。治以补气养阴，理气化痰。方拟十四味温胆汤。

处方：黄芪15g，当归6g，人参10g，麦冬10g，五味子10g，竹茹10g，枳实10g，半夏10g，陈皮10g，茯苓10g，甘草6g，菖蒲10g，远志10g，生地10g。6剂，水煎服。

二诊：2002年12月18日。服药后头发即逐渐不脱，且新发逐渐长出。但近1个多月来，又见头发大片脱落，至今脱掉80%，并见皮肤干燥，手指腹痛，心烦，舌苔白，脉沉弦缓。

辨证为气阴俱虚，清气失升，外受风邪。治以补气养阴，升阳散风。拟补阴益气煎加减。

处方：黄芪 15g，白术 10g，陈皮 10g，升麻 10g，柴胡 10g，党参 10g，甘草 6g，当归 10g，生地 15g，山药 10g，五味子 10g，茯苓 10g，泽泻 10g，丹皮 10g，何首乌 15g，独活 10g。10 剂，水煎服。

三诊：2005 年 5 月 25 日。半年来又出现斑片状脱发两大片，约桃大，乏力，足跟痛。舌苔薄白，脉沉弦。继服上方 10 剂。

随访：2005 年 7 月 5 日。云：头发已全部长出如常。

按语：某医云：本病始请某医以清热凉血、补肝益肾、活血化瘀等法治疗数月不效，而先生却仅用十四味温胆汤而效，其故何也？答曰：中医讲理、法、方、药必须相吻合，今患者始病于产后气阴两虚，且肝郁气结兼痰湿不化，故予补中兼理气化痰而愈，其后，虽有肾虚亦有气虚，且清气不繁荣昌盛，尤在泾云：头为至高之巅，但用补益不能达于巅顶，今之所以用补中益气者非但补益气阴，亦且升提气阴至巅顶耳。前医诸方未注意这一细节也。

九、瘾疹案

韩某，男，31 岁。

初诊：2005 年 2 月 16 日。4 年来，胃脘痞满隐隐作痛，灼热不适，近 2 年来，每至夜间即全身奇痒，抓之即皮肤隆起，甚或片片相连，从头至足几乎相连成片，二便正常，舌苔薄白，脉弦紧。皮肤划痕反应阳性。曾在多个医院皮科、消化科住院治疗（中药祛风除湿及西药）不见好转。西医诊断：荨麻疹；中医诊断：瘾疹。辨证为脾湿不化，外受风寒。治以健脾化湿，祛风散寒。方拟加减消风散。

处方：羌活 3g，防风 3g，荆芥 10g，川芎 10g，厚朴 10g，人参 10g，茯苓 10g，陈皮 10g，甘草 6g，僵蚕 10g，蝉衣 10g，藿香 10g，竹叶 10g，槟榔 10g，苦参 6g。5 剂，水煎服。

二诊：2005 年 3 月 4 日。服药 5 剂后荨麻疹消退，继服 5 剂乃停药，至 3 月 3 日又有少许疹块出现，微痒，且仍时有饭前胃脘灼热困痛，泛吐酸水，舌苔薄白，脉虚弦大。辨证为气阴俱虚，湿热蕴郁。治以益气养阴，燥湿清热，佐以疏风。方拟清暑益气汤加减。

处方：人参 10g，甘草 6g，黄芪 15g，当归 6g，麦冬 10g，五味子 10g，青皮 10g，陈皮 10g，神曲 10g，黄柏 10g，葛根 15g，苍术 15g，白术 10g，升麻 12g，泽泻 10g，蝉衣 10g，防风 6g。5 剂，水煎服。

三诊：2005 年 3 月 10 日。偶有小的丘疹出现，别无所苦。舌苔白，脉弦紧。方拟加减消风散。

处方：羌活 3g，防风 3g，荆芥 10g，川芎 10g，厚朴 10g，人参 10g，茯苓 10g，陈皮 10g，甘草 6g，僵蚕 10g，蝉衣 10g，藿香 10g，竹叶 10g，槟榔 10g，苦参 6g。5 剂，水煎服。

随访：2005 年 12 月 5 日。云：前病服药后即愈。

按语：某医言：诸医亦曾用祛风除湿及西药治疗，但往往不是无效即是加剧，而老师亦用此法却获愈者何也？答曰：仲景在《伤寒论》中有"以其不能得小汗出，身必痒，宜桂枝麻黄各半汤"，言身痒之因乃不得小汗出。仲景在《金匮要略》中有风湿为病，汗之不愈乃大汗出者，但风气去，湿气在，是故不愈也。若治风湿者，发其汗，但微微似欲出汗者，风湿俱去也。言痒病不去，风不得愈，过用祛风亦不愈。此前医屡用祛风湿之不愈者在于此也。今采用羌活、防风仅为 3g，且佐用补益兼用利湿，在于祛风不可过，湿气亦求尽除之意也。

十、胃痛案

齐某，女，55岁。

初诊：2005年2月16日。十几年来，胃脘痞满，食后加重，嗳气，泛酸，烧心，纳呆，食减，曾在某院住院。胃镜检查：十二指肠球炎、慢性胃炎、慢性食管炎。频用中西药久治不效。大小便正常。舌苔白，脉弦紧。西医诊断：十二指肠球炎、慢性胃炎、慢性食管炎；中医诊断：胃痛、嘈杂。辨证为肝胃不和，食积不化。治以疏肝和胃，消食导滞。方拟越鞠保和丸加减。

处方：川芎10g，苍术15g，香附10g，栀子10g，神曲30g，焦山楂30g，茯苓10g，半夏10g，陈皮10g，连翘10g，莱菔子15g，麦芽12g。5剂，水煎服。

二诊：2005年2月22日。服药5剂，纳增，胃脘痞满、烧心均减。继服上方25剂。

三诊：2006年1月2日。因他病来诊。云：上方服药30剂后，诸症尽失。

按语： 多种疾病、多种证候共存，辨证论治时一定要注意主次比例的分析。本病嗳气烧心，嘈杂泛酸且食后加重，乃有食积不化证，而脉为弦紧则为肝胃不和，积滞不化之脉，说明主在肝胃，故以越鞠保和丸法治之愈。

十一、泄泻案

李某，男，36岁。

初诊：2001年8月13日。3年多以来大便秘结。近1年多来，大便稀溏，1日3～4次，大便之前先有身热无汗，大便时有里急后重感，且大便中夹有黏液，纳差，腰困，小便频而不利，有尿等待感。某院结肠镜检：肛柱粗大充血，轻度糜烂，直肠至乙状结肠充血，脾区降结肠未见明显器质性病变。舌苔白，脉弦紧。西医诊断：慢性结肠炎；中医诊断：泄泻。辨证为肝胃不和，寒积不化。治以疏肝和胃，温中导滞。方拟柴平汤加减。

处方：柴胡10g，半夏10g，黄芩10g，人参10g，甘草6g，干姜6g，大枣5个，苍术10g，厚朴10g，陈皮10g，大黄3g，肉桂10g。3剂。

用法：先将大枣掰开，与诸药置凉水中浸泡30分钟，水煎2次，每次40分钟，混匀，分2次饭后温服。隔日1剂。

二诊：2001年8月19日。大便次数减少，1日2～3次，且颜色正常。舌苔白，脉弦细缓。此寒积与气郁之状均减轻，而脾虚之状已显露耳。拟健脾温中消积化滞。

处方：

（1）柴平汤加减：柴胡10g，半夏10g，黄芩10g，人参10g，甘草6g，干姜6g，大枣5个，苍术10g，厚朴10g，陈皮10g，大黄3g，肉桂10g。

（2）参苓白术散加减合四神丸加减：人参10g，茯苓10g，白术10g，扁豆10g，陈皮10g，山药15g，甘草6g，莲子10g，砂仁10g，炒薏米15g，桔梗10g，焦神曲10g，焦山楂15g，吴茱萸10g，白蔻仁10g，补骨脂10g，黄连6g。

用法：（1）号方2剂，（2）号方4剂，先服（2）号方2剂，继服（1）号方1剂，如此交替服用。

三诊：2001年8月25日。疼痛减，但局部有麻木感。舌苔白，脉弦大紧。此气阴俱虚，血络瘀滞。拟补气养阴，活血通络。方拟芪脉地黄汤加减。

处方：黄芪 15g，西洋参 10g，麦冬 10g，五味子 10g，生地 15g，丹皮 10g，茯苓 10g，泽泻 10g，苍术 10g，当归 6g，肉桂 3g，黄连 10g，防己 10g，红花 10g，苏木 10g。3 剂，水煎服。

四诊：2001 年 8 月 28 日。大便次数减为 1 日 1~2 次。舌苔白，脉沉缓。继服上方。

五诊：2001 年 9 月 3 日。近 2 日来，腹鸣泄泻加重，1 日 3~4 次。舌苔白，脉弦细。此脾胃虚寒较著耳。治以温补脾胃。方拟连理汤加减。

处方：附子 10g，肉桂 10g，人参 10g，白术 10g，干姜 10g，甘草 10g，黄连 10g，山药 15g。5 剂，水煎服。

六诊：2001 年 9 月 14 日。腹鸣减，大便仍 1 日 3~4 次。舌苔灰，脉弦紧。此肝胃不和，寒积不化。方拟柴平汤加减。

处方：柴胡 10g，半夏 10g，黄芩 10g，人参 10g，甘草 6g，干姜 6g，大枣 5 个，苍术 10g，厚朴 10g，陈皮 10g，大黄 3g，肉桂 10g。隔 2 日 1 剂，饭后服。

七诊：2001 年 10 月 4 日。前方服 4 剂后，大便转为 1 日 1~2 次，且每次大便均在早晨 6 时，眠差，腰困。脉弦大紧，尺脉尤甚。此脾肾虚寒也。拟温补脾肾。方拟附桂六味汤加减。

处方：附子 10g，肉桂 10g，党参 10g，白术 10g，干姜 10g，甘草 6g，熟地 10g，山药 10g，五味子 10g，丹皮 10g，茯苓 10g，泽泻 10g，补骨脂 10g。6 剂，水煎服。

八诊：2001 年 11 月 8 日。大便正常，惟偶腹满。舌苔黄腻，脉弦紧。此肝胃不和，寒积不化，仍未全除也。方拟柴平汤加减。

处方：柴胡 10g，半夏 10g，黄芩 10g，人参 10g，甘草 6g，干姜 6g，大枣 5 个，苍术 10g，厚朴 10g，陈皮 10g，大黄 3g，肉桂 10g。4 剂，水煎服，每周 1 剂。

随访：2003 年 10 月 5 日。云：服药之后即愈，至今正常。

按语：某医云：久泻多虚，为何老师反先用泻法？朱进忠教授云：此证夹实必先祛其实，然其实是在虚中夹有的实，故先用柴平汤加减方一疏肝胃，一导寒积。某医再云：为何曾用理中地黄汤而无效，而老师用之却效如桴鼓也？朱进忠教授云：前已用柴平汤祛其实邪，而今脉弦大紧，尺脉尤甚为脾肾俱虚，故用理中地黄得效也。某医又云：为何泻法又数日一剂也？朱进忠教授云：虚中夹实，祛其实后宜候脏气束缚耳。

十二、水肿案

独某，女，43 岁。

初诊：2001 年 7 月 10 日。数年来浮肿时轻时重，近 2 个月来浮肿加重，腰困，咽喉有痰阻感，纳可，大便正常，小便黄赤。某医诊断为"肾病综合征"。经大剂激素等药物治疗后浮肿稍减，尿常规持续蛋白质±，脓细胞 0~3 个/HP，红细胞 0~2 个/HP，类皮质醇增多症反更明显。舌苔白，脉弦大紧。西医诊断：肾病综合征；中医诊断：水肿。辨证为气阴两虚，湿热蕴结。治以补气养阴，除湿清热。方拟清暑益气汤加减。

处方：沙参 10g，甘草 6g，黄芪 15g，当归 6g，麦冬 10g，五味子 10g，青皮 10g，陈皮 10g，神曲 10g，黄柏 10g，葛根 15g，苍术 10g，白术 10g，升麻 10g，泽泻 10g，蝉衣 10g。6 剂，水煎服。

嘱咐：建议其逐步减少激素用量，由每日 12 片减为每日 11 3/4 片，服药 1 周后再改为 11 1/2

片，即每周每日减 1/4 片，以防激素骤停引起剧烈的反跳现象发生。

二诊：2001 年 7 月 28 日。服 6 剂后精神好转，原方续服。又服 6 剂，查尿常规：潜血（1+），蛋白质（±），镜检红细胞 0～3 个/HP，继服上方。但近 3 日来发现两臂颤抖，咽喉痰阻感仍明显。舌苔白，脉弦紧。此肝郁气结，痰饮阻滞，郁而化风。方拟柴胡加龙骨牡蛎汤。

处方：柴胡 10g，半夏 10g，黄芩 10g，人参 10g，甘草 6g，生姜 3 片，大枣 5 个，桂枝 10g，茯苓 15g，熟军 3g，龙骨 15g，牡蛎 15g。4 剂，水煎服。

三诊：2001 年 8 月 4 日。抽搐抖动已止。但胸满心烦，咽喉有痰阻感，口苦。舌苔白，脉弦滑。此痰火郁结也。拟理气疏肝，化痰泻火。方拟柴胡陷胸汤加减。

处方：柴胡 10g，黄连 10g，半夏 10g，瓜蒌 15g，黄芩 10g，桔梗 10g，枳实 10g，生姜 3 片，川贝母 10g，牛蒡子 10g。6 剂，水煎服。

四诊：2001 年 9 月 1 日。服 6 剂后诸症同前，继服 6 剂后咽喉不利解，又服 3 剂，8 月 30 日查尿常规：潜血（2+），镜检少量黏液丝。但近 2 日来夜间 2～3 点手足心烦热，心烦，胃脘痞满。舌苔白，脉弦滑而数。此肝胆实火。方拟龙胆泻肝汤加减。

处方：龙胆草 10g，栀子 10g，黄芩 10g，柴胡 10g，生地 10g，车前子 10g，泽泻 10g，通草 10g，甘草 6g，当归 10g。6 剂，水煎服。

五诊：2001 年 9 月 8 日。症减。舌苔白，脉弦滑。此痰火郁结也。拟理气化痰泻火。方拟柴芩温胆汤加减。

处方：柴胡 10g，半夏 10g，陈皮 10g，竹茹 10g，枳实 10g，龙胆草 10g，黄芩 10g，滑石 15g，竹叶 10g，夜交藤 30g。6 剂，水煎服。

六诊：2001 年 10 月 13 日。以上方服药至 9 月 27 日查尿常规：潜血（3+），咽喉又有痰阻感出现。再询患者为尽早去掉激素及其他西药，已断然停用所有西药 3 周多。舌苔白，脉浮弦滑，寸脉为甚。此痰火郁结于上焦。拟清化热痰。方拟清气化痰丸加减。

处方：制南星 10g，半夏 10g，橘红 10g，杏仁 10g，川贝母 10g，瓜蒌 15g，黄芩 10g，枳壳 10g，干姜 1g。6 剂，水煎服。

嘱咐：既然已停西药，就不要再加西药了。

七诊：2001 年 10 月 20 日。咽喉不利好转，但近 1 周失眠。舌苔白，脉弦大数。此气阴俱虚，湿热郁结。方拟清暑益气汤加减。

处方：沙参 10g，甘草 6g，黄芪 15g，当归 6g，麦冬 10g，五味子 10g，青皮 10g，陈皮 10g，神曲 10g，黄柏 10g，葛根 15g，苍术 10g，白术 10g，升麻 10g，泽泻 10g，蝉衣 10g。7 剂，水煎服。

八诊：2001 年 10 月 27 日。咽喉不利，腿肿，腰困。舌苔白，脉弦紧稍滑。此三焦水道郁结为主，而非正气不足为主。当先调理三焦气机。方拟四逆香佛二花汤。

处方：柴胡 10g，枳壳 10g，白芍 10g，甘草 6g，香橼 10g，佛手 10g，玫瑰花 10g，代代花 10g，黄芩 3g，丝瓜络 10g，玄参 3g，合欢花 15g。7 剂，水煎服。

九诊：2001 年 11 月 27 日。服药 6 剂后诸症解，但尿潜血仍（3+），继服上药 12 剂，咽喉不利痰多又出现。舌苔白，脉弦大寸滑。此气阴两虚，湿热蕴结。方拟清暑益气汤加减。

处方：沙参 10g，甘草 6g，黄芪 15g，当归 6g，麦冬 10g，五味子 10g，青皮 10g，陈皮 10g，神曲 10g，黄柏 10g，葛根 15g，苍术 10g，白术 10g，升麻 12g，泽泻 10g，蝉衣 10g，白茅根 15g。7 剂，水煎服。

十诊：2001 年 12 月 1 日。脉沉缓。方拟十味温胆汤加减。

处方：黄芪 15g，当归 6g，麦冬 10g，五味子 10g，竹茹 10g，枳实 10g，陈皮 10g，半夏 10g，人参 10g，茯苓 10g，甘草 6g，菖蒲 10g，远志 10g，生地 10g。12 剂，水煎服。

十一诊：2001 年 12 月 15 日。脉寸滑数。方拟加减清气化痰丸。

处方：制南星 10g，半夏 10g，橘红 10g，杏仁 10g，川贝母 10g，瓜蒌 15g，黄芩 10g，枳壳 10g，干姜 1g。18 剂，水煎服。

十二诊：2002 年 1 月 13 日。咽喉异物感，烧心泛酸。舌苔白，脉弦紧而数。此肝胃不和，饮食积滞。似疏肝和胃。方拟越鞠保和丸。

处方：川芎 10g，苍术 10g，香附 10g，栀子 10g，神曲 30g，焦山楂 30g，茯苓 10g，半夏 10g，陈皮 10g，连翘 10g，莱菔子 10g，麦芽 10g。6 剂，水煎服。

十三诊：2002 年 1 月 19 日。烧心大减，但腰困腿困。舌苔白，脉弦紧。此肝肾俱虚，膀胱湿热。拟培补肝肾，滋阴利水。

处方：

（1）逍遥狗脊汤：柴胡 10g，当归 10g，白芍 10g，白术 10g，茯苓 10g，甘草 6g，干姜 3g，薄荷 3g，狗脊 15g。

（2）猪苓汤：猪苓 10g，滑石 15g，茯苓 10g，泽泻 10g，阿胶（烊化）10g。

用法：上两方各 3 剂，水煎，交替服。

十四诊：2002 年 1 月 26 日。2～3 日来，肩部拘急疼痛，右上肢疼痛，打喷嚏流涕，眼憋，咽喉干痛。舌苔白，脉沉滑数。此痰火郁结，外受风热。治以理气化痰，散风清热。

处方：柴胡 15g，半夏 10g，黄芩 10g，黄连 6g，瓜蒌 15g，桔梗 10g，枳壳 10g，生姜 4 片，川贝母 10g，牛蒡子 10g，蝉蜕 10g，苏叶 6g。3 剂，水煎服。

十五诊：2002 年 1 月 31 日。无任何不适，仅小便微黄。舌苔白腻，脉弦数。此膀胱阴虚，湿热不化。方拟猪苓汤加减。

处方：猪苓 10g，滑石 15g，茯苓 10g，泽泻 10g，阿胶（烊化）10g。3 剂，水煎服。

十六诊：2002 年 2 月 3 日。眠差，舌苔白，脉弦。此肝郁血虚，郁而化火。方拟丹栀逍遥散加减。

处方：柴胡 10g，当归 10g，白芍 10g，茯苓 10g，白术 10g，甘草 6g，生姜 3 片，薄荷 3g，丹皮 10g，栀子 10g，炒枣仁 10g。3 剂，水煎服。

十七诊：2002 年 2 月 20 日。腿肿，右肩痛，咽喉有异物感。舌苔白，脉虚弦滑数。此气阴两虚，湿热内蕴。方拟清暑益气汤加减。

处方：沙参 10g，甘草 6g，黄芪 15g，当归 6g，麦冬 10g，五味子 10g，青皮 10g，陈皮 10g，神曲 10g，黄柏 10g，葛根 15g，苍术 10g，白术 10g，升麻 10g，泽泻 10g，蝉衣 10g。5 剂，水煎服。

十八诊：2002 年 2 月 28 日。腿肿，右肩痛，咽喉异物感不但不减，并见左肩疼痛、活动困难。舌苔白，脉弦滑。此风湿热夹痰。拟祛风除湿，化痰清热。方拟上中下痛风汤。

处方：黄柏 10g，苍术 10g，制南星 10g，桂枝 10g，防己 10g，威灵仙 10g，桃仁 10g，红花 10g，龙胆草 10g，羌活 10g，白芷 10g，川芎 10g，神曲 10g。5 剂，水煎服。

十九诊：2002 年 3 月 6 日。诸症不减。舌苔白，脉右弦滑，左沉缓。先治上焦痰火，方拟清气化痰丸加减。

处方：制南星 10g，半夏 10g，橘红 10g，杏仁 10g，渐贝母 10g，瓜蒌 15g，黄芩 10g，枳壳 10g，干姜 1g，丝瓜络 10g，蝉蜕 10g。6 剂，水煎服。

二十诊：2002 年 3 月 14 日。背困痛，两臂酸痛，下肢轻度浮肿，腰困，舌苔白，脉弦滑。此肝肺气郁，痰热不化。拟理气化痰。

处方：柴胡 10g，半夏 10g，黄芩 10g，瓜蒌 15g，陈皮 10g，青皮 10g，郁金 10g，苏叶 10g，菖蒲 10g，杏仁 10g，生姜 3 片，桂枝 10g。6 剂，水煎服。

二十一诊：2002 年 4 月 8 日。上方服 12 剂，背困消失，惟下肢微有憋胀感，舌苔薄白，脉弦滑。此膀胱湿热不化。方拟猪苓汤。

处方：猪苓 10g，滑石 15g，茯苓 10g，泽泻 10g，阿胶（烊化）10g。6 剂，水煎服。

二十二诊：2002 年 5 月 27 日。上方服 13 剂。偶咽干。

处方：白茅根 30g，芦根 30g。10 剂，水煎服。

二十三诊：2002 年 6 月 18 日。查尿常规：镜检红细胞 8～10 个/HP。小腿微僵，舌苔白，脉弦滑数。此痰火郁结。治以理气化痰泻火。方拟柴芩温胆汤。

处方：柴胡 10g，黄芩 10g，龙胆草 10g，竹茹 10g，枳实 10g，半夏 10g，陈皮 10g，滑石 15g，竹叶 10g，夜交藤 30g。10 剂，水煎服。

二十四诊：2002 年 7 月 22 日。服药 5 剂后查尿常规：镜检红细胞 0～1 个/HP，余正常。其后又服 5 剂，查尿常规正常。惟腰困偶作，早晨口苦，舌苔白，脉弦。辨证为肾气不足。治以培补肾气。

处方：熟地 25g，山药 12g，肉苁蓉 10g，茯苓 10g，泽泻 10g，丹皮 10g，附子 10g，肉桂 10g，黄柏 10g，知母 10g。10 剂，水煎服，每 3 日 1 剂。

二十五诊：2002 年 9 月 5 日。服上药 8 剂后，经多个医院检查均正常，至今身体健康。

按语：本病在整个治疗过程中，在治疗上可以分为三个阶段，第一个阶段是中西药同用阶段，在这个阶段基本上看不出中药的疗效，这是否与西药对中药有抑制作用值得研究。第二阶段是刚刚完全停用西药阶段，在这个阶段病情明显有所加重，这与停用西药有明显关系。第三阶段是停用西药阶段，即完全依靠中药治疗阶段，在这个阶段不但病情逐步好转，而且终获治愈。

本病的治疗贯穿了两个原则，其一始终抓住本病的基本规律不放，其二随时根据脉证的变化采用了随证治之的方法。

治疗水肿时并没有过多地采用利水三法中的发汗、利小便、攻下，而是根据三焦者决渎之官，水道出焉采用了理三焦之法以治水肿的方法进行治疗。

病程较长的疾病往往存在着四种情况：①长期应用过中药或西药进行治疗；②长期应用着中药或西药治疗；③长期存在着一病为主，多病多辅；④长期存在一病为主，反复发生外感的情况。

临床上在用药治疗过程中经常出现四种很难处理的问题：①是长期应用中药或西药带来的副作用或药物引发的疾病，还是原发病，是药物的副作用，还是治疗的原发病；②是长期应用着西药或中药治疗的疾病由于药物之间的拮抗而使中药疗效降低或无效，还是我们辨证论治有误而无效或小效？③是由于我们过多地强调了随证治之而未注意主病而无效，还是一直有效而不愈？④是由于我们过多地脱离了大方向而仅注意了一般问题无效，还是没有注意方法而无效。如此问题经常被忽略。

十三、阴吹案

武某，女，34岁。

初诊：2001年3月8日。1个月来失眠头晕头痛，疲乏无力，胃脘痞满，嗳气，阴道经常排气，舌苔白，脉弦。中医诊断：阴吹。辨证为脾胃寒湿，肝胃气郁。治以温中化湿，理气疏肝。方拟橘半桂苓枳姜汤加减。

处方：半夏15g，枳实15g，陈皮15g，桂枝6g，茯苓12g，生姜4片。5剂，水煎服。

二诊：2001年3月21日。阴道排气已解，但他症未解。继服上方。

随访：2001年4月23日。云：服药3剂阴吹之状解，服药至5剂后，至今未作。

按语：《温病条辨》云："饮家阴吹，脉弦而迟，不得固执《金匮要略》法，当反用之，橘半桂苓枳姜汤主之。"本证嗳气，痞满，脉弦正合其意，故用之取效。

十四、中风案

牛某，男，49岁。

初诊：2005年3月3日。20多日前，突然言语謇涩，流涎，但吞咽正常。急住某院查CT确诊为"双侧基底节区多发腔隙性脑梗死"。住院治疗近20日舌謇稍减，但近3～4日来，言语謇涩又见加重，且阵发性面部烘热，头晕时时欲寐，大小便正常。察其：舌苔薄白，诊脉弦紧。西医诊断：脑梗死；中医诊断：中风。本患者除言语謇涩之外，尚有流涎之脾胃证，头晕，时见烘热之肝证，且脉弦紧。故辨证为肝郁气滞，痰湿内盛，上热下寒。治以疏肝解郁，化痰除湿，清上温下。方拟加减柴胡加龙骨牡蛎汤。

处方：柴胡10g，半夏10g，黄芩10g，人参10g，生姜3g，甘草6g，大枣5个，桂枝10g，茯苓15g，熟军4g，龙骨15g，牡蛎15g。20剂，水煎服。

二诊：2005年3月23日。服药后头晕消失，言语謇涩大减，惟偶有舌强语涩之感。舌苔白，脉弦紧。继服上方20剂。

随访：2005年4月28日。云：服药4剂后，诸症俱解，继服完余剂，愈。

按语：《中医内科学》云："语言不利，风痰阻络……治以祛风除痰，宣窍通络，方用解语丹""肾虚精亏……治以滋阴补肾利窍，方用地黄饮子去肉桂、附子，加杏仁、桔梗、木蝴蝶开音利窍""肝阳上亢，痰邪阻窍，可用天麻钩藤饮或镇肝熄风汤加石菖蒲、远志、胆南星、天竺黄、全蝎以平肝潜阴，化痰开窍"。而独无柴胡加龙骨牡蛎汤，且张山雷《中风斠诠》、张锡纯《医学衷中参西录》屡倡中风乃肝阳上亢，而胡兰贵教授又用柴胡之升阳，人参之益气，甚不解，请胡兰贵教授师释之。中风不语，唐代孙思邈《备急千金要方》名风懿，言其"脾脉络胃挟咽，连舌本，散舌下。心之别脉，系舌本。今心脾二脏受风邪，故舌强不得语也"。宋代严用和《严氏济生方》言其"治疗之法，当推其所自。若内因七情而得之者，法当调气，不当治风"。金代刘完素《河间六书》言其"中腑者宜汗之，中脏者宜下之"。明代戴思恭《证治要诀》言其"五脏虽皆有风，而犯肝经为多。盖肝主筋属木，风易入之，各从其类……所以有㖞斜、瘫痪、不遂、舌强、语涩等证，治之之法调气为先"。至明代李中梓《医宗必读》始强调痰，用神仙解语丹之类；明代张介宾《景岳全书》在非风篇中专列一文《论肝邪》称："凡五脏皆能致病。而风厥等证，何以独重肝邪，且其急暴之若此也？盖人之所赖以生者，惟在胃气，以胃为水谷之本也，故经云：人无胃气曰死，脉无胃气亦死。夫肝邪者，即胃气之贼也，一胜一负，不相并立，凡此非风等证，其病为强直掉眩之类，皆肝邪风木之化也。"综论明代以前诸家论言謇失语者，论脏腑多强调脾、胃、心、肝，而治法尤强调治肝，而严用和则强调若内因七情者当调气。本患者除言语謇涩之外，尚有流涎之脾胃证，头晕，时见烘热之肝证，且脉弦紧，而加减柴胡加龙骨牡蛎汤者，一疏肝也，二健脾也，三化痰也，四泻下也，故用之以治言语謇涩也。至于《中医内科学》与张山雷、张锡纯之见，虽有见地，但从实践表现来看，并不具备所述之证，故不用之。

　　按照西医的理论和思维方法去解释中医的某些问题，与按照中医的理论和思维去解释西医的某些问题的方法，无疑是促进中西医融合的一种方法，但是这种方法的应用只能以实践是检验真理的惟一标准和治好病就是硬道理为标准去考虑问题，而不能以西医是标准或以中医是标准去考虑问题，否则就会走入歧途。

十五、眩晕案

田某，女，74岁。

初诊：2005年3月7日。1年多来，初起时耳鸣时断时续，2个月后逐渐出现持续不断的耳鸣，并间断出现头晕，如坐舟船，景物与自身旋转，恶心呕吐。近1个月来，眩晕一直持续不止，不敢睁眼，不敢坐立，反复恶心呕吐，且伴有双手麻木，左腿麻木，失眠，口干，二便正常。察其：舌苔白，诊脉弦紧。西医诊断：梅尼埃病、高血压、脑动脉硬化、脑梗死；中医诊断：眩晕。辨证为肝郁气滞、痰饮内郁、上火下寒。根据脉弦紧，证是肝郁，是有痰饮，是三焦升降失常，治以疏肝化饮，清上温下。方拟加减柴胡加龙骨牡蛎汤。

处方：柴胡10g，黄芩10g，人参10g，半夏10g，甘草6g，生姜3片，大枣5个，龙骨15g，茯苓15g，桂枝10g，熟军3g，牡蛎15g。7剂，水煎服。

二诊：2005年3月14日。服药1剂头晕大减，睡眠改善，服完7剂后，头晕、耳鸣、麻木消减近80%。舌苔白，脉弦紧。继服上方7剂。

随访：2005年7月15日。云：经过治疗后诸症消失，至今未作。

按语：本患者在多个医院曾反复住院治疗，前后诊为梅尼埃病、脑动脉硬化、脑梗死。虽曾一度稍减，但始终没有能够下地走路。在这1年多的时间内除西药外，仅只用平肝潜阳息风的药物即达百剂，然其始终不效者何也？自张伯龙、张山雷、张锡纯倡高血压乃肝阳上亢血冲脑神经之说后，很多医家尊崇其说，甚至有因高血压乃中医肝阳上亢而致，另立"肝阳"之名。临床之初，在某些教授的影响下，胡兰贵教授亦遵其说。例如，有的高血压患者虽然头晕有所缓解，但一量血压却不见改善，有的血压有所下降但头晕不减；其后更进一步发现与高血压伴随出现的麻木等症，应用平肝、潜阳、息风药治疗者，仅有少数有效，多数无效，于是胡兰贵教授不得不在事实面前低下了头去沉思，并不得不重新按照中医的基本理论、基本方法、基本思维去考虑问题、处理问题，最后终于发现谨遵脉症，以意调之才是解决问题的惟一方法。本案患者虽然在多家医院检查血压很高，有时甚至收缩压过200mmHg，舒张压亦达150mmHg，且经耳鼻喉科确诊为内耳性眩晕，但从中医的观点看其脉是弦紧，而不是洪大而上入鱼际，证是肝郁，是有痰饮，是三焦升降失常而不是肝阳上亢，也不是肾气亏损，相火妄动，所以采用加减柴胡加龙骨牡蛎汤，之一疏肝，之二化饮，之三升清降浊。柴胡升提之药也，人参升高血压之药也，患者已74岁，且血压很高，头晕又很严重，今胡兰贵教授用人参非但未见脑出血，反见诸症大减，何故也？我们所提的问题的前提是建立在高血压就是肝阳上亢和诸风掉眩，皆属肝阳上亢的理论之上的，因此我们才提出此类问题。胡兰贵教授所说的是本病从本质上看根本就不是肝阳上亢引起的疾病，因此所谓的柴胡、人参应用于此种病根本不存在会使血压升高的问题。胡兰贵教授所说的本病之所以发生的主要原因有：一者肝郁也，二者痰饮中阻也，三者升降失常也。所以胡兰贵教授才采用了加减柴胡加龙骨牡蛎汤进行治疗。

研究学习中医的理论和方法要深入，要全面，绝对不可以某一家或某数家的观点解决了或没有解决某个或某些问题，而肯定或否定一切。实践证明，应用加减柴胡加龙骨牡蛎汤常使一些应用各种降压药无效的高血压迅速下降，并不会因其有人参、柴胡而使血压升高，且可以使其下降。

第六章　风湿病从五脏论治

《素问·痹论》提出："痹者，闭也。风寒湿三气杂至合而为痹。其风气胜者为行痹，寒气胜者为痛痹，湿气胜者为着痹。"风寒湿侵犯人体导致风湿病，除外界因素外与内脏有密切的关系，"正气存内，邪不可干""邪之所凑，其气必虚""肝主筋""肾主骨""脾主四肢""心主身之血脉""肺主皮毛""五脏皆有合，病久而不去者，内舍于其合也"。《金匮要略·中风历节病脉证并治》中提出："寸口脉沉而弱，沉即主骨，弱即主筋，沉即为肾，弱即为肝。汗出入水中，如水伤心，历节黄汗出，故曰历节"，说明风湿病与五脏有密切的关系，脏腑气血亏损是风湿病的主要成因，其中肝肾亏损，气血亏虚，脾胃虚损表现尤为突出，治疗当以扶正为先，即其初期也要充分顾护正气，俾正气充足，则邪无容身之所。其次还应注意顾护中焦脾胃之气，风湿病患者病势缠绵，反复难愈，久之则损伤脾胃，所以在治疗风湿病的过程中，维护中气，调补脾胃非常重要，脾胃健运一则可以减轻抗风湿药对胃肠道的副作用，使患者能够坚持服药治疗；一则又可使气血充裕，增强其抗病能力，有利于疾病的恢复。所以在治疗风湿病的过程中不能一味祛风，应当从整体出发，可从肝论治，从肾论治，从脾论治，从心论治，从肺论治，全面调理，使五脏气血阴阳平衡，达到治病的目的。胡兰贵教授根据多年的临床经验，提出风湿病可从五脏论治，今举古今医家之论述，分别阐述从五脏论治的理论基础及部分临床医案。

第一节　中医对风湿病的认识

祖国医学对风湿病的认识据可考文献记载已有两千多年的历史。1973年长沙马王堆三号汉墓出土的帛书，在《足臂十一脉灸经》和《阴阳十一脉灸经》中已有"疾畀（痹）""踝畀（痹）"等文字记载，证明"痹"在夏商时期就已作为病名或症状命名。春秋战国时期，《素问·痹论》提出了"风寒湿三气杂至合而为痹"的病因学说，又根据三气致病的主次不同，分为"其风气胜者为行痹，寒气胜者为痛痹，湿气胜者为着痹"。又根据风寒湿侵入人体的季节不同分为"以冬遇此者为骨痹，以春遇此者为筋痹，以夏遇此者为脉痹，以至阴遇此者为肌痹，以秋遇此者为皮痹"，以及由肢体风湿病日久不愈发展而成的脏腑痹。"五脏皆有合，病久而不去者，内舍于其合也。故骨痹不已，复感于邪，内舍于肾；筋痹不已，复感于邪，内舍于肝；脉痹不已，复感于邪，内舍于心；肌痹不已，复感于邪，内舍于脾；皮痹不已，复感于邪，内舍于肺……肺痹者，烦满喘而呕；心痹者，脉不通，烦则心下鼓，暴上气而喘，嗌干，善噫，厥气上则恐；肝痹者，夜卧则惊，多饮数小便，上为引如怀；肾痹者，善胀，尻以代踵，脊以代头；脾痹者，四肢解堕，发咳呕汁，上为大塞"。"邪之所凑，其气必虚""正气存内，邪不可干"，说明风寒湿邪侵犯人体，除外界因素外，还与内脏有密切的关系。因此，治疗风湿病不能一味祛风，应当从整体出发，"有诸内者，必形诸外"。后世医家对风湿病的认识不断丰富与深化，突破了"不与风寒湿合不为痹"的局限，扩展了致痹病因的范围，并总结出了诸多治疗经验和著名方剂。

东汉末年伟大的医学家张仲景提出了"历节病",在《金匮要略·中风历节病脉证并治》中提出:"寸口脉沉而弱,沉即主骨,弱即主筋,沉即主肾,弱即为肝。汗出入水中,如水伤心,历节黄汗出,故曰历节",指出历节病肝肾先虚为本,寒湿外侵为标;"少阴脉浮而弱,弱则血不足,浮则为风,风血相搏,即疼痛如掣",为血虚受风而导致的历节疼痛;"诸肢节疼痛,身体魁羸,脚肿如脱,头眩短气,温温欲吐,桂枝芍药知母汤主之",为风寒湿外袭渐次郁而化热伤阴的主证治法;"病历节不可屈伸,疼痛,乌头汤主之",为寒湿历节的证治。《金匮要略·痉湿暍病脉证治》中指出:"太阳病,关节疼痛而烦,脉沉而细者,此名湿痹之候,其人小便不利,大便反快,但当利其小便。"说明湿痹之证的脉象和治疗,以及风湿病应从湿而治,用利小便的方法治疗。该篇又指出:"风湿相搏,一身尽疼痛,法当汗出而解。值天阴雨不止,医云此可发汗,汗之病不愈者,何也?盖发其汗,汗大出者,但风气去,湿气在,是故不愈。若治风湿者,发其汗,但微微似欲出汗者,风湿俱去也。"说明风湿病可汗解,但应微汗出,不可使汗出太过。以上这些论述于临床具有很高的指导意义。

隋代巢元方编著的《诸病源候论》总结了前人经验,对风湿病病因、病机、分类、证候均作了较为详细的论述,提出了心痹、胸痹、骨痹、筋痹。

唐代医家孙思邈在《备急千金要方》与《千金翼方》中提出了筋痹、肌痹、脉痹、骨痹;在论述历节病的病因、病机时,提出了"风毒"的概念,用"毒邪"的病理概念去认识历节病的发病规律,为后世医家开拓了思路;所创设的犀角汤是继张仲景桂枝芍药知母汤、乌头汤方证后又一个新的证治类型。

唐代王焘《外台秘要》中说:"白虎病者,大都是风寒暑湿之毒,因虚所致,将摄失理,受此风邪,经脉结滞,血气不行,蓄于骨节之间,或在四肢,肉色不变,其疾昼静而夜发,发即彻髓,酸疼不歇,其病如虎之啮,故名:白虎之病也。"

宋代《济生方》中谓:"皆因体虚,腠理空疏,受风寒湿气而成痹也。"《普济本事方》用"川乌粥法,治风寒湿痹、麻木不仁"等。

金元时期朱丹溪在风湿病的病因、治疗方面都有一定的贡献,立"痛风"一门。《丹溪心法·痛风》曰:"痛风者……四肢百节走痛是也。他方谓之白虎历节风证。大率有痰,风热、风湿、血虚。因于风者小续命汤;因于湿者苍术、白术之类,佐以竹沥;因于痰者,二陈汤加酒炒黄芩、羌活、苍术;因于血虚者,用芎归之类,佐以红花、桃仁。"明确指出痹痛不仅因于风、寒、湿。他在《格致余论》中说:"彼痛风者,大率因血受热已自沸腾,其后或涉冷水、或立湿地、或扇取凉、或卧当风寒凉外搏,热血得寒,汗浊凝涩,所以作痛。夜则痛甚,行于阴也。治法以辛热之剂,疏散寒湿,开发腠理,其血得行,与气相和,其病自安。"其代表方如上中下痛风汤等。

明代张景岳《景岳全书》中曰:"是以治痹之法,最宜峻补真阴,使血气流行,则寒邪随去。若过用风湿,痰滞等药,而再伤阴气,必反增其病矣。"

清代王清任在《医林改错》中提出"痹证有瘀血"说,"交节病作,乃是瘀血",运用活血化瘀法治疗风湿病,曰:"总滋阴外受之邪归于何处?总逐风寒去湿热,已凝之血,更不能活。如水遇风寒,凝结成冰,冰成,风寒已散,明此义,治痹证何难?古方颇多,如古方治之不效,用身痛逐瘀汤。"

近代,朱良春认为风湿病患者往往有阳气先虚,外邪遂乘虚而入,袭踞经隧,深入骨骱胶着不去,气血为邪所阻,壅滞经脉,留滞于内,痹痛乃作。病之初以邪实(风、寒、湿、热）为主，病位在肌表、皮肉、经络。如失治、误治，病延日久，正虚邪恋，五脏气血衰少，气血周流不畅，湿停为痰，血停为瘀，痰瘀交阻，凝涩不通，邪正混淆，如油入面，胶着难解，呈现虚中夹实，此时病邪除风、寒、湿、热外，还兼病理产物痰和瘀。如继续发展，病邪深入筋骨，损及脏腑，五体痹则可以进一步发展至五脏痹。治疗不外寒者温之，热者清之，留者去之，虚者补之。风寒湿痹，自以温散、温通为正治，湿热痹则以清热利湿为主。久病则邪未去而正已伤，故其证多错综复杂，久病多虚，而久病亦多痰瘀，寒湿、湿热互结，且古人还有"久痛入络"之说，如此则邪正混淆，胶着难解，不易取效。总之，以攻不伤正，补不碍邪为基本指导思想，但均需参用益肾培本之品，"益肾壮督"乃治本的措施，配合"蠲痹通络"而治其标。因其病邪深入经隧骨骱，必须选用具有较强的钻透搜剔之功的药物，始能奏效，所以在选用药品时，侧重于虫类药物，借虫蚁搜剔之性，透骨搜风，通络止痛，庶克奏功，创制了益肾蠲痹丸等方药。焦树德认为风湿病以寒湿之邪深侵入肾为主要病机，并影响到肝，而致骨损筋挛，关节变形，治疗大法以补肾祛寒为主，肾气旺，精气足，则髓生骨健，关节筋脉，得以淖泽荣养，且肝肾同源，补肾亦有养肝荣筋的作用；创制补肾祛寒治尪汤、补肾强督治尪汤等方药，可使已失去功能的肢体，关节渐渐恢复正常。路志正认为"五脏六腑皆禀气于胃"，脾胃为后天之本，湿邪既是病理产物，又可成为病因，一旦停留于体内，不仅阻碍气血运行和津液的输布，同时，又可使脾胃受损，生化之源。如类风湿关节炎多发生在女性的更年期（围绝经期）。更年期妇女在绝经前后，肾气日渐衰退，精血日趋不足，外邪侵袭固然是主要原因，但此期的妇女，因体质差异，易受环境、饮食、情绪等因素的影响，损伤脾阳，致脾失健运，湿邪停聚，化源不足，才是风湿病发病的根本原因。再如骨痹有纳呆、形体消瘦变形的脾肾不足表现；肌痹常有胃脘痞满、四肢无力的脾虚不运、生化无源之证。此外，风湿病大多病程长，用药久，脾胃多有损伤。可见，风湿病患者大多脾胃虚弱，所以健脾起着重要作用。治疗风湿病必须注重脾胃。

综观历代医家著作，不难得出祖国医学对风湿病的治疗有悠久的历史和极其丰富的临床经验，对风湿病的认识发展至今亦有数家之言，从不同角度和相应的指征提出了许多很有效验的治疗方案，诸家探讨颇为深刻，涉及范围甚广，但总不外仲景之"观其脉证，知犯何逆，随证治之"。

第二节　风湿病从五脏论治临床体会

风湿病的治疗中医、西医各有千秋，但西医目前对于本病的治疗范围较局限，费用较高，不良反应较多，适应人群较少，中医在这方面有一定优势，对风湿病的防治有许多宝贵的经验，等待我们发掘和整理，以便造福于人类。胡兰贵教授在临床中一直从事风湿病的研究和治疗，略有心得，现就其临证从五脏论治风湿病的体会，不揣愚陋简述如下，以就正于同道。

一、从肝论治

《内经》云："肝主筋"（《素问·宣明五气》）；"诸筋者，皆属于节"（《素问·五脏生成论》）；"膝为筋之府"（《灵枢·经筋》）；"肝主身之筋膜"（《素问·痿论》），筋即筋膜，为附着于骨而聚于关节肌肉的一种组织。筋、肌肉的收缩和弛张，即肢体、关节运动的屈伸或转侧，与肝有关，皆赖于肝血的滋养才能运动有力而灵活。足受血而能步，掌受血而能握，指受血而能摄。

肝的功能失常表现有二：

（1）肝血不足，筋失所养，则关节运动不利。例如，清代杜子良《药园医案》中曰："广西巡抚张叔丹中丞之媳，幼丹先生之夫人，先病肝气，继病肝风，延经数月之久，变成痛风历节。周身筋脉拘挛，其痛也，或在两肩，或在腕臂腿胫之间，移徙走注不定，行则同流寇，着则为肿痛，其尤甚者，十指拘挛不能使用。邢上名医延之殆遍，气药风药遍尝无效，适予由浙请假回邢，详参四诊，遍阅诸方，不外行气祛风。其实，肝因血燥而生风，气因络空而窜痛，气愈行而愈横，风愈驱而愈烈。故脉来劲急，全无和缓悠久之态，爱订芍药甘草汤，芍用二两，草用三钱。血充则气和，肝平则风息。一剂内风定，筋急舒；再剂则指能摄而手能握矣。守服十数剂，诸苦悉释。"本案即为肝血不足，经络空虚，筋脉失其濡养而风自内生之历节病，不同于风自外受之实性风湿病，因此气药、风药遍尝无效。血不足，肝失柔和之势，故脉来劲急。白芍味酸入肝，养血息风，用量颇大，是为主药；甘草味甘，合芍药酸甘化阴，缓急止痛，药量较轻，是为辅药，使血充气和，肝平风息，诸苦悉释。

【临证医案 1】刘某，女，45 岁。

初诊：腰背困痛，膝关节疼痛 20 余年。20 余年来腰背困痛，膝关节疼痛，腰部发凉，近半年来加重，按摩、针灸等治之不效。细审其症，除上症外，尚有胸满叹气。半年前曾行子宫肌瘤切除术。舌苔白，脉弦细。辨证为肝郁血虚，寒湿阻络。治宜养血疏肝，散寒除湿。予逍遥狗脊汤。

处方：柴胡 10g，当归 10g，白芍 10g，茯苓 10g，白术 10g，甘草 6g，干姜 3g，薄荷 3g，狗脊 30g。3 剂，水煎服，1 日 1 剂。

用法：上药先用水浸泡 1～2 小时，水煎 2 次，每次 40 分钟，混合，分早、晚各一次饭后服。

服药 3 剂，诸症减轻，后予调理巩固 30 剂，诸症减轻而愈。

按语：临证思之，弦者肝脉也，细者血虚也。《内经》云："诸筋者，皆属于节""膝为筋之府"，肝主筋，故膝关节疼痛乃肝血不足耳。腰部发凉为何？仲景在《金匮要略》中云："肾着之病，其人身体重，腰中冷，如坐水中，形如水状，反不渴，小便自利，饮食如故，病属下焦，身劳汗出，衣里冷湿，久久得之，腰以下冷痛，腹重如带五千钱，甘姜苓术汤主之。"而本方具有疏肝养血，兼散寒除湿之功，既能养血疏肝，使肝血充盈，筋得所养，又能散寒除湿，关节病变自愈。

（2）肝失疏泄，肝气郁滞，气滞则水滞，水湿停于关节，可见关节肿胀，屈伸不利。如类风湿关节炎，中医称"尪痹""鹤膝风"。主要表现为关节肿大变形。乃肝失疏泄，气血运行不畅，水湿停滞所致。治疗当从肝论治，傅青主言："手足乃肝之分野，而人乃为脾经之热，不知散肝木之郁结，而手足之痛自去，手足心腹一身皆痛，将治手乎？治足乎？治肝为主，盖肝气一疏，诸病自愈。"临证之时多以四逆香佛二花汤治之。此法疏肝理气解郁，可达到气行则血行，气行则水行，使关节的功能恢复正常。

【临证医案 2】苏某，女，21 岁。

初诊：在劳动的过程中突然发热，全身疼痛 9 个月多。9 个多月来在劳动的过程中突然发热，全身疼痛，其后日见加重。经查血沉 30mm/h，抗"O"阳性，诊为"风湿性关节炎"。先用西药治疗 6 个月，不但不效，反见加重。细审其症，纳呆食减，胸满心烦，头晕失眠，神情抑郁，易哭，全身关节疼痛。细询之2年前父母双逝，悲伤过度，因家庭困难被迫停学参加工作，因工作不顺心而闷闷不乐，经常啼哭。9个多月前在劳动中汗出受风，突然发病，有时全身窜痛，有时关节疼痛，有时肌肉疼痛，有时手指、足趾疼痛。舌苔白，脉沉。辨证为肝郁气滞，郁而化风。治宜疏肝理气。予四逆香佛二花汤。

处方：柴胡10g，白芍10g，甘草6g，枳壳10g，香橼10g，佛手10g，玫瑰花10g，代代花10g，黄芩6g，丝瓜络10g，合欢花15g。4剂，水煎服，1日1剂。

用法：上药先用开水浸泡30分钟，水煎2次，每次5~10分钟，去滓，分早、晚各一次饭后服。

服药4剂，诸症均减；继服40剂，诸症尽失，愈。

按语：临证思之，此虽有风、寒、湿邪，然以肝郁气滞，郁而化风为主。本方中四逆散疏肝解郁，香橼、佛手理气而不伤阴，玫瑰花、代代花疏肝理气兼能活血。

二、从肾论治

《内经》云："肾主骨"（《素问·痿论》）；"骨者，髓之府"（《素问·脉要精微论》）；"肾主身之骨髓"（《素问·痿论》）。骨，泛指人体的骨髓，是人体运动系统的重要组成部分。肌肉和筋的收缩、弛张，促使关节屈伸和旋转从而表现为躯体的运动。肾藏精，精生髓，髓又能养骨，故有"肾生骨髓""其充在骨"的说法。如肾精亏虚，骨髓空虚，则骨骼软弱无力，骨质脆弱，出现骨质疏松，脊柱强直，韧带骨化，两骶髂关节变形为主的病变。又肾阳为一身之阳，主温煦，肾阳一虚，虚寒内生，外邪容易侵犯人体。风湿病多为顽疾，久病入肾。因此，治疗这类疾病应当从肾治之。如强直性脊柱炎中医学称"骨痹""肾痹"，说明其与肾有密切关系。临证常用补阴益气煎、济生肾气丸等，都是从肾入手，每每获得较好疗效。

【焦树德医案】任某，男，48岁。

初诊：1971年10月28日。关节疼痛、肿大变形、僵硬，肢体不能自主活动1年有余。1970年9月间，因挖地道而长时间在地底下劳动。一日突然发热40℃以上，继而出现左膝、左踝关节红肿热痛，行走不便。虽经治疗约半年，但病情日渐加重。两手腕、食指关节亦相继红肿疼痛、变形、僵化，活动严重受限，晨起伸不开。两膝关节肿大、变形，不能自由屈伸，左腿较重。两踝关节肿大如脱。经某医院检查，诊断为"类风湿关节炎"（当时血沉55mm/h），即转该院中医科诊治，服中药80剂，症状未见改善，血沉增快（118mm/h），遂求诊于焦老。现症：除上述两膝、两踝及两手腕、指关节肿大、变形、疼痛，不能自由活动外，两髋关节亦强直僵化，固定成一种位置（大腿与躯干成120°，不能屈伸），两肩、肘关节亦僵化不能活动，故来诊时需人背、抬。有间断发热，身体畏冷，心中烦热，食欲不振，时有恶心，大便1日1~2次，小便黄赤，经放射科X线摄片，仍诊断为"类风湿关节炎"。舌苔白腻，脉象弦数。辨证为地下环境寒湿，久处其地而受风、寒、湿三邪侵袭致痹。寒湿最易伤肾，肾虚不能御邪，寒湿乘虚深侵，肾主骨，寒邪入骨，久久留舍，骨失所养，则可致骨质变形，节挛筋缩，肢体不能屈伸，脚肿如脱，温温欲吐。脉症为尪痹。目前虽有标热之象，但实质仍为寒。治宜补肾祛寒，散风活络。予补肾祛寒治尪汤加减。

处方：制附子10g，骨碎补12g，桂枝10g，赤芍10g，白芍10g，麻黄6g，知母10g，防风12g，威灵仙12g，白术10g，炙穿山甲10g，生姜10g，甘草6g。6剂，水煎服，1日1剂。

用法：上药先用水浸泡1~2小时，水煎2次，每次40分钟，混合，分早、晚各一次饭后服。

二诊：药后诸症均减轻，仍守上方又加伸筋草39g，嘱可常服。

三诊：1972年3月10日。已能自己行走，不用扶杖。两手腕及指关节虽仍有变形，但可以用力活动，手按之亦无疼痛，膝关节尚有肿胀，予上方加黄芪30g。

四诊：1972年3月17日。已能骑自行车上街，仍守上方。

五诊：1972年5月3日。食欲很好，仅腕、背、踝部有时发胀，偶有微痛，腕、指、膝、踝关节外观尚未变形，均不影响活动。

先后共诊22次，服药110多剂，病情已稳定，改用粉剂常服。

处方：制附片45g，骨碎补54g，川续断60g，桂枝36g，赤芍60g，白芍60g，知母36g，防风45g，苍术30g，白术30g，威灵仙120g，麻黄36g，细辛12g，松节45g，伸筋草120g，炙穿山甲36g，地龙45g，皂角刺21g，泽泻30g。

用法：上药共研细末，每服3g，每日2次，温黄酒送服。

随访：1975年夏天。腕、指、左膝关节基本恢复正常，血沉13mm/h，已全天上班工作年余，并能胜任比较繁重的工作。

【临证医案】 于某，男，35岁。

初诊：腰腿疼痛3个多月。3个多月前腰腿疼痛，先用理疗、按摩、针灸、西药治疗剧痛消退，但从左侧腰部至腿循膀胱经憋痛一直不见改善。后又配合中药活血逐瘀止痛之剂，诸症亦不见改善。细审其症，除左侧腰腿循膀胱经至小腿、足部疼痛之外，别无所苦。舌苔白，脉弦紧，尺大。辨证为肾气亏损，寒湿不化，血络瘀滞。治以培补肾气，温阳散寒，佐以活血。予济生肾气丸加减。

处方：熟地20g，山药10g，肉苁蓉15g，茯苓10g，泽泻10g，丹皮10g，附子10g，肉桂10g，五味子10g，怀牛膝10g，车前子10g，乳香10g，没药10g，蜂房10g。7剂，水煎服，1日1剂。

用法：上药先用水浸泡1～2小时，水煎2次，每次1小时，混合，分早、晚各一次饭后服。

服药7剂，疼痛明显好转，宗效不更方之旨，继服30剂，疼痛消失。

按语： 临证思之，脉弦紧者，寒也；尺脉大者，肾阳亏损也。合之于症，乃肾气亏损，寒湿不化，血络瘀滞也。治以培补肾气，温阳散寒，佐以活血。

三、从脾论治

《内经》云："脾主四肢"（《素问·太阴阳明论》）；"脾主身之肌肉"（《素问·痿论》）；"诸湿肿满皆属于脾"（《素问·至真要大论》）；"诸痉项强皆属于湿"（《素问·至真要大论》）。

风湿病从脾论治原理有二：

（1）脾主肌肉，脾为气血生化之源，全身的肌肉依靠脾胃运化的水谷精微的营养。人体各种形式的运动均需肌肉、筋膜和骨节的协调合作，但主要靠肌肉的舒缩活动来完成。同时，脾胃与筋有着密切的关系，如《内经》云："食气入胃，散精于肝，淫气于筋"（《素问·经脉别论》）。人以水谷为本，脾胃为水谷之海、气血生化之源。脾胃健旺，化源充足，气血充盈，则肝有所滋，筋有所养。若脾被湿困，或脾胃虚弱，化源不足，筋失所养，可出现关节病变。临证常用归芪建中汤，就是从调理脾胃着手，血气充盈，筋脉肌肉得养，关节病变自愈。叶天士医案："辛香走窜，宣通经隧壅结气分之湿，有却病之能，无补虚之益。大凡药饵，先由中宫以布诸经，中焦为营气之本，营气失养，转旋自钝，然攻病必籍药气之偏，朝夕更改，岂是去疾务尽之道？另于暮夜进养营一贴：人参，茯苓，桂枝木，炙草，当归，炒白芍，南枣。"本案治法独特，朝用祛病之方，暮进扶正之剂；扶正以脾胃为主，盖"中焦为营气之本，营气失养，旋转自钝"，药饵之气也就不能通过中宫而布散到全身，则病痛难除。

【临证医案 1】 李某，女，42 岁。

初诊：手指关节疼痛 1 年。1 年来手指关节疼痛，每逢月经后手指疼痛加重，面色萎黄，食欲不振，夏季手足心热，冬季手足心反冷，月经量少，前医用祛风除湿药，手指关节疼痛不减，反见加重，近 2 日来正逢月事，手指疼痛加重。舌苔白，脉沉弦涩。辨证为气血两虚，经脉失养。治宜补气养血，荣经止痛。予归芪建中汤加减。

处方：当归 10g，黄芪 15g，白芍 20g，生姜 3 片，大枣 5 个，桂枝 10g，阿胶（烊化）10g，生地 10g，红糖 30g。6 剂，水煎服，1 日 1 剂。

用法：上药先用水浸泡 1~2 小时，水煎 2 次，每次 40 分钟，混合，分早、晚各一次饭后服。

服上方 6 剂而手指关节疼痛消失。

按语：综合脉症乃血虚不能濡养筋脉所致，前医用祛风除湿药治疗病情加重乃阴血更伤之故，《伤寒论》曰："脉浮紧者，法当身疼痛，宜以汗解之。假令尺中迟者，不可发汗，何以知然？以荣气不足，血少故也。"今脉沉弦涩，沉脉主里，涩脉乃伤精血少，细思之正符合"不荣则痛"这一理论，《金匮要略》云："虚劳里急……四肢酸疼，手足烦热，咽干口燥，小建中汤主之。"故采用归芪建中汤加减以补气养血，荣经止痛。

（2）脾虚生湿。湿有内湿、外湿，内湿多因脾虚，而脾虚之人容易感受外湿，《素问·阴阳应象大论》云："地之湿气，感则害皮肉筋脉。"水湿内停，聚于关节而导致风湿病。湿邪为病，缠绵难愈，常易与风寒热邪相合，互为搏结，从而导致病势的持续反复，更难治愈。临证常用胃苓汤、防己黄芪汤以治疗风湿病就是从脾着手，使脾胃功能得以恢复正常，湿邪得去，风湿病得愈。清代任贤斗《瞻山医案》：喻廉敬，自云酒量大，喜多饮，每夜临卧吃冷水两碗，若不吃水，夜半后必渴烦。余曰：此非养生之道，既要冷水解酒，莫若少饮为佳。此时年壮，故尚无恙，到气血衰弱时，难免寒湿之病。方过两年，渐觉饮食无味，四肢骨节疼痛，迎余诊治。余曰：寒湿病也。上年曾许有此病，不料发得如是之早，乃用温经扶阳之药，系桂、附、枸杞、杜仲、故纸（补肾脂）之类，十余剂无效，腿腨足趾胀痛难抵，细思此药必中，何毫无效意？湿自内生，浸筋渍肉，非渗利必不能去。更投理中汤兼五苓散，二十余剂悉愈。第下体常怯寒，因酒湿浸渍，已非一年，阳损气弱一时难回，必须培补经年，方可复旧日之健。

【临证医案 2】 刘某，女，40 岁。

初诊：流产后出现手指、腕关节疼痛 3 个月。3 个月来流产后出现手指、腕关节疼痛，颜面浮肿，下肢憋胀，手足心热，食欲不振，大便稀，一日 2~3 次，泻下如水样。舌苔白腻，脉弦细。辨证为气血亏虚，脾虚湿盛，水湿内停。治宜补气养血，健脾利湿。予胃苓汤。

处方：苍术 10g，陈皮 10g，厚朴 10g，甘草 6g，茯苓 10g，猪苓 10g，白术 10g，桂枝 10g，泽泻 10g，生姜 3 片，大枣 5 个。6 剂，水煎服，1 日 1 剂。

用法：上药先用水浸泡 1～2 小时，水煎 2 次，每次 40 分钟，混合，分早、晚各一次饭后服。

服药 6 剂后，大便正常，食欲增加，关节疼痛减轻，后以补气养血之剂调治善后。

按语：张仲景《金匮要略·痉湿暍病脉证治》云："太阳病，关节疼痛而烦，脉沉而细者，此名湿痹之候，其人小便不利，大便反快，但当利其小便。"《素问·标本病传论》曰："小大不利治其标，"又《素问·玉机真脏论》曰："五脏者，皆禀气于胃；胃者五脏之本也。"《景岳全书》曰："凡欲察病者，必须先察胃气；凡欲治病者，必须常顾胃气。胃气无损，诸可无虑。"治疗风湿病尤当以护胃气为先，故先从脾胃施治，予以胃苓汤。

四、从心论治

《内经》云："诸血者，皆属于心"（《素问·五脏生成论》）；"心主身之血脉"（《素问·痿论》）；"心者……其充在血脉"（《素问·六节藏象论》）；"夫脉者，血之府也"（《灵枢·决气》）。心主血脉是指全身的血液都靠心气的推动运行全身，无处不到，环周不休，外而肌腠皮毛，内而五脏六腑。心气充沛，气血旺盛，推动血液在脉内正常运行，通者不痛；心气不足，血脉亏虚，则出现不荣则痛，或气血瘀滞，血脉受阻，则出现不通则痛。其疼痛部位多表现在手少阴心经的循行路线上。如类风湿关节炎表现为腕关节、肘关节疼痛，脉见沉细或结代，可用炙甘草汤；风湿性关节炎表现为膝关节疼痛，心悸，可用芪脉三妙汤，这些都是从心入手，补益气血，使心主血脉功能正常。风湿病日久气血闭阻不通，经脉气血长期不得通畅，瘀阻脉络，往往形成血瘀之证，更加重了痹阻，使疼痛诸症加重，临证常用身痛逐瘀汤。又北京中医药大学王洪图教授在全国优秀临床人才培训班授课时，根据《内经》理论提出"心部于表"为阳中之太阳的启发，临证见皮肤疼痛，轻触即痛，重压反不痛，按"心部于表"可从心论治，用清心莲子饮可获奇效。

【张琪医案】刘某，女，20 岁，工人。

初诊：1977 年 2 月 20 日。自述 1970 年 2 月觉肩胛缝痛，嗣后手指关节疼痛，发热，逐渐发现左手中指及无名指关节变形，步履艰难。西医诊断为"类风湿关节炎"。曾用泼尼松等药，疼痛稍有缓解，但停药后又作。舌苔薄白，脉沉。辨证为风寒痰湿邪侵袭，蕴蓄化热，络脉痹阻。宜祛风胜湿，化痰清热通络法。方拟身痛逐瘀汤加减。

处方：川牛膝 15g，地龙 15g，羌活 10g，秦艽 15g，当归 20g，川芎 15g，黄柏 10g，穿山龙 50g，雷公藤 50g，红花 15g，甘草 10g，制南星 10g。7 剂，水煎服。

二诊：1977 年 3 月 23 日。连服前方 9 剂，两手指关节肿已消，痛大减，下肢痛亦随之好转，踝关节肿见消，但不如手指明显。再以前方加减。

处方：川牛膝 15g，地龙 15g，穿山龙 50g，秦艽 15g，雷公藤 50g，生薏仁 30g，苍术 15g，黄柏 10g，赤芍 15g，红花 15g，羌活 10g，川芎 15g，当归 20g。7 剂，水煎服。

三诊：1977 年 4 月 20 日。又服前方 9 剂，手指及踝关节已消肿，痛大减，走路已不困难。后因劳累，病证又见反复，随证调理 40 余剂，诸症皆愈。

按语：清代叶天士对于痹久不愈者，有"久痛入络"之说，倡用活血化瘀及虫类药物搜剔宣通经络。王清任《医林改错》提出痹为瘀血致病说，创立身痛逐瘀汤；因风湿病以疼痛为其主要表现，其病机乃气血闭阻不通，不通则痛。经脉气血长期不得通畅，往往形成血瘀，瘀阻脉络，更加重了痹阻，使疼痛诸症加重，甚至骨节变形，活动受限，临床可见肢节疼痛如锥刺，舌质紫暗等，因此治疗必用活血通络之药，才能见功。身痛逐瘀汤中，秦艽、羌活祛风除湿，桃仁、红花、当归、川芎活血祛瘀，没药、五灵脂、香附行血止痛，牛膝、地龙疏通经络以利关节，甘草调和诸药。全方具有活血祛瘀，通经止痛，祛风除湿的作用，故用于治疗风湿病之兼有瘀血者。

【临证医案】张某，男，36岁。

初诊：肩、肘、腕关节疼痛半年。半年来肩、肘、腕关节疼痛，遇风遇冷疼痛加重，曾予中医祛风除湿之剂治之，不但不能缓解，反而加重。细审其症，疼痛以肩、肘、腕关节内侧为甚，偶有心悸，食纳正常。舌苔白，脉沉细。辨证为心之气血亏虚，寒饮内郁。治宜补气养血，温化寒饮。予炙甘草汤加减。

处方：炙甘草15g，党参10g，桂枝10g，生姜4片，麦冬10g，生地10g，黑芝麻10g，大枣12个，阿胶（烊化）10g，红糖（冲服）30g。7剂，水煎服，1日1剂。

用法：上药先用水浸泡1～2小时，水煎2次，每次40分钟，混合，分早、晚各一次饭后服。

服药6剂后关节疼痛减轻，心悸未作，又服上方10剂，关节疼痛明显好转，继服上方，巩固疗效。

按语：根据《灵枢·经脉》"心手少阴之脉，起于心中……，其直者，复从心系却上肺，下出腋下，下循臑内后廉，行太阴，心主之后，下肘内，循臂内后廉，抵掌后锐骨之端，入掌内后廉"。此乃手少阴心经循行部位。综合脉症，辨证为心之气血亏虚，寒饮内郁。

五、从肺论治

《内经》云："肺之合皮也，其荣毛也"（《素问·五脏生成论》）；"虚邪之中人也，始于皮肤，皮肤缓则腠理开，开则邪从毛发入，入则抵深"（《灵枢·百病始生》）；"粗理而肉不坚者，善病痹"（《灵枢·五变》）。皮肤为覆盖在人体表面，直接与外界环境相接触的部分。皮肤为一身之表，具有保护肌表，抵御外邪的作用。肺主宣发，能将卫气和气血津液输布全身，以温养皮毛。肺气亏虚，肌表不固，外邪易侵。因肺为娇脏，不耐寒热，易被外邪侵袭，这是风湿病入侵的主要途径。以风寒为主，用九味羌活汤；以湿热为主，用宣痹汤；以寒湿为主，用桂枝加附子汤。

谢映庐医案：高汉章，得风湿病，遍身骨节疼痛，手不可触，近之则痛甚，微汗自出，小水不利。时当初夏自汉返回求治。见其身面手足俱有微肿，且天气颇热，尚重袭不脱，脉象颇大，而气不相续。其戚友满座，问是何症。余曰：此风湿为病。渠曰：凡祛风利湿之药，服之多矣，不惟无益，而反加重。答曰：夫风本外邪，当从标治，但尊体表虚，何敢发汗？又湿本内邪，需从里治，而尊体里虚，岂敢利水乎！当遵仲景法，处甘草附子汤，一剂如神，服至三剂，诸款悉愈。可见古人之法，用之得当，灵应若此，学者可不求诸古哉！本案系风湿痹痛而兼表里阳虚的病证。方中桂枝走表，温经通脉；白术入里，健脾化湿；附子温阳，助二药祛风湿；甘草缓急，意在微汗而解，不致汗多而伤阳。

【蒲辅周医案】李某，男，83岁。

1963年9月5日初诊：常洗海水浴，近来肩背疼痛，出汗后见轻，夜不能眠，脉浮弦濡，舌正苔白。属风湿病，由寒湿入筋，治以温散。

处方：粉葛根二钱，白芍一钱半，桂枝一钱，炙甘草一钱，羌活一钱，秦艽一钱，生白术一钱，桑枝五钱，生姜三片，大枣两枚，3 剂。9 月 21 日复诊：药后随时汗出，肩背痛消失，饮食、睡眠尚可，大便干燥。脉弦缓，舌正苔退。治以和卫利湿。处方：生芪三钱，白术一钱半，防风一钱，苡仁五钱，连皮茯苓三钱，浮小麦三钱，麻仁（打）三钱，法半夏二钱，大枣两枚，生姜三片，3 剂。9 月 24 日三诊：服药后汗止，口稍干，食纳，睡眠及二便尚可，脉缓，舌正无苔。停药观察。肺主皮毛，外邪侵犯人体，多从皮毛而入，肌表不固，外邪侵袭发为风湿病。治从护卫肌表着手，本案寒湿侵入筋脉，肩背疼痛，初诊服桂枝加葛根汤 3 剂后，肩背疼痛消失。但因汗出多，复诊用玉屏风散加薏苡仁（简称苡仁）、茯苓等和卫利湿而愈。

【临证医案】吴某，女，29 岁。

初诊：发热汗出，关节肿痛半年多。半年来发热汗出，关节肿痛，某医诊断为"风湿热"。先予西药治疗 4 个多月不效，后又配合中药清热解毒、滋阴清热、清热凉血等治疗 2 个多月仍不效。细审其症，发热汗出，体温 38.9℃，疲乏无力，膝、踝、肘、腕、肩关节红肿热痛，行动不便，面色萎黄。舌苔灰，脉滑数。辨证为风湿热痹，痰热阻络。治宜清热通络，化痰除湿。予宣痹汤加减。

处方：防己 15g，杏仁 15g，滑石 15g，连翘 10g，栀子 10g，生薏米 15g，半夏 10g，晚蚕沙 10g，赤小豆 10g，片姜黄 6g，海桐皮 6g。2 剂，水煎服，1 日 1 剂。

用法：上药先用水浸泡 1～2 小时，水煎 2 次，每次 40 分钟，混合，分早、晚各一次饭后服。

服药 2 剂，发热汗出好转，体温 38℃，继服 10 剂，体温正常，发热汗出消失，关节肿痛亦明显消退，又服 10 剂，诸症全失，查血沉亦恢复正常，后果愈。

第三节　风湿病治疗中应注意的几个问题

一、注意风湿病与五脏的关系

历代医家对风湿病根据其病因、病位、证候特征进行了分类，按病因分类为风痹、寒痹、湿痹、热痹、燥痹、风寒湿痹、湿热痹等；按部位分为皮痹、肌痹、脉痹、筋痹、骨痹、心痹、肺痹、脾痹、肝痹、肾痹等；按证候特征分为行痹、痛痹、著痹、周痹、众痹、历节、痛风、鹤膝风、鼓槌风、漏肩风、尪痹等。以脏腑亏虚，气血不足为本，风寒湿痰瘀为标，寒热错杂，阴阳失衡，虚实相兼为主要病理特点。人体是一个以五脏为中心的整体，风湿病日久内舍五脏，临证可按五脏辨证，分别从调和五脏的气血阴阳治疗风湿病。

二、治疗风湿病不能只重视关节

治疗风湿病者大多重视关节痛症，而全面进行论治者则比较少见，惟叶天士论之较为深刻："此症与风病相似，但风则阳受之，痹则阴受之，故多重著沉痛。其在《内经》不越乎风寒湿三气，然四时之令，皆能为邪，五脏之气俱能受病。其实痹者，闭而不通之谓也，正气为邪所阻，脏腑经络，不能畅达，皆由气血亏损，腠理疏豁，风寒湿三气，得以乘虚外袭，留滞于内，致湿痰浊血，流注凝涩而得之，故经云三气杂至合而为痹，又云风胜为行痹，寒胜为痛痹，湿胜为着痹，以及骨痹、筋痹、脉痹、肌痹、皮痹之义。"可知痹病之证非偏受一气足以致之也。故临证之时，不可一味祛风除湿，当分辨其风、寒、湿、热偏盛、偏衰的不同，而尤当以扶正为先，即使是初期也要充分顾护正气。俾正气充足，则邪无容身之所。

三、治疗风湿病应注意顾护脾胃

痹证往往病势缠绵，反复难愈，情志抑郁，久之则损伤脾胃，且患者多久服非甾体消炎药、糖皮质激素、雷公藤多苷等伤脾碍胃之药。而脾胃为后天之本、气血生化之源，"五脏六腑皆禀气于胃"，五脏六腑、四肢百骸均有赖于水谷精微的濡养，同时药物的吸收也有赖于脾胃的运化。所以在治疗风湿病的过程中，维护中气、调补脾胃非常重要，有的患者因脾胃损伤，正气不足，而疼痛加重，此时尤以顾护胃气为主，脾胃健运，一则可以减轻抗风湿药对胃肠道的副作用，使患者能够坚持服药治疗；二则又可使气血充盛，增强其抗病能力，有利于疾病的恢复。

四、治疗风湿病应注意汗法的应用

风湿病是风寒湿杂至引起的疾病，所以祛风散寒除湿的药物作为治疗本病的当然之药，例如，把羌活、独活、防风、桂枝、白芷、细辛称为祛风湿药，但是由于这些药物有的辛散作用强而除湿作用弱，加之风之性动、行散，湿之性黏滞而难化，所以在治疗本病时最容易发生风去湿存在的现象。正如张仲景《金匮要略》所说："风湿相搏，一身尽疼痛，法当汗出而解。值天阴雨不止，医云此可发汗，汗之病不愈者，何也？盖发其汗，汗大出者，但风气去，湿气在，是故不愈也。若治风湿者，发其汗，但微微似欲出汗者，风湿俱去也。"所以，风湿病初期，邪气在表，应当解表，解表多用汗法，但不可发汗太过，可用麻黄加术汤。若汗出过多可用玉屏风散加薏仁、茯苓。

五、治疗风湿病应注意利小便

湿为阴邪，性黏滞，且郁久容易化热，损阳，又常与其他诸邪相兼为病，《金匮要略》云："太阳病，关节疼痛而烦，脉沉而细者，此名湿痹之病，其人小便不利，大便反快，但当利其小便。"湿有内湿、外湿之分，内湿者利之，外湿者汗之。外湿日久内舍于脾，脾虚生湿，脾喜燥而恶湿，故风湿病从脾论治，要注意健脾除湿、利小便的应用，临证常用胃苓汤治。

六、治疗风湿病应注意补益五脏

《素问·五脏别论》云："五脏者，藏精气而不泻也。"若风湿病久延则内舍而伤五脏之精气，《素问》有风湿病日久及肾、及肝、及心、及脾、及肺的论述。所以风湿病较久者大多均予补益，或补心，补肺，或补肝、脾、肾，或补气补血。正如仲景《金匮要略》曰："风水，脉浮身重，汗出恶风者，防己黄芪汤主之"，用黄芪、白术。楼英《医学纲目》曰："两手麻木，四肢困倦，怠堕嗜卧，乃湿热伤元气也"，用人参益气汤。张景岳曰："是以治痹之法，最宜峻补真阴。"胡兰贵教授经验，治痹补心用炙甘草汤，补脾用归芪建中汤，补肝用逍遥狗脊汤，补肺用加减黄芪桂枝五物汤，补肾用类风经验方、强直经验方、补阴益气煎、附桂理中六味汤。

综观历代医家著作，对风湿病的治疗有悠久历史和丰富的临床经验，对风湿病的认识发展至今亦有数家之言，从不同角度提出了许多治疗方案，诸家探讨颇为深刻。根据《内经》"有诸内者，必形诸外""邪之所凑，其气必虚""正气存内，邪不可干""五脏皆有合，病久而不去者，内舍于其合也。故骨痹不已，复感于邪，内舍于肾；筋痹不已，复感于邪，内舍于肝；脉痹不已，复感于邪，内舍于心；肌痹不已，复感于邪，内舍于脾；皮痹不已，复感于邪，内舍于肺"，突破了"不与风寒湿合不为痹"的局限，扩展了致痹病因的范围，指出了人是一个有机的整体，内脏有病则表现于外，外在的病变则可以影响到内。说明风寒湿邪侵犯人体，除外界因素外，还与内脏有密切的关系。因此，治疗风湿病不能一味祛风，应当从整体出发。

一可从肝论治，因为"肝主筋""诸筋者，皆属于节""膝为筋之府"，肢体、关节运动的屈伸与肝有关，皆赖于肝血的滋养才能运动有力而灵活。肝的功能失常，一则肝血不足，筋失所养，则关节运动不利。临证多从养血疏肝，散寒除湿入手，以逍遥狗脊汤治之。该方具有疏肝养血，兼散寒除湿之功，既能养血疏肝，使肝血充盈，筋得所养，又能散寒除湿，关节病变自愈。二则肝失疏泄，肝气郁滞，气滞则水滞，水湿停于关节，可见关节肿胀，屈伸不利。如类风湿关节炎，关节肿大变形。乃肝失疏泄，气血运行不畅，水湿停滞所致。临证多以四逆香佛二花汤治之。该方疏肝理气解郁，可达到气行则血行，气行则水行，使关节的功能恢复正常。

二可从肾论治，因为"肾主骨""骨者，髓之府"。肾藏精，精生髓，髓又能养骨，故有"肾生骨髓""其充在骨"的说法。如肾精亏虚，骨髓空虚，则骨骼软弱无力，骨质脆弱，出现骨质疏松，脊柱强直，韧带骨化，两骶髂关节变形为主的病变。又肾阳为一身之阳、主温煦，肾阳一虚，虚寒内生，外邪容易侵犯人体。风湿病多为顽疾，久病入肾。如强直性脊柱炎临证常用补阴益气煎、济生肾气丸治之。

三可从脾论治，因为"脾主四肢""诸痉项强皆属于湿"。风湿病从脾论治原理有二：一是脾主肌肉。脾为气血生化之源，全身的肌肉依靠脾胃运化的水谷精微的营养。人体各种形式的运动均需肌肉、筋膜和骨节的协调合作，但主要靠肌肉的舒缩活动来完成。同时，脾胃与筋有着密切关系，如《内经》云："食气入胃，散精于肝，淫气于筋。"人以水谷为本，脾胃为气血生化之源。脾胃健旺，化源充足，气血充盈，则肝有所滋，筋有所养。若脾被湿困，或脾胃虚弱，化源不足，筋失所养，可出现关节病变。临证常用归芪建中汤，就是从调理脾胃着手，血气充盈，筋脉肌肉得养，关节病变自愈。二是脾虚生湿。湿有内湿、外湿之分，内湿多因脾虚，而脾虚之人容易感受外湿，《素问·阴阳应象大论》云："地之湿气，感则害皮肉筋脉。"水湿内停，聚于关节而导致风湿病。临证常用胃苓汤、防己黄芪汤以治之，使脾胃功能得以恢复正常，湿邪得去，风湿病得愈。

四可从心论治，因为"诸血者，皆属于心""心者……，其充在血脉"，心气不足，血脉亏虚，不荣则痛。其疼痛部位多表现在手少阴心经的循行路线上。如类风湿关节炎表现为腕关节、肘关节疼痛，脉见沉细或结代，可用炙甘草汤；风湿性关节炎表现为膝关节疼痛，心悸，可用芪脉三妙汤，这些都是从心入手，补益气血，使心主血脉功能正常。

五可从肺论治，因为"肺之合皮也，其荣毛也""虚邪之中人也，始于皮肤，皮肤缓则腠理开，开则邪从毛发入，入则抵深"，因肺为娇脏，不耐寒热，易被外邪侵袭，这是风湿病入侵的主要途径。以风寒为主，用九味羌活汤；以湿热为主，用宣痹汤；以寒湿为主，用桂枝加附子汤。

以上明确了风湿病与五脏的关系，开拓了治疗风湿病的广泛途径，体现了中医的整体观念、辨证论治。

第七章　抓主症，用经方

中医经典，每一位中医名家、每一位老中医都说是中医的好著作，是每一位医生成为名医的必读著作，学习四大经典是一个很艰苦的过程。从前我们也背了一些经典，沾沾自喜，但在一些老中医面前，他们出口成章，经文倒背如流，震撼了我们后一代的中医，才知道我们懂得太少太少，我们要走的路还很长很长。要想成为新一代名医，必须具备深厚坚实的中医功底，才能在临床上立于不败之地。如何提高临床疗效，必须熟读经典、多做临床、跟名师指点学习。学好经典的关键是如何将经典与临床实践相结合，简单地说，就是把经典中的古文，能够深刻灵活地应用在患者身上，这样才能提高疗效，在上大学和研究生期间，经典也学了不少，但难以用于临床，通过亲临临床，才领悟到读经典，应该在"读"字上下功夫，透过言简意赅的原著，进行深层次的思考，或者站得更高，获得新的感悟。读经典，要看重领会其精神实质。做临床就是要将经典用于临床，才能使经典理论真正成为自己的知识，并有所感悟。这也就深深体会到"抓主症，用经方，经方能治大病，经方能治怪病"的深刻含意；总结出特定的症状、特定的证型、运用特定的方剂。然而疾病总是变化多端，有的症状证型明显，对证施治疗效显著，有的病情复杂，脉证不符，寒热错杂，辨证难明。

第一节　抓主症，用经方的关键

1. 小柴胡汤、柴胡桂枝干姜汤用例　抓主症，用经方是胡兰贵教授临证常用的方法，如在临床上治疗中毒发热、呕吐的患者，根据《伤寒论》"呕而发热者，小柴胡汤主之"，用之就有疗效；又如糖尿病、肝炎、结肠炎三种病，只要见到"口干、口渴、大便溏、脉弦"，均用柴胡桂枝干姜汤，都会获得很好的疗效。

2. 射干麻黄汤用例　《金匮要略》云："咳而上气，喉中水鸡声，射干麻黄汤主之。"只要喉中有痰鸣声的咳喘，就可用射干麻黄汤。

3. 小陷胸汤用例　《伤寒论》曰："小结胸病，正在心下，按之则痛，脉浮滑者，小陷胸汤主之。"只要见到剑突下按痛的，就可用小陷胸汤。

4. 炙甘草汤用例　《伤寒论》曰："伤寒，脉结代，心动悸，炙甘草汤主之。"只要见到心脏病脉结代的，就可用炙甘草汤。

这些都是抓主症，用经方的典范，在烦琐复杂的症状中，只要抓住主症，主要矛盾解决了，次要矛盾迎刃而解，犹如单刀直入，快刀斩乱麻。

第二节　怎样能把经方所述与临证结合

《伤寒论》黄连汤证"伤寒，胸中有热，胃中有邪气，腹中痛，欲呕吐者，黄连汤主之"。临证患者绝不会说自己"胸中有热，胃中有邪气"，那么张仲景指的"胸中有热"，即上焦有热，如牙痛、口苦、口疮等都属胸中有热；胃脘疼痛乃属胃中有邪气，即可用黄连汤。

《伤寒论》曰："太阳中风，阳浮而阴弱，阳浮者热自发，阴弱者汗自出，啬啬恶寒，淅淅恶风，翕翕发热，鼻鸣干呕者，桂枝汤主之。"患者绝不会描述自己"啬啬恶寒，淅淅恶风，翕翕发热，鼻鸣干呕"的症状，而临证表现为微恶风寒，汗出恶风的鼻炎、鼻窦炎均可用本方治之。

《伤寒论》曰："伤寒表不解，心下有水气，干呕，发热而咳，或渴，或利，或噎，或小便不利，少腹满，或喘者，小青龙汤主之。"小青龙汤是治疗哮喘有名的方剂，但不是一见哮喘就可用小青龙汤，患者绝不会描述自己是"心下有水气"而表现出的咳喘，也不会说自己是表寒内饮的咳喘，"心下有水气"临证即指胃脘痞满，再见哮喘即可应用小青龙汤。

第三节　根据部位、经脉循行用药

古人云："不明十二经络，开口动手便错""不明十二经络，犹如夜行无烛"。根据部位和经脉循行，可以扩大经方应用的范围。

类风湿关节炎，腕关节内侧疼痛，或肘关节疼痛，均属手少阴心经所循行的路线，用炙甘草汤每每获效。

肩周炎、颈椎病，根据足太阳膀胱经和手少阳三焦经的循行路线，用柴胡加龙骨牡蛎汤也可获得奇效。

阳痿，根据足厥阴肝经绕阴器，可用疏肝理气、通络的四逆香佛二花汤（自拟方：柴胡、白芍、枳壳、甘草、香橼、佛手、玫瑰花、代代花、丝瓜络各 10g，黄芩 6g）而获效。

第四节　抓副症，探求病本选方

《伤寒论》156 条："本已下之，故心下痞。与泻心汤，痞不解，其人渴而口燥烦，小便不利者，五苓散主之。""其人渴而口燥烦，小便不利"是副症，张仲景根据副症选用五苓散治之。

风湿性关节炎，一味用祛风除湿的药物治疗无效，但在问诊时发现患者有大便稀溏，小便不利的副症，而用胃苓汤治之，乃获奇效。其病机正符合《金匮要略·痉湿暍病脉证并治》中指出的"湿痹之候，小便不利，大便反快，但当利其小便"之意。

心脏病，期前收缩，用炙甘草汤、生脉散、天王补心丹等专治心脏病的药物不效。在问诊中发现除心烦、心悸以外，还有胃脘疼痛。根据胃脘疼痛这一副症，而用黄连汤治之，期前收缩消失。

抓副症，进而辨病机，根据病机用方，有时候可以起到柳暗花明、峰回路转的效果。

第五节　用《内经》理论治疗疑难病

根据《内经》理论治疗眼睑下垂，《灵枢·大惑论》曰："精之窠为眼，骨之精为瞳子，筋之精为黑眼，血之精为络，其窠气之精为白眼，肌肉之精为约束。"《素问·阴阳应象大论》云："清阳出上窍，浊阴出下窍；清阳发腠理，浊阴走五脏，清阳实四肢，浊阴归六腑。"眼睑属脾管，称"约束"，脾具有升清的作用，使清阳上输于头目，眼睑开合正常；眼睑下垂，说明清阳不能"出上窍"。根据这一理论，选用李东垣清暑益气汤治疗眼睑下垂而获效。

第六节 "抓主症，用经方"的临证医案

一、肺癌发热案

赵某，男，58岁。

初诊：2002年10月19日。肺癌2个月，发热1个月。2个月前确诊肺癌，发热1个月，体温38.2～39.5℃，身热，汗出，咳嗽，胸闷脘痞，头身困重，小便不利。经西药治之，其热不减。舌滑微黄，脉滑数。辨证为暑温蔓延三焦。治宜清热利湿，宣通三焦。予三石汤。

处方：寒水石15g，生石膏15g，滑石12g，银花10g，竹茹10g，杏仁10g，通草10g。2剂，水煎服，1日1剂。

用法：上药先用水浸泡1～2小时，水煎2次，每次40分钟，混合，分早、晚各一次饭后服。

热退利止，继服2剂，诸症消失。

按语：患者身热、汗出，脉滑数，属气分，病在上焦；胸闷脘痞，头身困重，属湿，病在中焦；小便不利，病属下焦，舌滑微黄，脉滑数，有热，有如《温病条辨》"暑温蔓延三焦，舌滑微黄，邪在气分者，三石汤主之"，符合暑温蔓延三焦的理论，因而拟三石汤清热利湿，宣通三焦。本方不仅可以用于肺癌发热，一般顽固性发热同样见效，若还不见效，可改用高烧灵验方。

二、胃溃疡恶变案

孙某，男，41岁。

初诊：2005年1月3日。患溃疡病8年，疼痛时轻时重1个月。8年来患溃疡病，疼痛时轻时重，近1个月来胃脘持续不断疼痛，虽用哌替啶、吗啡疼痛也未明显减轻。反复呕吐，开始仅为食物，之后为食物、黏液均大量吐出。上消化道造影：胃窦部及十二指肠溃疡，胃窦部溃疡恶变。舌苔薄白，脉弦滑。辨证为脾气虚弱，痰饮阻滞。治宜健脾益气，化饮降逆。予大半夏汤。

处方：半夏15g，人参10g，蜂蜜30g。4剂，水煎服，1日1剂。

用法：前两味药先用水浸泡1～2小时，水煎2次，每次30分钟，混合，兑入蜂蜜30g，分早、晚各一次饭后服。

服药1小时后疼痛、呕吐缓解，2小时后疼痛消失，呕吐停止。其后即吃面条一碗，继服1剂后疼痛、呕吐未再出现，十九日后手术切除病变组织，病理检查示有癌细胞。

按语：《金匮要略》云："趺阳脉浮而涩，浮则为虚，涩则伤脾，脾伤则不磨，朝食暮吐，暮食朝吐，宿谷不化，名曰胃反""胃反呕吐者，大半夏汤主之"。中医理论有"久病及虚"的说法，可知脾虚不运，进而湿聚成饮，饮凝成痰，形成痰饮，痰饮阻滞，故见反复呕吐，呕吐物为黏液，脉弦滑，均为痰饮阻滞之佐证，因而拟健脾益气，化饮降逆。

本方还可用于食管癌的呕吐、神经性呕吐。

三、喉结囊肿，声音嘶哑案

杨某，男，45 岁。

初诊：2005 年 4 月 29 日。突然感到说话有些费力 2 个多月。2 个多月以前，突然感到说话有些费力，其声音日渐嘶哑，并同时发现喉结部有一肿物，并日渐增大，某院诊断为"喉结囊肿"。先用抗生素治疗 1 周不效，后又配合中药软坚散结之剂治疗 1 个多月仍不效，建议手术治疗。因患者害怕手术，而前来诊治。审其症，喉结部上方有一如杏核大的肿物，偶有隐隐作痛感，时有胸满心烦，头晕而胀。舌苔白，脉弦滑。辨证为肝气不舒，痰气郁结。治宜疏肝理气，化痰散结。拟四逆香佛二花汤。

处方：柴胡 10g，枳壳 10g，白芍 10g，甘草 6g，香橼 10g，佛手 10g，玫瑰花 10g，代代花 10g，黄芩 6g，丝瓜络 10g。6 剂，水煎服，1 日 1 剂。

用法：上药先用开水浸泡 30 分钟，水煎 2 次，每次 5～10 分钟，混合，分早、晚各一次饭后服。

服药后喉结囊肿消失，说话声音恢复正常，头晕而胀、胸满心烦均缓解，为彻底巩固效果，继服 6 剂以善后。

按语：综合诸症，《伤寒论》曰："少阴病，四逆，其人或咳，或悸，或小便不利，或腹痛，或泄利下重者，四逆散主之。"喉当属肺，胸亦肺之所主，肺主肃降，能宣布津液，而肺之降，又非肝木之升而不得降，肝郁则肺滞，肺滞则痰生，痰热凝结则成核。治宜疏肝理气，化痰散结。本方还可以用于类风湿关节炎、阳痿、梅核气。

四、失眠，腰困案

杨某，女，42 岁。

初诊：2005 年 1 月 3 日。失眠十几年。十几年来失眠，眼糊，腰困，腰痛，偶头晕，以上午为甚，下肢酸困。舌苔白，脉虚大。辨证为气阴两虚。治宜补气养阴。拟补阴益气煎。

处方：黄芪 15g，白术 10g，陈皮 10g，升麻 6g，柴胡 6g，党参 10g，甘草 6g，当归 10g，生地 10g，山药 10g，五味子 10g，丹皮 10g，茯苓 10g，泽泻 10g。3 剂，水煎服，1 日 1 剂。

用法：上药先用水浸泡 1～2 小时，水煎 2 次，每次 40 分钟，混合，分早、晚各一次饭后服。

服药 3 剂后，失眠、眼糊好转，腰困减轻，但仍下肢酸困，舌苔白，脉虚大，效不更方，继服上方 6 剂以巩固治疗。

按语：失眠十几年，久病及虚，腰困、腰痛的关键是肾虚，腰为肾之府，肾虚精血不足，与《灵枢·营卫生会》"老者之气血衰，其肌肉枯，气道涩，五脏之气相搏，其营气衰少而卫气内伐，故昼不精，夜不瞑"机理相似，均为气血不足所致，头晕、眼糊乃气虚，正符合"清阳出上窍，浊阴出下窍"，清阳不得上升以濡养诸窍所致，故处以补阴益气煎。

五、咳而遗尿案

宋某，女，35 岁。

初诊：2005 年 1 月 3 日。产后 2 个月咳嗽而遗尿。产后 2 个月来咳嗽而遗尿，久用中、西药物治疗无效。审其症见面色无华，言语无力，心悸气短，胸满心烦，口干，舌苔白，脉虚而弦滑。辨证为气阴两虚，痰气阻滞。治宜补气养阴，祛痰止咳。拟咳嗽遗尿方。

处方：柴胡 10g，当归 10g，白芍 10g，麦冬 10g，五味子 10g，党参 10g，半夏 10g，青皮 10g，陈皮 10g，紫菀 10g，黄芩 10g。2 剂，水煎服，1 日 1 剂。

用法：上药先用水浸泡 1～2 小时，水煎 2 次，每次 40 分钟，混合，分早、晚各一次饭后服。

予上方 2 剂后症减，6 剂愈。

按语：咳而遗尿，首先考虑《素问·咳论》之肾咳，而此患者无"咳则腰背相引而痛，甚则咳涎"之肾咳证。《素问·咳论》又有"久咳不已，则三焦受之，三焦咳状，咳而腹满，不欲食饮，此皆聚于胃，关于肺"之三焦咳；《灵枢·本输》又有"少阳属肾，肾上连肺，故将两脏。三焦者，中渎之府也，水道出焉，属膀胱，是孤之府也"。故三焦咳亦可出现咳而遗尿。《医林绳墨》云："妇人咳嗽而溺出者，宜生脉散加归、术、柴、黄芩。"故处以自拟方。

六、肾虚水饮案

王某，男，31 岁。

初诊：2005 年 1 月 12 日。右侧季胁肌肉瞤动 1 周。1 周来右侧季胁肌肉瞤动，腰困，腹鸣，水走肠间，沥沥有声。舌苔白腻，脉虚大，尺脉尤甚。辨证为肾精不足，水饮不化。治宜滋补肾精，温阳化饮。拟金匮肾气丸合理中汤加减。

处方：附子 10g，肉桂 10g，党参 10g，甘草 6g，白术 10g，干姜 10g，生地 10g，山药 10g，五味子 10g，丹皮 10g，茯苓 10g，泽泻 10g。3 剂，水煎服，1 日 1 剂。

用法：上药先用水浸泡 1～2 小时，水煎 2 次，每次 1 小时，混合，分早、晚各一次饭后服。

服药 3 剂，肌肉瞤动减轻，腹鸣减轻，继服 3 剂愈。

按语：右侧季胁部肌肉瞤动，首先思之，胁者肝所主，腰困肾所主，肝藏血，肾藏精，精血亏虚，肌肉不得濡养，故瞤动。肠间沥沥有声，乃水饮所作，当用苓桂术甘汤。《金匮要略·痰饮咳嗽病脉证并治》云："夫短气有微饮，当从小便去之，苓桂术甘汤主之，肾气丸亦主之。"且脉虚大，尺脉尤甚，乃系肾精不足之象。故处以金匮肾气丸合理中汤加减。

七、饮停心下致咳案

杨某，男，59 岁。

初诊：2005 年 1 月 16 日。口干数月。数月来口干，夜间为甚，咳嗽，下肢疼痛、沉重，口干不欲饮，舌苔白，舌质暗，脉沉弦。辨证为表寒内饮。治宜解表散寒，温化水饮。处以小青龙汤。

处方：麻黄 3g，桂枝 3g，干姜 3g，白芍 3g，甘草 3g，细辛 1.5g，半夏 3g，五味子 3g。3 剂，水煎服，1 日 1 剂。

用法：上药先用水浸泡 1～2 小时，水煎 2 次，每次 40 分钟，混合，分早、晚各一次饭后服。

服药 3 剂后，口干减轻，虽仍口干，但已欲饮水自解，继续服 3 剂，口干大减，停后服，愈。

按语：口干夜间为甚，首先思之，加味一贯煎；咳嗽，考虑加减麦门冬汤；下肢沉重、疼痛，乃升阳益胃汤、清暑益气汤指征；口干不欲饮，舌苔白，舌质暗，脉沉弦，仲景云：

"脉得诸沉，当责有水。"思之，此脉症正合《伤寒论》"伤寒表不解，心下有水气，干呕，发热而咳，或咳或利，或噎，或小便不利，少腹满，或喘者，小青龙汤主之"之意。辨为水饮内停，津液不得上承之证，处以小青龙汤。

八、梅核气痰气郁结案

段某，女，54岁。

初诊：2005年2月18日。自感咽喉异物感1个月。1个月来自感咽喉异物感，两胁胀痛，以右侧为甚，手憋胀，嗳气，失眠，食欲尚可，大便干，舌苔黄白，脉沉弦滑。辨证为痰气郁结。治宜理气化痰。处以木香顺气汤合半夏厚朴汤。

处方：木香6g，半夏10g，陈皮10g，茯苓10g，甘草6g，枳实10g，白术10g，香附20g，砂仁10g，莱菔子10g，神曲10g，厚朴10g，苏叶10g，生姜3片。6剂，水煎服，1日1剂。

用法：上药先用水浸泡1～2小时，水煎2次，每次40分钟，混合，分早、晚各一次饭后服。

服药6剂，咽喉异物感消失，胁痛、手憋胀好转，失眠改善，继服上方3剂，诸症消失而愈。

按语：咽喉异物感，首先考虑"梅核气"，《易简方》云："喜、怒、忧、思、悲、恐、惊之气结成痰涎，状如破絮，或如梅核在咽喉之间。"《金匮要略·妇人杂病脉证并治》云："妇人咽中如有炙脔，半夏厚朴汤主之。"又两胁胀痛，脉沉弦滑，尚应有痰气郁结之指征，故见手憋胀乎。脉症相符，此痰气郁结，治应理气化痰，拟木香顺气汤合半夏厚朴汤。

九、上火下寒案

钟某，女，46岁。

初诊：2005年2月21日。胃脘痞满1个月。1个月来胃脘痞满，口服多潘立酮等药，时好时坏，近日来又出现咽喉疼痛，服消炎药后，胃脘痞满加重，症见：口中异味，大便干，3日一行，食欲欠佳。舌苔白微黄，脉沉弦紧。辨证为上火下寒。治宜苦辛通降。予黄连汤加减。

处方：黄连10g，干姜10g，党参10g，半夏10g，甘草6g，桂枝10g，大枣5个，枳实10g。3剂，水煎服，1日1剂。

用法：上药先用水浸泡1～2小时，水煎2次，每次40分钟，混合，分早、晚各一次饭后服。

服药3剂后，胃脘痞满减轻，咽痛好转，大便2次，继服上方6剂后，诸症消失而愈。

按语：胃脘痞满，咽喉疼痛，首先思之，此乃寒热错杂，上热下寒之征，根据《伤寒论》"伤寒，胸中有热，胃中有邪气，腹中痛，欲呕吐者，黄连汤主之"，考虑黄连汤；口中异味属消化不良，大便干，3日一行，综合脉症辨证为上热下寒，治以清上温下，予黄连汤；又根据"六腑以通为用"，故加枳实。

十、手足厥冷案

崔某，女，17岁。

初诊：2005年4月27日。手足逆冷半年。半年来手足逆冷，月经提前或错后，行经4～

5 日、量少，食欲尚可，二便正常，舌苔薄白，脉弦细。辨证为血虚寒凝。治宜养血散寒，温经通脉。予当归四逆汤。

处方：当归 10g，桂枝 10g，白芍 10g，细辛 3g，通草 10g，甘草 6g，大枣 5 个。10 剂，水煎服，1 日 1 剂。

用法：上药先用水浸泡 1～2 小时，水煎 2 次，每次 40 分钟，混合，分早、晚各一次饭后服。

服药 10 剂后，手足逆冷好转，继服上方 20 剂而愈。

按语：手足逆冷首先思之厥证，根据《伤寒论》"凡厥者，阴阳气不相顺接，便为厥。厥者，手足逆冷是也""手足厥寒，脉细欲绝者，当归四逆汤主之"，而思之当归四逆汤，当询问是否有血虚指征，月经量少乃血虚之故，舌苔白，脉弦细，综合脉症辨证为血虚寒凝，治以养血散寒，温经通脉。

第八章 重未病，用膏方

中医学蕴藏着丰富的预防思想，总结了大量的养生保健和预防疾病的方法及手段，具有鲜明的特色和显著的优势，几千年来一直指导着社会的发展。"治未病"的理念早在两千多年前的《内经》中就有记载，《素问·四气调神大论》云："是故圣人不治已病治未病，不治已乱治未乱，此之谓也。夫病已成而后药之，乱已成而后治之，譬犹渴而穿井，斗而铸锥，不亦晚乎！"胡兰贵教授秉承中医学"治未病"理念，将经方灵活运用在临床上，并结合临床把经方制作成膏方以便于长期服用，我国古代著名的医家李东垣云："汤者荡也，去大病用之；散者散也，去急病用之；丸者缓也，舒缓而治之也；膏者调也，调养而防病用之也。"并应用推广至春、夏、秋、冬各个季节，根据每个人的体质情况而辨证论治开具的膏方，适用于健康人群、亚健康人群、已病人群和病愈人群，广泛运用于正处在各个阶段的人群，在临床上更好地做到了未病先防、治病于初、既病防变、病愈防复。

第一节 治 未 病

《灵枢·逆顺》云："上工刺其未生者也；其次，刺其未盛者也；其次，刺其已衰者也……上工治未病，不治已病，此之谓也。"通过经文可以得知，人体对于疾病可以有三种状态："未生""未盛""已衰"。为什么今天把它放在这么高的位置来讨论呢？主要是解决老百姓"看病难""看病贵"的问题，这个问题一直是老百姓关心的问题，怎样防止医疗费用巨大投资呢？国家采取了"以治疗为主，转变为以预防主的"这一策略。中医学"治未病"就包括"预防"。"九五"期间，卫生部做过这样的课题，得出的研究结论是"用一块钱的预防，节省八块五毛钱的医疗费"。在古代，把会治未病的医生尊称为"上医"。唐代医家孙思邈非常重视治未病，他提出了"上医医未病之病，中医医欲病之病，下医医已病之病"，将疾病分为"未病""欲病""已病"三个层次。中医学"治未病"理论主要包括未病先防、治病于初、既病防变、病愈防复四层含义。

1. 未病先防 即平素养护和调摄，未雨绸缪，积极采取措施，预防疾病的发生。《素问·四气调神大论》云："是故圣人不治已病治未病"突出地表明了未病先防的思想。朱震享在《格致余论》中说："与其求疗于有病之后，不若摄养于无疾之先；盖疾成而后药者，徒劳而已，是故已病而不治，所以为医家之怯；未病而先治，所以明摄生之理。夫如是则思患而预防之者，何患之有哉？此圣人不治已病治未病之意也。"对未病先防的含义进行了详解。中医学以"正气存内，邪不可干"的论述强调重视体质的内在因素，一方面强调形神统一，提出"精神内守，病安从来"和"食饮有节，起居有常，不妄作劳"的养生之道；另一方面强调顺应天时，天人合一，提出"春夏养阳，秋冬养阴"和"虚邪贼风，避之有时"的养生观，从而培养正气，达到提高机体抗邪能力和防止病邪侵袭，保证不发病或虽病亦不重。

2. 治病于初　即治病于未发之前，防微以杜渐，重视先兆征，做到对疾病的早期发现、早期诊断、早期治疗。《素问·刺热》云："病虽未发，见赤色者刺之，名曰治未病。"疾病初发，苗头初露，就要给予治疗。《素问·阴阳应象大论》指出："善治者治皮毛，其次治肌肤，其次治筋脉，其次治六腑，其次治五脏。治五脏者，半死半生也。"《素问·八正神明论》更强调："上工救其萌芽……下工救其已成，救其已败。"所以张景岳解释曰："祸始于微，危因于易，能预此者，谓之治未病。"仲景发展了《内经》关于"治未病"的思想，提出具体的方法，《金匮要略》云："若人能养慎，不令邪风干忤经络；适中经络，未流传脏腑，即医治之。四肢才觉重滞，即导引、吐纳、针灸、膏摩，勿令九窍闭塞。"治未病中"欲病救萌"的治未病思想对于疾病的发展预后无疑起着决定性作用。现代又将"欲病"称为"亚健康状态、第三状态、灰色状态"等。

3. 既病防变　即已病早治，防其传变，阻止疾病发展。《素问·玉机真脏论》指出："五脏有病，则各传其所胜。"《金匮要略·脏腑经络先后病脉证》作进一步论证："夫治未病者，见肝之病，知肝传脾，当先实脾，四季脾王不受邪，即勿补之；中工不晓其传，见肝之病，不解实脾，惟治肝也。"叶天士谓此为"先安未受邪之地"。

4. 病愈防复　即疾病初愈或缓解阶段，要注意预防复发，时刻掌握健康的"主动权"。《素问·五常政大论》云："大毒治病，十去其六；常毒治病，十去其七；小毒治病，十去其八；无毒治病，十去其九。谷肉果菜，食养尽之，无使过之，伤其正也。"《素问·热论》记载食复："病热少愈，食肉则复，多食则遗，此其禁也。"张仲景也讲，大病初愈，正气未复，倘调养不慎，易致病复，应采取一定措施予以预防。因此仲景特别在六经病后，专设《辨阴阳易差后劳复病脉证并治》篇。清代吴鞠通亦言："病后调理，不轻于治病。"综上所述，可以得知用药祛病后，还需要调养身体的正气，注意饮食、生活禁忌，采取综合措施，促使脏腑组织功能尽快恢复正常，达到邪尽病愈，病不复发的目的。

扁鹊见蔡桓公讲的是疾病逐渐深入到不能治疗的一个故事：扁鹊给蔡桓公治病，病在腠理→病在肌肤→病在肠胃→病在骨髓。如高血压患者，能及早地进行中医干预，如针灸、泡脚、中药就可以防止脑血栓、脑中风的发生。从某种意义上讲，人类医学应该是关于"健康"的学问，而不是关于"疾病"的学问。治疗"已病"只是在疾病发生后不得已的应对措施，是"消极医学"；而"治未病"防患于未然才是积极主动的。预防为主，防重于治，应该说是中、西医的共识。但是现代预防医学主要是针对疾病在人群中的发生、发展规律，探索和分析环境中主要致病因素对人群健康的影响，并通过公共卫生措施达到促进健康和预防疾病的目的，即重视外因；而中医的"治未病"思想则主张通过饮食、运动、精神调摄等养生保健方法和手段来维系人体的阴阳平衡，提高机体内在的防病抗病能力，做到"正气存内，邪不可干"，从而维护"精神内守，病安从来"的健康状态。

第二节　中 医 养 生

1. 养生是治未病的基础　"养"就是保养、调养；"生"，就是生命、生存；"养生"就是通过调养使生命延长，生活质量提高。中医养生思想就是强调在平时注意保养身体，从而培养正气、提高机体抗邪能力和防止病邪侵袭，预防疾病的发生。即是人们强调的正气，简单地用一句话概括为"一活三力"，即人体的机能活动，对病邪的抵抗力，对外界环境的适应力，对损伤组织的修复力。

2. 养生方法 关于养生，有些人认为要多动，有些人喜欢安静一些，比如养鱼、书法等，这也算是一种养生的方法吗？

《内经》中有一句话"至而未至，谓之不及；未至而至，谓之太过"，就是告诫我们做什么事都不能太过或不及，如运动员锻炼太过，关节病的发病率较高。至于书法、养鱼这些都属于养心的，因为"心为君主之官"也是很重要的，要动静结合。世界卫生组织将"合理膳食，适量运动，戒烟限酒，心理平衡"作为健康的四大基石。

3. 治未病 首先要在平时注意调养、养护自己的身体。

（1）树立治未病的理念，以防为主。

（2）辨识体质是治未病的根本。目前的体检，大多是西医的化验指标，这些指标作为健康与否的标准，再加入中医体质辨识后，对于化验正常，但已有亚健康临床表现的人群，进行早期中医干预。如一个人肝功能的好坏，可用仪器查出来，但是一个人的焦虑，是仪器查不出来的，通过体质辨识可补充机器的不足；有些人的异常仪器还没有测出来，但症状已经出现了，如疲乏无力。这就要在治未病专家的指导下，制定个性化的全身健康检查方案，根据传统中医的四诊所收集的相关信息，通过治未病专家的分析、评估，提供体质辨识结论。

（3）健康咨询：经过"辨识体质"后，由中医诊脉思辨，针对不同人群的体质状况做出健康评估，提出健康保健方案或健康干预方案。

（4）健康指导：告诫你该做什么，不能做什么，哪些能吃，哪些不能吃，进行运动调摄、心理疏导。例如，有一个教师每天讲课很累，其他老师告诉他吃龟龄集可以长精神，还能预防感冒，于是他就吃了龟龄集，结果导致口干、舌燥、血压升高，这就是没有辨别体质，乱用药的结果。龟龄集是好药，对于气虚、阳虚体质的人会取得好的补益作用，对于阴虚的人则不宜使用。因此，辨识体质要由专业的医生进行，诊脉思辨，根据中医四诊望闻问切进行体质辨识，做出健康评估，提出健康保健方案或健康干预方案。

（5）健康干预：实施由中医提出的健康干预方案，选择性地运用非药物疗法：如针灸、按摩、理疗、熏蒸、足浴等传统方法进行综合调理；药物疗法：运用中药汤剂、针剂、膏方等药物进行全面调养，迅速恢复平衡、调整生命状态，从而达到治未病的目的。

4. 中医的体质类型 平和质、气虚质、阳虚质、阴虚质、痰湿质、湿热质、血瘀质、气郁质和特禀质9种，应针对不同人群制定相应的预防保健措施。

第三节 膏 方

1. 何谓膏方 "膏"就是用中药熬成的膏状调养滋补品，"方"是由名老中医根据个人的体质和病情认真辨证思辨而量身定做的方案；膏方是个体化产物，出自名医之手，其最大特点就是因人处方，量身定做，是一种调养兼滋补强身，抗衰延年，美容养颜，治病纠偏，特别是治疗慢性病的最佳剂型；膏方出自中医之手，防治结合，有病治病，无病预防，是量身定做的"保健品"。

2. 膏方的特点与优势 膏方的药物浓度高，体积小，口感好，药性稳定，储存时间长，便于长期服用。最大的优势是根据中医的基本理论，运用"治未病"的理念，通过"固本、治本"全面防范疾病发生，使个体不生病，少生病，迟生病，带病延年，提高生存质量。具体有六大特点：因人处方，是量身定做的方案；整体调理，防治结合，有病治病，无病预防；辨证精细，选料道地，对症下药，针对性强；扶正补虚，寓攻于补，攻补兼施；简便适宜，服用方便，口味怡人；扶正祛邪，标本兼治，综合调理。

3. 是不是每个中医师都能开出膏方 膏方应当是由有丰富的临床经验，具有坚实的中医理论功底的老中医开具的处方熬制而成，并不是所有的中医师都能出具膏方。正如《金匮要略》云："夫治未病者，见肝之病，知肝传脾，当先实脾，四季脾王不受邪，即勿补之。中工不晓相传，见肝之病，不解实脾，惟治疗肝也。"我们这里强调的名老中医就是指上工，上工是什么人呢？上工是治疗还没有得病的人的医师，是治疗没有得病的人。因此必须由经验丰富的名老中医出具膏方才能制作。现在市场上的许多膏方，如秋梨膏、固元膏、龟苓膏、枇杷膏等也应在医生的指导下应用。

4. 膏方等同于膏滋吗 膏方是个体化的产物，是经过名老中医开具的处方而制成的，是根据不同人的体质和病情经过名老中医认真辨证，一人一方，量身定做的。而膏滋则是为一般人群制作的保健品，如秋梨膏、固元膏、龟苓膏、枇杷膏等。正因为膏方是一人一方，量身定做，所以发挥的疗效是不可估量的，既有治病的疗效，又是针对个人体质情况而特定的保健品。膏方又是一种味美、滋润、黏稠的膏剂，具有调养滋补、治病防病的作用，膏方是有病治病、没病防病，可以起到滋补作用的膏剂。所以说膏方是量身定制的药品，是适合个人的特需保健品。

5. 中医膏方调补特点 膏方最大的特点是因人处方，量身定做，一人一方，一料一灶，专人煎熬。辨证精细，选料道地，对症下药，针对性强，其配方用药讲究。加工工艺独特，非一般补品可比，具体有以下特点：

（1）辨证施治，整体调理，针对性强。膏方根据患者不同体质特点和不同症状、体征而组方，充分体现了辨证施治和因人、因时制宜的个体化治疗原则，通过对患者病情与体质的详细诊察，望、闻、问、切四诊合参，从整体出发，全方位辨证施治，对患者气血阴阳的综合调治，使患者阴阳达到新的动态平衡，从而避免和减少疾病的发生、进展。

（2）扶正补虚，寓攻于补，补攻兼施。补益药是膏方最主要的组成部分，是膏方处方中的君药，膏方能针对脏腑虚损和阴阳气血的不足进行补益平衡，最终达到使人体阴平阳秘，气血调和，脏腑健旺的目的，因而膏方药性缓和持久，对于各种虚证有独特功效。但膏方强调整体调治，并不同于其他补药、补方，而是寓攻于补，补攻兼施，不仅补虚，也能疗疾。

（3）简便经济，服用方便，口味怡人。膏方经提取浓缩后，由于充分利用了药物功效，经济花费相应减少。对慢性疾病需长期服用中药的患者来说，无须再花相当多的时间和精力煎煮中药，服用时只需按时取出适量，温开水冲服，有即冲即饮、易于吸收的特点。

6. 膏方的功效

（1）扶助正气，调和阴阳。中医学理论认为，人体安康靠的是人体的正气，正如《内经》说："正气存内，邪不可干""邪之所凑，其气必虚"，要使身体健康强壮，就要扶助正气，正盛邪自退，从而达到防病治病的目的。阴阳作为中医辨证论治的纲领，因此疾病的发生都不外乎阴阳的不相协调，正如《素问·上古天真论》所言："凡阴阳之要，阳密乃固，两者不和，若春无秋，若冬无夏，因而和之，是谓圣度。故阳强不能密，阴气乃绝，阴平阳秘，精神乃治，阴阳离决，精气乃绝。"在治疗上就要"谨察阴阳所在而调之，以平为期"(《素问·至真要大论》)。

（2）益气养血，美容养颜。膏方补气养血，综合调理，可以使女性精力充沛，体魄健壮，肤色红润，而达到自内而外的美。

（3）防病治病，抗衰延年。膏方因人处方，扶正祛邪，寓攻于补，攻补兼施，防治结合，有病治病，无病预防，亦能延缓衰老、益寿延年。

7. 膏方适用人群

（1）亚健康人群：中医学倡导"上工治未病"，十分注重人与自然、环境、社会的和谐统一，强调整体观念，辨证论治，主张"未病先防"。现代社会中青年人工作、生活、学习压力大，精神紧张，脑力透支过多，容易出现神疲乏力，精神不振，失眠多梦，腰膝酸软，记忆力减退，注意力不集中，工作、学习效率低等亚健康表现，使机体处于亚健康状态，这就非常需要及时进行调理，而膏方就是最佳的选择。

（2）慢性虚弱性疾病或久病体虚者：由于膏方既有补益之力，同时也有利于慢性疾病的调治，所以对于患有慢性支气管炎、支气管哮喘、高血压、冠心病、高脂血症、糖尿病、慢性胃炎、贫血、骨关节病、夜尿多症、腰腿痛、女子月经不调或不孕等慢性疾病，已经恢复或虽未治愈，但相对稳定者，均可服用膏方，以巩固疗效，改善症状，增强体质，而达到补益和治疗作用。同时对于久病体虚患者也不失为调补佳品。

（3）女性人群：女性由于特殊的生理因素，导致气血亏损，脾胃虚弱，元气不足，出现月经量少，易衰老。膏方进补是保健养颜的最佳选择，通过调补脾胃，使气血不断得到补充，人的抗衰老能力、生命力就随之增强，脸部就会红润，皮肤就会充满光泽和弹性，月经量也随之增多，恢复了女性的光彩。

（4）中老年人群：中老年人群的各项生理机能都趋向衰退，开始出现衰老，精气、肝肾、津血日益衰弱。采用膏方能够维持人体阴阳平衡，加强脏腑气血功能，从而起到增强体质，延缓衰老的作用。

（5）儿童：儿童生长发育迅速，具有"肺、脾、肾三脏不足"的生理特点，容易反复外感，免疫功能差，出现鼻塞流涕，咳嗽缠绵，形瘦面黄，身材矮小，胃纳不运，夜间遗尿等症。儿童膏方，针对小儿脏腑娇嫩、稚阳未充、稚阴未长、禀赋不足等诸多薄弱环节，结合小儿不同的体质进行调补。具有口感好，浓度高，体积小，疗效稳定的优势。

8. 膏方服用方法 一般用少量开水烊化，每日早、晚饭后各服用1次，每次1汤匙。

9. 膏方服用的注意事项

（1）服含有人参、黄芪等补气的膏方时，应忌食萝卜。

（2）服含有何首乌的膏方时，忌猪血、羊血及铁剂。

（3）服滋补性的膏方时，不宜饮茶。

（4）阴虚体质见咽干口燥、手足心热者，忌辛辣刺激性食物，如葱、姜、蒜、狗肉、羊肉等。

（5）阳虚体质见全身怕冷、大便稀溏者，忌食生冷寒凉等食物。

（6）感冒、发热、呕吐、腹泻者暂停服用，待好转后继续用药。

第四节　膏方制作工艺程序

膏方的制作方法属于传统加工工艺，共有配方、浸药、提取、浓缩、收膏、分装、凉膏等七个步骤。

1. 配方　是指按照处方将饮片、细料和其他辅料等配齐分装（袋装），送入加工区。

2. 浸药　是指将饮片倒入专用浸药容器（桶、锅）中加水浸泡，一般水面需高于饮片 15 厘米，浸泡时间不少于 2 小时。

3. 提取　是指将浸透的饮片送煎煮区，入药锅煎煮，持续煮沸不少于 2 小时，取出药汁，锅内另加水淹没饮片即可，再持续煮沸 1 小时后，取出药汁，合并 2 次药液，再将药渣充分压榨，压榨出的药汁并入上述药液，置于中转容器放置沉淀不少于 6 小时；同时可用小锅将细料和贵重药另行煎煮取汁。

4. 浓缩　是指将上述药汁做滤过处理后重新置于药锅中，加入另以小灶煎煮的细料药液（也可在收膏时加入），一起加热至沸，改用文火，不断搅拌至药液呈稠糊状。

5. 收膏　是指在浓缩药液中加入已预处理过的药胶和（或）糖，不断以搅拌棒搅拌至胶块完全烊化，经滤过，再倒入药锅继续加热，并不断搅拌。搅拌至提起搅拌棒见药汁"挂旗"，或"滴水成珠"，及时加入小锅取汁或研粉的贵重药，充分搅拌，熄火停煮，即成膏滋。

6. 分装　是指将膏滋趁热快速倒入事先经清洗并消毒过的专用成品容器中。

7. 凉膏　是指将分装好的膏方成品放于净化凉膏区中放凉，待完全冷却至室温后，再行封盖，送冷藏区备取。

第五节　临证应用膏方体会

1. 不可为开膏方而开膏方　北方人饮食厚浊、地气干燥，体质刚劲壮实。《素问·五常政大论》云："西北之气，散而寒之，东南之气，收而温之，所谓同病异治也。"明确指出西北方天气寒冷，体质腠理致密，内多蕴热，治疗宜外散风寒，内清里热；而东南方天气温热，体质因阳气外泄，多生内寒，治疗宜收敛阳气，温其内寒。因此，北方人服用的膏方应该与南方人相异，不可单纯服用补药，为开膏方而开膏方，应该由滋补膏方换为调补膏方，而以调为主。

2. 不仅仅是冬天才适宜服用膏方　一般情况下，冬天应是进补膏方的最佳时期，因为人与自然界是统一的，自然界有春生、夏长、秋收、冬藏的规律，冬季是吸收营养，储存精华的季节，人体也是冬季收藏，如果在冬季的时候调补，可在体内储存气血精液，养精蓄锐，所以《内经》有"冬不藏精，春必病温"的说法。胡兰贵教授指出，四季都可以服用膏方，但要注意因时、因地、因人制宜，如春季要注意疏肝法的应用，夏季要注意清心法的应用，秋季要注意润燥法的应用，冬季要注调补法的应用；再如有人说夏天服用膏方不怕上火吗？其实不然，当下社会，夏季体虚者不乏少见；又如膏方不一定非用补药，由于膏方存在体积小，口感好，药性稳定，储存时间长，便于长期服用等诸多优势，对于一些慢性病及亚健康人群是非常适宜的。

3. 膏方不等同于膏滋　膏方是个体化的产物，是经过辨证论治开具处方而制成的，是根据不同人的体质和病情经过认真辨证思辨，一人一方，量身定做的。而膏滋则是为一般人群制作的保健品，如龟苓膏、固元膏等，多纯补而无调，对于纯虚的人群尚可，而对于体内有湿、痰、饮、瘀的患者则不仅无效，反而容易闭门留寇，而当下人群，体质多复杂，纯虚者甚少，无邪者更是少之又少。

第六节　膏方在临证中的应用

一、中医膏方中的秘密

中医膏方有助于调养人体来增强体质做到防病治病，它的作用和机理是什么呢？临床上许多患者为什么服用膏方之后，把已经得的病给治好了，后来也很少生病，更让人捉摸不透的是比以前更有精神了？这是为什么呢？膏方是经过名老中医根据每个人的体质来望、闻、问、切量身定做的，是用纯中药熬制而成的，通过调整脏腑功能，使人体阴阳达到平衡，正如《内经》所说"阴平阳秘，精神乃治，阴阳离决，精气乃绝"。只要阴阳平衡，人体疾病就会自然消退，体质增强，精神增加。《素问·上古天真论》云："上古之人，其知道者，法于阴阳，和于术数，食饮有节，起居有常，不妄作劳，故能形与神俱，而尽终其天年，度百岁乃去""虚邪贼风，避之有时，恬淡虚无，真气从之，精神内守，病安从来"，提出养生须注意的事项：一是把顺应自然作为养生的重要原则（法于阴阳）；二是把调摄精神情志化为养生的重要措施（恬淡虚无）；三是重视保养正气在养生中的主导作用（真气从之）。如何保养正气？《内经》云："正气存内，邪不可干""邪之所凑，其气必虚"。这就需要中医的膏方，要调养人体以达到既病防变、未病先防和增强体质的目的，为什么要首选膏剂，而不选汤剂、散剂或者是丸剂呢？我国古代著名的医家李东垣云："汤者荡也，去大病用之；散者散也，去急病用之；丸者缓也，舒缓而治之也，膏者调也，调养而防病用之也。"膏方可调养五脏六腑，又可调人体的精气神，那么，补肾的膏有哪些？补脾的膏有哪些？调肝的膏有哪些？补气的膏有哪些？补血的膏有哪些？调精气神的膏又有哪些？

二、人生三宝——精、气、神

俗话说，天有三宝：日、月、星；地有三宝：风、水、火；人有三宝：精、气、神。平时干什么都要有精、气、神，可能也不太在意了，那么到底什么是精、气、神呢？精、气、神和肾有什么关系呢？对我们的身体有什么影响呢？精、气、神都离不开肾，因为中医认为肾藏精，精能生神，神能御精，精足则形健，形健则神旺，反之精衰则体弱，体弱则神疲。因此，把精、气、神称为人生的三宝，精充、气足、神旺，是健康的保证；精亏、气虚、神耗，是衰老的原因。怎样才能做到精不亏、气不虚、神不耗呢？那就要保养好我们的根——肾。

那么肾在人体中有什么重要作用呢？肾藏精，藏的这个精又有什么作用呢？精是生命的本原物质，是构成人体、维持人体生命活动的基本物质，有先天之精、后天之精。先天之精禀受于父母，后天之精来源于水谷。故《内经》云："生之来谓之精，两精相搏谓之神""人始生，先成精""两神相搏，合而成形，常先身生，是谓精"。禀受于父母的先天之精，又称肾精，肾精所化之气称肾气，即液态物质称肾精，气态物质称肾气。后天之精来源于水谷之精，由脾胃水谷所化而藏于肾，故《内经》中有"肾者主水，受五脏六腑之精而藏之""肾者主蛰，封藏之本，精之处也"，二者同归于肾，相互依存，相互为用，先天之精有赖于后天之精不断培育和充养；后天之精有赖于先天之精的活力资助，二者相辅相成在肾中结合成精气，才能维持人体生命活动。古人云："肾为先天之本，脾胃为后天之本。"此外，精还有广义、狭义之分，广义的精是指精、血、津液，主要有濡养脏腑，化气生血，抵抗外邪，防止疾病发生，增强抗病能力的作用。狭义的精主要是指生殖之精，用于繁衍后代。所以说，肾精主宰人体生长、发育、生殖、衰老的整个过程，保养好肾就是保养好人体的精、气、神，人就精力充沛，不易衰老。

三、冬季补肾，巧养精、气、神

自然界有春、夏、长夏、秋、冬，人体有肝、心、脾、肺、肾的说法，冬季对应的是肾，因此冬季是补肾的最好时机，因为肾为"一身之阳，一身之阴"，此时补肾，不仅能补本脏，而且还能补其他脏腑，肾好像是大河，大河向东流，小河都会有，老百姓都知道冬季储存白菜、萝卜、土豆来过冬。所以《内经》有"春生、夏长、秋收、冬藏"的说法，"人亦应之"意思是说人体也应当顺应四时而调之。《内经》中强调"冬三月此谓闭藏"。也就是说，一到冬三月，正是养精蓄锐的大好时期，这时人的皮肤肌腠比较致密，汗出较少，摄入的营养物质也容易储藏起来，况且在冬令季节里，人的食欲也比较旺盛，所以这时进补正是最好的时节，冬至以后尤为相宜。我国民间历来有冬令进补的习俗，常言道"冬令进补，三春打虎"。其一，补药一般偏温，冬季滋补不易上火；其二，冬季进补易被人体所消化吸收；其三，冬季利于药物保存，连续使用不会变质；其四，冬季寒冷，需要增加人体的热量来抵御寒邪。

如何补肾？首先要知道自己是不是肾虚，或者要知道自己是不是已经是快肾虚的亚健康状态，怎么才能判断呢？我们就要了解肾的功能及外在表现。中医有"望而知之谓之神"的说法，通过望诊就可以知道是否肾虚。肾的主要功能有肾藏精，主生长发育，主生殖；肾主水，肾主纳气；肾在志为恐；在液为唾；在体合骨，肾主骨生髓，脑为髓之海，肾主骨，齿为骨之余，其华在发，发为血之余；在窍为耳和二阴，肾开窍于耳和二阴，肾属足少阴肾经，肾与膀胱相表里。

四、补肾当需辨清体质

中医认为补肾当需辨清体质，而肾虚在临床上具体表现有肾阳虚、肾阴虚、肾精不足、肾气虚、肾气阴两虚、肾阴阳两虚心肾不交、肺肾气虚、肺肾阴虚、肝肾阴虚、脾肾阳虚等。肾阳虚的临床表现为腰膝酸软，男子阳痿，女子宫寒不孕合并阳虚证表现；肾阴虚的临床表现为腰膝酸软，男子遗精，女子梦交为阴虚证表现；肾精不足的临床表现为腰膝酸软，发育迟缓，性机能低下，成人早衰；肾气虚的临床表现为腰膝酸软，闭藏失职（小便频数，尿有余沥，小便失禁，男子遗精早泄，女子带下清稀，胎动易滑）；肾气阴两虚的临床表现为肾气虚合并肾阴虚的表现；肾阴阳两虚的临床表现为肾阴虚合并肾阳虚的表现；心肾不交证的临床表现为心烦不寐，腰膝酸软，遗精合并阴虚证表现；肺肾气虚的临床表现为咳嗽气短，呼多吸少，腰膝酸软合并气虚证表现；肺肾阴虚的临床表现为干咳少痰，痰少而黏，腰膝酸软，遗精合并阴虚证表现；肝肾阴虚的临床表现为两目干涩，腰膝酸软＋阴虚证表现；脾肾阳虚的临床表现为食少纳呆，腹胀便溏，腰膝酸软合并阳虚证表现。

那么针对各种类型的肾虚又该如何补呢？补，就是补充、补养、强壮的意思。"补"一般是针对"虚"来说的，很多老年人、小孩，还有部分女性多以肾虚为主，所以补肾尤为重要。但冬令进补还包含着预防的意思。即通过进补，可以预防疾病的发生，使身体健康，正如《内经》所说："故藏于精者，春不病温"，也就是说在冬季进补，能使"精气"储存于体内，到春天就不会患病了。反之，如果不能做到这一点，那就会"冬不藏精，春必病温"，这正是中医"治未病"，预防为主的思想。冬季进补应当选用什么剂型？很多人有这样一个误区，一说肾虚就用六味地黄丸，这种方法对吗？余曾经遇到很多患者，一腰痛就自认为是肾虚，自行购买六味地黄丸服用，结果，不仅腰痛没有减轻，反而还出现了拉肚子，这又是为什么呢？虽然中医有"腰为肾之府""腰为肾之外候"的说法，过腰部的经脉有冲、任、督、带、足太阳膀胱经，这就是说如果是足太阳膀胱经受邪，那就是外感腰痛，并不是肾虚，大家都有这个体会，感冒时也会腰痛、身痛。还有一些女性一来月经就腰痛，辨证为冲任亏虚。还有一些女性白带多而腰痛，辨证为带脉亏虚，即使肾虚腰痛，也应当分清是肾阴虚、肾阳虚、肾精亏虚，如果服用六味地黄丸出现腹泻的应该考虑是脾肾阳虚，此时就应当服用温肾健脾的膏方。

五、补肾首选补阴益气膏

补肾也应当辨清体质，否则事倍功半，徒劳无功。那么，有哪些人不宜服用六味地黄丸？一是健康人群：对于正常人群，如果没有明显肾阴虚的症状，认为不适宜于自行长期服用六味地黄丸。二是明显有阳虚（包括肾阳虚、脾阳虚）的人不宜服用：肾阳虚的人面色苍白，体质虚弱，喜夏不喜冬，这种类型体质的人不适于服用六味地黄丸。许多因肾阳不足引起的勃起功能障碍患者，还一味服用六味地黄丸，病症就会"雪上加霜"。三是肾阴虚兼脾胃功能不好的人不宜服用：六味地黄丸是偏于补阴的药，配方中阴柔的药多一些，服用后会妨碍消化功能。中老年人一般脾胃功能不强，服用更要谨慎。该药间断服用，影响不大；长期连续服用则不可取，尽量避免由于盲目用药而造成的身体不适。但确有肾阴虚又兼有他证者又如何呢？健康人或既有阴虚又有脾虚的人可以服用的膏方是补阴益气膏。

六、肾精充足，脑海聪明

中医有"肾为一身之阳，肾为一身之阴""肾藏精，精生髓，脑为髓之海，肾精充足，髓海充足，人就聪明"，中医特别强调肾精，肾精具有抵御外邪的作用，肾精充足，可以预防感冒，因此，补肾精尤为重要，那么怎么补肾精？中医的膏方长于补肾精，肾精所化之气称肾气，即液态物质称肾精，气态物质称肾气。肾为先天之本，脾胃为后天之本。因此，临床上我们一般常开温肾健脾的附桂六味膏。有哪些人群适宜服用呢？一是正常人或偏肾阳虚的人；二是脾肾阳虚的人，临床表现为腰膝酸软，大便稀溏，遇冷加重，舌苔白，脉沉细；三是肾阴虚兼有脾阳虚的人，临床表现为腰膝酸软，手足心热，舌苔白，舌边有齿痕，脉沉细。

七、补肾养肝治失眠

有的人既有腰痛，属肾虚，又有两眼干涩，手足心热，属肝阴虚，那么肝肾阴虚的人又该用什么膏呢？临床上我们常选用治疗肝肾阴虚的滋水清肝膏，因为肾属水，肝属木，从五行角度来讲：木生火，火生土，土生金，金生水，水生木，就是说滋了肾水就可以滋养肝木，所以称滋水清肝膏。主要适用于肝肾阴虚之人，其临床表现为腰膝酸软，两目干涩，五心烦热，口干，咽干，舌红少苔，脉弦细；肝气郁结，肾阴不足之人，其临床表现为胸满，心烦，喜叹气，腰背酸困，手足心热，舌苔薄白，脉沉细；肝肾阴虚之人，其临床表现为心烦，失眠，五心烦热，腰背酸困，舌苔白，脉弦细。

八、人活一口气

人们经常说这么一句话："人活一口气"，这气又指的是什么呢？中医认为气是不断运动着的，是具有很强活力的精微物质，是构成人体、维持人体生命活动的基本物质，包括元气、宗气、营气、卫气、脏腑之气、经络之气。

元气是人体最基本、最重要根源于肾的气，是人体生命活动的原动力，包括元阴、元阳（肾阴、肾阳），这就是气与肾的关系，肾是人体所有气的根本，只要肾气充足，其他气均已充足，因此，补肾即可补气，那么其他各种气在人体中又有何作用呢？宗气即肺吸入自然界的清气和脾胃运化的水谷精气，在胸中生成宗气。《内经》云："宗气积于胸中，出于喉咙，以贯心肺而行呼吸焉"，这就是人们常说的心气。营气是行于脉中，富有营养作用的气，又称营血，营养全身，这就是人们常说的血气。卫气是行于脉外之气，具有护卫肌表；温养脏腑肌肉，调节腠理开合的作用，这就是人们常说的正气。

以上各种"气"和健康有着密切的关系，因为气具有推动作用、温煦作用、防御作用、固摄作用、气化作用、营养作用。《难经》有"气主煦之"的说法。《内经》云："阳气者，精则养神，柔则养筋。""气"就是我们经常说的免疫力。所以气不可耗，也不可滞，耗则气虚，抵抗力低下，百病丛生；滞则气血不畅，百病由生，故《内经》有"百病生于气也，怒则气上，喜则气缓，悲则气消，恐则气下，寒则气收，炅则气泄，惊则气乱，劳则气耗，思则气结"的说法。古人云："病而生郁，郁而生病""气有余便是火，气不足便是寒""血得温则行，得寒则凝"。卫气、营气、元气、宗气都属生理状态，这些功能降低出现的少气懒言，神疲乏力，头晕，目眩，自汗，活动后加重，舌淡苔白，脉虚无力，就是气虚证。而气虚是气的病理状态，若加有腰膝酸软就是肾气虚。

九、熬夜不如熬膏

人活一口气，那么气虚应该怎么补呢？若有腰膝酸软的肾气虚又该如何补呢？首先，要从自身做起，寡言养气。俗话讲："日言千语，不劳而伤。"因此养气的基本要求是少说废话。除此之外，也可练太极拳、练气功，也是一种补气的方法，因为太极拳外柔而内刚，动作缓慢，多表现在四肢，脾主四肢，胡兰贵教授认为打太极对后天之气大有好处，因为肾为先天之本，脾为后天之本，补了后天也可补先天。一个人若是经常喋喋不休地大声叫喊，就必然要消耗元气，如教师授课后出现少气懒言，有些老年人说话过多出现头晕，这些都是气虚的表现，致使体内元气损伤，外邪乘虚而入，继而百病丛生，再加上腰膝酸软，临床上应当首选补肾气，常选用芪脉地黄膏。主要用于正常人及高三的学生；肾气虚引起的头晕、疲乏无力、汗出、腰膝酸软等，舌淡苔白，脉虚大者；蛋白尿、尿潜血者。

十、膏方巧补度更年期

人在生活当中一定要注意不能生气，就是说要忌生气，古人云："气郁生百病。"不能生闷气，遇到不高兴的事时，中医强调疏肝理气，老年人应当经常与人交流，这里面就要强调一下说话的度，既不可言多伤气，又不可憋闷而不说话生闷气，要恰到好处。临床有些患者，嘱咐其不要生气，患者言"不由我"。那么是不是真的不由自己呢？答案是肯定的。根据胡兰贵教授的临床观察，大部分患者存在着疾病隐患，这个隐患就是肾精不足，精不养血，"肝血亏虚"，中医讲"阴阳和谐""肝体阴而用阳"，那么肝血虚了，不能制约肝阳，自然就肝阳上亢。脾气暴躁的患者就经常生气。针对更年期妇女及中青年女性，临床上采用益肾疏肝养血膏，即逍狗归芪膏，适用于健康女性；更年期妇女，临床表现为烦热上冲，脾气暴躁；肝郁血虚的女性，临床表现为背困，眼干涩，月经量少，面部色素沉着，舌淡苔白，脉弦细；还可以用于关节疼痛，手足逆冷者。

十一、人逢喜事精神爽

人逢喜事精神爽，那么什么是神呢？人们都知道这么一句话，人逢喜事精神爽，这个爽就是高兴，就是指人的精神意识，因此中医给"神"下了个定义：神是人体生命活动的总称，有广义和狭义之分，广义的神是指人体生命活动的外在表现，即生命；狭义的神是指人的精神意识思维活动，即精神。故《内经》云："心者，五脏六腑之大主也，精神之所舍也。"中医有"心藏神"的说法，如告诉小孩上学要"用心听讲"，而不说"用脑听讲"；这个人"心眼多"，而不说这个人"脑子多"，充分说明心和神是分不开的，如运动员开始跑步，没跑之前心跳就在加速。神和身体健康有着密切的关系，这也是中医强调的"形与神俱"，不可分离，离开形体的神是不存在的，没有神的形体是尸体或者是植物人，因为广义的神是生命，狭义的神是精神，植物人只有生命没有精神。

望神即望目光、表情、动态。重点在于目光，因为神是一身之主宰，必然表现于全身，重点突出于目光，眼睛是心灵的窗口，人的精神活动往往无意中流露于目光，眼睛是可以传神的。如目光炯炯有神，即"有神"；眼大无神叫"失神"。《内经》有"得神者则昌，失神者亡"的说法。我们临床上通过观察患者的"神"来判断疾病的预后，得神即"有神"，是精充、气足、神旺的表现，表现为神志清楚，两目精彩，语言清晰，面色荣润，肌肉不削，动作自如，反应灵敏，预后良好；失神即"无神"，是精亏气损，神衰的表现，表现为神志昏迷，面色无华，两目晦暗，呼吸微弱，反应迟钝，循衣摸床，撮空理线，大肉已脱，愈后不佳；假神是危重病患者出现精神暂时"好转"的假象，貌似有神，实际是临终前的预兆。表现为久病重病之人，本已失神但突然精神转佳，目光转亮，言语不休，想见亲人，忽而声音清亮，忽然颧红如妆，食欲突增。在生活当中我们经常会描述一个人很"神气"，这个神气就包含在精、气、神当中，那么神和气有什么关系呢？神和气是不可分割的，气是生命的原动力，气能生神，神能御气，因此，望神可以了解五脏精气的盛衰。因为望神的重点在于目，五脏六腑之精皆上注于目，神在人的健康中同样占有重要的地位，那么怎么来养神？《内经》云："心者，五脏六腑之大主也，精神之所舍也……心伤则神去，神去则死矣。"因此，养心就是养神，做到清心寡欲以养神（闭目养神），人体就能保持健康，益寿延年。故《内经》云："恬淡虚无，真气从之，精神内守，病安从来。"中医讲的过劳包括劳神过度、劳力过度、房劳过度，实际上就是指的精、气、神，告诫年轻人不要胡思乱想，中年人做到工作不要熬夜，老年人不要操心过度、牵肠挂肚，《内经》中有"思伤脾""思则气结"的说法，思则常见心情不舒、头晕、失眠、不思饮食、面色萎黄、疲乏无力、心悸、气短等症。

十二、当断不断，必有后患

中医有"心藏神，心主神明"的说法，那么，有些人心不在焉，注意力不集中，该睡不睡，该醒不醒，疲乏无力，中医认为他的神出现了问题，那调养心神的膏有哪些呢？临床上经常选用"十四味温胆膏"进行预防和治疗，为什么要叫十四味温胆膏呢？十四味就是由十四味药组成；温胆，《内经》认为"凡十一脏皆取决于胆""胆者，中正之官，决断出焉"，当断不断，必有后患，优柔寡断，后患无穷，为什么会出现这些问题呢？中医认为胆出现了问题，所以要用十四味温胆膏。适用于顽固性失眠的人群，表现为反复失眠，疲乏无力，苔白，脉濡缓；失眠与嗜睡交替出现的人群，表现为白天嗜睡，晚上失眠，舌苔白，脉濡缓；头晕、头闷，失眠、心悸、疲乏无力，舌苔白，脉濡缓。

十三、预防感冒——清暑益气膏

人吃五谷杂粮，没有不生病的，但有的人病得多，有的人病得少；有的人病得重，有的人病得轻；有的人病程长，有的人病程短，这是为什么呢？正如《内经》所说："虚邪贼风，避之有时，恬淡虚无，真气从之，精神内守，病安从来。"提示我们这就反映了一个人正气的盛衰。什么是正气呢？即"一活三力"，是指人体的功能活动，对病邪的抵抗力，对外界环境的适应力，对损伤组织的修复力。临床上选用清暑益气膏来作为提高正气、预防感冒的不二膏方。而它主要适用的人群有哪些呢？一是正常人群；二是亚健康的人群，表现为精力不够，容易困乏、两腿发沉等；三是经常感冒的人群，表现为反复感冒，头晕、乏力，尤其是小孩；四是鼻炎反复发作的人群；五是经常汗出，动则尤甚的人群。

十四、美容养颜——归芪建中膏

从古至今，爱美之心人皆有之。《内经》云："女子七岁，肾气盛，齿更发长；二七而天癸至，任脉通，太冲脉盛，月事以时下，故有子……五七，阳明脉衰，面始焦，发始堕；六七，三阳脉衰于上，面皆焦，发始白；七七，任脉虚，太冲脉衰少，天癸竭，地道不通，故形坏而无子也。"老祖先告诉我们女子以血为本，以血养胎，因此，三十五就当补，要不然面始焦，发始堕，容易衰老。那么，女性如何才能使自己花容月貌、鹤发童颜呢？临床上常常选用补气养血、美容养颜的膏方，那就是归芪建中膏。适用人群：是正常人群；二是贫血的人群，表现为头晕，面色㿠白，疲乏无力，爪甲淡白，舌淡苔白，脉弦细；三是月经量少，经期腹痛，手足逆冷的人群；四是颜面色素沉着的人群。

十五、冬夏俱喘——黄芪鳖甲膏

我们医生有一个口头禅"内科不治喘，治喘丢了脸；外科不治癣，治癣丢了脸"，充分说明喘病是一个比较难治的疾病。中医认为肺主出气，肾主纳气，肺为气之主，肾为气之根。这个"喘"是由于肾不纳气所造成的，而喘病多见于老年人或肾虚的患者，比如大病以后或手术后一走就喘，都是损伤了元气，因为元气根于肾，肾中之气就是元气。临床上我们常选用一个既能补肾气，又能益肺气的膏方进行治疗和预防，那就是黄芪鳖甲膏。主要适用人群：一是冬夏俱喘的人群；二是肺肾亏虚的咳喘，表现为咳嗽，气喘，汗出，疲乏无力，骨蒸痨热，舌苔白，脉细无力者。

十六、乌须黑发——六味女贞膏

　　人到中年，两鬓斑白，很多人都采用了染发，但殊不知染发会引起血液病，怎样才能做到头发乌黑发亮呢？那么，发和什么有关呢？中医认为肾藏精，其华在发，发为血之余，为什么年轻人就没有白发，而到中年时就会出现白发呢？这就和中医的肾精有着密切的关系，因为肾藏精，精能生血，血能化精，精血同源，因此，预防头发早白和脱发应当从补肾精和养血着手，临床上我们常用的乌须黑发的膏方就是六味女贞膏，它主要适用于正常人群为防止头发早白、脱发；已经脱发、头发早白的人群。

十七、口腔溃疡——地黄饮子口疮膏

　　口腔溃疡在中医属于"口疮"范畴，虽然病不大，但影响吃饭、学习、工作、情绪。一般人认为口疮是上火了，吃牛黄解毒丸、三黄片、清胃黄连丸等，暂时好转，过后又起，反复发作，最后还把胃搞坏了，仍不能痊愈，这种人大多是一着急就起口疮，一吃羊肉就起口疮，一熬夜就起口疮，这种反复发作的口疮，中医认为久病入肾，水火不能既济，正常情况下，心属火，肾属水，心火必须下降于肾以温肾寒，肾水必须上济于心以滋心阴，称心肾相交、水火既济；若心火不能下降于肾以温肾寒而心火独亢，肾水不能上济于心，心火偏亢，就会出现口疮。因此治疗不能只顾着祛心火，还应当滋肾水，临床上有一个治疗口疮很好的膏方，那就是地黄饮子口疮膏。主要用于口疮反复发作的人群。

　　地黄饮子原方是治疗半身不遂，口眼㖞斜的方子，湖南老中医熊继柏老先生经过多年实践，发现该方去掉附子，有治疗顽固性口疮的作用，这个方是胡兰贵教授在广州江门跟熊老学习时讨教的一个好方子，并治疗了多例口疮患者。它的机理是通过补肾精，将虚火纳入于肾，方中生地、山萸肉、石斛、麦冬、五味子补肾阴、养胃阴，肉苁蓉、巴戟天小剂量补阳药，其目的符合张景岳阳中求阴，在补阴时要适当配伍补阳药，使阴得阳升而泉源不竭。张景岳云："善补阴者，必于阳中求阴，则阴得阳升而泉源不竭。"菖蒲、远志交通心肾。

十八、胃者五脏之本也

　　中医有"胃者五脏之本也"的说法，什么意思呢？意思是说胃是五脏的根本，只要胃好，五脏都会好，为什么这样说呢？中医把胃又称胃脘，分上脘、中脘、下脘；又称"胃为太仓"，把胃比喻为食物的仓库；还可称为"水谷之海""水谷气血之海"。意思是说胃是食物的海洋，胃是气血的海洋，人离开气血是不能活的，可见胃在人体中是何等重要。所以临床治病常把"保胃气"作为重要治疗原则，古人云："有胃气则生，无胃气则死""胃气无损，诸可无虑"。很简单的一句老百姓的话："人是铁，饭是钢，一天不吃，饿得慌"，只要胃好，就能产生气血，人的身体就好。那么，这里的胃气是什么呢？所谓胃气就是指脾胃的消化功能。胃的主要功能是指胃主受纳、腐熟水谷、主通降，以降为和。什么意思呢？是指胃可以接纳水谷，腐熟水谷，它的特性是以降为顺，以降为和。什么意思呢？就是指胃应当向下输送，如果胃气上逆就会出现恶心呕吐，胃气不能腐熟水谷而停留在胃脘，就会出现食滞胃脘，那么哪些原因会出现胃气上逆或胃气停留在胃脘，首先脾与胃的关系失调也会出现此病证。而通过脾与胃的关系可知二者通过经脉络属构成表里关系，其表现有四：一是纳运结合，胃主受纳，脾主运化，共同完成饮食物的消化、吸收、输布，故有"脾为后天之本"的说法；二是升降相因，脾主升清，胃主降浊，使精微上行布散，糟粕得以下行传导，故说"脾气升则健，胃气降则和"；三是燥湿相济，脾喜燥恶湿，胃喜润恶燥，燥湿相济，完成饮食物的传化过程；四是阴阳相合，"太阴湿土得阳始运，阳明燥土得阴自安"。在病理上相互影响，一是由脾影响到胃，脾为湿困，清气不升，胃失和降，出现食少、呕吐、恶心、脘腹胀满；二是由胃影响到脾，饮食失节，食滞胃脘，影响到脾的升清运化，出现腹胀、泄泻。故有"清气在下，则生飧泄，浊气在上，则生䐜胀"。脾和胃是人体气机升降的枢纽。如果二者的关系失调，就会出现脾胃的病证。临床上我们就"脾喜燥恶湿，胃喜润恶燥"二者关系失和，出具治疗胃阴虚的加味一贯膏。主要用于胃脘痞满、大便秘结、夜间口干、手足心热、舌苔剥脱或少苔的胃阴虚证。中医特别强调"抓主症，用经方"，那么这个膏的关键是什么呢？那就是夜间口干。

十九、脾胃为后天之本

中医有脾胃为"后天之本""气血生化之源"的说法，意思是指机体生命活动的持续和气血津液的生化，都有赖于脾胃运化的水谷精微，脾主运化水谷精微，人体内而五脏六腑，外而四肢百骸皆赖以养。在病理上，脾失健运则食少纳呆、腹胀便溏等，久则导致全身气血不足和整体机能衰退。脾的主要功能有脾主运化，脾主升清，脾主统血。在志为思，在液为涎，在体合肌肉，脾主肌肉，脾主四肢，其华在唇，在窍为口，脾属足太阴脾经，脾与胃相表里。脾主运化包括运化水谷、运化水液两个方面，即脾具有把水谷化为精微，并将精微物质吸收转输至全身的生理功能。脾主运化水液是指脾有吸收、输布水液，防止水液在体内停滞的作用，又称脾主运化水湿。如果脾失健运，就是指脾的运化水谷和运化水液的功能减退，脾的运化水谷功能减退表现为腹胀、便溏、食欲不振；脾的运化水液功能减退，水湿内停产生湿、痰饮等病理产物甚至导致水肿。故《素问·至真要大论》云："诸湿肿满皆属于脾"，乃脾虚生湿，脾为生痰之源和脾虚水肿的机理也。所以《内经》有"脾为生痰之源，肺为贮痰之器""五脏六腑皆令人咳，非独肺也""脾胃者，仓廪之官，五味出焉"。脾主升清是指脾气上升并将运化的水谷精微向上转输至心肺、头、目，通过心肺的作用化生气血以营养全身。故有"脾宜升为健"的说法。脾气虚弱，升举无力，就会出现中气下陷，表现为内脏下垂，如脱肛、子宫下垂、胃下垂的病证。脾主统血是指脾有统摄血液在脉中运行，防止逸出脉外的功能。它的功能实际上是气的固摄作用。如果脾气虚弱，气的固摄血液功能失常，出现便血、尿血、月经过多，称脾不统血。临床上由于脾气虚弱不能统摄血液在脉中运行而出现的月经过多，常选用的膏方就是归脾膏。

归脾膏主要用于脾不统血所致的月经过多、贫血，也可用于心脾两虚引起的失眠、心悸、面色萎黄，那么应用这个膏方的关键是什么呢？一定是脾气虚引起的月经过多，关键还要看脉象，一定是缓脉，缓者脾虚也。

二十、百病生于气

中医有"气为百病之长""百病生于气"的说法，就是告诫大家气能引起各种疾病，那么，从五脏来讲，哪一脏和气有关系呢？

《内经》中有一句话："肝者，将军之官，谋虑出焉。"因为将军就爱发脾气，肝与气的关系至为密切。我们在生活上怎么样才能做到养肝保肝呢？肝的主要功能有肝主疏泄，肝藏血，在志为怒，在液为泪，在体合筋，其华在爪，爪为筋之余，在窍为目，肝属足厥阴肝经，肝与胆相表里。肝主疏泄，疏，疏通；泄，发泄，升发，肝具有主升主动的特点，使全身气机调畅，推动血液和津液运行。所以中医有"气行则血行，气滞则血滞；气行则津行，气滞则津滞"的说法，胡兰贵教授给它加了一条叫"气滞则奶滞"。肝的疏泄功能正常可使气机调畅，促进脾胃的运化；情志调畅；胆汁的分泌正常；女子的月经通畅。肝失疏泄病理有二：一是肝的升发太过，肝气上逆，出现头目胀痛，面红目赤，心烦易怒，甚至吐血、咯血，以头面部症状为主，多见肝火上炎、肝阳上亢证，严重时会出现薄厥，"阳气者，大怒则形气绝而血菀于上，使人薄厥"，肝的升发太过，肝气上逆，血随气逆出现突然晕倒、不省人事，称气厥，《内经》称薄厥；二是肝的疏泄功能减退，升发不足，气机郁滞出现胸胁两乳、少腹胀痛，无头面部症状，多见肝气郁结证，也会出现梅核气，气机郁滞，痰气交阻于咽喉，咯之不出，吞之不下，名曰梅核气，以及肝木克脾土出现的肝胃不和证。肝藏血是指肝具有储藏血液，调节血量，防止出血的功能。王冰注释说："肝藏血，心行之，人动则血运于诸经，人静则血归于肝脏。"《内经》云："故人卧血归于肝""肝受血而能视，足受血而能步；掌受血而能握，指受血而能摄"。

中医还有一句话："调经先调肝，疏肝经自调。"就告诫我们月经不调也应当先调肝，所以临床上选用既能疏肝，又能和胃；既能调经，又能治梅核气的膏方，就是柴平膏。

二十一、心者，君主之官

《内经》中有这么一句话："心者，君主之官也，神明出焉。"什么意思呢？心是五脏六腑的君主，统管五脏六腑，所以《内经》中又说："心者五脏六腑之大主也"，充分说明心在五脏六腑中起何等重要的作用。心的主要功能有心主血脉，心藏神。心主血脉是指心气推动血液在脉中运行，流注于全身；心藏神是指生命活动的外在表现和精神意识思维活动均由心来统帅。在志为喜，在液为汗，汗为心之液，在体合脉，其华在面，在窍为舌，舌为心之苗。心气通于舌，心和则舌能知五味矣，心属手少阴心经，心与小肠相表里。心与小肠有这么一种特殊关系，二者通过经脉络属构成表里关系，病理上有心火下移小肠，出现尿赤、尿少、尿热、尿痛；小肠有热，循经上炎于心，出现心烦、舌赤、面赤、口舌生疮，所以治疗上利小便就可清心火，导热下行。临床上常用导赤散。血液怎样在脉中正常运行？一是心气的充沛；二是血液的充盈；三是脉道的通利。三者的好坏与否可从脉象、面色、舌色反映出来。若面色青紫、舌质暗、脉涩，因为中医有寒主凝滞，瘀血阻滞，《金匮要略》认为是"阳微阴弦"，意思是上焦阳气不足，下焦阴寒气胜。中医此时称"胸痹"，西医称"冠状动脉粥样硬化性心脏病"（冠心病）。一般多在 40 岁以上发病，以左胸憋闷疼痛，痛引肩背内侧为主症。为什么多为中老年人患病？因为中老年人肾气渐衰，肾阳不足，心阳不振，肾阳为一身之阳，阳虚则寒，血脉寒滞，发为胸痹；临床上既能使心气充沛，又能使血液充盈，还能使脉道通利，防治冠心病、心绞痛的膏方，常选用参丹消胀膏。

二十二、肾主闭藏

大家知道从什么时候开始打雷呢？从惊蛰那天起，大地惊醒蛰伏于地下冬眠的昆虫，那"蛰"是什么意思呢？"蛰"是藏的意思。从惊蛰那天起，闭藏的动物开始复苏，《内经》

中有这么一句话："肾者主蛰，封藏之本，精之处也。"肾者主蛰是指肾是主闭藏的，故曰封藏之本，藏的是什么呢？精之处也，藏的是人的肾精，故《内经》中又说："肾者主水，受五脏六腑之精而藏之。"就是指肾对精气有储存和闭藏的作用。随着肾中精气不断充盛，闭藏作用则越加牢固，重点表现在哪呢？因为肾开窍于耳和二阴，因此，重点表现在小便的闭藏。大家看刚生出来的小孩都在不自主排尿，到了3岁以后一般都不再尿床画地图了，但一些大人虽然没有尿床，但憋不住尿，这就是肾的闭藏失职出现了问题，因为中医有"肾主水、肾主水液"的说法，就是指肾中精气的气化功能，对体内津液的输布、排泄，维持津液代谢平衡起着重要作用。实际上是指肾阳的气化作用。大家都听说过有的人受了大的惊吓，尿了一裤子，这是怎么回事呢？中医叫"恐则气下"，是指人在恐惧状态中，上焦气机闭塞，气迫于下则下焦胀满，甚至遗尿。也就是我们通常所说的"恐伤肾"。可能有的人会问尿储存在膀胱，怎么会与肾有关系呢？因为中医讲"肾与膀胱相表里"。膀胱的主要功能是储尿、排尿，但膀胱的功能有赖于肾的蒸腾气化作用来完成，故《素问·灵兰秘典论》云："膀胱者，州都之官，津液藏焉，气化则能出矣。"如汾河水库的库长能随便放水吗？就好像膀胱能随便放水吗？如果能随便放水，人人都在随地大小便，还要厕所干什么？那么，什么时候该放水，什么时候不该放水，这就是肾在管这个职责，如果肾的闭藏失职，不该放水而放水，就会出现小孩遗尿、画地图，大人夜尿多。临床上我们选用了老祖先留下的方子，就是缩泉膏，顾名思义，缩就是约缩这个泉水的膏。

二十三、火（实火与虚火）

经常有人说"上火了"，不想吃饭，上火了；牙疼了，上火了；头晕了，上火了；大便干，上火了；口苦了，上火了；脸上长痘痘了，上火了。中医把火分为三类：一是人身体内的正常之火，中医称为少火；二是实火；三是虚火。

所谓少火就是人体的阳气，属生理之火，有养神柔筋，温煦脏腑组织之功，是生命活动的动力，故《内经》云："少火生气。"所谓实火包括有三：一是阳气过盛化火，壮火是指火热之邪，即阳热亢盛的实火，最能损伤人体的正气，故《内经》云："壮火食气。"如过食辛辣、夏季炎热都会损伤人体的正气，夏季暑伏天人都感到疲乏无力就是这个原因。二是邪郁化火，邪郁化火包括有二：①外感六淫，郁而化火，如感冒先是流清鼻涕，然后流黄鼻涕，就是寒郁化火；②病理产物瘀血、痰饮、食积、虫积郁而化火。如小孩吃得多了，脸蛋发红，就是食积化火。三是五志过极化火，如一生气就发脾气，就脸红，火冒三丈就是五志过极化火。所谓虚火又称阴虚火旺，由于精亏血少，阴液大伤，阴虚阳亢，虚火内生，表现为牙痛、咽痛、颧红＋阴虚证表现（五心烦热、潮热、盗汗、咽干口燥、舌红少苔、脉细数）。

火的特性包括火为阳邪，其性炎上：火邪伤人多见高热恶热，烦渴，汗出，脉数；火性炎上，扰乱神明多见心烦失眠，狂躁妄动，神昏谵语。火易耗气伤津：火热之邪消灼阴液，迫津外泄，出现气津两伤证，可见汗出乏力、口干舌燥。火易生风动血，火邪伤人：热极生风，可见高热，四肢抽搐，目睛上视，颈项强直，角弓反张；热迫血行出现吐血、衄血、便血、尿血、崩漏。火易致肿疡：热胜则肉腐，肉腐则为脓，可见红、肿、热、痛。故《内经》有"诸痛痒疮，皆属于心"的说法，心属火，根据五行来讲，木生火，心开窍于舌，其华在面，因此，有火都会表现在舌部和面部，如有些人面部长痘就属于心肝火旺，肝气郁结，郁而化火，火热循经上冲头目。《内经》中还有"高粱之变，足生大丁"的说法，是指过食肥甘厚味，易于化生内热，生于脸部名曰痤疮，我们叫痘痘。临床上有一个治疗痘痘的膏方，就是柴龙薏仁膏。

二十四、寒从中生

中医强调寒从中生，又称内寒，是指机体阳气虚衰，温煦气化功能减退，虚寒内生或阴寒之邪内生。为什么会出现这种情况呢？一是产热功能不足，也就是说肾阳虚衰，阳虚阴盛，虚寒内生，温煦失职，出现形寒肢冷，面色苍白，筋脉拘急，关节痹痛，脉紧无汗。故有"诸寒收引，皆属于肾"的说法，意思是说遇冷都在收缩，所以说肾阳虚衰是内寒的关键。二是功能代谢衰退，是指脾阳不足，水湿内停表现为痰、涕、饮、尿、便、澄澈清冷。故有"诸病水液，澄澈清冷，皆属于寒"的说法。

内寒是阳虚阴盛，寒从中生；外寒是外感寒邪或过食生冷所引起。内寒是虚中有寒，以虚为主，外寒是以寒为主，属实证。二者都是寒邪侵犯人体，损伤阳气或阳气素虚，抗邪力低下，易感寒邪而发病。内寒当以温阳散寒，以温为主；外寒当以外散寒邪为主，以祛邪为主。但有些人，既表现为少气懒言、神疲乏力、头晕、目眩、自汗、活动后加重、舌淡苔白、脉虚无力的气虚证；同时还表现为面色㿠白、爪甲淡白、口唇淡白、脉细的血虚证。还有些人既表现为畏寒肢冷、面色苍白、大便稀溏、小便清长、舌淡苔白、脉沉迟无力的阳虚证；又表现为五心烦热、潮热、盗汗、咽干口燥、舌红少苔、脉细数的阴虚证。还有些人表现为疲乏无力、手足心热、面色㿠白、大便稀溏、口唇淡白。气虚、阴虚、血虚、阳虚都同时存在时，又如何治疗呢？是该补气，还是该补血，还是该补阴，还是该补阳？如果补气有碍补血，补血有碍于补气，补阴有碍于补阳，补阳有碍于补阴，此时应遵循尤在泾提出的从脾胃着手，脾胃为气血生化之源，脾胃功能恢复则气血阴阳都得到恢复，临床常选用十四味建中膏治疗。十四味建中膏中含有很多名方，既有《伤寒论》方，又有《金匮要略》方，还有妇科名方，足可以说明，既方即可补气，又可补血，既可补阳，又可补阴，是一个气血阴阳均补的好膏方。

二十五、甲状腺用膏方——夏枯生脉膏

最近在门诊上碰到好多患者，在颈部有一个刀口，很是难看，而且大多都是漂亮女性，细询问才知因甲状腺结节术后而留下瘢痕，对女性心理上带来很大的创伤，于是乎，中医对本病从老祖先那里寻根溯源，求得真传。

甲状腺肿大，首见于《诸病源候论》一书。中医称"瘿病"，主要表现为颈前喉结处有肿物如瘤，随吞咽上下移动，属肝郁气结，又称气瘿。为什么叫气瘿呢？瘿似樱桃，气乃气郁，说明本病与气郁有关，这类人群大多由于情志不舒，气机郁滞出现心情抑郁，情绪不宁，胸部满闷，胁肋胀痛，易哭易怒，咽中如有异物梗塞。这些人大多多愁善感，《内经》中有"思则气结"的说法，是指思则心有所存，神有所归，正气留而不行，故气结矣。《金匮要略》中有"妇人脏躁，喜悲伤欲哭，像如神灵所作，数欠伸，甘麦大枣汤主之""妇人咽中如有炙脔，半夏厚朴汤主之"。金元时期朱丹溪提出了"六郁学说"，即气、血、痰、火、食、湿郁，并提出"六郁以气郁为先"，由于气为血帅，气滞则血瘀，形成血郁；气有余便是火，形成火郁；气滞则津液输布障碍，凝聚为痰，形成痰郁；肝郁乘脾，思伤脾，脾失健运，水湿停滞，形成湿郁；脾失健运，食滞内停，形成食郁，可见六郁以气郁开始继者便生他郁。由此可见，它的发生主要是肝失疏泄，脾失健运，心失所养，但脏腑侧重不同，六郁以气郁

为先，一般气郁、火郁、血郁与肝密切；湿郁、痰郁、食郁与脾关系密切；虚证与心关系密切。由此可以看出，甲状腺结节与肝、脾、心密切有关，因为肝主疏泄，疏即疏通、泄即发泄，气机调畅，气行则痰行，气行则血行，脾主运化水液，脾虚生痰，痰阻气机，心主血脉，血液通畅，所以，郁而生病，病而生郁，久而久之，痰气阻于咽喉，发生甲状腺结节。而临床上对于此病的治疗，常选用夏枯生脉膏。这就是中医的特色，这就是中医治病求本，这就是中医的异病同治，这就是中医的双向调节！不论是甲亢，还是甲减，还是乳腺增生，只要它们的病机是气滞、痰凝、血瘀，均可以用夏枯生脉膏。

第七节　临证应用的膏方

1.补阴益气膏

组成　生地 15g，山药 10g，五味子 10g，茯苓 10g，泽泻 10g，丹皮 10g，当归 10g，黄芪 15g，白术 10g，党参 10g，陈皮 10g，甘草 6g，柴胡 6g，升麻 6g。

功效　补气养阴。

主治　气阴两虚证。症见腰困，腰痛，尿血，脉虚大，尺脉尤甚。正常人；肾阴不足又兼脾气虚的人，表现为腰膝酸软，食欲不振，疲乏无力，舌苔白，脉虚大；气阴两虚的腰痛者，表现为腰痛，疲乏无力，手足心热，舌苔白，脉虚大；气阴两虚的失眠者，表现为失眠，腰困，乏力，苔薄白，脉虚大，均是本方的适应人群。

加减　根据阴阳互根的原理，本方加肉苁蓉 10g 效果更佳。

按语：补阴益气膏是由补中益气汤合六味地黄汤而成。

（1）为什么补阴益气膏可用于正常人呢？

中医讲肾主生长发育，主生殖，肾主水，肾主纳气，为了维持肾的这些功能，就应当维护肾，去保养它，因为中医有"阳常有余，阴常不足"的理论，故选用六味地黄汤；又有"脾为后天之本，肾为先天之本""脾为气血生化之源"的说法，所以用补中益气汤维护后天，这样，先天、后天得以保养，人的生命活动就正常。

（2）既有肾阴虚又有脾虚的人为什么用补阴益气膏呢？

因为六味地黄汤虽然能补肾阴，但过于滋腻，容易损伤脾胃；而脾虚的人，本身就脾虚，再用滋腻药物，更加损伤脾胃，此时，配合补中益气汤可以弥补这个弊病。

（3）为什么补阴益气膏可以治疗腰痛？

因为"腰为肾之府""腰为肾之外候"，腰部失于肾的滋养，故腰痛；同时肾又要靠脾的补充，所以说补阴益气膏可以治疗腰痛。

（4）为什么补阴益气膏可以治疗失眠？

因为肾阴不足，心火偏亢，可以引起失眠，用补阴益气膏可以补肾阴，使心火不亢，又可补脾气生血，滋养心血，故可用于气阴两虚的失眠。

2.十四味温胆膏

组成　黄芪 15g，当归 6g，麦冬 10g，党参 10g，五味子 10g，竹茹 10g，枳实 10g，半夏 10g，陈皮 10g，茯苓 10g，甘草 6g，菖蒲 10g，远志 10g，生地 10g。

功效　补气养阴，祛痰化湿。

主治　气阴两虚，痰湿郁滞证。症见头晕，心悸，乏力，嗜睡，脉濡缓。顽固性失眠者，表现为反复失眠，疲乏无力，苔白，脉濡缓；失眠与嗜睡交替出现者，表现为白天嗜睡，晚上失眠，舌苔白，脉濡缓；头晕，头闷，失眠，心悸，疲乏无力，舌苔白，脉濡缓者，均是本方的适应人群。

按语： 失眠的原因很多，有血不养心引起的失眠，有心肾不交引起的失眠，有心脾两虚引起的失眠。我们可遵循《内经》"凡十一脏取决于胆"的理论，从胆治，"陈皮、半夏、茯苓、甘草、枳实、竹茹"名曰"温胆汤"，所以可以治疗其他十一脏的疾病。

十四味温胆膏既可治疗失眠，还可治疗嗜睡。例如有一部分人，一看电视就瞌睡，一关电视就精神，这种是痰湿蒙闭心窍。痰湿蒙闭心窍可出现疲乏嗜睡，但正当让他睡的时候，由于痰湿阻滞，血不养心又会出现失眠，因此，祛痰湿用二陈汤（陈皮、半夏、茯苓、甘草）再加竹茹、枳实名温胆汤，可以治疗痰湿蒙闭心窍证；加菖蒲、远志芳香开窍，交通心肾，可以治疗嗜睡；又加黄芪、当归名曰当归补血汤。党参、麦冬、五味子名曰生脉散。二者共奏滋养心血之功，以治失眠。

本膏还能治疗头闷如裹。中医认为"因于湿，首如裹，湿热不攘，大筋软短，小筋弛长，软短为拘，弛长为痿"，说明湿邪可以使人头闷、头重，十四味温胆膏中陈皮、半夏、茯苓、甘草、竹茹、枳实可健脾除湿，菖蒲、远志芳香开窍，故可治疗头闷如裹。

3. 加味一贯膏

组成 党参30g，麦冬10g，生地30g，苍术10g，白术10g，青皮10g，陈皮10g，柴胡10g，三棱10g，莪术10g，薄荷3g，夜交藤30g。

功效 补气养阴，疏肝理气活血。

主治 气阴俱虚，肝气郁滞证。症见胃脘疼痛，夜间口干，舌质红或少苔，脉细数。本方可用于胃癌或食管癌。

加减 阴虚较甚者，党参相沙参；腹胀较重者，可加砂仁10g，莱菔子10g。

按语： 加味一贯膏主要用于胃脘痞满、大便秘结、夜间口干、手足心热、舌苔剥脱或少苔的胃阴虚证。中医特别强调"抓主症，用经方"，那么这个膏的关键是什么呢？那就是夜间口干。

4. 逍狗归芪膏

组成 当归10g，白芍20g，柴胡10g，茯苓10g，白术10g，甘草6g，生姜3片，薄荷3g，狗脊30g，川续断15g，黄芪15g，桂枝10g，大枣5枚，阿胶（烊化）10g，生地10g，红糖30g。

功效 补气养血，调补冲任，散寒通络。

主治 气血俱虚，冲任失养，寒湿阻络证。症见腰痛，关节疼痛，变天时加重，手足逆冷，爪甲不荣，脉沉细。凡是健康女性，妇女更年期，表现为烦热上冲，脾气暴躁；肝郁血虚的女性，表现为背困，眼干涩，月经量少，面部色素沉着，舌淡苔白，脉弦细，均是本方的适应人群。本方用于产后或人流后出现的胃脘疼痛、关节疼痛，效果甚佳。

按语： 女子以血为本，一般多肝气不舒，所以用逍遥散疏肝养血，用归芪建中汤健脾养血。《素问·上古天真论》云："女子七岁，肾气盛，齿更发长；二七而天癸至，任脉通，太冲脉盛，月事以时下，故有子……七七，任脉虚，太冲脉衰少，天癸竭，地道不通，故形坏而无子也。"说明女性在49岁冲任亏虚，前后均为更年期，冲任亏虚明显者，更年期就严重。怎样安全度过更年期？应当补肾固冲任，谁能担当起重任呢？用逍狗归芪膏。

为什么女性容易患背困，眼干眼涩，月经量少，面部色素沉着？因为"腰为肾之府，腰为肾之外候"，男人的腰在腰，而女人的腰在背，也就是说，男人肾虚是腰困，女人肾虚是背困。肝藏血，肾藏精，精能生血，血能化精，精血同源，肝血亏虚，肾精亏虚，肝开窍于目，所以眼干眼涩，血液亏虚，月经量少，血不能上荣于面，故面部色素沉着。

为什么逍狗归芪膏可以治疗关节疼痛，手足冰凉？因为中医认为肝主筋，膝为筋之府，诸筋者皆属于节，充分说明膝关节疼痛，不可一味应用祛风药，它不属于不通则痛，而属于不荣则痛。逍狗归芪膏具有疏肝养血的作用，因此，可以治疗关节疼痛。归芪建中汤养血通脉，可以使血液达于四肢，故可治疗手足逆冷。

5. 附桂理中六味膏

组成　附子 10g，肉桂 10g，党参 10g，白术 10g，甘草 10g，干姜 10g，生地 10g，山药 10g，茯苓 10g，五味子 10g，泽泻 10g，丹皮 10g。

功效　温补脾肾。

主治　脾肾虚寒证。症见胃脘冷痛，腰困，腰痛，下肢稍困，脉沉细尺大或弦大紧。正常人为预防老年痴呆；脾肾阳虚的人，表现为腰膝酸软，大便稀溏，遇冷加重，舌苔白，脉沉细；肾阴虚兼有脾阳虚的人，表现为腰膝酸软，手足心热，舌苔白，舌边有齿痕，脉沉细，均是本方的适应人群。

加减　若夜间疼痛严重者，加延胡索 10g。

按语：本方乃附桂理中汤合六味地黄汤而成。附桂六味膏用于脾肾阳虚时可以看成由理中汤和八味肾气汤合成，理中汤温脾阳，八味肾气汤温肾阳。附桂六味膏可用于肾阴虚兼脾阳虚，可以看成由附桂理中汤合六味地黄汤而成，附桂理中汤温脾阳，六味地黄汤补肾阴。因为附桂六味膏是一个既能补肾阴，又能补脾阳；又是一个既能补肾阳，又能补脾气；还是一个既能补先天，又能补后天的方剂，它温而不燥，滋而不腻，使人益寿延年，长生不老。

6. 胃咳合方

组成　射干 6g，麻黄 6g，紫菀 6g，细辛 3g，五味子 6g，款冬花 6g，半夏 6g，苍术 10g，陈皮 10g，厚朴 10g，甘草 6g，茯苓 10g。

功效　温化寒湿，驱逐水饮。

主治　寒湿内郁，水饮上冲证。症见咳而上气，喉中水鸡声，胃脘痞满，大便稀。本方可用治支气管哮喘。

按语："咳而上气，喉中水鸡声，射干麻黄汤主之"。"冲气即低，而反更咳，胸满者，苓甘五味姜辛汤主之"。"病痰饮者当以温药和之""脾为生痰之源，肺为贮痰之器"。射干麻黄汤重在宣降肺气，苓甘五味姜辛汤重在温化痰饮，平胃散合二陈汤重在健脾化痰。

7. 滋水清肝膏

组成　生地 10g，山药 10g，山萸肉 10g，丹皮 10g，茯苓 10g，泽泻 10g，白芍 10g，当归 10g，柴胡 10g，炒枣仁 15g，栀子 10g。

功效　滋补肝肾，固护卫表。

主治　肝肾俱虚，卫表不固证。症见遗精或房事后感冒。肝肾阴虚之人，表现为腰膝酸软、两目干涩、五心烦热、口干、咽干、舌红少苔、脉弦细；肝气郁结，肾阴不足之人，表现为胸满、心烦、喜叹气、腰背酸困、手足心热、舌苔薄白、脉沉细；肾阴虚引起的失眠之人，表现为心烦、失眠、五心烦热、腰背酸困、舌苔白、脉弦细，均是本方的适应人群。

加减　山萸肉用五味子代替。表证严重时，加薄荷 10g。

按语： 滋水清肝膏是由六味地黄汤合逍遥散组成，中医有"肝肾同源"的说法，肾阴为一身之阴，滋了肾水就可以补肝阴，同时又有逍遥散疏肝养血，二者共奏滋养肝肾之阴的功效。为什么滋水清肝膏可用于肝郁气滞又兼肾阴虚的患者？因为肝郁气滞，气郁化火，火热伤阴，所以滋水清肝膏中有逍遥散可以疏肝解郁，又有六味地黄汤滋阴降火，故可用于女性爱生气，一生气脸就红，头就热，或一阵一阵的烦热上冲。为什么滋水清肝膏可以治疗失眠？中医大家任继学老先生提出"肝主睡"，因为肝藏血，血舍魂，肝血充足，魂有所舍，故睡眠正常，肾为一身之阴，肾阴充足，肝阴充足，睡眠充足。

8. 芪脉地黄膏

组成 黄芪 15g，当归 10g，党参 10g，麦冬 10g，五味子 10g，生地 10g，苍术 10g，茯苓 10g，泽泻 10g，丹皮 10g，黄连 6g，肉桂 10g，防己 10g。

功效 补气养阴，清热利湿。

主治 气阴两虚，湿热蕴结证。症见尿血，乏力，腰困或下肢轻度浮肿。凡是正常人及高三的学生；肾气虚引起的头晕、疲乏无力、汗出、腰膝酸软、舌淡苔白、脉虚大者；蛋白尿，尿潜血者，均是本方的适应人群。

加减 若尿血、尿热者加白茅根 30g。本方对于蛋白尿有药到病除之疗效。

按语： 为什么芪脉地黄膏可用于高中学习紧张的学生和正常人的调养？因为动脑子，动的是肾精，因为肾藏精，精生髓，脑为髓之海，肾精充足，髓海充足，脑子就聪明。肾藏精，精化气，精足则形健，形健则神旺；反之，精衰则体弱，体弱则神疲。同时学习还耗伤人的心血，芪脉地黄膏中六味地黄汤补肾精，又有当归补血汤、生脉散补心血，还有黄连、肉桂交泰丸交通心肾，使心肾相交（心属火，肾属水，心火必须下降于肾以温肾寒，肾水必须上济于心以滋心阴，使心火不亢，肾水不寒），这样既能补肾，又能补心，学习不是动脑子，就是耗心血，因此，服用芪脉地黄膏耗的不是脑子，耗的是膏方。因此，中医有个口头禅"熬夜不如熬膏"。

9. 清暑益气膏

组成 党参 10g，甘草 6g，黄芪 15g，当归 10g，麦冬 10g，五味子 10g，青皮 10g，陈皮 10g，神曲 10g，黄柏 10g，葛根 15g，苍术 10g，白术 10g，升麻 12g，泽泻 10g。

功效 补气养阴，清热祛湿。

主治 气阴两虚，湿热郁结证。症见口干，口渴，汗多，疲乏无力，舌苔白，脉濡或虚大。凡是正常人；亚健康的人，表现为精力不够，容易困乏、两腿发沉等；经常感冒的人，表现为反复感冒，头晕、乏力，尤其是小孩；反复发作的鼻炎者；经常汗出，动则尤甚者，均是本方的适应人群。

按语： 本方对于暑温效果甚佳。

清暑益气膏为什么可用于正常人？同时治疗鼻炎？《内经》云："清阳出上窍，浊阴出下窍。"自然界早晨太阳出，晚上太阳降，人与自然界息息相关，服用清暑益气膏有助于清阳上升，所以白天人就精神，浊阴出下窍有助于夜间的阴归于体内，有助于人的睡眠，同时，鼻炎者，尤其是小孩，清阳不能上升，就容易鼻塞，浊阴不能下降就鼻涕多，这就和汽车保养一样，保养得好，汽车就跑得快，不然的话，就会抛锚。

清暑益气膏为什么用于亚健康的人，疲乏无力，两腿发沉？所谓亚健康就是指实验室检查指标都正常，但患者有精力不支，却表现为疲乏无力，两腿发沉，这都是由于"劳者耗气"出现的气虚证。两腿发沉，中医认为"湿性重浊，湿性趋下"，是由于气虚不能运化水液，水湿停聚所致。所以，方中用党参、甘草、黄芪、当归、麦冬、五味子、升麻、葛根补气养阴，升提阳气；青皮、陈皮、神曲、黄柏、苍术、白术、泽泻健脾利湿，除湿清热，这样，一方面气能推动水液运行，另一方面又能起到健脾除湿的功效，故可以治疗疲乏无力，下肢沉重。

清暑益气膏为什么可治疗容易感冒，头晕，汗出，动则尤甚？中医强调气的推动作用、温煦作用、防御作用、固摄作用、气化作用、营养作用，因为清暑益气膏具有防御和固摄作用，能护卫肌表，抵御外邪，故能治疗感冒。尤其是小孩乃稚阴稚阳之体，更需调补。气虚不能固摄汗液，故汗出，劳者耗气，气更虚，更容易汗出。

10. 归芪建中膏

组成　黄芪 15g，当归 10g，桂枝 10g，白芍 20g，甘草 6g，生姜 3 片，大枣 7 个，生地 10g，阿胶（烊化）10g，红糖 30g。

功效　补气养血，健脾养胃。

主治　气血俱虚，脾胃虚寒证。症见消瘦，乏力，胃脘疼痛，夏季手足心热，冬季反手足逆冷。正常人；贫血的人，表现为头晕、面色㿠白、疲乏无力、爪甲淡白、舌淡苔白、脉弦细；月经量少，经期腹痛，手足逆冷的人；脸上长斑的人，均是本方的适应人群。

按语：白芍的用量是桂枝的两倍，阿胶烊化服。

正常人为什么可以服用归芪建中膏呢？归芪建中膏是由当归建中汤合小建中汤合当归补血汤加阿胶、生地而成。方中小建中汤，《金匮要略》是这样论述的："虚劳里急、悸、衄、腹中痛，梦失精，四肢酸疼，手足烦热，咽干口燥，小建中汤主之"，意在健脾生血。脾胃为气血生化之源，当归补血汤由黄芪、当归组成，补气以生血，使有形之血生于无形之气，即气能生血，气血充足，人的身体就健康。

为什么归芪建中膏可用于贫血、月经量少、经期腹痛、指甲淡白、面部长斑？女子以血为本，归芪建中膏可以健脾补气养血，脾胃为气血生化之源，气血充足，故可治贫血，月经量少；肝藏血，其华在爪，肝血充盈，爪甲荣润，血液充盈，上荣于面，故可治疗面部色斑。归芪建中膏方中有桂枝的温通经脉，有白芍的缓急止痛，有阿胶的养血止血，故可用于不论是寒主凝滞的不通则痛，还是血虚寒凝的不荣则痛的痛经，都有显著的疗效。

11. 黄芪鳖甲膏

组成　黄芪 15g，鳖甲 15g，地骨皮 10g，桔梗 10g，紫菀 10g，党参 10g，茯苓 10g，柴胡 10g，半夏 10g，知母 10g，生地 10g，白芍 10g，肉桂 10g，甘草 6g，麦冬 10g，桑白皮 10g。

功效　补气养阴，祛痰除湿。

主治　气阴俱虚，痰湿内郁证。症见咳嗽，冬夏俱喘，气短，乏力自汗，盗汗，脉虚大紧。凡是冬夏俱喘，或肺肾亏虚的咳喘，表现为咳嗽、气喘、汗出、疲乏无力、骨蒸痨热、舌苔白、脉细无力者均是本方的适应人群。

按语：为什么黄芪鳖甲膏可以治疗冬夏俱喘？冬季属闭藏，肾主闭藏，肾气不足，不能纳气，肺气上逆，表现为咳喘，方中鳖甲、生地、麦冬滋阴潜阳，肉桂、桑白皮温肾纳气；夏季炎热耗气伤津，肺气亏虚，无力宣降，肺气上逆，表现为咳喘，又黄芪、党参、甘草补气固表，柴胡、桔梗、紫菀助肺宣发，白芍、桑白皮、知母协助肺宣降，一宣一降，恢复肺的功能。为什么黄芪鳖甲膏可治疗咳嗽、气喘、咳甚则汗出、疲乏无力、骨蒸痨热？咳喘是由于肾不纳气，肺失宣降所致。咳嗽严重汗出、疲乏无力，说明是气虚；骨蒸痨热是由于肾阴不足，虚热内蒸，故用黄芪、党参、甘草补气，气能固摄汗液，鳖甲、生地、麦冬、知母滋阴潜阳，柴胡、桔梗、紫菀宣降肺气以治咳喘。

12. 六味女贞膏

组成　肉桂 10g，党参 10g，白术 10g，干姜 10g，甘草 6g，熟地 10g，山药 10g，山萸肉 10g，丹皮 10g，茯苓 10g，泽泻 10g，何首乌 15g，女贞子 15g。

功效　补肾填精益血，乌须黑发。

主治　精血不足证。正常人防止头发早白、脱发；脱发、头发早白者，均是本方的适应人群。

按语：中医认为发与肾精和血有关，方中熟地、山药、山萸肉、茯苓、丹皮、泽泻名曰六味地黄汤，具有补肾精的作用，党参、白术、干姜、甘草名曰理中汤，温阳健脾，脾为气血生化之源，何首乌、女贞子为乌须黑发要药，肉桂温肾阳，防药物过于滋腻。一高中女子学习刻苦，大把掉头发，一早晨起来，满枕头头发，吃饭不香，大便干，用了三黄片，大便通了，吃饭更不香了，头发掉得更厉害了，这是由于学习耗伤肾精，又因为苦寒药物伤胃，胃不能产生气血，所以脱发更加严重了。六味女贞膏有六味地黄汤的补肾精，又有理中汤的温阳健脾，还有何首乌和女贞子的乌须黑发，尤其是何首乌还具有润肠通便的作用，润而不伤脾胃，所以用了六味女贞膏后，头发不掉了，吃饭也香了，大便通畅了，而且学习更有精神了，这就是我们膏方的好处，全面调整，治病求本。

13. 地黄饮子口疮膏

组成　生地 10g，山萸肉 10g，石斛 10g，麦冬 10g，五味子 10g，菖蒲 10g，远志 10g，茯苓 10g，肉苁蓉 10g，肉桂 3g，巴戟天 3g，薄荷 3g。

功效　补肾填精，滋阴降火。

主治　肾精不足，虚火上炎证。口疮反复发作者为本方的适应人群。

按语：地黄饮子原本是治疗半身不遂，口眼㖞斜的方子，国医大师熊继柏老先生经过多年实践，发现本方去掉附子，有治疗顽固性口疮的作用，这个方是胡兰贵教授在广州江门跟熊老学习时讨教的一个好方子，治疗了多例口疮患者。它的机理是通过补肾精，将虚火纳入于肾，方中生地、山萸肉、石斛、麦冬、五味子补肾阴、养胃阴，肉苁蓉、巴戟天小剂量补阳药，其目的符合张景岳阳中求阴之说，在补阴时要适当配伍补阳药，使阴得阳升而泉源不竭。张景岳云："善补阴者，必于阳中求阴，则阴得阳升而泉源不竭。"菖蒲、远志交通心肾。

14. 缩泉膏

组成　桂枝 10g，白芍 10g，甘草 6g，生姜 4 片，大枣 12 个，龙骨 15g，牡蛎 15g，益智仁 15g，乌药 15g，山药 15g，芡实 15g，金樱子 15g。

功效　补肾固精缩尿。

主治　肾气不固证。小儿遗尿、妇女咳而遗尿、老年人夜尿多为本方的适应人群。

按语：桂枝、白芍、甘草、生姜、大枣、龙骨、牡蛎名曰桂枝加龙骨牡蛎汤。出自《金匮要略》"夫失精家，少腹弦急，阴头寒，目眩，发落，脉极虚芤迟，为清谷，亡血，失精。脉得诸芤动微紧，男子失精，女子梦交，桂枝加龙骨牡蛎汤主之"。缩泉丸，出自《妇人大全良方》一书，由乌药、山药、益智仁组成，有温肾祛寒、缩小便的功效。主治下焦虚寒、小便频数及小儿遗尿症。水陆二仙丸组成为芡实、金樱子，芡实生长在水里，金樱子生长在陆地，故曰水陆二仙丸。具有补肾健脾，固精缩尿的作用。芡实、龙骨、牡蛎，既能补肾，又能固精。因其能秘肾气，固精关，专为肾虚滑精者设，故美其名曰"金锁固精"。用于肾虚封藏失司、精关不固所致的遗尿。

由此可以看出，缩泉膏是由桂枝加龙骨牡蛎汤、缩泉丸、水陆二仙丸、金锁固精丸众多补肾固精缩尿的方剂组成。可以用于小儿遗尿、妇女咳而遗尿、老年人夜尿多。

15. 归脾膏

组成　黄芪 15g，白术 10g，党参 10g，当归 10g，甘草 6g，茯神 10g，远志 10g，炒枣仁 10g，龙眼肉 10g，生姜 3 片，大枣 5 个，木香 6g。

功效　补气养血。

主治　脾不统血证。症见紫斑，面色萎黄，乏力，纳呆。

加减　用于血小板减少性紫癜时加鸡血藤 10g，丹参 10g。

按语：归脾膏主要用于脾不统血所致的月经过多、贫血，也可用于心脾两虚引起的失眠、心悸、面色萎黄，那么应用这个膏方的关键是什么呢？一定是脾气虚引起的月经过多，关键还要看脉象，一定是缓脉，缓者脾虚也。

16. 柴平膏

组成　柴胡 10g，半夏 10g，党参 10g，甘草 6g，黄芩 10g，生姜 3 片，大枣 5 个，苍术 10g，厚朴 10g，陈皮 10g，桂枝 10g，茯苓 10g，苏叶 10g，神曲 10g。

功效　疏肝和胃。

主治　肝胃不和证。症见胃脘胀痛或头晕，口干，口苦苔白，脉弦。

加减　若胃脘有压痛，大便不爽者去生姜加干姜 3g，大黄 3g，焦山楂 30g；若食后胃脘胀闷加重者，加砂仁 10g，莱菔子 10g。

按语：柴平膏是由柴胡、半夏、黄芩、党参、甘草、生姜、大枣之小柴胡汤，苍术、陈皮、厚朴、生姜、大枣之平胃散组成，两方具有疏肝和胃的功效；加桂枝、茯苓和苍术、甘草名苓桂术甘汤，《伤寒论》云："伤寒若吐若下后，心下逆满，气上冲胸，起则头眩，脉沉紧，发汗则动经，身为振振摇者，苓桂术甘汤主之"；加苏叶、神曲和前面的半夏、厚朴、生姜、大枣名曰半夏厚朴汤、四七汤（半夏厚朴苏苓姜，气滞痰郁此方良），可以治疗梅核气，正如《金匮要略》所说：妇人咽中如有炙脔，半夏厚朴汤主之。因此，临床上把柴平膏作为防病养生的常用膏方。

17. 参丹消胀膏

组成　党参 10g，丹参 30g，黄芪 30g，当归 10g，黄精 10g，生地 10g，柴胡 10g，鸡血藤 10g，薄荷 3g，苍术 10g，白术 10g，三棱 10g，莪术 10g，夜交藤 30g，青皮 10g，陈皮 10g，砂仁 10g，莱菔子 10g。

功效　补气养血，理气活血。

主治　气血俱虚，气滞血瘀证。症见心悸，腹胀，食欲不振，疲乏无力，脉沉。

按语：这个方已经经过六代人的验证，是一个久经考验的好方子，是一个很好用的方剂。本方黄芪、党参、白术、黄精、苍术补气，意在使心气充沛；黄芪、当归名当归补血汤，意在使血液充盈；其余的药物理气活血，意在使脉道通利。本膏方既可以用于心脏病，又可以用于肝病，是一个补气养血以培本，理气活血以治标的好膏方。

18. 柴龙薏仁膏

组成　柴胡 10g，黄芩 10g，半夏 10g，党参 10g，甘草 6g，生姜 3 片，大枣 5 个，桂枝 10g，茯苓 15g，熟军 3g，龙骨 15g，牡蛎 15g，生薏苡仁 30g。

功效　疏肝理气，通调三焦。

主治　肝气郁结，三焦运化失职证。症见面部痤疮，每当情志抑郁或大便秘结时增多，脉弦紧。

按语：本方出自《伤寒论》"伤寒八九日，下之，胸满烦惊，小便不利，谵语，一身尽重，不可转侧者，柴胡加龙骨牡蛎汤主之"。本方可以治疗面部痤疮，其中生薏苡仁起重要作用。

19. 十四味建中膏

组成　当归10g，川芎10g，白芍10g，生地10g，党参10g，白术6g，茯苓10g，甘草6g，黄芪15g，肉桂10g，附子10g，麦冬10g，半夏10g，肉苁蓉10g。

功效　补气养血，温化寒湿。

主治　气血俱虚，寒湿不化证。症见胃脘疼痛，腹部悸动，消瘦，乏力。

按语：半夏与附子乃十八反，故本方煎药要在1小时以上。十四味建中膏中党参、白术、茯苓、甘草名四君子汤，具有补脾气的功效，是补气的代表方；又有生地、白芍、当归、川芎称四物汤，是补血的代表方，二者合起来称八珍汤，气血双补，加黄芪、肉桂名十全大补汤。本膏方中有附子、茯苓、白术、白芍，含真武汤之意，可以治疗肾阳虚衰，水饮上逆，《伤寒论》云："太阳病，发汗，汗出不解，其人仍发热，心下悸，头眩，身瞤动，振振欲擗地者，真武汤主之。"本膏方中有附子、茯苓、白术、白芍、党参，名附子汤，《伤寒论》云："少阴病，得之一二日，口中和，其背恶寒者，当灸之，附子汤主之""少阴病，身体痛，手足寒，骨节痛，脉沉者，附子汤主之"。本膏方中有当归、白芍、川芎、茯苓，名当归芍药散，《金匮要略》云："妇人怀娠，腹中疠痛，当归芍药散主之。"本膏方中有茯苓、白术、肉桂、甘草，名苓桂术甘汤，《伤寒论》云："伤寒，若吐若下后，心下逆满，气上冲胸，起则头眩，脉沉紧，发汗则动经，身为振振摇者，苓桂术甘汤主之。"

从上面所述可以看出，十四味建中膏中含有很多名方，既有《伤寒论》方，又有《金匮要略》方，还有治疗妇科病的名方，足可以说明，本方既可补气，又可补血，既可补阳，又可补阴，是一个气血阴阳均补的好膏方。

20. 夏枯生脉膏

组成　夏枯草15g，党参10g，麦冬10g，五味子10g，玄参10g，牡蛎15g，丹参15g，黄药子10g，橘叶10g，柴胡10g，赤芍10g。

功效　补气养阴，祛痰泻火。

主治　气阴两虚，痰火郁结证。症见烦躁易怒，心悸气短，失眠多汗，脉虚弦滑数。

加减　甲状腺肿大明显者，加昆布10g，海藻10g；眼憋胀者，加香附10g。

按语：夏枯草是治疗甲状腺疾病的要药，长于清肝、散结、消肿；党参、麦冬、五味子名为生脉散，养心；橘叶、丹参、柴胡、赤芍理气活血；玄参、牡蛎、黄药子软坚散结，是治疗甲状腺疾病的特选药物。

如一年轻女性反复甲亢，检查指标每项均高，由于想怀孕而被迫不能怀孕，心情越来越急躁，服夏枯生脉膏后，心情好转，化验指标均恢复正常。一位中年女性患甲亢，服西药后，又出现甲减，心情更是烦躁，没有办法控制，服用夏枯生脉膏后，甲功正常，患者高兴地说：甲亢用此方，怎么甲减用此方也见效？这就是中医的特色，这就是中医治病求本，这就是中医的异病同治，这就是中医的双向调节！不论是甲亢，还是甲减，还是乳腺增生，只要它们的病机是气滞、痰凝、血瘀，均可以用夏枯生脉膏。

第九章　临证思路

第一节　读经典，多临床，跟名医

培养名医不到实验室，就在临床，以师带徒的方式进行培养。培养名中医的九字方针——"读经典，多临床，跟名医"。邓铁涛老先生提出，名中医必须是铁杆的中医。师带徒是培养名医的捷径之道。如何提高疗效，必须从经典著作中找答案。正如北京中医药大学王洪图教授所说："古人所留的东西，不图名不图利，只图给后人留东西。"他们所写的东西都是真实的，是经得起临床验证的，是值得我们继承的，如果我们再不继承下来，就像任继学老先生所说："中医丢的东西太多了。"临证深深体会到"抓主症，用经方，经方能治大病，经方能治怪病"的深刻含义。总结出特定的症状、特定的证型，运用特定的方剂。然而疾病总是变化多端，有的症状证型明显，对证施治疗效显著，有的病情复杂，脉症不符，寒热错杂，难以辨证。

一、抓主症，用经方

北京中医药大学郝万山教授说："抓主症，用经方是很多名老中医常用的治法。"《金匮要略》云："咳而上气，喉中水鸡声，射干麻黄汤主之。"只要喉中有痰鸣声的咳喘，就可用射干麻黄汤。《伤寒论》云："小结胸病，正在心下，按之则痛，脉浮滑者，小陷胸汤主之。"只要见到剑突下按痛的，就可用小陷胸汤。

二、如何掌握经方用量

正如黑龙江中医药研究院张琪教授所说："小青龙汤用量不宜过大，以 3g 为佳。"这一句话，解决了多年在临证应用小青龙汤剂量上的疑惑。

三、根据部位、经脉循行用药

梅国强教授告诉大家："根据经脉循行用药，可以扩大经方的治疗范围。"一句话领会到了为什么老中医用柴胡加龙骨牡蛎汤可以治疗肩周炎的含义。原来是根据手少阳三焦经循行而用之，打开了临床诊疗的思路。

四、老中医的东西，不争论，多实践

"老中医的东西，不争论，多实践"这是江西中医学院附属医院洪广祥教授常说的一句名言，就是告诫我们，老中医的东西是实践中得来的，搞不清原理，只是我们的底子还很薄，还有待于名老中医指点。如柴胡加龙骨牡蛎汤治疗肩周炎，就是在梅国强教授指点下搞清了原理。所以我们要先继承，再发展。

五、少阳属肾，肾上连肺，故将两脏

《灵枢·本输》云："少阳属肾，肾上连肺，故将两脏。"马蒔云："手少阳三焦者，属于右肾，而肾又上连于肺。"《神农本草经·经脉篇》谓："肾脉从肾上贯肝膈，入肺中，正肾之上连于肺也。故左肾合膀胱，右肾合三焦，而将此两脏，必皆以肾为主耳。然此三焦者，为中渎之府，乃水道之所由出也。"《素问·灵兰秘典论》曰："三焦者，决渎之官，水道出焉。正以下焦如渎，而此有以聚之决之，故曰决渎之官。又曰中渎之府也。彼膀胱合于左肾，即此三焦合于右肾，然三焦虽与膀胱为类，其实膀胱与肾为表里，而三焦不与肾为表里，乃与手厥阴心包络经为表里，非腑之孤者而何？"少阳属肾，肾上连肺，故将两脏之少阳字乃少阴之误。如《针灸甲乙经》云："少阴属肾，上连肺。"《黄帝内经太素》云："少阴属肾，肾上连肺，故将两脏矣。"虽可说明少阴即两肾，但其不能说明《内经》中并无两肾之说，且亦不能说明临床上为什么在治疗水、饮疾病时，不但要治肺、治肾，而且必须兼顾三焦，否则很难取得应有的疗效。

【临证医案】　王某，女，26岁。

初诊：咳而微喘7个多月。7个多月来咳而微喘，某院诊断为"支气管炎"，先予抗生素及中药止咳化痰、宣肺定喘之剂不效。舌苔白，脉弦紧。辨证为表寒内饮。治宜解表祛邪，温化寒饮。予小青龙汤加减。

处方：麻黄3g，干姜3g，桂枝3g，白芍3g，甘草3g，细辛1.5g，半夏3g，五味子3g。4剂，水煎服，1日1剂。

用法：上药先用水浸泡1～2小时，水煎2次，每次40分钟，混合，分早、晚各一次饭后服。

二诊：寸效未见。《灵枢·本输》云："少阳属肾，肾上连肺，故将两脏。三焦者，中渎之府也，水道出焉，属膀胱，是孤之府也，是六府之所与合者。"因拟化饮止咳的同时，佐用调理三焦，且兼敛肺敛肾之法。予小柴胡汤加减。

处方：柴胡10g，半夏10g，黄芩10g，干姜3g，五味子10g，丝瓜络10g，紫菀10g。4剂，水煎服，1日1剂。

用法：上药先用水浸泡1～2小时，水煎2次，每次40分钟，混合，分早、晚各一次饭后服。

咳嗽大减，继服4剂，诸症消失，愈。

第二节　学中医经典

中医经典具有一个共同特点，即王冰所说："其文简，其意博，其理奥，其趣深。"怎样才能学好中医经典，应当努力做到以下四点。

一、读懂读熟

（1）中医经典文辞古奥难懂，读懂应是第一道必须解决好的关口。《内经》云："春夏养阳，秋冬养阴。"《金匮要略》云："见肝之病，知肝传脾，当先实脾。"《伤寒论》云："阳明之为病，胃家实是也""伤寒，胸中有热，胃中有邪气，腹中痛，欲呕吐者，黄连汤主之"。《外感温热篇》云："温邪上受，首先犯肺，逆传心包。"

（2）中医经典既是中医的理论导源，又是中医的理论基础，因此必须读熟，其中许多重点内容都应当背诵。如《内经》十大理论学说的重点经文：养生、阴阳、五行、藏象、精气神、经络、病因病机、病证、诊法、治则治法等；《伤寒论》和《金匮要略》中的主证、主法、主方；《外感温热篇》中的温病辨治法则；《温病条辨》中的主证、主法、主方。

二、重点掌握

读中医经典，关键在于掌握中医的基本理论，掌握中医在整体观念指导下的辨证论治法则。如《内经》理论体系的十大学说；《金匮要略》脏腑杂病的辨治法则；《伤寒论》六经辨治法则；《温病条辨》三焦辨治法则；《外感温热篇》卫气营血辨治法则。

三、融会贯通

做到融会贯通，是有一定难度的。必须在读懂、读熟、掌握的基础之上，才能做到这一点。首先是在每一部经典之中，学会融会贯通。例如，《素问·痹论》云："肝痹者，夜卧则惊。"为什么肝痹夜卧则惊？联系《素问·五脏生成》"人卧血归于肝"，《灵枢·本神》"肝藏血，血舍魂"，就可以得出这个结论。又如《金匮要略》中肾气丸先后主治五个病证："虚劳腰痛，少腹拘急，小便不利者，八味肾气丸主之""脚气上入，少腹不仁，肾气丸主之""男子消渴，小便反多，以饮一斗，小便一斗，肾气丸主之""夫短气有微饮……肾气丸亦主之""妇人病……转胞不得溺……肾气丸主之"，把五个不同的病证加以联系比较，就可以明确肾气丸的真正作用了。

进而在整个中医经典之中，学会融会贯通。例如，《伤寒论》中有一个阳明病外证："身热，汗自出，不恶寒，反恶热"，是指阳明胃腑实、里热炽盛病证的外在表现。而《素问·热论》也曾讲了一个阳明病"身热，目痛而鼻干，不得卧"的外证，则是指的经脉病证。又如，《金匮要略》中有一个白虎加人参汤证："太阳中热者，暍是也。汗出恶寒，身热而渴，白虎加人参汤主之"《伤寒论》则列举了四条："服桂枝汤，大汗出后，大烦渴不解，脉洪大者，白虎加人参汤主之""伤寒病，若吐若下后，七八日不解，热结在里，表里俱热，时时恶风，大渴，舌上干燥而烦，欲饮水数升者，白虎加人参汤主之""伤寒无大热，口燥渴，心烦，背微恶寒者，白虎加人参汤主之""阳明病……若渴欲饮水，口干舌燥者，白虎加人参汤主之"。《温病条辨》中又列出两条："太阴温病，脉浮大而芤，汗大出，微喘，甚至鼻孔扇者，白虎加人参汤主之""暑温……脉芤甚者，白虎加人参汤主之"。将以上七条白虎加人参汤证联系比较，就可以明确白虎加人参汤的主治作用了。

四、临证运用

中医经典的理论，源于古人长期实践的总结，学习中医经典最根本的目的，就是用以指导实践。能够运用经典理论指导临证实践，其临证水平、临床疗效必然会达到一定的高度。

古人运用经典理论指导临证，已经作了大量的总结。

《内经》云："五脏不平，六腑闭塞之所生也"（《素问·通评虚实论》）。由于五脏主藏精气，而六腑主传化糟粕，《素问·五脏别论》云："夫胃、大肠、小肠、三焦、膀胱，此五者，天气之所生也，其气象天，故泻而不藏。此受五脏浊气，名曰传化之府。"若六腑传化失职，不能排泄浊气，则必然累及五脏。因此，临证凡五脏不平之证，每从六腑泻之。吴鞠通《温病条辨》云："喘促不宁，痰涎壅滞，右寸实大，肺气不降者，宣白承气汤主之""邪闭心包，神昏舌短，内窍不通，饮不解渴者，牛黄承气汤主之"。

《内经》云："凡阴阳之要，阳密乃固。"原文指出，阴阳两者平调的关系，在于阳气的致密，阴阳两者之间，是以阳气为主导。临证上许多阴精、阴液失固的病证，属阳虚不密者，应当温阳以固摄之。仲景《金匮要略》云："夫失精家，少腹弦急，阴头寒，目眩，发落，脉极虚芤迟，为清谷，亡血，失精。脉得诸芤动微紧，男子失精，女子梦交，桂枝加龙骨牡蛎汤主之"，即是其例。《伤寒论》云："太阳病，发汗，遂漏不止，其人恶风，小便难，四肢微急，难以屈伸者，桂枝加附子汤主之"，亦是其例。《金匮要略》云："虚劳里急，诸不足"，主以小建中汤或黄芪建中汤，此甘温之剂，其曰阴阳两补，实则偏于补气温阳。凡此皆遵"阴阳之要，阳密乃固"义。

【临证医案1】心咳治验案

王某，女，46岁。

初诊：2005年5月12日。咳嗽2个月。2个月来咳嗽，咳痰黏稠，咽喉憋胀。用中西药物治疗效果欠佳，反复发作。细审脉症，除上述证候外，尚见心慌、心悸。舌苔白，舌质暗，脉沉弦。辨证为气血俱虚为本，气滞血瘀为标。治以补气养血以培本，行气活血以治标。予参芪丹鸡黄精汤加减。

处方：党参10g，黄芪30g，丹参30g，黄精10g，生地10g，当归10g，薄荷3g，白术10g，苍术15g，柴胡10g，三棱10g，莪术10g，夜交藤30g，青皮10g，陈皮10g。3剂，水煎服，1日1剂。

用法：上药先用水浸泡1～2小时，水煎2次，每次40分钟，混合，分早、晚各一次饭后服。

服药3剂后，患者自诉症状明显好转，咳嗽减轻，咽喉憋胀、心慌、心悸均较前好转。守原方继服6剂，诸症皆愈。

按语： 《素问·咳论》说："五脏六腑皆令人咳，非独肺也。"指出辨治咳嗽之症，应当有整体观念，不可只囿于肺脏找病因。这是中医整体观的典范，纵观中医典籍，惟对心咳的论述却不多，实际上心咳在临床上并不少见。《素问·咳论》云："心咳之状，咳则心痛，喉中介介如梗状，甚则咽肿喉痹。"因心经"其支者，从心系上夹咽"，邪犯经脉，使经脉气血逆乱，故见"咳而心痛，喉中介介如梗状"。宗其所说，试用于临床常效如桴鼓。

【临证医案2】不荣痹痛案

李某，女，42岁。

初诊：手指关节疼痛1年。1年来手指关节疼痛，每逢月经后手指疼痛加重，面色萎黄，食欲不振，夏季手足心热，冬季手足心反冷，月经量少，前医用祛风除湿药，手指关节疼痛不减，反见加重，近2日来正逢月事，手指疼痛加重。舌苔白，脉沉弦涩。辨证为气血亏虚，经脉失养。治宜补气养血，荣经止痛。予归芪建中汤加减。

处方：当归10g，黄芪15g，白芍20g，生姜3片，大枣5个，桂枝10g，阿胶（烊化）10g，生地10g，红糖30g。6剂，水煎服，1日1剂。

用法：上药先用水浸泡1～2小时，水煎2次，每次40分钟，混合，分早、晚各一次饭后服。

服上方6剂而手指关节疼痛消失。

按语： 根据《伤寒论》"脉浮紧者，法当身疼痛，宜以汗解之。假令尺中迟者，不可发汗，何以知然？以荣气不足，血少故也"。今脉沉弦涩，沉脉主里，涩脉乃伤精血少，细思之正符合"不荣则痛"这一理论，《金匮要略》云："虚劳里急……四肢酸疼，手足烦热，咽干口燥，小建中汤主之"，综合脉症乃血虚不能濡养筋脉所致，前医用祛风除湿药治疗病情加重乃阴血更伤之故，当以补气养血，荣经止痛治之，故采用归芪建中汤加减。

第三节　观其脉证，知犯何逆，随证治之

"观其脉证，知犯何逆，随证治之"，语出《伤寒论·辨太阳病脉证并治》。原文谓："太阳病三日，已发汗，若吐、若下，若温针，仍不解者，此为坏病，桂枝不中与之也。观其脉证，知犯何逆，随证治之。"仲景在此提出变证的治则，立辨证论治的规矩，对临床具有普遍指导意义。

对此条文，历代注家大都根据原文的基本含义进行分析。例如，金代成无己《注解伤寒论》云："太阳病，三日中，曾经发汗吐下温针，虚其正气，病仍不解者，谓之坏病，言为医所坏病也，不可复与桂枝汤。审观脉证，知犯何逆而治之。逆者，随所逆而救之。"清代尤在泾《伤寒贯珠集》云："若与或同，言或汗，或吐，或下，或温针，而病仍不解，即为坏病，不必诸法杂投也。坏病者，言为医药所坏，其病形脉证不复如初，不可以原法治也，故曰桂枝不中与也。须审脉证，知犯何逆，而后随证依法治之。"清代柯韵伯《伤寒来苏集》云："《内经》曰：未满三日者，可汗而已，汗不解者，须当更汗，吐下温针之法非太阳所宜，而三日中亦非吐下之时也，治之不当，故病仍不解。坏病者，即变证也。若误汗则有遂漏不止，心下悸、脐下悸等症，妄下则有结胸痞鞕、协热下利、胀满清谷等症，火逆则有发黄圊血、亡阳奔豚等症。是桂枝证已罢，故不可更行桂枝汤也。桂枝以五味成方，减一增一，便非桂枝汤，非谓桂枝汤竟不可用。下文皆随证治逆法。近世医家亦有如此之论者。"如成都中医学院《伤寒论释义》云："太阳病三日，是太阳病已过数日，曾经发汗，或吐下温针等法治疗，而病仍不解，以为坏病。因太阳病施治不当，往往变为坏病。坏病治法，当观其脉证，并须知其所犯的何种误治，随证施治。"南京中医学院伤寒教研组编《伤寒论译释》云："太阳表证，用汗法本当有效，但有时或因病人体质关系，或因给药方法不当，如不能一汗而解的，只要表邪仍在，可再三汗之而解。"现在医生见发汗后病仍不解，以为邪已入里，疑在上焦而用吐法，疑在中焦而用下法，或疑汤剂不行，更用温针逼汗，这样诸法杂治，以致变证纷繁，而无名可称，故称为坏病。此时已绝不是原来的证候，所以说桂枝不中与也。湖北中医学院主编的《伤寒论选读》云："太阳病经过数日，已用过发汗、吐、下、温针，不仅病证不除，而且反使病情恶化，是为坏病。"坏病证候复杂，变化多端，难以六经证候指其名，治疗原则应根据脉证变化而定，不可拘守定法，故仲景指出"观其脉证，知犯何逆，随证治之"。如属于误汗而汗出不止，《伤寒论》云："太阳病，发汗，遂漏不止，其人恶风，小便难，四肢微急，难以屈伸者，桂枝加附子汤主之。"若发汗过多出现心下悸，《伤寒论》云："发汗过多，其人叉手自冒心，心下悸，欲得按者，桂枝甘草汤主之。"若误汗出现脐下悸欲作奔豚，《伤寒论》云："发汗后，其人脐下悸者，欲作奔豚，茯苓桂枝甘草大枣汤主之。"若误汗出现心下悸，头眩身瞤动，振振欲擗地，《伤寒论》云："太阳病，发汗，汗

出不解，其人仍发热，心下悸，头眩，身瞤动，振振欲擗地者，真武汤主之。"若误汗出现腹胀满，《伤寒论》云："发汗后，腹胀满者，厚朴生姜半夏甘草人参汤主之。"若误汗出现汗出恶寒，《伤寒论》云："发汗，病不解，反恶寒者，虚故也。芍药甘草附子汤主之。"若属于误下而出现心下少腹硬满，《伤寒论》云："太阳病，重发汗而复下之，不大便五六日，舌上燥而渴，日晡所小有潮热，从心下至少腹硬满而痛不可近者，大陷胸汤主之。"若误下而成痞者，《伤寒论》云："伤寒五六日，呕而发热者，柴胡汤证俱，而以他药下之，柴胡证仍在者，复与柴胡汤。此虽已下之，不为逆，必蒸蒸而振，却发热汗出而解。若心下满而硬痛者，此为结胸也，大陷胸汤主之；但满而不痛，此为痞，柴胡不中与之也，宜半夏泻心汤。"若误下出现协热下利，《伤寒论》云："太阳病，外证未除而数下之，遂协热而利。利下不止，心下痞硬，表里不解者，桂枝人参汤主之。"假使误吐，则有不能食，心烦等证出现。误用温针，则有发黄、圊血、亡阳、奔豚诸证的产生。如此种种变证当首先察知其所犯何逆再选用不同的方法予以治疗，此皆为仲景治逆之法，即是条文中所说的"知犯何逆，随证治之"。但是对于"逆"字，我们不应当局限地理解为误治，应当体会其更深层次的含义，《内经》强调人应顺应自然，任何有悖于常的因素皆可成为致病之因，医者当细心察其缘由，然后随证治之。即"逆"当有病因之义，涵盖了导致疾病的原因等多方面的因素。

中医治病的优点在于辨证论治，辨证论治的核心是在辩证思维的指导下去论治，辩证思维下的论治方法在于如何对待证据，如何对待证据中各种证据的主次取舍，在这方面前医给我们树立了很好的榜样，提出了很多好的行之有效的方法，张仲景强调的方法是"脉证并治"，即在分辨证据，确定证型，确定治法时要脉与证并重，但又以脉象为衡量主次的主要依据，即"观其脉证"之"脉"在前，"证"在后，以脉为主，以证为次，随证治之的根据首先是脉，其次才是证。

临证根据仲景的教导，在疾病的发展与治疗过程中：

（1）必须随时注意观察疾病的脉与证的变化。

（2）必须随时注意不同治法引起的证候的改变。

（3）必须注意辨证论治时的第一脉，第二证的辨证次序方法。

（4）必须注意随时根据证的不同特点，采用不同的治疗方法。

病的变化千头万绪，而方药的功效却具有一定的范畴，不可执一方一药以统治百病。如桂枝汤本是适应范围较广，而且疗效很好的方子，但它的作用是有一定限度的，它的特长是解肌发汗，用于脉浮缓、自汗属于表虚者，效果最著。假使脉浮紧、发热、汗不出的表实证就不可用，这是应用桂枝汤的必备常识。因脉紧、无汗是寒邪束缚肌表，腠理闭塞的表现，假使误服了桂枝汤，势必促使邪气壅遏，而导致病变，所以要"观其脉证，知犯何逆，随证治之"，仲景谆谆告诫谓"常须识此，勿令误也"。

【临证医案】郑某，男，45 岁。

初诊：患传染性肝炎 3 年。3 年来患传染性肝炎，现症身重乏力，纳差食少，胃脘微痛，偶见胁下隐痛，他无所苦。再审诸医之方药，西医大多为保肝之品，中药或以茵陈辈，或以清热解毒剂，或以疏肝和胃方，然不是不效，就是诸证加重，且日感难于行动矣。舌苔薄白，脉见濡缓。辨证为湿郁不化。治宜理气化湿。予柴胡桂枝干姜汤。

处方：柴胡 10g，桂枝 10g，干姜 3g，黄芩 10g，天花粉 12g，牡蛎 10g。4 剂，水煎服，1 日 1 剂。

用法：上药先用水浸泡1~2小时，水煎2次，每次40分钟，混合，分早、晚各一次饭后服。

服药4剂，果然诸症大减，继服4剂，诸症竟失，愈。

按语：因《伤寒论》有"伤寒五六日，已发汗而复下之，胸胁满微结，小便不利，渴而不呕，但头汗出，往来寒热，心烦者，此为未解也，柴胡桂枝干姜汤主之"。又唐容川曰："已发汗，则阳气外泄矣。又复下之，则阳气下陷水饮内动，逆于胸胁，故胸胁满微结。小便不利，水结则津不升，故渴。此与五苓散证同一意也。阳遏于内，不能回散，但能上冒，为头汗出。而通身阳气欲出不能，则往来寒热。此与小柴胡汤同一意也。此皆寒水之气，闭其胸膈腠理，而火不得外发，则返欲心包，是以心烦。故用柴胡以透达膜腠，用姜、桂以散撤寒水，又用栝楼、黄芩以清心郁之火。夫散寒必先助其火，本证心烦，已是火郁于内，初服桂姜，反助其火，故仍见微烦。复与桂姜之性，以得升达，而火外发矣，是以汗出而愈。"询之患者确有寒热往来，口渴之苦。

第四节　遵仲景汤方辨证，学临证方法论

《伤寒杂病论》，是后汉张机（字仲景）所著。仲景生活在东汉末年，当时天下大乱，战乱纷争，疠疫流行猖獗，民不聊生。在仲景《伤寒论·原序》中也记载："余宗族素多，向余二百，建安纪年以来，犹未十稔，其死亡者三分有二，伤寒十居其七。"正是在这样的时代背景下，仲景"感往昔之沦丧，伤横妖之莫救，乃勤求古训，博采众方"而著成《伤寒杂病论》。仲景不仅继承了汉以前的医学成就，而且还有创造性的发展。他创立的六经辨证理论体系大大地提高了临床的辨证论治水平，为后世辨证论治做了很好的典范，他是将唯物辩证法最早应用于医疗实践中的伟大医学家，是祖国医学辨证论治法则的奠基者。他所制定的一系列辨证论治法则，直至今日，依然是我们遵循的基本原则。他的灵活辨证法思想，为后世医家所效仿。例如，抓关键的体征和症状，全面地、历史地、客观现实地进行分析，正确地区别真假现象和吸取经验教训，以及针对主要原因，确定先后缓急、扶正祛邪的治疗原则，组方时的原则性和灵活性。再如，抓次要的体征和症状，探求病本选方。又如，辨经络，识病机，从而遣方用药。

辨证论治是中医的一大特色，中医是否只谈辨证而不论病呢？答案当然是否定的，中医也讲辨病，是辨病与辨证两者的合参。早在两千多年前，张仲景就示意后人，需病症结合，分病辨证，他在《伤寒论》或《金匮要略》中都是以《辨××病脉证并治》或《××病脉证治》为篇名，这正是中医病症合参的具体体现，启示后人，病与证要相结合，脉与证需合参、辨证与论治需紧密结合。《伤寒论》云："太阳中风，阳浮而阴弱，阳浮者热自发，阴弱者汗自出，桂枝汤主之。"条文中所言"太阳"即为辨病，"中风"即为辨证。《伤寒论》云："伤寒表不解，心下有水气，干呕，发热而咳，或渴，或利，或噎，或小便不利，少腹满，或喘者，小青龙汤主之。"条文中"太阳"即为辨病，"表不解，心下有水气"即为辨证。《伤寒论》云："伤寒六七日，结胸热实，脉沉而紧，心下痛，按之石硬者，大陷胸汤主之。"条文中"结胸"即为辨病，"热实"即为辨证。著名医家赵锡武说："有病始有证，证必附于病，若舍病而论证，则皮之不存，毛将安附焉。"只有准确辨证论治，才是提高临床疗效的必然路径，仲景恰恰为我们做了典范，因此必须从经典著作中来找出答案。正如北京中医药大学

王洪图教授所说："古人所留的东西，不图名不图利，朴素无华，尽可信赖。"他们所写的东西都是从实践中得来的，是经得起临床考验的，是值得我们继承的。深刻体会到经典理论的重要性，以及经方的无穷魅力，深刻感受到"抓主症，用经方，经方能治大病，经方能治怪病"的深刻含义。只有总结出特定的症状、特定的证型，运用特定的方剂，才能保障临床疗效的准确性。然而疾病总是变化多端，有的症状证型明显，对辨证施治疗效显著，有的病情复杂，脉证不符，寒热错杂，辨证难明。

学习经典应该在"读"字上下功夫，透过言简意赅的原著，进行深层次的思考，才能站在一个新的高度，获得新的感悟。读经典，重要的是领会其精神实质。做临床就是将经典理论用于临床，才能使经典理论真正成为自己的经验知识，并从中有所感悟，升华为经验理论，更多地去指导临床。

一、抓主症，对症用方

何为主症？顾名思义是指《伤寒论》和《金匮要略》原文中记述的必见症状。"抓主症，用经方"是很多名老中医常用的治法。著名伤寒学家刘渡舟老前辈治疗烟雾中毒发热、呕吐的患者，根据《伤寒论》"呕而发热者，小柴胡汤主之""小结胸病，正在心下，按之则痛，脉浮滑者，小陷胸汤主之"，处方柴陷合方而愈。又如糖尿病、肝炎、结肠炎是三种不同的疾病，只要见到"口干、口渴、大便溏、脉弦"就处方柴胡桂枝干姜汤。胡兰贵教授遵用此法，实践于临床中，果然收到良好的疗效。再如《金匮要略》云："咳而上气，喉中水鸡声，射干麻黄汤主之。"仅凭此条，在临证之际，只要见到咳喘的患者有喉中痰鸣声，就开具射干麻黄汤，临床疗效显著。《伤寒论》云："小结胸病，正在心下，按之则痛，脉浮滑者，小陷胸汤主之。"临床诊疗中只要有剑突下按痛的，就可以用小陷胸汤。《伤寒论》云："伤寒，脉结代，心动悸，炙甘草汤主之。"只要见到心脏病脉结代者，就可用炙甘草汤。这些都是抓主症，用经方。在烦琐复杂的症状中，只要抓住主症，主要矛盾解决了，次要矛盾必然迎刃而解，犹如单刀直入，快刀斩乱麻。在《伤寒论》和《金匮要略》中只罗列几个症状，就遣药用方的条文随处可见，历代医家也据此用方，乍一看似乎是原始的对症处理的经验，但是这里所言的"抓主症"，就是抓病机，是辨证论治诊疗程序的简化，是临床经验的结晶，是千锤百炼后，经过高度浓缩提炼的升华理论。

二、抓副症，溯本选方

抓副症，进而辨病机，根据病机用方，有时候可以起到柳暗花明、峰回路转的效果。《伤寒论》和《金匮要略》原文中记述的或见症状或非必见症状，名副症。临证用方，主症虽然说是"必见"的，但是不必俱见，副症虽说"或见"或"非必见"，但是对患者而言，有时却可能是他感到最痛苦的主诉症状。《伤寒论》云："本已下之，故心下痞。与泻心汤，痞不解，其人渴而口燥烦，小便不利者，五苓散主之。""其人渴而口燥烦，小便不利"是副症，张仲景根据副症选用五苓散治之。胡兰贵教授在临证遇风湿性关节炎的患者，经祛风除湿药物治疗无效时，问诊若发现患者有大便稀溏，小便不利的副症，而选用胃苓汤治之，乃获奇效。其病机正符合《金匮要略·痉湿暍病篇脉证并治》中指出的"湿有内湿、外湿，内湿者，小便不利，大便反快。外湿者汗之，内湿者利之"之意。心脏病期前收缩患者，用炙甘草汤、生脉散、天王补心丹等专治心脏病的药物不效，在问诊中，发现患者除心烦、心悸以外，还有胃脘疼痛，根据胃脘疼痛这一副症，而用黄连汤治之，期前收缩消失。

三、辨经络，遣方用药

中医强调整体观念，脏腑经络是人体不可分割的整体，《内经》云："有诸内者，必形诸外，故视其外应，以知其内脏，则知所病矣。"正是经络内属脏腑，外络肢节，四通八达的具体体现。古人云："不明十二经络，开口动手便错""不明十二经络，犹如夜行无烛"。临床实践证明，依据经脉的循行诊断疾病，可以扩大经方应用的范围，提高临床辨证论治的水平。仲景继承并发展《内经》的经络学说，建立系统全面的六经辨证诊疗体系，在诊断疾病时，据经认证，据证论治。就六经而言，太阳经受邪则"头项强痛"，阳明经受邪则"缘缘面赤，额痛鼻干"，少阳经受邪则"胸胁苦满"，太阴经受邪则"腹满"，少阴经受邪则"咽痛"，厥阴经受邪则"颠顶痛、吐涎沫"。仲景还将经络系统运用在疾病的防治中，《金匮要略·脏腑经络先后病脉证》云："若人能养慎，不令邪风干忤经络，适中经络，未流传脏腑，即医治之，四肢才觉重滞，即导引、吐纳、针灸、膏摩，勿令九窍闭塞"胡兰贵教授在临证之际，每遇类风湿关节炎，腕关节内侧疼痛，或肘关节疼痛，其疼痛部位均属手少阴心经所循行的路线，用炙甘草汤治之而获效。遇肩周炎、颈椎病患者，根据足太阳膀胱经和手少阳三焦经的循行路线，临证之际用柴胡加龙骨牡蛎汤治之也常常获得奇效。遇情志因素所致的阳痿患者，根据足厥阴肝经绕阴器，可用疏肝理气，通络化痰的四逆香佛二花汤（自拟方）而获效。

四、识病机，活用经方

学习《伤寒论》，不仅要重视书中理、法、方、药的基本知识和内容，同时要从中学习辨证论治的思路与方法，灵活运用经方。其中辨识病机，据病机选方，则是扩大经方应用范围的又一重要思路和方法。《伤寒论》云："伤寒脉微而厥……蛔厥者，乌梅丸主之。又主久利。"张仲景用乌梅丸治疗蛔厥，又治久利，正是因为寒热错杂、虚实兼见的病机相同。再如，小建中汤既可以治疗"伤寒阳脉涩，阴脉弦，法当腹中急痛"，又可以治疗"伤寒二三日，心中悸而烦"，是因其气血两虚的病机一致。在《金匮要略》中，应用肾气丸治疗的病症有五，也正是由于其病机相同。可见在主症不同的情况下，只要病机一致，即可用同一首方剂，这就是中医理论"异病同治"的具体实践应用。如《伤寒论》黄连汤证"伤寒，胸中有热，胃中有邪气，腹中痛，欲呕吐者，黄连汤主之"。临证之际患者绝不会说他"胸中有热，胃中有邪气"，胡兰贵教授认为张仲景所指的"胸中有热"，可以理解为上焦有热，如牙痛、口苦、口疮等都属胸中有热；胃脘疼痛即是"胃中有邪气"，可用黄连汤。再如《伤寒论》云："太阳中风，阳浮而阴弱，阳浮者热自发，阴弱者汗自出，啬啬恶寒，淅淅恶风，翕翕发热，鼻鸣干呕者，桂枝汤主之。"患者也不会描述自己"啬啬恶寒，淅淅恶风，翕翕发热，鼻鸣干呕"的症状，而临证之际见到微恶风寒，汗出恶风的鼻炎、鼻窦炎属营卫不和者，均可用本方治之。又如《伤寒论》云："伤寒表不解，心下有水气，干呕，发热而咳，或渴，或利，或噎，或小便不利，少腹满，或喘者，小青龙汤主之。"小青龙汤是治疗咳喘的有名方剂，但不是一见哮喘就可用小青龙汤，患者也绝不会描述自己是"心下有水气"而表现出的咳喘，也不会说自己是表寒内饮咳喘，胡兰贵教授则认为"心下有水气"，临证只要见到胃脘痞满兼有咳喘，即可应用小青龙汤治之。

《伤寒论》所提示的辨证思路和灵活用方思路，不仅如此，在这里胡兰贵教授只是举例说明。因此，在学习《伤寒论》时，不仅要学习其辨证常法，同时要从字里行间之中学习其灵活的辨证思路和方法。

第五节 临证巧用方

方剂是辨证论治过程中的重要环节，方剂组成的好坏直接影响辨证论治过程中的治疗效果，所以历代医家都很重视方剂学的研究。中医古籍浩如烟海，所载方剂很多，再加上近代医家和每个医生所创制的验方就更多了。所以记忆难，应用就更难了。临证背了5000多个，但是仍然感到很多没有背过，一用就更难了，不知用哪个好，久久难于开方。后来，经过分析、归纳、对比，一下子开朗了很多，5000多个方不过400多个方类，结果确实做到了方中有方、方中有药、药中有方。不但在临床上的用方严格了，而且疗效也提高了。那么，临证怎样学习和应用方剂呢？

一、学习方法

（1）多数人认为有效的方剂不但要背过它的组成、功用、主治，而且要背过它们药物组成上的配伍方法、加减方法。只有这样我们才会做到举一反三地应用方剂。这些方剂从哪找？讲义、汤头歌诀中记载的即是多数人认为有效的方剂。

（2）善于观察众多方剂的总趋势。例如银翘散、越婢汤、升降散，尽管药物组成根本不同，但它们的总趋势都是辛凉解表。麻黄汤、荆防败毒散、九味羌活汤尽管药物组成根本不同，但它们的总趋势都是辛温解表。因此前者都是治疗风热外感的，后者都是治疗风寒外感的。

（3）善于发现总趋势相同方剂中的特殊引经药。例如，独活寄生汤和三痹汤，从其总趋势来看，都是益气养血，祛风除湿，治疗风湿痹证的方剂。但是由于三痹汤多了黄芪的补气升阳，少了桑寄生的补腰肾，使其主要功用变成主治上半身，特别是肩臂风湿的方剂，而独活寄生汤则成了主治腰腿疼痛的方剂了。

（4）善于发现相似方剂间的不同用药和药物间的用量比例。例如，黄连汤和半夏泻心汤，两个方剂除一味药不同外，其余药味全部相同，但就是这一味药的不同，使这两个总趋势相同，即都用于寒热夹杂证痞满、泄泻的方剂，变成了一个用于寒多热少证，一个用于热多寒少证。又如，桂枝汤和桂枝去芍药汤，两方仅差一味芍药，但却变成了桂枝汤调和营卫，桂枝去芍药汤温通心阳。

（5）善于发现组成药物相似中的不同点。例如，不同方剂中采用了不同的化痰止咳药，如一者采用了百部、紫菀、杏仁，二者采用了贝母、前胡，我们分析时，就要善于区别它们间的相异点，并找出这些药物的特点。如紫菀不但降气化痰，并且止咳通络；百部止咳甚佳，且有润肺之功，但无化痰之力；杏仁重在降气止咳，且稍能定喘；贝母除热痰，稍有软坚之力；前胡既解表，又降气化痰。应区别使用。

（6）注意发现方剂组成药物间的协同和制约。例如，用于止咳化痰的紫菀、冬花，两药相配，可使它们的定喘止咳作用增强；黄柏、知母相配，可使它们滋阴降火的作用增强；黄柏、砂仁相配，可明显提高砂仁的涩精作用。

二、巧用方法

（1）选择方剂要严格要求，绝不马虎从事。例如，症见寒热往来，胸胁苦满，心烦喜呕，口苦咽干，脉弦的少阳证，就予小柴胡汤；厥阴头痛，干呕吐涎沫或呕吐者，就予吴茱萸汤，而不加减任何药物。

（2）加减药味一定要严格。在这方面张仲景可以说是一个典范。例如，他在《伤寒论》中阐述小柴胡汤的适应证时，又明确指出："若胸中烦而不呕者，去半夏、人参，加栝楼实一枚；若渴者，去半夏，加人参合前成四两半，栝楼根四两；若腹中痛者，去黄芩，加芍药三两；若胁下痞硬，去大枣，加牡蛎四两；若心下悸，小便不利者，去黄芩，加茯苓四两；若不渴，外有微热者，去人参，加桂枝三两，温覆微汗愈；若咳者，去人参、大枣、生姜，加五味子半升，干姜二两。"假若随心所欲地加减药物，常常失掉原方含义。例如，麻杏石甘汤是由麻黄、杏仁、石膏、甘草组成的方剂，其麻黄、石膏的用药比例为 1:2，主用于热壅在肺的汗出而喘无大热者，假若因为考虑是肺部炎症，而加大石膏用量，并增黄芩、黄连、黄柏、栀子、银花、连翘等清热解毒药，就不治肺，而成了清热解毒剂。

（3）选择用方时，一定要注意适至其所，不可太过不及。这里尤其注意的是药物的用量和归经问题，千万不可认为药量大就是好，因为有的药量过大反而过其病所而伤正，正如《素问》所说："勿使过之伤其正也。"所以喻嘉言说："不明脏腑经络，开口动手便错。"

（4）加减药物时，一定要注意方中有方，药中有方。例如，真武汤由茯苓、芍药、生姜、白术、附子等组成，主用于肾阳衰微，水气内停，症见小便不利，四肢沉重疼痛，恶寒腹痛，下利，或肢体浮肿，与太阳病，发汗，汗出不解，其人仍发热，心下悸，头眩，身𥆧动，振振欲擗地者。若去生姜，加人参，则名附子汤，用于寒湿内侵，身体骨节疼痛，恶寒肢冷，脉沉细无力者。若不去生姜，但加人参，则非但具有真武汤之功，并且兼有附子汤之效，就是说虽然仅仅加入了一个人参，但却具有了加入附子汤之意，所以也就具有了加入附子汤的功用主治。若在真武汤中加入一味桂枝，则具有了茯苓甘草汤的功用主治，即非但具有真武汤的功用，并且具有茯苓甘草汤治奔豚之功。

第六节　临证思维

俗话说"巧妇难做无米之炊""秀才写文章，肚子里要有货""冰冻三尺，非一日之寒""吃得苦中苦，方为人上人""梅花香自苦寒来，宝剑锋从磨砺出"。这就是说成功人士都是下了很大的功夫，刻苦学习所得的结果；好的医生要想给患者看得又好又快，必须有扎实的中医功底，要会背中医四大经典、汤头歌诀、药性赋、脉诀，熟悉内、外、妇、儿科病症的病因、病机、诊断、辨证、立法、方药，而且还要思维敏捷，这样才能给患者诊断准确，用药准确，疗效可靠。列举以下几点：

（1）中医有"抓主症，用经方，经方能治大病，经方能治怪病"的说法，例如，张仲景在《金匮要略》中有"咳而上气，喉中水鸡声，射干麻黄汤主之"的论述，也就是说只要见到喉中水鸡声，就可用射干麻黄汤，不必再问其他症状，这就是"抓主症，用经方"。因此，经文背得熟悉，看病就快。

（2）张仲景在《伤寒论》中有"观其脉证，知犯何逆，随证治之"的说法，意思就是说脉是第一，症是第二，有些患者叙述的症状太多太乱，我们只能以脉为准，只要摸准脉就可以开方，因此，脉学熟悉，开方就快；反之，有些医生不懂脉学，看病就慢。

（3）中医有"效不更方"的说法，一般复诊患者只要疗效好，舌脉吻合，这样不变方，看病也快，这就要熟悉舌诊，舌诊熟悉，看病也快，有些医生不懂舌诊，所以看病就慢。

（4）俗话说"熟能生巧"，熟背汤头歌诀也能缩短开方时间，这样开的方既正确又利索，因此，汤头背得熟悉，开方开得又快又好。有些医生不背方歌，所以看病就慢。

（5）胡兰贵教授所带的学生都是跟他5年以上的学生，他要求学生熟背方歌、经文、药物剂量，这样只要他说出方名，学生就能写出药物组成内容和剂量，看病又快又好，有的医生没带学生，或者是带的学生不熟悉他，看病就慢。

总之，看病就如同神枪手一样，挥手打得就准，不用瞄很长时间，越是瞄很长时间的不一定打得准，看病快的说明病情掌握得准，看病就快，疗效就好；看病慢了，说明这个病比较复杂，可能疗效就差。

第七节　服药方法

秋季气候多变，"一场秋雨一场寒"，刚刚经过烈日炎炎的夏季，人体耗气伤津，消耗比较大，正气有所亏虚，再加上初秋时节，各地的温差都比较大，所谓"中午开空调，晚上盖被絮"，这种气温的骤降，就是秋季感冒的主要原因。

中医对感冒的认识很深刻，早在《伤寒论》中就对它进行过系统的总结，而今天我们将感冒分为多种证型，首先感冒的病因是风邪由皮毛或口鼻侵袭肌表，肺失宣降所致，出现鼻塞、流涕、头痛、恶寒、发热等症，此时证明你已经感冒了，倘若兼有头身疼痛、无汗、鼻塞流清涕、咳嗽吐稀白痰、口不渴或渴喜热饮、苔薄白说明是风寒感冒；若兼有发热重、微恶风、头胀痛、有汗、咽喉红肿疼痛、咳嗽、痰黏或黄、鼻塞黄涕、口渴喜饮、舌尖边红、苔薄白微黄说明是风热感冒；若兼有胸闷、恶心、呕吐、舌苔厚腻说明是暑湿感冒；若兼有疲乏无力、少气懒言、自汗说明是气虚感冒；若兼有五心烦热、口渴喜饮说明是阴虚感冒；若兼有畏寒肢冷、面色苍白、大便稀溏说明是阳虚感冒；若兼有胸胁胀闷不舒、喜叹息说明是气郁感冒。

因为感冒为外受风邪为主所致，《内经》云："其在皮者，汗而发之"，因此总的方法都是以发汗为主，风寒感冒者发表兼散寒，可选用荆防败毒散；风热感冒者发表兼清热，可选用银翘散；暑湿感冒者发表兼清暑化湿，可选用藿香正气散；气虚感冒者发表兼补气，可选用清暑益气汤；阴虚感冒者发表兼养阴，可选用加减葳蕤汤；阳虚感冒者发表兼温里，可选用再造散；气郁感冒者发表兼解郁，可选用香附参苏饮；妇人经期感冒可选用逍遥散；男子遗精或房事后感冒可用滋水清肝饮。

以上是中医治疗感冒的各种方法，若要取得好的疗效，当在治疗感冒时配合喝热粥，早在两千多年前的《伤寒论》中就有这样的论述，在谈到桂枝汤的服法时，特别强调"服已须臾，啜热稀粥一升余，以助药力。温覆令一时许，遍身漐漐微似有汗者益佳，不可令如水流漓，病必不除"。说明服用桂枝汤时，不喝热粥，不盖被子温发汗是没有疗效的，因为桂枝汤由桂枝、白芍、甘草、生姜、大枣所组成，桂枝配甘草名桂枝甘草汤，辛甘化阳起补阳的作用，通行卫气；芍药配甘草叫芍药甘草汤，酸甘化阴起补阴的作用，补益营气；营卫调和，此时喝热粥才能起到发汗解表的作用。此时热粥起祛除风邪作用，而桂枝汤起补益正气的作用，正如《内经》所说"正气存内，邪不可干""邪之所凑，其气必虚"。因此，喝热粥在治疗风寒感冒中起着举足轻重的作用。

正确的服用方法对临床有提高疗效的作用，否则适得其反，例如，脾胃虚弱的患者又患有其他宿疾，辨证用药都正确，但没有注意患者的体质，没有注意服药的方法，如一味强调药效，让患者空腹服药，反而出现胃脘不适、呕吐现象，没有起到治疗效果。胡兰贵教授遇到这样的患者，都采用饭后服药，因为他常说这样一句话"胃者五脏之本""有胃气则生，无胃气则死"，不论治疗什么病，都要注重护胃气，这样才能提高疗效。饭后服药，原理就在于此。

第八节　重视卫气营血辨证、三焦辨证

纵观中医学的发展历史，既是人类同疾病相抗衡的血泪史，也是大仁大智之士博极医源，精勤不倦的奋斗史。温病学就是这样诞生的。仲景自建安纪年以来，犹未十稔，其死之者，三分有二，伤寒十居其七，遂"勤求古训，博采众方"写成《伤寒杂病论》，之后吴又可的《温疫论》，叶天士的《温热论》，吴鞠通的《温病条辨》，无不有此惨痛的教训。至叶天士可以说是温病学派的开山，他通过总结前贤张仲景、刘完素、罗天益等有关的温病理论，并经自己的实践对温病发生内在规律的客观认识，发现温病在其发展过程中所出现的证候及其规律与卫气营血四种物质的功能失常及损害程度有关，前人之辨证方法不能全面概括温病发生发展的过程，从而创立了卫气营血的辨证体系。晚于叶天士的吴鞠通，生于清乾嘉年间，"癸丑岁都下瘟疫大行……其死于世俗之手者，不可胜数"，故"嗜学不厌，研理务精"，在前贤的基础上，以《内经》之三焦学说为依据，以卫气营血为基础，创立了温病的三焦辨证，补充了前贤有关三焦学说的理论体系。将卫气营血辨证贯穿于其中，进一步阐述三焦所属病理变化、证候类型及传变规律，补充和发展了卫气营血辨证，完善了温病学说。

一、卫气营血辨证与三焦辨证的病位

叶氏卫气营血学说基于《内经》"卫气营血"的论述。《灵枢·营卫生会》云："营在脉中，卫在脉外"；《素问·痹论》云："卫者，水谷之悍气也，其气慓疾滑利，不能入于脉也，故循皮肤之中，分肉之间，熏于肓膜，散于胸腹"；《灵枢·本脏》云："卫气者，所以温分肉，充皮肤，肥腠理，司开合"。由此可知，卫气之运行以脉外为主，其分布以四肢体表为主，亦行于五脏六腑、肓膜胸腹等全身各处，《灵枢·卫气》云："阴阳相随，内外相贯，亦与营气俱行。"此营卫相通，"入营犹可透热转气"之理。《灵枢·营卫生会》云："中焦亦并胃中，出上焦之后，此所受气者泌糟粕，蒸津液，化其精微，上注于肺脉，乃化而为血，以奉生身，莫贵于此。故独得行于经隧，命曰营气。"指出营气生于中焦，与血同源。叶氏在《内经》理论的基础上创立了卫气营血辨证理论。"大凡看法，卫之后方言气，气之后方言血"，意在说明卫气营血是温病发展过程中的四个浅深不同的层次，"卫主气而在外，营主血而在内"，卫分为人体之表，最先受邪，表明卫分为人体最先与邪气接触的部分，是邪气与正气交争于人体最浅表的位置。"卫之后方言气"，指邪气更加深入人体，而气分证范围甚广，包括腠理、四肢、胸腹、三焦、胃肠等属于《内经》中除去卫外部分的卫气，即卫为气之表，气为卫之本。

《内经》云："营分受热，则血液受劫，心神不安，夜甚无寐，或斑点隐隐"，说明营分即为《内经》中之营气，"营之后方言血"，"入血就恐耗血动血"，营分浅于血分，即营为血之标，营与血都是行于经脉之中的液态物质。营是血中的一部分，可看作是血中的津液。温热邪气侵袭人体首先是卫外功能障碍而发生卫分证，进而入里，影响脏腑功能导致气分证。病邪若深入血脉，轻则消烁血中津液为营分证，重则损伤血液即耗血动血，为血分证。营分血分病位相同，区别在于热邪对邪气损伤的轻重不同。卫气营血四者，卫浅于气而本于气，血源于营而深于营，无论外邪由表入里，内传，抑或伏邪由里出表外达，均可凭四个层次来具体辨识邪气所在，确立治法和选方遣药。但病情变化也不尽然是卫分证罢，才再见气分证，气分证罢才见血分证，亦可有卫气、卫营、气营、气血两证或两证以上同时出现，与《伤寒论》中的合病、并病相类似，重在临证之详察。

三焦，历代医家都有阐述，历经演变，概念不一。在吴氏之前，就有不少医家主张以三焦分证辨治热病。"温邪中自口鼻，始而入肺，为咳喘，继传膻中则呛血，乃心营肺卫受邪，然邪在上焦""中焦之湿，脾胃不通""下焦肝肾""温邪吸入，上焦先受，上焦不解，蔓延中下，或游行三焦，或其人肾水素亏，虽未及下焦，先自彷徨矣"。叶氏又提出明辨三焦，分而治之，上焦药，气味以轻；中焦宜守宜行，药用苦辛寒；治疗下焦病，宜潜宜固，药用咸寒，叶氏概括温病的三焦传变的规律、病机演变及治法等成为后世吴鞠通创立完整篇三焦辨证体系的重要理论源泉。吴氏指出："温病由口鼻而入，鼻气通于肺，口气通于胃，肺病逆传，则为心包。"上焦病不治，则传中焦，胃与脾也；中焦病不治，即传下焦，肝与肾也。凡温病者始于上焦在手太阴，始上焦终下焦，吴氏根据人体上中下三部，立足于上中下三焦气化功能的基本特点，选择其中主司脏腑的肺心、脾胃、肝肾来分别温病的证治。上、中、下三焦既体现为病变部位，也标志着病变阶段初、中、末三期。吴氏的三焦辨证和卫气营血的辨证融乐其中，即以三焦为纲，分上下之深浅，继以六经分脏腑经络之不同及以卫气营血表里之次第，形成纵横交错的立体辨证体系。其又根据病位的表里浅深不同，细分卫分、气分、营分、血分之证。如手太阴温病，初起见"脉不缓不紧而动数，或两寸独大，尺肤热，头痛，微恶风寒，身热，自汗，口渴或不渴而咳，午后热甚者"，则为邪在卫分；继而"脉浮洪，舌黄，大渴，大汗，面赤，恶热者……邪在气分"；若见"寸脉大，舌绛而干，法当渴，今反不渴者，热在营中也"；见"血从上溢者，犀角地黄汤合银翘散治之"，并侍之曰：以银翘散败温毒，以犀角地黄汤清血分之伏热，即为热迫血分。又如中焦温病中以气分证为主，但也有深入营分的清营汤证；在下焦则有邪在气分证为主的宣清导浊汤、在血分的犀角地黄汤证、气血两燔的竹叶玉女煎证等。

气营血辨证从浅深层次分类温病，有提纲挈领的作用，从横的方向揭示了温病发展变化的规律性，主要反映营卫气血的功能失常及其实质损害，略及相关脏腑的功能失常，三焦辨证从上下角度，即纵的方向阐明温病自上焦至中焦、下焦的传变规律，以及温病初、中、末三期的病机演变，重在揭示三焦所属脏腑的功能失常及其实质损害，在一定程度上涉及卫气营血的病机变化，二者纵横交织，互补不足，临证之时有机结合，使温病的辨证体系趋于完善。

二、卫气营血辨证与三焦辨证的证候

卫气营血辨证揭示了温病由表及里，由浅入深，由轻至重，由实及虚的病理演变过程，它的核心是气血辨证，也就是功能失常与实质损伤两大病变类型。卫分、气分属于功能失常的病变。营分、血分是损伤血中津液到损伤血液的过程，以实质损害为主。卫分、气分的病变以功能失调为主，卫分证是温邪由口鼻侵入，侵袭人体卫分，导致肺卫功能失调的一个证候类型，其病机是温热袭表，卫外失司，肺失宣降，多见于温病的初期，以发热，微恶风寒，咳嗽，口微渴，舌边尖红，苔薄白，脉浮数为临床特点；气分证是病邪深入里，影响人体脏腑生理功能而产生的一类病证，其机理是正邪交争，热炽津伤，脏腑功能失常，多见于疾病中期或极期，以但热不寒，口渴，苔黄为辨证要点；营分证是指邪热深入，劫灼营阴，扰乱心神而产生的证候类型，其病机是热灼营阴，心神被扰，主要表现在营热阴伤，扰神窜络和热陷心包之证；血分证是温邪陷血分，邪热深重，其病机是热入血脉，耗血动血，以灼热、斑疹、失血等为主要证候，营血分证多见于疾病的极期或后期。

邪在上焦包括手太阴肺与手厥阴心包的病变，邪在于肺多为疾病的初期阶段，以发热恶寒，咳嗽，口微渴，脉浮数或身热，口渴，咳喘，苔黄等为临床特点。若肺卫之邪不解，内陷心包，机窍阻闭，是为逆传心包，出现舌质红绛、神昏谵语等症，则病情较为危重；邪在中焦，为病的极期或中期阶段，出现因胃经热盛，熏蒸于外的壮热，汗多，渴饮，苔黄燥，脉洪大；或肠道热结，腑气不通的潮热便秘，苔黄黑而燥，脉沉有力；或湿热困脾，气机郁阻的身热不扬，脘痞苔腻，脉濡；邪在下焦，为病之末期阶段，可见或热邪久留，肾阴耗损之手足心热甚于手足背，口干咽燥，脉虚神疲；或因水不涵木，虚风内动的手指蠕动或瘛疭，舌干绛而痿，脉虚弱。

三焦辨证就是把外感温邪所致的温病按病位划分为三个阶段，即上焦温病、中焦温病、下焦温病，并阐明了传变规律，首先在上焦的肺，肺病逆传则为上焦的心包，肺病顺传则为中焦的脾胃大肠，中焦病不解，则传下焦肝肾。

三、胡兰贵教授临证常用的温病方剂

1. 宣白承气汤

功用 清肺平喘，泻热通便。

主治 喘促不宁，痰涎壅滞，大便闭结。

方歌 宣白承气膏大黄，蒌皮杏仁急煎尝。

经典 《温病条辨》云："喘促不宁，痰涎壅滞，右寸实大，肺气不降者，宣白承气汤主之。"

体会 宣白承气汤可用于小儿咳嗽、痰多、大便秘结。

小儿高热、大便秘结可用高烧灵验方合宣白承气汤（柴胡10g，黄芩10g，瓜蒌60g，生石膏15g，大黄3g，杏仁10g）。

2. 增液承气汤

功用 滋阴增液，泻热通便。

主治 热结阴亏（阴虚便秘）。

方歌 增液承气元地冬，枳实厚朴大黄通。

经典 《温病条辨》云："阳明温病，下之不通，其证有五：应下失下，正虚不能运药，不运药则死，新加黄龙汤主之；喘促不宁，痰涎壅滞，右寸实大，肺气不降者，宣白承气汤主之；左尺牢坚，小便赤痛，时烦渴甚，导赤承气汤主之；邪闭心包，神昏、舌短，内窍不通，饮不解渴者，牛黄承气汤主之；津液不足，无水舟停者，间服增液，再不下者，增液承

气汤主之。"

体会 增液承气汤汤方辨证：急性便秘。宣白承气汤汤方辨证：喘促不宁，痰涎壅滞，大便秘结。《血证论》云：止衄汤名曰增液汤，便秘出血者，不必再加止血药。遇到肛裂，便后用温水清洗，用红霉素软膏外涂，有利于疮口愈合。本方不宜久服，损伤脾胃。

3. 黄芩滑石汤

功用 清热利湿。

主治 湿温病，身疼痛，口不渴，或渴不多饮，汗出热解，继而复热，舌苔淡黄而滑，脉缓。

方歌 黄芩滑石湿热蒸，苓皮腹皮蔻仁用，通草猪苓导湿热，宣气利尿是其功。

经典 《温病条辨》云："脉缓，身痛，舌淡黄而滑，渴不多饮，或竟不渴，汗出热解，继而复热，内不能运水谷之湿，外复感时令之湿，发表、攻里，两不可施，误认伤寒，必转坏证，徒清热则湿不退，徒祛湿则热愈炽，黄芩滑石汤主之。"

体会 "脉缓，身痛，舌淡黄而滑，渴不多饮，或竟不渴，汗出热解，继而复热"。缓者湿盛也，身痛；湿热侵犯经络，舌淡黄而滑主湿热，湿邪困脾，津液不能上承，故口渴；里湿停于中焦，故渴不多饮，或渴不欲饮，由于湿热既停于表，又停于里，汗出在表，湿热得到宣泄，而热暂解，但在内湿热留恋，故"继而复热"。

"内不能运水谷之湿，外复感时令之湿，发表、攻里，两不可施，误认伤寒，必转坏证"。"内不能运水谷之湿"说明湿热在里，湿困脾胃；"外复感时令之湿"为湿热在表，阻于经络，本证属湿温内热合邪，表里俱病，若误认为是伤寒，辛温发汗，汗者伤阳耗津，转为痉病，若误认为是里实证，寒凉攻下，发生"下之则洞泄"的坏病。

"徒清热则湿不退，徒祛湿则热愈炽"。若见热只清热，过用寒凉，反使湿邪不解；若见湿只利湿，过用温燥，助热伤阴；若认为口渴，误用养阴药，使湿邪黏滞不去，临证对湿温表里俱病，湿热两停，必须既清热，又宣气利小便以化湿。

"黄芩滑石汤主之"。黄芩苦寒清热燥湿；蔻仁、大腹皮辛温宣气行气、化湿；滑石、通草、猪苓、茯苓甘寒、甘淡渗湿利小便健脾。

黄芩滑石散是治疗泌尿系统疾病很好的方剂。

4. 杏仁薏苡汤

功用 风暑寒湿，杂感混淆，气不主宣。

主治 咳嗽头胀，不饥，舌白，肢体若废。

方歌 杏仁薏苡木防己，桂姜厚半白蒺藜。

经典 《温病条辨》云："风暑寒湿，杂感混淆，气不主宣，咳嗽头胀，不饥舌白，肢体若废，杏仁薏苡汤主之。"

体会 "风暑寒湿，杂感混淆，气不主宣"乃风、寒、暑、湿错杂以湿邪为主，湿阻气机，不得宣畅，在上表现为"咳嗽头胀"；在中表现为"不饥舌白"；在经络表现为"肢体若废"，即肢体无力，活动不便。湿邪偏重，又无热象，故用苦、辛、温以宣化表里之寒湿，方用杏仁薏苡汤。

"杏仁薏苡汤主之"。杏仁、桂枝、白蒺藜辛宣疏散在表之风暑寒湿；生姜、半夏、厚朴苦辛温化寒湿；薏苡仁、防己利湿除痹。

本方用于湿痹、肌肉萎缩、痿证有较好的疗效。

5. 加减复脉汤

功用　滋阴养血，生津润燥。

主治　温热病后期，邪热久羁，阴液亏虚证。身热面赤，口干舌燥，脉虚大，手足心热甚于手足背者。

方歌　炙甘草汤参桂姜，麦冬生地麻仁帮，大枣阿胶共煎服，脉来结代心悸尝，去掉参桂与姜枣，加减复脉加白芍，三甲复脉龟鳖牡，鸡子五味大定风。

经典　《温病条辨》云："风温、温热、温疫、温毒、冬温，邪在阳明久羁，或已下，或未下，身热，面赤，口干舌燥，甚则齿黑，唇裂，脉沉实者，仍可下之；脉虚大，手足心热甚于手足背者，加减复脉汤主之。"

体会　"风温、温热、温疫、温毒、冬温"是指这些温病邪入下焦的证治。"邪在阳明久羁，或已下，或未下"是指中焦温病不解，热盛伤阴，"已下"固然伤阴更速，"未下"由于热邪久羁，同样伤阴，肝藏血，肾藏精，必然伤及肝肾之阴。"身热，面赤，口干舌燥"为阴虚内热，"甚则齿黑，唇裂"为阴虚已甚。"脉沉实者，仍可下之"为温病至下焦，一般来说阴精已伤，必须救阴扶正，不宜攻下，若脉沉实，说明心热炽盛，病虽在下焦，但正气尚未亏虚，仍可用下法攻邪，邪去则正气自然来复，故原文谓"脉沉实者，仍可下之"。"脉虚大，手足心热甚于手足背者，加减复脉汤主之"。若脉虚大，为正气已虚，不可用下法，"手足心热甚于手足背者"说明心肾阴虚，亦不能用下法，必须扶正救阴，用加减复脉汤。

6. 黄连阿胶汤

功用　心肾不足，阴虚火旺。

主治　心烦失眠，舌红苔燥，脉细数。

方歌　黄连阿胶汤，芍芩鸡子黄。

经典　《温病条辨》云："少阴温病，真阴欲竭，壮火复炽，心中烦，不得卧者，黄连阿胶汤主之。"

体会　"少阴温病"即下焦温病，少阴即足少阴肾，下焦温病，病位在肝肾，由于肝肾同源，统称少阴温病。

"真阴欲竭，壮火复炽"。下焦温病，温病久羁，热盛伤阴，肝肾之阴，消耗殆尽，故曰"真阴欲竭"；"壮火"即邪火，"壮火复炽"即邪热亢盛，邪热更加猖獗，单纯救阴缓不济急，单纯清邪，又反伤正。

"心中烦，不得卧者，黄连阿胶汤主之"。在上述复杂的病情中，又表现为心中烦，不得卧，借鉴《伤寒论》少阴热化证的经验，"少阴病，得之二三日以上，心中烦，不得卧，黄连阿胶汤主之""外泻壮火而内坚真阴"。

7. 青蒿鳖甲汤

功用　养阴透热。

主治　夜热早凉，热退无汗，能食消瘦，舌红少苔，脉细数。

方歌　青蒿鳖甲地知丹，阴分发热此方盘，夜热早凉无汗者，从里达表服之安。

经典　《温病条辨》云："夜热早凉，热退无汗，热自阴来者，青蒿鳖甲汤主之。"

体会　"夜热早凉"即夜间发热，白天不发热，体温正常，夜晚发热多属阴虚。"热退无汗"是指热退，并无汗出，一般多属单纯里热，亦有属阴虚者，故曰"热自阴来"，用青蒿鳖甲汤清热。

8. 大定风珠

功用 滋阴息风。

主治 阴虚火旺证。

方歌 炙甘草汤参桂姜，麦冬生地麻仁帮，大枣阿胶共煎服，脉来结代心悸尝，去掉参桂与姜枣，加减复脉加白芍，三甲复脉龟鳖牡，鸡子五味大定风。

经典 《温病条辨》云："热邪久羁，吸烁真阴，或因误表，或因妄攻，神倦，瘛疭，脉气虚弱，舌绛苔少，时时欲脱者，大定风珠主之。"

体会 "热邪久羁，吸烁真阴"是指温病深入下焦，病久伤阴。

"或因误表，或因妄攻，神倦，瘛疭，脉气虚弱，舌绛苔少，时时欲脱者，大定风珠主之"是指患者病程虽然不久，但由于误用辛温发汗或苦寒攻下，汗、下均可伤阴，真阴枯竭，出现神倦、瘛疭、时时欲脱的危重证候，用大定风珠滋补真阴，潜阳固脱。

9. 加减正气散

方歌 加减正气朴陈皮，藿梗茯苓四必俱，一加杏曲腹麦茵，二加防己通豆苡，三加滑石杏藿叶，四加草果楂神曲，五加腹皮苍谷芽，湿着三焦便通宜。

经典 三焦湿郁，升降失司，脘连腹胀，大便不爽，一加减正气散主之。湿郁三焦，脘闷，便溏，身痛，舌白，脉象模糊，二加减正气散主之。秽湿着里，舌黄，脘闷，气机不宣，久则酿热，三加减正气散主之。秽湿着里，邪阻气分，舌白滑，脉右缓，四加减正气散主之。秽湿着里，脘闷，便泄，五加减正气散主之。

体会 学习一加减正气散证的体会："三焦湿郁"是指邪郁全身，阻遏气机，故"升降失司"，主要表现在脾不升，胃不降，故见脘痞、腹胀、大便不爽，但重点在中焦，太阴病居多，"伤脾胃之阳者十常八、九"，故用一加减正气散。一加减正气散是以脘腹胀满、大便不爽为汤方辨证（三焦升降失司的证治），加杏仁宣通肺气，加茵陈宣散湿热，加神曲、麦芽消食和胃，加大腹皮行气除满，是一首宣清湿热，行气除满，利湿和胃，"苦辛微寒"的方剂。

学习二加减正气散证的体会："脘闷，便溏，身痛，舌白，脉象模糊"，属经络证，加防己急走经络中湿郁，加通草、薏仁利小便所以实大便，加大豆黄卷化酝酿之湿热。二加减正气散是以身痛、便溏、苔白为汤方辨证（湿滞经络的证治），属湿邪偏重的"苦辛淡法"。学习三加减正气散证的体会："秽湿着里"说明湿郁化热，故见舌黄，气机不畅，脘闷故加杏仁、藿香宣气化浊，滑石清利小便从小便出。三加减正气散汤方辨证：舌黄、脘闷（湿郁化热的证治）。方中重用滑石清利湿热，苦辛通降合用，故称"苦辛寒法"。

学习四加减正气散证的体会："舌白滑"为湿邪困扰脾阳，气分无热象，"脉右缓"说明湿阻气机，湿为阴邪，非温不化，故加草果温阳燥湿，山楂、神曲消食导滞。四加减正气散的汤方辨证：舌白滑，脉右缓（湿困脾阳的证治）属温振脾阳的方剂，该方在苦辛药的基础上加辛温药，故称"苦辛温法"。

学习五加减正气散证的体会：湿阻胃气故"脘闷"，湿伤脾阳故"便泄"，加大腹皮行气燥湿除满，苍术健脾燥湿止泻，谷芽消导和胃。五加减正气散的汤方辨证：脘闷、便泄（湿伤脾阳的证治），是治疗寒湿的好方剂。

10. 三仁汤

功用 理气化湿。

主治 头痛微恶寒，身重乏力，胸脘满闷，苔白腻，脉濡缓。

方歌　三仁爬竹杆，朴通滑夏来。

经典　《温病条辨》云："头痛，恶寒，身重疼痛，舌白，不渴，脉弦细而濡，面色淡黄，胸闷，不饥，午后身热，状若阴虚，病难速已，名曰湿温。汗之则神昏耳聋，甚则目瞑不欲言；下之则洞泄；润之则病深不解。长夏、深秋、冬日同法，三仁汤主之。"

体会　"头痛，恶寒，身重疼痛，舌白，不渴，脉弦细而濡"与太阳伤寒表证相似，但伤寒脉紧，中风脉缓；今脉弦细而濡，濡为湿之脉，这是湿温的主脉。"面色淡黄，胸闷，不饥"是湿郁化热，湿阻中焦之故。"午后身热，状若阴虚"，"午后发热"既可以阴虚，又可以邪盛，湿温午后发热以阳气虚衰，或湿困伤阳，因湿生热，主要在湿；本条所谈的湿温的午后发热，由于阴虚亦可出现午后发热，故曰"状若阴虚"。"汗之则神昏耳聋，甚则目瞑不欲言"，"汗"指辛温发汗，辛温助热，湿随热药上蒸，内闭心窍，则神昏耳聋，目瞑不言，故湿温忌辛温发汗。"下之则洞泄"，"下"指苦寒峻下，湿温是由于脾虚湿盛，泄下更伤脾土，而成洞泄，故湿温忌苦寒峻下。"润之则病深不解"，"润"是指养阴药，是治疗温病的常用方法。但湿温并非单纯阳邪，而是湿热合邪，湿为阴邪，忌养阴之品，故湿温忌甘柔养阴。"长夏、深秋、冬日同法"，"长夏"是湿温发病的季节，但在深秋、冬季只要出现湿温的证候，治疗原则是相同的，都用三仁汤。

第三部分　医案荟萃举隅

第一节　感　冒

【临证医案 1】　荣某，女，65 岁。

初诊：2005 年 4 月 18 日。头晕 3～4 日。3～4 日来头晕，头痛，恶寒，胃脘痞满，口干，口苦，项僵，大便干，2～3 天未行。舌苔白，舌质暗，脉弦紧。辨证为太少并病，痰湿阻肺。治宜和解太少，祛痰止咳。予柴胡桂枝汤加瓜蒌 15g，杏仁 10g。

处方：柴胡 10g，半夏 10g，党参 10g，甘草 6g，黄芩 10g，生姜 3 片，大枣 5 个，桂枝 10g，白芍 10g，瓜蒌 15g，杏仁 10g。4 剂，水煎服，1 日 1 剂。

用法：上药先用水浸泡 1～2 小时，水煎 2 次，每次 40 分钟，混合，分早、晚各一次饭后服。

二诊：药后大便干、胃脘痞满较前好转，但仍头晕，头痛，项僵，恶寒，口干，口苦。舌苔白，脉弦紧。辨证为太少并病。治宜和解太少。予柴胡桂枝汤。

处方：柴胡 10g，半夏 10g，党参 10g，甘草 6g，黄芩 10g，生姜 3 片，大枣 5 个，桂枝 10g，白芍 10g。3 剂，水煎服，1 日 1 剂。

用法：先浸泡 1～2 小时，水煎 2 次，每次 40 分钟，混合，分早、晚各一次饭后服。

服药 3 剂后，诸症消失而愈。

按语：头晕，头痛，恶寒，项僵，根据《伤寒论》"太阳之为病，脉浮，头项强痛而恶寒""少阳之为病，口苦，咽干，目眩也"，而思之柴胡桂枝汤。但又兼有胃脘痞满，大便干，2～3 天未行，思之《素问·标本病传论》"先病而后生中满者治其标，先中满者而后烦心者治其本""大小不利治其标"，故拟柴胡桂枝汤加瓜蒌、杏仁以期标本兼治。二诊时基本症状未变，知前诊误也。思之《伤寒论》云："伤寒六七日，发热微恶寒，肢节烦疼，微呕，心下支结，外证未去者，柴胡桂枝汤主之。"故予柴胡桂枝汤原方治之。

【临证医案 2】　王某，女，45 岁。

初诊：2005 年 12 月 22 日。自感牙龈发痒 5～6 日。5～6 日来自感牙龈发痒，颜面浮肿 2～3 日，时好时坏，胃脘痞满。舌苔白，脉弦稍紧。辨证为三阳合病。治宜和解三阳。予柴葛解肌汤合平胃散。

处方：柴胡 10g，葛根 15g，羌活 10g，白芷 10g，白芍 10g，黄芩 10g，生石膏 15g，桔梗 10g，甘草 6g，生姜 3 片，大枣 5 个，厚朴 10g，陈皮 10g，苍术 10g。3 剂，水煎服，1日 1 剂。

用法：上药先用水浸泡 1～2 小时，水煎 2 次，每次 40 分钟，混合，分早、晚各一次饭后服。

二诊：服药 3 剂而牙龈发痒减轻，颜面浮肿好转，胃脘痞满消失，故而上方去平胃散继服 10 剂而愈。

按语：自感牙龈发痒 5～6 日，首先思之平胃散，又颜面浮肿 2～3 日，浮肿时好时坏乃风邪所致，当思之越婢汤；又胃脘痞满，舌苔白，脉弦稍紧，牙龈属阳明，浮肿属太阳，脉弦主少阳，此三阳合病，与三阳同治，又根据《内经》"先病而后生肿满者，治其标"，又当护胃气，予柴葛解肌汤合平胃散。

【临证医案3】 孙某，女，34 岁。

初诊：2005 年 10 月 2 日。恶风 3 年。3 年来恶风，近 3 天加重，同时伴有鼻鸣、流泪、头痛，食欲尚可，睡眠良好，二便正常。舌苔黄白腻，脉弦细。辨证为营卫不和。治宜调和营卫。予桂枝汤。

处方：桂枝 10g，白芍 10g，甘草 6g，生姜 3 片，大枣 5 个。10 剂，水煎服，1 日 1 剂。

用法：上药先用水浸泡 1～2 小时，水煎 2 次，每次 40 分钟，混合，分早、晚各一次饭后服。

服药 10 余剂而诸症消失。

按语：恶风 3 年，近 3 天加重，流泪、头痛，正合《伤寒论》所云："太阳中风，阳浮而阴弱，阳浮者热自发，阴弱者汗自出。啬啬恶寒，淅淅恶风、翕翕发热，鼻鸣干呕者，桂枝汤主之。"舌苔黄白腻，脉弦细，综合思之乃营卫不和，治以调和营卫，矛以桂枝汤。

【临证医案4】 刘某，女，45 岁。

初诊：2005 年 2 月 18 日。每逢生气，或月经来潮即感冒 1～2 年。1～2 年来，每逢生气，或月经来潮即感冒。腰背困痛，口干，失眠，手足心热，现正值经期，头痛身疼，鼻塞流涕，打喷嚏。舌苔白，脉弦细。辨证为肝郁血虚，郁而化火。治宜疏肝泻火，养血。予黑丹栀逍遥散。

处方：生地 10g，丹皮 10g，栀子 10g，柴胡 10g，当归 10g，白芍 10g，茯苓 10g，白术 10g，甘草 6g，生姜 3 片，薄荷 3g。3 剂，水煎服，1 日 1 剂。

用法：上药先用水浸泡 1～2 小时，水煎 2 次，每次 40 分钟，混合，分早、晚各一次饭后服。

服药 3 剂，诸症好转，继服 4 剂，诸症尽失。为彻底痊愈继服，嘱其每次月经来潮前来复诊。服药 2 周期，果愈。

按语：月经者，冲脉所主，冲脉者隶属于肝；肝者，将军之官也，谋虑出焉；将军之官者，调营卫，御外邪者也。肝郁血虚，郁而化火，则卫气不固，故生气，月经来潮反复感冒。《灵枢·营卫生会》又云："营出于中焦，卫出于下焦。"下焦肝肾也，卫气不行，表气不固，而易得外感也。此患者腰背困痛、口干、手足心热等症俱在，与分析合拍，又根据任继学老先生"肝主睡"之说，疏肝养阴，解郁清热，诸症皆可除也。

第二节 咳 嗽

【临证医案 1】 袁某，女，62 岁。

初诊：2018 年 9 月 26 日。咳嗽 1 年。1 年来咳嗽，咳嗽痰多，黄白相间，白痰为多，汗多，失眠，咳嗽以夜间为甚，食欲尚可，大便干，又 10 年前行肺切除术，夜尿多，手足心热。舌苔白，脉沉细。辨证为气阴俱虚为本，痰湿郁滞为标。治宜补气养阴以培本，祛痰化湿治其标。予黄芪鳖甲汤。

处方：黄芪 15g，地骨皮 10g，紫菀 10g，党参 10g，茯苓 10g，柴胡 10g，半夏 10g，知母 10g，生地 10g，白芍 10g，麦冬 10g，肉桂 10g，甘草 6g。7 剂，水煎服，1 日 1 剂。

用法：上药先用水浸泡 1～2 小时，水煎 2 次，每次 40 分钟，混合，分早、晚各一次饭后服。禁忌辛辣食物。

服药 7 剂后，诸症好转而愈。

按语： 咳嗽，黄白痰，首先思之柴胡枳桔汤，但柴胡枳桔汤的脉象应是滑脉，而此患者病程较长，脉不滑，根据"以脉为根"的理论，柴胡枳桔汤不可用。又患者汗多，应选清暑益气汤；且患者咳嗽为主，当考虑射干麻黄汤、小青龙汤，又患者咳嗽以夜间为甚，夜尿多，手足心热，大便干，乃一片肾阴亏损之候，故不是小青龙汤、射干麻黄汤指征。而夜间咳嗽一选用加减麦门冬汤，二选用黄芪鳖甲汤，此处肾虚为多，故当选黄芪鳖甲汤治之。因患者属肺肾阴虚，禁忌辛辣食物。

【临证医案 2】 张某，女，40 岁。

初诊：2005 年 1 月 31 日。咳嗽 2 个月。2 个月来咳嗽，咽痛，咽中如有物梗，胸满心烦，心悸，全身憋胀，喜叹气，食欲、睡眠尚可，二便正常。舌苔黄白稍腻，脉沉。辨证为气血俱虚，气滞血瘀。治宜补气养血，理气活血。予参芪丹鸡黄精汤。

处方：党参 10g，黄芪 10g，丹参 30g，黄精 10g，生地 10g，当归 10g，薄荷 3g，白术 10g，苍术 10g，柴胡 10g，三棱 10g，莪术 10g，夜交藤 30g，青皮 10g，陈皮 10g。3 剂，水煎服，1 日 1 剂。

用法：上药先用水浸泡 1～2 小时，水煎 2 次，每次 40 分钟，混合，分早、晚各一次饭后服。

服药 3 剂，胸满心烦、咳嗽、咽中如有物梗均明显好转，全身憋胀减轻。继续服上方 4 剂，诸症消失，愈。

按语： 咳嗽，"五脏六腑皆令人咳，非独肺也"。咽中如有梗物，正如《素问·咳论》所说："心咳之状，咳则心痛，喉中介介如梗状，甚则咽肿喉痹。"胸满心烦，肝气郁结，郁而化火；全身憋胀，喜叹气，可见以气郁为主，气滞则血滞，血滞则心失所养，故心悸，脉沉。沉脉既主气郁，又主里虚。此气血俱虚为本，气滞血瘀为标。治以补气养血以培本，理气活血以治标。

【临证医案 3】 刘某，女，54 岁。

初诊：2005 年 4 月 11 日。咳喘病史 3 年，加重 1 个月。3 年来有咳喘，近 1 个月来加重，咳嗽，气短，咳吐白痰，平卧时加重，胃脘痞满，食欲尚可，二便正常。舌苔白腻，脉弦紧。辨证为水饮内停，寒湿不化。治宜温化水饮，祛寒除湿。予小青龙汤。

处方：麻黄 3g，桂枝 3g，干姜 3g，白芍 3g，甘草 3g，细辛 1.5g，半夏 3g，五味子 3g。3 剂，水煎服，1 日 1 剂。

用法：上药先用水浸泡 1～2 小时，水煎 2 次，每次 40 分钟，混合，分早、晚各一次饭后服。

服药 3 剂后，咳嗽减轻，咳痰减少，胃脘痞满好转，继服上方 6 剂，诸症消失。

按语：咳嗽吐白痰，首先考虑为寒邪所致，平卧时加重乃水饮内停，胃脘痞满属水饮阻滞，根据《伤寒论》云："伤寒表不解，心下有水气，干呕，发热而咳，或渴，或利，或噎，或小便不利，少腹满，或喘者，小青龙汤主之。"综合脉症，辨证为水饮内停，寒湿不化，治以温化水饮，祛寒除湿，予以小青龙汤。

【临证医案 4】 李某，男，74 岁。

初诊：2004 年 1 月 15 日。咳嗽遗尿 1 个月。1 个月来咳嗽遗尿，面色微黑，腰酸背痛，小腹憋胀，排尿不畅，时而尿热尿痛。舌苔薄白，脉弦涩不调，尺脉大。辨证为肾气不足，膀胱气化失职。治宜补肾纳气，约束膀胱。予济生肾气丸。

处方：生地 10g，山药 10g，山萸肉 10g，丹皮 10g，茯苓 10g，肉桂 3g，附子 3g，五味子 10g，牛膝 15g，车前子（布包）10g。2 剂，水煎服，1 日 1 剂。

用法：上药先用水浸泡 1～2 小时，水煎 2 次，每次 40 分钟，混合，分早、晚各一次饭后服。

服药 2 剂症减，10 剂愈。

按语：《素问·咳论》云："肾咳不已，则膀胱受之，膀胱咳状，咳而遗溺。"咳嗽遗尿，面色微黑，腰酸背痛此肾气不足，膀胱气化失司，故小腹憋胀，排尿不畅，膀胱内有湿热，故尿热尿痛，尺脉大肾虚故也。故处以济生肾气丸。

第三节 喉 痹

【临证医案 1】 史某，男，65 岁。

初诊：2006 年 1 月 15 日。咽喉不利数月。数月来咽喉不利，痰多，胸满，食欲尚可。舌苔白，脉沉弦滑。辨证为痰气郁结。治宜理气化痰。

处方：

（1）逍遥六君汤：当归 10g，白芍 10g，柴胡 10g，茯苓 10g，白术 10g，甘草 6g，生姜 3 片，薄荷 3g，党参 10g，陈皮 10g，半夏 10g。

（2）柴胡枳桔汤：柴胡 10g，枳壳 10g，桔梗 10g，白芍 10g，甘草 6g，杏仁 10g，青皮 10g，陈皮 10g，瓜蒌 15g，薄荷 3g，苏叶 10g，黄芩 6g。

用法：上两方各 10 剂，水煎，交替服用，1 日 1 剂，分早、晚各一次饭后服。

服用 20 剂而咽喉不利、胸满、痰多好转。

按语：咽喉不利，脉弦滑属痰气郁结。胸满乃气机阻滞，当以柴胡枳桔汤调畅气机，又根据"脾为生痰之源，肺为贮痰之器"，当以健脾祛痰为主，而又以逍遥六君汤疏肝健脾以善后。又脾受肝之约束，肝克脾，木克土，故当疏肝。综而观之，应逍遥六君汤与柴胡桔枳汤交替服用。

【临证医案 2】 李某，女，60 岁。

初诊：2005 年 4 月 5 日。咽喉憋胀 2～3 年。2～3 年来咽喉憋胀，自感头部烦乱，视物蝇蛇飞舞，呵欠时气出不畅，心悸，食欲尚可，二便正常。舌苔白，脉沉。辨证为气血俱虚，气滞血瘀。治宜补气养血，理气活血。予参芪丹鸡黄精汤。

处方：党参 10g，黄芪 30g，丹参 30g，黄精 10g，生地 10g，当归 10g，薄荷 3g，白术 10g，苍术 10g，柴胡 10g，三棱 10g，莪术 10g，夜交藤 30g，青皮 10g，陈皮 10g。6 剂，水煎服，1 日 1 剂。

用法：上药先用水浸泡 1～2 小时，水煎 2 次，每次 40 分钟，混合，分早、晚各一次饭后服。

服药 6 剂后，咽喉憋胀减轻，心悸好转，气出较畅，宗效不更方，继服上方 6 剂，诸症消失。

按语：咽喉憋胀，首先思之气机郁滞，半夏厚朴汤、柴胡疏肝散证；头部烦乱乃气郁化火，柴芩温胆汤证；视物蝇蛇飞舞属肝血亏虚之象，呵欠时气出不畅亦属气机郁滞，心悸属血虚，舌苔白，脉沉，又思之沉主里证，沉亦主气郁，又宗《素问·咳论》"心咳之状，咳则心痛，喉中介介如梗状，甚则咽肿喉痹"，辨证为气血俱虚为本，气滞血瘀为标，处以参芪丹鸡黄精汤。

【临证医案 3】 于某，女，8 岁。

初诊：2004 年 5 月 7 日。发热 3 日。3 日来发热，体温 38.8℃，扁桃体肥大，头晕，纳差。舌苔白，脉虚大数。辨证为气阴俱虚，湿热内郁，升降失常。治宜益气养阴，除湿清热，升清降浊。予清暑益气汤加减。

处方：沙参 10g，甘草 6g，黄芪 15g，当归 10g，麦冬 10g，五味子 10g，青皮 10g，陈皮 10g，神曲 10g，黄柏 10g，葛根 15g，苍术 10g，白术 10g，升麻 12g，泽泻 10g，玄参 10g，蝉蜕 10g。2 剂，水煎服，1 日 1 剂。

用法：上药先用水浸泡 1～2 小时，水煎 2 次，每次 40 分钟，混合，分 6 次，每隔 3 小时 1 次，饭后服。

二诊：上方服完后次日即诸症消失。近 4 日来头晕发热，体温 38.9℃，大便 3 日未行，小便正常。舌苔白，脉浮紧而数。辨证为表里同病。治宜解表通里。予加减达原饮。

处方：厚朴 10g，草果 10g，槟榔 10g，黄芩 10g，知母 10g，菖蒲 10g，甘草 6g，柴胡 15g，桂枝 10g，蝉蜕 10g，僵蚕 10g，白芷 10g，大黄 3g。3 剂，水煎服，1 日 1 剂。

用法：上药先用水浸泡 1～2 小时，水煎 2 次，每次 40 分钟，混合，分 6 次，每隔 4 小时 1 次，饭后服。

服药 3 次后，体温即正常。

按语：患者曾开始用西药输液，后又配合中药清热解毒之剂，但始终不效。从察其脉前一次虚大数用清暑益气汤至早晨 4 时即解，后一次者脉浮紧而数而便秘于外散表寒，里通腑气而早晨 5 时亦解。可见本病虚者不可不注意补，腑实者不可不注意泻，表寒闭郁者必散表寒，不可囿于热之一说也。

第四节 喘 证

【临证医案 1】 王某，女，64 岁。

初诊：2005 年 3 月 21 日。咳喘反复发作 3 年。3 年来咳喘反复发作，经治疗后好转，2 日前因洗澡受凉后，出现发热恶寒，咳嗽气短，汗出。舌苔白，脉浮缓。辨证为营卫不和，肺失宣降。治宜调和营卫，宣肺平喘。予桂枝加厚朴杏子汤。

处方：桂枝 10g，白芍 10g，甘草 6g，生姜 3 片，大枣 12 个，杏仁 10g，厚朴 10g。3 剂，水煎服，1 日 1 剂。

服药 3 剂后，发热恶寒，汗出好转，咳喘减轻，宗效不更方，继服上方 6 剂，诸症消失而愈。

按语：素有咳喘，加之洗澡受凉，感受风寒之邪而诱发，首先思之《伤寒论》所述"喘家作，桂枝汤加厚朴杏子佳"，又兼有发热恶寒、汗出，根据《伤寒论》云："太阳病，下之微喘者，表未解故也，桂枝加厚朴杏子汤主之。"综合脉症，辨证为营卫不和，肺失宣降，予以桂枝加厚朴杏子汤。

【临证医案 2】　史某，男，65 岁。

初诊：2005 年 3 月 24 日。咳喘 2～3 年，加重 4 个月。2～3 年来咳喘时轻时重，尤其到冬天更加严重。近 4 个多月以来一直咳喘不止，胸憋胸痛，心悸气短，张口抬肩，不能平卧，眼睑浮肿，腹满腹胀，大便秘结如羊屎，小便不利而夜尿反频，口干。诊断为慢性哮喘性支气管炎合并感染、肺气肿、肺源性心脏病、慢性胃炎、慢性前列腺炎、便秘。前后住院 2 次，但始终未见好转。舌苔薄白，脉左弦大紧数，右弦紧数。辨证为气阴俱虚，外受风寒。治宜补气养阴，疏散风寒。

处方：

（1）咳嗽遗尿方加减：柴胡 10g，当归 10g，白芍 10g，麦冬 10g，人参 10g，五味子 10g，半夏 10g，陈皮 10g，青皮 10g，黄芩 10g，紫菀 10g，丝瓜络 10g。

（2）厚朴麻黄汤加减：厚朴 10g，杏仁 10g，麻黄 6g，细辛 3g，干姜 6g，五味子 10g，半夏 10g，生石膏 15g，浮小麦 30g。

用法：（1）号方 10 剂，（2）号方 5 剂。两方交替服，即先服（1）号方 2 剂，再服（2）号方 1 剂，共服 15 日。1 日 1 剂，先浸泡 1～2 小时，水煎 2 次，每次 40 分钟，混合，分早、晚各一次饭后服。

二诊：2005 年 4 月 7 日。气短消失，咳喘大减，惟时有咳嗽，咳时背部汗出。近 3 日来大便未行。舌苔白，脉弦大紧数。因脉已由左弦大紧数、右弦紧数转为弦大紧数，即病机已由肝郁为主转为气阴俱虚为主，且兼肾阳不足之证，所以方拟加减黄芪鳖甲散。

处方：

（1）加减黄芪鳖甲散：黄芪 15g，地骨皮 10g，紫菀 10g，人参 10g，茯苓 10g，柴胡 10g，半夏 10g，知母 10g，生地 10g，白芍 10g，麦冬 10g，肉桂 10g，甘草 6g。

（2）厚朴麻黄汤加减：厚朴 10g，杏仁 10g，麻黄 6g，细辛 3g，干姜 6g，五味子 10g，半夏 10g，生石膏 15g，浮小麦 30g。

用法：（1）号方 10 剂，（2）号方 5 剂。两方交替服，即先服（1）号方 2 剂，再服（2）号方 1 剂，共服 15 日。

三诊：2005 年 4 月 26 日。咳喘消减近八九，惟偶胸满，咳嗽。舌苔白，脉沉弦紧。脉沉者气郁也；弦紧者，肝也，寒也。为肝肺气滞，痰饮蕴郁，枢机不利，治当予小柴胡汤加减，然病程已久，正气大衰，而宿疾仍然占据重要的地位，故仍以加减黄芪鳖甲散间服。

处方：

（1）加减小柴胡汤：柴胡 10g，半夏 10g，黄芩 10g，干姜 3g，五味子 10g，紫菀 10g，丝瓜络 10g，薄荷 3g。

（2）加减黄芪鳖甲散：黄芪 15g，地骨皮 10g，紫菀 10g，人参 10g，茯苓 10g，柴胡 10g，半夏 10g，知母 10g，生地 10g，白芍 10g，麦冬 10g，肉桂 10g，甘草 6g。

用法：上两方各 7 剂，水煎，交替服用，1 日 1 剂。先浸泡 1~2 小时，水煎 2 次，每次 40 分钟，混合，分早、晚各一次饭后服。

按语： 哮喘之疾虽然标象以肺与痰饮为主，有初病治肺，久病治肾之说，但通过临床实践发现，若不注意少阳枢机，不注意气机升降是难以取得较好疗效的。疑难病多表里、寒热、虚实错杂，从何入手实难定夺。胡兰贵教授认为，一定要注意气机升降的失常，即先从调理气机入手，凡是对气机升降造成影响的先治。本病从脏腑来看可以说五脏俱病，从八纲辨证来看可以说表里、寒热、阴阳俱备。之所以治此害彼者，主要是未予调经、未予调升降、未予调三焦少阳也。再从脉象看，左右之脉均见弦象即均见枢机不利也，所以初诊以咳嗽遗尿方治之，主在调少阳也；又左脉大于右脉者有外感也，但这种外感是在虚证为主的情况下的外感，故以厚朴麻黄汤与咳嗽遗尿方呈 1∶2 之比例用之。可见，当涉及肺肾诸脏之疾俱在时，在调经、调升降的过程中，要善于通过调理少阳枢机去治疗，而不要从肺、从肾为主去进行治疗。

【临证医案 3】 王某，男，67 岁。

初诊：2018 年 9 月 26 日。气短病史十几年。十几年来气短，活动后加重，休息后好转，咳嗽，黄白痰，夜间口干，胸部汗出，下肢浮肿，小便无力。舌苔白，舌中剥脱，左脉沉缓，右脉虚大。辨证为气阴俱虚为本，痰湿郁滞为标。治宜补气养阴以培本，理气化痰以治标。

处方：

（1）咳嗽遗尿方：柴胡 10g，当归 10g，白芍 10g，麦冬 10g，五味子 10g，党参 10g，半夏 10g，青皮 10g，陈皮 10g，紫菀 10g，黄芩 10g。

（2）黄芪鳖甲汤：黄芪 15g，地骨皮 10g，紫菀 10g，党参 10g，茯苓 10g，柴胡 10g，半夏 10g，知母 10g，生地 10g，白芍 10g，麦冬 10g，肉桂 10g，甘草 6g。

用法：上两方各 4 剂，水煎，交替服，1 日 1 剂。先浸泡 1~2 小时，水煎 2 次，每次 40 分钟，混合，分早、晚各一次饭后服。禁忌辛辣食物。

服药后气短、咳嗽减轻，诸症好转。

按语：《内经》云："五脏六腑皆令人咳，非独肺也""呼出心与肺，吸入肾与肝"。患者病程长，且胸部汗出，说明不单纯是"肺主呼气，肾主纳气"，应当考虑除肺、肾之外，还应当心主呼气，肝主纳气，当用经验方，方中柴胡、当归、白芍是逍遥散的主药，治肝；党参、麦冬、五味子是生脉散，治心；且患者病程长，夜间口干，小便无力，乃肾虚之故，当用黄芪鳖甲汤。下肢浮肿，一是肺为水之上源，肺不能通调水道引起的水肿，二是肾虚，气化不利引起的水肿，黄芪鳖甲汤均可治之。

第五节 痞 证

【临证医案 1】 张某，男，60 岁。

初诊：2018 年 11 月 24 日。烧心泛酸数年。数年来烧心泛酸，嗳气，大便稀，一天 3~4 行，夜间为甚，嗳气后减轻，咽喉不利，痰多，胃脘痞满，腰痛。舌苔白稍腻，舌边有齿痕，脉沉弦，右脉寸稍滑。辨证为肝胃不和，寒饮内郁。治宜疏肝和胃，温化寒饮。予柴平汤。

处方：柴胡 10g，半夏 10g，党参 10g，甘草 6g，黄芩 10g，生姜 3 片，大枣 5 个，苍术 10g，陈皮 10g，厚朴 10g，茯苓 10g，桂枝 10g，苏叶 10g，神曲 10g。7 剂，水煎服，1 日 1 剂。

用法：先浸泡 1～2 小时，水煎 2 次，每次 40 分钟，混合，分早、晚各一次饭后服。

按语：患者烧心泛酸说明寒热错杂，思之越鞠保和丸、旋覆代赭汤、加味一贯煎、柴平汤、进退黄连汤、半夏泻心汤、左金丸；嗳气后减轻，说明食积不化，胃气上逆，思之旋覆代赭汤、越鞠保和汤；又患者大便稀，一天 3～4 行，思之柴平汤。症状夜间为甚，思之附桂六味汤，又腰痛，说明与附桂六味汤证不符。综上所述，患者烧心泛酸，嗳气，大便稀考虑为肝胃不和、寒饮内郁的柴平汤证；又胃脘痞满，坚定了柴平汤应用的指征。舌苔白稍腻，脉沉弦，右脉寸稍滑，脉症符合柴平汤证，故以柴平汤治之。

【临证医案 2】 王某，男，40 岁。

初诊：2018 年 11 月 24 日。早期肝硬化数十年。数十年来早期肝硬化，现症胃脘痞满，食欲不振，大便稀、一天 2 行，疲乏无力，失眠，腰背困痛。舌苔黄白稍腻，舌边有齿痕，脉沉弦。辨证为气滞血瘀，肝胃不和。治宜理气活血，疏肝和胃。

处方：

（1）参芪丹鸡黄精汤：党参 10g，黄芪 30g，丹参 30g，黄精 10g，生地 10g，当归 10g，薄荷 3g，白术 10g，苍术 10g，柴胡 10g，三棱 10g，莪术 10g，夜交藤 30g，青皮 10g，陈皮 10g，砂仁 10g，莱菔子 10g。

（2）柴平汤：柴胡 10g，半夏 10g，党参 10g，甘草 6g，黄芩 10g，生姜 3 片，大枣 5 个，苍术 10g，陈皮 10g，厚朴 10g，茯苓 10g，桂枝 10g，苏叶 10g，神曲 10g。

用法：上两方各 7 剂，水煎，交替服，1 日 1 剂。先浸泡 1～2 小时，水煎 2 次，每次 40 分钟，混合，分早、晚各一次饭后服。

服药后食欲不振、大便稀较前好转，继服上方。

按语：肝硬化，中医没有对应的病名，常见于中医的癥证、胁痛、黄疸、臌胀之中，常缠绵难愈，多表现为气血不足、气滞血瘀之象。根据久病及虚、久病及瘀，思之参芪丹鸡黄精汤。胃脘痞满，食欲不振，肝木克脾土，思之柴平汤。大便稀告诫我们参芪丹鸡黄精汤中三棱、莪术有消积导滞的作用，应配合柴平汤。患者疲乏无力，失眠，腰背困痛，说明久病及肾，思之补阴益气煎。舌苔黄白稍腻，舌边有齿痕，提示应当选用柴平汤，脉沉弦，沉主气郁，弦主肝。综上所述，本病主方选用参芪丹鸡黄精汤；又胃脘痞满，食欲不振，大便稀乃肝胃不和，脾虚湿盛，选用柴平汤。失眠按"胃不和则卧不安"处理。

【临证医案 3】 张某，男，66 岁。

初诊：2018 年 11 月 24 日。腹胀 10 余年。10 余年来腹胀，呃逆，食后为甚，食欲、二便正常，睡眠尚可。舌苔白稍腻，脉弦紧。辨证为肝胃不和，胃气上逆。治宜疏肝和胃，降逆止呕。予柴平汤。

处方：柴胡 10g，半夏 10g，党参 10g，甘草 6g，黄芩 10g，生姜 3 片，大枣 5 个，苍术 10g，陈皮 10g，厚朴 10g，茯苓 10g，桂枝 10g，苏叶 10g，神曲 10g。4 剂，水煎服，1 日 1 剂。

用法：先浸泡 1～2 小时，水煎 2 次，每次 40 分钟，混合，分早、晚各一次饭后服。

按语：患者腹胀 10 余年，首先思之柴平汤，《伤寒论》曰："发汗后，腹胀满者，厚姜甘半人参汤主之。"呃逆是胃气上逆，一者柴平汤，二者丁香柿蒂汤。如果主诉以呃逆为主当选用丁香柿蒂汤，如果主诉以胃脘痞满、腹胀为主兼有呃逆选用柴平汤。舌苔白稍腻，脉弦紧，符合柴平汤指征。

【临证医案 4】　刘某，女，55 岁。

初诊：2018 年 11 月 24 日。胃脘痞满 1 年。1 年来胃脘痞满，烧心泛酸，背困背痛，呈刺痛样，下午为甚，大便干。舌苔白水滑，脉弦紧。辨证为肝胃不和，寒饮内郁。治宜疏肝和胃，温化寒饮。

处方：

（1）柴平汤：柴胡 10g，半夏 10g，党参 10g，甘草 6g，黄芩 10g，生姜 3 片，大枣 5 个，苍术 10g，陈皮 10g，厚朴 10g，茯苓 10g，桂枝 10g，苏叶 10g，神曲 10g。

（2）柴胡疏肝平胃苏曲汤：柴胡 10g，白芍 10g，枳壳 10g，甘草 10g，川芎 10g，香附 10g，苍术 10g，陈皮 10g，厚朴 10g，生姜 3 片，大枣 5 个，苏叶 10g，神曲 10g。

用法：上方各 7 剂，水煎服，1 日 1 剂。先浸泡 1～2 小时，水煎 2 次，每次 40 分钟，混合，分早、晚各一次饭后服。

服上方各 7 剂后，胃脘痞满减轻，诸症好转。

按语：患者胃脘痞满，思之首选柴平汤。烧心泛酸，说明肝火犯胃，思之左金丸。背痛与胃俞穴有关，舌苔白水滑，脉弦紧，说明寒饮内郁，柴平汤主之。但患者有大便干的病史且烧心泛酸，故配合调理气机的柴胡疏肝平胃苏曲汤。

【临证医案 5】　赵某，女，57 岁。

初诊：2018 年 11 月 24 日。胃脘痞满病史 10 余年。10 余年来胃脘痞满，气短懒言，善太息，嗳气，下肢乏力，畏寒肢冷，大便不爽。舌苔白腻，脉沉弦滑。辨证为肝胃不和，痰湿郁滞。治宜疏肝和胃，理气化痰。予木香顺气汤。

处方：木香 6g，陈皮 10g，半夏 10g，茯苓 10g，甘草 6g，枳实 10g，白术 10g，香附 20g，砂仁 10g，莱菔子 10g，神曲 10g。7 剂，水煎服，1 日 1 剂。

用法：先浸泡 1～2 小时，水煎 2 次，每次 40 分钟，混合，分早、晚各一次饭后服。

服药后，诸症好转。

按语：患者胃脘痞满，乃胃的腐熟功能降低，胃以降为顺，胃气不降，故胃脘痞满。气短乏力，因脾主运化，脾为气血生化之源，脾胃运化功能降低，不能将营养物质输送到全身，故气短乏力。善太息，嗳气，乃气机郁滞，肝气不舒，肝横犯胃，胃气上逆，故嗳气。脾胃为气血生化之源，气血不能达于四肢，气机郁滞，故下肢乏力，畏寒肢冷。气机不畅，故大便不爽。舌苔白腻说明痰湿郁滞，脉沉弦滑，沉主气郁，弦主肝，滑主痰，故辨证为肝胃不和，痰湿郁滞。诊断：痞证。立法疏肝和胃，理气化痰。方药予木香顺气汤。

【临证医案 6】　崔某，女，74 岁。

初诊：2018 年 9 月 26 日。背部拘急不适半年。半年来背部拘急不适，胃脘痞满，矢气较多，头痛，眠差。舌苔黄腻，右侧舌苔为甚，脉沉弦。辨证为肝胃不和，寒饮内郁，外受风邪。治宜疏肝和胃，温化寒饮，祛风止痛。予柴平羌芷汤（柴平汤加羌活、白芷）。

处方：柴胡 10g，半夏 10g，党参 10g，甘草 6g，黄芩 10g，生姜 3 片，大枣 5 个，苍术

10g，陈皮 10g，厚朴 10g，桂枝 10g，茯苓 10g，苏叶 10g，神曲 10g，羌活 10g，白芷 10g。7 剂，水煎服，1 日 1 剂。

用法：先浸泡 1～2 小时，水煎 2 次，每次 40 分钟，混合，分早、晚各一次饭后服。

服药后背部拘急不适减轻，胃脘痞满好转，继服上方而愈。

按语：背部拘急不适首先考虑冲任亏虚，选用逍狗归芪汤；但又胃脘痞满，矢气较多，应当考虑痰饮内郁，《金匮要略》云："夫心下有留饮，其人背寒冷如手大，苓桂术甘汤主之。"也就是说背部拘急不适，一为风湿，二为脾胃（胃俞穴位于背部）。属风湿当用逍狗归芪汤，但细问患者无关节、腰背疼痛，不属逍狗归芪汤指征。但患者有胃脘痞满，且背部拘急不适，故属脾胃寒湿不化，用柴平汤合苓桂术甘汤治之。眠差属《内经》中"胃不和则卧不安"，故不必再加安神药物；头痛乃风邪阻滞，风为阳邪，易袭阳位，故用柴平汤加羌活、白芷治之，正合古人"鸟射高巅，非风药不到"之理论。

【临证医案 7】 丁某，男，56 岁。

初诊：2018 年 9 月 26 日。胃脘痞满数十年。数十年来胃脘痞满，前额拘急不适，大便干稀不调、时干时稀。舌苔黄白腻，脉弦。辨证为肝胃不和。治宜疏肝和胃。予柴平汤。

处方：柴胡 10g，半夏 10g，党参 10g，甘草 6g，黄芩 10g，生姜 3 片，大枣 5 个，苍术 10g，陈皮 10g，厚朴 10g，桂枝 10g，茯苓 10g，苏叶 10g，神曲 10g。7 剂，水煎服，1 日 1 剂。

用法：先浸泡 1～2 小时，水煎 2 次，每次 40 分钟，混合，分早、晚各一次饭后服。

服药后胃脘痞满好转，继服 7 剂而愈。

按语：胃脘痞满首先考虑如果以胀为主当用柴平汤，以疼痛为主当用黄连汤，而此处病程较长，以胀为主；又脉弦，宗"弦者，肝脉也"，此病程较长，当属虚证，用十四味建中汤，然脉不符，十四味建中汤脉应当是沉细，而这个是弦脉，且病程较长，说明内有肝木克脾土的征象。肝时时在"欺负"脾，如果再询问患者可能有梅核气的征象，而本方既有苓桂术甘汤，又有半夏厚朴汤，还有四七汤，还有肾著汤，故用本方治之。

【临证医案 8】 刘某，女，43 岁。

初诊：2005 年 4 月 8 日。胃脘痞满半年。半年来胃脘痞满，两胁胀痛，口干，口苦，腰困，食欲不振，小便不利，胸胁苦满。舌苔白，脉沉弦。辨证为少阳枢机不利。治宜调理气机。予小柴胡汤。

处方：柴胡 10g，党参 10g，半夏 10g，甘草 6g，黄芩 10g，生姜 3 片，大枣 5 个。3 剂，水煎服，1 日 1 剂。

用法：先浸泡 1～2 小时，水煎 2 次，每次 40 分钟，混合，分早、晚各一次饭后服。

服药 3 剂，胃脘痞满、两胁胀痛好转，口干、口苦减轻，食欲增加，小便自利，效不更方，继服上方 6 剂，诸症消失。

按语：胃脘痞满，两胁胀痛，此肝气郁结，肝胃不和；口干、口苦乃少阳胆火熏蒸之故；腰困，小便不利，食欲不振，病程较长，似脾肾阳虚附桂理中六味汤指征，但其脉沉弦，沉者气郁，弦者肝脉，与脾肾阳虚之证不符，综而观之，此与《伤寒论》所述"伤寒五六日，中风，往来寒热，胸胁苦满，嘿嘿不欲饮食，心烦喜呕，或胸中烦而不呕，或渴，或腹中痛，或胁下痞硬，或心下悸、小便不利，或不渴，身有微热，或咳者，小柴胡汤主之"一致，乃予小柴胡汤也。又思之《伤寒论》所云："上焦得通，津液得下，胃气因和，身濈然汗出而解。"故处以小柴胡汤。

【临证医案9】　刘某，男，33岁。

初诊：2006年1月15日。腹部坠胀十几日。十几日来腹部坠胀，睾丸坠胀，腰困，食欲不振，大便正常。舌苔白，舌体胖大，脉弦细。辨证为气阴两虚，肝气郁结。治宜补气养阴，疏肝理气。

处方：

（1）补阴益气煎：黄芪15g，白术10g，陈皮10g，党参10g，甘草6g，升麻6g，柴胡6g，当归10g，生地10g，山药10g，五味子10g，丹皮10g，茯苓10g，泽泻10g。

（2）橘核丸：橘核10g，川楝子10g，肉桂10g，厚朴10g，枳实10g，延胡索10g，海藻10g，海带10g，昆布10g，桃仁10g，木香10g，通草10g。

用法：上两方各4剂，水煎交替服用，1日1剂。先浸泡1~2小时，水煎2次，每次40分钟，混合，分早、晚各一次饭后服。

上两方交替服用后腹部坠胀好转，睾丸坠胀消失，故而去橘核丸，单服补阴益气煎20余剂，而愈。

按语：患者腹部坠胀，睾丸坠胀乃脾不升清，不能升举脏腑所致，当以补中益气汤主之；又腰困乃肾虚所致，肾为先天之本，脾为后天之本，脾肾双补的补阴益气煎主之。又睾丸乃足厥阴肝经所过，当以橘核丸治之。综而观之，此气阴两虚，肝气郁结，予以补阴益气煎和橘核丸交替服。

【临证医案10】　胡某，女，58岁。

初诊：2006年1月15日。胃脘痞满2年。2年来胃脘痞满，疼痛，心悸，头晕，头痛，恶心，胃脘疼痛，逆气上冲，腹满，腹痛，食欲不振，大便正常，夜间颜面潮热，耳鸣，手足心热，失眠，背冷，发作时四肢抽搐。舌苔黄白腻，脉弦细。辨证为气血不足，肝胃不和。治宜补气养血，疏肝和胃。

处方：

（1）柴平汤合苓桂术甘汤：柴胡10g，半夏10g，党参10g，甘草6g，黄芩10g，生姜3片，大枣5个，厚朴10g，陈皮10g，苍术10g，茯苓10g，桂枝10g。

（2）十四味建中汤：党参10g，白术10g，茯苓10g，甘草6g，生地10g，白芍10g，当归10g，川芎10g，黄芪15g，肉桂10g，附子10g，麦冬10g，半夏10g，肉苁蓉10g。

用法：上两方各6剂，水煎交替服用，1日1剂。先浸泡1~2小时，水煎2次，每次40分钟，混合，分早、晚各一次饭后服。

上两方交替服12剂后，头晕、头痛、恶心消失，胃脘痞满、逆气上冲、颜面潮热、手足心热减轻，故而去柴平汤合苓桂术甘汤，继服十四味建中汤而善后。

按语：患者头晕、头痛、心悸、恶心、胃脘痞满乃肝气郁结，肝胃不和，水饮上冲，正如《伤寒论》云："伤寒五六日，中风，往来寒热，胸胁苦满，嘿嘿不欲饮食，心烦喜呕，或胸中烦而不呕，或渴，或腹中痛，或胁下痞硬，或心下悸，小便不利，或不渴，身有微热，或咳者，小柴胡汤主之""伤寒，若吐若下后，心下逆满，气上冲胸，起则头眩，脉沉紧，发汗则动经，身为振振摇者，茯苓桂枝白术甘草汤主之"，应予柴平汤合苓桂术甘汤治之；又胃脘痞满，逆气上冲，颜面潮热，手足心热，脉弦细，乃气血不足而以十四味建中汤治之。综合脉症，处以柴平汤合苓桂术甘汤和十四味建中汤交替服用。

【临证医案 11】 冀某，男，61 岁。

初诊：2006 年 1 月 8 日。胃脘痞满，逆气上冲 2 个月。2 个月来胃脘痞满，逆气上冲，走路时加重，嗳气，休息或饮水后好转，蹲起站立时咽干，下颌骨麻木，麻木时不欲言。舌苔白，脉弦紧。辨证为水饮不化。治宜温化水饮。予小柴胡汤合苓桂术甘汤。

处方：柴胡 10g，半夏 10g，党参 10g，甘草 10g，黄芩 10g，生姜 3 片，大枣 5 个，茯苓 10g，桂枝 10g，白术 10g。6 剂，水煎服，1 日 1 剂。

用法：先浸泡 1～2 小时，水煎 2 次，每次 40 分钟，混合，分早、晚各一次饭后服。

服药 6 剂后下颌关节拘急不适、胃脘痞满较前好转，宗效不更方之旨，继进 20 余剂而效。

按语： 胃脘痞满，逆气上冲正如《伤寒论》所云："伤寒，若吐若下后，心下逆满，气上冲胸，起则头眩，脉沉紧，发汗则动经，身为振振摇者，茯苓桂枝白术甘草汤主之"，乃水饮上冲；口苦，嗳气属少阳证，如《伤寒论》所云："少阳之为病，口苦，咽干，目眩也"；脉弦紧，弦者肝脉也，紧者寒脉也，故以小柴胡汤合苓桂术甘汤主之。

【临证医案 12】 闫某，女，63 岁。

初诊：2005 年 12 月 18 日。胃脘痞满数月。数月来胃脘痞满，嗳气，眼前蝇蛇飞舞，食欲不振。舌苔白腻，脉弦紧。辨证为脾胃虚弱。治宜健脾和胃。予柴平汤合苓桂术甘汤、旋覆代赭汤。

处方：柴胡 10g，半夏 10g，党参 10g，甘草 6g，黄芩 10g，生姜 3 片，大枣 5 个，茯苓 10g，桂枝 10g，厚朴 10g，陈皮 10g，苍术 10g，旋覆花（布包）10g，代赭石 15g。7 剂，水煎服，1 日 1 剂。

用法：先浸泡 1～2 小时，水煎 2 次，每次 40 分钟，混合，分早、晚各一次饭后服。

服药 7 剂而愈。

按语： 患者胃脘痞满、嗳气，首先思之柴平汤、旋覆代赭汤，又眼前蝇蛇飞舞，乃肝肾不足，食欲不振，舌苔白腻，脉弦紧，宗《素问·标本病传论》"先病而后生中满者治其标"，又"有胃气则生，无胃气则死；胃气无损，诸可无虑"，当以护胃气为主，予以柴平汤合苓桂术甘汤、旋覆代赭汤治之。

【临证医案 13】 闫某，女，63 岁。

初诊：2005 年 10 月 12 日。胃脘痞满半个月。半个月来胃脘痞满，逆气上冲，食欲不振，头晕嗳气，喜叹气，欲哭，二便正常。舌苔黄白腻，脉沉弦稍细。辨证为肝胃不和，胃气上逆。治宜疏肝和胃，降逆止呃。予小柴胡汤合平胃散、苓桂术甘汤。

处方：柴胡 10g，半夏 10g，党参 10g，甘草 6g，黄芩 10g，生姜 3 片，大枣 5 个，厚朴 10g，陈皮 10g，苍术 10g，茯苓 10g，桂枝 10g。6 剂，水煎服，1 日 1 剂。

用法：先浸泡 1～2 小时，水煎 2 次，每次 40 分钟，混合，分早、晚各一次饭后服。

服药 6 剂后，胃脘痞满明显好转，逆气上冲消失，宗效不更方，继服 12 剂而诸症消失。

按语： 半个月来胃脘痞满，首先思之柴平汤，胃脘痞满，逆气上冲，宜合苓桂术甘汤，正如《伤寒论》所云："伤寒，若吐若下后，心下逆满，气上冲胸，起则头眩，脉沉紧，发汗则动经，身为振振摇者，苓桂术甘汤主之。"患者又喜叹气，欲哭，舌苔黄白腻，脉沉弦稍细。综合思辨，予以小柴胡汤平胃散、苓桂术甘汤。

【临证医案 14】　段某，女，40 岁。

初诊：2005 年 6 月 2 日。小腹憋胀 1 周。1 周来小腹憋胀，口中异味，消化不良，背困，腰困，大便不爽，月经量少，色暗，有血块，每次来月经都腹痛难忍，同时伴有偏头痛。舌淡苔白，脉弦涩不调。辨证为肝郁脾虚，气滞血瘀。治宜疏肝健脾，理气活血。予加减小柴胡汤。

处方：柴胡 10g，半夏 10g，党参 10g，甘草 10g，黄芩 10g，生姜 3 片，大枣 5 个，乌药 15g，当归 15g，白芍 15g，青皮 10g，香附 15g。3 剂，水煎服，1 日 1 剂。

用法：先浸泡 1～2 小时，水煎 2 次，每次 40 分钟，混合，分早、晚各一次饭后服。

服药 3 剂后，小腹憋胀较前好转，消化不良明显改善，又服 10 剂后小腹憋胀消失，月经来时，腹痛再无发作。

按语：小腹憋胀 1 周，首先思之加减小柴胡汤，口中异味，消化不良，思之六君汤，又背困，思之逍遥狗脊汤，腰困当加川续断，大便不爽，乃肝郁脾虚，舌淡苔白，脉弦涩不调，又伴有经期腹痛，正合《伤寒论》所言"伤寒五六日，中风，往来寒热，胸胁苦满，嘿嘿不欲饮食……小柴胡汤主之，若腹中痛者，去黄芩，加乌药三两"。

【临证医案 15】　代某，男，35 岁。

初诊：2005 年 8 月 11 日。胃脘痞满十几年。十几年来胃脘痞满，烧心泛酸，疲乏无力，恶心欲呕，心悸，胸满，胸部灼热疼痛，大便稀，数日一行。舌苔白，舌质暗，脉弦紧。辨证为寒热错杂。治宜苦辛通降。予进退黄连汤。

处方：黄连 10g，干姜 10g，党参 10g，半夏 10g，甘草 6g，肉桂 10g，大枣 5 个，枳实 10g。3 剂，水煎服，1 日 1 剂。

用法：先浸泡 1～2 小时，水煎 2 次，每次 40 分钟，混合，分早、晚各一次饭后服。

服药 3 剂后，烧心泛酸好转，胃脘痞满减轻，宗效不更方，继服 6 剂后，胸满、胸部灼热亦好转，继服上方 20 剂后而愈。

按语：胃脘痞满，烧心泛酸，首先思之进退黄连汤，疲乏无力，恶心欲呕，心悸，胸满，胸部灼热疼痛，大便稀，脉弦紧，根据《伤寒论》"伤寒，胸中有热，胃中有邪气，腹中痛，欲呕吐者，黄连汤主之"和郝万山教授提出的抓副症、用经方治疗的经验，治以进退黄连汤加枳实。

【临证医案 16】　雷某，女，50 岁。

初诊：2005 年 7 月 11 日。胃脘痞满 2～3 个月。2～3 个月来胃脘痞满，食欲不振，胃脘部按之痞硬，但不疼痛，头晕，背困，二便正常。舌苔白，脉沉细。辨证为水饮内停，寒湿内郁。治宜温化水饮，祛寒利湿。予桂枝去芍药加麻黄附子细辛汤。

处方：桂枝 10g，生姜 3 片，大枣 12 个，甘草 6g，麻黄 6g，细辛 3g，附子 10g，茯苓 10g，白术 10g。6 剂，水煎服，1 日 1 剂。

用法：先浸泡 1～2 小时，水煎 2 次，每次 40 分钟，混合，分早、晚各一次饭后服。

服药 6 剂后，胃脘痞满减轻，食欲增加，头晕、背困好转，继服上方 6 剂，诸症消失而愈。

按语：胃脘痞满，食欲不振，首先思之平胃散、柴平汤，胃脘部按之痞硬，根据《金匮要略·水气病脉证并治》"气分，心下坚，大如盘，边如旋杯，水饮所作，桂枝去芍药加麻辛附子汤主之"，思之乃水饮所作，头晕乃水饮阻滞，清阳不升，背困乃水饮内停。综合脉症，辨证为水饮内停，寒湿内郁。又宗《金匮要略·痰饮咳嗽病脉证并治》"病痰饮者，当以温药和之"，故处以桂枝去芍药加麻辛附子汤。

【临证医案17】　许某，女，46岁。

初诊：2005年4月6日。胃脘痞满半年。半年来胃脘痞满，疲乏无力，下肢憋胀，胃脘以下按之痞硬，形如盘状，食欲不振，大便干，常无便意，每次必须用开塞露后，才得以便出。舌苔白，脉沉弦紧。辨证为寒饮内郁。治宜温化寒饮。予桂枝去芍药加麻黄附子细辛汤。

处方：桂枝10g，甘草6g，生姜3片，大枣5个，麻黄10g，附子10g，细辛3g。3剂，水煎服，1日1剂。

用法：先浸泡1～2小时，水煎2次，每次40分钟，混合，分早、晚各一次饭后服。

服药3剂后，胃脘痞满减轻，心下大如盘状好转，但仍不能自行大便，宗效不更方，继服上方6剂后，大便1～2次，食欲增加，继服20剂后，诸症消失。

按语：胃脘痞满，首先思之寒饮内郁，柴平汤证；疲乏无力，下肢憋胀，又思之参芪丹鸡黄精汤，但用之疗效欠佳，胃脘以下按之痞硬，形如盘状，正如《金匮要略·水气病脉证并治》"气分，心下坚，大如盘，边如旋杯，水饮所作，桂枝去芍药加麻辛附子汤主之"所言，食欲不振，大便干，乃脾阳不足。故综合脉症，辨为寒饮内郁，拟以桂枝去芍药加麻黄附子细辛汤。

第六节　胃　脘　痛

【临证医案1】　李某，女，57岁。

初诊：2018年11月24日。胃痛7年。7年来胃痛，每逢秋季发作，眠差，大便干，腰痛，下肢疼痛，心烦易怒，口苦。舌苔白稍腻，脉弦紧。辨证为寒饮内郁，寒热错杂。治宜温化寒饮，调和寒热。

处方：

（1）柴平汤：柴胡10g，半夏10g，党参10g，甘草6g，黄芩10g，生姜6片，大枣5个，苍术10g，陈皮10g，厚朴10g，茯苓10g，桂枝10g，苏叶10g，神曲10g。

（2）进退黄连汤：黄连10g，干姜10g，半夏10g，党参10g，甘草6g，肉桂10g，大枣5个，枳实10g。

用法：上两方各7剂，水煎服，1日1剂。先浸泡1～2小时，水煎2次，每次40分钟，混合，分早、晚各一次饭后服。

服药后胃痛减轻，口苦、大便干好转，宗效不更方之意，继服上两方各10剂而愈。

按语：患者胃痛7年，首先思之病程长，根据久病及虚，思之附桂六味汤、黄芪建中汤、十四味建中汤、进退黄连汤。每逢秋季发作，说明阳虚阴盛，用附桂六味汤；眠差考虑用温胆平胃合枣汤；大便干，考虑寒饮内郁、食滞不化，用柴平汤加大黄、焦山楂；腰痛，考虑脾肾阳虚，思之附桂六味汤；下肢疼痛，考虑气血不足、寒湿不化，思之十四味建中汤；心烦易怒，考虑肝胃不和，思之柴胡疏肝平胃苏曲汤。舌苔白稍腻，脉弦紧，说明寒饮内郁、寒热错杂，故以柴平汤与进退黄连汤交替服用。

【临证医案2】　苏某，女，39岁。

初诊：2018 年 9 月 26 日。胃脘痞满、疼痛 7～8 年。7～8 年来胃脘痞满疼痛，怕吃冷饮，剑突下疼痛加重，腹部悸动，失眠多梦，善太息，食欲不振，大便不爽。舌苔白，脉弦紧。辨证为寒热错杂，肝郁气滞。治宜苦辛通降，疏肝理气。

处方：

（1）进退黄连汤：黄连 10g，干姜 10g，半夏 10g，党参 10g，甘草 6g，肉桂 10g，枳实 10g，大枣 5 个。

（2）柴胡疏肝散合平胃散合苏曲汤：柴胡 10g，白芍 10g，枳壳 10g，甘草 6g，川芎 10g，香附 10g，苍术 10g，陈皮 10g，厚朴 10g，生姜 3 片，大枣 5 个，苏叶 10g，神曲 10g。

用法：上两方各 7 剂，水煎交替服用，1 日 1 剂。先浸泡 1～2 小时，水煎 2 次，每次 40 分钟，混合，分早、晚各一次饭后服。

药后胃脘痞满、疼痛大减，诸症好转，继服上两方各 10 剂而愈。

按语：一见胃脘痞满首先考虑柴平汤，怕吃冷饮考虑附桂六味汤，然而此患者剑突下疼痛，如《伤寒论》云："正在心下，按之则痛，脉浮滑者，小陷胸汤主之。"所以，考虑用黄连汤加瓜蒌，加瓜蒌就是加入小陷胸汤连夏蒌；腹部悸动是十四味建中汤的指征；失眠多梦，胃不和则卧不安；又细问患者善太息，食欲不振，大便不爽，说明气机不畅，症状复杂，难以入手，舌脉定乾坤，舌苔白，脉弦紧，说明没有火，有寒象。故用进退黄连汤不加瓜蒌（因为寒多热少），加枳实，理气化痰。用柴胡疏肝散合平胃散合苏曲汤调理脾胃，调理气机。

【临证医案 3】 郑某，男，40 岁。

初诊：2018 年 11 月 14 日。胃脘疼痛 20 余年。20 余年来胃脘疼痛，偶恶心，食欲、二便正常。舌苔薄白，脉弦紧。辨证为寒热错杂，寒多热少。治宜寒热平调。予进退黄连汤。

处方：黄连 10g，干姜 10g，半夏 10g，党参 10g，甘草 6g，肉桂 10g，大枣 5 个，青皮 10g。7 剂，水煎服，1 日 1 剂。

用法：先浸泡 1～2 小时，水煎 2 次，每次 40 分钟，混合，分早、晚各一次饭后服。

服上方 7 剂后胃脘疼痛减轻，仍偶有恶心，继服上方 10 剂而愈。

按语：患者胃脘疼痛 20 余年，首先思之进退黄连汤；又病程较长，考虑"久病及虚"，故用既能补益，又能止痛的十四味建中汤。患者舌苔薄白，脉弦紧，白苔、紧脉主寒，故辨证为寒热错杂，寒多热少，拟进退黄连汤主之。

【临证医案 4】 施某，女，40 岁。

初诊：2018 年 11 月 14 日。胃脘疼痛 3 年。3 年来胃脘疼痛，睡中咬舌，心悸，气短，烧心返酸，下肢浮肿，失眠，大便干稀不调，月经 2 个月一行，月经来潮时行经半个月。舌苔白，右脉弦紧，左脉沉细。辨证为寒热错杂，心脾两虚。治宜苦辛通降，补益心脾。

处方：

（1）进退黄连汤：黄连 10g，干姜 10g，半夏 10g，党参 10g，甘草 6g，肉桂 10g，大枣 5 个。

（2）归脾汤：黄芪 15g，白术 10g，党参 10g，当归 10g，甘草 6g，茯苓 10g，远志 10g，炒枣仁 15g，木香 6g，龙眼肉 10g，生姜 3 片，大枣 5 个。

用法：上两方各 7 剂，水煎交替服用，1 日 1 剂。先浸泡 1～2 小时，水煎 2 次，每次 40 分钟，混合，分早、晚各一次饭后服。

服药后胃脘疼痛减轻，月经 2 个月一行好转，宗效不更方，继服上两方各 7 剂而愈。

按语： 患者胃脘疼痛，首先思之进退黄连汤，睡中咬舌，考虑心火亢盛，属上焦之火；又月经不调或2个月行经一次或行经半个月方止，考虑脾虚不能摄血，故2个月行经一次；脾虚不能生血，故月经行经半个月不止；下肢浮肿，为脾主四肢，脾虚湿盛。

【临证医案5】 刘某，女，65岁。

初诊：2004年6月3日。胃脘疼痛15年。15年来胃脘疼痛，1983年胃大部切除术后不久即发现胃脘疼痛，偶尔胀满，不烧心，不泛酸，大便稀溏，小便正常。在某院住院诊断为"吻合口溃疡，部分腺上皮增生"。治疗半年症状稍减。后又配合中药治疗至今疗效不够显著，胃脘按之痛。舌苔灰，脉弦滑。辨证为寒热夹杂，热多寒少，食积不化。治宜苦辛通降，消食导滞。予半夏泻心汤加减。

处方：半夏10g，黄连10g，黄芩10g，干姜10g，甘草10g，人参10g，大枣7个，枳实10g，莱菔子10g。3剂，水煎服，1日1剂。

用法：先将大枣掰开，与诸药置凉水中浸泡1～2小时，水煎2次，每次40分钟，混合，分早、晚各一次饭后服。

二诊：2004年6月7日。服药后胃脘未痛，但仍胃脘胀满，且近日来肛门有下坠感。舌苔灰黑，脉弦紧。辨证为肝肾阴虚，脾湿不化，肝木失达。治宜滋补肝肾，燥湿和胃，疏肝理气。予加味一贯煎加减。

处方：党参30g，麦冬10g，生地30g，苍术15g，白术10g，青皮10g，陈皮10g，柴胡10g，郁金10g，姜黄10g，薄荷3g，夜交藤30g。3剂，水煎服，1日1剂。

用法：将诸药置凉水中浸泡1～2小时，水煎2次，每次40分钟，混合，分早、晚各一次饭后服。

三诊：2004年6月14日。服药后胃脘疼痛、胀满大减，肛门坠胀消失，饮食增加，但大便仍稀溏。此阴虚之状已减，而寒积仍未解也。舌苔白，脉弦紧。辨证为肝胃不和，寒积不化。治宜疏肝和胃，温中导滞。予柴平汤加减。

处方：柴胡10g，半夏10g，人参10g，黄芩10g，干姜3g，甘草6g，大枣5个，苍术10g，厚朴10g，陈皮10g，大黄3g。3剂，水煎服，1日1剂。

用法：先将大枣掰开，与诸药置凉水中浸泡1～2小时，水煎2次，每次40分钟，混合，分早、晚各一次饭后服。

四诊：2004年6月19日。胃脘胀痛消失，饮食增加，精神大增。舌苔白，脉弦稍紧。继服上方1周1剂，饭后服。

按语： 病久之体，正虚邪实，屡用中西药物克伐之剂，非但难愈，亦且有害，正如徐灵胎所云：若夫虚邪之体攻不可过，衰敝之日不可穷民也。此病之所以取效，在于用药有效之后即停药，数日以候正气来复，而后再以药物治之也。

第七节　呃　　逆

【临证医案1】 韩某，男，10岁。

初诊：2018年9月26日。喉中发出野鸡叫声半年。半年来喉中发出野鸡叫声，时断时续，时好时坏，3月份发作，经治疗后好转，患儿自诉每逢有口水时发出咕噜叫声，腹胀，面色萎黄，每逢紧张或感冒时全身震颤加重。舌苔白，脉弦紧。辨证为肝阳化风，肝风内动，肝气犯胃，胃气上逆。治宜疏肝理气，平肝化风，降逆止呕。

处方：

（1）丁香柿蒂汤合平胃散：丁香 3g，柿蒂 10g，党参 10g，生姜 3 片，苍术 10g，陈皮 10g，厚朴 10g，甘草 6g，大枣 5 个。

（2）柴胡加龙骨牡蛎汤：柴胡 10g，龙骨 15g，牡蛎 15g，半夏 10g，党参 10g，甘草 6g，黄芩 10g，生姜 3 片，大枣 5 个，桂枝 10g，茯苓 15g，熟军 3g。

用法：上两方各 7 剂，水煎服，先服（1）号方护胃气，再服（2）号方平肝止痉，1 日 1 剂。先浸泡 1～2 小时，水煎 2 次，每次 40 分钟，混合，分早、晚各一次饭后服。

服药后诸症好转。

按语： 患儿发出野鸡叫声，首先要排除器质性病变，如 CT、脑电图排除癫痫发作。患儿不由自主地震颤，根据《内经》所述"诸风掉眩，皆属于肝"，乃肝阳化风，当用柴胡加龙骨牡蛎汤；患儿又自述每逢有口水时发出野鸡叫声，且腹胀、面色萎黄，大腹属脾，脾虚不运，水湿上泛，故口中有水；脾虚，气血不足，故面色萎黄，治当健脾除湿，降逆止呃。故选用丁香柿蒂汤合平胃散治之。又《内经》云："五脏者，皆禀气于胃"，故以护胃为先，先服用丁香柿蒂汤合平胃散治之，而后才用柴胡加龙骨牡蛎汤平肝息风。

【临证医案 2】 刘某，男，21 岁。

初诊：2005 年 5 月 6 日。食入即吐 7 个月。7 个月来食入即吐，经胃镜检查示"胆汁反流性胃炎"，其余检查未见异常，经西医治疗数月而不见好转。就诊时，症见食入即吐，胃脘痞满，面色㿠白，食欲不振，大便干，矢气较臭。舌质暗，舌苔白，脉弦细。辨证为脾胃虚寒。治宜温补脾胃。

处方：半夏 10g，人参 10g，白蜜 1 勺。6 剂，水煎服，1 日 1 剂。分少量饭后频服。

服药 6 剂后，食入即吐较前好转，大便干亦好转，继服上方 6 剂，食入即吐发作明显减少，大便通畅，食欲稍增，仍服上方 20 剂，诸症消失。

按语： 食入即吐，首先思之久病及虚，根据《金匮要略》"朝食暮吐，暮食朝吐，宿谷不化，名曰胃反""胃反呕吐者，大半夏汤主之"，当从胃反论治；胃脘痞满，面色㿠白，食欲不振，乃脾胃亏虚，气血不能上荣于面所致；大便干，矢气较臭，乃脾胃亏虚所致。故综而辨证为中焦虚寒，脾胃功能失调，拟以大半夏汤治之。

第八节　腹　痛

【临证医案 1】 张某，女，65 岁。

初诊：2005 年 1 月 6 日。两侧少腹疼痛 1 年。1 年来两侧少腹疼痛，拘急不适，口干，眼干，口中异味，偶见左胸前悸动，手憋胀，下肢乏力。舌苔白，脉沉弦。辨证为气血俱虚，气滞血瘀。治宜补气养血，理气活血。予参芪丹鸡黄精汤。

处方：党参 10g，黄芪 30g，丹参 30g，黄精 10g，生地 10g，当归 10g，薄荷 3g，白术 10g，苍术 10g，柴胡 10g，三棱 10g，莪术 10g，夜交藤 30g，青皮 10g，陈皮 10g。3 剂，水煎服，1 日 1 剂。

用法：先浸泡 1～2 小时，水煎 2 次，每次 40 分钟，混合，分早、晚各一次饭后服。

服药 3 剂，手憋胀减轻，继服 3 剂，胸前悸动未作，少腹疼痛减轻，宗"效不更方"之意，继服 20 剂，愈。

按语： 少腹疼痛，拘急不适，首先考虑寒滞肝脉，暖肝煎证，但病已 1 年，又根据"久病入络，久病入血，久病及虚"乃细询之，偶见左胸前悸动，下肢乏力，口干，眼干，此气血不足。脉沉，又询得手憋胀，《素问·标本病传论》云："先病而后生逆者，治其本。"综合脉症，辨证为气血俱虚为本，气滞血瘀为标。处以参芪丹鸡黄精汤。

【临证医案 2】 梁某，女，30 岁。

初诊：2006 年 1 月 8 日。脐周疼痛 1 年。1 年来脐周疼痛，近 2～3 个月来加重，月经量少，面色㿠白，食欲不振，胃脘痞满，大便正常，经期腰困。舌苔白，脉弦细。辨证为气血不足，寒饮内郁。治宜补气养血，温化寒饮。

处方：

（1）温经汤：吴茱萸 6g，川芎 10g，当归 10g，白芍 10g，丹皮 10g，桂枝 10g，生姜 3 片，半夏 10g，麦冬 10g，党参 10g，甘草 6g，阿胶（烊化）10g。

（2）加减小柴胡汤：柴胡 10g，乌药 15g，当归 15g，白芍 15g，香附 15g，青皮 10g，半夏 10g，党参 10g，甘草 10g，黄芩 10g，生姜 3 片，大枣 5 个。

用法：上两方各 20 剂，水煎交替服，1 日 1 剂。先浸泡 1～2 小时，水煎 2 次，每次 40 分钟，混合，分早、晚各一次饭后服。

上两方交替服 20 余剂而诸症全失。

按语： 脐周乃大腹当脐，大腹属脾；又月经量少乃脾胃气血生化不足也；面色㿠白，因气血不能上荣于面，食欲不振，脾虚运化失职，经期腰困为带脉亏虚，舌苔白乃寒邪凝滞，脉弦细为气血不足。综合脉症为气血不足，寒饮内郁，正如《内经》所云："脾胃为气血生化之源。"故而以温经汤温化寒积，加减小柴胡汤补气血。

【临证医案 3】 李某，女，39 岁。

初诊：2005 年 12 月 15 日。腹痛 5～6 个月。5～6 个月来腹痛，以脐周为甚，面色萎黄，胸胁满痛，喜叹气，疲乏无力，大便 2～3 天一行。舌苔白，舌体胖大，脉沉弦涩。辨证为气血不足，寒饮内郁。治宜补气养血，温化寒饮。予黄芪建中汤。

处方：黄芪 15g，桂枝 10g，白芍 20g，甘草 6g，生姜 3 片，大枣 5 个，红糖（冲）30g。7 剂，水煎服，1 日 1 剂。

用法：先浸泡 1～2 小时，水煎 2 次，每次 40 分钟，混合，分早、晚各一次饭后服。

服药 7 剂后，腹痛较前好转，宗效不更方，继服药 20 余剂而愈。

按语： 患者腹痛 5～6 个月，以脐周为甚，首先思之理中大黄汤；又面色萎黄，正如《金匮要略·血痹虚劳病脉证并治》所云："虚劳里急，诸不足，黄芪建中汤主之"，当予黄芪建中汤；又胸胁满痛，喜叹气，疲乏无力，大便 2～3 天一行，乃肝气郁结，犯克脾土之征，小柴胡汤证；舌苔白，舌体胖大，脉弦涩不调，正如仲景《伤寒论》所云："伤寒，阳脉涩，阴脉弦，法当腹中急痛，先与小建汤；不差者，小柴胡汤主之"，综合以上之症状，予以黄芪建中汤。

第九节　便　秘

【临证医案 1】 王某，女，63 岁。

初诊：2006 年 1 月 15 日。大便坚硬如石数月。数月来大便坚硬如石，头痛，项僵，肩痛，下肢沉重，疲乏无力。舌质淡暗，舌苔白，脉沉弦。辨证为少阳枢机不利。治宜和解少阳。予小柴胡加芒硝汤。

处方：柴胡 10g，半夏 10g，党参 10g，甘草 10g，黄芩 10g，生姜 3 片，大枣 5 个，芒硝 3g。3 剂，水煎服，1 日 1 剂。

用法：先浸泡 1～2 小时，水煎 2 次，每次 40 分钟，混合，分早、晚各一次饭后服。

服上方 3 剂后，头痛、项僵、肩痛、下肢沉重，较前好转，但大便坚硬改善不明显，细审前方与证相合，而大便坚硬改善不显恐芒硝之量少也，故而增芒硝至 6g，且后下，继服 6 剂，而愈。

按语： 根据《内经》"凡十一脏取决于胆""胆乃少阳春升之气"，故而今当从少阳治之，又芒硝有软坚之功，患者大便坚硬如石，正可用之，又头痛、项僵、肩痛，此为少阳枢机不利，当从小柴胡汤和解少阳。综合脉症，正如《伤寒论》所云："伤寒十三日，不解，胸胁满而呕，日晡所发潮热，已而微利，此本柴胡证，下之以不得利，今反利者，知医以丸药下之，此非其治也，潮热者，实也。先宜服小柴胡汤以解外，后以柴胡加芒硝汤主之"，故而采用小柴胡加芒硝汤主之。

【临证医案 2】 郭某，男，54 岁。

初诊：2014 年 4 月 23 日。大便秘结 3 年，加重 7 日。3 年来经常便秘不通，先用中、西药物攻下、润下，尚能暂时缓解，但近 1 个月来，虽把泻下药增加 1 倍，亦无济于事，特别是近 7 日来，频用中药承气汤类、西药及灌肠治疗等一直未能排便，并见头晕头痛，心烦失眠，口苦口干。舌苔薄白，脉沉弦。辨证为少阳气郁，三焦不利，津液不下。治宜疏理少阳气机，调理三焦气化。予柴胡加龙骨牡蛎汤。

处方：柴胡 10g，黄芩 10g，党参 10g，半夏 10g，桂枝 10g，茯苓 15g，龙骨 15g，牡蛎 15g，大黄 3g，甘草 6g，生姜 3 片，大枣 5 个。3 剂，水煎服，1 日 1 剂。

用法：先浸泡 1～2 小时，水煎 2 次，每次 40 分钟，混合，分早、晚各一次饭后服。

服药后大便已通，舌苔薄白，脉沉弦。继服 6 剂以巩固调理。

按语： 肠腑气机不利，三焦运化失职，无力推动津液。

【临证医案 3】 吴某，女，58 岁。

初诊：2000 年 8 月 22 日。大便秘结 30 多年。30 多年来大便秘结，医始用西医不效，继又用中药润下、攻下等效果亦不明显。细审其症，除大便 5～10 天一行外，并见纳呆腹胀。舌苔白，脉沉而缓。辨证为痰湿郁滞。治宜理气化痰。予润肠丸。

处方：陈皮 40g，甘草 10g。3 剂，水煎服，1 日 1 剂。

用法：先浸泡 30 分钟，水煎 2 次，每次 30 分钟，混合，分早、晚各一次饭后服。

服药 1 剂大便行，舌苔白，脉沉而缓。继进 2 剂，追访半年，大便一直正常。

按语： 本患者大便秘结 30 多年，且纳呆腹胀，乃脾气虚弱证候兼有气滞表现，虚实夹杂，脉沉而缓，沉者气郁，缓者脾虚也、湿盛也，故大剂量陈皮理气健脾燥湿，甘草甘温化痰，调和脾胃，甘者缓补之意，前医大多采用润下、攻下等法，伤及脾胃。综合脉症达到以通为补，令胃气缓缓和之。

第十节 泄 泻

【临证医案1】 刘某，女，40岁。

初诊：2005年6月10日。流产3个月后出现恶风。流产3个月后出现恶风，手指、腕关节疼痛，手足心热，颜面浮肿，下肢憋胀，食欲不振，大便稀，一日2～3次，泻下如水样。舌苔白腻，脉弦细。辨证为脾胃亏虚，水湿内停。治宜健脾和胃，利水除湿。予胃苓汤。

处方：苍术10g，陈皮10g，厚朴10g，甘草6g，茯苓10g，猪苓10g，白术10g，桂枝10g，泽泻10g，生姜3片，大枣5个。6剂，水煎服，1日1剂。

用法：上药先用水浸泡1～2小时，水煎2次，每次40分钟，混合，分早、晚各一次饭后服。

服药6剂后，大便正常，食欲增加，关节疼痛减轻，继以上方3剂以善后，再以补气养血之剂治之。

按语： 流产后恶风，手指、腕关节疼痛，首先思之归芪建中汤；手足心热乃阴血不足，阴虚火旺；颜面浮肿属气血亏虚；下肢憋胀乃寒湿内郁；食欲不振，大便稀属脾胃亏虚，水湿内停。根据《素问·标本病传论》"小大不利治其标，小大利治其本"，辨证为脾胃方虚，水湿内停，予以胃苓汤。

【临证医案2】 松某，男，20岁。

初诊：2005年3月5日。吃肉后吐泻18日。18日来吃肉之后突然吐泻并作，经过西药治疗后吐泻好转，但从此之后一吃少许带肉的食物即胃脘胀满，恶心欲吐，泄泻，一天2～3次，肠鸣欲便，纳差，小便正常。舌苔白，脉弦紧而涩。辨证为肝胃不和，秽浊犯胃。治宜疏肝和胃，芳香逐秽。

处方：

（1）柴平汤加减：柴胡10g，半夏10g，黄芩10g，党参10g，甘草6g，干姜3g，大枣5个，苍术10g，厚朴10g，陈皮10g，肉桂10g，丁香6g，苏叶10g，神曲10g。

（2）针刺：中脘、天枢（双）、足三里（双）。

用法：（1）号方2剂，水煎服，1日1剂。先将大枣掰开，与诸药置凉水中浸泡1～2小时，水煎2次，每次40分钟，混合，分早、晚各一次饭后服。（2）号方针刺10分钟后，脘腹胀满、恶心即刻消失，肠鸣欲便之感亦解，但回家之后诸症又作，但较前减，煎服1剂药后脘腹胀满消失，恶心缓解，饮食增加，大便2行，微溏，继服1剂，诸症均缓。舌苔薄白，脉弦紧。继服上方后诸症尽解。

按语： 《本草纲目》中记载山楂能"化饮食，消肉积，癥瘕，痰饮，痞满吞酸，滞血痛胀"。本病从病史来看显系肉积所为，然胡兰贵教授弃而不用，却用柴平汤加减治之，且应用祛风散寒之苏叶，何故也？猪肉，《本草备要》云其"咸寒""食之润肠胃，生精液"，食之卒然而病者，因其咸寒而滋腻害脾胃也，今之所以以柴平汤加干姜、肉桂、丁香、苏叶者，在于取其温中散寒一也，燥湿二也，化湿浊三也，止吐泻四也。至于为什么用苏叶，因其下气，除寒中，且与神曲相伍善治秽浊之气扰乱胃肠之吐泻也。至于为什么不用焦山楂，并非焦山楂之不可用也，只因其效经数十年的临床验证，不如此方之效快速也。

应用中药治病，《内经》《神农本草经》首先要求注意的是寒热温凉，然后才是主治，本病之用柴平汤加干姜、肉桂、丁香者即在于此也。为什么要针灸呢？针灸是治急病的最为有效而快速的治疗方法，若急性腹痛吐泻者常常针之即解，所谓立竿见影者即是也。今之所用者即在于此也。治卒然引发的急证，针灸是取得速效的治疗方法之一，所以中医研究急症必须首先研究针灸。应用中药治急症时，首先应该考虑的是中药的药性，而不是主治，如寒证用热药、热证用寒药等。

【临证医案3】　王某，女，29岁。

初诊：2005年7月22日。经行腹泻半年。半年多来月经提前，每次经行即腹痛吐泻并作。经净后消失，但白带多，腰背困痛。舌苔白，脉弦紧小数。辨证为肝郁气结，寒湿不化。治宜疏肝和胃，温中散寒。予柴平汤加减。

处方：柴胡10g，半夏10g，党参10g，干姜6g，甘草6g，大枣7个，苍术10g，厚朴10g，陈皮10g，肉桂10g，丁香6g。3剂，水煎服，1日1剂。

用法：先将大枣掰开，与诸药置凉水中浸泡1～2小时，水煎2次，每次40分钟，混合，分早、晚各一次饭后服，月经来潮前服药。

月经来潮前服药3剂即吐泻未作。舌苔白，脉弦紧。继服上方10剂，自服上药后经期吐泻再未发生。

按语：抓住一个肝，一个胃，一个郁，一个寒，常可药到病除。

【临证医案4】　李某，男，50岁。

初诊：2005年1月14日。慢性泄泻2年。2年来慢性泄泻，大便稀溏，1日4～5次，遇凉则泄泻加重，有肛门下坠感，饮食正常，小便正常。舌苔薄白，脉弦滑。辨证为脾肾虚寒，积滞内停。治宜温补脾肾，消积导滞。予理中大黄汤。

处方：附子10g，肉桂10g，干姜10g，党参10g，白术10g，甘草10g，枳实10g，厚朴10g，大黄4g，焦山楂30g。2剂，水煎服，3日1剂。

用法：将诸药置凉水中浸泡1～2小时，水煎2次，每次40分钟，混合，分早、晚各一次饭后服。

服药2剂后，大便即减为1日1行、微溏，休息1周后，诸症消失，愈。

按语：此泄泻日久，遇冷则甚，乃脾肾虚寒无疑，而脉见弦滑，而非沉细，滑主食滞内停，且有大肠气滞，里急后重感，故本证属脾肾虚寒为本，积滞内停为标。何诸医久用理中汤不效而胡兰贵教授反用之也？何久泻反用小承气汤泻之也？本病久泻而遇冷则甚，脾肾虚寒无疑，故治应予桂附理中丸以温补脾肾也。然前医何故用此方不但不效而反剧也？积滞内停也。脾肾虚寒则脉见沉细或虚大弦紧，而此脉见弦滑，故知其有积也，且见大肠气滞，里急后重，故加大队温补药于小承气汤中以缓消积滞也。然又恐攻伐太过，故又取3日1剂，以除邪之缓复正气也。实践证明，久病已形成习惯，必须缓调其气以求逐步适应是有效的方法。

第十一节　噎　膈

【临证医案】　邱某，男，65岁。

初诊：2018年9月26日。食管癌术后近1年。现症：背部带状疱疹，自感吞咽较前困难。舌苔白，舌中无苔，脉弦细。辨证为气阴俱虚为本，气滞血瘀为标。治宜补气养阴以培本，理气活血以治标。

处方：

（1）加味一贯煎：党参 30g，麦冬 10g，生地 30g，苍术 10g，白术 10g，柴胡 10g，三棱 10g，青皮 10g，陈皮 10g，莪术 10g，薄荷 3g，夜交藤 30g。

（2）牛黄解毒丸，开水化开涂抹疱疹处。

用法：（1）号方 7 剂，水煎服，1 日 1 剂。先浸泡 1~2 小时，水煎 2 次，每次 40 分钟，混合，分早、晚各一次饭后服。禁忌辛辣食物。

服药后自感吞咽困难减轻，带状疱疹减少，继服上方 20 剂，诸症好转。

按语：遇食管癌，临证常善用加味一贯煎。口干严重时用沙参。加味一贯煎的应用指征以夜间口干为甚，教科书上治疗噎膈用启膈散，无临床经验。带状疱疹一般外用牛黄解毒丸，开水化开涂抹患处。

第十二节　眩　晕

【临证医案 1】　刘某，男，48 岁。

初诊：2005 年 3 月 10 日。头晕数月。数月来头晕，目眩，两胁胀痛，颜面潮红，食欲尚可，二便正常。前医治以柴芩温胆汤不效。舌苔白，脉弦细。辨证为少阳枢机不利。治宜调理气机。予小柴胡汤加减。

处方：柴胡 10g，党参 10g，半夏 10g，甘草 6g，黄芩 10g，生姜 3 片，大枣 5 个，香附 10g。3 剂，水煎服，1 日 1 剂。

用法：先浸泡 1~2 小时，水煎 2 次，每次 40 分钟，混合，分早、晚各一次饭后服。

服药 3 剂后，头晕、目眩大减，胁痛减轻，继服上方 6 剂，愈。

按语：头晕数月，首先思之，久病及虚，用归脾汤，但两胁胀痛，颜面潮红，是肝气郁结，郁而化火之象，柴芩温胆汤之指征，然前已用之不效。细思之，今乃少阳春升之时，又据《伤寒论》云："少阳之为病，口苦，咽干，目眩也""但见一症便是，不必悉俱"之理，辨为少阳枢机不利，处以小柴胡汤加减。

【临证医案 2】　张某，男，45 岁。

初诊：2006 年 1 月 19 日。眩晕 2 日。眩晕在夜间睡眠时发作，疲乏无力，活动后好转，口腔溃疡，大便干，咽干。舌苔白，脉虚大，尺脉尤甚，右大于左。辨证为阴虚火旺，虚火上炎。治宜滋阴降火。予十味地黄汤加减。

处方：生地 10g，山药 10g，五味子 10g，丹皮 10g，茯苓 10g，泽泻 10g，附子 3g，肉桂 3g，玄参 15g，白芍 15g，麦冬 15g。3 剂，水煎服，1 日 1 剂。

用法：先浸泡 1~2 小时，水煎 2 次，每次 40 分钟，混合，分早、晚各一次饭后服。

服药 3 剂而眩晕减轻，口腔溃疡减轻，大便干、咽干好转，宗效不更方之旨，继进 20 余剂，而愈。

按语：眩晕，原因有三：一是诸风掉眩，皆属于肝；二是无痰不作眩；三是无虚不作眩。张景岳又云："眩晕虚者十居其八九，兼痰、火者仅一二耳"，患者眩晕发生在夜间，夜间属阴，脉虚大，大便干乃阴虚火旺，符合景岳理论，以虚为主，又右脉大于左脉主虚，故辨证为阴虚火旺，虚火上炎，治以滋阴降火，处以十味地黄汤加减。

【临证医案3】 郝某，女，55岁。

初诊：2006年1月9日。头晕1周。1周来头晕，恶心上午为甚，手足憋胀。舌苔白，脉弦滑。辨证为肝胆湿热。治宜清热祛湿。予柴苓温胆汤。

处方：柴胡10g，半夏10g，陈皮10g，枳实10g，竹茹10g，龙胆草6g，夜交藤30g，竹叶6g，滑石12g。7剂，水煎服，1日1剂。

用法：先浸泡1～2小时，水煎2次，每次40分钟，混合，分早、晚各一次饭后服。

服药7剂后眩晕、恶心减轻，故而继进上方20余剂，而眩晕消失。

按语： 患者1周来头晕，恶心，以上午为甚，首先思之升阳益胃汤，因上午乃清阳升发之时；又因恶心，当思之眩晕方；又手足憋胀，当思之柴胡加龙骨牡蛎汤，但舌苔白，脉弦滑，又心烦，乃痰火郁结。根据"证有定型，脉无定体，以脉为根"的原则，当从脉治，从痰论治，符合"无痰不作眩"的理论，处以柴苓温胆汤。

【临证医案4】 郝某，女，45岁。

初诊：2012年10月9日。头晕2年。2年来头晕，时好时坏，每年大发作2～3次，严重时天旋地转，景物颠倒，下肢拘急不适，夜间转侧不得卧，胸满，心烦，恶心，失眠。舌苔白，脉弦紧。辨证为肝气郁结，三焦运化失职。治宜疏肝理气，调理三焦。予柴胡加龙骨牡蛎汤。

处方：柴胡10g，龙骨15g，牡蛎15g，党参10g，半夏10g，黄芩10g，甘草6g，生姜3片，大枣5个，桂枝10g，茯苓15g，熟军3g。6剂，水煎服，1日1剂。

用法：先浸泡1～2小时，水煎2次，每次40分钟，混合，分早、晚各一次饭后服。

服药6剂后，头晕较前好转，胸满心烦减轻，失眠好转，今宗效不更方，继服上方6剂，头晕未再发作，诸症亦随之大减而愈。

按语： 头晕，首先思之《素问·至真要大论》所说"诸风掉眩，皆属于肝"，柴胡加龙骨牡蛎汤证，发作时天旋地转，景物颠倒乃痰湿上扰，眩晕方、半夏白术天麻汤证；下肢拘急不适，夜间转侧不得卧，根据《伤寒论》云："伤寒八九日，下之，胸满烦惊，小便不利，谵语，一身尽重，不可转侧者，柴胡加龙骨牡蛎汤主之"，当予以柴胡加龙骨牡蛎汤，细询问之患者还兼有胸满，心烦，恶心，失眠，此乃肝气郁结之征。综合脉症，辨证为肝气郁结，三焦运化失职，处以柴胡加龙骨牡蛎汤。

【临证医案5】 贾某，女，53岁。

初诊：2005年12月13日。头晕耳鸣，阵发性加剧2个多月。2个多月来头晕耳鸣，阵发性加剧，天旋地转，景物颠倒，恶心欲吐，某院诊断为"梅尼埃病"，住院治疗半个月诸症好转，出院。出院后又连续发作2次，且症状较前更加严重。今日又发作，不敢睁眼，即使合眼亦感自身及天地在晃动，恶心欲吐，二便正常，舌苔白，脉弦细缓。辨证为风痰上扰。治宜息风化痰。予眩晕方加减。

处方：石决明15g，天麻10g，钩藤15g，薄荷4g，防风4g，菊花10g，半夏10g，陈皮10g，茯苓10g，甘草6g，玉竹10g，黄芩10g，白术10g，熟军3g。5剂，水煎服，1日1剂。

用法：先浸泡1～2小时，水煎2次，每次40分钟，混合，分早、晚各一次饭后服。

服药后诸症大减，惟时见咽喉不利，背困，眠差。舌苔白，脉沉缓。效不更方，继服上药后诸症悉除。

按语： 眩晕卒发多为实邪，实邪或风，或火，或痰，今脉弦细缓，乃风、火、痰俱备，故予祛风、化痰除湿、泻火而愈。

第十三节 失 眠

【临证医案1】 徐某，男，48岁。

初诊：2005年4月28日。失眠20多日。20多日来失眠，头晕，多梦，口苦，食欲、二便尚可。舌苔白，脉弦紧。辨证为肝气郁结，心肾不交，痰湿不化。治宜疏肝理气，交通心肾，祛痰除湿。予柴胡加龙骨牡蛎汤。

处方：柴胡10g，龙骨15g，牡蛎15g，党参10g，半夏10g，甘草6g，黄芩10g，生姜3片，大枣5个，桂枝10g，茯苓15g，熟军3g。3剂，水煎服，1日1剂。

用法：先浸泡1~2小时，水煎2次，每次40分钟，混合，分早、晚各一次饭后服。

服药3剂后，诸症好转，继服3剂，头晕、失眠消失。

按语： 头晕，根据《素问·至真要大论》云："诸风掉眩，皆属于肝。"首先考虑柴胡加龙骨牡蛎汤，又根据仲景汤方辨证之理论，当寻问有无柴胡加龙骨牡蛎汤指征。患者述失眠、多梦，口苦，此肝气郁结，心肾不交，痰湿不化，故处以柴胡加龙骨牡蛎汤加减。

【临证医案2】 解某，男，78岁。

初诊：2006年6月23日。失眠数年。数年来失眠，自服安神镇静中药等不见好转，后又改用西药安眠药，亦不见好转，就诊时患者除失眠外，还兼有记忆力减退，腰困，易于感冒，心悸，食欲不振，大便不爽。舌苔白，脉虚大。辨证为气阴俱虚。治宜补气养阴。予补阴益气煎。

处方：黄芪15g，白术10g，陈皮10g，升麻6g，柴胡6g，党参10g，甘草6g，当归10g，生地10g，丹皮10g，山药10g，五味子10g，茯苓10g，泽泻10g。6剂，水煎服，1日1剂。

用法：先浸泡1~2小时，水煎2次，每次40分钟，混合，分早、晚各一次饭后服。

服药6剂后，失眠好转，腰困减轻，大便通畅，继服上方10剂，睡眠正常，余症消失。

按语： 失眠数年，首先考虑久病入肾；记忆力减退，腰困，思之肾藏精，精生髓，脑为髓之海，髓海不足，脑失所养，故记忆力减退；易于感冒，心悸，乃心肾不交，卫外不固之征；食欲不振，大便不爽乃脾虚不运，此正吻合于《灵枢·营卫生会》所述"老人之不夜瞑者，何气使然，老者之气血衰，其肌肉枯，气道涩，五脏之气相搏，其营气衰少而卫气内伐，故昼不精，夜不瞑"。故综合脉症，辨证为气阴俱虚，治以补气养阴，予以补阴益气煎治之。

【临证医案3】 贾某，女，45岁。

初诊：2005年2月11日。失眠3~4年。3~4年来失眠，乏力，头胀头晕，胸满心烦，腰背酸困，喜叹气，食纳正常，大小便正常，月经提前，20日1行。舌苔薄白，脉弦涩不调。辨证为肝郁气结，上火下寒，痰饮不化。治宜疏肝理气，清上温下，温化痰饮。予柴胡加龙骨牡蛎汤。

处方：柴胡10g，半夏10g，黄芩10g，人参10g，甘草6g，生姜3片，大枣5个，桂枝10g，茯苓15g，熟军3g，龙骨15g，牡蛎15g。7剂，水煎服，1日1剂。

用法：先浸泡1~2小时，水煎2次，每次40分钟，混合，分早、晚各一次饭后服。

按语： 本病西医多用安眠镇静药，中医亦多用枣仁、柏子仁，即从安神论治，而本例患者症状以肝证为多，且脉弦涩不调，为主病在肝，且有寒滞，故当先治肝，并理三焦水道，以使卫气入于阴。方拟柴胡加龙骨牡蛎汤既可疏肝以调卫气之升降，又可化饮邪以调脾胃之升降，且有龙牡之安神镇静，故以治之。

二诊： 服药后胸满心烦、腰背酸困减轻，但仍失眠、头胀。舌苔薄白，脉沉缓。此肝郁之象减，肝木之阳气稍达，寒饮之气稍减，而气阴俱虚之象显露。故以柴胡加龙骨牡蛎汤和补气养阴，理气化痰之加减十味温胆汤交替服用耳。

处方：

（1）柴胡加龙骨牡蛎汤：柴胡 10g，半夏 10g，黄芩 10g，人参 10g，甘草 6g，生姜 3 片，大枣 5 个，桂枝 10g，茯苓 15g，熟军 3g，龙骨 15g，牡蛎 15g。

（2）十四味温胆汤：黄芪 15g，当归 6g，人参 10g，麦冬 10g，五味子 10g，竹茹 10g，枳实 10g，半夏 10g，陈皮 10g，茯苓 10g，甘草 6g，菖蒲 10g，远志 10g，生地 10g。

用法：上两方各 7 剂，水煎交替服，1 日 1 剂。先浸泡 1~2 小时，水煎 2 次，每次 40 分钟，混合，分早、晚各一次饭后服。

三诊： 2005 年 2 月 25 日。睡眠明显好转，仍偶失眠。舌苔白，脉沉缓。症、脉未变，且已著效，应宗效不更方。继服上方各 4 剂。上症已消失。

按语： 清代沈金鳌编《杂病源流犀烛》云："不寐原由形症；《灵枢》曰：壮者之气血盛，其肌肉滑，气道通，营卫之行不失其常，故昼精而夜瞑，老者之气血衰，其肌肉枯，气道涩，五脏之气相搏，其营气衰少而卫气内伐，故昼不精而夜不眠。《内经》曰：人有卧而所不安者，脏有所伤，及精有所倚，人不能知其病，则卧不安。又曰：肺者，脏之盖也，肺气盛则肺大，不能偃卧。又曰：胃不和则卧不安，夫不得卧而喘者，是水气之害也。郑康成曰：口鼻之呼吸为魂，耳目之聪明为魄，以耳目与口鼻对言，则口鼻为阳，耳目为阴。以耳目口鼻与脏腑对言，则耳目口鼻为阳，脏腑为阴，故阳气行阳分二十五度于身体之外，则耳目口鼻则受阳气，所以能知觉视听动作而寤矣，阳气行阴分二十五度于脏腑之内则耳目口鼻无阳气运动，所以不能知觉而寐矣。《济阴纲目》曰：人卧则血归于肝，今血不静，卧不归于肝，故惊悸而不得卧也。"《灵枢》云："卫气者，出其悍气之慓疾，而先行于四末分肉皮肤之间而不休者也，昼日行于阳，夜行于阴，常从足少阴之分间行于五脏六腑，今厥气客于五脏六腑，则卫气独卫其外，行于阳不得入于阴，行于阳则阳气盛，阳气盛则阳跷陷，不得入于阴，阴虚故目不瞑。"从以上理论可以看出，睡眠与失眠在于卫气行于阴，还是行于阳，而所以行于阳与行于阴在于：一气道涩，五脏之气相搏；二从足少阳之分间行于五脏六腑；三昼夜阴阳；四脏有所伤；五肺气之盛；六胃气不和；七血归于肝。而近世医家治失眠大多从"神不守舍，故不寐"来论治。本例患者长期服用各种西药与中药安神剂，且间服疏肝养血剂，然始终不效。对于久治不愈的失眠症，首先要抛弃单纯的安眠镇静、补益的观点，紧紧抓住中医对失眠论述的七个要点，尤应注意升降的理论，根据脉症并治的原则进行治疗。今先用柴胡加龙骨牡蛎汤以疏肝化饮，清上温下，至脉转沉缓，虚证为主，实邪为辅，采用两个不同的方剂交替服用的方法，用至邪得祛，正得复，故愈。

【临证医案 4】 燕某，女，47 岁。

初诊：2018 年 11 月 14 日。失眠 2 年。2 年来失眠，胃脘发凉，嗳气，心烦，疲乏无力，自觉腹部坠胀，头晕，遇冷大便稀。舌苔白，右脉沉弦，左脉弦紧。辨证为痰湿郁滞，食滞不化。治宜祛痰除湿，佐以安神。予温胆平胃汤。

处方：半夏 10g，陈皮 10g，茯苓 10g，甘草 6g，枳壳 10g，竹茹 10g，苍术 15g，厚朴 10g，生姜 3 片，大枣 5 个，合欢花 15g，炒枣仁 15g。7 剂，水煎服，1 日 1 剂。

用法：先浸泡 1～2 小时，水煎 2 次，每次 40 分钟，混合，分早、晚各一次饭后服。

服药后失眠好转，胃脘发凉、嗳气减轻，宗效不更方之意，继服上方，而愈。

按语：患者失眠，根据"凡十一脏皆取决于胆"的理论，首先思之十四味温胆汤，又患者胃脘发凉，嗳气，根据"胃不和则卧不安"的理论，思之温胆平胃汤；患者疲乏无力、头晕、腹部坠胀，思之清暑益气汤，但患者舌苔白，右脉沉弦，左脉弦紧，由于白苔、紧脉主寒，所以用药不能偏凉，故清暑益气汤、十四味温胆汤药性偏凉不宜使用，两者均可使大便稀，故辨证为"痰湿郁滞，食滞不化"，拟温胆平胃汤主之。

【临证医案 5】　郭某，女，67 岁。

初诊：2018 年 11 月 14 日。失眠 6～7 年。6～7 年来失眠，烧心，大便稀，背部拘急不适，口干，口唇青紫，口苦。舌苔白，右脉沉弦，左脉沉细。辨证为气阴两虚，肝胃不和。治宜补气养阴，疏肝和胃。

处方：

（1）柴胡疏肝散合平胃散：柴胡 10g，枳壳 10g，白芍 10g，甘草 6g，川芎 10g，香附 10g，苍术 10g，陈皮 10g，厚朴 10g，生姜 3 片，大枣 5 个，苏叶 10g，神曲 10g。

（2）加味一贯煎：党参 30g，麦冬 10g，生地 30g，苍术 15g，白术 10g，青皮 10g，陈皮 10g，柴胡 10g，三棱 10g，莪术 10g，薄荷 3g，夜交藤 30g。

用法：上两方各 7 剂，水煎，交替服用，1 日 1 剂。先浸泡 1～2 小时，水煎 2 次，每次 40 分钟，混合，分早、晚各一次饭后服。

服药后失眠好转，继服上方，诸症较前好转。

按语：患者烧心说明寒热错杂，寒多热少，可用柴胡疏肝散、平胃散、进退黄连汤；患者又失眠，考虑"胃不和则卧不安"，考虑温胆平胃汤；患者背部拘急不适，背部乃胃俞之所在，但要区别逍遥狗脊汤的背部与胃部不适；又患者口唇青紫，思之加味一贯煎也可治疗烧心，故追述患者是否有口干的症状。舌苔白，右脉沉弦，左脉沉细，既要治疗烧心，又要符合脉象的方，一是加味一贯煎，一是柴胡疏肝散合平胃散。

【临证医案 6】　杨某，男，48 岁。

初诊：2013 年 8 月 8 日。失眠数年。数年来失眠，每夜仅能睡 2 小时左右，常常夜间 12 点左右即不能再入睡，开始时服用少量地西泮即可入睡，后则虽用多种药也仅能入睡 2～3 小时，加用中药柏子养心丸、天王补心丹等，始效，后则无效。近 1 年来，昼夜均难入睡，即使强迫入睡，也仅从夜间 10 点睡至 12 点左右，并见胃脘满闷，腹部时见悸动，逆气上冲，头晕头重，大便稀溏。舌苔白，脉弦大紧。辨证为脾胃虚寒，湿郁不化，轮轴失转，心肾不交。治宜温补脾胃，淡渗利湿，交通心肾。予附子理中汤合五苓散。

处方：附子 10g，肉桂 10g，党参 10g，白术 10g，茯苓 10g，干姜 10g，泽泻 10g，猪苓 10g，甘草 6g。4 剂，水煎服，1 日 1 剂。

用法：先浸泡 1～2 小时，水煎 2 次，每次 1 小时，混合，分早、晚各一次饭后服。

服药 4 剂，胃脘满闷好转，睡眠改善。舌质淡苔薄白，脉弦。继服药 10 剂，胃脘满闷大减，每夜睡眠约 7 小时。

按语：根据《内经》"胃不和则卧不安"的理论所述，附子理中汤主要是温补脾胃之阳，五苓散则主要是化湿。

【临证医案 7】 宋某，男，32 岁。

初诊：2013 年 8 月 25 日。失眠 7～8 年。7～8 年来失眠，每夜仅能入睡 2 小时左右，记忆力日渐衰退，头晕而眩，腰背困痛，形寒怯冷，初服西药安眠药、中药镇静安神剂后尚好转，但不久即无效。舌苔薄白，脉虚无力。辨证为脑髓失养，气阴俱衰。治宜填精补髓，益气养阴。予龟鹿二仙胶加减。

处方：龟甲 60g，鹿茸 4g，人参 10g，枸杞子 10g，何首乌 10g。4 剂，水煎服，1 日 1 剂。

用法：先浸泡 1～2 小时，水煎 2 次，每次 1 小时，混合，分早、晚各一次饭后服，鹿茸、人参研末服。

服药后，症有减轻，舌苔白，脉虚。继服 1 个月后，头晕、精神均好转，睡眠恢复正常。

按语：根据"肾主骨生髓""脑为髓之海"的理论，精血同源，精能生髓，脑为髓之海，脑海充足，则精足神旺。

第十四节 耳 鸣

【临证医案 1】 田某，女，74 岁。

初诊：2005 年 3 月 7 日。左侧耳鸣、眩晕 1 年余。经多家医院检查，收缩压高达 200mmHg，舒张压高达 150mmHg，经耳鼻喉科确诊为"内耳性眩晕"。1 年余来左侧耳鸣，眩晕，初起时耳鸣时断时续，2 个月后逐渐出现持续不断的耳鸣，并间断出现头晕，如坐舟船，景物与自身旋转，伴恶心呕吐。近 1 个月来，眩晕一直持续不止，不敢睁眼，不敢坐立，反复出现恶心呕吐，且伴有双手、左腿麻木，失眠，口干，二便正常。舌苔白，脉弦紧。辨证为肝郁气结，三焦运化失职。治宜疏肝理气，调理三焦。予柴胡加龙骨牡蛎汤。

处方：柴胡 10g，黄芩 10g，人参 10g，半夏 10g，甘草 6g，生姜 3 片，大枣 5 个，龙骨 15g，茯苓 15g，桂枝 10g，熟大黄 3g，牡蛎 15g。7 剂，水煎服，1 日 1 剂。

用法：先将大枣掰开，与诸药同置凉水中浸泡 1～2 小时，水煎 2 次，每次 40 分钟，混合，分早、晚各一次饭后服。

二诊：2005 年 3 月 23 日。服药 3 剂头晕大减，睡眠改善，服完 7 剂后，头晕、耳鸣、麻木明显减轻。舌苔白，脉弦紧。继服上方 7 剂，诸症消失，至今未发作。

按语：患者在多家医院检查血压很高，有时甚至收缩压达 200mmHg，舒张压亦达 150mmHg，且经耳鼻喉科确诊为"内耳性眩晕"。但从中医的观点看，其脉弦紧，而不是洪大而上入鱼际，当属肝郁痰滞，为三焦升降失常而非肝阳上亢，也不属肾气亏损，相火妄动。所以采用柴胡加龙骨牡蛎汤以疏肝、化饮、降浊。自张伯龙、张山雷、张锡纯倡高血压乃"肝阳上亢，血冲脑神经"之说后，很多医家尊崇其说，甚至有人认为高血压乃中医之肝阳上亢，另立肝阳之名。但临证中，有的高血压患者虽然头晕有所缓解但一量血压却不见改善，有的血压有所下降但头晕不减，且高血压伴随出现的麻木等症，应用平肝、潜阳、息风药治疗后，仅有少数患者有效，多数无效。可见，当切实按照中医的基本理论、方法与思维去考虑问题、处理问题。这也告诫我们，按照现代医学的理论和思维方法去解释中医的某些问题，与按照中医的理论和思维去解释现代医学的某些问题，无疑是促进中西医融合的一种方法，但是这种方法的应用只能以"疗效"为标准去考虑问题，即"实践是检验真理的惟一标准"，否则就会走入歧途。本病取效的关键在于没有被现代医学所说的病名所迷惑，而是坚持用中医的思维方法去辨证论治。

【临证医案2】　张某，女，38岁。

初诊：2005年8月7日。右侧耳鸣5个多月。5个多月来，右侧耳鸣，听力下降，有憋胀感，头晕严重时常伴有恶心呕吐，但二便正常。左侧头痛，劳累或情绪波动时加剧，背困，月经正常，白带多。舌苔白，脉沉缓。辨证为气阴两虚，湿热蕴结，清阳失升。治宜益气养阴，升阳除湿。予益气聪明汤加减。

处方：蔓荆子10g，升麻10g，葛根15g，党参10g，黄芪15g，黄柏10g，白芍10g，甘草10g。7剂，水煎服，1日1剂。

用法：将诸药同置凉水中浸泡1~2小时，水煎2次，每次40分钟，混合，分早、晚各一次饭后服。

二诊：头晕、耳憋耳鸣均减轻。舌苔白，脉沉缓。继服上方7剂。

三诊：耳鸣大减，但仍时有耳鸣、失眠。舌苔白，脉濡缓。辨证为气阴俱虚，痰郁气结。治宜补气养阴，理气化痰。予十四味温胆汤。

处方：黄芪15g，当归6g，麦冬10g，党参10g，五味子10g，竹茹10g，枳实10g，半夏10g，陈皮10g，茯苓10g，甘草6g，菖蒲10g，远志10g，生地10g。10剂，水煎服，1日1剂。

用法：将诸药同置凉水中浸泡1~2小时，水煎2次，每次40分钟，混合，分早、晚各一次饭后服。

四诊：又突然头晕耳鸣，恶心呕吐。舌苔白，脉沉弦缓。辨证为风痰上扰。治宜祛风化痰。

处方：

（1）天麻钩藤饮：石决明15g，钩藤15g，菊花10g，薄荷3g，防风4g，天麻10g，半夏10g，陈皮10g，茯苓10g，甘草6g，白术10g，黄芩10g。

（2）十四味温胆汤：黄芪15g，当归6g，麦冬10g，党参10g，五味子10g，竹茹10g，枳实10g，半夏10g，陈皮10g，茯苓10g，甘草6g，菖蒲10g，远志10g，生地10g。

用法：上两方各7剂，水煎服，1日1剂。将诸药同置凉水中浸泡1~2小时，水煎2次，每次40分钟，混合，分早、晚各一次饭后服。

服药后诸症俱解，并上班工作。

按语：对于多种原因俱存的复杂疾病，治疗必须极端谨慎。其中最难处理的莫过于虚中之虚何时突出虚中之实突出，如何及时地调整方药的比例关系。本例之所以最后成功就在于此。

第十五节　汗　证

【临证医案1】　卜某，男，78岁。

初诊：2005 年 1 月 6 日。晨起醒后汗出，甚至全身大汗淋漓 2 年。2 年来晨起醒后汗出，甚至全身大汗淋漓。平素喜食辛辣之物，口干，虽饮水亦不能自救，痰干硬贴于咽部，夜间梦多，下肢轻度浮肿 20 年，大便干，食欲尚可。舌苔白，舌质红，脉虚大扎。辨证为营卫不和。治宜调和营卫。予桂枝加龙骨牡蛎汤。

处方：桂枝 10g，白芍 10g，甘草 6g，生姜 3 片，大枣 7 个，龙骨 15g，牡蛎 15g。2 剂，水煎服，1 日 1 剂。

用法：先将大枣掰开，与诸药同置凉水中浸泡 1～2 小时，水煎 2 次，每次 40 分钟，混合，分早、晚各一次饭后服。

二诊：服药 2 剂后，汗多大减，5 剂后，晨起汗出全无，梦多好转，口干稍减，但仍需大量饮水。宗仲景肾气丸之意，治其下肢浮肿，小便淋漓量多，口干，口渴，共服肾气丸 10 剂，愈。

按语：醒后汗出，思之《灵枢·营卫生会》云："营在脉中，卫在脉外，营卫不休，五十而复大会……故气至阳而起，至阴而止……平旦阴尽而阳受气矣。"此必阴阳失调所致，因其汗出气虚之证微，又非盗汗之阴虚；喜食辛辣之物，久耗真阴，《素问·生气通天论》云："阴阳之要，阳密乃固""气至阳而起"，阴虚不能敛阳，虚阳浮越，阳加于阴，故使汗出；下肢浮肿 20 余年属久病，晨起汗出 2 年属新病，先治其新病，《伤寒论》云："病常自汗出者，此为荣气和……卫气不共荣气谐和故尔……宜桂枝汤。"故处以桂枝汤调和营卫，加龙骨、牡蛎以潜虚阳。

【临证医案 2】　常某，女，48 岁。

初诊：2005 年 6 月 23 日。汗出 4 个多月。4 个多月来汗出，劳累时加重，汗出恶风，全身浮肿，眼憋胀，紧张时汗出，全身憋胀，易惊易恐，心中悸动，大便干，口干。舌质红，舌苔白，脉弦紧。辨证为肝气郁结，三焦运化失职。治宜疏肝理气，调理三焦。予柴胡加龙骨牡蛎汤。

处方：柴胡 10g，龙骨 15g，牡蛎 15g，党参 10g，半夏 10g，甘草 6g，黄芩 10g，生姜 3 片，大枣 5 个，桂枝 10g，茯苓 15g，熟军 3g。6 剂，水煎服，1 日 1 剂。

用法：先将大枣掰开，与诸药同置凉水中浸泡 1～2 小时，水煎 2 次，每次 40 分钟，混合，分早、晚各一次饭后服。

服药 6 剂后，汗出减轻，易惊易恐消失，心中悸动也大减，根据效不更方之旨，继服 12 剂而愈。

按语：汗出 4 个多月，首先思之清暑益气汤，晨起为甚乃清阳不能上升，劳累时加重，属气虚不能敛汗，汗出恶风乃营卫不和，如仲景在《伤寒论》云："太阳病，头痛，汗出，恶风，桂枝汤主之。"而紧张时汗出，思之乃柴胡加龙骨牡蛎汤指征，《伤寒论》云："伤寒八九日，下之，胸满烦惊，小便不利，谵语一身尽重，不可转侧者，柴胡加龙骨牡蛎汤主之。"全身憋胀，心中悸动应予参丹汤。易恐易惊，脉弦紧应予柴龙汤。

【临证医案 3】　荆某，男，23 岁。

初诊：2005 年 5 月 19 日。自汗盗汗半年多。半年多来自汗盗汗，肩、肘、膝关节疼痛，疲乏无力，右胁下满痛，眼干涩。诊断：类风湿关节炎、干燥综合征。舌苔白，脉沉缓。辨证为气阴两虚，痰郁气结。治宜补气养阴，理气化痰。予十四味温胆汤。

处方：黄芪 15g，当归 6g，党参 10g，麦冬 10g，五味子 10g，竹茹 10g，枳实 10g，半夏 10g，陈皮 10g，茯苓 10g，甘草 6g，菖蒲 10g，远志 10g，生地 10g。6 剂，水煎服，1 日 1 剂。

用法：将诸药同置凉水中浸泡 1～2 小时，水煎 2 次，每次 40 分钟，混合，分早、晚各一次饭后服。

二诊：服药期间诸症消失，但近日来症状如初，头晕目眩，全身烦热，稍有受风则出现上肢无力，肩、肘、膝关节疼痛。舌苔白，脉沉弦缓。继服上方，前后服药近 30 剂，至 8 月底诸症消失，至今一切正常。

按语： 类风湿关节炎医家多注意风湿热郁，殊不知本病多发于正虚之体，且多气郁，今之取效者在于扶正而不忘解郁。

第十六节　心　悸

【临证医案1】　王某，男，38 岁。

初诊：2006 年 1 月 7 日。心悸 2 个月。2 个月来心悸，夜间 8～9 点发作加重，发作后咳嗽，心悸怔忡。舌苔白，脉弦大。辨证为气血阴阳亏虚。治宜补气养血，双补阴阳。予炙甘草汤。

处方：炙甘草 10g，党参 10g，生姜 3 片，桂枝 10g，麦冬 10g，生地 10g，胡麻仁 10g，大枣 5 个，阿胶（烊化）10g。12 剂，水煎服，1 日 1 剂。

用法：先将大枣掰开，与诸药同置凉水中浸泡 1～2 小时，水煎 2 次，每次 40 分钟，混合，分早、晚各一次饭后服。

服药 12 剂而诸症皆有明显改善，故而继用前方 12 剂而愈。

按语： 心悸 2 个月，首先思之炙甘草汤，《伤寒论》云："伤寒，脉结代，心动悸，炙甘草汤主之。"夜间 8～9 点发作加重，夜属阴，乃心血不足，发作后咳嗽因心脉连于肺，心悸怔忡乃心气不足所致。综合脉症，应补养心之气血阴阳，应予炙甘草汤。

【临证医案2】　鲍某，男，29 岁。

初诊：2004 年 10 月 19 日。心烦心悸，时作时止 1 年多。1 年多来心烦心悸，时作时止，某医确诊为"房室传导阻滞，窦性心律不齐"。先用西药治疗 3～4 个月不效。经审其症，心悸心烦呈发作性，有时一日发作 3～4 次，有时数日才发 1 次，每次发作之前，先突然心跳加快，数秒钟后，心跳突然暂停，其后才逐渐恢复正常，且平时经常感到胸胁苦满，头晕目眩，小腹不适，按之则悸动不已，口苦口干。舌苔白，脉弦涩不调。辨证为肝邪犯心，水气冲心。治宜疏肝理气，温阳降冲。予小柴胡汤加减。

处方：柴胡 10g，半夏 10g，党参 10g，黄芩 10g，甘草 6g，干姜 3g，生姜 3 片，大枣 5 个，桂枝 10g，茯苓 10g。2 剂，水煎服，1 日 1 剂。

用法：先将大枣掰开，与诸药同置凉水中浸泡 1～2 小时，水煎 2 次，每次 40 分钟，混合，分早、晚各一次饭后服。

服药 2 剂，诸症大减，宗效不更方之旨，又服上药 20 剂，诸症消失，果愈。

按语： 服本方期间，停服其他药物。

【临证医案3】　张某，女，41 岁。

初诊：2005 年 5 月 29 日。心悸气短 2 个多月。2 个多月来心悸气短，今年 3 月初感冒发热之后即感到疲乏无力。某医诊断为"病毒性心肌炎"，中、西药治疗后不但不减，反见加重。现症：心悸、腹部悸动，气短乏力，汗多。舌苔白，脉沉弦。辨证为肝郁血虚，郁而化火。治宜养血疏肝，解郁泻火。予丹栀逍遥散加减。

处方：柴胡 10g，当归 10g，白芍 10g，白术 10g，甘草 6g，生姜 3 片，薄荷 4g，茯苓 10g，丹皮 10g，栀子 10g。5 剂，水煎服，1 日 1 剂。

用法：将诸药同置凉水中浸泡 1~2 小时，水煎 2 次，每次 40 分钟，混合，分早、晚各一次饭后服。

二诊：心悸稍减。舌苔白，脉弦滑。辨证为痰火郁结。治宜理气化痰泻火。

处方：

（1）柴胡陷胸汤加减：柴胡 10g，半夏 10g，黄芩 10g，黄连 6g，瓜蒌 15g，枳实 10g，桔梗 10g，干姜 3g，川贝母 10g。

（2）柴胡加龙骨牡蛎汤加减：柴胡 10g，半夏 10g，党参 10g，黄芩 10g，甘草 6g，生姜 3 片，大枣 7 个，桂枝 10g，茯苓 15g，熟军 3g，龙骨 15g，牡蛎 15g。

用法：上两方各 3 剂，水煎，交替服用，1 日 1 剂。先将大枣掰开，与诸药同置凉水中浸泡 1~2 小时，水煎 2 次，每次 40 分钟，混合，分早、晚各一次饭后服。

三诊：在服药过程中，突然发现全身浮肿，未服其他药物的情况下，即迅速消失，其后心悸大减，精神增加，惟偶见胃脘部有悸动感。舌苔白，脉左沉右弦滑。辨证为痰热郁结。治宜理气化痰。予小柴胡加瓜蒌汤。

处方：柴胡 10g，半夏 10g，黄芩 10g，党参 10g，甘草 6g，生姜 4 片，大枣 7 个，瓜蒌 15g。7 剂，水煎服，1 日 1 剂。

用法：先将大枣掰开，与诸药同置凉水中浸泡 1~2 小时，水煎 2 次，每次 40 分钟，混合，分早、晚各一次饭后服。

四诊：昨晚曾发生一过性的气短心悸。又述：2 个多月来身痒，搔之有小的丘疹。皮肤划痕反应阳性。舌苔白，脉沉弦滑。辨证为痰热夹风入于血络。治宜活血散风，化痰清热。

处方：

（1）上中下痛风汤：黄柏 10g，苍术 10g，制南星 10g，桂枝 10g，防己 10g，威灵仙 10g，桃仁 10g，红花 10g，龙胆草 10g，羌活 10g，白芷 10g，川芎 10g，神曲 10g。

（2）柴胡加龙骨牡蛎汤：柴胡 10g，半夏 10g，党参 10g，黄芩 10g，甘草 6g，生姜 3 片，大枣 7 个，桂枝 10g，茯苓 15g，熟军 3g，龙骨 15g，牡蛎 15g。

用法：上两方各 5 剂，水煎，交替服用，1 日 1 剂。先将大枣掰开，与诸药同置凉水中浸泡 1~2 小时，水煎 2 次，每次 40 分钟，混合，分早、晚各一次饭后服。

服药后诸症消失，愈。

按语：本病之脉虽多变，然始终见弦，其病虽在于心，然始终不离肝脏，故其用药始终不离肝经，又因兼脉有变，故或用逍遥或用柴胡。

第十七节　胸　痹

【临证医案 1】　安某，女，56 岁。

初诊：2006 年 1 月 19 日。胸满数年。数年来胸满，食欲不振，胃脘痞满，嗳气，腹胀，两胁胀痛。舌苔白，舌质暗，脉沉。辨证为肝气不舒。治宜疏肝理气。予四逆平胃散。

处方：柴胡 10g，白芍 10g，枳壳 10g，甘草 6g，厚朴 10g，陈皮 10g，苍术 10g，生姜 3 片，大枣 5 个。3 剂，水煎服，1 日 1 剂。

用法：先将大枣掰开，与诸药同置凉水中浸泡 1~2 小时，水煎 2 次，每次 40 分钟，混合，分早、晚各一次饭后服。

服上方 3 剂而诸症皆有所好转，但仍胃脘痞满，故而加厚朴至 15g 而继进 10 剂，而愈。

按语：胸满数年，两胁胀痛，胃脘痞满乃肝气不舒，肝木克脾土，思之用四逆平胃散，肝胃不和，胃气上逆而嗳气，脉沉弦乃肝之脉。综合脉症，如《灵枢·经脉》所云："……挟胃属肝络胆，上贯膈，布胁肋……其支者，复从肝别贯膈，上注肺"，故而用四逆平胃散疏肝理气和胃。

【临证医案 2】 于某，女，62 岁。

初诊：2006 年 1 月 5 日。胸满胸痛 6~7 年。6~7 年来胸满胸痛，头晕，而且以晨起为甚，面色㿠白，每隔十几日发热一次，体温达 40℃，西医未检查出任何原因，疲乏无力，每次发热前两膝痛而后恶寒，继而战汗发热，胸闷胸胀。舌苔白，脉虚大。辨证为清阳不升，浊阴不降。治宜升清降浊，调畅气机。予清暑益气汤。

处方：党参 10g，甘草 6g，黄芪 15g，当归 10g，麦冬 10g，五味子 10g，青皮 10g，陈皮 10g，神曲 10g，黄柏 10g，葛根 15g，苍术 10g，升麻 12g，泽泻 10g。12 剂，水煎服，1 日 1 剂。

用法：将诸药同置凉水中浸泡 1~2 小时，水煎 2 次，每次 40 分钟，混合，分早、晚各一次饭后服。

服药 12 剂而胸满胸痛消失，低热减轻，故而用上方再进 20 余剂而低热未再复发。

按语：胸满胸痛 6~7 年，首先思之瓜蒌薤白半夏桂枝厚朴枳壳汤；头晕以晨起为甚，乃清阳不升；面色㿠白，当思之人参养荣汤、清暑益气汤；又每隔十几日发热一次，体温达 40℃，西医未检查出任何原因，正符合"甘温除大热"之说；疲乏无力，每次发热前两膝痛而后恶寒，既而战汗发热，舌苔白，脉虚大，此气阴俱虚，湿热郁结；胸闷胸胀是由于气机郁滞而致，而清暑益气汤也可升清降浊，调畅气机。

【临证医案 3】 王某，男，37 岁。

初诊：2018 年 11 月 14 日。胸满胸痛 1 年。1 年来胸满胸痛，牵引背部肩胛骨凹陷处疼痛，舌痛，背痛，胃脘疼痛，烧心，失眠。患者自诉每逢食带姜、枣的中药会出现舌痛加重。舌苔白，舌中剥脱，脉虚大，尺脉尤甚。辨证为气阴俱虚，气滞血瘀。治宜补气养阴，理气活血。予加味一贯煎。

处方：党参 30g，麦冬 10g，生地 30g，苍术 10g，白术 10g，青皮 10g，陈皮 10g，柴胡 10g，三棱 10g，莪术 10g，薄荷 3g，夜交藤 30g。7 剂，水煎服，1 日 1 剂。

用法：将诸药同置凉水中浸泡 1~2 小时，水煎 2 次，每次 40 分钟，混合，分早、晚各一次饭后服。

服药后胸满胸痛明显减轻，胃脘疼痛大减，继服上方 10 剂，而愈。

按语：患者胸满胸痛，首先思之参丹汤、瓜蒌薤白白酒汤、柴胡枳桔汤、四逆香佛二花汤；背部肩胛骨疼痛属虚证，患者每逢食带姜、枣的中药会出现舌痛的症状，说明有阴虚之象，当用加味一贯煎；患者又述烧心、失眠、胃脘疼痛，又属加味一贯煎的指征，辨证为气阴俱虚，气滞血瘀之证。

【临证医案 4】 武某,男,65 岁。

初诊:2018 年 11 月 14 日。胸痛数年。数年来胸痛,每逢生气后加重,走路、上坡时加重,每逢春夏交替时发作。患者自诉咽喉不利咯之不出,咽之不下。舌苔薄白,脉沉弦滑。辨证为痰气郁结。治宜理气化痰。予四逆香佛二花汤。

处方:柴胡 10g,枳壳 10g,白芍 10g,甘草 6g,香橼 10g,佛手 10g,玫瑰花 10g,代代花 10g,黄芩 10g,丝瓜络 10g。7 剂,水煎服,1 日 1 剂。

用法:将诸药同置开水中浸泡 30 分钟,水煎 2 次,每次 5~10 分钟,混合,分早、晚各一次饭后服。

服药后胸痛较前好转,诸症消失。

按语: 患者胸痛,首先思之参丹汤、瓜蒌薤白白酒汤;每逢生气后加重,思之属气机郁滞,考虑用四逆香佛二花汤;走路、上坡时加重,属气虚、气滞血瘀,故用参丹汤;每逢春夏交替时发作,正如《内经》所云"春善病鼽衄,仲夏善病胸胁,长夏善病洞泄寒中,秋善病风疟,冬善病痹厥";辨证属气血瘀滞;患者反复提及"有一口气咽不下"且再三叮嘱,属气机不畅;舌苔薄白,脉沉弦滑,观其脉症,根据疑难病"以脉为根"的理论,当辨证为痰气郁结,治以理气化痰,拟四逆香佛二花汤。

第十八节 胁 痛

【临证医案 1】 钱某,男,28 岁。

初诊:2005 年 12 月 8 日。左胸胁疼痛 2~3 个月。2~3 个月来左胸胁疼痛,背困,肘关节发凉疼痛,口干,面色㿠白,手足逆冷。舌苔白,脉沉弦。辨证为肝郁血虚,冲任失养。治宜疏肝养血,调补冲任。予逍遥狗脊汤合丹参饮。

处方:当归 10g,白芍 10g,柴胡 10g,茯苓 10g,白术 10g,甘草 6g,生姜 3 片,薄荷 3g,丹参 15g,檀香 10g,砂仁 10g,狗脊 30g。6 剂,水煎服,1 日 1 剂。

用法:将诸药同置凉水中浸泡 1~2 小时,水煎 2 次,每次 40 分钟,混合,分早、晚各一次饭后服。

服药 6 剂胸胁疼痛减轻,但仍背困,原方加川续断 15g,继服 20 余剂而愈。

按语: 左胸胁疼痛 2~3 个月,首先思之逍遥丹参饮,又背困,与逍遥狗脊汤合拍,正如《金匮要略·痰饮咳嗽病脉证并治》云:"夫心下有留饮,其人背寒冷如手大。"《灵枢·经脉》云:"肝足厥阴之脉……上贯膈,布胁肋","久病入络",肘关节发凉疼痛乃气血不足,应予炙甘草汤主之;口干,面色㿠白,手足逆冷,脉沉弦,此肝郁血虚,冲任失养,应予逍遥狗脊汤合丹参疏肝养血,调补冲任。

【临证医案 2】 苏某,男,28 岁。

初诊:2014 年 5 月 19 日。右胁下绞痛,痛彻腰背,时作时止 2 个月,加重 3 日。2 个多月来右胁下绞痛,痛彻腰背,时作时止。近 3 日来,胁下疼痛持续不止,轻则隐隐,重则如绞,发热,目珠微黄。西医以利胆排石之剂治之不效。舌苔薄白,脉紧而弦。辨证为寒实结滞。治宜温通结滞。予大黄附子汤加减。

处方:枳实 10g,厚朴 10g,大黄 3g,附子 10g,细辛 4g。2 剂,水煎服,1 日 1 剂。

用法:将诸药同置凉水中浸泡 1~2 小时,水煎 2 次,每次 40 分钟,混合,分早、晚各一次饭后服。

服 2 剂后，热退，症消。

按语：寒凝血瘀，不通则痛。

第十九节 郁 证

【临证医案 1】 李某，女，28 岁。

初诊：2005 年 4 月 18 日。疲乏无力数年。数年来疲乏无力，劳累时加重，心烦易怒，经行不畅，量少，腰背困痛，夜间为甚。舌苔白，脉沉弦紧。辨证为肝郁血虚，冲任失养。治宜疏肝养血，调补冲任。予逍遥四君狗脊汤。

处方：柴胡 10g，当归 10g，白芍 10g，茯苓 10g，白术 10g，甘草 6g，生姜 3 片，薄荷 3g，党参 10g，狗脊 30g。6 剂，水煎服，1 日 1 剂。

用法：将诸药同置凉水中浸泡 1~2 小时，水煎 2 次，每次 40 分钟，混合，分早、晚各一次饭后服。

二诊：服药 6 剂，乏力减之六七，继服 12 剂诸症大减。但仍腰痛，上方去党参、生姜，加干姜 3g，继服 3 剂，愈。

按语：疲乏无力数年，首先思之气虚之故，用清暑益气汤；心烦易怒，经行不畅，量少，肝郁血虚之故也。疲乏无力，腰背困痛，又久病入肾，似应予补阴益气煎，然脉沉弦紧。综合脉症思之，仍属肝郁不舒。《内经》又有"悲则心系急，肺布叶举，而上焦不通，营卫不散，热气在中，故气消也""悲则气消"之说，治当疏肝养血，调补冲任。处方拟逍遥四君狗脊汤。

【临证医案 2】 张某，男，58 岁。

初诊：2005 年 5 月 5 日。口苦、咽干半年。半年来口苦，咽干，胸胁苦满，大便 4~5 日一行，便后不爽，头晕，目眩，食欲尚可。舌苔白腻，脉沉弦。辨证为少阳枢机不利。治宜调理少阳。予小柴胡汤。

处方：柴胡 10g，党参 10g，半夏 10g，甘草 6g，黄芩 10g，生姜 3 片，大枣 5 个。3 剂，水煎服，1 日 1 剂。

用法：先将大枣掰开，与诸药同置凉水中浸泡 1~2 小时，水煎 2 次，每次 40 分钟，混合，分早、晚各一次饭后服。

服药 3 剂后果然大便得通，口苦、咽干等诸症减轻，为巩固疗效，继服 6 剂。

按语：口苦，咽干，首先考虑少阳枢机不利，予小柴胡汤，且胸胁苦满，更是力证。但大便不爽，4~5 日一行，是否应加大黄之类？《伤寒论》云："阳明病，胁下鞕满，不大便而呕，舌上白苔者，可与小柴胡汤。上焦得通，津液得下，胃气因和，身濈然汗出而解。"故可不加大黄之类，且头晕与"不大便而呕"之机理相似，皆为不下反上之类，遂处以小柴胡汤。

【临证医案 3】 何某，男，45 岁。

初诊：1996 年 6 月 19 日。头晕头胀，心烦心悸 7~8 年。7~8 年来头晕头胀，心烦心悸，阵发性晕厥，经数个医院检查诊断为"预激综合征"。先用西药治疗 3~4 年不效。细审其症，头晕头胀，心烦心悸均呈阵发性，发时先感胃脘部有空虚感，继而热气向上冲逆，冲至心胸则心烦心悸，冲至咽喉则窒塞、呼吸困难，冲至头则头晕目眩、不能站立，甚或突然人事不知而晕倒在地，汗出后即清醒如常人，口苦口干。舌苔黄，脉弦滑。辨证为痰火郁结。治宜化痰泻火。予奔豚汤。

处方：川芎10g，当归10g，黄芩10g，白芍10g，葛根15g，半夏10g，桑白皮15g，甘草6g，麦冬10g，党参10g，五味子10g。10剂，水煎服，1日1剂。

用法：将诸药同置凉水中浸泡1～2小时，水煎2次，每次40分钟，混合，分早、晚各一次饭后服。

服药10剂，症减六七，舌苔黄，脉弦滑；继服4剂，诸症全失，愈。

按语：《金匮要略》曰："奔豚气上冲胸，腹痛，往来寒热，奔豚汤主之。"奔豚是一种自觉气从少腹上冲胸咽的发作性疾病，其气上冲，如豚之奔状，发作休止后即如常人，故名为奔豚；奔豚汤尤善于治疗气从少腹向上冲至咽喉；原方中李根白皮可用桑白皮代替。

第二十节　痹　证

【临证医案1】　张某，女，18岁。

初诊：2005年4月18日。手指关节肿胀疼痛3个月。3个月来手指关节肿胀疼痛，以两手食指关节外侧疼痛为甚，食欲尚可，曾用四逆香佛二花汤效果欠佳。舌质红，舌苔白，脉弦滑。辨证为阳明热盛。治宜清泄阳明。予桂枝白虎汤。

处方：生石膏15g，知母10g，甘草6g，粳米10g，桂枝10g。6剂，水煎服，1日1剂。

用法：将诸药同置凉水中浸泡1～2小时，水煎2次，每次40分钟，混合，分早、晚各一次饭后服。

服药3剂，疼痛大减。

按语：《灵枢·经脉》云："大肠手阳明之脉，起于大指次指之端，循指上廉，出合谷两骨之间……属大肠。"手指关节疼痛肿胀，脉弦滑，首先思之乃痰气郁结，乃四逆香佛二花汤之指征。但已用过疗效欠佳，细询之疼痛以外侧为甚，乃手阳明大肠循行之处，今脉症合参，拟桂枝白虎汤治之。

【临证医案2】　王某，男，52岁。

初诊：2005年5月15日。夜间浇地受凉后出现右下肢疼痛1周。1周前夜间浇地受凉后出现右下肢疼痛，腰痛，走路较多时疼痛加重，食欲、二便正常。舌苔白腻，脉弦紧。辨证为气血不足，外受寒湿。治宜补气养血，散寒祛湿。予独活寄生汤。

处方：独活10g，桑寄生15g，秦艽10g，防风10g，细辛3g，川芎10g，当归10g，生地10g，白芍10g，桂枝10g，茯苓10g，杜仲15g，牛膝15g，党参10g，甘草6g。6剂，水煎服，1日1剂。

用法：将诸药同置凉水中浸泡1～2小时，水煎2次，每次40分钟，混合，分早、晚各一次饭后服。

服药6剂，诸症大减，愈。

按语：夜间浇地受凉，首先考虑寒湿为患，走路较多时疼痛加重，属虚，《素问·刺法论》云："正气存内，邪不可干"，《素问·评热病论》云："邪之所凑，其气必虚"，加之年老，气血不足，舌苔白腻，脉弦紧。辨证为气血不足，外受寒湿。处以独活寄生汤。

【临证医案 3】 李某，女，42 岁。

初诊：2006 年 1 月 19 日。手指关节疼痛 1 周。1 周来手指关节疼痛，偶见手指、足趾肿胀，近 2 日（月经刚结束）咳嗽，手指憋胀。舌苔白，脉沉弦涩。辨证为气血不足，筋脉失养。治宜补气养血，止痛。予归芪建中汤。

处方：当归 10g，黄芪 15g，白芍 20g，生姜 3 片，大枣 5 个，桂枝 10g，阿胶（烊化）10g，生地 10g，红糖 30g。6 剂，水煎服，1 日 1 剂。

用法：先将大枣掰开，与诸药同置凉水中浸泡 1~2 小时，水煎 2 次，每次 40 分钟，混合，分早、晚各一次饭后服。

服上方 6 剂后手指关节疼痛消失。

按语： 患者手指关节疼痛，首先思之四逆香佛二花汤、桂枝附子汤、归芪建中汤，但患者月经刚完，病情加重乃血虚所致，今脉沉弦涩，涩脉主伤津血少，正符合"不荣则痛"这一理论，故而采用归芪建中汤补气养血以止痛。

【临证医案 4】 张某，女，59 岁。

初诊：2006 年 1 月 15 日。下颌关节拘急数月。数月来下颌关节拘急，自感肛门憋胀，脑鸣、耳鸣。舌苔白，脉沉结代。辨证为气血俱虚，气滞血瘀。治宜补气养血，理气活血。

处方：

（1）参芪丹鸡黄精汤：党参 10g，黄芪 30g，丹参 30g，黄精 10g，生地 10g，当归 10g，薄荷 3g，白术 10g，苍术 15g，柴胡 10g，三棱 10g，莪术 10g，夜交藤 30g，青皮 10g，陈皮 10g。

（2）小柴胡丹参饮：柴胡 10g，半夏 10g，党参 10g，甘草 6g，黄芩 10g，生姜 3 片，大枣 5 个，丹参 15g，檀香 10g，砂仁 10g。

用法：上两方各 10 剂，水煎，交替服用，1 日 1 剂。将诸药同置凉水中浸泡 1~2 小时，水煎 2 次，每次 40 分钟，混合，分早、晚各一次饭后服。

上两方交替服用 20 余剂，诸症消失，而愈。

按语： 下颌关节拘急不适，自感肛门憋胀乃经络气滞，根据"证有定型，脉无定位，以脉为根"的原则，采用参芪丹鸡黄精汤和小柴胡丹参饮治之。

【临证医案 5】 李某，女，32 岁。

初诊：2006 年 1 月 7 日。两膝关节疼痛数月。数月来两膝关节疼痛，头痛以右侧为甚，肩背困痛，咳嗽，气短，大便干而不爽。舌质暗，舌苔白，脉濡缓。辨证为肝郁血虚，营卫不和。治宜疏肝养血，调和营卫。

处方：

（1）逍遥狗脊汤：当归 10g，白芍 10g，柴胡 10g，茯苓 10g，白术 10g，甘草 6g，干姜 3g，薄荷 3g，狗脊 30g。

（2）桂枝加附子汤：桂枝 10g，白芍 10g，甘草 6g，生姜 3 片，大枣 5 个，附子 10g。

用法：上两方各 7 剂，水煎，交替服用，1 日 1 剂。将诸药同置凉水中浸泡 1~2 小时，水煎 2 次，每次 40 分钟，混合，分早、晚各一次饭后服。

上两方交替服用 2 周，服后膝关节疼痛减轻，头痛消失，肩背困痛减轻，大便不爽消失，故而减桂枝加附子汤，再进 20 余剂而愈。

按语： 两膝关节疼痛，根据《素问·五脏生成》"诸筋者，皆属于节"，当从肝治，首先思之逍遥狗脊汤，《伤寒论》云："太阳病，发汗，遂漏不止，其人恶风，小便难，四肢微急，难以屈伸者，桂枝加附子汤主之。"又头痛以右侧为甚，乃营卫不和，又肩背困痛，咳嗽，气短，大便干而不爽，舌质暗，舌苔白，脉濡缓。综合脉症，此湿郁不化，寒湿阻滞，予以逍遥狗脊汤与桂枝加附子汤交替服用。

【临证医案6】　张某，男，60岁。

初诊：2006年1月7日。肘关节疼痛数年。数年来肘关节疼痛，手心发凉，下肢沉重乏力。舌苔黄白腻，脉弦紧。辨证为气阴两虚，湿热郁滞。治宜补气养阴，除湿清热。

处方：

（1）芪脉三妙汤：黄芪15g，党参10g，麦冬10g，五味子10g，苍术10g，黄柏10g，牛膝15g，当归10g。

（2）加减炙甘草汤：炙甘草15g，党参10g，桂枝10g，生姜4片，麦冬10g，生地10g，黑芝麻10g，大枣12个，阿胶（烊化）10g，羌活10g，防风10g，片姜黄10g。

用法：上两方各7剂，水煎，交替服用，1日1剂。将诸药同置凉水中浸泡1~2小时，水煎2次，每次40分钟，混合，分早、晚各一次饭后服。

上两方交替服用，肘关节疼痛明显减轻，下肢沉重乏力明显消失，舌苔黄白腻消退，故而用上两方继服20余剂而诸症皆失。

按语： 肘关节疼痛数年，首先思之加减炙甘草汤。手心发凉，下肢沉重乏力，乃湿邪重浊，舌苔黄白腻，思之湿邪所致，当以除湿清热为先。综合脉症，正如《素问·生气通天论》所云："因于湿，首如裹，湿热不攘，大筋软短，小筋弛长，软短为拘，弛长为痿"，今以补气养阴，除湿清热为主，故而用芪脉三妙汤与加减炙甘草汤互用。

【临证医案7】　柴某，女，34岁。

初诊：2005年5月20日。产后3个月出现手指关节疼痛，腰胯疼痛，经检查类风湿因子阴性，抗链"O"阳性，血沉25mm/h，汗出恶风身痒，食欲尚可。舌苔白，脉沉迟。辨证为营卫不和。治宜调和营卫。予桂枝新加汤。

处方：桂枝10g，白芍15g，甘草6g，生姜4片，大枣12个，人参10g。7剂，水煎服，1日1剂。

用法：先将大枣掰开，与诸药同置凉水中浸泡1~2小时，水煎2次，每次40分钟，混合，分早、晚各一次饭后服。

服药6剂后，汗出恶风减轻，关节疼痛好转，宗效不更方旨，继服上方6剂，诸症消失，后以补气养血之剂治之。

按语： 产后关节疼痛，首先思之气血不足，失于濡养，归芪建中汤、独活寄生汤证；汗出恶风乃营卫不和，桂枝汤证；又思之汗出后，关节疼痛，此与《伤寒论》云："发汗后，身疼痛，脉沉迟者，桂枝加芍药、生姜各一两，人参三两，新加汤主之"相吻合，身痒乃营卫不和。综合脉症，辨证为营卫不和，予以桂枝新加汤。

【临证医案8】　张某，男，36岁。

初诊：2005年5月4日。关节疼痛半年，遇风遇冷疼痛加重，曾予祛风除湿之剂治之，不但不能缓解，反而加重。细审其症，关节疼痛，以肩、肘、腕关节内侧疼痛为甚，偶心悸，食欲正常。舌苔白，脉沉细。辨证为气血亏虚，寒饮内郁。治宜补气养血，温化寒饮。予加减炙甘草汤。

处方：炙甘草 15g，党参 10g，桂枝 10g，生姜 4 片，麦冬 10g，生地 10g，黑芝麻 10g，大枣 12 个，阿胶（烊化）10g，羌活 10g，防风 10g，片姜黄 10g。7 剂，水煎服，1 日 1 剂。

用法：先将大枣掰开，与诸药同置凉水中浸泡 1～2 小时，水煎 2 次，每次 40 分钟，混合，分早、晚各一次饭后服。

服药 7 剂后关节疼痛减轻，心悸未作，又服上方 10 剂，关节疼痛明显好转，继服上方，巩固疗效。

按语：关节疼痛，遇风遇冷加重，此乃风寒所致，思之独活寄生汤证，又思之为何前医以祛风除湿之剂治疗，反而加重呢？此症不但有风、寒、湿，而且还兼有气血亏虚，故单用祛风除湿反而加重，细询问之，疼痛以肩、肘、腕关节内侧为甚，根据《灵枢·经脉》"心手少阴之脉，起于心中……其直者，复从心系却上肺，下出腋下，下循臑内后廉，行太阴，心主之后，下肘内，循臂内后廉，抵掌后锐骨之端，入掌内后廉"。此乃手少阴心经循行部位，又偶心悸。综合脉症，辨证为气血亏虚，寒饮内郁，治以补气养血，温化寒饮，方拟加减炙甘草汤。

【临证医案 9】　刘某，女，40 岁。

初诊：2012 年 6 月 10 日。流产 3 个月后出现恶风，手指、腕关节疼痛，手足心热，颜面浮肿，下肢憋胀，食欲不振，大便稀，一日 2～3 次，泻下如水样。舌苔白腻，脉弦细。辨证为脾虚湿盛。治宜健脾除湿。予胃苓汤。

处方：苍术 10g，陈皮 10g，厚朴 10g，甘草 6g，茯苓 10g，猪苓 10g，白术 10g，桂枝 10g，泽泻 10g，生姜 3 片，大枣 5 个。6 剂，水煎服，1 日 1 剂。

用法：先将大枣掰开，与诸药同置凉水中浸泡 1～2 小时，水煎 2 次，每次 40 分钟，混合，分早、晚各一次饭后服。

服药 6 剂后，大便正常，食欲增加，关节疼痛减轻，继以上方 3 剂以善后，再以补气养血之剂治之。

按语：流产后恶风，手指、腕关节疼痛，首先思之归芪建中汤证，手足心热乃阴血不足，阴虚火旺，颜面浮肿属气血亏虚，下肢憋胀乃寒湿内邪，食欲不振，大便稀属脾胃亏虚，水湿内停，根据《素问·标本病传论》"小大不利治其标，小大利治其本"，辨证为脾虚湿盛证，予以胃苓汤。

第二十一节　厥　　证

【临证医案 1】　韩某，女，24 岁。

初诊：2005 年 12 月 7 日。数年来手足逆冷，每年秋冬季加重，月经错后，量少，经色紫暗有块，经期腹痛，食欲尚可，二便正常。舌苔白，脉沉细。辨证为血虚寒厥。治宜温经散寒。予当归四逆汤。

处方：当归 10g，桂枝 10g，白芍 10g，细辛 3g，甘草 6g，通草 10g，大枣 12 个。10 剂，水煎服，1 日 1 剂。

用法：先将大枣掰开，与诸药同置凉水中浸泡 1～2 小时，水煎 2 次，每次 40 分钟，混合，分早、晚各一次饭后服。

服药 10 剂后，手足逆冷较前好转，适逢月经来潮，月经量较前增多，经色有所好转，腹痛亦减轻，继服上方 20 剂，诸症消失。

按语： 手足逆冷，首先根据《伤寒论》"凡厥者，阴阳气不相顺接，便为厥。厥者，手足逆冷是也"，而思之厥证，秋冬季加重，秋冬者阳藏内，故加重，月经错后，量少，经色紫暗有块，经期腹痛，乃血虚有寒之象，舌苔白，脉沉细。综合脉症，辨证为血虚寒厥，正吻合《伤寒论》所述："手足厥寒，脉细欲绝者，当归四逆汤主之。"

【临证医案 2】 安某，女，64 岁。

初诊：2005 年 3 月 28 日。数年来下肢发凉，以两髋、两膝关节部位为甚，腰痛，晨起 4～5 点下肢瘛疭，大便稀，一日 2 行，晨起必如厕。舌苔黄白，脉虚大紧。辨证为脾肾阳虚。治宜温补脾肾。予附桂理中六味汤。

处方：附子 10g，肉桂 10g，生地 10g，山药 10g，五味子 10g，丹皮 10g，泽泻 10g，茯苓 10g，党参 10g，白术 10g，干姜 10g，甘草 6g。6 剂，水煎服，1 日 1 剂。

用法：将诸药同置凉水中浸泡 1～2 小时，水煎 2 次，每次 1 小时，混合，分早、晚各一次饭后服。

服药 6 剂后，大便正常，腰痛减轻，下肢发凉好转，宗效不更方之旨，继服上方 10 剂，诸症消失，愈。

按语： 下肢发凉，首先思之阳气不足，肾阳亏虚，附子汤、金匮肾气丸证，两髋、两膝发凉，腰痛乃肾阳不足之象，晨起 4～5 点下肢瘛疭，思之晨起乃阳气升发之时，根据《素问·至真要大论》云："诸寒收引，皆属于肾"，《素问·生气通天论》云："阳气者，精则养神，柔则养筋"，故下肢瘛疭亦属肾阳不足，大便稀，晨起必如厕，乃肾阳亏虚，不能温煦脾阳，根据《素问·标本病传论》"小大不利治其标"，辨证为脾肾阳虚证。

【临证医案 3】 朱某，男，5 个月。

初诊：2013 年 7 月 6 日。一昼夜来患儿高热不退，体温 40.1℃，时见神昏惊厥。前医予输液、消炎等治之不效。大便 2 日不行，手心较手背为热。舌苔微黄，脉滑数。辨证为表热里实。治宜解表通里。予升降散加减。

处方：蝉蜕 6g，僵蚕 6g，片姜黄 6g，大黄 3g，薄荷 4g。2 剂，水煎服，1 日 1 剂。

用法：将诸药同置凉水中浸泡 30 分钟，水煎 2 次，每次 30 分钟，混合，分早、中、晚各一次饭后服。

服药 3 小时后，热微减，体温 38.9℃，4 小时后微汗出，体温 38.1℃，神志转清；5 小时后，大便泻下 1 次，体温恢复正常，次日病解而愈。

按语： 此方为小儿发热、咽痛、大便干的代表方剂。

第二十二节 麻 木

【临证医案 1】 徐某，女，60 岁。

初诊：2006 年 1 月 8 日。数年来手指麻木，左肩困痛，疲乏无力，失眠，下肢乏力。舌苔白，脉沉弦，尺脉尤甚。辨证为气虚血瘀。治宜补气生血，活血。予补阳还五汤。

处方：赤芍 10g，川芎 10g，当归 10g，地龙 10g，黄芪 60g，桃仁 10g，红花 10g。3 剂，水煎服，1 日 1 剂。

用法：将诸药同置凉水中浸泡 1～2 小时，水煎 2 次，每次 1 小时，混合，分早、晚各一次饭后服。

服药 3 剂，症状有所减轻，而不明显，思之原方用黄芪 4 两，今用 60g 恐药量低而效不显也，故而加黄芪为 4 两，继进 6 剂而诸症好转。

按语： 手指麻木，左肩困痛乃"气虚则麻，血虚则木"，如《素问·逆调论》所云："荣气虚则不仁，卫气虚则不用，荣卫俱虚，则不仁且不用"，又《金匮要略·血痹虚劳病脉证并治》云："血痹，阴阳俱微，寸口关上微，尺中小紧，外证身体不仁如风痹状，黄芪桂枝五物汤主之"，患者又疲乏无力，乃气虚之故，气虚不能推动血液。综合脉症，处以补阳还五汤补气以行气，养血。

【临证医案 2】 薛某，女，35 岁。

初诊：2006 年 1 月 8 日。1 个月来手指麻木、僵硬，肩痛，手指难以屈伸。舌苔白，脉弦细。辨证为气血亏虚。治宜补气养血。

处方：

（1）黄芪桂枝五物汤：黄芪 15g，桂枝 10g，白芍 10g，羌活 10g，生姜 3 片，大枣 5 个，防风 10g，片姜黄 10g。

（2）振痿汤：杏仁 10g，半夏 10g，桂枝 10g，木瓜 10g，五加皮 15g，桑枝 10g，生薏米 15g。

用法：上两方各 5 剂，水煎，交替服用，1 日 1 剂。将诸药同置凉水中浸泡 1～2 小时，水煎 2 次，每次 1 小时，混合，分早、晚各一次饭后服。

上两方交替服 10 余剂后，手指麻木、僵硬较前好转，手指屈伸也较前灵活，宗效不更方之旨，继进 20 余剂，愈。

按语：《素问·生气通天论》云"因于湿，首如裹，湿热不攘，大筋软短，小筋弛长，软短为拘，弛长为痿"。患者手指麻木难以屈伸，乃湿邪阻滞，气血运化不足，所以宜振痿汤治之，肩背疼痛，脉弦细乃气血亏虚，故以补气养血的黄芪桂枝五物汤和除湿振痿的振痿汤治之。

【临证医案 3】 苗某，女，48 岁。

初诊：2005 年 12 月 8 日。手麻 20 日，腰痛，项僵，胃脘痞满，烧心泛酸，胸满胸痛，失眠多梦，口干，疲乏无力。舌苔白，脉濡缓。辨证为气阴俱虚，痰湿阻滞。治宜补气养阴，祛痰除湿。予十四味温胆汤。

处方：黄芪 15g，党参 10g，麦冬 10g，五味子 10g，陈皮 10g，半夏 10g，当归 6g，茯苓 10g，甘草 6g，竹茹 10g，枳实 10g，菖蒲 10g，远志 10g，生地 10g。6 剂，水煎服，1 日 1 剂。

用法：将诸药同置凉水中浸泡 1～2 小时，水煎 2 次，每次 1 小时，混合，分早、晚各一次饭后服。

服药 6 剂而诸症皆减，根据效不更方之旨，继进 20 余剂而愈。

按语： 手麻 20 日，首先思之息风通络汤；又腰痛、项僵当予柴胡加龙骨牡蛎汤；又胃脘痞满，烧心泛酸，胸满胸痛，失眠多梦，口干，疲乏无力，舌苔白，脉濡缓，根据"证有定型，脉无定位，以脉为根"的原则，应予十四味温胆汤。

第二十三节　皮　　疹

【临证医案 1】 李某，男，16 岁。

初诊：2005 年 3 月 6 日。2 年多来眼睑、鼻头反复出现疖肿疼痛，化脓后有的逐渐痊愈，有的则又重新发生。近 1 年多来，经前医泻黄散治之眼睑、鼻头疖肿消失，但颜面痤疮加重。颜面痤疮此起彼伏，满脸密布，且食后即便，食纳正常。舌苔白，脉濡缓。辨证为脾胃伏火。治宜清泄阳明。予防风通圣散。

处方：防风 10g，大黄 3g，芒硝（冲）3g，荆芥 10g，麻黄 6g，栀子 10g，赤芍 10g，连翘 15g，甘草 6g，桔梗 10g，川芎 10g，当归 10g，生石膏 15g，滑石 15g，薄荷 10g，黄芩 10g，白术 10g。7 剂，水煎服，1 日 1 剂。

用法：将诸药同置凉水中浸泡 1~2 小时，水煎 2 次，每次 1 小时，混合，分早、晚各一次饭后服。

诸症皆解，至今未发。

按语：眼睑者，肉轮也，属脾胃；鼻头者，明堂也，亦属脾胃，因此当从脾胃论治。然本病之火为脾胃伏郁之火，而非脾胃实火，实火当泻，伏郁之火，必资发散，即《内经》所谓"火郁发之"。若伏郁之火反与泻，则火邪更甚，故用泻黄散重用藿香、防风以发越，而栀子、石膏仅微量以佐之。服药后眼睑、鼻头疖肿消失，但颜面痤疮反见增多，说明用泻黄散发越脾胃之火的治法是正确的，也就是说发之是正确的，泻之是错误的。但是事实又说明但发脾胃之郁火是不全面的，因为如果是全面的则颜面部的痤疮也应迎刃而解。既然发之是有效的，说明本病的主要原因是郁，《内经》在说明治郁的方法时称："木郁达之，火郁发之，土郁夺之，金郁泄之，水郁折之。"王安道云："木郁达之，达者，通畅之也。如肝性急，怒气逆，肢胁或胀，火时上炎，治以苦寒辛散而不愈者，则用升发之药，加以厥阴报使而从治之""火郁发之，发者，汗之也，升举之也。如腠理外闭，邪热怫郁，则解表取汗以散之；又如龙火郁甚于内，非苦寒降沉之剂可治，则用升浮之药，佐以甘温，顺其性而从治之，使势穷则止""土郁夺之，夺者，往下也，却而衰之也。如邪热在胃，用咸寒之剂以攻去之；又如中满腹胀，湿热内甚，其人壮气实者，则攻下之，其或势盛，而不能顿除者，则劫夺其势，而使其衰；又如湿热为痢，有非力轻之剂可治者，则或攻或劫以致其平""金郁泄之，泄者，渗泄而利小便也，疏通其气也。如肺金为肾水上原，金受火烁，其令不行，原郁而渗道闭矣，宜肃清金化滋以利之；又如肺气愤满，胸凭仰息，非利肺气之剂，不足以疏通之""水郁折之，折者，制抑也，伐而挫之也，渐杀其势。如肿胀之病，水气淫溢，而渗道以塞。夫水之所不胜者，土也，今土气衰弱，不能制之，故反受其侮，治当实其脾土，资其运化，俾可以制水而不敢犯，则渗道达而后愈。或病势既旺，非上法所能遽治，则用泄水之药以伐而挫之。或去菀陈尘，开鬼门，洁净腑，三治备举，选用而渐平之"。此表寒闭郁，湿热内郁也。本证之郁非仅在脾胃，亦且在三焦，不仅在三焦，亦且在表里，故治法必去五郁，防风通圣散者，五郁俱备之方也，故以防风通圣散治之，郁火除而病自愈。

【临证医案 2】　王某，男，48 岁。

初诊：2005 年 1 月 6 日。6~7 年来身体多处起红色斑片，在腋下、腹部、腹股沟、双脚有红色斑片，此起彼伏，诊断为多形性红斑。曾到太原、西安、北京等地求治，中西药内服、外用无数，均罔效。详问病情，红斑发出之始，先为红色，如豆大，有的中央先为疱疹，其后逐渐扩大约如乒乓球大小，微微高出皮肤，中央皮色逐渐变浅，边缘呈鲜红色，微痒。双手则脱皮不痒，咽喉不利。舌苔薄白，脉弦大紧。辨证为气阴俱虚，湿热郁结。治宜补气养阴，除湿清热。予清暑益气汤。

处方：人参 10g，甘草 6g，黄芪 15g，当归 6g，麦冬 10g，五味子 10g，青皮 10g，陈皮 10g，神曲 10g，黄柏 10g，葛根 15g，苍术 15g，白术 10g，升麻 12g，泽泻 10g。10 剂，水煎服，1 日 1 剂。

用法：将诸药同置凉水中浸泡 1～2 小时，水煎 2 次，每次 40 分钟，混合，分早、晚各一次饭后服。

随访：2005 年 11 月 5 日。服药之后红斑全部消失，后又有反复，继服原方 10 余剂后，诸症消失，至今未再复发。

按语：多形性红斑医家多认为有三型：一者曰寒邪外束，二者曰湿热蕴毒，三者曰瘀阻经脉；并云在辨证上尤应分清寒、热、湿、毒、瘀。患者经 6～7 年漫长岁月的诊治，表明本病事实上并没有认识清楚。绝大多数医家是按照传统中医的思维方式辨证论治的，依据脉、因、症去认识疾病，治疗疾病。本病之症为红斑，首先应考虑为血热，但舌苔薄白、脉弦大紧，不支持血热的诊断。按"脉为第一依据"的论断去考虑，认为当属气阴两虚，以气血升降失常为主，湿热为辅。治予清暑益气汤，以补气养阴、升清降浊，并佐以除湿清热的药物；又且升麻、葛根者清热消斑之良药，亦蕴于方药之中，故收全效。可见，临证当灵活思辨，只知变不知常则不能为医，只知常不知变则不能为大医。

【临证医案 3】　高某，女，46 岁。

初诊：2014 年 5 月 22 日。30 多年来荨麻疹反复发作，胃脘疼痛，心烦心悸，口苦咽干，全身俱痛。辨证为脾虚肝郁，清阳失升，风寒闭郁。治宜健脾疏肝，升阳益胃，疏风散寒。予升阳益胃汤。

处方：黄芪 15g，甘草 6g，党参 10g，黄连 10g，半夏 10g，陈皮 10g，白术 10g，茯苓 10g，泽泻 10g，防风 6g，羌活 6g，独活 6g，柴胡 10g，白芍 10g，生姜 3 片，大枣 5 个。5 剂，水煎服，1 日 1 剂。

用法：先将大枣掰开，与诸药同置凉水中浸泡 1～2 小时，水煎 2 次，每次 40 分钟，混合，分早、晚各一次饭后服。

服药 1 剂，症无进退，舌苔薄白，脉浮弦紧。继服第 2 剂后约 1 小时胃脘疼痛加剧，2 小时后，除胃脘仍持续疼痛外，并发现全身奇痒，稍一搔抓，即皮疹连片，但至 2.5 小时后，突然胃脘胀痛与全身皮疹均全部消失。为巩固效果，又以上方 2 剂内服，愈。

按语：清阳不升，血虚生风，风盛则痒。故予升阳益胃汤健脾疏肝升阳益胃，祛风散寒。

【临证医案 4】　耿黄，女，24 岁。

初诊：2013 年 7 月 17 日。10 余年来全身出疹，小如针尖，大如高粱。中西医皮科久治不效。观其方多为祛风除湿之剂，询其反应，多数不但无效，反而药后痒甚，细审之，其痒尤甚于夜间，奇痒难忍之时，非搔出血不能减其痒。舌苔白，脉沉而细。辨证为血燥生风。治宜养血活血凉血。予丹参银翘饮。

处方：丹参 15g，当归 10g，白芍 10g，生地 10g，川芎 10g，银花 12g，连翘 12g，薄荷 3g，胡麻仁 10g。4 剂，水煎服，1 日 1 剂。

用法：将诸药同置凉水中浸泡 1～2 小时，水煎 2 次，每次 40 分钟，混合，分早、晚各一次饭后服。

服药 4 剂后，瘙痒较前减轻，舌质淡，舌苔白，脉细。继服 10 余剂，愈。

按语：此方为瘙痒以夜间为甚的效方。

【临证医案 5】 韩某，男，31 岁。

初诊：2005 年 2 月 16 日。4 年来胃脘痞满隐隐作痛，全身出风疹块，灼热不适，近 2 年来，每至夜间即全身奇痒，抓之即皮肤隆起，甚或片片相连，从头至足几乎相连成片。二便正常。皮肤划痕反应阳性，曾在多个医院皮科、消化科住院治疗不见好转。舌苔薄白，脉弦紧。辨证为脾湿不化，外受风寒。治宜健脾化湿，祛风散寒。予加减消风散。

处方：羌活 3g，防风 3g，荆芥 10g，川芎 10g，厚朴 10g，党参 10g，茯苓 10g，陈皮 10g，甘草 6g，僵蚕 10g，蝉衣 10g，藿香 10g，竹叶 10g，槟榔 10g，苦参 6g。5 剂，水煎服，1 日 1 剂。

用法：将诸药同置凉水中浸泡 1～2 小时，水煎 2 次，每次 40 分钟，混合，分早、晚各一次饭后服。

二诊：服药 5 剂后荨麻疹消退，继服 5 剂乃停药，至 3 月 3 日又有少许疹块出现，微痒，且仍时有饭前胃脘灼热困痛，泛吐酸水。舌苔薄白，脉虚弦大。辨证为气阴俱虚，湿热蕴郁。治宜益气养阴，燥湿清热，佐以疏风。予清暑益气汤加减。

处方：党参 10g，甘草 6g，黄芪 15g，当归 6g，麦冬 10g，五味子 10g，青皮 10g，陈皮 10g，神曲 10g，黄柏 10g，葛根 15g，苍术 15g，白术 10g，升麻 12g，泽泻 10g，蝉衣 10g，防风 6g。4 剂，水煎服，1 日 1 剂。

用法：将诸药同置凉水中浸泡 1～2 小时，水煎 2 次，每次 40 分钟，混合，分早、晚各一次饭后服。

前病服药后即愈。

按语：某医言：近 2 年诸医亦曾用祛风除湿中药及西药治疗，但往往不是无效即是加剧，而老师亦用此法却获愈者何也？答曰：仲景在《伤寒论》中有"以其不能得小汗出，身必痒，宜桂枝麻黄各半汤"语，言身痒之因乃不得小汗出。仲景在《金匮要略》中有风湿为病，汗之不愈乃大汗出者，但风气去，湿气在，是故不愈也。若治风湿者，发其汗，但微微似欲出汗者，风湿俱去也。言痒病不去，风不得愈，过用祛风亦不愈。此前医屡用祛风湿之不愈者在于此也。今用羌活、防风仅为 3g，且佐用补益兼用利湿，在于祛风不可过，湿气亦求尽除之意也。

第二十四节 羞 明

【临证医案】 马某，女，44 岁。

初诊：2018 年 11 月 14 日。1 年来羞明，眼憋胀，左眼睑下垂，自感身体震颤，心悸，大便稀不成形。舌苔白，舌边有齿痕，脉弦紧。辨证为三焦运化失职，清阳不升。治宜调理三焦，益气升阳。

处方：

（1）柴胡加龙骨牡蛎汤：柴胡 10g，半夏 10g，党参 10g，甘草 6g，黄芩 10g，生姜 3 片，大枣 5 个，龙骨 15g，牡蛎 15g，桂枝 10g，茯苓 15g，熟军 3g。

（2）益气聪明汤：蔓荆子 15g，升麻 10g，葛根 15g，党参 10g，黄芪 15g，白芍 10g，炙甘草 10g，黄柏 10g。

用法：上两方各 5 剂，水煎，交替服用，1 日 1 剂。将诸药同置凉水中浸泡 1～2 小时，水煎 2 次，每次 40 分钟，混合，分早、晚各一次饭后服。

药后羞明较前好转，眼憋胀、自感身体震颤、心悸减轻，继服上方各 10 剂，愈。

按语：患者眼憋胀，肝开窍于目，胀属气滞，首先思之参丹汤、柴胡加龙骨牡蛎汤证；又患者自诉身体震颤，如《内经》所云"诸风掉眩，皆属于肝"；心悸，一者可用参丹汤，二者可用柴龙汤，又患者羞明，观之左眼睑下垂，如《内经》云"肌肉之精为约束"，思之清暑益气汤证；又追问患者有无眼干眼涩、手足心热的症状，答曰"否"，故不宜用滋水清肝饮。舌苔白，舌边有齿痕，脉弦紧，乃寒热错杂，为柴龙汤指征，但患者有脾虚之象，故注意健脾升清的应用，佐用益气聪明汤。

第二十五节　水　　肿

【临证医案 1】　原某，女，39 岁。

初诊：2018 年 9 月 26 日。十几年来下肢浮肿，以踝关节为甚，疲乏无力，尿蛋白（2+），潜血（2+），月经淋漓不断。舌苔白，脉沉细。辨证为气阴俱虚为本，湿热郁滞为标。治宜补气养阴以培本，除湿清热以治标。予芪脉地黄汤。

处方：黄芪 15g，麦冬 10g，五味子 10g，党参 10g，生地 10g，丹皮 10g，泽泻 10g，茯苓 10g，苍术 10g，当归 10g，肉桂 10g，黄连 10g，防己 10g。7 剂，水煎服，1 日 1 剂。

用法：将诸药同置凉水中浸泡 1～2 小时，水煎 2 次，每次 40 分钟，混合，分早、晚各一次饭后服。

服药后下肢浮肿大减，尿蛋白（2+）、尿隐血（2+）好转，宗效不更方之意，继服上方 20 剂，而愈。

按语：患者下肢浮肿，以踝关节为甚，首先思之，防己黄芪汤证；疲乏无力首选清暑益气汤；淋漓不断当选用归脾汤、固冲汤。病情复杂，到底用什么合适？清暑益气汤、归脾汤、固冲汤均治乏力，但治水肿不足，因脉沉，《金匮要略》云："脉得诸沉，当责有水。"思之，防己黄芪汤证，但病程十几年，"久病入肾"，且又蛋白尿（2+），芪脉地黄汤善于补肾消蛋白，治水肿消乏力。故用芪脉地黄汤治之。

【临证医案 2】　陈某，男，65 岁。

初诊：2005 年 2 月 24 日。数年来颜面浮肿，晨起为甚，下肢浮肿，眼糊，疲乏无力，嗜睡，偶见胃脘痞满。舌苔黄白腻，脉沉。辨证为湿热蕴结。治宜清热利湿。予大橘皮汤。

处方：猪苓 10g，茯苓 10g，泽泻 10g，白术 10g，桂枝 10g，滑石 12g，甘草 6g，陈皮 10g，木香 10g，槟榔 10g。3 剂，水煎服，1 日 1 剂。

用法：将诸药同置凉水中浸泡 1～2 小时，水煎 2 次，每次 40 分钟，混合，分早、晚各一次饭后服。

服药 3 剂，身肿较前明显好转，眼糊、疲乏无力、嗜睡均较前减轻。宗效不更方之旨，继续服 3 剂。

按语：颜面浮肿，晨起为甚，首先考虑清阳不升之东垣清暑益气汤，且又有眼糊、疲乏无力等气虚之象，然观前医所用诸方都为益气升阳之剂，为何效果不显著？细询之，患者下肢浮肿，按之凹陷良久不起。《金匮要略·水气病脉证并治》云："诸有水者，腰以下肿，当利小便，腰以上肿，当发汗乃愈。"胃脘痞满正合《素问·至真要大论》所云"诸湿肿满，皆属于脾"之说，舌苔黄白腻，此湿热蕴结之故，处以大橘皮汤。

第二十六节　内伤发热

【临证医案1】　孙某，女，72岁。

初诊：2005年4月7日。2个月来胸前灼热，头晕，口干，心烦心悸，腹满，大便不爽，食欲尚可。前医用凉膈散疗效不佳。舌苔黄腻，脉沉弦滑。辨证为邪热留扰胸腹。治宜清热除烦。处以栀子厚朴汤。

处方：栀子10g，厚朴10g，淡豆豉10g。3剂，水煎服，1日1剂。

用法：将诸药同置凉水中浸泡30分钟，水煎2次，每次30分钟，混合，分早、晚各一次饭后服。

服药3剂，胸前灼热、口干明显好转，头晕、心烦、心悸减轻，继续服上方6剂，愈。

按语：胸前灼热，首先考虑凉膈散，但前医已用，疗效不佳。细询之：头晕，口干，心烦心悸，属黄连阿胶汤证，但腹满，大便不爽，难以概括，舌苔黄腻，脉沉弦滑又非阴虚之证。综而观之，此邪热留扰胸腹，治当清热除烦，正合《伤寒论》"发汗，若下之，而烦热，胸中窒者，栀子豉汤主之""伤寒下后，心烦，腹满，卧起不安者，栀子厚朴汤主之"之意。

【临证医案2】　侯某，女，70岁。

初诊：2005年6月20日。半个月来心烦，自感背部发热，胃脘痞满，食欲不振，大便干，数日一行。舌苔白，脉弦紧数。辨证为邪热留扰胸膈。治宜清热除烦。处以栀子豉汤合栀子厚朴汤加减。

处方：栀子10g，豆豉10g，厚朴10g。3剂，水煎服，1日1剂。

用法：将诸药同置凉水中浸泡30分钟，水煎2次，每次30分钟，混合，分早、晚各一次饭后服。

服药3剂后，心烦明显较前好转，胃脘痞满减轻，但仍背热，大便干，予上方加枳实10g，服药3剂后，心烦未作，背热减轻，大便干好转，继服上方6剂而愈。

按语：心烦首先考虑有虚实之别，自感背部发热，思之《伤寒论》所述"发汗，若下之，而烦热，胸中窒者，栀子豉汤主之"，予以栀子豉汤，又胃脘痞满，食欲不振，大便干，此正与《伤寒论》"伤寒下后，心烦，腹满，卧起不安者，栀子厚朴汤主之"相吻合，故综合脉症，辨证为邪热留扰胸膈证，拟以栀子豉汤合栀子厚朴汤加减。

【临证医案3】　胡某，女，40岁。

初诊：2005年6月16日。2年来身热，手足心热，自服六味地黄丸、知柏地黄丸数十盒，疗效不佳，后又以中药清热养阴，甘温除热，服药数十剂，亦不见好。就诊时症见身热，但测体温不高，手足心热，尤以夏季为甚，疲乏无力，心烦，失眠，咽干，月经量少，2～3个月一行，食欲不振。舌苔白，脉弦细。辨证为气血不足，虚火上炎。治宜补气养血，滋阴降火。处以归芪建中汤加丹皮10g，麦冬10g。

处方：当归10g，黄芪15g，桂枝10g，白芍20g，甘草6g，生姜3片，大枣5个，阿胶（烊化）10g，生地10g，红糖（冲）30g，丹皮10g，麦冬10g。6剂，水煎服，1日1剂。

用法：先将大枣掰开，与诸药同置凉水中浸泡1～2小时，水煎2次，每次40分钟，混合，分早、晚各一次饭后服。

服药 6 剂，身热、手足心热较前好转，心烦、失眠减轻，继服上方 20 剂，诸症消失而愈。

按语： 身热、手足心热，首先思之内伤发热，阴虚火旺，知柏地黄丸证，但已用之疗效欠佳；疲乏无力、气虚，清暑益气汤证，予甘温除热，疗效亦欠佳；心烦、失眠、咽干，黄连阿胶汤证；月经量少，且 2～3 个月一行，属血虚，当归补血汤证；食欲不振，属脾虚，根据《金匮要略》所述"劳之为病，其脉浮大，手足烦，春夏剧，秋冬瘥，阴寒精自出""虚劳里急，悸，衄，腹中痛，梦失精，四肢酸疼，手足烦热，咽干口燥，小建中汤主之""虚劳里急，诸不足，黄芪建中汤主之"。综合脉症，辨证为气血不足，虚火上炎，予以归芪建中汤加丹皮、麦冬。

【临证医案 4】 石某，女，74 岁。

初诊：2005 年 6 月 2 日。1 个月来发热，体温 37.5～38.3℃，在西医院予以退热、消炎治疗而不见好转，就诊时，患者口干，咽干，疲乏无力，下肢憋胀，口臭。舌苔黄白燥，脉弦大数。辨证为阳明热盛，气津两伤。治宜清泄阳明，益气生津。处以白虎加人参汤。

处方：生石膏 15g，知母 10g，甘草 6g，粳米 10g，人参 10g。4 剂，水煎服，1 日 1 剂。

用法：将诸药同置凉水中浸泡 1～2 小时，水煎 2 次，每次 40 分钟，混合，分早、晚各一次饭后服。

服药 1 剂后体温下降，3 剂后体温正常，疲乏无减轻，继服上方 3 剂，诸症消失而愈。

按语： 发热，有外感与内伤之别，外感者为何西医久治而不效呢？故考虑此为内伤发热，口干、咽干乃阴津不足，疲乏无力属气虚，竹叶石膏汤证；口臭，舌苔黄白燥，思之《伤寒论》"若渴欲饮水，口干舌燥者，白虎加人参汤主之"，白虎加人参汤证；脉弦大数此正吻合于《伤寒论》"伤寒三日，阳明脉大"，故辨证为阳明热盛，气津两伤，治以清泄阳明，益气生津，处以白虎加人参汤。

【临证医案 5】 胡某，女，23 岁。

初诊：2005 年 4 月 29 日。2 个月来腰痛，发热，体温 37.3～38.7℃，经检查人类白细胞抗原-B27（HLA-B27）（+），诊断为"强直性脊柱炎"，予以激素、消炎等对症治疗 1 个月而不见好转。就诊时症见发热，体温 38.2℃，口干，腰痛，疲乏无力，自述每次月经来潮时，体温下降趋于正常，经后体温又升高，食欲不振，大便干。舌苔白，脉弦滑数。辨证为热入血室。治宜清热凉血。处以小柴胡汤加减。

处方：柴胡 20g，党参 10g，半夏 10g，黄芩 10g，甘草 6g，生姜 3 片，大枣 5 个，瓜蒌 60g。4 剂，水煎服，1 日 1 剂。

用法：先将大枣掰开，与诸药同置凉水中浸泡 1～2 小时，水煎 2 次，每次 40 分钟，混合，分早、晚各一次饭后服。

服药 1 剂后，体温降至 37.4℃，大便 2 次，服药 3 剂后，体温正常，疲乏无力减轻，继服上方 3 剂，体温未再升高，食欲亦增加。

按语： 发热，首先思之发热有外感、内伤之别，患者发热已 2 个月，且对症治疗而又不见好转，可见此并非外感，其热势又较高，疲乏无力，每次月经来潮时体温下降，经后体温又升高，思之《金匮要略·妇人杂病脉证并治》"妇人中风，七八日续来寒热，发作有时经水适断，此为热入血室……发作有时小柴胡汤主之""妇人伤寒发热，经水适来……此为热入血室，治之无犯胃气及上二焦，必自愈"之热入血室证，正相吻合，故综合脉症，辨证为热入血室证，拟以小柴胡汤加减。

【临证医案6】 耿某，女，68岁。

初诊：2005年4月11日。1个月来自感发热，发热时心烦，心悸，恶心，呈阵发性，食欲不振，表情嘿嘿不欲言语，口干、口苦，咽干，颜面浮肿，大便干，舌苔白，脉沉弦。辨证为少阳枢机不利。治宜调理气机。处以小柴胡汤。

处方：柴胡10g，党参10g，半夏10g，甘草6g，黄芩10g，生姜3片，大枣5个。3剂，水煎服，1日1剂。

用法：先将大枣掰开，与诸药同置凉水中浸泡1~2小时，水煎2次，每次40分钟，混合，分早、晚各一次饭后服。

药后诸症大减，前后共进12剂，愈。

按语： 发热时心烦，恶心，呈阵发性，首先想到了《伤寒论》所云："呕而发热者，小柴胡汤主之"，因询其证，患者口干，口苦，咽干，嘿嘿不欲饮食等症，符合小柴胡汤指征。又询其大便干，切得脉沉弦，观舌苔白，此正如《伤寒论》所云："阳明病，胁下鞕满，不大便而呕，舌上白苔者，可与小柴胡汤，上焦得通，津液得下，胃气因和，身濈然汗出而解。"

【临证医案7】 刘某，女，76岁。

初诊：2005年3月12日。20多日来发热，体温37.4~38℃，在当地西医院予以消炎、退热等对症治疗半个月而不见好转，就诊时，患者食欲不振，疲乏无力，大便干，2~3日一次。舌苔白，脉沉弦滑。辨证为少阳枢机不利，痰热互结。治宜调理气机，祛痰清热。处以高烧灵验方。

处方：柴胡20g，黄芩10g，瓜蒌60g。4剂，水煎服，1日1剂。

用法：将诸药同置凉水中浸泡1~2小时，水煎2次，每次40分钟，混合，分早、晚各一次饭后服。

服药1剂后，大便2次，体温下降，3剂后，体温正常，食欲略增，大便一日一次，继服上方6剂，诸症消失而愈。

按语： 发热有外感与内伤之别，外感者多起病急，病程短，热势高，且经西医对症治疗可以好转，为何经西医治疗而不效呢？故思之内伤发热；食欲不振，首先思之伤寒少阳证，根据《伤寒论》"呕而发热者，小柴胡汤主之"予以小柴胡汤；但大便干2~3日一次，阳明热盛伤津，白虎加人参汤证；后又思之《伤寒论》"阳明病，胁下鞕满，不大便而呕，舌上白苔者，可与小柴胡汤"，证亦符合小柴胡汤，细诊其脉，沉弦滑，此痰热郁结也，又根据《伤寒论》"伤寒中风，有柴胡证，但见一证便是，不必悉具"之意，综而辨证为少阳枢机不利，痰热互结，乃予高烧灵验方。

第二十七节 虚 劳

【临证医案1】 关某，女，20岁。

初诊：2005年12月15日。腰痛、肩痛数年，水走肠间沥沥有声，食油腻食物腹泻，足跟疼痛，口黏，耳鸣，腹胀、腹满，畏寒肢冷。舌质暗，舌苔白，脉沉细。辨证为脾肾阳虚。治宜温补脾肾。处以附桂理中六味汤。

处方：附子 10g，肉桂 10g，党参 10g，甘草 6g，白术 10g，干姜 10g，生地 10g，山药 10g，五味子 10g，丹皮 10g，茯苓 10g，泽泻 10g。3 剂，水煎服，1 日 1 剂。

用法：将诸药同置凉水中浸泡 1～2 小时，水煎 2 次，每次 40 分钟，混合，分早、晚各一次饭后服。

服药 3 剂后，腰痛好转，水走肠间沥沥有声减轻，足跟疼痛、耳鸣、腹胀、腹满亦减，畏寒肢冷消失，继服上方，将五味子换为山萸肉，继服 20 余剂而诸症全失。

按语： 患者腰痛，首先思之附桂理中六味汤、补阴益气煎、芪脉地黄汤证；又肩痛，思之柴胡加龙骨牡蛎汤证；又水走肠间沥沥有声，正如《金匮要略·痰饮咳嗽病脉证并治》所云："其人素盛今瘦，水走肠间，沥沥有声，谓之痰饮""夫短气有微饮，当从小便去之，苓桂术甘汤主之，肾气丸亦主之"；食油腻食物腹泻乃脾阳不足，丁蔻理中汤证；足跟疼痛乃肾气不足，补阴益气煎证；口黏乃脾虚湿盛，湿热不化，三仁汤证；耳鸣乃肾气不足；腹胀、腹满、畏寒肢冷乃肾阳虚之故；舌苔白，脉沉细。综合脉症，乃予附桂理中六味汤。

【临证医案 2】 陈某，女，39 岁。

初诊：2005 年 6 月 30 日。1 个月来夜间烦热汗出，疲乏无力，下肢发凉，自感穿拖鞋时，有一股冷气自足底冲向头部，足跟发凉，眼涩，食欲尚可，二便正常。舌苔白，脉弦细。辨证为阴阳两虚。治宜双补阴阳。处以归芪建中汤加丹皮 10g，麦冬 10g。

处方：当归 10g，黄芪 15g，桂枝 10g，白芍 20g，甘草 6g，生姜 3 片，大枣 5 个，阿胶（烊化）10g，生地 10g，红糖（冲服）30g，丹皮 10g，麦冬 10g。3 剂，水煎服，1 日 1 剂。

用法：先将大枣掰开，与诸药同置凉水中浸泡 1～2 小时，水煎 2 次，每次 40 分钟，混合，分早、晚各一次饭后服。

服药 3 剂后，夜间烦热汗出好转，服药 6 剂后，夜间烦热未作，疲乏无力好转，下肢发凉减轻，服药 10 剂后，诸症均已消失。

按语： 夜间烦热汗出，首先思之阴虚火旺，知柏地黄汤、丹栀逍遥散证；疲乏无力属气虚，又思之奔豚生脉散证；但其下肢发凉，又如何解释？下肢发凉乃阳气不足，失于温煦，眼涩属血虚，失于濡养，根据《金匮要略·血痹虚劳病脉证并治》所述"虚劳里急，悸，衄，腹中痛，梦失精，四肢酸疼，手足烦热，咽干口燥，小建中汤主之""虚劳里急，诸不足，黄芪建中汤主之"。综合脉症，辨证为阴阳两虚虚劳证，拟以归芪建中汤加丹皮、麦冬。

【临证医案 3】 王某，女，63 岁。

初诊：2005 年 3 月 16 日。数月来疲乏无力，颜面浮肿，手憋胀麻木，腹胀，胃脘痞满，气短，劳累后加重。舌质淡苔白，脉沉弦紧。辨证为气血俱虚，气滞血瘀。治宜补气养血，理气活血。处以参芪丹鸡黄精汤。

处方：党参 10g，黄芪 30g，丹参 30g，黄精 10g，生地 10g，当归 10g，薄荷 3g，白术 10g，苍术 15g，柴胡 10g，三棱 10g，莪术 10g，青皮 10g，陈皮 10g，夜交藤 30g，砂仁 10g，莱菔子 10g。6 剂，水煎服，1 日 1 剂。

用法：将诸药同置凉水中浸泡 1～2 小时，水煎 2 次，每次 40 分钟，混合，分早、晚各一次饭后服。

服药 6 剂后，腹胀减轻，疲乏无力、手憋胀麻木较前好转，继服上方 10 剂，诸症消失而愈。

按语： 疲乏无力，首先思之清暑益气汤证；颜面浮肿乃气虚清阳不升；手憋胀麻木，根据《素问·逆调论》"营气虚则不仁，卫气虚则不用，营卫俱虚则不仁且不用"属气血不足，气滞血瘀；腹胀，胃脘痞满，乃脾虚不运；气短，劳累后加重，根据《素问·举痛论》"劳则耗气"，乃气虚之故。综合脉症，辨证为气血俱虚为本，气滞血瘀为标，治以补气养血以培本，理气活血以治标。

【临证医案4】 张某，男，51岁。

初诊：2018年9月26日。1个月来自感火热上冲，说话多时加重，大便不成形。舌淡苔白，脉虚大。辨证为气阴两虚，湿热郁滞。治宜补气养阴，除湿清热。处以清暑益气汤。

处方：党参10g，甘草6g，黄芪15g，当归10g，麦冬10g，五味子10g，青皮10g，陈皮10g，神曲10g，黄柏10g，葛根15g，苍术10g，白术10g，升麻12g，泽泻10g。6剂，水煎服，1日1剂。

用法：将诸药同置凉水中浸泡1~2小时，水煎2次，每次40分钟，混合，分早、晚各一次饭后服。

服药后自感火热上冲减轻，但仍说话多时加重，宗效不更方，继服上方10剂，而愈。

按语：《金匮要略》云："火逆上气，咽喉不利，止逆下气者，麦门冬汤主之。"《伤寒论》云："咽痛者，半夏汤及散主之。"火逆上气，若五心烦热，可用滋水清肝饮；但大便不成形，乃脾气不足，不可用滋水清肝饮；又说话较多时加重，根据"言多伤气"的理论，说明属气虚，当用清暑益气汤；然脉虚大，崇"疑难病辨证以脉为根"的理论，脉虚大当用清暑益气汤。大便不成形，属脾气虚，乃清阳不升，浊阴不降之故，脾主升清，有助于治疗言多伤气，说话较多时加重，《内经》云："清阳出上窍，浊阴出下窍"正符合清暑益气汤之意，本病案一抓说话较多时加重，二抓脉虚大。

【临证医案5】 董某，男，28岁。

初诊：2013年11月19日。数年来四肢沉重，行动迟缓，说话缓慢单调，手指运动不便，不能做精细动作。近1年来日渐加重，表情呆痴，很少眨眼，手指微颤，不能拿笔写字，有时涎水不由自主地流出，平卧时翻身亦感困难，走路时躯干向前弯曲，头向前倾，呈急速小步，越走越快，不能即时止步或转弯，说话迟缓而困难，食欲正常。舌苔白，脉虚弱。辨证为真阴亏损，虚风内动。治宜滋填镇纳，安其龙雷，息其虚风。处以大定风珠加减。

处方：龟甲30g，鳖甲30g，牡蛎30g，阿胶（烊化）10g，炙甘草6g，麦冬10g，生地15g，五味子10g，白芍15g，胡麻仁10g，鸡子黄2枚。7剂，水煎服，1日1剂。

用法：将诸药同置凉水中浸泡1~2小时，水煎2次，每次40分钟，混合，分早、晚各一次饭后服。

药进7剂，诸症减，口涎停止，舌苔薄白，脉虚弱。继进14剂，精神大增，走路亦能跨步而前。

按语： 阿胶、鸡子黄为血肉有情之品，以补阴液而息内风；白芍、炙甘草、五味子甘酸化阴，补阴敛阳；更取三甲之介类潜阳；麦冬、生地滋阴润燥。

第二十八节 燥　　证

【临证医案1】 秦某，女，76岁。

初诊：2005年5月21日。1~2年来口干，夜间为甚，烧心泛酸，嗳气，口苦，小便黄，尿潜血（+），尿蛋白（+）。舌苔黄白，脉弦滑。辨证为心火偏旺，下焦湿热。治宜清心降火，除湿清热。处以清心莲子饮加减。

处方：黄芩10g，莲子10g，党参10g，地骨皮10g，柴胡10g，茯苓10g，黄芪15g，甘草6g，麦冬10g，车前子（布包）10g，天花粉12g。3剂，水煎服，1日1剂。

用法：将诸药同置凉水中浸泡1～2小时，水煎2次，每次40分钟，混合，分早、晚各一次饭后服。

服药3剂后，烧心泛酸、嗳气、口苦、小便黄好转，口干稍减，继以上方加知母10g，服药6剂后，口干明显好转，继服10剂后，诸症消失，化验尿潜血（－），尿蛋白（－）。

按语： 口干夜间为甚，首先思之加味一贯煎；烧心泛酸、嗳气，思之肝火犯胃，左金丸证；口干、小便黄，乃心火下移小肠，导赤散证；又思之《素问·宣明五气》云："心为噫"，噫即嗳气，又宗《素问·玉机真脏论》云："五脏相通，移皆有次。五脏有病，则各传其所胜。"综合脉症，辨证为心火偏旺，下焦湿热，处以清心莲子饮加减。

【临证医案2】 李某，男，18岁。

初诊：2005年4月17日。

4年来口唇干燥皲裂，口干，饮水后不能缓解，颜面皮肤干燥脱皮，伴有痤疮，疲乏无力，大便干。舌苔白，脉虚大。辨证为阴虚燥热，脾经湿热。治宜养阴润燥，泻脾清热。予滋燥养阴汤合泻黄散。

处方：生地15g，熟地15g，黄芩10g，甘草6g，当归10g，白芍10g，秦艽10g，防风6g，生石膏15g，栀子10g，藿香10g。3剂，水煎服，1日1剂。

用法：将诸药同置凉水中浸泡1～2小时，水煎2次，每次40分钟，混合，分早、晚各一次饭后服。

服药3剂后，口唇干燥皲裂好转，口干减轻，大便干，继服上方6剂，诸症消失而愈。

按语： 口唇干燥皲裂，首先思之脾经湿热，泻黄散证；口干，饮水后不能缓解，乃气不化津之象；颜面皮肤干燥脱皮，根据《素问玄机原病式》"诸涩枯涸，干劲皴揭，皆属于燥"，属阴虚燥热所致；疲乏无力、大便干，气虚津亏之证。综合脉症，辨证为阴虚燥热为本，脾经湿热为标，治以养阴润燥，泻脾清热，予以滋燥养阴汤合泻黄散。

第二十九节 中 风

【临证医案1】 魏某，男，71岁。

初诊：2018年11月24日。3年来头晕，下肢乏力，患者脑梗死病史7～8年，小脑萎缩，右上肢发凉，行走不便，如履薄冰，又踝关节肿胀，右下肢为甚，患者自诉嗜睡，大便干。舌苔白稍腻，脉濡缓。辨证为气阴俱虚为本，痰湿郁滞为标。治宜补气养阴以培本，理气化痰以治标。

处方：

（1）清暑益气汤：党参10g，甘草6g，黄芪15g，当归10g，麦冬10g，五味子10g，青皮10g，陈皮10g，神曲10g，黄柏10g，葛根15g，苍术10g，白术10g，升麻12g，泽泻10g。

（2）十四味温胆汤：黄芪15g，当归6g，党参10g，麦冬10g，五味子10g，陈皮10g，半夏10g，茯苓10g，甘草6g，竹茹10g，枳实10g，菖蒲10g，远志10g，生地10g。3剂，水煎服，1日1剂。

用法：将诸药同置凉水中浸泡1～2小时，水煎2次，每次40分钟，混合，分早、晚各一次饭后服。

服药6剂后，头晕、下肢乏力好转，右上肢发凉减轻，大便干，继服上方各10剂，诸症消失。

按语： 患者头晕3年，张景岳云："眩晕一证，虚者居其八九，而兼火兼痰者，不过十中一二耳。"下肢乏力，属气虚，首先思之清暑益气汤证；右上肢发凉，说明气血不足、寒滞经络，可用黄芪桂枝五物汤、柴胡桂枝五物汤、加减柴胡桂枝汤；行走不便，如履薄冰，说明肾气不足，当用芪脉地黄汤；踝关节肿胀，右下肢为甚，说明湿邪留滞关节，可用防己黄芪汤、木防己汤、防己五苓汤、芪脉石膏汤；患者嗜睡，乃痰湿郁滞，可用十四味温胆汤；舌苔白稍腻，脉濡缓，乃气阴俱虚，痰湿郁滞。故用清暑益气汤早晨服，升清降浊；十四味温胆汤晚上服，祛痰湿，定神志。

【临证医案2】 李某，男，79岁。

初诊：2005年3月3日。脑出血病史半年多，经过中、西药治疗，神志虽然已经恢复正常，现症偏瘫，失语。舌红绛无苔，脉虚大而数。辨证为阴虚金破。治宜滋阴润肺，养心益肾。

处方：

（1）大定风珠加减：龟甲30g，鳖甲30g，牡蛎15g，甘草10g，白芍15g，生地15g，麦冬15g，阿胶10g，玄参10g，五味子10g。

（2）针刺：哑门、涌泉、通里。

用法：（1）号方10剂，水煎服，1日1剂。将诸药同置凉水中浸泡1～2小时，水煎2次，每次40分钟，混合，分早、晚各一次饭后服。（2）号方配合操作。

服药10剂后，偏瘫较前好转，言语增多，继服上方60剂，言语恢复正常。

按语： 某医云：中风不语，医家多云为风痰阻络所致，故但见风痰上阻者用解语丹、资寿解语汤，若肾虚精亏者用地黄饮子，若肝阳上亢者用天麻钩藤饮、镇肝熄风汤加菖蒲、胆星、竹黄、全蝎等，而先生却弃而不用，其故何也？答曰：中风不语确实以风痰阻络者为多见，故诸医多以化痰祛风治之，即如虚证之肾虚精亏证，亦因其兼风痰而予菖蒲、远志，今本病久用除痰息风而阴液大亏，即所谓金破不鸣之谓也，故必须但用养阴之品，且其脉虚大而数，只可用养阴敛摄不可用升散，以防厥脱再现而命丧黄泉也。

第三十节　遗　精

【临证医案】 史某，男，29岁。

初诊：2005年2月2日。3～4年来遗精、阳痿，伴发耳鸣，有时梦遗，阴茎勃起而不坚，偶有腰困腰痛，口干口淡，睡眠正常，二便正常。舌苔薄白，脉弦紧。辨证为肝气郁结，心肾不交，三焦运化失职。治宜疏肝理气，交通心肾，调理三焦。处以柴胡加龙骨牡蛎汤。

处方：柴胡10g，黄芩10g，党参10g，半夏10g，生姜3片，甘草6g，大枣5个，桂枝10g，龙骨15g，牡蛎15g，熟大黄3g，茯苓15g。10剂，水煎服，1日1剂。

用法：先将大枣掰开，与诸药同置凉水中浸泡 1～2 小时，水煎 2 次，每次 40 分钟，混合，分早、晚各一次饭后服。

二诊：2005 年 2 月 17 日。诸症均减，舌苔薄白，脉弦右滑。辨证为痰火郁结。治宜理气疏肝，化痰泻火。

处方：

（1）柴胡加龙骨牡蛎汤：柴胡 10g，黄芩 10g，党参 10g，半夏 10g，生姜 3 片，甘草 6g，大枣 5 个，桂枝 10g，龙骨 15g，牡蛎 15g，熟大黄 3g，茯苓 15g。

（2）柴芩温胆汤：柴胡 10g，半夏 10g，黄芩 10g，龙胆草 10g，竹茹 10g，枳实 10g，陈皮 10g，滑石 15g，竹叶 10g，夜交藤 30g。

用法：上两方各 5 剂，水煎，交替服，1 日 1 剂。将诸药同置凉水中浸泡 1～2 小时，水煎 2 次，每次 40 分钟，混合，分早、晚各一次饭后服。

三诊：2005 年 2 月 26 日。遗精止，阳痿减，耳鸣大减，腰困消失，舌苔白，脉弦数。效不更方，宗二诊方继续服用。

四诊：2005 年 3 月 16 日。阴茎勃起较前明显有力，近 2 个月来曾梦遗 1 次，舌苔白，脉弦滑而稍紧。

用法：上两方各 5 剂，水煎，交替服，1 日 1 剂。将诸药同置凉水中浸泡 1～2 小时，水煎 2 次，每次 40 分钟，混合，分早、晚各一次饭后服。

五诊：2005 年 4 月 29 日。服药 30 余剂，诸症均解，舌苔白，脉弦紧。惟恐再出现遗精、阳痿，为巩固疗效，再予柴胡加龙骨牡蛎汤，酌加加减三才封髓丹。

处方：

（1）柴胡加龙骨牡蛎汤：柴胡 10g，黄芩 10g，党参 10g，半夏 10g，生姜 3 片，甘草 6g，大枣 5 个，桂枝 10g，龙骨 15g，牡蛎 15g，熟大黄 3g，茯苓 15g。

（2）加减三才封髓丹：砂仁 10g，黄柏 10g，甘草 10g，天冬 10g，生地 10g，党参 10g，肉桂 1g。

用法：上两方各 5 剂，水煎，交替服，1 日 1 剂。将诸药同置凉水中浸泡 1～2 小时，水煎 2 次，每次 40 分钟，混合，分早、晚各一次饭后服。

按语：本病是一个遗精、阳痿、耳鸣俱见之证，诸家论述多从肾虚论治，然而很多事实并不支持肾虚之论。从本病的客观事实来看，一者脉见弦紧而不是沉弱，二者虽然遗精、阳痿、耳鸣较久，但其他的肾虚症状并不突出。《内经》有云："凡十一脏取决于胆也。"李东垣注云："胆者，少阳春生之气，春气升则万化安，故胆气春升则余脏从之。"肝胆相表里，脏统于腑，且肝主升，肝胆升则诸脏腑升，郁则诸脏腑郁。朱震亨云："气血冲和，百病不生。一有怫郁，诸病生焉。"故主张疑难病多从肝论治，疏其肝胆、调其气机，则诸脏腑之气随之调和而无疾也。根据杂病辨证以脉为主要辨证依据的原则，结合诸症，本病当以肝郁气滞，上热下寒，痰饮阻滞，升降失常，心肾失交为主，故以柴胡加龙骨牡蛎汤解郁结、交心肾、疏三焦。但临证中，久病、难病往往是由多种原因共同存在形成的，其主次关系常常相差较小，有时往往还会随治疗的作用而主次因素相互转化，所以我们应及时根据其主次关系的发展灵活用药。如四诊时见脉象已由弦滑数转为兼紧象，即已由痰火为主转为痰火与寒饮均衡之势，故改用两方相等剂数交替服用。

第三十一节 脏 躁

【临证医案】 杨某，女，43岁。

初诊：2005年7月10日。数年来心烦意乱，心神不宁，心中懊恼，胃脘痞满，失眠，食欲尚可，二便正常。舌苔白，脉沉弦。辨证为肝郁化火，热扰胸膈。治宜疏肝泻火，宽胸理气。处以栀子厚朴汤合甘麦大枣汤。

处方：栀子10g，厚朴10g，豆豉10g，甘草10g，小麦15g，大枣10个。6剂，水煎服，1日1剂。

用法：先将大枣掰开，与诸药同置凉水中浸泡1～2小时，水煎2次，每次40分钟，混合，分早、晚各一次饭后服。

服药6剂后，心烦意乱大减，失眠好转，胃脘痞满减轻，继服上方6剂，诸症消失。

按语： 数年来心烦意乱，首先思之胆郁痰扰，温胆汤证；心神不宁，甘麦大枣汤证，正如《金匮要略》所云："妇人脏躁，喜悲伤欲哭，像如神灵所作，数欠伸，甘麦大枣汤主之"；心中懊恼、胃脘痞满、失眠，根据《伤寒论》"伤寒下后，心烦，腹满，卧起不安者，栀子厚朴汤主之"。故综合脉症，辨证为肝郁化火，热扰胸膈。

第三十二节 月 经 量 多

【临证医案】 魏某，女，31岁。

初诊：2005年4月17日就诊。半年来经期延长，月经量多，色黑有块，现正值经期，心悸，头晕，疲乏无力，经某院病理检查，诊断为"子宫内膜异常增生"，食欲不振，胃脘痞满，面色不华，下肢麻木，拘急不适。舌淡苔白，脉弦细。辨证为气血亏虚。治宜补气养血。处以归脾汤。

处方：黄芪15g，白术10g，党参10g，当归10g，甘草6g，茯苓10g，远志10g，炒枣仁15g，木香10g，龙眼肉10g，生姜3片，大枣5个。6剂，水煎服，1日1剂。

用法：先将大枣掰开，与诸药同置凉水中浸泡1～2小时，水煎2次，每次40分钟，混合，分早、晚各一次饭后服。

服药6剂后，月经已尽，心悸、头晕、乏力较前好转，下肢麻木、拘急不适减轻，精神好转。继以建中之类调之，痊愈。

按语： 经期延长，月经量多，心悸，头晕，疲乏无力，考虑气血亏虚，气不摄血；食欲不振，胃脘痞满，舌淡苔白，脉弦细，此气血亏虚，脾不统血之故；然下肢麻木、拘急不适为何？思之《素问·逆调论》云："荣气虚则不仁，卫气虚则不用，荣卫俱虚，则不仁且不用。"处以补气养血，则麻木、拘急不适自除。

第三十三节 崩 漏

【临证医案1】 朱某，女，41岁。

初诊：2018年11月14日。数年来月经量多，血色紫暗，有血块，自感月经行经前两天不畅，腹胀，得热则舒，胸满，心慌。舌苔白腻，脉沉细。辨证为气不摄血，气滞血瘀。治宜补气摄血，佐以活血。

处方：

（1）归脾汤：黄芪 15g，白术 10g，党参 10g，当归 10g，甘草 6g，茯苓 10g，远志 10g，炒枣仁 15g，木香 6g，龙眼肉 10g，生姜 3 片，大枣 5 个。

（2）参丹汤：党参 10g，黄芪 30g，丹参 30g，黄精 10g，生地 10g，当归 10g，薄荷 3g，白术 10g，苍术 10g，柴胡 10g，三棱 10g，莪术 10g，夜交藤 30g，青皮 10g，陈皮 10g，砂仁 10g，莱菔子 10g。

用法：（1）号方 7 剂，（2）号方 3 剂，服用（1）号方 2 剂，再服用（2）号方 1 剂，1日 1 剂。先将大枣掰开，与诸药同置凉水中浸泡 1～2 小时，水煎 2 次，每次 40 分钟，混合，分早、晚各一次饭后服。

月经量多明显减少，血色紫暗消失，血块量少，仍偶腹胀、胸满，继服上两方，愈。

按语： 患者月经量多，出血的原因有二：一是气不摄血（脾不统血），临证思之用归脾汤；二是热迫血行，临证思之用固经丸。患者月经色黑有血块，说明不属热迫血行；行经不畅、腹胀，说明气滞血瘀，思之参丹汤；患者自感得热则舒，说明不是热证，中医有"得热则行，得寒则凝"的理论。《内经》告诫我们治疗应"以平为期"。患者舌苔白腻说明有寒有湿，脉沉细说明气血俱虚，气滞血瘀。纵观上述，应辨证为气不摄血兼有气血瘀滞，治以补气摄血，佐以活血，故用归脾汤、参丹汤，2：1 服用。

【临证医案 2】 姜某，女，30 岁。

初诊：2013 年 7 月 13 日。2 个多月来崩漏下血，某医始见其腹部冷痛，予胶艾四物汤而崩血反剧，继见其口苦口干，舌苔黄，而认为系血热妄行，予清热泻火之剂而腹痛如绞，且崩血不减；易医治之，又云：脾不统血，予归脾汤治之，不效，又以升阳举经汤加棕榈炭治之，仍不效。审其症，面色㿠白无华，神疲乏力，食纳几废，经血黑而兼有血块，腹部冷痛，口苦尿黄，肢厥。舌苔黄，脉沉细而涩。辨证为寒热夹杂，虚实并见，脾不统血。治宜调和寒热，健脾统血。处以黄土汤。

处方：伏龙肝（另煎）30g，阿胶（烊化）10g，黄芩 10g，生地 10g，白术 10g，附子 10g，甘草 6g，炒五灵脂 6g。2 剂，水煎服，1 日 1 剂。

用法：将诸药同置凉水中浸泡 1～2 小时，水煎 2 次，每次 40 分钟，混合，分早、晚各一次饭后服。

药进 2 剂，崩血大减，舌质淡，舌苔薄白，脉虚弱。继服 8 剂，崩血停止，食纳大增，腹痛消失。

按语： "脾主统血"，故而脾虚则会导致经血不受控制，从而导致经血淋漓不尽。

第三十四节 湿 阻

【临证医案 1】 弓某，女，47 岁。

初诊：2006 年 1 月 9 日。2 个多月来眼困、眼憋，颜面浮肿，头痛，胃脘痞满，自感如压石，食欲不振，大便干稀不调。舌苔白，脉弦紧。辨证为寒饮内郁。治宜温化寒饮。处以桂枝去芍药加麻黄附子细辛汤。

处方：桂枝 10g，麻黄 10g，附子 6g，细辛 3g，生姜 4 片，大枣 7 个，甘草 6g。6 剂，水煎服，1 日 1 剂。

用法：先将大枣掰开，与诸药同置凉水中浸泡 1～2 小时，水煎 2 次，每次 40 分钟，混合，分早、晚各一次饭后服。

服药 6 剂，眼困、眼憋好转，诸症减轻。继服 12 剂而自感心下痞满坚硬如石之感消失，颜面浮肿也有所减轻，故而宗效不更方继进 20 余剂而愈。

按语： 患者自感心下痞满坚硬如石乃寒饮内郁，水饮重浊；水邪上犯颜面则浮肿；清阳不升则眼困；水饮停胃则胃脘痞满；水饮阻滞，脾失运化则食欲不振。综而观之正如《金匮要略·消渴小便不利淋病脉证治》"气分，心下坚，大如盘，边如旋杯，水饮所作，桂枝去芍药加麻黄附子细辛汤"所述，乃水饮所患，祛除水饮，则诸症可愈，故而予桂枝去芍药加麻黄附子细辛汤。

【临证医案 2】　王某，男，74 岁。

初诊：2006 年 1 月 8 日。数月来小便不利，胃脘痞满，尿频，尿有余沥，自感排尿无力，胃脘痞满，失眠。舌苔白，脉虚大。辨证为肾气不足，膀胱气化失职。治宜补肾纳气，通利小便。

处方：

（1）胃苓汤：厚朴 10g，陈皮 10g，苍术 10g，甘草 6g，生姜 3 片，大枣 5 个，茯苓 10g，猪苓 10g，泽泻 10g，白术 10g，桂枝 10g。

（2）补阴益气煎：黄芪 15g，白术 10g，陈皮 10g，升麻 6g，柴胡 6g，党参 10g，甘草 6g，当归 10g，生地 10g，山药 10g，丹皮 10g，茯苓 10g，泽泻 10g。

用法：上两方各 6 剂，水煎，交替服用，1 日 1 剂。先将大枣掰开，与诸药同置凉水中浸泡 1～2 小时，水煎 2 次，每次 40 分钟，混合，分早、晚各一次饭后服。

上两方交替服 12 剂而失眠较前好转，而胃脘痞满、小便不利稍好转，故而去补阴益气煎单服胃苓汤而治胃，继进 10 余剂而愈。

按语： 根据《金匮要略·消渴小便不利淋病脉证并治》云"脉浮，小便不利，微热消渴者，宜利小便，发汗，五苓散主之"，患者胃脘痞满、小便不利，乃脾胃膀胱气化失职，宜胃苓汤治之；又失眠、脉虚大乃肾气不足，乃补阴益气煎的指征。综合脉症，故而以胃苓汤与补阴益气煎交替服。

【临证医案 3】　石某，女，25 岁。

初诊：2005 年 2 月 28 日。2 日来泄泻，腹鸣，1 日十数次不等。前用西药治疗无效。察其：舌苔薄白，诊脉弦紧而涩。诊断为寒邪直中，湿郁不化之泄泻（肠炎）。病发卒然，泻如水样，日十余行。苔薄白，脉弦紧而涩。辨证为寒邪直中，水湿不化。治宜温中散寒，燥湿利湿。处以丁桂平胃散加减。

处方：苍术 10g，厚朴 10g，陈皮 10g，车前子 10g，肉桂 10g，白术 10g，茯苓 10g，丁香 6g，焦山楂 15g。2 剂，水煎服，1 日 1 剂。

用法：将诸药同置凉水中浸泡 30 分钟，水煎 2 次，每次 30 分钟，混合，分 6 次服，每隔 4 小时 1 次。

服药 1 次腹鸣、泄泻即减，服药 2 次后泄泻即未出现，诸症俱失，愈。

按语： 某医云，此病疗效之速其理安在。卒然发病而呈水泻，此寒邪直中者一也，水湿偏渗者二也，故以丁香、肉桂以温里散寒，苍术、白术、车前子、茯苓以燥湿利水，所以速效也。

第三十五节　口　疮

【临证医案1】　欧阳某，女，5岁。

初诊：2005年8月2日。2个多月来口疮反复发作。某医予清暑泻火中药及西药不但不效，反复出现腹胀，泄泻，大便1日2~3次。舌苔白，脉弦紧。辨证为肝胃不和，寒积不化，郁而化火。治宜疏肝和胃，温中导滞。处以柴平汤加减。

处方：柴胡10g，半夏10g，黄芩10g，党参10g，干姜3g，甘草6g，大枣5个，苍术10g，厚朴10g，陈皮10g，肉桂6g，大黄3g。2剂，水煎服，1日1剂。

用法：先将大枣掰开，与诸药同置凉水中浸泡1~2小时，水煎2次，每次40分钟，混合，分早、晚各一次饭后服。

二诊：服上药后2个月的口腔溃疡即愈。近4天来口疮又作，纳差。舌苔薄白，脉沉细缓。辨证为胃阴不足，虚火上炎。治宜养阴泻火。处以玉女煎加减。

处方：玉竹10g，生石膏15g，麦冬10g，生地10g，川牛膝10g，知母6g。3剂，水煎服，1日1剂。

用法：将诸药同置凉水中浸泡1~2小时，水煎2次，每次40分钟，混合，分早、晚各一次饭后服。

药后口疮即愈，其间虽曾发生感冒、吐泻等症，但口疮一直未作。

按语：口疮虽以胃火者为多见，但若久久不愈者尤应注意寒积之郁而化火。

【临证医案2】　刘某，男，53岁。

初诊：2005年1月7日。1年多来口腔溃疡疼痛反复发生，此起彼伏，口干口苦，纳可，时而呃逆。经中、西医反复治疗无效。舌苔白，脉弦稍滑。辨证为三焦郁热，痰积不化。治宜解郁清热，化痰消积。处以加减柴胡达原饮。

处方：厚朴10g，草果10g，槟榔10g，黄芩10g，知母10g，菖蒲10g，柴胡10g，大黄3g，蝉蜕10g，薄荷10g，苏叶10g，防风10g。5剂，水煎服，1日1剂。

用法：将诸药同置凉水中浸泡1~2小时，水煎2次，每次40分钟，混合，分早、晚各一次饭后服。

服药后口腔溃疡有的减小，有的消失，呃逆大减。舌苔薄白，脉弦紧。效不更方。继服6剂。1年多来口疮从没有消失过1天，后服上药未再复发，愈。

按语：《中医耳鼻喉科学》云，口疮有二型，一曰心脾积热，二曰阴虚火旺，其前者用凉膈散加减，后者用四物汤加黄柏、知母、丹皮。《实用中西医结合诊断治疗学》云：复发性口腔溃疡有八型：一曰心火上炎型，主用导赤散加味；二曰胃经实火型，主用清胃败毒散加减；三曰脾胃湿热型，主用清脾渗湿汤；四曰阴虚火旺型，主用知柏地黄丸加减；五曰肝郁气滞型，主用逍遥散加减；六曰气血两虚型，主用八珍汤加减；七曰脾胃虚寒型，主用理中汤加减；八曰脾肾阳虚型，主用肾气丸加减。今老师均未用之其故何也？

治疗复杂疑难病时尤应注意调查研究。调查研究什么？胡兰贵教授认为调查研究主要有两点：其一前人治疗过程中的成功和失败；其二现在表现中的"独处藏奸点"。本患者1年多来，除请西医治疗外，又邀中医诸家进行过反复治疗，综合其法上述两书之治法均已反复应用过，但均无效。其故安在？细思诸法虽已似乎用尽，但惟独缺乏所谓火郁发之一法，而本证恰恰为三焦郁热为主，故今以达原饮之直达膜原者，佐以大黄之通下，蝉蜕、薄荷、苏叶、防风、柴胡之升散，以解郁结三焦之蕴郁之邪，且前医有云大气一转，其气乃散，故以此方而不用讲义所述之常法也。

第三十六节　消　渴

【临证医案1】 朱某，男，60岁。

初诊：2000年3月1日。1年多来烦渴多饮多尿，尿糖（4+），并见疲乏无力，恶热。某医诊断为"糖尿病"。先予西药内服而症减，但稍一停药即症状如初，乃邀某医以中药养阴生津治之，病情亦不见减。舌苔黄燥，脉滑而数。辨证为胃肺热炽。治宜清泻肺胃。处以消渴灵验方。

处方：党参10g，苍术10g，肉桂6g，生石膏15g，黄连6g，黑豆60g。20剂，水煎服，1日1剂。

用法：将诸药同置凉水中浸泡1～2小时，水煎2次，每次40分钟，混合，分早、晚各一次饭后服。服药20剂，诸症消失，舌苔黄，脉滑数；又服20剂，愈。

【临证医案2】 张某，男，29岁。

初诊：2001年3月8日。1年多来口渴多饮，疲乏无力，日渐消瘦，胃脘痞满，皮肤干燥，面色微赤。前医诊断为"糖尿病"。先以西药治疗半年多无效，后又配合中药养阴生津（人参白虎汤）等不但症状不减，反而日渐感到胃脘痞满。舌苔白，脉弦紧。辨证为寒饮结于中焦膈间，郁久化热。治宜苦辛通降，斡旋气机，化饮生津。处以木防己加茯苓芒硝汤。

处方：防己10g，桂枝10g，党参10g，生石膏12g，茯苓10g，芒硝3g。10剂，水煎服，1日1剂。

用法：将诸药同置凉水中浸泡1～2小时，水煎2次，每次40分钟，混合，分早、晚各一次饭后服。

服药12剂，口渴多饮大减，精神倍增，体重亦增9kg，尿糖由（4+）降至（±）。

【临证医案3】 范某，男，58岁。

初诊：2002年3月18日。1年多来烦渴多饮，多食多尿，疲乏无力，腰背酸困，心烦失眠，先予西药治疗4个多月不效，继又配合中药养阴生津之剂，诸症不减。舌苔白而稍腻，脉濡缓而尺脉反弦。辨证为气阴俱虚，痰湿不化。治宜补气养阴，理气化痰，佐以温肾。处以十四味温胆汤。

处方：黄芪15g，当归6g，麦冬10g，党参10g，五味子10g，竹茹10g，枳实10g，半夏10g，陈皮10g，茯苓10g，甘草6g，菖蒲10g，远志10g，生地10g。7剂，水煎服，1日1剂。

用法：将诸药同置凉水中浸泡1～2小时，水煎2次，每次40分钟，混合，分早、晚各一次饭后服。

服药7剂，诸症大减，舌苔白，脉濡缓；继服25剂，诸症消失，尿常规（-），后果愈。

第三十七节　血　证

【临证医案1】 陈某，女，26岁。

初诊：2005年8月8日。2年多来两大腿大片紫斑反复出现，近1周来右腿外侧又出现两片如手掌大的紫斑，按之痛，纳差，大便微溏，腹痛即泻，小便不利，月经涩少。舌苔白，脉弦紧。辨证为表寒里热。治宜内清里热，外散表寒。处以三黄石膏汤加减。

处方：麻黄6g，黄芩10g，黄柏10g，黄连10g，栀子10g，豆豉10g，生石膏15g，桂枝10g。7剂，水煎服，1日1剂。

用法：将诸药同置凉水中浸泡1～2小时，水煎2次，每次40分钟，混合，分早、晚各一次饭后服。

二诊：服药3剂后两片紫斑即消失，但在服药过程中又出现两片如杏核大的紫斑，不痛。舌苔白，脉弦。继服上方。食纳增加，胃脘痞满缓解。但紫斑仍原有的消退后，又时有新的紫斑出现。舌苔白，脉弦紧。辨证为少阳枢机不利。治宜调理少阳枢机。

处方：

（1）三黄石膏汤加减：麻黄6g，黄芩10g，黄柏10g，黄连10g，栀子10g，豆豉10g。

（2）柴胡加龙骨牡蛎汤：柴胡10g，半夏10g，黄芩10g，党参10g，甘草6g，生姜3片，大枣5个，桂枝10g，茯苓15g，熟军3g，龙骨15g，牡蛎15g。

用法：上两方各4剂，水煎，交替服，1日1剂。将诸药同置凉水中浸泡1～2小时，水煎2次，每次40分钟，混合，分早、晚各一次饭后服。

自紫斑消退后，至今未再出现。

按语： 前人云，斑属胃，疹属肺，故治从清胃热，然脉见弦紧，弦紧为寒，为少阳枢机不利，故酌予散寒之品，但因未注意其腹痛即泻，故始终未获痊愈，及至注意了寒积果然药到病解。

【临证医案2】 郭某，男，17岁。

初诊：2001年2月2日。3年多来，鼻衄时发时止，疲乏无力，面色萎黄，消瘦乏力，纳呆食减，某医诊断为"再生障碍性贫血"，先以西药治疗2年无效，后又配合中药清热凉血、滋阴补肾、补气养血等剂近1年多亦无明显效果。舌质淡白，舌苔白润，脉沉细弦。辨证为脾胃虚寒，气血俱虚。治宜益气养血，健脾温中。处以十四味建中汤。

处方：黄芪7g，肉桂3g，生地6g，川芎6g，当归6g，白芍6g，党参6g，白术6g，茯苓6g，炙甘草6g，麦冬6g，半夏6g，附子0.1g，肉苁蓉4g，生姜1片，大枣3个。6剂，水煎服，1日1剂。

用法：将诸药同置凉水中浸泡1～2小时，水煎2次，每次1小时，混合，分早、晚各一次饭后服。

服药6剂，食欲增加，精神好转，舌质淡，舌苔白，脉沉细。继服20剂后，鼻衄消失，血红蛋白亦由60g/L增至90g/L，再服120剂，诸症消失，血红蛋白恢复至150g/L，愈。

【临证医案3】 赵某，男，61岁。

初诊：2000年4月24日。5个多月来牙龈反复出血，以晨起为重，经常是满口是血，西药治之未效，又配合中药数十剂亦无效。审视其症：除齿衄外，并见时时心烦心悸，胸满胸痛，腰酸腰痛，疲乏无力。舌苔薄白，脉沉细结代。辨证为肾阴不足，虚火上炎。治宜滋补肾阴，引火归原。处以十味地黄汤加减。

处方：生地15g，山药9g，五味子9g，肉苁蓉9g，茯苓9g，泽泻9g，丹皮9g，附子9g，肉桂9g，玄参12g，麦冬12g，怀牛膝12g。6剂，水煎服，1日1剂。

用法：将诸药同置凉水中浸泡 1～2 小时，水煎 2 次，每次 40 分钟，混合，分早、晚各一次饭后服。

服药 6 剂后，衄血停止。

第三十八节　牙　痛

【临证医案 1】　闫某，女，75 岁。

初诊：2005 年 7 月 28 日。5～6 天来牙痛、上下唇痛，经针灸、西药、中药治疗无效，西医诊断为"三叉神经痛"。舌苔白，脉弦紧。辨证为风寒外客。治宜疏散风寒。处以芎菊茶调散加减。

处方：川芎 10g，荆芥 10g，防风 10g，细辛 3g，白芷 10g，薄荷 6g，甘草 6g，羌活 10g，僵蚕 10g。2 剂，水煎服，1 日 1 剂。

用法：将诸药同置凉水中浸泡 1～2 小时，水煎 2 次，每次 40 分钟，混合，分早、晚各一次饭后服。

2005 年 8 月 1 日。云：服药 1 剂即大减，2 剂止。

按语： 审清寒热是取效的关键。

【临证医案 2】　朱某，女，58 岁。

初诊：2000 年 6 月 9 日。15 年来左侧上下牙龈、眼眶、太阳穴部疼痛。某医诊断为"三叉神经痛"。先用西药内服、封闭有减轻疼痛之效，但不能解决根本问题。近 1 个月来，疼痛难忍，心烦心悸，头晕失眠，易惊易恐，时见逆气上冲，冲则汗出心悸加重，两手麻胀，纳呆口苦。舌苔黄白，脉弦紧而涩。辨证为肝郁气结，寒痰结滞。治宜疏肝解郁，化痰散结。处以柴胡加龙骨牡蛎汤。

处方：柴胡 10g，半夏 10g，黄芩 10g，党参 10g，生姜 3 片，大枣 5 个，桂枝 10g，茯苓 15g，熟军 3g，龙骨 15g，牡蛎 15g。4 剂，水煎服，1 日 1 剂。

用法：先将大枣掰开，与诸药同置凉水中浸泡 1～2 小时，水煎 2 次，每次 40 分钟，混合，分早、晚各一次饭后服。

服药 4 剂，诸症好转，疼痛减，舌苔黄白，脉弦紧；继服 15 剂，疼痛消失，愈。

【临证医案 3】　郭某，男，40 岁。

初诊：2016 年 5 月 17 日。20 年来左侧上下牙痛，某医诊断为"三叉神经痛"。始以拔牙治疗，至其上下门齿、犬齿全部拔掉后仍疼痛，后又改西药内服、封闭与中药、针灸配合，疼痛亦不见减。太阳穴部阵发性剧烈疼痛，心烦不安，口干口渴，纳呆食减。舌苔薄白，脉虚大而弦。辨证为气阴两虚，清阳失降。治宜补气养阴，升清降浊。处以清暑益气汤。

处方：党参 10g，甘草 6g，黄芪 15g，当归 6g，麦冬 10g，五味子 10g，青皮 10g，陈皮 10g，神曲 10g，黄柏 10g，葛根 15g，苍术 15g，白术 10g，升麻 12g，泽泻 10g。3 剂，水煎服，1 日 1 剂。

用法：先将大枣掰开，与诸药同置凉水中浸泡 1～2 小时，水煎 2 次，每次 40 分钟，混合，分早、晚各一次饭后服。

服药 3 剂，疼痛大减，舌苔薄白，脉虚大；继服 20 剂，疼痛全失，后果愈。

第三十九节　癃　闭

【临证医案 1】　赵某，女，20 岁。

初诊：2013 年 11 月 22 日。患者因骨盆骨折、膀胱破裂术后，30 多天来，二便一直不通，非导尿、灌肠不得解。审其身热多汗，疲乏无力，咳嗽多痰，纳呆食减，口苦口干。舌质嫩红，舌苔白厚，脉虚大滑数，寸脉为盛。辨证为清阳不升，浊阴不降，三焦运化失职。治宜益气升阳，调理三焦。处以升陷汤加减。

处方：黄芪 15g，升麻 6g，柴胡 6g，天冬 10g，麦冬 10g，桔梗 12g，枳壳 12g，紫菀 10g，知母 10g。3 剂，水煎服，1 日 1 剂。

用法：先将大枣掰开，与诸药同置凉水中浸泡 1～2 小时，水煎 2 次，每次 40 分钟，混合，分早、晚各一次饭后服。

服药 3 剂后，大便通，并微有排尿之感；再审其舌苔水滑，脉虚滑。上方加肉桂 4g，青皮 9g 以温阳化水。服药 2 剂溲通而愈。

按语： 方中以黄芪、升麻、柴胡益气升阳，天冬、麦冬以滋阴润肺，桔梗、枳壳、紫菀、知母以升宣肺气，使清阳升，浊阴降，营卫行，三焦决渎之职得复。

【临证医案 2】　耿某，男，70 岁。

初诊：2002 年 6 月 12 日。20 多天来小便不利，先用西药治疗效果不著，改请中医治疗。审其神佳体健，而口微干，指冷。舌苔薄黄，脉沉弦细。辨证为肾阳不足，燥火独聚于上，源匮而化气不能。治宜温阳益肾，除热生津。处以瓜蒌瞿麦丸。

处方：天花粉 15g，山药 30g，瞿麦 15g，茯苓 10g，附子 3g。6 剂，水煎服，1 日 1 剂。

用法：将诸药同置凉水中浸泡 1～2 小时，水煎 2 次，每次 1 小时，混合，分早、晚各一次饭后服。

连服 6 剂后，小便较前畅利，舌苔白，脉沉细。继进 14 剂，排尿恢复正常。

【临证医案 3】　孙某，男，70 岁。

初诊：2001 年 3 月 23 日。7 天前突然出现尿闭不通，腹胀难忍，急至某院泌尿科诊治，云"前列腺肥大，尿潴留"。予导尿及其他药物治疗，腹胀稍减，然取掉导尿管后即腹胀难忍，尿闭不出。因患者拒绝手术遂请中医治疗。某医以利尿之剂治之不效，以补气养阴之剂亦无功。舌苔黄腻，脉弦而尺大。辨证为肾之阳气不足，水湿内停，郁而化热。治宜温补肾阳，兼以除湿热。处以六味地黄丸加减。

处方：附子 10g，肉桂 10g，生地 10g，山药 10g，山萸肉 10g，丹皮 10g，泽泻 10g，茯苓 10g，肉苁蓉 30g，知母 10g，黄柏 10g。3 剂，水煎服，1 日 1 剂。

用法：将诸药同置凉水中浸泡 1～2 小时，水煎 2 次，每次 1 小时，混合，分早、晚各一次饭后服。

药进 3 剂，排尿稍利，舌苔黄，脉虚。继服 15 剂，小便通畅而愈。

按语： 脉弦者寒也，尺脉大者，肾之阳气不足也，肾阳不足化水不能，郁而生热，尿闭而痛。

第四十节　腰　　痛

【临证医案1】　　孟某，女，47。

初诊：2005年6月15日。十几年来左髋疼痛，右膝关节痛。纳可，二便正常。舌苔白，脉弦。辨证为肝肾俱虚，寒湿外客，肝木失达。治宜温补肝肾，化湿理肝。处以逍遥狗脊汤。

处方：柴胡10g，当归10g，白芍10g，白术10g，干姜3g，甘草6g，薄荷3g，茯苓10g，狗脊30g。6剂，水煎服，1日1剂。

用法：将诸药同置凉水中浸泡1～2小时，水煎2次，每次1小时，混合，分早、晚各一次饭后服。

二诊：服药后诸症不减，细询左髋肌肉时见刺痛。舌苔薄白，脉沉缓。辨证为气阴俱虚，肝肾俱虚，肝木失达。治宜补气养阴，滋补肝肾，疏肝理气。

处方：

（1）十四味温胆汤：黄芪15g，当归6g，党参10g，麦冬10g，五味子10g，陈皮10g，半夏10g，茯苓10g，甘草6g，竹茹10g，枳实10g，菖蒲10g，远志10g，生地10g。

（2）逍遥狗脊汤：柴胡10g，当归10g，白芍10g，白术10g，干姜3g，甘草6g，薄荷3g，茯苓10g，狗脊30g。

用法：上两方各8剂，水煎，交替服，1日1剂。将诸药同置凉水中浸泡1～2小时，水煎2次，每次40分钟，混合，分早、晚各一次饭后服。

上方各服8剂，共计16剂后，髋膝痛解，至今未发。

按语：髋、膝者，宗筋所聚之地。治从肝肾当效也，今未效，而脉却由弦转沉缓，沉缓之脉见证于膝髋为气阴俱虚，肝木失达，肝肾俱虚俱见，久用一方始效后不效，乃主次有变也，当随证治之，久病当间服，分治主次也，故以两方交替服，故愈。

【临证医案2】　　翁某，女，60岁。

初诊：2006年2月13日。8日来腰、臀部疼痛，小便淋漓不断，大便不爽，小腹憋胀，口角红疹疼痛。医予抗生素、中药祛风散寒除湿等治疗无效。舌苔薄白，脉弦紧。辨证为肝郁气结，寒湿客于腰肾。治宜疏肝养血，温肾化湿。处以逍遥狗脊汤。

处方：柴胡10g，当归10g，白芍10g，白术10g，茯苓10g，甘草6g，干姜4g，薄荷3g，狗脊30g。9剂，水煎服，1日1剂。

用法：将诸药同置凉水中浸泡1～2小时，水煎2次，每次40分钟，混合，分早、晚各一次饭后服。

二诊：先服5剂，腰部疼痛大减近70%，继服4剂，疼痛消失。臀部疼痛消减近40%，惟右胁时痛，双大腿困痛。舌苔白，脉弦紧。辨证为肝肾不足。治宜滋补肝肾。处以逍遥狗脊汤加巴戟天3g。

处方：柴胡10g，当归10g，白芍10g，白术10g，茯苓10g，甘草6g，干姜4g，薄荷3g，狗脊30g，巴戟天3g。4剂，水煎服，1日1剂。

用法：将诸药同置凉水中浸泡1～2小时，水煎2次，每次40分钟，混合，分早、晚各一次饭后服。

三诊：右胁、左髋、双大腿困痛均明显减轻，但昨天突然恶心，嗳气。舌苔薄白，脉沉弦紧。辨证为肝邪犯胃，寒湿蕴阻。治宜疏肝和胃，温化寒湿。

处方：柴胡 10g，半夏 10g，黄芩 10g，党参 10g，干姜 6g，甘草 6g，大枣 5 个，苍术 10g，厚朴 10g，陈皮 10g，肉桂 10g，丁香 6g。4 剂，水煎服，1 日 1 剂。

用法：将诸药同置凉水中浸泡 1～2 小时，水煎 2 次，每次 40 分钟，混合，分早、晚各一次饭后服。

服药后臀、髋、双腿疼痛消失。

按语：本病之用逍遥狗脊汤者，宗其脉也，脉弦者肝也，紧者寒也，且又发于卒然，知其有外邪也，七情之郁也。至其效微而改用柴平汤加减者，宗黄元御斡旋气机当从中焦法。

【临证医案 3】 张某，女，60 岁。

初诊：2005 年 11 月 4 日。10 天前摔伤腰髋后一直疼痛不止，虽用膏药、按摩、拔火罐而不减，且腹胀，大便秘结，小便正常。舌苔白，脉弦紧。辨证为瘀血阻滞。治宜活血祛瘀。处以复方活血汤加减。

处方：柴胡 15g，枳实 10g，赤芍 10g，炮甲珠 10g，桃仁 10g，红花 10g，熟军 10g，甘草 10g。3 剂，水煎服，1 日 1 剂。

用法：将诸药同置凉水中浸泡 1～2 小时，水煎 2 次，每次 40 分钟，混合，分早、晚各一次饭后服。

二诊：服药 3 剂后，腹胀减，矢气多，但大便仍不行，疼痛不减。舌苔白，脉沉。辨证为瘀血阻滞，肾阳不足。治宜活血祛瘀，兼以温肾。处以复方活血汤加减。

处方：柴胡 15g，枳实 10g，赤芍 10g，炮甲珠 10g，桃仁 10g，红花 10g，熟军 10g，甘草 10g，肉桂 6g，骨碎补 10g，黄酒 1 盅。5 剂，水煎服，1 日 1 剂。

用法：将诸药同置凉水中浸泡 1～2 小时，水煎 2 次，每次 40 分钟，混合，分早、晚各一次饭后服。

三诊：疼痛减，大便虽干而不爽，但能 1 日 1 行（代诉）。舌苔白，脉沉。辨证为瘀血阻滞。治宜活血祛瘀，佐以温肾。处以复元活血汤加减。

处方：柴胡 10g，赤芍 10g，枳实 10g，炮甲珠 10g，桃仁 10g，红花 10g，大黄 10g，甘草 10g，肉桂 10g，骨碎补 10g，肉苁蓉 15g。10 剂，水煎服，1 日 1 剂。

用法：将诸药同置凉水中浸泡 1～2 小时，水煎 2 次，每次 40 分钟，混合，分早、晚各一次饭后服。

服药后即愈。

按语：本病开始单用活血不减，加肉桂、骨碎补、肉苁蓉而症减，因其病在腰髋而补肾且温化也，祛邪、补正何者为主，何者为次，何者当补泻同施，其比例多少应斟酌恰妥也。

第四部分　中药临床应用

第一节　同类药物

一、辛温解表药

（1）本类药均具有疏风散寒，治疗风寒表证的作用。

（2）常用的药物有麻黄、桂枝、紫苏、荆芥、防风、羌活、白芷、藁本、细辛、生姜、葱白、苍术、川芎、独活、香薷。

（3）比较：本类药虽然都可用于风寒表证，但由于入经和其他功用的差异，所以适应证又有一定的区别。

麻黄：既解表又宣肺，所以尤善用于风寒客表，肺气失宣之表寒证兼咳喘者。

桂枝：虽能解表，但发汗之功不足，又兼温通经脉，通阳化气，故尤善于治疗中阳虚衰、营卫失调、寒饮内蕴之表寒证。

紫苏：既能解表散寒，又能行气宽中，芳香化浊，故善于治疗肝、脾气郁或兼痰湿秽浊之表寒证。

荆芥：温而不热，既可用于表寒证，又可用于风热表证。

防风：发汗解表之功虽不如麻黄，但胜湿止痛作用较好，故尤适用于兼有风湿身痛，不宜大汗之表寒证。

羌活：既散寒又除湿，兼善行太阳之经，故适用于寒、湿较重及头、上半身疼痛较重之证。

白芷：散寒解表之功较小，但兼除湿，而止头痛，故善治兼有寒湿之头重及风寒头痛。

藁本：散寒之功较小，而善治风寒或风湿之太阳颠顶头痛或头重。

细辛：散寒止痛，温肺化饮，故善用于风寒或风湿表证或兼寒饮咳喘。

生姜：发汗散寒，温中止呃，善于治疗兼有脾胃不和或兼秽浊之表证。

葱白：散寒之功较小，故适用于风寒之轻证。

苍术：散寒解表，而兼燥湿之功，故适用于表寒较轻或兼湿寒之表证。

川芎：解表之功较差，善于通经，止少阳风寒头痛，故尤善于治疗兼有头痛之表证。

独活：解表之功较差，善除腰部以下风湿，腰腿部风湿者尤多用。

香薷：散寒祛暑，故适用寒暑表证。

二、辛凉解表药

（1）本类药均具有疏风清热，治疗风热表证的作用。

（2）常用的药物有薄荷、牛蒡子、桑叶、菊花、蝉蜕、僵蚕、蔓荆子、浮萍、前胡、淡豆豉。

（3）比较

薄荷：疏散风热，清利咽喉、头目，故尤善于治疗风热表证兼有头、目、咽喉肿痛者。

牛蒡子：利咽散结之功较好，散风热之功较差，故以咽喉肿痛为主者多用之。又因其有宣肺之功，故亦用于咳嗽、咽喉肿痛兼有表证者。

桑叶：疏散风热兼有宣肺止咳，清肝泻火之功，故善用于肝热兼表证和咳嗽兼表证者。

菊花：疏散风热，兼清肝热，故对风热表证兼肝热者效佳。

蝉蜕、僵蚕：散风热，开肺窍，故对风热表证兼咽喉肿痛，声音嘶哑者，较主药为佳。

蔓荆子：疏散风热之功较差，止头痛、目赤肿痛的效果较好。

淡豆豉：解表之功较差，而兼有除烦之功，且性较温，故对风热、风寒兼有心烦者均可使用。

三、泻火通便药

（1）本类药物既能泻火又能通便。

（2）常用的药物有大黄、芒硝、番泻叶、芦荟。

（3）比较

大黄：苦寒攻下，泻火通便的作用最强，而兼燥湿之功。

芒硝：咸寒软坚，泻火通便，其泻下作用虽不如大黄，但善软化燥屎。

番泻叶：泻下作用与大黄近似，但较弱些。

芦荟：泻下作用较强，但味苦浊。

四、润下通便药

（1）本类药物滋润多脂，不但润便，而且有颐养之功。

（2）常用的药物有火麻仁、郁李仁、桃仁、杏仁、松子仁、柏子仁、肉苁蓉、锁阳、胡桃肉、当归、生何首乌、桑椹子、生地、玄参、麦冬、女贞子、瓜蒌仁、瓜蒌、苏子、蜂蜜。

（3）比较

火麻仁、郁李仁、桃仁、杏仁、松子仁、柏子仁：滋润多脂，润燥滑肠，故适用于津枯血少的肠燥便秘，其中润燥颐养之功以火麻仁为优。

杏仁：不但能润便，而且能降肺气，故对咳喘兼便秘者，效果更佳。

桃仁：不但润便，而且活血，故兼瘀血、血枯之便秘，用之较佳。

肉苁蓉，锁阳：温肾润便，故常用于阴阳气血俱虚之便秘。

当归、生何首乌、桑椹子：既养血又通便，主用于血虚便秘。

生地、玄参、麦冬、女贞子：养阴清热通便，适用阴虚津亏之便秘。

瓜蒌仁、瓜蒌、苏子：既化痰润便，又能降肺，故适用于痰滞兼肺气不降之便秘。

蜂蜜：甘寒滋润，适用于肠燥便秘。

五、峻下逐水药

（1）本类药物既能攻下，又能逐水。

（2）常用的药物有甘遂、大戟、芫花、二丑、商陆、续随子、巴豆。

（3）比较

甘遂、大戟、芫花、二丑、商陆、续随子、巴豆：虽均逐水攻下，但以甘遂、大戟、芫花、巴豆为最烈，二丑次之。又因巴豆大辛大热，有大毒，故只用于寒实之证。商陆的攻下逐水作用较弱，大量应用时，毒性增强，而药效反减。

六、清热泻火药

（1）本类药物善泄气分之实热。

（2）常用的药物有生石膏、寒水石、知母、栀子、竹叶、天花粉、芦根、黄连、黄芩、黄柏、大黄、银花、连翘、板蓝根。

（3）比较

生石膏、寒水石、知母、花粉、芦根等均清肺胃之实热，而兼有生津之功，惟以生石膏的作用最强，寒水石、知母次之，而以天花粉生津止渴的作用较好。

黄连、黄芩、黄柏、大黄：不但清热泻火，而且兼能燥湿，故主用于实火较盛或兼湿热之证。

银花、连翘、板蓝根：清热解毒，既无生津之功，又无燥湿之效，而解毒之力较上列诸药为优。

七、涌吐药

（1）本类药物均有催吐之功。

（2）常用药有瓜蒂、胆矾、藜芦、食盐、人参芦、常山。

（3）比较

瓜蒂、藜芦的作用最强，藜芦的毒性最烈。

八、清热解毒药

（1）本类药物既能清热又能解毒。

（2）常用的药物有银花、连翘、忍冬藤、蒲公英、紫花地丁、大青叶、板蓝根、青黛、鱼腥草、败酱草、红藤、山慈菇、马勃、山豆根、草河车、熊胆、猪胆汁、人中黄、锦灯笼、金果榄、白蔹、大黄、芒硝、黄芩、黄连、龙胆草、犀角（现以水牛角代替）、玄参、黄柏、牛黄、绿豆、野菊花、栀子。

（3）比较

银花、连翘、忍冬藤、蒲公英、紫花地丁、鱼腥草、败酱草、红藤、草河车、黄连、黄芩、黄柏、牛黄、犀角（现以水牛角代替）、大黄，均清热解毒消痈肿，惟以银花、连翘、蒲公英、红藤、鱼腥草等为优，且蒲公英善治乳痈；鱼腥草、红藤善治肺痈；牛黄、犀角（现以水牛角代替）效佳而昂贵；败酱草善治腹痈、肠痈，且能活血利水。

银花、连翘、紫花地丁、草河车、犀角（现以水牛角代替）、牛黄、绿豆、玄参、野菊花，均治疔毒，惟以银花、野菊花、连翘、草河车为多用。

银花、连翘、大青叶、板蓝根、马勃、人中黄、玄参、犀角（现以水牛角代替）、黄芩、黄连、牛黄均治瘟毒，以连翘、银花、板蓝根、马勃为多用，犀角（现以水牛角代替）、牛黄价昂而量少，故少用。

黄连、黄柏、栀子、连翘、犀角（现以水牛角代替）、牛黄、大黄、芒硝、玄参、龙胆草均泻火解毒，故善治火毒疔肿、目赤肿痛等。

银花、连翘、板蓝根、大青叶、青黛、犀角（现以水牛角代替）、玄参、大黄、黄连、黄芩、黄柏、龙胆草、牛黄、人中黄均清热消斑，惟以犀角（现以水牛角代替）、玄参、大黄、牛黄、人中黄、大青叶之功为胜。

九、清肝明目药

（1）本类药物清肝热而明目。

（2）常用的药物有青葙子、夏枯草、决明子、谷精草、密蒙花、夜明砂、熊胆、菊花、桑叶、蔓荆子、珍珠、珍珠母、羚羊角、石决明、钩藤、茺蔚子。

（3）比较：本类药物均有清肝明目祛翳之功，惟以羚羊角、珍珠之功最佳而价昂。

夏枯草、青葙子善于清肝泻火。

决明子、谷精草、密蒙花、夜明砂、珍珠母、石决明善于祛翳。

十、清热凉血药

（1）本类药物既清热又凉血。

（2）常用的药物有犀角（现以水牛角代替）、牛黄、生地、玄参、丹皮、赤芍、白芍、紫草、丹参。

（3）比较

犀角（现以水牛角代替）、牛黄、生地、丹皮、玄参、赤芍、白芍、丹参既清热凉血，又消斑止血，惟以犀角（现以水牛角代替）、牛黄之功最佳而价昂。

生地、玄参：养阴清热，泻火消斑。

丹皮、丹参、赤芍：凉血活血，消斑。

白芍：养阴敛肝，清热泻火。

十一、清虚热药

（1）本类药物善入阴分，清阴分之虚热。

（2）常用的药物有地骨皮、青蒿、银柴胡、白薇、黄柏、知母、丹皮、生地、秦艽、龟板、鳖甲、胡黄连。

（3）比较

地骨皮：泻肾火，降肺中伏火，深而至骨，清有汗之骨蒸劳热及皮肤发热。

青蒿：气味清芬，宣利血滞而清血热，治夜热早凉、热退无汗及兼寒热往来之虚热。

银柴胡：治虚劳肌热，小儿五疳虚热。

白薇：既能清实热，又能清虚热，尤善治阴虚内热兼烦乱不安。

黄柏、知母：清热滋肾泻火，尤以阴虚而兼相火妄动者为其长。

胡黄连：苦寒，除蒸消疳，故善治疳积兼骨蒸劳热。

丹皮：凉血活血，善治血分伏火，无汗之骨蒸劳热。

生地：养阴生津，清热凉血，善治阴虚发热、血虚发热。

秦艽：善治传尸骨蒸及兼风湿或湿热之虚热。

龟板、鳖甲：滋阴潜阳，填精活血，善治精血亏虚之骨蒸发热及虚阳扰动之发热。

十二、清热燥湿药

（1）本类药物既清热又燥湿。

（2）常用的药物有黄芩、黄连、黄柏、胡黄连、龙胆草、苦参、白鲜皮、秦皮、白头翁、大黄。

（3）比较

黄芩、黄连、黄柏、胡黄连、苦参、秦皮、白头翁、大黄：均燥湿清热止痢，用于治疗湿热下痢，惟以黄连、黄柏、黄芩、白头翁、秦皮之效为好，又白头翁善治热痢、血痢。

黄芩、黄连、黄柏、龙胆草、苦参、白鲜皮、大黄：均常用于湿疮等证，惟以黄连、黄柏、苦参、白鲜皮、大黄的作用最强，又黄连、黄柏、大黄等外用，亦有较好功效。

十三、清解暑热药

（1）本类药物既清热又除暑。

（2）常用的药物有西瓜翠衣、西瓜、荷叶、绿豆、青蒿、生石膏、芦根、银花、滑石。

（3）比较

石膏：清暑热，生津液。

西瓜翠衣、西瓜、芦根、滑石等：既清暑热，生津液，又能利湿。

银花、绿豆等：清暑热。

荷叶：清热之功较差，而兼芳香化湿。

青蒿：清暑热入于阴分之伏热。

十四、芳香化湿药

（1）本类药物既芳香化湿，又醒脾和胃。

（2）常用的药物有藿香、佩兰、厚朴、厚朴花、砂仁、砂仁壳、白豆蔻、豆蔻壳、草豆蔻、草果、紫苏、荷叶、陈皮、佛手。

（3）比较：本类药物虽均化湿醒脾，但砂仁兼有收敛功效，故不用于暑湿证。

草果、草豆蔻：避秽祛暑，醒脾之功较差。

荷叶：醒脾化湿之功不足，而有升举脾阳之功。

紫苏：醒脾之功较差，而兼理气、避秽、解表之功。

厚朴：化湿兼理气。

陈皮：理气化痰，醒脾。

佛手：与陈皮之功用相同，而力较小。

十五、渗湿利水药

（1）本类药物既利水，又渗湿。

（2）常用药物有茯苓、茯苓皮、赤茯苓、猪苓、泽泻、车前子、木通、通草、灯心草、防己、薏米、冬瓜皮、赤小豆、地肤子、萹蓄、瞿麦、海金沙、萆薢、滑石、冬葵子、大腹皮。

（3）比较

茯苓、茯苓皮、猪苓、泽泻、车前子、木通、防己、冬瓜皮、滑石：均常用于利尿消肿，治疗水肿、小便不利，惟茯苓皮、冬瓜皮、大腹皮等主要行皮间之水。

木通、滑石、防己：利水清热，治湿热交结之水。

通草、灯心草、薏米、地肤子、萹蓄、瞿麦、海金沙、萆薢、冬葵子：利水之功较差，除薏米外，主要用于热淋尿痛。

茯苓：既利湿又健脾。

薏米：除弥漫之湿，生薏米除湿热，炒薏米则具有健脾之功。

通草：利水之功虽微，然亦能治弥漫之湿热。

十六、利水通淋药

（1）本类药物既利水又通淋。

（2）常用药物有赤茯苓、猪苓、泽泻、车前子、木通、通草、灯心草、防己、地肤子、萹蓄、瞿麦、海金沙、石韦、萆薢、滑石、冬葵子、琥珀。

（3）比较

赤茯苓、猪苓、泽泻、车前子、木通、通草、灯心草、防己、地肤子、萹蓄、瞿麦、海金沙、石韦、萆薢、滑石、冬葵子等：均用于热淋，惟通草、灯心草、萆薢作用较差；石韦通淋而兼宣降肺气；萆薢善于分清降浊；冬葵子兼有通便之功。萹蓄、瞿麦、海金沙、石韦、滑石、琥珀等均能治石淋，其他诸药之力较微。

十七、祛风湿药

（1）本类药物祛风湿治痹痛。

（2）常用的药物有独活、豨莶草、秦艽、蚕沙、松节、海桐皮、木瓜、五加皮、威灵仙、络石藤、海风藤、丝瓜络、钻地风、桑枝、石楠叶、千年健、伸筋草、虎骨、白花蛇、乌梢蛇、麻黄、桂枝、防风、羌活、白芷、藁本、细辛、苍耳子、苍术、防己、萆薢、川乌、草乌、天麻、淫羊藿、巴戟天、狗脊。

（3）比较

麻黄、桂枝、藁本、防风、羌活、白芷、细辛、独活：不但除风湿，而且散风寒，故尤适用于风湿兼表证者。

豨莶草、秦艽、木瓜、五加皮、威灵仙、络石藤、海风藤、丝瓜络、钻地风、桑枝、伸筋草、白花蛇、乌梢蛇、天麻：不但祛风湿，而且通络脉，故适用于风湿窜痛、四肢麻木。

豨莶草、秦艽、蚕沙、木瓜、五加皮、海桐皮、桑枝、伸筋草、虎骨：不但祛风湿，而且舒筋，故适用于风湿筋骨拘挛。

蚕沙、木瓜、苍术、萆薢、防己：重在除湿兼有祛风之功。

豨莶草、木瓜、五加皮：兼有补肝之功。

巴戟天、淫羊藿：重在补肾兼除风湿。

川乌、草乌等：大辛大热，善通络。

虎骨：善搜入骨之风湿。

木瓜、威灵仙：治指、趾部病变。

桂枝：善治上肢部病变。

防己、巴戟天：善治下肢部病变。

羌活：善治头、背部病变。

独活：善治腰部病变。

白芷：善治头面部病变。

藁本：善治头顶等部病变。

十八、温里药

（1）本类药物祛寒温里。

（2）常用的药物有附子、乌头、肉桂、干姜、高良姜、吴茱萸、川椒、胡椒、荜茇、荜澄茄、丁香、小茴香、大茴香。

（3）比较：本类药物辛热之性以附子、乌头、肉桂、干姜为最烈。

附子、肉桂、干姜：兼温心。

附子、肉桂、干姜、高良姜、吴茱萸、川椒、胡椒、荜茇、荜澄茄、丁香、小茴香、大茴香：兼温脾阳。

附子、乌头、肉桂、吴茱萸、川椒、小茴香、大茴香：兼温肝阳。

干姜：兼温肝。

附子、肉桂、川椒、荜澄茄、丁香：温肾阳。

荜澄茄、小茴香：兼能行气。

丁香、干姜、高良姜、小茴香、胡椒、吴茱萸、荜澄茄、荜茇：兼能止呕。

十九、芳香开窍药

（1）本类药物芳香开窍，用于痰浊、热邪等蒙蔽心窍证。

（2）常用的药物有麝香、冰片、苏合香、菖蒲、安息香、郁金。

（3）比较：本类药物中以麝香的开窍作用最强。

麝香：既能化浊、活血，又能开窍，故痰浊、瘀血、湿热等所致的昏迷均可应用。

冰片：辛寒，只适用于痰热、湿热等所致的昏迷。

菖蒲：开窍化湿，适用于痰浊、湿热所致的昏迷。

苏合香、安息香：只适用于秽浊之气所致的暴厥。

郁金：清心、开窍、化浊、活血，适用于痰浊、瘀血、湿热等所致的昏迷。

二十、重镇安神药

（1）本类药物具有重镇、祛怯、安神、镇惊作用。

（2）常用的药物有朱砂、磁石、龙骨、龙齿、牡蛎、琥珀、珍珠、紫石英、紫贝齿。

（3）比较：本类药物以朱砂安神镇静的作用最好，龙齿、龙骨、牡蛎、珍珠、琥珀等次之。

珍珠、朱砂、紫石英、紫贝齿、牡蛎、龙骨：兼有息风之效。

二十一、养心安神药

（1）本类药物既养心益肝，又安神定志。

（2）常用的药物有炒枣仁、柏子仁、夜交藤、合欢花、五味子、远志。

（3）比较：本类药物有养心益肝安神作用，以炒枣仁为最优。柏子仁、夜交藤、合欢花、五味子、远志次之。

枣仁：养心而益肝。

柏子仁：重在养心。

远志：宁心开窍。

合欢花：解郁而安神。

夜交藤：交通心肾。

五味子：养心益肝而敛。

二十二、平肝息风药

（1）本类药物平肝潜阳，镇惊息风。

（2）常用的药物有羚羊角、石决明、天麻、钩藤、白蒺藜、代赭石、地龙、僵蚕、全蝎、蜈蚣、紫石英、紫贝齿、玳瑁、朱砂、磁石、龙骨、牡蛎、珍珠、珍珠母、蝉衣、犀角（现以水牛角代替）。

（3）比较

石决明、代赭石、紫石英、紫贝齿、玳瑁、朱砂、磁石、龙骨、牡蛎、珍珠、珍珠母等，有较好的重镇潜阳作用，而息风作用较差；在潜阳作用方面，除共性外，又各具特点，如代赭石、石决明等不但潜阳，而且止呕；玳瑁、石决明、珍珠母、珍珠等潜阳而有微弱的滋阴之功；磁石兼能补肾；龙骨、牡蛎兼有镇摄之功。

羚羊角、天麻、钩藤、地龙、僵蚕、全蝎、蜈蚣、蝉衣等息风解痉，除羚羊角、天麻、钩藤、地龙等具有平肝作用外，僵蚕、全蝎、蜈蚣、蝉衣等仅有解痉作用，其中全蝎、蜈蚣、僵蚕等解痉作用为最优。

二十三、理气药

（1）本类药物具有调理气分，治疗气分郁滞的作用。

（2）常用的药物有陈皮、橘红、橘核、橘叶、青皮、枳实、枳壳、大腹皮、香附、木香、乌药、沉香、檀香、薤白、荔枝核、川楝子、柿蒂、路路通、甘松、香橼、佛手、玫瑰花、代代花、川芎、紫苏、薄荷、柴胡、厚朴、厚朴花、砂仁壳、藿香、砂仁、白蔻仁、丝瓜络、白蒺藜、郁金、姜黄、三棱、莪术、莱菔子、麦芽、桔梗、瓜蒌、杏仁、苏子、槟榔、荜澄茄、小茴香。

（3）比较：由于入经的不同治疗各脏腑之气机而不同。

紫苏、藿香、厚朴、砂仁、砂仁壳、白豆蔻、荜澄茄、小茴香、陈皮、枳实、枳壳、大腹皮、木香、乌药、沉香、檀香、薤白、甘松、香橼、佛手、代代花、三棱、莪术、莱菔子、麦芽、槟榔等善行脾胃之气。

紫苏、厚朴、陈皮、枳壳、檀香、佛手、香橼、桔梗、杏仁、丝瓜络、郁金、瓜蒌等善行肺气。

薄荷、柴胡、丝瓜络、白蒺藜、橘络、橘叶、橘核、青皮、香附、木香、乌药、荔枝核、川楝子、路路通、香橼、玫瑰花、川芎、郁金、姜黄、三棱、莪术、延胡索、麦芽等善行肝气。

厚朴、陈皮、枳实、枳壳、大腹皮、木香、乌药、沉香、檀香行气作用较好；三棱、莪术、郁金、姜黄、川芎、延胡索等不但行气，而且活血。

紫苏、藿香、厚朴、砂仁、砂仁壳、白豆蔻、陈皮等不但行气，而且化湿醒脾。

陈皮、枳实、枳壳、香橼、佛手、橘络、丝瓜络、莱菔子、桔梗、杏仁、瓜蒌等兼能化痰。

沉香：降气。

柿蒂：降逆。

二十四、活血药

（1）本类药物具有活血祛瘀作用。

（2）常用的药物有川芎、乳香、没药、郁金、姜黄、三棱、莪术、丹参、益母草、鸡血藤、泽兰、红花、藏红花、延胡索、五灵脂、瓦楞子、牛膝、苏木、自然铜、穿山甲、皂角刺、王不留行、桃仁、水蛭、虻虫、䗪虫、凌霄花、桂枝、大黄、丹皮、赤芍、肉桂、麝香、玫瑰花、蒲黄、三七、茜草、当归、山楂、血竭、降香、骨碎补。

（3）比较：本类药物虽然都可用于各种瘀血证，但是由于入经的不同，所以适用范围也有一定的差异。

乳香、没药、姜黄、苏木、自然铜、䗪虫、大黄、麝香、三七、血竭、骨碎补：主用于治疗跌打损伤。

川芎：既能行气，又能行血，故多用于气滞血瘀病症及妇科疾病。

乳香、没药、延胡索、五灵脂、三七：因止痛作用较好，故多用于瘀血疼痛。

姜黄、三棱、莪术：破血消癥，多用于癥瘕积聚。

丹参、鸡血藤、怀牛膝、赤芍、当归：活血养血，善用于血虚兼瘀血证。

丹参、鸡血藤、红花、藏红花、桃仁、赤芍、当归：活血而润，善用于血燥兼瘀血证。

益母草、泽兰：活血利水，用于瘀血兼水肿证。

五灵脂、大黄、丹皮、蒲黄、三七、茜草、降香：活血兼止血，善用于兼瘀血之出血。

穿山甲、皂角刺、乳香、没药、赤芍、丹参、丹皮、当归：善于活血消痈。

水蛭、虻虫、䗪虫：善攻沉痼之血。

川芎、益母草、泽兰、桃仁、红花、凌霄花、当归：善于调经等。

二十五、止血药

（1）本类药物具有止血作用。

（2）常用的药物有鸡冠花、仙鹤草、蒲黄炭、三七、白及、大蓟、小蓟、茜草、地榆、地榆炭、槐角、槐花、侧柏炭、白茅根、藕节、棕榈炭、艾叶炭、百草霜、降香、伏龙肝、花蕊石、血余炭、血见愁、荆芥炭、芥穗炭、大黄炭、栀子、马勃、炮姜炭、龙骨、牡蛎、五灵脂炭、阿胶、旱莲草、赤石脂、乌梅、乌贼骨、五倍子、明矾、椿根皮炭。

（3）比较：由于性味归经和兼有的其他功用不同，所以适应证又有差异。

鸡冠花、仙鹤草、白及、侧柏炭、藕节、棕榈炭、百草霜、伏龙肝、龙骨、牡蛎、阿胶、赤石脂、乌梅、乌贼骨、五倍子、椿根皮炭：功善收敛止血。

蒲黄、三七、大蓟、小蓟、茜草、藕节、降香、花蕊石、血余炭、血见愁、大黄、五灵脂炭：功善活血止血。

仙鹤草、白及、大蓟、小蓟、茜草、地榆、槐角、槐花、侧柏炭、白茅根、血余炭、大黄、栀子、旱莲草：功善凉血止血。

艾叶炭、百草霜、三七、降香、伏龙肝、炮姜炭：功善温经止血。

鸡冠花、仙鹤草、蒲黄炭、荆芥炭、芥穗炭、棕榈炭、艾叶炭、阿胶、伏龙肝：善治月经过多。

白及：善治咳血。

地榆炭、槐角、槐花、血见愁、灵脂炭、赤石脂、椿根皮炭：善治便血。

马勃、大黄炭、白及、龙骨、五倍子、乌贼骨：外用可止血。

二十六、补气药

（1）本类药物具有补气的作用。

（2）常用的药物有人参、党参、太子参、黄芪、白术、山药、扁豆、大枣、炙甘草、黄精、莲子、芡实。

（3）比较：除均有补气作用外，由于入经的不同，所以适用范围也有一定的差异。其中人参的补气作用最强，党参、黄芪、白术等次之。

人参、党参、太子参、黄芪、白术、山药、扁豆、大枣、炙甘草、黄精、芡实、莲子：善补脾气。

人参、党参、太子参、黄芪、山药、甘草、黄精：善补肺气。

人参、党参、太子参、大枣、甘草、莲子：善补心气。

白术：补气兼燥湿。

人参、太子参、黄精、山药、莲子、芡实：补气兼益阴。

大枣、炙甘草：补气兼养血。

黄芪：补气固表，行水生肌等。

二十七、补阳药

（1）本类药物具有温补肾阳的作用。

（2）常用的药物有鹿茸、鹿角、鹿角霜、鹿角胶、蛤蚧、紫河车、冬虫夏草、肉苁蓉、锁阳、巴戟天、胡桃肉、补骨脂、葫芦巴、益智仁、仙茅、淫羊藿、蛇床子、韭菜子、菟丝子、沙苑子、阳起石、丁香、雄蚕蛾、附子、肉桂、黄狗肾、鹿鞭、鹿肾、海狗肾、驴肾、雀脑、蜻蜓。

（3）比较：本类药物均有温肾治疗肾虚阳痿之功。

鹿茸、蛤蚧、淫羊藿、蛇床子、阳起石、鹿肾、黄狗肾、海狗肾、驴肾、雄蚕蛾、雀脑、丁香：补肾的作用最强。

鹿茸、蛤蚧、肉苁蓉、锁阳、紫河车、菟丝子：阴阳俱补。

肉苁蓉、锁阳、鹿茸、菟丝子等可治肾虚骨痿。

蛤蚧、紫河车、胡桃肉等肺肾俱补。

蛤蚧、补骨脂：温肾纳气定喘。

补骨脂、胡桃肉、益智仁：温肾敛摄，善治肾虚久泻。

鹿茸、鹿角胶、紫河车：大补精血阴阳等。

二十八、补血药

（1）本类药物具有补益营血的作用。

（2）常用的药物有熟地、当归、何首乌、白芍、龙眼肉、阿胶、桑椹子、鹿角胶、大枣、黑芝麻。

（3）比较

熟地：补阴血而守聚。

何首乌：益精血而敛阴。

当归：补血而行血。

白芍：养血而敛阴。

阿胶：补阴养血而止血。

龙眼肉：养心血而安神。

桑椹子：滋阴血之功少而偏凉。

黑芝麻：养阴兼能益血。

大枣：补气兼能益血。

鹿角胶、紫河车、鹿茸：大补精血。

二十九、补阴药

（1）本类药物具有滋养阴液之功。

（2）常用的药物有沙参、麦冬、天冬、石斛、百合、玉竹、女贞子、黑芝麻、旱莲草、桑寄生、龟板、鳖甲、黄精、生地、玄参、桑椹子、枸杞子、白芍、西洋参。

（3）比较：本类药物除均有滋阴作用外，由于入经的不同，所以适应证又有差异。

沙参、麦冬、天冬、石斛、百合、玉竹、玄参、西洋参：善养肺阴。

沙参、麦冬、石斛、玉竹、玄参、生地、西洋参：善养脾胃阴。

麦冬、龟板、百合、玉竹、阿胶、生地、五味子：善养心阴。

生地、熟地、玄参、女贞子、黑芝麻、桑椹子、旱莲草、桑寄生、龟板、鳖甲、杜仲、菟丝子：善补肝肾。

白芍：善养肝阴。

龟板、鳖甲：滋阴而能潜阳。

玄参、生地：滋阴而降火等。

黄精、山药、太子参、芡实：不但益气，而且兼有益阴之功。

三十、消导药

（1）本类药物具有消食导滞的作用。

（2）常用的药物有莱菔子、山楂、神曲、麦芽、谷芽、鸡内金、阿魏、二丑、巴豆、槟榔。

（3）比较：本类药物均有消导水谷积滞的作用。

莱菔子：善于消食化积，行滞除胀。

山楂：善消乳肉之积。

神曲：善消酒、谷之积。

麦芽、谷芽：善消五谷、面之积。

鸡内金：健脾消积。

阿魏：善消肉积。

巴豆：善消寒食积滞。

二丑：善消饮食不化及虫积。

槟榔：善于行气消积。

三十一、温化寒痰药

（1）本类药物具有温化寒痰作用。

（2）常用的药物有半夏、天南星、白附子、白芥子、皂角、旋覆花、白前、桔梗、橘红、陈皮、青皮、香橼、苏子、莱菔子、枳实、枳壳、款冬花、紫菀。

（3）比较：本类药物均能温化寒痰，治疗寒痰、湿痰。

半夏、南星：燥湿化痰。

白附子、南星：燥湿祛风痰。

白芥子、苏子、莱菔子：利气豁痰。

陈皮、青皮、香橼、枳实、枳壳：理气化湿祛痰。

皂角：祛痰浊。

桔梗：宣肺祛痰。

旋覆花、紫菀、款冬花、白前：降气祛痰。

三十二、清化热痰药

（1）本类药物有清化热痰作用。

（2）常用的药物有瓜蒌、瓜蒌仁、胆南星、前胡、川贝母、浙贝母、葶苈子、天竺黄、竹沥、竹茹、礞石、胖大海、海浮石、昆布、海藻、牛蒡子、射干、锦灯笼、马兜铃、枇杷叶、桑白皮、黄药子。

（3）比较：本类药物具有清化热痰作用。

胆南星、前胡、瓜蒌、瓜蒌仁、贝母、天竺黄、竹沥、胖大海、海浮石、牛蒡子、马兜铃、枇杷叶、桑白皮、射干、锦灯笼：化热痰，止咳嗽。

浙贝母、海浮石、昆布、海藻、黄药子：化痰软坚散结。

天竺黄、贝母、胆南星、竹沥、礞石：用治心肝热痰之神昏痉厥。

三十三、止咳平喘药

（1）本类药物有止咳定喘作用。

（2）常用的药物有杏仁、苏子、紫菀、款冬花、马兜铃、枇杷叶、百部、桑白皮、洋金花、松塔、莱菔子、白芥子、旋覆花、白前、桔梗、前胡、瓜蒌、瓜蒌仁、贝母、葶苈子、胖大海、麻黄、牛蒡子、桑叶、远志、地龙、白果、苏子、石韦。

（3）比较

杏仁：降气止咳定喘。

苏子、莱菔子、白芥子：利气化痰定喘。

紫菀、冬花、旋覆花、白前、远志、枇杷叶：祛痰止咳。

马兜铃、桑白皮、前胡、瓜蒌仁、贝母、胖大海：清化热痰止咳。

百部：润肺止咳。

桑白皮、葶苈子：泻肺而定喘止咳。

洋金花、松塔、莱菔子、白芥子、苏子、旋覆花、白果、白前：化寒痰定喘。

桔梗、桑叶、麻黄、牛蒡子：宣肺止咳。

麻黄：宣肺定喘。

地龙：宣肺化痰定喘。

石韦：宣肺定喘。

三十四、收敛药

（1）本类药物具有收敛固涩作用。

（2）常用的药物有山茱萸、五味子、赤石脂、乌梅、肉豆蔻、诃子、乌贼骨、莲子、莲房、莲须、桑螵蛸、覆盆子、金樱子、五倍子、罂粟壳、白果、麻黄根、浮小麦、明矾、鸡冠花、椿根皮、石榴皮、龙骨、牡蛎、补骨脂、胡桃肉、益智仁、炉甘石、孩儿茶、象皮。

（3）比较

山茱肉、五味子：补肾涩精涩尿、敛气固脱。

五味子、赤石脂、乌梅、肉豆蔻、诃子、莲子、五倍子、罂粟壳、明矾、椿根皮、石榴皮、禹余粮、补骨脂、益智仁、孩儿茶：涩肠止泻。

五味子、乌梅、诃子、罂粟壳、白果：敛肺止咳。

山茱肉、五味子、莲子、莲房、莲须、桑螵蛸、覆盆子、金樱子、五倍子、白果、龙骨、牡蛎、益智仁：涩精止尿。

麻黄根、浮小麦、龙骨、牡蛎：止汗。

龙骨、牡蛎、炉甘石、孩儿茶、象皮：收涩敛疮。

三十五、驱虫药

（1）本类药物具有驱除肠道寄生虫的作用。

（2）常用的药物有使君子、苦楝皮、鹤虱、芜荑、槟榔、雷丸、贯众、榧子、南瓜子、大蒜、川椒、川楝子、百部。

（3）比较

使君子、苦楝皮、鹤虱、芜荑、槟榔、雷丸、川楝子、川椒、榧子：驱蛔虫，以使君子、苦楝皮效果最好。

槟榔、雷丸、贯众、榧子、南瓜子、芜荑：驱绦虫，以槟榔、雷丸的作用最好。

苦楝皮、槟榔、雷丸、贯众、榧子、大蒜：驱钩虫。

使君子、鹤虱、槟榔、贯众、榧子、百部、南瓜子、大蒜：驱蛲虫。

第二节 功用相似药物

一、荆芥、防风

1. 相同作用

（1）祛风解表：适用于风寒外感之头痛身痛，发热恶寒。

（2）祛风除湿：适用于风湿痒疹、癣疮。

（3）祛风散寒：适用于风寒头痛、眼痛、流泪、目翳等。

（4）祛风止血：适用于风邪入于血分之崩漏、便血。

2. 比较

（1）两药虽均解表散寒、祛风除湿，但荆芥治疗身痛的祛风湿作用较防风为差，而治头风的作用较防风为好。

（2）防风功善祛风解痉，治疗破伤风、牙关紧闭、角弓反张，抑木助脾，治疗痛泄、风湿麻木、疼痛；荆芥功善疏散风热，治疗咽喉肿痛、目赤肿痛、疮疡初期肿痛等。

二、羌活、独活

1. 相同作用

（1）祛风解表：适用于外感风寒之头痛身痛、恶寒发热。

（2）祛风除湿：适用于风湿痹痛。

2. 比较

（1）两药虽都具有祛风解表，散寒除湿的作用，但由于入经的不同，主治亦异。羌活入膀胱经，善治上半身及太阳经之风湿及表寒。独活善治下半身，特别是腰及下肢的疼痛、麻木。

（2）独活入肾，善治伏风于内的头痛、牙痛、头晕目眩，而羌活无此功用。

三、苍耳子、辛夷

1. 相同作用

（1）通鼻窍：适用于鼻渊、鼻衄、鼻窒。

（2）散风止痛：适用于风邪所致的头痛。

2. 比较 苍耳子不但散风而且除湿，治疗风湿痹痛、四肢拘挛、皮肤痒疹及麻风，而辛夷则仅具有散风作用。

四、薄荷、牛蒡子

1. 相同作用

（1）疏散风热：适用于风热客表之咽喉肿痛、头晕、头痛、发热、恶风、目赤、流泪，以及温毒痄腮等。

（2）疏风透疹：适用于风热痒疹、麻疹初起等。

2. 比较

（1）两药虽均疏散风热，治疗咽喉肿痛、头晕、头痛、目赤、流泪、温毒痄腮、痒疹、麻疹等，但牛蒡子具有解毒散结之功，故对咽喉肿痛较薄荷作用为强；薄荷疏风之功大，故风热表证之头晕、头痛、痒疹多用薄荷。

（2）薄荷芳香，能散恶气，疏肝，而牛蒡子则具有利二便之功。

五、桑叶、菊花

1. 相同作用

（1）疏散风热：适用于外感风热所致的头晕头痛，发热恶风，目赤肿痛。

（2）清肝平肝：适用于肝经风热或肝火所致的头晕、头痛、目赤肿痛，以及肝阳上亢所致的头晕、头痛、目赤昏花。

2. 比较

（1）两药虽均疏散风热，清肝平肝，但菊花较桑叶的作用为好。

（2）桑叶具有宣肺化痰、通肺络、止汗之功，菊花有轻微的解毒之功。

六、蝉蜕、僵蚕

1. 相同作用

（1）疏散风热：适用于风热外感或风热所致的发热、头晕、头痛、咽喉肿痛、目赤肿痛。

（2）疏风透疹：适用于风热所致的各种痒疹。

（3）解毒散结：适用于温毒痄腮、咽喉肿痛、大头天行等。

（4）息风解痉：适用于外风所致的惊痫、抽搐等。

2. 比较

（1）两药虽均疏散风热、透疹、解毒散结，但蝉蜕散风、透疹之功较僵蚕作用强，散结作用较差，而僵蚕散结作用较好。

（2）两药虽均解痉，但蝉蜕善治风邪所致之痉，僵蚕善治风痰之痉。

（3）蝉蜕开肺窍，适用于风热所致的声音嘶哑，僵蚕的作用则甚差。

（4）蝉蜕善治风热障翳，僵蚕的作用则甚小。

七、柴胡、银柴胡

1. 相同作用　二者仅是名称近似。

2. 比较　两药的功用几乎完全不同。

（1）解热：柴胡轻清上浮，善解少阳之寒热往来。银柴胡退虚热，理阴气而不升，善治阴虚或血虚所致的午后发热或小儿疳积发热。

（2）柴胡疏肝解郁、升阳举陷、解疟邪，而银柴胡无此功效。

八、大黄、芒硝

1. 相同作用

（1）泻下通便：适用于实热便秘。

（2）泻火解毒：内服或外用均可治疗火毒疮疖、口舌生疮、牙龈肿痛。

2. 比较

（1）泻下的作用不同：大黄苦寒攻下，芒硝咸寒软坚，故大黄适用于实火便秘，芒硝适用于燥实便秘。

（2）泻火的作用不同：大黄苦降泻火，入脾胃、心包、肝经，适用于胃热、肝火、心包实火所致的目赤肿痛、头晕、头痛、耳聋、耳鸣、耳肿耳痛、牙龈肿痛、口舌生疮、热毒疮疖、吐衄、发斑等，芒硝清热，仅入胃肠，用于口疮、疮疖等。

（3）大黄活血逐瘀，清热燥湿，可用于瘀血阻滞所致的痛经、跌打损伤、黄疸、皮肤湿疮等。

九、石膏、知母

1. 相同作用

（1）清热泻火：两药均寒而入胃，治疗阳明胃热所致的壮热烦渴，脉洪大，苔黄燥。

（2）清热生津：适用于胃热伤津所致的口渴喜饮。

2. 比较

（1）两药虽均清热泻火，但生石膏味辛而兼散，知母苦而独降。

（2）两药虽均清热生津，但知母滋阴降火，而生石膏但清胃热。

（3）生石膏清肺热，治疗肺热壅郁和外感咳喘，而知母清肺热而降，只可用于阴虚或肺热的咳嗽。

（4）知母滋肾泻火，用于阴虚相火妄动之骨蒸劳热，并兼泻火通便之效，而石膏仅可清解实火。

十、芦根、白茅根

1. 相同作用

（1）清热生津：两药均甘寒，入肺胃，治疗热病烦渴、胃热呕秽及肺热咳喘。

（2）清热利水：两药不但生津清热，而且利水消肿，治疗阴虚水肿。

2. 比较

（1）两药虽均适用于热病烦渴、胃热呕秽、肺热咳喘，但芦根止呕、定喘止咳作用较强。

（2）清热利水作用，白茅根较芦根为佳。

（3）芦根止咳化痰，排脓消痈，白茅根善于凉血止血。

十一、银花、连翘

1. 相同作用

（1）清热解毒：适用于外感风热或温病初起的发热、咽喉疼痛、目赤肿痛、口舌生疮等。

（2）解毒消痈：适用于热毒疮疖、疔毒、温毒。

2. 比较

（1）两药虽然都具有清热解毒、消痈的作用，但银花芳香而散，连翘兼能散结。

（2）连翘消肿散结，可用于斑疹结节、瘰疬、痰核，又兼清心泻火，治疗热病心烦、尿热尿痛，而银花则仅有解毒治痢之功。

十二、蒲公英、紫花地丁

1. 相同作用 二者均是清热解毒消痈的重要药，适用于热毒痈、肿、疮、疖等证。

2. 比较 蒲公英、紫花地丁虽然均有较好的消痈作用，但蒲公英善入肝、胃经，以治乳痈、肠痈见长；紫花地丁解毒，善消疔毒，并可用于毒蛇咬伤。

十三、土茯苓、茯苓

1. 相同作用 二者均利湿渗湿，可用于湿热泻痢。

2. 比较

（1）两药虽然都具有利湿渗湿之功，但土茯苓重在除筋脉肌肉之湿热，治疗湿热疮疖、筋脉拘挛、骨痛；茯苓重在健脾利湿，治疗脾虚湿盛所致的泄泻、水肿、小便不利。

（2）土茯苓解毒除湿，用于梅毒、恶疮及汞中毒；茯苓健脾安神，用于脾虚纳呆、泄泻和心神不安、失眠等。

十四、草决明、石决明

1. 相同作用

（1）清肝明目：适用于肝火上冲所致的头晕头痛、目赤肿痛、青盲内障。

（2）平肝潜阳：适用于阴虚阳亢所致的头晕头痛、目赤肿痛、青盲内障。

2. 比较

（1）草决明清肝火而兼疏散之功，适用于风热所致的目赤肿痛、羞明流泪；而石决明则仅有平肝祛翳之效，若风热所致者则不可用。

（2）石决明平肝降冲之功较草决明为盛，而草决明有缓泻之效。故肝阳上亢、胃气不降所致的呃逆、呕吐，宜用石决明，肝火上冲或肝阳上亢而兼便秘者宜用草决明。

十五、犀角、羚羊角

1. 相同作用

（1）清热解毒：适用于热毒或温病的高热、神昏谵语、狂躁不安。

（2）息风定惊：适用于心肝热盛，风邪内动所致的抽搐、神昏。

2. 比较

（1）犀角（现以水牛角代替）善于清心火，用于温邪入营的夜寐不安，烦热谵语；羚羊角善于清肺肝之火，治疗肝热咳喘和目赤生翳、目赤昏花、头晕、头痛、抽搐。

（2）犀角（现以水牛角代替）清胃热，凉血消斑，用于胃热炽盛所致的口舌生疮、斑疹、吐衄；羚羊角则无明显功效。

十六、生地、玄参

1. 相同作用

（1）养阴生津：适用于阴虚火旺所致的口渴喜饮。

（2）滋阴降火：适用于火盛阴伤所致的头晕头痛、口舌生疮。

（3）清营凉血：适用于营血热炽所致的斑疹、吐衄及舌绛、神昏。

（4）养阴润便：适用于阴亏液耗、水亏舟停所致的便秘。

2. 比较

（1）玄参养阴泻火之功较生地为优，且有入肺之功，故治疗阴虚火旺，虚火上炎所致的咽喉肿痛、目赤肿痛、齿龈浮动、头晕耳鸣的作用较生地为优。

（2）生地养血凉血，可用于阴血不足所致的心悸怔忡，玄参兼有软坚散结，清热解毒之效，可治疗瘰疬结核、疟腮及大头瘟。

十七、丹皮、赤芍

1. 相同作用

（1）活血：适用于瘀血所致的跌打损伤、痛经、经闭、癥瘕积聚及疼痛。

（2）凉血：适用于热病的热入营血证及血热妄行所致的斑疹、吐衄及痈肿。

2. 比较

（1）赤芍入肝，善清血分之实热；丹皮既能清实热，又能清虚热。

（2）丹皮活血之功较赤芍为佳。

（3）丹皮清虚热，治无汗之骨蒸劳热；赤芍无此功效。

十八、地骨皮、丹皮

1. 相同作用

（1）清虚热：适用于阴虚发热。

（2）凉血止血：适用于血热妄行所致的吐血、衄血、尿血等。

2. 比较

（1）丹皮凉血活血，善用于血热妄行和兼瘀血的斑疹、吐衄，而地骨皮仅有凉血之效，只可用于血热妄行之吐衄。

（2）地骨皮、丹皮虽均能降虚火、清虚热，治疗阴虚血热所致的牙痛、头痛、齿浮动摇及骨蒸劳热，但丹皮辛散，善治无汗之骨蒸，地骨皮善治有汗之骨蒸。

（3）地骨皮入肺，泻火，用于肺热咳嗽，咳喘及皮表发热；丹皮入心、肝经，调经疏肝，用治血虚发热及月经不调。

十九、知母、黄柏

1. 相同作用

（1）滋阴降火：用于阴虚火旺所致的骨蒸劳热、尿热尿痛。

（2）清热泻火：用于热病或热毒炽盛所致的高热。

2. 比较

（1）知母清热而润，不但泻火，而且滋阴生津；黄柏清热而燥，故兼湿热者可用黄柏，而上温津伤者宜用知母。

（2）知母清胃热而生津，故阳明热盛口渴者用知母；黄柏清实火而燥，故湿热痹痛、痢疾、泄泻者，宜用黄柏。

（3）知母清肺热，治肺热咳嗽；而黄柏燥湿解毒，用治赤白带下、阴部肿痛及湿热痿证。

二十、黄连、胡黄连

1. 相同作用

（1）苦寒泻火：用治肝胃实火所致的烦躁、发热、口舌生疮、热毒疮疖。

（2）清热燥湿：适用于湿热下痢和痔疮肿痛，湿热蕴胃所致的痞满脘痛。

2. 比较

（1）黄连善于泻火、燥湿、清热，而胡黄连则清热、燥湿、泻火之功较差。

（2）胡黄连除蒸消疳，用于小儿疳积发热和骨蒸劳热，而黄连之功较微。

（3）黄连清热厚肠胃，而胡黄连清虚热兼有缓泻之功。

二十一、藿香、佩兰

1. 相同作用

（1）芳香化湿：适用于湿阻中焦所致的胸脘胀满、食欲不振、恶心、呕吐、口甜、口黏。

（2）解毒辟浊：适用于暑湿秽浊，郁于三焦所致的发热倦怠、脘腹满胀、大便不爽，以及湿温初起，畏寒发热，头胀胸闷等。

2. 比较

（1）藿香止呕祛暑醒脾之功较佩兰为佳，而佩兰化湿，治疗口甜、口黏之效较藿香为佳。

（2）藿香兼有解表之功，佩兰无此功用。

二十二、苍术、白术

1. 相同作用

（1）燥湿：适用于湿盛所致的脘痞腹满、泄泻、水肿及关节肿痛。

（2）健脾：适用于脾虚湿盛所致的食欲不振，胃脘痞满。

2. 比较

（1）白术善于健脾，苍术善于燥湿，故脾虚为主时宜用白术，湿盛为主时宜用苍术。

（2）苍术燥湿解表，用于风寒外感所致的发热恶寒、头身疼痛和风湿痹痛、关节肿胀、湿热痿痹；而白术只用于脾虚湿盛所致的泄泻及关节肿胀。

（3）苍术还可治雀盲。

二十三、厚朴、枳实

1. 相同作用

（1）理气化痰：适用于痰郁气结所致的脘腹满胀、咳喘。

（2）理气除湿：适用于气滞湿郁所致的脘腹胀满。

2. 比较

（1）厚朴辛苦而温，化湿之功较盛；枳实苦而微寒，破气消胀，消积导滞之功较强。

（2）枳实化痰散结，适用于痰积不化之胃脘胀满、疼痛及食积不化所致的胃脘疼痛；厚朴善行肺与大肠之气，故适用于腹满咳喘。

二十四、砂仁、白豆蔻

1. 相同作用

（1）醒脾和胃：适用于脾胃虚寒或脾胃不和所致的胸腹满闷、不思饮食、恶心呕吐。

（2）化湿辟秽：适用于暑湿秽浊外客所致的恶心呕吐。

2. 比较

（1）砂仁温中醒脾之功较白豆蔻为优，白豆蔻化湿之功较砂仁为好。

（2）砂仁具有涩精固肾，安胎止吐之功，而白豆蔻仅具有化湿之力。因此，湿温秽浊之证仅用白豆蔻，而胎动不安、恶阻和遗精、遗尿则只能应用砂仁。

二十五、草豆蔻、草果

1. 相同作用

（1）健脾温中：适用于脾胃虚寒所致的胃脘满痛、食欲不振。

（2）化湿燥湿：适用于脾胃寒湿不化所致的胃脘满胀、呕恶不食、恶心、呕吐。

2. 比较

（1）草豆蔻辛温芳香，健脾消食，温中止呕的作用较好，而草果芳香味浊，除湿之功较盛，健脾之功不足。

（2）草果化湿浊、疟疾及瘟疫之寒热往来，而草豆蔻却无此功。

二十六、茯苓、猪苓

1. 相同作用　二者均渗湿利水，适用于水湿不化所致的水泻和水肿、小便不利。

2. 比较

（1）猪苓利水之功较茯苓为强，而茯苓利水兼健脾。

（2）猪苓利水通淋，而茯苓甘淡利水。

（3）茯苓具有健脾和中，安神宁心之功，治疗心脾俱虚所致的失眠，心悸和食欲不振，猪苓则无此效。

二十七、木通、通草

1. 相同作用

（1）利水通淋：适用于湿热蕴结所致的小便不利、湿温及热淋、水肿。

（2）通经下乳：适用于产后乳汁稀少。

2. 比较

（1）木通苦寒泻火通淋、利水之功较通草为盛，而通草善除弥漫之湿热，故湿性弥漫而热轻者宜用通草，而火盛者宜用木通。

（2）木通入心泻火，适用于心火旺盛之口舌生疮、目赤肿痛、尿热尿痛、疮肿，而通草入肺，善除肌表之湿热。

二十八、萹蓄、瞿麦

1. 相同作用　二者均利水通淋，适用于热淋、砂淋等。

2. 比较　萹蓄入膀胱经，清利湿热而兼除肌表之湿热；瞿麦入心和小肠经，清利湿热兼能活血，尤适用于兼有瘀血的血淋、热淋，且能消癥堕胎。

二十九、蚕沙、木瓜

1. 相同作用

（1）和胃化湿：两药均入肝、脾经，用于湿浊犯胃所致的霍乱吐利或泄泻。

（2）除湿舒筋：适用于湿热或寒湿伤筋所致的筋脉拘挛、小腿转筋、瘫痪麻木、手足不遂及脚气、浮肿。

2. 比较

（1）蚕沙善于除湿，兼能祛风，木瓜除湿兼有敛阴生津之功，故湿热兼阴伤者宜用木瓜，而风湿为主者宜用蚕沙。

（2）蚕沙善治湿热疼痛，木瓜善治麻木、筋脉疼痛。

（3）蚕沙和胃化湿，用于治疗霍乱，木瓜不仅和胃化湿，兼能收敛止泻。

（4）蚕沙祛风止痒，木瓜敛阴生津止渴。

三十、丝瓜络、橘络

1. 相同作用

（1）通络活络：适用于麻木、疼痛。

（2）理气化痰：适用于痰郁气滞所致的胸胁疼痛、咳嗽、乳房疼痛、乳痈。

2. 比较　丝瓜络通大络，治麻木；橘络善治小络，胸胁及指趾麻木、疼痛。

三十一、白花蛇、乌蛇

1. 相同作用

（1）祛风通络：适用于风湿痹痛、筋骨拘急、口眼㖞斜、半身不遂、麻木不仁及疥癣。

（2）息风定惊：适用于惊痫、抽搐。

2. 比较　两药都有祛风通络、息风定惊作用，但白花蛇较乌蛇的作用为强。

三十二、附子、肉桂

1. 相同作用

（1）祛寒止痛：适用于寒疝腹痛、胃脘冷痛、胸痛。

（2）温补阳气：适用于心阳虚所致的心悸，脉结代；脾胃阳虚所致的胃脘冷痛、泄泻、食欲不振；肾阳虚所致的腰困腰痛、畏寒肢冷、阳痿尿频或尿少浮肿及肝寒所致的胁痛、腹痛等。

2. 比较

（1）附子温阳而走，肉桂温阳而守。附子回阳救逆，通行十二经络，治疗肢厥脉微之阳证；肉桂温肾纳气，治疗肾虚阳浮之虚阳和戴阳。

（2）附子善行气分，肉桂善行血分；附子治疗阳虚寒湿之麻木、疼痛，肉桂治疗寒凝血滞所致的痛经、经闭、癥瘕、阴疽等。

（3）附子通经络祛寒湿，用治寒痹疼痛；肉桂健脾胃而兼芳香化浊之功，善治寒湿所致之胃脘满胀及恶心呕吐。

三十三、肉桂、干姜

1. 相同作用

（1）祛寒止痛：适用于寒邪直中的脘腹冷痛，恶心呕吐。

（2）温中健脾：适用于脾胃虚寒的胃脘痞满，食憋胀，泄泻。

2. 比较

（1）干姜炒后入血分能温经止血，肉桂则行血活血。

（2）干姜回阳救逆，肉桂温肾纳气。

（3）干姜温脾肺，治脾肺阳虚所致的胃脘痞满、恶心呕吐、咳满；肉桂温脾肝，善治胃脘冷痛、寒疝腹痛。

（4）肉桂温心肾，化阳气而利水，干姜则无此功。

三十四、附子、干姜

1. 相同作用

（1）祛寒止痛：适用于寒邪直中所致的脘腹冷痛、泄泻。

（2）温中健脾：适用于脾胃虚寒所致的胃脘冷痛、食欲不振、泄泻。

（3）回阳救逆：适用于亡阳之肢厥脉微、泄泻等。

2. 比较

（1）干姜重在温中健脾，附子重在温心肾之阳气。

（2）附子回阳而走，干姜温阳而偏守。

（3）附子通行十二经络而达四肢，干姜守中仅除中焦、腰部之寒湿，故寒湿在肢体者用附子，寒湿在腰及中焦者始可用干姜。

（4）附子善温心肾，治疗心阳虚或肾阳虚所致的心悸、水肿、小便不利、腰痛、肢厥；干姜善温脾肺，治疗脾肺阳虚，水饮阻滞所致的咳喘、脘痞。

（5）干姜温胃化饮止呕，附子无此功效。

（6）炮姜止血，附子温经行经。

三十五、干姜、高良姜

1. 相同作用　二者均温中散寒，治疗胃脘冷痛、呕吐、泄泻。

2. 比较

（1）高良姜散寒止痛之效优于干姜，干姜止呕开胃之功优于高良姜。

（2）干姜温肺化饮，治疗寒饮咳喘，高良姜但温脾胃而无温肺之功。

三十六、川椒、吴茱萸

1. 相同作用

（1）祛寒止痛：适用于寒邪直中所致的寒疝腹痛、胃脘冷痛。

（2）暖肝止呕：适用于肝寒厥逆之呕吐、头痛、胁痛。

（3）杀虫。

2. 比较

（1）吴茱萸温散开郁，善解肝经之寒郁，又兼降逆之功，故善治肝寒之疝痛及厥阴头痛、呕吐，而川椒之功较吴茱萸为差。

（2）两药虽均有杀虫之效，但吴茱萸外用杀蛲虫，川椒既可杀蛔虫，又可治蛲虫。

（3）川椒外用熏洗可治寒湿所致之关节、肌肉疼痛和疥癣，吴茱萸的功效甚微。

三十七、麝香、冰片

1. 相同作用　二者均有开窍辟秽之功，用于邪蒙心窍所致的神志昏迷，如温病热入心包之神昏，痰蒙心窍之神昏、气厥，以及邪蒙清窍之两耳闭塞、失聪等。

2. 比较

（1）麝香辛温，开窍之功较盛；冰片辛凉，开窍之功较差。

（2）麝香辛温芳香，辟秽化浊，适用于秽浊犯胃之恶心呕吐，冰片则无此功。

（3）麝香活血逐瘀，适用于瘀血阻滞或跌打损伤之疼痛、癥瘕积聚及寒滞血瘀之腹痛、痈肿疮疡及胞衣不下、痛经、闭经等。

（4）麝香解酒毒，消瓜果积。

（5）冰片清热止痛，防腐消痈，用于牙龈肿痛、咽喉肿痛、目赤肿痛、疔毒疮疖等。

三十八、菖蒲、郁金

1. 相同作用

（1）芳香开窍：适用于痰湿蒙蔽清窍所致的神昏、癫狂、痴呆、耳鸣耳聋等。

（2）化湿辟秽：适用于湿邪阻滞之胸腹满胀。

2. 比较

（1）菖蒲化湿开窍之功较郁金为优。

（2）郁金有理气活血、凉血祛瘀、利胆退黄之效，而菖蒲重在开窍。

三十九、龙骨、牡蛎

1. 相同作用

（1）重镇安神：适用于虚火上浮或火盛阳亢所致的烦躁不安、心烦、失眠、惊痫、癫狂等。

（2）平肝潜阳：适用于阴虚阳亢所致的头晕目眩和肝风内动所致的惊痫、抽搐。

（3）收敛固涩：适用于正虚滑脱不禁所致的自汗、盗汗、遗精、遗尿、崩漏、带下、泄泻等。

2. 比较

(1) 龙骨固涩之功大于牡蛎，牡蛎尚兼滋阴之效。

(2) 牡蛎软坚散结，适用于痰核瘰疬、痰积癥瘕，而龙骨则无此效。

四十、酸枣仁、柏子仁

1. 相同作用　二者均养心安神，适用于血虚神不安舍所致的心悸、失眠。

2. 比较

(1) 酸枣仁养阴血，益心肝，善治虚烦不眠，而柏子仁养心益智，善治心血不足所致的失眠。

(2) 酸枣仁酸平收敛，适用于各种汗证，柏子仁养血润燥，适用于阴血不足所致的肠燥便秘。

四十一、菖蒲、远志

1. 相同作用　两药均具有安神开窍之功，治疗痰湿阻滞所致的失眠、心悸。

2. 比较

(1) 菖蒲重在芳香开窍化浊，远志重在化痰交通心肾。

(2) 菖蒲和中辟秽，远志化痰镇咳兼有消散痈肿之功。

四十二、石决明、珍珠母

1. 相同作用

(1) 平肝潜阳：适用于肝阳上亢所致的眩晕、耳鸣及肝风内动所致的抽搐。

(2) 清肝明目：适用于肝火上炎及阴虚火盛所致的目赤肿痛、翳膜遮睛、视物模糊等。

2. 比较

(1) 石决明较珍珠母之效为好。

(2) 珍珠母有镇心安神之功，治疗惊悸、癫狂，而石决明之镇心安神作用不如珍珠母。

四十三、天麻、钩藤

1. 相同作用

(1) 定惊息风：适用于痰火化风，血虚风动等所致的抽搐、角弓反张。

(2) 平肝潜阳：适用于肝阳上亢和风痰所致的眩晕、头痛、目视昏花。

2. 比较

(1) 钩藤甘而微寒，清肝泻肝，适用于肝火上炎所致的头晕、头痛、目赤，而天麻甘而微温，善除风痰之头晕、头痛、目视昏花、抽搐等。

(2) 天麻祛风通络止痛，适用于肝血不足或风湿或风痰所致的疼痛、麻木、手足不遂等。

四十四、代赭石、石决明

1. 相同作用

(1) 平肝潜阳：用于肝阳上亢所致的眩晕、头胀痛。

（2）重镇降逆：用于肝胃气逆所致的呕吐、呃逆。

2. 比较

（1）代赭石重镇降逆，平肝潜阳之功较石决明为优。

（2）石决明清肝热，治疗头晕目眩之功较代赭石为优。

（3）代赭石入血分，重镇止血，用于吐血、衄血，而石决明之作用甚微。

四十五、全蝎、蜈蚣

1. 相同作用

（1）息风解痉：用于风痰或高热所致的抽搐、角弓反张。

（2）通络止痛：用于风湿痹痛和络脉瘀滞之疼痛，以及半身不遂、口眼㖞斜。

（3）祛风：适用于风湿或风痰等证。

（4）解毒散结：适用于痈疽疮毒、瘰疬结核。

2. 比较

（1）治角弓反张、疼痛等，蜈蚣作用较强。

（2）全蝎善除心经痰热所致的舌僵不语，而蜈蚣作用较差。

四十六、陈皮、青皮

1. 相同作用

（1）理气：用于脘腹满胀。

（2）化痰：用于痰郁气结所致的胸胁满痛，痰多。

2. 比较

（1）青皮破气散结，适用于肝气郁滞引起的胸胁胀痛、乳房胀痛、疝气及胃脘胀痛；陈皮理气健脾，适用于脾胃气滞所致的脘腹胀满、恶心呕吐、呃逆、消化不良。

（2）青皮化痰之功不如陈皮，故陈皮多用于脾虚湿盛所致的胸膈满闷、咳嗽痰多。

四十七、香附、乌药

1. 相同作用　香附、乌药均有理气之功，治疗胸腹气滞所致的胸闷腹胀、小腹满胀、疝气及胃脘胀痛。

2. 比较

（1）香附善于疏肝理气，调经止痛，用于肝郁气滞所致的月经不调、经期乳房胀痛、胸胁疼痛。

（2）乌药顺气降逆，能上入肺脾，下通肾与膀胱，治疗寒郁气滞所致的胸闷腹胀、小腹满胀、疝，且善温下焦，治疗小便频数、遗尿等。

四十八、柴胡、川芎

1. 相同作用

（1）理气疏肝：用于肝郁气滞所致的胸胁满痛。

（2）入肝胆：治肝胆郁滞之两侧头痛。

（3）升阳气：用于气虚下陷之少腹坠胀、头晕、乏力。

2. 比较

（1）柴胡苦而微寒，和解少阳，解半表半里之寒热往来，兼散郁火；川芎辛温，祛风寒而止痛，可用于风寒外感和风湿痹痛。

（2）柴胡升阳而善行气分；川芎为血中气药，既上行头目，又下行血海，且有活血之功。

（3）柴胡治疟疾及瘟疫之邪入膜原，而川芎主用于妇科诸证。

四十九、乳香、没药

1. 相同作用

（1）活血止痛：用于瘀血阻滞，跌打损伤之疼痛、经闭、癥瘕、积聚及风湿痹痛、痈肿疮疡等。

（2）活血舒筋：用于血滞筋骨所致的筋骨拘挛、难以伸展。

（3）消肿生肌：外用有较好的止痛、消肿、活血、祛腐生肌之效。

2. 比较

（1）乳香偏于行气，没药偏于活血。

（2）乳香兼能开窍，用于瘀血阻滞或秽浊蒙蔽心窍所致的神昏。

五十、郁金、姜黄

1. 相同作用

（1）理气活血：用于气滞血瘀所致的右胁疼痛、癥瘕。

（2）利胆退黄：用于湿热瘀滞或兼瘀血之黄疸。

2. 比较

（1）郁金辛苦而凉，姜黄苦辛而温；姜黄破气行血，郁金理气活血。

（2）郁金清心开窍兼能化浊，适用于湿温秽浊蒙窍所致的胸脘满闷、神志不清、癫狂，又善凉血止血，用于血热妄行或瘀血阻滞所致的吐血、衄血、尿血，而姜黄则无此功。

（3）姜黄善行手臂，治疗肩臂疼痛，郁金则无此功。

五十一、三棱、莪术

1. 相同作用　两者均入肝、脾经，行气破血，治疗瘀血阻滞所致的癥瘕积聚及食积不化所致的脘腹胀痛。

2. 比较　两药虽均行气破血，但三棱破血之功较莪术为胜，莪术破气之功较三棱稍大。

五十二、益母草、泽兰

1. 相同作用

（1）活血调经：用于血滞经闭、痛经、产后瘀滞腹痛。

（2）活血祛瘀：用于跌打损伤、瘀血肿痛、痈肿疼痛。

（3）利水：适用于产后小便淋漓腹痛、身面浮肿及经前经后浮肿、风水、皮水等。

2. 比较

（1）益母草辛苦微寒，泽兰辛苦微温。

（2）泽兰活血作用较好，益母草利水作用较强。

五十三、桃仁、红花

1. 相同作用

（1）活血：用于瘀血阻滞所致的经闭、痛经、癥瘕、积聚，以及跌打损伤、瘀肿疼痛、瘀滞疼痛。

（2）润血：用于瘀血久而枯干之干血痨等。

2. 比较

（1）红花活血之功大于桃仁，而桃仁润燥之功较红花为优。

（2）桃仁具有润便之效，红花无润便之功。

五十四、五灵脂、蒲黄

1. 相同作用

（1）活血祛瘀：适用于瘀血阻滞所致的疼痛、跌打损伤及痛经、恶露不下。

（2）止血：炒炭行血止血，尤善于治疗崩漏、血痢、肠风。

2. 比较

（1）五灵脂活血之功较蒲黄为优，故蒲黄一般不用于跌打损伤，其止痛作用亦较差。

（2）五灵脂炭用于肠风、崩漏、血痢之效较蒲黄为优，而蒲黄炭善治呕血、咯血、衄血、尿血，尤以舌衄效果更佳。

（3）生蒲黄泻心火利小便，用于舌衄、热淋及血淋；五灵脂无此功效。

五十五、川牛膝、怀牛膝

1. 相同作用

（1）活血祛瘀：用于血滞经闭、痛经、月经不调及跌打损伤、瘀滞作痛。

（2）活血通淋：适用于血淋、尿血、尿道涩痛。

（3）引血下行：适用于血热上冲所致的出血、衄血及阴虚火旺所致的牙龈肿痛、头晕、头痛。

（4）补肝肾、强腰膝：适用于肝肾不足所致的腰腿疼痛、足膝无力。

2. 比较

（1）怀牛膝补益肝肾之功较川牛膝为佳，故肝肾俱虚所致的腰膝疼痛用怀牛膝。

（2）川牛膝活血祛瘀之功较怀牛膝为优，故跌打损伤、风湿痹痛等宜用川牛膝。

五十六、穿山甲、皂角刺

1. 相同作用　二者均消肿排脓，活血散瘀，治疗痈肿初起之脓不能透，以及风湿痹痛、筋骨麻木。

2. 比较

（1）穿山甲活血之功胜于皂角刺，皂角刺透脓消肿之功大于穿山甲。

（2）皂角刺能治风杀虫，治疗麻风、疥癣等证；穿山甲通经，用于乳汁不下。

五十七、地榆、槐角

1. 相同作用 地榆、槐角均凉血止血，用于血热妄行所致的出血，特别是便血、痔血。

2. 比较

（1）地榆凉血而涩，槐角凉血而兼通便。

（2）槐角泻肝火，用于肝火上冲所致的头晕、头痛、目赤肿痛；地榆泻火燥湿敛疮，适用于湿烂比较明显的疮疡，如烫伤、痈肿、疮疡等流脓水，皮肤溃烂疼痛比较明显者。

五十八、人参、党参

1. 相同作用

（1）补气：适用于肺气虚之气短乏力、自汗；心气虚之怔忡失眠、健忘；脾气虚之胸脘痞满、食欲不振、泄泻等。

（2）生津：适用于气阴两虚之消渴。

2. 比较

（1）人参补气生津之功较党参为大。

（2）人参能大补元气，以挽气阴欲脱及阳气欲脱之证；党参补气作用较小，难当此任。

五十九、黄芪、人参

1. 相同作用

（1）补脾肺气：适用于脾肺气虚之气短乏力、自汗，以及气虚下陷之久泻、脱肛、子宫脱垂等。

（2）益气养阴：适用于气阴两虚所致的消渴、乏力等。

2. 比较

（1）黄芪补脾肺，升阳举陷，益气固表，托疮生肌，善用于气血下陷之脱肛、子宫脱垂、久泻及自汗、盗汗、痈脓不溃或久不收口。人参不但补脾肺，而且益心气，善于大补元气，治疗肺气虚之气短，心虚之怔忡、失眠，脾虚之胃脘痞满、食欲不振、泄泻，兼大补元气以挽气脱之危证。

（2）黄芪益气而利水消肿，用于气虚浮肿；而人参但补中气，没有利水之功。

六十、黄芪、白术

1. 相同作用

（1）健脾益气：适用于脾虚之疲乏无力、久泻、脱肛。

（2）利水：适用于脾虚水湿不运所致的水肿、尿少。

2. 比较

（1）黄芪补脾气，治疗脾气虚之乏力、肌肉不健，肌表亏虚之汗多、容易感冒，痈疽之久不收口或脓成久久不能破口；白术健脾燥湿，用于脾虚湿盛所致的泄泻、胃脘满胀、食欲不振。

（2）黄芪益气升阳利水，用于脾肺俱虚，水湿不运所致的水肿，特别是下肢浮肿。白术健脾燥湿利水，用于水湿较盛或脾虚湿盛之水肿、小便不利。

六十一、人参、白术

1. 相同作用　两者均具有健脾益气之功,治疗脾胃虚弱所致的胃脘痞满、食欲不振、泄泻。

2. 比较

（1）人参健脾益气,用于脾虚所致的食欲不振、疲乏无力、泄泻;白术健脾益气之功虽不如人参,但兼燥湿之功,尤善于治疗脾虚湿盛所致的胃脘痞满、泄泻、带下等。

（2）人参补气养阴,用于气阴两虚之消渴;白术健脾燥湿,用于脾虚而水湿阻滞,津不上潮之消渴。

（3）人参具有大补元气,补心气的作用,白术仅有健脾之效,另外白术有健脾燥湿利水之功,且可安胎,而人参却无此功。

六十二、山药、芡实

1. 相同作用

（1）健脾益气:用于脾胃虚弱所致的久泻不止、食少体倦及带脉不固所致的带下。

（2）补肾固精:用于肾气不固所致的滑精、梦遗、小便频数或失禁。

2. 比较

（1）山药不但益气,而且益阴,可用于气阴两虚之消渴;而芡实则补气而敛涩,适用于脾虚之滑泄不止。

（2）山药不但益脾,而且补肺肾,用于肺肾俱虚之久咳,肾虚滑精,小便频数;芡实益脾而固肾,敛肺肾而止咳喘。

六十三、黄精、玉竹

1. 相同作用　二者均滋补脾肾,用于肺脾阴虚所致的体倦乏力、消渴、咳嗽等症。

2. 比较

（1）黄精不但滋阴,而且益气;玉竹则但养阴液,用于肾阴不足或胃中燥热所致的口渴、口舌生疮、牙龈肿痛。

（2）黄精平补,玉竹养阴生津兼有清热泻火之功,故玉竹用于阴虚火旺之燥咳、口舌生疮等。

六十四、蛤蚧、冬虫夏草

1. 相同作用

（1）补肺:适用于肺虚之喘咳。

（2）补肾:适用于肾虚之阳痿。

2. 比较

（1）蛤蚧补肾,治疗阳痿之功较冬虫夏草为强。

（2）蛤蚧补肺肾而兼纳气定喘之效,冬虫夏草则纳气之功较差,故肾虚不能纳气之喘宜用蛤蚧,不宜用冬虫夏草。

六十五、肉苁蓉、锁阳

1. 相同作用

（1）补肾壮阳：用于肾阳不足所致的阳痿、腰困腰冷、女子不孕。

（2）养筋起痿：用于肝肾俱虚之筋痿、骨痿。

（3）补精填髓：用于肾虚髓海不足所致的眩晕、耳鸣。

（4）润燥通便：用于肾阳亏虚所致的肠燥便秘。

2. 比较

（1）锁阳补益肝肾，肉苁蓉补肾益肠。

（2）肉苁蓉补益之功较盛，且能除阴经寒热痛，锁阳则无此功。

（3）肉苁蓉能止肾虚久痢、妇女血崩，而锁阳却无此功。

六十六、巴戟天、淫羊藿

1. 相同作用

（1）补肾助阳：用于肾虚阳痿、腰酸腰痛。

（2）强筋起痿：用于肾虚骨痿、下肢乏力。

（3）散寒湿：用于寒湿痹痛。

2. 比较

（1）淫羊藿治疗阳痿之功较巴戟天为强。

（2）巴戟天强筋壮痿之功较淫羊藿为强。

（3）巴戟天善除下焦虚寒之小腹冷痛、疝痛，而淫羊藿却无此功。

六十七、补骨脂、胡桃肉

1. 相同作用

（1）补肾强腰：用于肾虚所致的腰膝酸痛、遗精、尿频、遗尿和五更泻、白带等。

（2）温肾纳气：适用于肾气不足所致的咳喘。

2. 比较

（1）补骨脂摄敛之功较胡桃肉为强，故五更泻、遗精、白带多用之。

（2）补骨脂纳气之功较胡桃肉为强，而胡桃肉兼有敛肺之功。

（3）胡桃肉补养气血，兼能润便，而补骨脂却无此功。

六十八、杜仲、川续断

1. 相同作用

（1）补肝肾：适用于肝肾不足引起的腰膝酸痛，腰膝酸软，尿频遗尿，阳痿。

（2）安胎：适用于肝肾俱虚、任督亏损所致的崩漏、胎动不安。

2. 比较

（1）川续断具有活血之效，杜仲仅补肝肾，故川续断多用于跌打损伤，骨断筋折。

（2）杜仲补肾而舒筋润燥，川续断补而兼活血通乳之功。

六十九、杜仲、狗脊

1. 相同作用　二者均补肝肾，适用于肝肾不足引起的腰脊疼痛、痿软无力。

2. 比较

（1）狗脊善于坚骨脊，治疗腰痛，难于俯仰；杜仲善治肝肾不足所致的腰腿酸痛。

（2）杜仲补肝肾，坚筋骨；狗脊不但补肝肾，而且善于除风湿，治疗风湿腰脊疼痛。

（3）杜仲补肝肾，安胎。

七十、骨碎补、补骨脂

1. 相同作用　二者均补肾阳而止泻，适用于肾虚泄泻。

2. 比较

（1）补骨脂止泻作用较骨碎补为强。

（2）补骨脂、骨碎补均强筋壮骨，但骨碎补的作用较强。

（3）骨碎补不但补肾壮骨，亦能活血破瘀，治疗跌打损伤。

（4）补骨脂纳气归肾，适用于肾不纳气之喘咳，亦兼固涩止带、止遗尿、遗精之功；骨碎补敛浮阳，适用于肾虚阳浮之牙痛、齿衄、牙龈痒痛等。

七十一、菟丝子、沙苑子

1. 相同作用

（1）补肾固精：适用于肾虚阳痿、遗精早泄、耳鸣、小便频数、带下等症。

（2）养肝明目：适用于肝肾不足所致的目视昏花。

2. 比较　菟丝子补肝肾之功较沙苑子为大，沙苑子固涩之功较强，因此肝肾俱虚为主者宜用菟丝子，精气不固、遗精、泄泻、遗尿、白带者宜用沙苑子。

七十二、熟地、何首乌

1. 相同作用

（1）补血：适用于血虚阴亏，肝肾不足所致的面色萎黄、疲乏无力、眩晕、心悸、失眠、发鬓早白等。

（2）滋阴：适用于肾阴不足所致的腰膝酸软、筋骨不健等。

2. 比较

（1）熟地静守而腻，何首乌不寒不燥。

（2）熟地补血滋阴之功大于何首乌，何首乌益肝之功大于熟地。

（3）熟地重在养血，何首乌兼有润便、消瘰及治久疟之功。

七十三、熟地、当归

1. 相同作用　二者均养血，适用于血虚之面色萎黄、疲乏无力、心悸、怔忡等。

2. 比较

（1）当归养血活血，善用于血虚兼血滞之月经不调、痛经及筋骨肌肉疼痛；熟地养血而静守，适用于血虚不能静守之证。

（2）熟地滋阴补肝肾，用于肝肾俱虚所致的须鬓早白、头晕目眩、筋骨不健、消渴；当归养血活血，适用于瘀血阻滞所致的疼痛、痈肿疮毒、风湿痹痛、麻木。

（3）当归养血润便，用于血虚便秘，兼能治痢疾。

七十四、当归、白芍

1. 相同作用　二者均养血活血，用于血虚之胁痛、筋骨疼痛、目视昏花、面色萎黄等。

2. 比较

（1）当归养血活血，白芍养血而敛阴。

（2）白芍养阴平肝柔肝，用于肝阴不足，肝阳上亢之疼痛、头晕、头痛、目视昏花。

（3）当归活血祛瘀；白芍养阴柔肝，用于肝阴不足及肝气不和所致的腹痛、胁痛及手足拘挛疼痛。

七十五、枸杞子、菟丝子

1. 相同作用

（1）补肾：适用于肾虚阳痿、腰膝酸痛、遗精、尿频、头晕目眩等。

（2）益精明目：适用于肝肾不足所致的目视昏花、肝虚流泪等。

2. 比较

（1）枸杞子益精明目作用较强，菟丝子较弱。

（2）菟丝子补肝肾益筋骨，治疗腰膝冷痛的作用较强，枸杞子较弱。

（3）菟丝子益冲脉，固精安胎，具有治尿血之功，枸杞子则无此效。

七十六、枸杞子、桑椹子

1. 相同作用

（1）滋阴补血：适用于肝肾不足，阴血亏损所致的眩晕、失眠等。

（2）滋阴补肾：适用于肾虚或肝肾俱虚所致的头晕、乏力、目视昏花、须发早白等。

2. 比较

（1）桑椹子甘寒，枸杞子甘平。

（2）桑椹子养血润燥，适用于血燥便秘。

（3）枸杞子补肝肾之功较桑椹子为好，桑椹子兼有养血之效。

七十七、沙参、麦冬

1. 相同作用

（1）滋阴润肺：适用于阴虚肺燥所致的咳嗽无痰、声音嘶哑、咽喉肿痛。

（2）养胃生津：适用于胃阴亏耗，阴虚内热所致的舌绛口渴、口舌生疮等。

2. 比较

（1）麦冬养阴清热之功较沙参为大，沙参兼有益气之效。

（2）麦冬养阴润便，沙参润便之功较小。

（3）麦冬入心，适用于心阴不足或心火较盛引起的心烦不安、舌痛、目赤，以及心悸、不眠、尿热尿痛，而沙参仅入肺胃。

七十八、麦冬、天冬

1. 相同作用 二者均润肺止咳，用于阴虚内热所致的干咳少痰或燥痰咳稠气逆。

2. 比较

（1）天冬大寒兼能入肾，多用于虚劳咳嗽、咯血；麦冬养阴兼泻火，急性燥咳或阴虚劳咳均可应用。

（2）麦冬养阴生津兼能泻火，可用于风热或温燥伤肺之咳嗽、音哑、咽喉肿痛；天冬只用于劳热咳嗽、音哑、咽喉肿痛。

（3）麦冬入胃生津，用于阴虚胃热之口渴、舌绛、便秘，又入心而养阴泻火，用于心火或心阴不足所致的心烦不安、舌痛、目赤，以及心悸、失眠、尿赤等。天冬入肾，善治肺肾俱虚之口渴、肺痿、痿证。

七十九、石斛、玉竹

1. 相同作用

（1）清热生津：适用于热病伤津所致的口渴、身热。

（2）滋养胃阴：适用于胃阴不足所致的津少口渴、舌绛苔少、口疮、牙痛及呕吐、胃脘疼痛等。

（3）养阴止咳：适用于阴虚肺燥所致的咳嗽。

2. 比较

（1）玉竹质柔多润，补而不腻，适用于内热燔灼，耗伤肺阴之证；石斛补阴之功不如玉竹，故仅用于肺胃阴伤所致的口渴多饮、口舌生疮，不用于内热燔灼之高热口渴。

（2）玉竹养阴润肺之功较石斛为强。

（3）玉竹滋养肺胃，而石斛兼能滋肾，故阴虚痿躄者多用石斛，而不用玉竹。

（4）石斛排脓消痈，玉竹无此功效。

八十、麦冬、百合

1. 相同作用

（1）润肺止咳：适用于阴虚内热所致的肺燥咳嗽和虚劳咳嗽。

（2）滋养心阴：适用于心阴不足所致的失眠心悸。

2. 比较

（1）麦冬养阴兼有泻火之功，适用于心阴不足及心火较盛所致的心烦不安、舌痛、目赤、心悸、不眠、尿热尿痛、目赤流泪；百合养阴兼有宁神之功，适用于心阴不足，神不安舍及肺虚魂魄不安。

（2）麦冬养肺阴，生津泻火，适用于阴虚肺燥及阴虚火盛之咳嗽、咽喉肿痛、声音嘶哑；百合养肺阴兼有敛肺益气之功，只适用于劳咳及气阴俱伤所致的燥咳。

（3）麦冬养胃阴，生津液，用于胃热津伤之口干燥渴、呕吐、便秘等，百合无此功效。

八十一、黑芝麻、胡麻仁

1. 相同作用

（1）滋补肝肾：用于肝肾俱虚所致的头晕目眩、须发早白及血虚所致的心悸。

（2）润便：适用于津燥所致的便秘。

（3）祛风止痒：适用于血燥生风引起的痒疹。

2. 比较 黑芝麻补益之功较强，胡麻仁祛风止痒之功较优。

八十二、桑椹子、女贞子

1. 相同作用

（1）滋补肝肾：适用于肝肾俱虚所致的头晕、耳鸣、视物昏花、须鬓早白。

（2）滋阴润便：适用于阴血亏损所致的便秘。

2. 比较

（1）女贞子滋补肝肾之功较桑椹子为强，桑椹子兼有养血之功。

（2）桑椹子润便之功较女贞子为强。

八十三、熟地、女贞子

1. 相同作用 二者均滋养肝肾，适用于肝肾俱虚所致的头晕、耳鸣、目视昏花、须鬓早白等。

2. 比较

（1）熟地甘温，女贞子甘苦而凉。

（2）熟地补血而腻守，女贞子甘凉仅滋阴。

八十四、女贞子、旱莲草

1. 相同作用 二者均滋补肝肾，用于肝肾不足所致的头晕、目眩、须发早白。

2. 比较

（1）女贞子滋补肝肾之功较盛，旱莲草滋补肝肾之功较弱。

（2）旱莲草凉血兼能止血，用于阴虚血热之咯血、尿血、便血、崩漏，女贞子无此功效。

八十五、桑寄生、杜仲

1. 相同作用

（1）补肝肾：适用于肝肾俱虚所致的腰困腰痛、腰膝疼痛、筋骨疼痛、筋骨痿弱或疲乏无力。

（2）养血安胎：适用于肝肾不足，冲脉亏虚所致的胎动不安、胎漏下血。

2. 比较

（1）杜仲补肝肾而润养筋脉，桑寄生补肝肾而舒筋通络。

（2）桑寄生兼有除风湿之效。

八十六、龟板、鳖甲

1. 相同作用

（1）滋阴填精：适用于精血不足所致的骨蒸劳热、五心烦热、盗汗、面色㿠白等。

（2）潜阳息风：适用于阴虚风动所致的抽搐和阴虚阳亢所致的头晕、目眩、头热胀痛。

（3）散结消癥：适用于疟疾、癥瘕、积聚等。

2. 比较

（1）鳖甲滋阴清热之功较龟板为盛，故阴虚热盛之骨蒸劳热主用鳖甲，而少用龟板。

（2）龟板滋阴填精之功较鳖甲为优。

（3）鳖甲软坚散结之功较龟板为强，龟板兼有通任固冲之功，治疗血热崩漏、难产。

（4）龟板益肾健骨，用于肾精亏损所致的腰腿痿弱、筋骨不健及小儿囟门不合，而鳖甲无此功效。

八十七、莱菔子、苏子

1. 相同作用

（1）降气祛痰：适用于痰浊阻滞所致的咳喘。

（2）理气宽胸：适用于痰食阻滞所致的胸腹胀满，大便不爽及肺气上逆，大肠不行之便秘。

2. 比较

（1）莱菔子理气作用较苏子为强。苏子降气作用较强，且莱菔子辛而窜，苏子辛而润，故胀满较重时宜用莱菔子，痰吐不利时宜用苏子。

（2）莱菔子消食化积，适用于饮食停积较甚所致的脘腹胀满、嗳气、吞酸、腹痛、泄泻，苏子则无此功。

（3）苏子润肠通便，莱菔子行气消胀通便。

（4）生莱菔子可宣风痰，涌吐痰涎；苏子仅有降气祛痰之效。

八十八、山楂、神曲

1. 相同作用　二者均消食和胃，用于饮食积滞所致的食欲不振、胃脘满胀、泄泻、下痢等。

2. 比较

（1）山楂善消乳、肉之积，神曲善消水谷、酒积。

（2）生山楂具有活血化瘀之功，治疗产后瘀阻腹痛、恶露不尽及一切瘀血疼痛。

（3）山楂核消胀散结，用于疝气偏坠胀痛。

八十九、神曲、麦芽

1. 相同作用

（1）消食和中：适用于米面食积不化所致的脘腹胀满、食欲不振。

（2）退乳。

2. 比较

（1）神曲兼能消酒、水积滞，麦芽但消米、面、谷食之积。

（2）麦芽退乳之功较神曲为著。

（3）麦芽有较好的疏肝作用，神曲之效甚微。

九十、麦芽、谷芽

1. 相同作用　二者均消食和中，健脾开胃，用于脾虚食滞不化所致的食欲不振，脘腹满胀。

2. 比较

（1）麦芽消食和中之功较谷芽为强，谷芽较缓。

（2）麦芽兼有退乳之功，谷芽无此功效。

九十一、半夏、天南星

1. 相同作用　二者均燥湿化痰，用于顽痰湿痰所致的咳嗽及胸膈满胀等。

2. 比较

（1）半夏善治脾肺湿痰，天南星善治肝经湿痰；半夏兼能消痞散结，治疗寒湿或寒痰阻滞所致的胸脘满胀，而天南星则治麻木。

（2）天南星善除风痰，治疗中风痰壅、口眼㖞斜、手足麻木、筋骨拘挛、破伤风之口噤强直、小儿惊风，半夏则效较差。

（3）半夏化饮止吐，适用于痰饮呕吐，天南星无明显的止吐作用。

九十二、天南星、胆南星

1. 相同作用　二者均除风痰，用于风痰所致的眩晕、惊痫、中风痰壅、口眼㖞斜、手足拘挛、小儿惊风。

2. 比较　天南星苦辛而温，胆南星苦寒，天南星用于寒湿之风痰，胆南星用于湿热之风痰，胆南星用于小儿惊风，天南星多用于中风舌喑。

九十三、天南星、白附子

1. 相同作用

（1）祛风痰：用于中风痰壅、破伤风及口眼㖞斜。

（2）燥湿痰：用于寒湿所致的偏正头痛、四肢酸痛麻木。

2. 比较

（1）天南星祛痰之功较盛，白附子偏于散风，天南星解痉之功较白附子为强，故白附子主用于口眼㖞斜，而天南星则用于麻木、抽搐、中风不语等。

（2）天南星具有明显的祛痰作用，既可用于湿痰咳嗽，又可用于麻木疼痛，而白附子仅用于湿痰头痛。

九十四、附子、白附子

1. 相同作用

（1）祛风痰：可用于中风不语，痰多壅塞。

（2）祛寒湿：适用于寒湿头痛，偏正头痛，四肢酸痛麻木。

2. 比较

（1）白附子祛风之功较盛，附子祛寒之功较强。

（2）白附子入胃经，祛寒湿；附子入十二经，祛寒湿。

（3）附子回阳救逆，散寒止痛，而白附子无此功效。

九十五、白前、前胡

1. 相同作用　二者均降气化痰，适用于肺气不降，痰多壅肺之咳喘。

2. 比较

（1）白前辛苦微温，适用于寒痰；前胡苦辛微寒，适用于热痰。

（2）前胡苦降而兼宣散风热之功，适用于风热郁滞，发热咳嗽，哮喘；白前专主降气定喘。

九十六、桔梗、牛蒡子

1. 相同作用

（1）宣肺化痰：适用于风热郁肺所致的咳嗽、咽喉肿痛、声音嘶哑等。

（2）散肿消痈：适用于热毒疮肿、肺痈等。

2. 比较

（1）牛蒡子兼有宣散风热之效，桔梗仅有宣肺之功，故风热客表引起的咽喉疼痛、咳嗽不爽、头痛者用牛蒡子，无头痛者可用桔梗。

（2）牛蒡子散肿消痈，而重在解毒，故适用于热毒疮疡、痄腮肿痛，而桔梗重在祛痰排脓，用于肺痈、喉痈、乳痈、肠痈。

（3）牛蒡子透疹，润便，可用于风热疮疡及麻疹初起，疹出不畅，桔梗无透疹之效。

（4）桔梗升提肺气，适用于气虚下陷所致的气短、脘胀等。

九十七、前胡、柴胡

1. 相同作用　二者均有宣散风热之功。

2. 比较

（1）前胡走肺经，主先升后降，柴胡先降后升，柴胡疏肝气，升清阳，前胡降肺而定喘止咳。

（2）前胡解表疏风，柴胡和解少阳，善治半表半里之寒热往来。

（3）柴胡截疟邪，治瘟疫邪入膜原；前胡化热痰，止咳喘。

九十八、浙贝母、川贝母

1. 相同作用

（1）止咳化痰：适用于热痰咳嗽。

（2）清热散结：适用于瘰疬、瘿瘤、痰核、乳痈、肺痈等。

2. 比较

（1）川贝母苦甘凉，兼有润肺之功，适用于肺虚久咳，痰少咽燥；浙贝母开泄降火之功较强，故适用于外感风邪或痰热郁肺所致的咳嗽。

（2）川贝母散结清热之功较浙贝母为小，故乳痈、疮痈、肺痈、瘰疬、瘿瘤、痰核等证，主要用浙贝母，而少用川贝母。

九十九、葶苈子、桑白皮

1. 相同作用

（1）泻肺定喘：适用于痰涎壅滞、咳逆喘促、痰声辘辘之实喘。

（2）泻肺行水：适用于肺气郁闭所致的水肿、小便不利。

2. 比较

（1）葶苈子泻肺定喘之功较桑白皮为强，故痰涎壅滞较盛者用葶苈子；桑白皮泻肺热而定喘止咳，故肺热或痰热之咳嗽、喘用桑白皮。

（2）葶苈子泻肺行水之功较盛，可用于胸腹积水及痰涎壅肺之面浮、咳喘；桑白皮降肺气以行水，适用于皮水、风水。

（3）葶苈子泻肺中痰浊热邪，故肺痈痰浊壅肺，喘而不得息者用葶苈子；桑白皮清热化痰，可用于肺痈咳吐脓血者。

一百、天竺黄、贝母

1. 相同作用

（1）祛痰定惊：用于痰热惊搐、神志昏迷。

（2）化痰止咳：适用于热痰咳嗽。

2. 比较

（1）贝母化痰止咳之功较天竺黄为好，川贝母多用于热痰咳嗽。

（2）天竺黄化痰开窍定惊之功较贝母为好，故中风痰壅、失音不语、小儿客忤、痫痰多用天竺黄。

一百〇一、竹茹、枇杷叶

1. 相同作用

（1）降逆止呕：适用于胃热之呕吐、呃逆。

（2）化痰止咳：适用于痰热咳嗽。

2. 比较

（1）竹茹甘而微寒，枇杷叶苦平。

（2）枇杷叶化痰降气之功较竹茹为强，而竹茹甚微，故咳嗽、气逆喘气用枇杷叶，而少用竹茹。

（3）竹茹兼清热止血，治疗吐血、崩漏；清热安神，治疗失眠神怯。枇杷叶则无此功效。

一百〇二、昆布、海藻

1. 相同作用　二者均消痰结，散瘿瘤，治疗痰核瘰疬、瘿瘤、睾丸肿痛、痰饮、水肿。

2. 比较　两药功用虽基本相同，但昆布较海藻滑利。

一百〇三、紫菀、款冬花

1. 相同作用 二者均化痰止咳，用于寒痰咳喘。

2. 比较 紫菀化痰止咳，兼通肺之络脉，治疗内伤外感之肺虚久咳，咳痰不爽及寒热诸咳；款冬花止咳定喘之功较紫菀为胜，而化痰止咳之功不如紫菀，主治寒嗽气喘及肺虚久咳。

一百〇四、苏子、葶苈子

1. 相同作用 二者均消痰、降气、定喘，用于痰浊阻塞引起的痰多喘咳不能平卧。

2. 比较

（1）苏子辛温，善治寒痰壅滞所致的咳喘；葶苈子辛苦大寒，善治热痰壅滞所致的咳喘。

（2）葶苈子泻肺行水，可用于肺中水气贲气喘咳、水肿，兼除胸中之痰饮及痈肿阻塞，治疗肺痈及痰饮化热之喘而不得卧。苏子仅有降肺气，化痰定喘之功。

（3）苏子润肠通便，可用于肠燥便秘和肺气不降，大肠气滞所致的便秘。

一百〇五、桃仁、杏仁

1. 相同作用

（1）降气止咳：用于肺气上逆所致的咳嗽、气喘。

（2）润肠通便：适用于肠燥便秘及肺气不降所致的便秘。

2. 比较

（1）杏仁降气止咳的作用较强，而桃仁降气止咳之功较弱，故杏仁主用于定喘止咳，而桃仁则少用。

（2）桃仁具有较好的活血润血之功，适用于瘀血阻滞或瘀血而兼血燥所致的疼痛、瘀肿、痒疹等，杏仁活血作用则不明显。

一百〇六、百部、川贝母

1. 相同作用 二者均润肺止咳，用于肺痨咳嗽及外感伤肺之咳嗽。

2. 比较

（1）百部甘苦微温，川贝母苦甘微寒。

（2）川贝母化热痰，用于热痰咳嗽；百部润肺止咳而无化痰之功。

（3）川贝母清热散结，可用于瘰疬、瘿瘤、痰核、疮痈、乳痈、肺疮，百部无此功。

（4）百部杀虱杀虫，可用于虱、蛲虫及肺痨之痨虫。

一百〇七、山茱萸、女贞子

1. 相同作用 二者均补益肝肾，用于肝肾俱虚所致的头晕、目眩、目视昏花、肝虚流泪、腰酸耳鸣等。

2. 比较

（1）山茱萸酸涩微温，女贞子甘苦凉。

（2）女贞子补阴而润便，山茱萸补阴益阳兼有固涩之功。

（3）山茱萸收敛固涩，用于阴阳俱虚，元气不足所致的遗精、遗尿、尿频及崩漏，并治阴阳俱脱之汗出、咳喘，女贞子则无此功。

一百〇八、山萸肉、五味子

1. 相同作用

（1）补益肝肾：适用于肾气不足所致的头晕、耳鸣、腰酸腰困、遗精、遗尿、阳痿，肝肾俱虚所致的头晕、目眩、目视昏花、筋脉不利。

（2）收敛固涩：适用于阴阳俱虚或气阴欲脱之汗出淋漓、口渴、喘而短气及遗精、遗尿、崩漏、带下、自汗、盗汗等。

（3）生津止渴：适用于气弱津少之口渴等。

2. 比较

（1）山萸肉补肝肾之功中重在补肾，且涩中有通，固小便而兼有利尿之效；五味子补肝肾，但涩而不通，故善治肾虚久泻及肝肾俱虚所致的筋痿背痿、筋脉拘挛。

（2）山萸肉涩精固脱，重在固肾，五味子兼能固心肺之气，故肾气不能收摄之脱证用山萸肉，而兼心肺之脱证宜用五味子。

（3）五味子敛肺气，用于肺虚不敛所致的久咳、虚喘，山萸肉之功甚微。

（4）五味子养心安神，用于心气不足所致的失眠、心悸、健忘，而山萸肉的功效甚微。

一百〇九、赤石脂、禹余粮

1. 相同作用

（1）涩肠止泻：适用于虚寒久痢、滑脱及脱肛。

（2）收敛止血：适用于崩漏、带下、遗精、滑泄。

2. 比较　赤石脂甘酸涩温，禹余粮甘涩而平，故久痢虚寒较重者宜用赤石脂，久痢伤阴者宜用禹余粮。

一百一十、乌梅、五味子

1. 相同作用

（1）敛肺止咳：适用于久咳不止、痰涎稀少等。

（2）涩肠止泻：适用于久痢、久泻，特别是久泻伤阴者。

（3）生津止渴：适用于气阴两虚所致的烦热、口渴及暑热烦渴。

（4）养肝舒筋：适用于肝阴不足所致的筋脉痉挛、疼痛等。

（5）敛汗止汗：用于自汗、盗汗。

2. 比较

（1）五味子敛肺止咳之功较乌梅为大。

（2）乌梅、五味子虽均涩肠止泻，生津止渴，用于久泻伤阴，但五味子兼能固肾，用于肾虚久泻；乌梅善于敛肝，用于厥阴下痢。

（3）乌梅、五味子养肝舒筋，但乌梅适用于暑湿伤肝之筋脉拘挛，五味子补肝益肾，适用于肝肾俱虚所致的筋脉拘挛。

（4）乌梅、五味子均敛汗止汗，但乌梅敛肝敛肺以止汗，五味子敛肺敛肝而兼敛肾、心、脾以止汗。

（5）五味子补心肾，养肝脾，可用于肾虚之腰酸腰痛、遗精、遗尿、短气、骨痿、久泻；心虚之心悸、失眠、健忘、神不守舍；肝虚之胁痛、筋痿、目视昏花、头晕；脾虚之口渴、肌痿等。乌梅重在收敛而少补益之功。

（6）乌梅和胃安蛔，调厥阴，用于蛔厥腹痛，且能蚀恶肉，开牙关，而五味子则无此功效。

一百一十一、草豆蔻、肉豆蔻

1. 相同作用 二者均温中行气，适用于脾胃虚寒所致的食欲不振、胸腹作痛及气滞所致的胸闷作痛。

2. 比较

（1）草豆蔻芳香开胃之功胜于肉豆蔻，故食欲不振、恶心、呕吐者多用草豆蔻。

（2）肉豆蔻涩肠止泻，适用于脾虚久泻及脾肾虚寒所致的泄泻。

一百一十二、海螵蛸、桑螵蛸

1. 相同作用 二者均固精止带，适用于遗精、带下。

2. 比较

（1）海螵蛸涩精之功不如桑螵蛸，故治疗遗精、遗尿时多用桑螵蛸，少用海螵蛸。

（2）桑螵蛸兼有补肾助阳之功，海螵蛸但有固涩之效，故肾虚者宜用桑螵蛸。

（3）海螵蛸收敛止血，适用于崩漏下血及外伤出血，而桑螵蛸无止血之功。

一百一十三、莲子、芡实

1. 相同作用

（1）健脾止泻：适用于脾虚久泻。

（2）益肾固精：适用于脾肾俱虚，带脉不固所致的遗精、遗尿、白带。

2. 比较

（1）芡实补肾敛涩之功较莲子为胜，故以肾虚为主之遗尿、遗精、白带宜用芡实，而脾虚为主者宜用莲子。

（2）莲子健脾涩肠止泻，芡实健脾涩肠兼有利湿之效，故湿热带下或脾虚兼湿胜者，宜用芡实，而不用莲子。

（3）莲子养心安神，适用于心脾俱虚之失眠、心悸、乏力，芡实不入心且无安神之功。

一百一十四、覆盆子、金樱子

1. 相同作用 二者均涩精缩尿，适用于肾虚不固所致的遗精、遗尿、小便频数及妇女白带等。

2. 比较

（1）金樱子固涩之功较覆盆子为优。

（2）覆盆子补肝肾助封藏，适用于肾虚或肝肾俱虚，精气不固所致的目视昏花；金樱子但有固涩之功，无补益之功。

（3）金樱子涩肠止泻，适用于脾虚久泻，而覆盆子却无此功。

一百一十五、麻黄根、浮小麦

1. 相同作用　二者均止汗，适用于自汗、盗汗。

2. 比较

（1）麻黄根甘平入肺经，浮小麦甘凉入心经。

（2）浮小麦清心除烦，用于脏躁之悲伤欲哭，而麻黄根却无此效。

一百一十六、使君子、苦楝皮

1. 相同作用　两药均有驱杀蛔虫、蛲虫之效。

2. 比较　苦楝皮的驱蛔虫效果更为确实，且使君子有苦温缓泻之功，苦楝皮有苦寒之弊。

一百一十七、鹤虱、芜荑

1. 相同作用　二者均有驱杀蛔虫之效。

2. 比较　鹤虱驱虫效果较好，芜荑兼有消疳之效。

一百一十八、槟榔、雷丸

1. 相同作用　二者均可驱杀绦虫、蛔虫。

2. 比较

（1）槟榔能使虫体麻痹瘫痪，雷丸能破坏虫体。

（2）槟榔还有理气、化浊、消导积滞、利水功用，雷丸则无此效。

一百一十九、槟榔、贯众

1. 相同作用　二者均可驱杀蛔虫、绦虫。

2. 比较

（1）槟榔较贯众驱虫效果明显。

（2）贯众具有清热解毒，凉血止血之功，槟榔无此效果。

（3）槟榔具有理气、化浊、消积导滞、利水之功，而贯众却无此效。

第三节　同　一　药　物

一、麻黄、麻黄根

麻黄为麻黄的干燥茎枝，麻黄根为麻黄的根。二者功用相反，无相同者。其比较如下。

（1）麻黄的功用

1）散寒解表：适用于风寒或风湿郁表之表实证，如头痛身痛，恶寒无汗或风湿身痛，痒疹等。

2）宣肺平喘：适用于风寒郁肺所致的喘咳。

3）发汗利水：适用于水肿兼有表证或风寒郁肺者。

（2）麻黄根的功用：收敛止汗，用于自汗盗汗。

二、桂枝、肉桂

桂枝为桂树的干燥嫩枝，肉桂为桂树的干燥树皮。

1. 功用相同点

（1）温经散寒：适用于脾胃虚寒所致的胃脘冷痛、寒疝腹痛、胁痛、胸痛等。

（2）温经活血：适用于寒凝血滞所致的痛经、经闭、癥瘕、积聚、跌打损伤。

（3）温通心阳：适用于心阳不振所致的心悸、怔忡。

（4）散寒降冲：适用于心肝阳虚，水饮上冲之奔豚。

（5）温阳化气：适用于中阳不足所致的痰饮、痞满；心阳不足，水饮上泛所致的怔忡；以及膀胱不能化气所致的水肿、小便不利等。

2. 比较

（1）肉桂辛甘大热，主入肝、肾、脾经；桂枝辛甘温，主入心、肺、膀胱经。

（2）桂枝善于走上走表，治疗风寒外感和风湿郁表所致的头身疼痛，并善行上肢，治疗上肢及肩关节疼痛、麻木。肉桂善于走下走里，治疗里寒之腹胀、腹痛、少腹冷痛、阴疽、疮疡、胁痛、寒疝等。

（3）肉桂温命门，纳浮阳，适用于命门火衰所致的阳痿、腰痛、尿少或多尿，肾不纳气所致的咳喘、短气；虚阳上浮所致的头晕、头痛、面赤如妆、口舌生疮、目赤、牙痛等。

三、紫苏、苏梗、苏叶、苏子

紫苏为紫苏的干燥茎叶，苏叶为紫苏的干燥叶，苏梗为紫苏的干燥茎，苏子为紫苏的种子。

1. 功用相同点　紫苏、苏叶、苏梗功用均有行气宽中之功，适用于痰湿秽浊和肝胃不和引起的胸脘满闷、食欲不振和胎动不安。

紫苏、苏叶功用除行气宽中外，并有散寒解表，开宣肺气之功，用于风寒或暑湿外感所致的胸满、恶寒；辟秽止呕，适用于秽浊犯胃所致的恶心呕吐及鱼蟹毒引起的吐泻腹痛。

苏子除理气作用外，其他与以上药物相反。

2. 比较

（1）紫苏、苏叶、苏梗除行气作用相同外，紫苏、苏叶具有理气解表，辟秽止呕之功，紫苏、苏叶功用虽同，但苏叶解表、化浊之功较强。苏梗无解表、化浊之功。苏子无解表、辟秽化浊之功，而又降气化痰、润肠通便，治疗痰壅咳喘及肠燥便秘。

（2）苏叶、苏梗、紫苏均主升浮，苏子独主降沉。

四、荆芥、荆芥穗

荆芥为荆芥的茎叶和花穗，荆芥穗为荆芥的花穗。

1. 功用相同点

（1）祛风解表：适用于外感风寒所致的发热、恶寒、头痛、身痛和风热外感所致的发热、恶寒、目赤肿痛、咽喉肿痛。

（2）透疹止痒：适用于风湿痒疹、癣疮及麻疹之透发不利。

（3）理血止血：炒炭内服入血分，用于便血、崩漏。

2. 比较

荆芥穗在解表祛风、透疹止痒、理血止血方面较荆芥为强。

五、生姜、生姜汁、生姜皮、干姜、炮姜、煨姜

1. 功用相同点　生姜为生姜的新鲜根茎，生姜汁为生姜捣烂后绞取的汁液，煨姜为生姜用草纸包裹煨熟或直接烤熟的加工品，生姜皮为生姜的外皮，干姜为姜的干燥根茎，炮姜为干姜炮焦后的加工品。

2. 比较　生姜、煨姜均温胃止呕，治疗脾胃不和和寒饮犯胃所致的恶心呕吐及鱼蟹毒引起的恶心呕吐。但生姜具有散寒解表之功，治疗风寒外感，而煨姜则无此功。

生姜、生姜汁均具有化痰之功，用于咳嗽痰多，痰多舌喑，痰多神昏；具有止呕之功，用于寒饮犯胃和脾胃不和所致的呕吐。但生姜汁较生姜的化痰、止呕作用为强，生姜具有散寒解表之功。

生姜、干姜均具有温中散寒之功，用于脾胃虚寒所致的胃脘痞满、食欲不振；具有温中止呕之功，用于胃寒或寒饮阻滞所致的呕吐；具有温肺化饮之功，用于寒饮蕴肺所致的咳嗽。但生姜辛温发散，解表散寒，用于风寒外感；干姜辛热，温中散寒，善治脾胃虚寒所致的痞满疼痛。生姜散寒之力较干姜为差，故胃寒呕吐、咳喘宜用干姜，外邪所致者宜用生姜。

生姜皮，性味辛凉，与生姜、姜汁、炮姜、干姜、煨姜等均不同。功用利水消肿，用于风水、皮水之浮肿，而无温中解表之效。

干姜、炮姜均具有温中散寒之功，治疗脾胃虚寒或寒邪犯胃所致的脘腹冷痛。但炮姜温中而守，其温热之性较干姜为胜，干姜温散之力较炮姜为大，故脾胃虚寒之脘腹冷痛、食欲不振，宜用干姜，而少腹寒者宜用炮姜。炮姜辛热入血，用于虚寒之痛经、出血；干姜主入气分，可用于寒饮蕴肺、蕴脾之咳喘、胃脘痞满、呕吐、泄泻。

六、薄荷、薄荷叶

薄荷为薄荷的干燥茎叶，薄荷叶为薄荷的干燥叶片。

1. 功用相同点

（1）疏散风热：适用于外感风热及肝胆郁火所致的头晕、头痛、发热、目赤等症。

（2）清头目、利咽喉：适用于风热客表所致的咽喉疼痛、头晕头痛、目赤肿痛。

（3）透疹：适用于风热客表或风湿闭郁所致的痒疹及麻疹不透。

（4）辟秽止呕：适用于秽浊犯胃所致的呕吐、恶心、脘腹满胀。

2. 比较　薄荷叶较薄荷的作用较强，故辟秽止呕，外用治咽喉肿痛、口疮时均用薄荷叶。

七、桑叶、桑枝、桑白皮、桑椹子

桑叶为桑树的干燥叶片，桑枝为桑树的干燥嫩枝，桑白皮为桑树的干燥根皮，桑椹子为桑树的成熟果实。四药功用基本不同，比较如下。

桑叶、桑枝虽然均具有疏散风热之功，治疗风热外客所致的身痛；具有通经活络之功，治疗风湿痹痛、四肢拘挛、麻木，但桑叶疏散风热，宣肺止咳之功较好，桑枝无宣肺止咳之

功，故外感风热所致咳嗽、头晕、头痛不用桑枝而用桑叶。桑叶养肝通络，桑枝有祛风通络之功，其通络之功较桑叶为优，故风湿痹痛多用桑枝。桑叶清肝明目，适用于风热或肝热所致之目赤肿痛、羞明、流泪、头晕目眩及肝虚之头晕目眩，桑枝却无此效。

桑叶、桑白皮虽均有清肺止咳之效，但桑叶宣肺通络，清热止咳；桑白皮苦降泻火，化痰定喘，故桑叶适用于风热外客之咳嗽，桑白皮适用于痰热壅肺所致的咳嗽、喘逆。桑叶清肺通络，桑白皮化痰定喘，故热入血络之咳嗽用桑叶，痰多肺热之咳喘用桑白皮。桑叶疏散风热，清肝明目，用于风热外客或肝火上炎所致的目赤肿痛、羞明、流泪、头晕、头痛，桑白皮泻肺火，治肺热所致的皮热。总之，桑叶主升浮，桑白皮主降沉，是其主要区别。

桑叶、桑椹子虽均有滋补肝肾之功，但桑叶滋补肝肾之功甚微；桑椹子重在滋补肝肾，用于肝肾俱虚所致的眩晕、失眠、须发早白及口渴、舌燥及血虚便秘而无宣散风热之功。

八、淡豆豉、黑大豆、绿豆衣

黑大豆为黑大豆的种子，绿豆衣为黑大豆的黑色种皮，淡豆豉为黑大豆的加工发酵制品。其性味、主治不同，比较如下。

（1）淡豆豉辛甘苦寒，功用：疏散发表，适用于风寒或风热表证；宣郁除烦，适用于热郁胸膈所致的心烦懊侬。

（2）黑大豆甘平，功用：活血利水，适用于水肿、胀满、风毒脚气、黄疸浮肿；补肾润燥，适用于肾虚遗尿、盗汗；祛风解痉，适用于风痹筋挛、产后风痉、口噤；解毒，适用于痈肿疮毒及乌头、附子中毒。

（3）绿豆衣甘凉，功用：养血疏风，适用于阴虚所致的眩晕、盗汗、头痛、烦热及风痹、目昏等。

第五部分　风　湿　病

　　中医药学是中华文化的精神，为中华民族的繁衍昌盛作出了巨大的贡献。它凝聚了我们先人几千年来同疾病做斗争的宝贵经验，对风湿类疾病的认识也已达到了一个比较高的水平。1973 年长沙马王堆三号汉墓出土的帛书《足臂十一脉灸经》和《阴阳十一脉灸经》中已经有"疾畀（痹）""踝畀（痹）"等文字记载，尽管没有形成比较完整的疾病概念，但证明"痹"在夏商时期就已作为病名或症状命名。春秋战国时期，《素问·痹论》提出了"风寒湿三气杂至合而为痹"的病因学说，又根据三气致病的主次不同，分为行痹、痛痹、着痹。这是对风湿类疾病的最早论述。后世医家对痹证的认识不断丰富与深化，突破了"不与风寒湿合不为痹"的局限，提出了内伤致痹的论断，从而扩展了致痹病因的范围。正如《内经》所说："五脏皆有合，病久而不去者，内舍于其合也。"

　　东汉末年伟大的医学家张仲景提出了"历节病"，指出："寸口脉沉而弱，沉即主骨，弱即主筋，沉即主肾，弱即为肝。汗出入水中，如水伤心，历节黄汗书，故病历节。"说明历节病肝肾先虚为本，寒湿外侵为标。"盛人脉涩小、短气、自汗出、历节痛，不可屈伸，此皆饮酒汗出当风所致""身体羸瘦，独足肿大，黄汗出，胫冷。假令发热，便为历节也""少阴脉浮而弱，弱则血不足，浮则为风，风血相搏，即疼痛如掣""诸肢节疼痛，身体魁羸，脚肿如脱，头眩短气，温温欲吐，桂枝芍药知母汤主之""病历节不可屈伸、疼痛，乌头汤主之"，强调肝肾气血不足是历节病的内在因素，提出的方剂至今仍为治疗风湿病的有效方剂。隋代巢元方编著的《诸病源候论》总结了前人的经验，对痹证病因、病机、分类、证候均作了较详细的论述，提出了心痹、胸痹、骨痹、筋痹。唐代医学家孙思邈在《备急千金要方》与《千金翼方》中提出了筋痹、肌痹、脉痹、皮痹、骨痹，在论述历节病的病因病机时，提出了"风毒"的概念，用"毒邪"的病理概念去认识历节病的发病规律，为后世医家开拓了思路；其所创设的犀角汤是继张仲景桂枝芍药知母汤、乌头汤方证后又一个新的证治类型。唐代王焘《外台秘要》曰："白虎病者，大都是风寒暑湿之毒，因虚所致，将摄失理，受此风邪，经脉结滞，血气不行，蓄于骨节之间，或在四肢，肉色不变，其疾昼静而夜发，发即彻髓，酸疼不歇，其病如虎之啮，故名：白虎之病也。"宋代《普济本事方》用"川乌粥法，治风寒湿痹、麻木不仁"。金元时期，朱丹溪在风湿类疾病病因、治疗方面都有一定的贡献，立"痛风"一门。《丹溪心法·痛风》曰："痛风者……四肢百节走痛是也。他方谓之白虎历节风证。大率有痰，风热、风湿、血虚。因于风者小续命汤；因于湿者苍术、白术之类，佐以竹沥；因于痰者，二陈汤加酒炒黄芩、羌活、苍术；因于血虚者，用芎归之类，佐以红花、桃仁。"明确提出"有痰"可以导致痹痛。他在《格致余论》中指出："彼痛风者，大率因血受热已自沸腾，其后或涉冷水、或立湿地、或扇取凉、或卧当风。寒凉外搏，热血得寒，污浊凝涩，所以作痛。夜则痛甚，行于阴也。治法以辛热之剂，流散寒湿，开发腠理。其血得行，与气相和，其病自安。"其代表方如上中下痛风汤等。王清任在《医林改错》中提出"痹证有瘀"说，运用活血化瘀法治疗痹证，说："总滋阴外受之邪归于何处？总逐风寒去湿热，已凝之血，更不能活。如水遇风寒，凝结成冰，冰成，风寒已散，明此义，治痹证何难？古方颇多，如古方治之不效，用身痛逐瘀汤。"

综观历代医家著作，不难得出风湿病与内脏有着紧密的联系，是整体病变，应当按中医的整体观念去认识它、治疗它。"观其脉证，知犯何逆，随证治之"。

第一节 风湿病的诊断辨证

一、问诊

问诊是诊察疾病的重要一环，是为了了解病情，判定病位，掌握病情，为"辨证论治"提供了可靠的依据。从临床实践来看，通过问诊了解到风湿病有其独特的表现和特点。

1. 问主症及特点 抓主要病痛，重点突出主症，又要全面了解兼症。根据主症、兼症、舌、脉，结合阴阳、表里、寒热、虚实进行辨证。如主症为游走窜痛，刮风时加重，可辨证为内有风邪，结合脉诊，诊断为风重型风寒湿性关节痛或风湿性关节炎，类风湿关节炎；主症为沉重、疼痛，阴雨天加重，可辨证为内有湿邪，结合脉诊，诊断为湿重型风寒湿性关节痛或风湿性关节炎，类风湿关节炎，强直性脊柱炎；主症为冷痛，遇冷加重，遇热好转，可辨证为内有寒邪，结合脉诊，诊断为寒重型风寒湿性关节痛，风湿性关节炎，类风湿关节炎，强直性脊柱炎；主症为关节红肿热痛，无遇冷加重，可辨证为风寒湿郁久化热，结合脉诊，可诊断为化热型风湿性关节炎，类风湿关节炎。

2. 问病史察病因 是否久住潮湿寒冷环境，出汗淋雨，游泳，汗出当风，电扇吹风消汗；妇女产后受风受寒，这些因素是风寒湿性关节痛的重要病因，也是风湿性关节炎、类风湿关节炎、强直性脊柱炎的重要发病诱因。此外，遗传因素对许多风湿类疾病有直接影响，强直性脊柱炎就有较强的家族遗传倾向。

二、舌诊

《内经》云："善诊者，察色按脉，先别阴阳。"中医诊病首先辨清阴阳，其中表、实、热属阳，里、虚、寒属阴。舌诊是辨别阴阳的关键，通过察舌，可判断正气的盛衰，区别病邪的性质，分辨病位的深浅，推断疾病的进退预后；指导处方用药。因此，在风湿类疾病的诊断与辨证中，舌诊具有一定的指导意义。舌诊包括察舌体、舌色、舌苔三个方面。舌体和舌色可以反映脏腑的寒、热、虚、实；舌苔可以反映疾病的轻重、邪气的性质和消化功能的强弱。一般以舌尖属心肺，舌中属脾胃，舌根属肾，舌边属肝胆（左肝右胆）。

（1）舌色主病：淡白舌主虚，主寒，主气血两虚；红舌主热证，鲜红起芒刺属实热证，鲜红少苔、无苔或有裂纹属虚热证；绛舌主外感内伤，主外感热入营血，主内伤阴虚火旺或瘀血；紫舌主寒，主瘀，亦主热；青舌主寒凝阳郁或瘀血。

（2）舌形主病：苍老舌属实；细嫩舌属虚；胖大舌主脾肾阳虚，水湿内停；肿胀舌主心脾有热或饮酒热毒上攻或中毒；瘦薄舌主阴虚火旺；芒刺舌主邪热亢盛；红星舌主热毒炽盛，热入血分；裂纹舌主病有三：一是热盛伤阴，二是血虚不润，三是脾虚湿侵；齿痕舌主脾虚湿盛；舌下络脉多见于气滞血瘀证。

（3）苔色主病：白苔主表证，主寒证；黄苔主里证，主热证；灰苔主里热证，亦主寒湿证；黑苔主里证，主热证，亦主寒盛（主肾虚）。

（4）苔质主病：薄苔主表证；厚苔主里证，主痰饮，主食积；燥苔主热盛伤津；滑苔主寒，主湿；剥落苔主胃气、胃阴两伤；腐腻苔主痰，主湿，主食积。

总之，观舌苔的厚薄，可知邪气的深浅；观舌苔的润燥，可知津液的存亡；观舌苔的腐腻，可知阳气与湿浊的消长；观舌苔的偏全，可知病变之所在；观舌苔的消长，可知疾病的进退预后；观舌苔的真假，可知疾病的轻重预后。

风湿四病寒邪偏重者，多见淡白舌，白苔；风邪偏重者，多见淡红舌，薄白苔；湿邪偏重者，多见淡白舌，白腻苔；风湿者多见舌质淡红，苔微黄腻；寒湿者，多见舌质淡白，苔白腻；化热者，多见舌质淡红或红，苔黄腻润或黄干。然而经过治疗，体内的风寒湿邪被驱除后，病情好转，而舌苔也随之改善，并逐步恢复正常。

三、脉诊

中医脉象的形成，与脏腑气血关系十分密切，因此脏腑气血一旦有了变化，可从脉象中反映出来。脉诊的意义：判断疾病的病位、性质，邪正的盛衰；推断疾病的进退预后；为辨证提供依据。脉诊在风湿类疾病的诊断和治疗中非常重要，但临床表现错综复杂，必须"脉证合参"，如有脉证不一致时，应详问病史，认真辨证，根据具体情况，或"舍脉从证"或"舍证从脉"，做出正确判断，指导辨证治疗。

1. 诊脉的方法

（1）寸口定位：掌后高骨是谓关，关前为阳（寸脉），关后为阴（尺脉）；食指找寸脉，中指找关脉，无名指找尺脉；左手心肝肾，右手肺脾命；上主上，中主中，下主下；浮取为阳，沉取为阴。

（2）诊脉的要领：滑寿（滑伯仁）《诊家枢要》云"持脉之要有三：曰举、曰按、曰寻，轻手循之曰举，重手取之曰按，不轻不重委曲求之曰寻"。举即浮取，按即沉取，寻即中取。

2. 常见脉象　风湿病常见脉象如下。

（1）浮脉：轻取即得，重按稍减而不空，举之泛泛有余。主表证，亦主虚证。

（2）沉脉：轻取不应，重按始得。主里证，有力为里实，无力为里虚（沉主气郁）。

（3）迟脉：脉来迟慢，一息不足四至。主寒证，有力为寒积，无力为虚寒。

（4）数脉：一息脉来五至以上。主热证，有力为实热，无力为虚热。

（5）洪脉：洪脉极大，状若波涛汹涌，来盛去衰。主气分热盛。

（6）微脉：极细极软，按之欲绝，若有若无。主阳衰少气、阴阳气血诸虚。

（7）细脉：脉细如线，但应指明显。主气血两虚、诸虚劳损，又主湿病（细者血虚也）。

（8）实脉：三部脉举按均有力。主实证。

（9）虚脉：三部脉举之无力，按之空虚。主虚证。

（10）滑脉：往来流利，如盘走珠，应指圆滑。主痰饮、食滞、实热（滑主胞胎，滑主月经）。

（11）弦脉：端直而长，如按琴弦。主肝胆病、诸痛、痰饮、疟疾（弦者肝脉也，单弦者饮，双弦者寒）。

（12）紧脉：脉来绷急，状如牵绳转索。主寒，主痛，主宿食。

（13）涩脉：往来艰涩不畅，如轻刀刮竹。主气滞血瘀、伤精血少、夹痰夹食（涩主胃寒）。

（14）芤脉：浮大而中空，如按葱管。主失血伤阴。

（15）弱脉：极软而沉细。主气血不足。

（16）缓脉：一息四至，来去怠缓。主湿，又主脾胃虚弱（缓者脾虚也，缓者湿盛也，缓者主虚也）。

（17）濡脉：浮而细软。主虚，又主湿。

（18）促脉：数而一止，止无定数。主阳盛实热，气血痰饮宿食停滞，亦主肿痛。

（19）结脉：缓而一止，止有定数。主阳盛气结，寒痰血瘀，癥瘕积聚。

（20）代脉：脉来一止，止有定数，良久方来（促结代多考虑心律失常）。主脏气衰微，风证痛证，七情惊恐，跌打损伤。

临床实践体会，风湿类疾病的脉象常见的有浮数、浮缓、浮紧、沉缓、沉紧或细数、弦缓、弦紧、滑数等。疾病初起，病邪在表，正气尚不甚虚弱，可常见脉浮缓或浮紧或浮数。病情发展，疼痛较剧，则可出现紧脉或弦脉，如脉弦紧或沉紧；病已日久，气血已亏，肝肾亦虚，脉象可出现沉细或两尺皆弱。

经过治疗病情好转或愈后，其脉象也随之改善或恢复常脉。如寒湿型风寒湿性关节痛，治疗前多为沉缓，而经治疗好转后，脉亦随之浮起，若治愈后脉则中取为好，且从容和缓而有力，随着病情变化而由病脉变为平脉。

四、"辨证论治"和"辨证分型"

1. 辨证论治　就是对通过望、闻、问、切所收集的资料、症状、体征进行综合分析，辨清疾病的原因、性质及邪正之间的关系，然后确定为某种证。论治就是根据辨证的结果，确定相应的治疗方法。因此，辨证论治就是在整体观念指导下，理、法、方、药的全过程。

对风湿寒病或"风湿四病"的"辨证论治"方法，是以主症及其特点为主，参考舌诊、脉象，结合八纲进行辨证，然后立法，组方治疗。如上热下寒，即在一人身上有寒有热，错综复杂。在治疗上如不辨证，难以用药，用温热药可使上热加重，用寒凉药则下寒难除，难使矛盾统一，"辨证论治"则可使矛盾统一。如主症为膝下至足冷凉、沉重疼痛、痉挛拘急，兼有口干、眼涩、烦躁等症，舌尖红苔白，脉沉缓尺弱者，此属下寒为重，兼有上热。治以祛下寒为主，兼清上热。若主症为头晕、烦躁、口干、眼涩，胸以上发热，兼有膝下至足发凉，沉重疼痛较轻，舌尖红苔薄白，脉沉细或细数者，此属上热为重，下寒为轻，治以清上热，兼祛下寒。如风湿性关节痛，除辨证分为风重、湿重、寒重、风湿、寒湿型外，还要辨虚实。邪轻正盛者，治以祛风散寒，利湿通络，即可达到邪祛正复；邪盛正衰者，除祛风散寒，利湿通络外，还应加以"扶正固本"之药，方能奏效。

2. 辨证分型

（1）风重型：是以风邪侵犯人体偏重所致。其主症：全身各关节、肌肉游走窜痛，脉象多浮缓或弦缓，舌质淡红，苔薄白。其特点是遇刮风时病情加重（酸痛难忍），疼痛部位不固定。

（2）湿重证：是湿邪侵犯人体偏重所致。其主症：患病局部沉重，酸楚或麻木不仁，关节屈伸不利，多有骨摩擦音，脉多缓或濡，舌淡，苔白腻或微黄腻。其特点是遇阴天、下雨或遇冷水时病情加重。

（3）寒重型：是寒邪侵犯人体偏重所致。其主症：肌肉、关节皮肤发凉，固定性剧痛或挛缩拘急，脉弦紧或沉紧，舌质淡，苔白或白滑。其特点是遇冷病情加重，遇热则好转。

（4）化热型：是风湿寒邪留滞肌肉、关节郁久化热而致。其主症：肌肉或关节红肿热痛或伴有低热，口渴不欲饮，烦闷不安，脉滑数或濡数，舌质偏红，苔黄或黄腻。其特点是本型多为湿热，兼有纳呆、倦怠，且无遇冷加重之象。

第二节　风湿病的辨证思维

《内经》云："邪之所凑，其气必虚""正气存内，邪不可干"。风寒湿邪侵犯人体，除外界因素外，还与内脏有密切的关系。因此，治疗风湿病不能一味祛风，应当从整体出发，因为"有诸内者，必形诸外"，故历代有筋痹、脉痹、肌痹、皮痹、骨痹的说法。

一、风湿病与肝的关系

《内经》云："诸筋者，皆属于节""膝为筋之府""肝主身之筋膜""肝主筋"。筋即筋膜，附着于骨而聚于关节、肌肉。筋和肌肉的收缩、弛张，即是肢体、关节运动的屈伸或转侧，主要是筋膜有赖于肝血的滋养。肝的功能正常，肝血充盈，筋得所养才能运动有力而灵活。肝的功能失常，肝失疏泄不足，筋失所养，则关节运动不利。肝失疏泄，气滞则水滞，水湿停于关节，可见关节肿胀、屈伸不利。如类风湿关节炎，中医学称"鹤膝风"。主要表现为关节肿大，乃肝失疏泄，气血运行不畅，水湿停滞所致。治疗当从肝论治。如四逆香佛二花汤就是疏肝理气解郁以治之，达到气行则血行，气行则水行，使肝主筋，膝为筋之府，诸膝者皆属于节的功能恢复正常，达到治疗目的。又如风湿性关节炎，两膝关节疼痛，可选用逍遥散治之，本方具有疏肝养血之功，使肝血充盈，筋得所养，关节病变自愈。

二、风湿病与肾的关系

《内经》云："肾主骨""骨者髓之府""肾主身之骨髓"。骨，泛指人体的骨骼，是人体运动系统的重要组成部分。肌肉和筋的收缩、弛张，促使关节屈伸与旋转，从而表现为躯体的运动。在运动过程中，骨及骨组成的关节起到了支点和支撑并具体实施动作等重要作用。所以一切运动都离不开骨骼的作用。肾藏精，精生髓，髓又能养骨，故有"肾生骨髓""其充在骨"的说法。如肾精亏虚，骨髓空虚，则骨骼软弱无力，骨质脆弱，出现骨质疏松，脊柱强直，韧带骨化，两骶髂关节变形为主的病变。又肾阳为一身之阳，主温煦，肾阳一虚，虚寒内生，外邪容易侵犯人体。风湿类疾病多为顽疾，久病入肾。因此治疗这类疾病应当从肾治之。如强直性脊柱炎，中医学称"骨痹""肾痹"，说明与肾有密切关系。临证常用补阴益气煎、强直经验方等。这都是从肾入手，每每获得较好疗效。

三、风湿病与脾的关系

《内经》云:"脾主四肢""脾主身之肌肉""诸湿肿满,皆属于脾,诸痉项强,皆属于湿"。风湿病从脾论治原理有二:一是脾主肌肉。脾为气血生化之源,全身的肌肉依靠脾胃运化的水谷精微来营养。人体各种形式的运动均需肌肉、筋膜和骨节的协调合作,但主要靠肌肉的收缩活动来完成。同时,脾胃与筋有着密切的关系,如《内经》云:"食气入胃,散精于肝,淫气于筋。"人以水谷为本,脾胃为水谷之海、气血生化之源。脾胃健旺,化源充足,气血充盈,则肝有所滋,筋有所养。若脾被湿困,或脾胃虚弱,化源不足,筋失所养,可出现关节病变。临证常用归芪建中汤,就是从脾胃着手,气血充盈,筋脉肌肉得养,关节病变自愈。二是脾虚生湿,水湿停聚,聚于关节而为病。仲景云:"太阳病,关节疼痛而烦,脉沉而细者,此名湿痹之候,其人小便不利,大便反快,但当利其小便""若治风湿者,发其汗,但微微似欲出汗者,风湿俱去也",说明湿有内湿、外湿,外湿者汗之,内湿者利之。临证常用胃苓汤治疗风湿病就是从脾着手,使湿邪得去,脾胃功能得以恢复正常。

四、风湿病与心的关系

《内经》云:"诸血者,皆属于心""心者,主身之血脉""心者……其充在血脉""夫脉者,血之府也"。心主血脉是指全身的血液都要靠心气的推动运行全身,无处不到,环周不休,外而肌肤皮毛,内而五脏六腑。心气充沛,血液才能正常运行,心气不足,血脉亏虚,脉道不利,血流不畅,出现不荣则痛;或气血瘀滞,血脉受阻,不通则痛。其关节部位多表现为手少阴心经循行路线。如类风湿关节炎表现为腕关节、肘关节疼痛,脉见沉细或结代,可用炙甘草汤;风湿性关节炎表现为膝关节疼痛、心悸,可用芪脉三妙汤。这些都是从心入手,补益气血,使心主血脉功能正常,气血通畅,通则不痛。

五、风湿病与肺的关系

《内经》云:"肺主皮毛""肺朝百脉""虚邪之中人也,始于皮肤,皮肤缓则腠理开,开则邪从毛发入,入则抵深"。皮肤是覆盖在人体表面,直接与外界环境相接触的部分。皮肤为一身之表,具有护卫肌表,抵御外邪的作用。肺主宣发,使卫气和气血津液输布全身,以湿养皮毛。肺气亏虚,肌表不固,外邪易侵。因肺为娇脏,不耐寒热,易被外邪侵袭,这是风湿病主要入侵的途径。临证以风寒侵入为主,常用九味羌活汤;以湿热为主,用宣痹汤;以寒湿为主,用桂枝附子汤;护卫肌表,用新加汤。从肺着手,一般多以祛邪为主,这也是人们常用祛风除湿药治疗风湿病的主要原因。

第三节　风湿病的常用中草药

应用祛风湿药应根据病因的不同、肌体盛衰情况及部位的深浅选择用药,合理配伍。如病邪偏于肌表的,应配伍解表药、祛风湿药,尽量采用辛温发散之品;偏热的应配伍清热药;邪入经络或筋骨,气血凝滞的,配伍活血通络药;寒重的选配辛温祛寒之品;气血不足的要加入补气养血药。千万不可千篇一律,只给祛风湿药。

1. 以祛风为特长的药

桂枝：祛风通络，善治风寒湿痹。

羌活：祛风止痛，用于上半身风寒湿痹。

独活：祛风湿，用于下半身风寒湿痹。

白芷：祛风止痛，善治头面诸痛。

防风：祛风止痛，为祛风胜湿之要药。

细辛：祛风止痛，用于寒湿痹痛。

2. 以祛寒为特长的药

川乌：散寒止痛，善于治风寒湿痹，本品有毒，多外用熏洗，不必内服。

草乌：善于止痛，毒性较大，外用熏洗，不必内服。

附子：祛寒止痛，用于全身关节疼痛，能温通十二经络，走而不守。服用本药需煎煮 1 小时以上，防止中毒。

3. 以温阳祛风为特长的药

淫羊藿：补肾壮阳，祛风湿。用于风湿痹痛，四肢麻木，筋骨拘挛。是治疗类风湿关节炎的要药。

巴戟天：温肾助阳，散寒除湿。用于寒湿痹痛，下肢冷痛。是治疗类风湿关节炎的要药。

肉苁蓉：温肾壮阳。用于腰膝冷痛，骨痿乏力。是治疗强直性脊柱炎的要药。

4. 以祛风湿又清热为特长的药

秦艽：祛风湿，除湿热。用于风湿所致的关节肌肉疼痛，且不伤阴。为"风药中之润剂"。

防己：祛风除痹，除湿清热。善于治疗下肢的风湿痹痛，如膝踝关节的疼痛。

薏苡仁：除湿清热，用于湿热客于肌肉关节的肿痛。

5. 以除湿柔筋为特长的药

木瓜：舒筋通络。本品既能化湿，又能敛阴。用于湿痹膝痛。

海桐皮：入肝肾经，祛风湿，通经络。用于腰膝疼痛，下肢关节痹痛。

晚蚕沙：除湿舒筋，通络祛风，除湿而不伤阴。用于湿热痹痛。

6. 以活血通络祛风为特长的药

鸡血藤：舒筋通络。本品既能行血补血，又能舒筋通络。用于血虚肢体麻木之风湿痹痛。

片姜黄：活血通经止痛。用于风湿痹痛。

7. 以养血活血祛风为特长的药

当归：养血活血，止痛。用于血虚所致的风湿痹痛。

川芎：祛风止痛，活血。本品既能理气，又能活血；既能疏肝，又能散风。"能上行头目，下行血海"，为"血中气药"，用于风湿痹痛。

8. 治疗风湿病的引经药

（1）头项部的风湿：羌活、藁本。

（2）上肢的风湿：桂枝、片姜黄。

（3）下肢的风湿：川牛膝、独活、防己。

（4）膝部的风湿：松节。

（5）脚部的风湿：威灵仙、防己。

（6）经脉的风湿：木瓜、海桐皮。

第四节 风湿病的常用方剂

一、行痹

1. 上肢疼痛

（1）蠲痹汤：羌活 10g，防风 10g，当归 10g，白芍 10g，黄芪 15g，片姜黄 10g，甘草 6g。

（2）黄芪桂枝五物汤：黄芪 15g，桂枝 10g，白芍 10g，生姜 3 片，大枣 5 个。

2. 手腕疼痛 炙甘草汤：炙甘草 10g，党参 10g，桂枝 10g，生姜 4 片，麦冬 10g，生地 15g，黑芝麻 15g，大枣 12 枚，阿胶（烊化）10g，羌活 10g，防风 10g，片姜黄 10g。

3. 上半身疼痛 大秦艽汤：秦艽 10g，羌活 10g，独活 10g，防风 10g，川芎 10g，白芷 10g，细辛 3g，黄芩 10g，生地 10g，熟地 10g，生石膏 15g，当归 10g，白芍 10g，茯苓 10g，白术 10g，甘草 6g。

4. 下半身疼痛 独活寄生汤：独活 10g，寄生 15g，秦艽 10g，防风 10g，细辛 3g，川芎 10g，当归 10g，生地 10g，白芍 10g，桂枝 10g，茯苓 10g，杜仲 10g，牛膝 15g，党参 10g，甘草 6g。

5. 膝关节疼痛 白虎桂枝汤：桂枝 10g，生石膏 15g，知母 10g，粳米 10g。

6. 踝关节疼痛 木防己汤合防己黄芪汤：防己 15g，黄芪 15g，白术 10g，甘草 6g，大枣 5 个，生姜 3 片，桂枝 10g，生石膏 15g，党参 10g。

7. 胯关节疼痛 宣郁通经汤：熟地 20g，川芎 10g，白术 10g，白芍 10g，五味子 10g，肉桂 10g，柴胡 10g，川续断 20g。

8. 腰背疼痛 逍遥狗脊汤：当归 10g，白芍 10g，柴胡 10g，茯苓 10g，白术 10g，甘草 6g，干姜 3g，薄荷 3g，狗脊 30g。

9. 脚跟疼痛 补阴益气汤：黄芪 15g，白术 10g，陈皮 10g，党参 10g，柴胡 6g，升麻 6g，甘草 6g，当归 10g，生地 15g，山药 10g，五味子 10g，丹皮 10g，茯苓 10g，泽泻 10g。

10. 全身疼痛 上中下痛风汤：苍术 10g，黄柏 10g，天南星 10g，桂枝 10g，防己 10g，威灵仙 10g，桃仁 10g，红花 10g，龙胆草 10g，川芎 10g，羌活 10g，白芷 10g，神曲 10g。

二、痛痹

1. 手指冷痛 桂枝加附子汤：桂枝 10g，白芍 10g，甘草 6g，生姜 3 片，大枣 5 个，附子 10g。

2. 全身冷痛 九味羌活汤：羌活 10g，防风 10g，细辛 3g，苍术 10g，白芷 10g，川芎 10g，黄芩 10g，生地 10g，甘草 6g。

3. 夜间疼痛 身痛逐瘀汤：牛膝 15g，地龙 10g，秦艽 10g，羌活 10g，当归 10g，川芎 10g，甘草 6g，桃仁 10g，红花 10g，香附 10g，没药 10g，五灵脂 10g，苍术 10g，黄柏 10g。

三、着痹

1. 腰部沉重疼痛 肾着汤：甘草 6g，干姜 10g，茯苓 10g，白术 10g。

2. 下肢沉重疼痛 防己黄芪五苓汤：防己 10g，黄芪 15g，白术 10g，甘草 6g，大枣 5

个，生姜 3 片，猪苓 10g，茯苓 10g，桂枝 10g，泽泻 10g。

3. 全身沉重疼痛 杏仁薏苡汤：杏仁 10g，薏苡仁 15g，防己 15g，桂枝 2g，生姜 2 片，厚朴 3g，白蒺藜 6g。

4. 全身憋胀 参芪丹鸡黄精汤：党参 10g，黄芪 30g，丹参 30g，鸡血藤 15g，黄精 10g，生地 10g，当归 10g，薄荷 3g，白术 10g，苍术 15g，柴胡 10g，三棱 10g，莪术 10g，夜交藤 30g，青皮 10g，陈皮 10g。

四、热痹

宣痹汤：防己 15g，杏仁 10g，薏苡仁 20g，滑石 15g，连翘 10g，半夏 10g，栀子 10g，赤小豆 30g，晚蚕沙 15g。

五、产后关节疼痛

归芪建中汤：当归 10g，黄芪 15g，桂枝 10g，白芍 20g，甘草 6g，生姜 3 片，大枣 5 个，阿胶（烊化）10g，生地 10g，红糖 30g。

六、风湿性关节炎

芪脉三妙汤：黄芪 15g，党参 10g，麦冬 10g，五味子 10g，苍术 10g，黄柏 10g，牛膝 15g，当归 10g。

七、类风湿关节炎

四逆香佛二花汤：柴胡 10g，白芍 10g，枳壳 10g，甘草 6g，香橼 10g，佛手 10g，玫瑰花 10g，代代花 10g，黄芩 6g，丝瓜络 10g。

八、强直性脊柱炎

强直经验方：淫羊藿 20g，巴戟天 20g，肉苁蓉 30g，狗脊 30g，熟地 10g，山药 15g，山萸肉 10g，茯苓 10g，枸杞子 10g，川牛膝 15g。

第五节 风湿病的中医治疗

一、风寒湿性关节痛

风寒湿性关节痛简称风关痛，是指人体感受风寒湿邪所引起的肌肉、关节疼痛为主要表现的疾病。临床上多称为风湿痛、良性关节炎、慢性腰腿痛。临床表现以疼痛为主，受累关节局部无红、肿、热、痛的炎症表现。实验室检查：血沉（ESR）除少数稍快外，大多数正常；抗链"O"（ASO）、类风湿因子（RF）均为阴性。说明风关痛与风湿性关节炎、类风湿关节炎有所不同，其关节多因疼痛而受限。治愈后关节功能恢复正常，不留畸形。其特点是遇寒冷或天气变化病情加重。也是风湿四病的第一种。本病属于中医学"痹证"范畴。根据临床疾病的特点和方剂应用的指征，多采用上中下通风汤、大秦艽汤、白虎桂枝汤、白术附子汤、新加汤、九味羌活汤、蠲痹汤、当归四逆汤、葛根汤。

1. 上中下通风汤

组成　黄柏 10g，苍术 10g，天南星 10g，桂枝 10g，防己 10g，威灵仙 10g，桃仁 10g，红花 10g，龙胆草 10g，羌活 10g，白芷 10g，川芎 10g，神曲 10g。

方歌　苍术黄柏天南星，桂枝防己及威灵。桃仁红花龙胆草，川芎羌芷神曲停。

证型　痰湿阻络，外受风邪证。

指征　全身关节疼痛，咽痛，脉弦滑。

注意　本方可用于语言謇涩，或中风证。

2. 大秦艽汤

组成　秦艽 10g，羌活 10g，独活 10g，防风 10g，川芎 10g，白芷 10g，细辛 3g，黄芩 10g，生地 10g，熟地 10g，生石膏 15g，当归 10g，白芍 10g，茯苓 10g，白术 10g，甘草 6g。

方歌　大秦艽汤羌独防，芎芷辛芩二地黄。石膏归芍苓术草，养血祛风通治方。

证型　湿热不化，外受风邪证。

指征　上半身疼痛，肩背疼痛。

注意　生石膏对于关节疼痛具有较好的作用。

3. 白虎桂枝汤

组成　生石膏 15g，知母 10g，甘草 6g，粳米 10g，桂枝 10g。

方歌　白虎汤清气分热，石膏知母草粳入。增入桂枝治热痹，红肿热痛此方宜。

证型　风湿热痹证。

指征　下肢关节疼痛。

注意　本方可用于结节性红斑。应用本方以身热，不恶寒为要点。

4. 白术附子汤

组成　白术 10g，附子 10g，甘草 10g，生姜 3 片，大枣 7 枚。

方歌　白术附子汤，姜甘大枣襄。

证型　脾虚湿盛，寒湿不化证。

指征　手指关节疼痛，四肢厥冷，大便秘结。

注意　应用本方见大便秘结者，不可妄用泻下药。

5. 新加汤

组成　桂枝 10g，白芍 12g，生姜 4 片，人参 10g，甘草 6g，大枣 12 枚。

方歌　仲景新加汤，桂枝加藏参。

证型　营血亏虚证。

指征　发汗后，身体疼痛，关节疼痛加重，脉沉缓。

注意　用祛风除湿药疼痛加重者，用本方效果甚佳。

6. 九味羌活汤

组成　羌活 10g，防风 10g，细辛 3g，苍术 10g，白芷 10g，川芎 10g，黄芩 10g，生地 10g，甘草 6g。

方歌　九味羌活用防风，细辛苍芷与川芎。黄芩生地加甘草，三阳解表益姜葱。阴虚气虚人禁用，加减临时在变通。

证型　风寒外客，郁久化热证。

指征　全身疼痛，有感冒症状，脉浮紧。

注意　应用本方，多是外感所致的疾病，效果甚佳。

7. 蠲痹汤

组成　羌活 10g，防风 10g，当归 10g，白芍 10g，黄芪 15g，片姜黄 10g，甘草 6g。

方歌　蠲痹汤医风气痹，羌防归芍共黄芪。姜黄甘草同煎服，体痛筋挛手足痹。

证型　气血不足，外受风邪证。

指征　肩周炎，上肢抬举困难。

注意　若寒象明显加桂枝 10g。

8. 当归四逆汤

组成　当归 10g，桂枝 10g，木通 10g，甘草 6g，细辛 3g，白芍 10g，大枣 5 个。

方歌　当归四逆桂木草，细辛芍药加大枣。养血通脉又和营，温经散寒又达表。

证型　阴虚寒盛，经脉闭阻证。

指征　四肢逆冷，手指关节疼痛。

注意　本方可用于下肢静脉炎，静脉曲张。

9. 葛根汤

组成　桂枝 10g，白芍 10g，甘草 6g，生姜 3 片，大枣 7 枚，葛根 15g，麻黄 10g。

方歌　葛根汤内麻黄襄，二味加入桂枝汤。

证型　营卫不和，外受风邪证。

指征　急性发病，项背疼痛，脉浮紧。

注意　脉浮缓者改用瓜蒌桂枝汤（桂枝 10g，白芍 10g，甘草 6g，生姜 4 片，大枣 7 个，天花粉 15g）。

结语　治疗风关痛时要注意的问题：

（1）风关痛是临床常见的病症，正气不足为发病的主要因素，而感受外邪（风、寒、湿、热）为引起本病的外因，其中尤以风、寒、湿三者杂至而致病者为多。其病机为经络阻滞，气血运行不畅，不通则痛。

（2）风关痛的基本治疗原则是祛风、散寒、除湿、清热、舒经、通络。一般风气偏重者加白芷；湿气偏重者多加苍术；热气偏重者加黄连；寒气偏重者加独活、肉桂；病在上肢加桂枝、威灵仙；病在下肢加牛膝、防己。

（3）一般病程短，以头部疼痛为甚者用九味羌活汤；项背疼痛为主者用葛根汤；肩关节疼痛为主者用蠲痹汤；上肢疼痛者用白术附子汤；上半身疼痛为主者用大秦艽汤；下肢疼痛为主者用桂枝白虎汤；手指疼痛者用当归四逆汤；全身疼痛者用上中下通风汤；用祛风除湿药反身疼痛者用新加汤。

二、风湿性关节炎

风湿性关节炎简称关节炎，是一种与溶血性链球菌感染有关的变态反应性疾病，属于全身性结缔组织炎症。本病急性期可出现持续性高热，多在 30～40℃，轻则在 37.5～38.5℃。其特点是以侵犯四肢大关节为主，在关节局部出现红、肿、热、痛，或只肿痛。经治疗，炎症消退后，关节功能恢复正常，不留畸形。实验室检查：活动期血沉（ESR）一般增快，非活动期多正常。抗链"O"（ASO）阳性（1∶600U 以上）。有的白细胞增多。如 ASO 阳性（1∶400U 位以下）者，必须有环形红斑，或结节性红斑，即可诊断为风关炎，X 线检查无骨质改变。本病属于常见病、多发病。由于风湿活动反复发作，除引起关节肿痛外，严重者侵犯心脏，常并发风湿性心肌炎，或心脏瓣膜损害而形成风湿性心脏病。因此积极认真防治风关炎，预防并治疗此病有着重要的意义。由于本病具有反复发作的倾向，需要指出的是：临床上（特别是一些基层工作单位）对本病缺乏系统认识，有混淆不清的现象，常常把风关痛也诊断为风关炎，甚至也用皮质激素治疗，给患者带来了不必要的痛苦。本病属于中医学"痹证""热痹"的范畴。根据临床疾病的特点和方剂应用的指征，多采用独活寄生汤、宣痹汤、芪脉三妙汤、木防己汤、桂枝附子汤、身痛逐瘀汤、千年追风汤、升阳益胃汤治疗。

1. 独活寄生汤

组成　独活 10g，寄生 15g，秦艽 10g，防风 10g，细辛 3g，川芎 10g，当归 10g，生地 10g，白芍 10g，桂枝 10g，茯苓 10g，杜仲 10g，牛膝 15g，党参 10g，甘草 6g。

方歌　独活寄生艽防辛，芎归地芍桂苓均。杜仲牛膝党参草，冷风顽痹屈能伸。

证型　风寒湿邪留滞经络证。

指征　全身关节疼痛，游走不定，关节屈伸不利，脉浮或浮紧。

注意　本方治疗类风湿关节炎无效。

2. 宣痹汤

组成　防己 15g，杏仁 10g，生苡米 20g，滑石 15g，连翘 10g，半夏 10g，栀子 10g，赤小豆 30g，晚蚕沙 15g。

方歌　宣痹防己杏苡仁，滑石翘半栀子民。赤小豆加晚蚕沙，湿热痹证肢节痛。

证型　风湿热痹证。

指征　关节红肿热痛，身热口渴，舌苔黄，脉滑数。

注意　宣痹汤有两个，一为治疗咽炎之方；本方为《温病条辨》中焦篇治疗热痹证之方。

3. 芪脉三妙汤

组成　黄芪 15g，当归 10g，党参 10g，麦冬 10g，五味子 10g，苍术 10g，黄柏 10g，牛膝 15g。

方歌　芪脉三妙汤，当归入此方。

证型　气阴两虚，湿热郁结证。

指征　关节疼痛，五心烦热，自汗，盗汗，心悸。

注意　上肢关节疼痛明显者，加桑枝 30g；本方可用于风湿性心脏病。

4. 木防己汤

组成　防己 15g，党参 10g，桂枝 10g，生石膏 15g。

方歌　木防己汤生石膏，桂枝党参此方要。

证型　湿热痹阻证。

指征　下肢关节疼痛，或踝关节肿痛、浮肿。

注意　本方加半夏、杏仁治疗老年性支气管炎效果甚佳。本方合白虎汤治疗手指关节疼痛效果甚佳。

5. 桂枝附子汤

组成　桂枝 10g，附子 10g，甘草 6g，生姜 4 片，大枣 7 枚。

方歌　桂枝附子汤，桂枝去芍药。

证型　阳虚寒凝证。

指征　手指关节疼痛，手足逆冷。

注意　桂枝汤中去芍药酸敛以防寒邪不出，加附子温通十二经络。附子有毒，故要久煎1 小时以上。

6. 身痛逐瘀汤

组成　牛膝 15g，地龙 10g，秦艽 10g，羌活 10g，当归 10g，川芎 10g，甘草 6g，桃仁 10g，红花 10g，香附 10g，没药 10g，五灵脂 10g，苍术 10g，黄柏 10g。

方歌　身痛逐瘀膝地龙，艽羌归芎草桃红。香附没药五灵脂，苍术黄柏量减增。

证型　瘀血阻滞证。

指征　全身关节疼痛，夜间加重，舌质暗，有瘀斑。

注意　根据久病入络一说，本方多用于病程较长的关节疼痛。

7. 千年追风汤

组成　千年健 6g，追地风 6g，老鹳草 6g，佛手 6g，木瓜 6g，透骨草 6g，桂枝 6g，川牛膝 6g，白果叶 12 片。

方歌　千年追风老鹳草，佛手木瓜透骨草。桂枝牛膝白果叶，风寒入络等量方。

证型　风寒入络证。

指征　全身关节疼痛，畏寒，麻木。

注意　可将上药切成小块，用白酒 1kg 泡 10 日备用，1 日 2 次，1 次 1 盅。

8. 升阳益胃汤

组成　黄芪 15g，白术 10g，党参 10g，黄连 4g，半夏 10g，甘草 6g，陈皮 10g，茯苓 10g，泽泻 10g，防风 6g，羌活 6g，独活 6g，柴胡 10g，白芍 10g，生姜 2 片，大枣 3 个。

方歌　升阳益胃芪术参，黄连半夏草陈茯。泽泻防风羌独活，柴胡白芍枣姜生。

证型　肝郁脾虚，风湿外客证。

指征　全身关节肌肉疼痛，胸满心烦，胃脘疼痛，乏力，脉弦滑。

注意　应用本方一要有脾虚的证候，二要有肝气郁结的证候，三要有风湿的证候，效果甚佳。

治疗风湿性关节炎时需要注意的问题：本病是风、寒、湿三邪气杂至为病，初起以邪实为主，病久往往出现气血虚衰，寒郁化热，因此要注意虚证的表现。本病以祛风、散寒、除湿为主要治法。有痰湿者，宜用南星、白芥子；有寒盛者，宜用桂枝、附子；有湿热者，宜用苍术、黄柏。若关节疼痛较甚或红肿热痛可用川乌 10g，草乌 10g，桂枝 10g，桃仁 10g，红花 10g，丹参 20g，忍冬藤 30g，生石膏 20g，煎汤外洗。

三、类风湿关节炎

类风湿关节炎简称类关炎（RA），是一种以关节病变为主的全身性疾病。表现为关节滑膜，其次浆膜、心、肺、皮肤、眼、血等结缔组织广泛的炎症，以关节症状为主，表现为晨僵、疼痛、肿胀、活动障碍、关节畸形等。实验室检查：RF 阳性，ESR 多增快，X 线检查具有典型的类风湿关节炎 X 线所见，或 C 反应蛋白阳性。本病对人体健康危害很大，目前在国内外仍属原因不明的难治之症。本病属于中医学"痹证"的范畴，《金匮要略》称之为"历节病"。后世医家将本病称为"尪痹""顽痹""鹤膝风"。根据临床疾病的特点和方剂应用的指征，多采用四逆香佛二花汤、类风灵验方、桂枝芍药知母汤、类风经验方。

1. 四逆香佛二花汤

组成 柴胡 10g，枳壳 10g，白芍 10g，甘草 6g，香橼 10g，佛手 10g，玫瑰花 10g，代代草 10g，黄芩 6g，丝瓜络 10g。

方歌 四逆香佛二花汤，不忘芩丝在此方。

证型 痰气郁结证。

指征 手足憋胀，手关节肿大，脉沉滑。

注意 本方应用应注意煎药方法，先用开水泡半小时，然后煎 5～10 分钟。本方亦可用于阳痿、浮肿、胸痛者，有很好的疗效。

2. 类风灵验方

组成 黄芪 15g，当归 10g，党参 10g，麦冬 10g，五味子 10g，苍术 10g，黄柏 10g，牛膝 15g，石斛 15g，地龙 10g，晚蚕沙 6g，生薏米 15g。

方歌 类风灵验斛地龙，芪脉三妙晚薏仁。

证型 气阴两虚，湿热阻滞证。

指征 关节肿大，手指关节变形，乏力，身重。

注意 应用本方忌辛辣食物。

3. 桂枝芍药知母汤

组成 桂枝 10g，白芍 10g，知母 10g，甘草 6g，白术 10g，麻黄 6g，生姜 3 片，附子 6g，防风 10g。

方歌 桂枝芍药知母汤，甘术麻黄姜附防。

证型 寒湿化热证。

指征 大小关节肿胀疼痛，关节变形，消瘦，恶心，畏寒。

注意 凡阳气虚而关节又红肿疼痛者，效果较佳。

4. 类风经验方

组成 淫羊藿 20g，巴戟天 20g，肉苁蓉 30g，石斛 10g，片姜黄 10g，海桐皮 10g，秦艽 10g，防己 15g，黄芪 15g，当归 6g。

方歌 类风经验有妙方，淫羊巴戟片姜黄。石斛苁蓉海桐皮，秦艽防己与归芪。

证型 气血阴阳亏虚证。

指征 关节肿大变形，腰背酸困，乏力。

注意 应用本方可加黄连 6g，黑豆 250g。

结语 治疗类风湿关节炎时需要注意的问题：

（1）类风湿关节炎的治疗原则是抓住早期治疗，控制中期发展，改善晚期症状。

（2）本病是以气虚、阴虚、阳虚、血虚等为主的疾病，因此补益是本病的主要治法。

（3）类风湿关节炎是复发率、致残率很高的疾病，故应该改变过去单纯采用药物和手术的方法，尤其对中晚期患者，应采用临床治疗和功能康复同时进行，使患者早日康复，回归家庭和社会。

四、强直性脊柱炎

强直性脊柱炎简称强脊炎（AS），是病因不明的一种常见疾病，一般先侵犯骶髂关节，其后由于病变发展逐渐累及腰、颈椎，出现小关节间隙模糊，融合消失及椎体骨质疏松、破坏、韧带骨化，终致脊柱强直或驼背，甚至丧失劳动力。以脊柱强硬及姿势改变，两骶髂关节、腰背部反复疼痛为主要表现。实验室检查：血沉多增快，类风湿因子多阴性，HLA-B27多强阳性，X线检查具有强直性脊柱炎和骶髂关节典型改变。本病属中医学"痹证"的范畴。《内经》有"骨痹""肾痹"的记载，说明强脊炎与肾有密切的关系。因此治疗本病多用补肾之法。根据临床疾病的特点和方剂应用的指征多采用逍遥狗脊汤、肾着汤、金匮肾气丸、附子汤、芪脉石膏汤、补阴益气煎、附桂理中六味汤、强直经验方。

1. 逍遥狗脊汤

　　组成　柴胡 10g，当归 10g，白芍 10g，茯苓 10g，白术 10g，甘草 6g，干姜 3g，薄荷 3g，狗脊 30g。

　　方歌　逍遥狗脊汤，腰背酸困良。

　　证型　肝郁血虚，冲任失养证。

　　指征　腰髋关节疼痛，腰背酸困，脉沉弦。

　　注意　若阴虚明显者，加生地 10g，名曰黑逍遥狗脊汤。

2. 肾着汤

　　组成　茯苓 10g，白术 10g，干姜 10g，甘草 10g。

　　方歌　甘姜苓术汤，腰部冷痛尝。

　　证型　寒湿外客证。

　　指征　腰部冷痛，沉重，脉沉迟。

　　注意　本方与逍遥狗脊汤交替服用，对强脊炎有很好的疗效。肾着汤又名甘姜苓术汤。

3. 金匮肾气丸

　　组成　生地 10g，山药 10g，山萸肉 10g，茯苓 10g，泽泻 10g，丹皮 10g，附子 6g，肉桂 6g。

　　方歌　金匮肾气丸，地八山山四。丹茯泽泻三，肉桂附子一。

　　证型　肾阳亏虚证。

　　指征　腰困，腰痛，下肢浮肿，脉虚大。

　　注意　本方可用于消渴，哮喘。临证改山萸肉为五味子。

4. 附子汤

　　组成　附子 10g，茯苓 10g，白术 10g，白芍 10g，党参 10g。

　　方歌　附子汤温肾壮阳，茯苓术芍附党参。阳虚寒湿内入侵，祛寒除湿功效彰。

　　证型　肾阳不足，寒湿阻络证。

　　指征　腰痛，下肢关节冷痛，脉弦大紧。

　　注意　本方是真武汤去生姜加党参而成，应用于腰部冷痛者效果较差。

5. 芪脉石膏汤

　　组成　黄芪 15g，当归 10g，党参 10g，麦冬 10g，生地 15g，丹皮 10g，茯苓 10g，泽泻 10g，苍术 10g，当归 10g，桂枝 10g，防己 15g，生石膏 15g。

　　方歌　芪脉石膏汤，生脉六味帮。去掉药山萸，苍归桂防己。

　　证型　气阴俱虚，湿热郁结。

　　指征　腰困痛，关节痛，五心烦热。

　　注意　本方可用于肾炎，具有降蛋白尿之功效。

6. 补阴益气煎

组成 生地 15g，山药 10g，五味子 10g，丹皮 10g，茯苓 10g，泽泻 10g，黄芪 10g，白术 10g，陈皮 10g，升麻 6g，柴胡 6g，党参 10g，甘草 6g，当归 10g。

方歌 补阴益气煎，补中六味添。

证型 气阴两虚证。

指征 腰困，腰痛，疲乏无力，脉虚大，尺脉尤甚。

注意 本方对顽固性失眠有特效。

7. 附桂理中六味汤

组成 附子 10g，肉桂 10g，党参 10g，白术 10g，干姜 10g，甘草 6g，生地 10g，山药 10g，五味子 10g 丹皮 10g，茯苓 10g，泽泻 10g。

方歌 附桂理中六味汤，脾肾虚寒当煎尝。

证型 脾肾虚寒证。

指征 胃脘冷痛，腰困痛，脉弦紧。

注意 大便秘结者，加肉苁蓉 15g；大便稀溏者，加骨碎补 10g，补骨脂 10g。

8. 强直经验方

组成 淫羊藿 20g，巴戟天 20g，肉苁蓉 30g，狗脊 30g，熟地 10g，山药 15g，山萸肉 10g，茯苓 10g，枸杞子 10g，川牛膝 15g。

方歌 强直经验淫羊藿，巴戟苁蓉狗脊入。熟地山药又山萸，茯苓杞子川牛膝。

证型 阴阳两虚证

指征 腰困，腰痛，驼背，脉沉细。

注意 本方亦可用于类风湿关节炎。

治疗强直性脊柱炎时需要注意的问题：强直性脊柱炎是一种使人丧失劳动力，危害人体健康的疾病。强直性脊柱炎的治疗原则与类风湿关节炎一样，当"抓住早期治疗，控制中期发展，改善晚期症状"。治本病应采取综合疗法，强调康复疗法，避免做弯腰工作，以防驼痛畸形，尽量保持四肢关节、脊柱的生理姿势，尤其俯卧位时对预防背驼和髋、膝屈曲、畸形是很有益的简单康复法。

五、腰痛

腰痛是指内伤、外感等原因所致，症见腰部一侧或两侧疼痛为主的疾病。由于腰为肾之府，又是太阳、任、督、冲、带等经脉经过的部位，所以肾虚、风寒、湿邪、瘀血等引起的腰痛最为多见，因此治疗上当以补肾、活血、祛风、散寒、除湿诊治。根据临床疾病的特点和方剂应用的指征多采用肾着汤、逍遥狗脊汤、三痹汤、萆薢苡米三妙汤、身痛逐瘀汤、宣郁通经汤、补阴益气煎、附桂理中六味汤、滋水清肝饮。

1. 肾着汤

组成 干姜 10g，茯苓 10g，白术 10g，甘草 10g。

方歌 甘姜苓术汤，腰部冷痛尝。

证型 寒湿外客证。

指征 腰部冷痛，沉重，脉沉迟。

注意 肾着汤又名甘姜苓术汤；若腰困较甚者，加川续断 15g，桑寄生 15g。

2. 逍遥狗脊汤

组成 柴胡 10g，当归 10g，白芍 10g，茯苓 10g，白术 10g，甘草 6g，干姜 4g，薄荷 3g，狗脊 30g。

方歌 逍遥狗脊汤，腰背酸困良。

证型 肝郁血虚，冲任失养证。

指征 腰背酸困，脉沉弦。

注意 若五心烦热加生地 15g。

3. 三痹汤

组成 独活 10g，秦艽 10g，防风 10g，细辛 3g，川芎 10g，当归 10g，生地 10g，白芍 10g，肉桂 10g，茯苓 10g，杜仲 15g，牛膝 15g，党参 10g，甘草 6g，黄芪 15g，川续断 10g。

方歌 独活寄生艽防辛，芎归地芍桂苓均。杜仲牛膝党参草，冷风顽痹屈能伸。若去寄生加芪续，汤名三痹古方珍。

证型 风寒湿痹证。

指征 突然腰腿疼痛，阴天时加重，脉弦紧。

注意 本方乃独活寄生汤去寄生加黄芪、川续断而成，偏于腰部的用本方，偏于腰腿的用独活寄生汤。

4. 萆薢苡米三妙汤

组成 苍术 10g，黄柏 10g，牛膝 15g，生苡米 20g，萆薢 10g。

方歌 萆薢苡米三妙汤，湿热郁滞腰痛康。

证型 湿热郁滞证。

指征 腰部酸痛，有灼热感，活动后减轻，脉濡数。

注意 本方对脚部肿胀有一定疗效。

5. 身痛逐瘀汤

组成 桃仁 10g，当归 10g，川芎 10g，五灵脂 10g，秦艽 10g，羌活 10g，地龙 10g，牛膝 15g，红花 10g，没药 10g，甘草 6g，香附 10g，苍术 10g，黄柏 10g。

方歌 身痛逐瘀膝地龙，艽羌归芎草桃红。香附没红五灵脂，苍术黄柏量减增。

证型 瘀血阻滞证。

指征 腰痛不移，痛如针刺，有外伤史。

注意 本方用于瘀血腰痛，腰椎增生引起的腰痛亦可应用。

6. 宣郁通经汤

组成 熟地 20g，川芎 10g，白术 10g，白芍 10g，五味子 10g，肉桂 10g，柴胡 10g，川续断 20g。

方歌 宣郁通经汤，熟地芎术尝。白芍五味子，肉桂柴断康。

证型 肝气郁结，冲任失养证。

指征 腰髋疼痛，下肢疼痛，脉沉弦。

注意 本方对于经行不畅引起的腰痛效果甚佳。

7. 补阴益气煎

组成 生地 15g，山药 10g，五味子 10g，茯苓 10g，泽泻 10g，丹皮 10g，当归 10g，黄芪 15g，白术 10g，陈皮 10g，党参 10g，柴胡 6g，升麻 6g，甘草 6g。

方歌 补阴益气煎，补中六味添。

证型 气阴两虚证。

指征 腰困，腰痛，乏力，脉虚大，尺脉尤甚。

注意 应用本方可加肉苁蓉 10g。

8. 附桂理中六味汤

组成 附子 10g，肉桂 10g，党参 10g，甘草 6g，白术 10g，干姜 10g，生地 10g，山药 10g，五味子 10g，丹皮 10g，茯苓 10g，泽泻 10g。

方歌 附桂理中六味汤，脾肾虚寒当煎尝。

证型 脾肾虚寒证。

指征 胃脘冷痛，腰困，腰痛，下肢稍困，脉沉细尺大或弦紧。

注意 本方对胃溃疡效果甚佳。

9. 滋水清肝饮

组成 生地 10g，山药 10g，五味子 10g，茯苓 10g，泽泻 10g，丹皮 10g，柴胡 10g，当归 10g，白芍 10g，栀子 10g，炒枣仁 15g。

方歌 滋水清肝六味汤，白芍当柴枣栀乡。

证型 肝肾不足，气郁不畅证。

指征 腰背酸困，胸胁苦满，肝区胀痛，两目干涩。

注意 本方可以治病毒性肝炎。

治疗腰痛时应注意的问题：从腰痛发病的季节来看，冬季腰痛者多为风寒湿痹，治以祛风散寒除湿；春季腰痛者多为气郁肾虚，治以补肾理肝；夏季腰痛者多为湿热，治以燥湿养肝清热；秋季腰痛者多为阴液不足，燥热伤阴，治以滋阴清热润燥。从腰痛发生的时间来看，夜间腰痛者多为瘀血阻滞或肾阳不足，治以活血祛瘀或补肾助阳；白天腰痛夜间好转者多为肾气不足，带脉不固，治以补肾助阳或培补带脉；晨起腰痛加重者多为寒湿阻滞，肝木失达，治以温寒除湿、疏肝养肝。从致病邪气来看，遇风腰痛加剧者多为肾虚伏风，治以补肾祛风；遇寒加剧者多为阳虚寒湿，治以补肾温阳化湿；阴天腰痛加重者多为阳虚寒湿，治以温阳化湿；暑天腰痛加剧者多为肾虚湿热，治以补肾除湿清热。

第六节 有关风湿病治疗的经典条文

一、《内经》原文精选

（1）阴阳者，天地之道也，万物之纲纪，变化之父母，生杀之本始，神明之府也。治病必求其本。故积阳为天，积阴为地。阴静阳躁，阳生阴长，阳杀阴藏。阳化气，阴成形。寒极生热，热极生寒。《素问·阴阳应象大论》

（2）气味辛甘发散为阳，酸苦涌泄为阴。阴胜则阳病，阳胜则阴病。阳胜则热，阴胜则寒。重寒则热，重热则寒。《素问·阴阳应象大论》

（3）阳虚则外寒，阴虚则内热。《素问·调经论》

（4）所谓五脏者，藏精气而不泻也，故满而不能实。六腑者，传化物而不藏，故实而不能满也。《素问·五脏别论》

（5）头者，精明之府，……背者，胸中之府，……腰者，肾之府，……膝者，筋之府，……骨者，髓之府。《素问·脉要精微论》

（6）上焦开发，宣五谷味，熏肤，充身，泽毛，若雾露之溉，是谓气。《灵枢·决气》

（7）腠理发泄，汗出溱溱，是谓津。《灵枢·决气》

（8）谷入气满，淖泽注于骨，骨属屈伸，泄泽补益脑髓，皮肤润泽，是谓液。《灵枢·决气》

（9）中焦受气取汁，变化而赤，是谓血。《灵枢·决气》

（10）荣者，水谷之精气也，和调于五脏，洒陈于六腑，乃能入于脉也，故循脉上下，贯五脏，络六腑也。《素问·痹论》

（11）卫气者，所以温分肉，充皮肤，肥腠理，司开合者也。《灵枢·本脏》

（12）饮入于胃，游溢精气，上输于脾，脾气散精，上归于肺，通调水道，下输膀胱。水精四布，五经并行。合于四时五脏阴阳，揆度以为常也。《素问·经脉别论》

（13）风胜则动，热胜则肿，燥胜则干，寒胜则浮，湿胜则濡泄。《素问·阴阳应象大论》

（14）故风者百病之长也。《素问·风论》

（15）风者善行而数变。《素问·风论》

（16）伤于风者，上先受之；伤于湿者，下先受之。《素问·太阴阳明论》

（17）怒伤肝……喜伤心……思伤脾……忧伤肺……恐伤肾。《素问·阴阳应象大论》

（18）余知百病生于气也，怒则气上，喜则气缓，悲则气消，恐则气下，寒则气收，炅则气泄，惊则气乱，劳则气耗，思则气结，九气不同，何病之生？《素问·举痛论》

（19）正气存内，邪不可干。《素问·刺法论》

（20）邪之所凑，其气必虚。《素问·评热病论》

（21）邪气盛则实，精气夺则虚。《素问·通评虚实论》

（22）诸风掉眩，皆属于肝；诸寒收引，皆属于肾；诸气膹郁，皆属于肺；诸湿肿满，皆属于脾；诸热瞀瘛，皆属于火；诸痛痒疮，皆属于心。《素问·至真要大论》

（23）夫上古圣人之教下也，皆谓虚邪贼风，避之有时，恬淡虚无，真气从之，精神内守，病安从来。《素问·上古天真论》

（24）是故圣人不治已病治未病，不治已乱治未乱，此之谓也。《素问·四气调神大论》

（25）寒者热之，热者寒之，微者逆之，甚者从之，坚者削之，客者除之，劳者温之，结者散之，留者攻之，燥者濡之，急者缓之，散者收之，损者温之，逸者行之，惊者平之，上之下之，摩之浴之，薄之劫之，开之发之，适事为故。《素问·至真要大论》

（26）热因热用，寒因寒用，塞因塞用，通因通用。《素问·至真要大论》

（27）用寒远寒，用凉远凉，用温远温，用热远热，食宜同法。《素问·六无正纪大论》

（28）帝曰：脾病而四支不用，何也？岐伯曰：四支皆禀气于胃，而不得至经，必因于脾，乃得禀也。今脾病不能为胃行其津液，四支不得禀水谷气，气日以衰，脉道不利，筋骨肌肉，皆无气以生，故不用焉。《素问·太阴阳明论》

（29）风雨寒热不得虚，邪不能独伤人。卒然逢疾风暴雨而不病者，盖无虚，故邪不能独伤人。此必因虚邪之风，与其身形，两虚相得，乃客其形。《灵枢·百病始生》

（30）病之始起也，可刺而已；其盛，可待衰而已。故因其轻而扬之，因其重而减之，因其衰而彰之。形不足者，温之以气；精不足者，补之以味。其高者，因而越之；其下者，引而竭之；中满者，泻之于内。其有邪者，渍形以为汗；其在皮者，汗而发之；其慓悍者，按而收之；其实者，散而泻之。审其阴阳，以别柔刚，阳病治阴，阴病治阳。定其血气，各守其乡。血实宜决之，气虚宜掣引之。《素问·阴阳应象大论》

（31）黄帝问曰：痹之安生？岐伯对曰：风寒湿三气杂至合而为痹也。其风气胜者为行痹，寒气胜者为痛痹，湿气胜者为著痹也。《素问·痹论》

（32）卫者，水谷之悍气也，其气慓疾滑利，不能入于脉也，故循皮肤之中，分肉之间，熏于育膜，散于胸腹。逆其气则病，从其气则愈，不与风寒湿气合，故不为痹。《素问·痹论》

二、《伤寒论》原文精选

（1）太阳之为病，脉浮，头项强痛而恶寒。（1）

（2）太阳病，或已发热，或未发热，必恶寒，体痛，呕逆，脉阴阳俱紧者，名曰伤寒。（3）

（3）太阳病，发汗，遂漏不止，其人恶风，小便难，四肢微急，难以屈伸者，桂枝加附子汤主之。（200）

（4）太阳病，项背强几几，无汗恶风，葛根汤主之。（31）

（5）太阳病，项背强几几，反汗出恶风者，桂枝加葛根汤主之。（14）

（6）太阳病，头痛，发热，身疼，腰痛，骨节疼痛，恶风，无汗而喘者，麻黄汤主之。（35）

（7）伤寒六七日，发热微恶寒，肢节烦疼，微呕，心下支结，外证未去者，柴胡桂枝汤主之。（146）

（8）少阴病，身体痛，手足寒，骨节痛，脉沉者，附子汤主之。（305）

（9）少阴病，二三日不已，至四五日，腹痛，小便不利，四肢沉重疼痛，自下利者，此为有水气。其人或咳，或小便利，或下利，或呕者，真武汤主之。（316）

（10）手足厥寒，脉细欲绝者，当归四逆汤主之。（351）

（11）大汗出，热不去，内拘急，四肢疼，又下利厥逆而恶寒者，四逆汤主之。（353）

三、《金匮要略》原文精选

脏腑经络先后病脉证治第一

（1）问曰：上工治未病，何也？师曰：夫治未病者，见肝之病，知肝传脾，当先实脾，四季脾王不受邪，即勿补之；中工不晓相传，见肝之病，不解实脾，惟治肝也。（一）

（2）问曰：病有急当救里救表者，何谓也？师曰：病，医之下，续得下利清谷不止，身体疼痛者，急当救里；后身体疼痛，清便自调者，急当救表也。（十四）

（3）夫病痼疾，加以卒病，当先治其卒病，后乃治其痼疾也。（十五）

痉湿暍病脉证治第二

（4）太阳病，无汗而小便反少，气上冲胸，口噤不得语，欲作刚痉，葛根汤主之。（十二）

（5）痉为病，胸满口噤，卧不着席，脚挛急，必齘齿，可与大承气汤。（十三）

（6）太阳病，关节疼痛而烦，脉沉细者，此名湿痹之候，其人小便不利，大便反快，但当利其小便。（十四）

（7）病者一身尽疼，发热，日晡所剧者，名风湿。此病伤于汗出当风，或久伤取冷所致也，可与麻黄杏仁薏苡甘草汤。（二十）

（8）风水，脉浮，身重，汗出恶风者，防己黄芪汤主之。（二十二）

（9）伤寒八九日，风湿相搏，身体疼烦，不能自转侧，不呕不渴，脉浮虚而涩者，桂枝

附子汤主之；若大便坚，小便自利者，去桂加白术汤主之。（二十三）

（10）风湿相搏，骨节疼烦掣痛，不得屈伸，近之则痛剧，汗出短气，小便不利，恶风不欲去衣，或身微肿者，甘草附子汤主之。（二十四）

中风历节病脉证并治第五

（11）诸肢节疼痛，身体魁羸，脚肿如脱，头眩短气，温温欲吐，桂枝芍药知母汤主之。（八）

（12）病历节不可屈伸，疼痛，乌头汤主之。（十）

血痹虚劳病脉证并治第六

（13）血痹，阴阳俱微，寸口关上微，尺中小紧，外证身体不仁，如风痹状，黄芪桂枝五物汤主之。（二）

（14）虚劳里急，悸，衄，腹中痛，梦失精，四肢酸疼，手足烦热，咽干口燥，小建中汤主之。（十三）

痰饮咳嗽病脉证并治第十二

（15）问曰：四饮何以为异？师曰：其人素盛今瘦，水走肠间，沥沥有声，谓之痰饮；饮后水流在胁下，咳唾引痛，谓之悬饮；饮水流行，归于四肢，当汗出而不汗出，身体疼重，谓之溢饮；咳逆倚息，气短不得卧，其形如肿，谓之支饮。（二）

（16）夫心下有留饮，其人背寒冷如手大。（八）

（17）胸中有留饮，其人短气而渴；四肢历节痛。脉沉者，有留饮。（十）

水气病脉证并治第十四

（18）脉得诸沉，当责有水，身体肿重。水病脉出者，死。（十）

（19）师曰：诸有水者，腰以下肿，当利小便；腰以上肿，当发汗乃愈。（十八）

五脏风寒积聚病脉证并治第十一

（20）肾着之病，其人身体重，腰中冷，如坐水中，形如水状，反不渴，小便自利，饮食如故，病属下焦，身劳汗出，衣里冷湿，久久得之，腰以下冷痛，腹重如带五千钱，甘姜苓术汤主之。（十六）

呕吐哕下利病脉证治第十七

（21）干呕，吐涎沫，头痛者，吴茱萸汤主之。（九）

四、《温病条辩》原文精选

上焦篇

（1）骨节疼烦，时呕，其脉如平，但热不寒，名曰温疟，白虎加桂枝汤主之。（50）

中焦篇

（2）湿聚热蒸，蕴于经络，寒战热炽，骨骱烦疼，舌色灰滞，面目萎黄，病名湿痹，宣痹汤主之。（65）

（3）暑湿痹者，加减木防己汤主之。（即木防己汤去党参加杏仁、滑石、白通草、薏仁）（68）

下焦篇

（4）湿之为物也，在天之阳时为雨露，阴时为霜雪，在山为泉，在川为水，包含于土中者为湿。其在人身也，上焦与肺合，中焦与脾合，其流于下焦也，与少阴癸水合。（42）

（5）秋湿内伏，冬寒外加，脉紧无汗，恶寒身痛，喘咳稀痰，胸满舌白滑，恶水不欲饮，甚则倚息不得卧，腹中微胀，小青龙汤主之；脉数有汗，小青龙去麻、辛主之；大汗出者，倍桂枝，减干姜，加麻黄根。（47）

第七节　临证医案选编

一、腰腿疼痛

【临证医案1】　张某，男，39岁。

初诊：2周前，劳动汗出后突感腰腿疼痛，站立时疼痛加剧，翻身、起床十分困难，自感腰部酸痛僵直，舌苔白，脉弦紧。综合脉症，思之：脉弦紧者寒也，病发于冬季汗出后，亦寒也。《素问·举痛论》云："寒气客于脉外，则脉寒，脉寒则缩蜷，缩蜷则脉细急，细急则外引小络，故卒然而痛，得炅痛立则止。"脉症合参，此风寒湿邪外客所致也。拟独活寄生汤。

处方：独活10g，寄生15g，秦艽10g，防风10g，细辛3g，川芎10g，当归10g，生地10g，白芍10g，桂枝10g，茯苓10g，杜仲15g，牛膝15g，党参10g，甘草6g。

服药2剂，疼痛大减，翻身、坐起已愈八九，继服10剂，愈。

【临证医案2】　刘某，女，45岁。

初诊：腰背困痛，膝关节疼痛20余年，腰部发凉，近半年来加重，某医诊断为"椎间盘脱出"。曾牵引、按摩、针灸等治之不效。细审其症，除上症外，尚有胸满叹气。半年前曾行子宫肌瘤切除术。舌苔白，脉弦细。综合脉症，思之：脉弦者肝也，细者血虚也。《内经》云：膝为筋之府，肝主筋。故膝关节疼痛乃肝血不足耳。腰部发凉为何？仲景在《金匮要略》中云：肾着之病，其人身体重，腰中冷，如坐水中，形如水状，反不渴，小便自利，饮食如故，病属下焦，身劳汗出，衣里冷湿，久久得之，腰以下冷痛，腹重如带五千钱，甘姜苓术汤主之。

处方：柴胡10g，当归10g，白芍10g，茯苓10g，白术10g，甘草6g，干姜3g，薄荷3g，狗脊30g。

服药3剂，诸症减轻，后予调理巩固30剂，诸症减轻而愈。

二、全身窜痛

【临证医案】　王某，女，21岁。

初诊：肩、膝、踝等关节疼痛5个月，予柴胡桂枝汤加减、逍遥散加减、宣痹汤等治疗2个月先时症状缓解二三，后又随症治疗却效果不明显。细审其症：全身窜痛，神情抑郁，易哭，头晕，失眠，纳呆食减，舌苔白，脉沉弦滑。思之：此肝郁气滞也。因与之闲聊：13岁时父母离异，后随其母改嫁。继父常施打骂，生活不顺心，闷闷不乐，常独自哭泣。综合脉症，反复考虑，此病虽有风寒湿邪，然以肝郁气滞为主，故拟四逆香佛二花汤。

处方：柴胡10g，白芍10g，枳壳10g，甘草6g，香橼10g，佛手10g，玫瑰花10g，代代花10g，黄芩6g，丝瓜络10g。

服药 3 剂后，身痛、关节疼痛俱减，继服 20 剂诸症消失而愈。嘱其保持心情舒畅。

三、腰背拘急疼痛

【临证医案】　姚某，男，49 岁。

初诊：腰背拘急疼痛，屈伸不利半年。夜间为甚，根据夜间疼痛、强直加重，考虑为瘀血，先用身痛逐瘀汤治之，效果不显。乃细询之：疼痛、强直以夜间为甚，晨起活动后好转。思之：《素问·生气通天论》云，阳气者，一日而主外，平旦人气生，日中而阳气隆，日西而阳气已虚，气门乃闭。是故暮而收拒。《素问·金匮真言论》云：平旦至日中，天之阳，阳中之阳也。日中至黄昏，天之阳，阳中之阴也。合夜至鸡鸣，天之阴，阴中之阴也。鸡鸣至平旦，天之阴，阴中之阳也。故人亦应之。夜间即属瘀血，还应属阴，而阴的特性为静止的，阳的特性是运动的，患者晨起活动后好转，夜间加重乃阳虚之故。

处方：淫羊藿 20g，巴戟天 20g，肉苁蓉 30g，狗脊 30g，熟地 10g，山药 10g，山萸肉 10g，茯苓 10g，枸杞子 10g，川牛膝 15g。

服药 10 剂而愈。

四、产后关节疼痛

【临证医案】　杜某，女，30 岁。

初诊：产后关节疼痛 3 个月。前医以祛风散寒之剂治之，疼痛更甚。继而出现口淡乏味，胃脘痞满，畏寒肢冷，大便 4～5 日一行。审视其症，除上症外，见面色㿠白，冷汗，舌质淡，舌苔白，脉弦细。脉症相参，此气血阴阳皆不足耳。处以十四味建中汤。

处方：党参 10g，白术 10g，茯苓 10g，甘草 6g，熟地 10g，白芍 10g，当归 10g，川芎 10g，黄芪 15g，肉桂 10g，附子 10g，麦冬 10g，半夏 10g，肉苁蓉 30g。

药进 6 剂，诸症大减，后予归芪建中汤治之，继服 10 剂愈。

五、全身关节疼痛

【临证医案 1】　苏某，男，40 岁。

初诊：坐空调车后，全身关节疼痛、肌肉疼痛。某医诊断为风湿性关节炎。服药 2 日疼痛有所减轻，但继服其药疼痛不减。审其前医所开诸方，除两药抗炎镇痛外，中药但为祛风除湿之剂。细审其舌脉，舌苔白，舌质淡暗，脉弦细。此血虚寒也。前医但祛风除湿重伤其气血，故疼痛不止耳。经云：肝主筋，肝藏血，诸筋者皆属于节。肝血不足，筋失所养，则关节疼痛不止。故宜养血理筋为主，佐以微祛风湿。

处方：秦艽 5g，羌活 5g，独活 5g，防风 5g，川芎 10g，白芷 10g，细辛 2g，黄芩 5g，生地 10g，熟地 10g，生石膏 15g，当归 10g，白芍 10g，茯苓 10g，甘草 6g，白术 10g。

服药 3 剂，竟愈。

【临证医案 2】　白某，女，57 岁。

初诊：膝关节疼痛 2 年，近 2 个月来膝关节疼痛加重，且肘、肩、腕关节疼痛。有时全身酸痛，天气变化时更加严重，大便 4～5 日一行，咽喉不利，舌苔黄白腻，脉弦滑。此风湿痰热入于血络也。治以清热化痰，散风活络。予上中下痛风汤。

处方：苍术 10g，黄柏 10g，南星 10g，桂枝 10g，防己 10g，威灵仙 10g，桃仁 10g，红花 10g，龙胆草 6g，川芎 10g，羌活 10g，白芷 10g，神曲 10g。

服药 6 剂后关节疼痛、全身酸痛、咽喉不利好转，继服 6 剂诸症大减，后随脉症，随证治之而愈。

六、腰痛

【临证医案】 耿某，女，48 岁。

初诊：腰困腰痛 1 年。3 天前因生气，突感腰痛难忍，上肢麻木，以手掌为甚。卧床休息后麻木稍减，但仍腰痛难忍，既不能直腰，又不能翻身转动，舌苔白，脉沉弦。综合脉症，思之：此肝郁气滞，寒湿外客所致。治以疏肝理气，温肾化湿。予逍遥散加减。

处方：柴胡 10g，当归 10g，白芍 10g，茯苓 10g，白术 10g，甘草 6g，干姜 3g，薄荷 3g，狗脊 30g。

服药 1 剂，疼痛大减，手麻减轻，继服 5 剂，疼痛消失。患者云其大便干，服此治腰痛之方后，大便干亦被治愈。

七、肩痛

【临证医案1】 王某，男，39 岁。

初诊：肩痛 1 周，上肢抬举困难，以右肩为甚，项强，心烦，失眠，大便干，舌苔白，脉弦紧。综合脉症：肩、项乃手少阳三焦之脉所循行，心烦、失眠乃心肾不交之故，脉弦紧者肝气郁结也，故拟柴胡加龙骨牡蛎汤加减。

处方：柴胡 10g，龙骨 15g，牡蛎 15g，党参 10g，半夏 10g，甘草 6g，黄芩 10g，生姜 3 片，大枣 5 个，桂枝 10g，茯苓 15g，熟军 3g。

服药 3 剂后诸症大减。

【临证医案2】 成某，女，30 岁。

初诊：右肩疼痛麻木 1 个月。面色㿠白，月经量多，曾用吲哚美辛等治疗效果不佳，乃改中药治疗。症如上述，舌质淡，舌苔白偏厚，脉弦紧。《金匮要略》云：血痹，阴阳俱微，寸口关上微，尺中小紧，外证身体不仁，如风痹状，黄芪桂枝五物汤主之。患者素体气血亏虚，卫虚营弱，招致邪风，经络阻遏，血行不畅，故肩部疼痛麻木。治宜益气活血，温经通痹。故处黄芪桂枝五物汤加减治之。

处方：黄芪 15g，桂枝 10g，白芍 10g，大枣 7 个，生姜 4 片，羌活 10g，防风 10g，片姜黄 10g。

服药 6 剂，病情好转，疼痛消失，麻木大减，继以疏肝养血之剂调其月经以善后。

八、手指关节疼痛

【临证医案】 李某，女，17 岁。

初诊：右手拇指关节疼痛时作，不红，屈伸不利半年。舌苔白稍腻，脉弦缓。缓者营卫不和也。仲景《伤寒论》云：太阳病，发汗，遂漏不止，其人恶风，小便难，四肢微急，难以屈伸者，桂枝加附子汤主之。余宗其意，见此汤方相合，遂处以桂枝加附子汤。

处方：桂枝 10g，白芍 10g，甘草 6g，生姜 3 片，大枣 7 个，附子 10g。

服药 3 剂后疼痛稍减，宗效不更方之意，继服 30 剂，愈。

第八节　历代名家治疗风湿病验案录

一、朱丹溪医案

朱丹溪治一人，素耽于酒，患遍身关节肿痛，此愈彼剧，胸膈不宽。此酒湿症，痰饮在胃，流注经络，即流饮症也。用二陈汤加酒芩、苍术、羌活、威灵仙、泽泻、倍葛根。而愈。

（清代魏之琇《续名医类案》）

二、汪机医案

治一妇患疬，寒热煅痛，服人参败毒散，翌日遍身作痛，不能转侧，彼云素有此疾，每发痛至月余自止，服药不应。妇人体虚，因受风邪之气，随血而行，淫溢皮肤，卒然掣痛，游走无常，名曰历节风，治以四生丸而愈。

（明代汪机《外科理例》）

三、孙一奎医案

夏益吾，肢节肿痛，手足弯痛肿尤甚，不能动止。凡肿处皆红热，先起于左手右足，五日后，又传于左足右手，此行痹证也。且喘咳气涌不能睡。左脉浮数，中按弦，右滑数。乃湿热风痰壅遏经络而然。以茅山、苍术、姜黄、苡仁、威灵仙、秦艽、知母、桑白皮、黄柏、酒芩、麻黄水煎服下，而右手肿消痛减，夜服七制化痰丸，而嗽止，乃得安睡。再剂，两足弯消其半。左手经渠、列缺穴边肿痛殊甚。用苡仁、苍术、秦艽、甘草、天花粉、五加皮、石斛、前胡、枳壳、威灵仙、当归，旋服旋愈。

（明代孙一奎《孙文垣医案》）

四、王肯堂医案

治一人感受风湿，得白虎历节风证，偏身抽痛，足不履地者三年，百治不效。一夕，梦人与木通汤。遂以木通二两，长流水煎。服后一时许，偏身痒甚，上体发红丹如豆大，汗出至腰，上体便不痛矣。次日如前煎服，下体又发红丹，汗出至足，通身舒畅。一月后，人壮气复，步履如初。后治数人皆验，盖痛则不通，通则不痛也。

（明代王肯堂《证治准绳》）

五、叶天士医案

汪冬月温暖，真气未得潜藏，邪乘内虚而伏，因惊蛰节，春阳内动，伏气乃发。初受风寒，已从热化；兼以夜坐不眠，身中阳气，亦为泄越。医者但执风寒湿三邪合成为痹，不晓病随阳变之理，羌、防、葛根，再泄其阳，必致增剧矣！焉望痛缓？议用仲景木防己汤法：

　　木防己　石膏　桂枝　片姜黄　杏仁　桑枝

又气中伏邪得宣，又肢痹痛已缓，血分留热壅着，左肢痛势未衰，足微肿，体质阴虚，仍以宣通轻剂：

　　羚羊角　桂枝木　片姜黄　花粉　木防己　杏仁　桑皮

（清代叶天士《临证指南医案》）

六、任贤斗医案

喻廉敬，自云酒量大，喜多饮，每夜临卧吃冷水两碗，若不吃水，夜半后必渴烦。余曰：此非养生之道，既要冷水解酒，莫若少饮为佳。此时年壮，故尚无恙，到气血衰弱时，难免寒湿之病。语过方过两年，渐觉饮食无味，四肢骨节疼痛，迎余诊治。余曰：寒湿病也。上年曾许有此病，不料发得如是之早，乃用温经扶阳之药，系桂、附、枸杞、杜仲、故纸（补骨脂）之类，十余剂无效，腿腨足趾胀痛难抵，细思此药必中，何毫无效意？湿自内生，浸筋渍肉，非渗利必不能去。更投理中汤兼五苓散，二十余剂悉愈。第下体常怯寒，因酒湿浸渍，已非一年，阳损气弱一时难回，必须培补经年，方可复旧日之健。

（清代任贤斗《瞻山医案》）

七、徐灵胎医案

乌程王姓，患周痹证，遍身疼痛，四肢瘫痪，日夕叫号，饮食大减。自问必死，欲求余一决。家人垂泪送之舟中，余视之曰：此历节也。病在筋节，非煎丸所能愈，须用外治。乃遵古法敷之、拓之、蒸之、熏之，旬日而疼痛稍减，手足可动，乃遣归，月余而病愈。大凡荣卫脏腑之病，服药可至病所，经络筋节俱属有形，煎丸之力，如太轻则不能攻邪，太重恐伤其正，必用气厚力重之药，敷、拓、蒸、熏之法，深入病所，提邪外出，古人所以独重针灸之法。医者不知，先服风药不验，即用温补，使邪气久留，即不死，亦为废人。在在皆然，岂不冤哉！

（清代王孟英《洄溪医案》）

八、程文囿医案

王妇周体痹痛，医作风治，卧簟月余，肢挛头晕。予见之曰："此痹证也。躯壳外疾，虽无害命之理，但病久寝食不安，神形困顿，速救根本，犹可支撑，若见病医病，则殆矣。"方定十全大补汤，加枸杞、杜仲、鹿角胶，两服未应，众疑之。予曰："缓则疗病，急则顾命。今病势败坏如斯，舍是不救。且补虚与攻实不同，非所十剂莫效。"又服十日，周身发肿，众称病变。予曰："勿忧。凡风寒容于人，壮者气行则已，怯者著而为病。本由营气不足，邪陷于里，今服补剂，托邪外出，乃佳兆也。"仍命照方多服，痛止肿消而愈。识此，为治痹恣用风燥药者戒。

（清代程文囿《杏轩医案》）

九、翁藻医案

治一妇病痛痹，手足麻木，肢节烦疼，卧床痛楚，不得转侧。属服散寒疏风之剂，痛益加剧。余思《内经》论痹曰：风寒湿互相杂合，匪可分属。但以风气胜者为行痹，湿气胜者为著痹，寒气胜者为痛痹，今病手足麻木，肢节烦疼，其为风寒杂合无疑矣。何以服前方反剧耶？诊之，其六脉虽然浮大，而后关脉独洪实搏指。余曰：得之矣。《内经》不云乎，阳明有病，机关为之不利。缘此妇体肥健食，中焦窒塞，则气道不通，偶被风邪，因而作痛，不疏荡阳明，任行攻逐无益也，方用大黄为君，杂以祛风等药，一剂，下结粪甚多，麻木疼痛即减；再剂，其病如失矣。盖医者意也，变而通之，存乎人者也。苟必拘泥古人成法，治痹痛方中，几曾见有大黄者乎？

（清代翁藻《医钞类编》）

十、吴篪医案

宗室相国禄迪园久任盛京，暑热露天贪凉。冬令辄于火酒内加生姜汁，及忧虑劳役，痼疾即发。发时壮热大渴，面赤自汗，手足痛如刀刺，四肢必挨次疼痛到方止。余曰：脉浮弦数，缘寒著不慎，过饮不节，风寒湿热著于筋骨肢体中。经所谓行痹、痛痹也，随进上中下通用痛风方（黄柏、苍术、南星、神曲、川芎、桃仁、龙胆草、防己、白芷、羌活、威灵仙、桂枝、红花，或面糊为丸）加减服之乃愈。后伊病偶发，即用前方，余用伤寒治法，邪入某经即入某经之药为引，先治其标，次以利湿导滞、养血舒筋之药收功。并为开药酒方饮之，旧恙悉除矣。

（清代吴篪《临证医案笔记》）

十一、林珮琴医案

族女。风湿走注，骨节痛痹，四肢筋掣，脉沉，由产后血虚留邪。当归、木瓜、秦艽、杞子、钩藤、茯苓、牛膝、薏苡、蚕沙、姜黄、桑枝，外用防风，豨莶、苍耳子、菖蒲根、葱、姜煎汤，浴取汗，六七次痛止如常。

（清代林珮琴《类证治裁》）

十二、王堉医案

介之罗王庄张冠英，家称小有，继娶吾里中李姓女。张得腿病，骨节痛楚，不可屈伸，且时作肿，卧床已半年矣。延医视之，或以为下痿，用虎潜丸补之；或以为瘫痪，用续命汤散之，皆不效。其内弟请余往治。余诊六脉缓大，告之曰：既非下痿，亦非瘫痪，所患乃寒湿下注，关节不灵，肿痛必在关节。病虽久，可治也，乃进羌活胜湿汤加牛膝、防己以疏利之。三日后，杖而能起。又往视之，投以五苓理中汤。四服后，肿痛全消，意不愿服药。余曰：湿气未消，恐将复作，不如多服，以免后患。张听之，服药二十余剂，乃以酒肉来谢。余告以谨避风寒湿气。相隔十余年，余见其戚家席上，称健步焉。

介之田村乔某，忘其名，年老得痹疾，或手或足，痛发左右无定。医药数辈皆以瘫痪治之，药不啻千百剂，竟罔效。委顿经年，以为治丧具矣，而痛则饮食尚无大害。其里中有商于都者，知余名，因嘱请治。余至其家，未见病人，先问其子曰：尊大人是何病？其子以瘫痪告。余曰：老年得此病十无二三愈者，恐治之亦无益也。然既来不得不视之。入其室，则病者拱手称谢，问答数语，口舌便利，视其口眼无歪斜状，神气亦清。乃问手足麻木乎？曰：并不麻木，惟有时作痛，不可忍可。因诊其脉，六部俱缓而沉，兼带弱象。告之曰：君所患乃湿痹，既非瘫痪，又非痿症。盖寒湿着于皮肤，四肢重不滞，每转侧则重不可举，如移山挪石，非人不行。病者曰：不错，先生所认既真，急请施方必可愈也。余曰：愈则可愈，然无速效，须服药数十副起居调摄，乃杖而起，早亦在三月外，迟则半年。病者曰：但求病愈，何必急急。乃先以五苓理中汤加附子、苍术进之。五服而痛少止，肚腹宽，饮食进。又易羌活胜湿汤加牛膝、肉桂等类，命多服之，半月痛止。惟举动艰滞，步履尚难。更服白术附子汤，加松节、萆薢等。命十服后，丸服之。便命每晚遣人扶掖，往返数十步不必再视也。病者遵之，越三月，驱车备物衣冠而来，见其行走如常，而履阶遇限，尚多不利，急遣还而养之。冬十一月遇城中酒市，则指挥如意，毫无痛苦矣。此事相隔十余年，辛酉其子来求治眼，谈次具陈本末，乃始忆而录之。

（清代王堉《醉花窗医案》）

十三、谢映庐医案

高汉章，得风湿病，遍身疼痛，手不可触，近之则痛甚，微汗自出，小水不利。时当初夏自汉返回求治。见其身面手足具有微肿，且天气颇热，尚重裘不脱，脉象颇大，而气不相续。其戚友满座，问是何症。余曰：此风湿为病。渠曰：凡祛风利湿之药，服之多矣，不惟无益，而反加重。答曰：夫风本外邪，当从表治，但尊体表虚，何敢发汗？又湿本内邪，须从里治，而尊体里虚，岂敢利水乎！当遵仲景法，处甘草附子汤，一剂如神，服至三剂，诸款悉愈。可见古人之法，用之得当，灵应若此，学者可不求诸古哉！

（清代谢映庐《得心集医案》）

第六部分　话说中医

话说中医是应用中医的理论、中医的经典，帮助人们认识、预防疾病，达到身心健康。这一部分内容主要记录胡兰贵教授临证心得，为保持名中老医原汁原味传承，本部分内容未做删改。

第一节　中医话秋季养生

秋天来了，从中医的角度讲秋天怎样养生？养生这一理论，是《内经》最早提出来的，《素问·上古天真论》曰："上古之人，其知道者，法于阴阳，和于术数，食饮有节，起居有常，不妄作劳，故能形与神俱，而尽终其天年，度百岁乃去。"养生，实际上就是治未病（以预防为主）。《内经》曰："是故圣人不治已病治未病，不治已乱治未乱，此之谓也。夫病已成而后药之，乱已成而后治之，譬犹渴而穿井，斗而铸锥，不亦晚乎！"张仲景在《金匮要略》中有："问曰上工治未病，何也？师曰：夫治未病者，见肝之病，知肝传脾，当先实脾，四季脾王不受邪，即勿补之，中工不晓相传，见肝之病，不解实脾，惟治肝也。"

一、秋季养生注意事项

（1）秋天，秋高气爽，从五行的角度讲，秋属燥，秋天应该注意皮肤的保护，尤其是爱美的女性，应当用保湿化妆水、牛奶、蛋清拍打面部皮肤。因为，秋主燥，燥性干涩，燥易伤肺，肺主皮毛，这样可以防止皮肤干燥皲裂。临床上常开具滋燥养阴汤。由生地、熟地、黄芩、甘草、当归、白芍等药组成。秋季也可多喝蜂蜜水（阳虚之人禁用），因为蜜蜂采百花之精，可解百毒，既可延年益寿，又可美容。

（2）秋天人们（尤其是小儿）容易发生口唇燥裂，这也是燥性干涩，损伤津液，脾火与燥金相合为病，此时，应当以治未病的思想，泻脾火而达到泻肺金的目的。再有口唇从五行的角度讲属脾，而燥属肺，临床可用泻黄散，由甘草、防风、石膏、栀子、藿香组成。

二、秋季易患疾病及预防

秋天，最易发生咳嗽，因为从五行角度来讲，春、夏、长夏、秋、冬；肝、心、脾、肺、肾；风、暑、湿、燥、寒；秋属肺、属燥，故秋季最容易发生咳嗽，秋天气候渐凉，《内经》

有"形寒饮冷伤肺"；秋季，瓜果梨桃上市，多食冷性食物容易发生咳嗽。老百姓认为秋季为"多事"的秋天，只要加以防范，可以平安度过金色秋天，这也是《内经》治未病的思想。一防肺疾，秋主燥，燥性干涩，燥易伤肺，临证可用沙参麦冬饮；二防中风，寒主凝滞，寒主收引，血管收缩，易患心脑疾病，应防止进食过饱，多喝淡茶，晚饭要少，故有"早晨吃得好，中午吃得饱，晚上吃得少"的说法；三防胸痹（冠心病），寒气收引，血压增高，除锻炼外可服活血开痹饮（枸杞子 15g、山楂 20g）；四防皮损，应当用保湿化妆水、牛奶、蛋清拍打面部皮肤，这样可以防止皮肤干燥皲裂，也可多喝蜂蜜水；五防感冒，注意耐寒锻炼；六防伤胃，秋季寒凉，容易伤胃，故秋季宜多温食，少凉食，尤其是小儿，多食瓜果梨桃容易发生泄泻，临床可用小儿贴脐疗法，用丁香、肉桂研粉贴脐，或用我们的科研产品"宝宝一贴灵"（丁桂儿脐贴）。

三、秋季咳嗽用药

（1）秋季咳嗽看似简单，人们一见咳嗽，就用川贝枇杷露、止咳糖浆，有时见效，有时不见效，这就要看发病时间、发病体质，中医有夏末秋初属温燥的说法，此时的咳嗽，属热咳，当用凉润止咳之品，临床常开桑杏汤，由桑叶、杏仁、贝母、豆豉、栀子等组成，也可用川贝枇杷露或将梨中放贝母蒸食。而秋末冬初为凉燥，此时的咳嗽属寒性咳嗽，临床我们常开杏苏散，由杏仁、苏叶、半夏、陈皮、前胡等组成，此时也可服用橘红丸等偏温的药物，此时，如果再用梨中加贝母蒸食，只会加重病情，因为时间不同，用药不同，这也是《内经》"用寒远寒，用凉远凉，用热远热"的思想。

（2）《内经》中有："善诊者，察色按脉，先别阴阳。"这就是告诫我们，人的体质不同，用药也不同，如中医有脾虚生痰，痰湿阻肺的咳嗽，这些咳嗽人群，多属阴性体质，就不能用梨蒸贝母的方法，很多家长都给小孩用梨蒸贝母来治咳嗽，有些反见加重。我们临证用二陈汤，由陈皮、半夏、茯苓、甘草组成，就是中医讲的"培土生金法"。再有阴虚咳嗽的病人，多见夜间咳嗽，五心烦热，用川贝枇杷露、止咳糖浆等这些止咳药不见效，我们临床常用加减麦门冬汤，有麦冬、半夏、紫菀、桑白皮等药物，此时也可用养阴清肺丸，这些治法充分体现了《内经》"善诊者，察色按脉，先别阴阳"的理论。不要一见咳嗽就乱用止咳药，应当看发病的时间、发病的体质来用药，这样就可以起到防病治病的目的。

四、秋季咳嗽兼腹泻

"白露秋分夜，一夜冷一夜"，白露时节，暑气已消，白天还热，夜间已凉，故有"白露身勿露，免得着凉与泻肚"，又加之多食瓜、果、梨、桃多发生秋季泄泻，所以小儿一要注意腹部保暖。《内经》云："胃者五脏之本也。"胃是五脏的根本，秋季寒凉，容易伤胃，脾主运化，胃主受纳，温主运，寒主凝，故秋季宜多温食，少凉食，尤其是小儿，多食瓜、果、梨、桃容易发生泄泻，临床可用小儿贴脐疗法，用丁香、肉桂研粉贴脐，或用我们的科研产品"宝宝一贴灵"（丁桂儿脐贴）。丁桂儿脐贴不仅能治疗小儿腹泻，还可以治疗小儿厌食症，治疗妇女痛经，其机理都是丁香、肉桂均有温中散寒止痛的功效，寒主凝滞，寒主痛，得热则行，脾主运化，温主运。古人有"得寒则凝，得热则行"的说法。

五、秋季预防感冒

老百姓常说"春捂秋冻"，常言道"御寒锻炼自秋始"，秋季里，为了抵御更加寒冷的冬天的到来，适应严寒气候的侵袭，就应该不断提高自己身体的抗寒能力，不要过早地"多穿衣"，注意耐寒锻炼。《内经》云："春夏养阳，秋冬养阴。"秋燥耗气，老百姓有"一夏无病三分虚，立秋注意要调理"，因为秋季早晚已凉，注意阳虚体质补脾气，临床可服清暑益气汤或秋季防感冒可用姜末红糖，睡前一勺开水冲泡，可防感冒，或用手按迎香、风池、风府穴预防感冒。

第二节　中成药应用误区

近年来随着中成药品种和剂型的增加，临床应用也日渐广泛，然而不合理用药现象也屡有发生。就目前中医药市场所存在的这一现象做一个简单的介绍。

一、盲目购药

只管病与药名相符，忽视了成分与病症相宜，如风寒感冒、风热感冒。不懂辨证，只要风热感冒就用通宣理肺丸，风寒感冒就用银翘解毒丸。而这些问题的出现，主要是大家不经过医生辨证论治，直接从药房或药店购买药品，虽然 OTC（非处方药）大大方便了老百姓，但也使得许多疾病因为没有辨证论治，不能对症治疗，而延误病情。比如感冒，有风寒、风热之分，表虚、表实之别，而这一些中成药又大部分是非处方药，老百姓的选择很难基于辨证，从而导致疾病缠绵难愈，或转为他证。这就使一些患者用错了药物，因为中医用药很严谨，一些老先生开一个方动很多脑筋有时都不见效，而患者自己买药，更不能按照中医的辨证论治去用药，更谈不上"善诊者，察色按脉，先别阴阳"，这能不错吗？中医用药很严谨，有"同病异治，异病同治"的说法，就拿"丁桂儿脐贴"来说，大家都知道它是用来治疗腹泻的，但却不知道它还可以治疗脾肾虚寒的妇女痛经、小儿厌食。

二、以西医的病名指导中成药的服用

目前临床治疗盆腔炎、附件炎常用的中成药的说明书中往往写着"用于盆腔炎、附件炎引起的带下多、腰腹痛"等字样，作用多是清热利湿，凉血消肿。患者看到说明书上与自己的诊断相符，便毫不犹豫，坚持服用。而医家受现代医学思维模式的影响，也容易产生片面的认识，把这些所谓"炎症"统统归为湿热下注，气血瘀滞的辨证，运用的自然都是清热利湿，行气活血的药物。实际上，中医原本是没有"盆腔炎""附件炎"的诊断和概念的，由于与现代医学的广泛结合，越来越多的疾病名称趋于统一。这虽然有利于中医中药走向世界，为人们更多地认识和理解中医起到一定作用，但其弊端也不容忽视。如果完全用传统中医的观点做出诊断，应归于"带下症""妇人腹痛""腰痛"等范畴。可以看出中医的诊断其实非常简单，就是患者的主诉症状。重要的是诊断之后的辨证施治，这才是中医的特色。相同的疾病存在不同的辨证，应用的药物自然就会有差异。盆腔炎出现的腰腹疼痛症状，辨证可以是湿热下注，气血失和引起，也可以是寒湿阻滞，脉络不畅导致，更可以是肾虚失养，冲任不充而成。其辨证或热或寒，或实或虚，相差甚远。可见如果不辨证，单纯凭西医的诊断

服用中成药，怎么可能个个见效呢？

三、补肾是否用六味地黄丸

六味地黄丸用治肾阴虚证。肾虚有肾阴虚、肾阳虚、肾气虚、肾精不足之分。肾阴虚的典型症状是五心烦热、潮热盗汗、口燥咽干、舌红少津、脉细数，此外还有遗精、梦遗、早泄等。肾阳虚的典型症状是畏寒肢冷、脘腹冷痛、面色苍白、大便稀溏、小便清长、舌淡苔白、脉沉迟无力、腰膝酸软、不耐疲劳、经常觉得乏力、四肢发凉、喜热怕冷等。有些肾阳不足的人，男子可能见阳痿、女子可能见宫寒不孕。六味地黄丸来自钱乙所著的《小儿药证直诀》，由熟地、山萸肉、山药、泽泻、丹皮、茯苓这六味中药组成。最早是"八味地黄丸"，见于张仲景的《金匮要略》。后来，宋代名医儿科专家钱乙把八味地黄丸里面的附子和肉桂这种温补的药物去掉了，变成了现在的六味地黄丸，并用它来治疗小儿先天不足，发育迟缓等病症。六味地黄丸以滋补肾阴为主；从药方的组成来看，它可以达到三阴同补（补肾阴、补肝阴、补脾阴）的效果，比如熟地可以补肾阴；山萸肉则是肝肾同补，通过补肝来达到补肾的目的；山药能健脾益肾，通过健脾来补后天。由此可以看出，六味地黄丸只适用于阴虚，阳虚者就不适用了。对正常人群，大部分人可能仅仅处于肾气轻微不足的状态，远未到肾阴虚或肾阳虚的程度。阴虚、阳虚是指肾虚发展到一定程度之后才有的症状。因此有以下几种人不宜服六味地黄丸。

1. 健康人群　对于正常人群，如果没有明显肾阴虚的症状，则不适宜自行长期服用六味地黄丸。

2. 明显是阳虚（包括肾阳虚、脾阳虚）的人　肾阳虚的人面色苍白，体质虚弱，喜夏不喜冬，这样的人不适宜服用六味地黄丸。许多因肾阳不足引起的勃起功能障碍患者，若一味服用六味地黄丸，病症就会"雪上加霜"。他们应该选择治疗肾阳虚的药物，比如金匮肾气丸。

3. 肾阴虚但脾胃功能不好的人　六味地黄丸是偏于补阴的药，配方中阴柔的药多一些，服后会妨碍消化功能。中老年人一般脾胃功能不强，服用六味地黄丸更要谨慎。间断服用，影响不大；长期连续服用，就不可取了。服药之前应该先去咨询医生：有无肾虚，是肾阴虚还是肾阳虚，该不该服用六味地黄丸，服多长时间，尽量避免由于盲目用药而造成的身体不适。

四、正确服用牛黄解毒丸、牛黄解毒片、三黄片

关于"上火"应当分为实火和虚火，实火又分为心火、肝火、肺火、脾火、胃火。实火中的胃火可用牛黄解毒丸、牛黄解毒片、三黄片，但是虚火不宜应用。一谈到不想吃饭就认为是上火了，一谈到头晕就是上火了，乱用牛黄解毒丸、牛黄解毒片、三黄片，能使病情加重。凡临床表现为畏寒怕冷，身困欲睡，特别是腰背发冷，舌苔白等症状，见此，切不可使用该药。平时体质虚寒之人亦不宜服之。该药适用于实热（火热内盛）之证而见的咽喉肿痛、牙痛、目赤肿痛、口舌生疮等症。若不分何证，误用、滥用即伤阳气，亦即损伤人体的正气（免疫抗病能力）。据报道，有不少误服或长期滥服该药而诱发胃溃疡，或引起机体造血功能障碍而导致贫血及严重过敏者。所以，在应用该药过程中，一旦出现皮疹、发热，或有头晕、恶心、胸闷、心慌、腹泻，以及其他不常见的现象，应警觉到可能是用药所致，须立即停药并治疗。临床上有不少患者，一见咽痛、牙痛、口腔溃疡等症，便用这些药；还有一些人一见大便干结，就服用三黄片或长期自服该药通便，这样容易损伤脾胃，因为"胃者，五脏之

本也"，损伤胃气，五脏都会虚损，因此，不论咽痛（外感也会引起）、牙痛（肾虚也会引起）、口腔溃疡（心火、脾火、肾虚都会引起）、大便秘结（有热秘、冷秘、虚秘的不同）都应在辨证论治的基础上用药。

时下，板蓝根冲剂及相关制剂被滥用，人们对板蓝根冲剂（颗粒）的误用最为普遍。该药含大青叶、板蓝根，功能清热解毒、凉血利咽。只有患了热毒所致的感冒，有头痛、高热、鼻流黄涕、咽红肿痛、舌苔黄等症状时，才可服用，体质虚寒者慎用，并没有预防感冒的作用。该药苦寒，多服或误服易伤正气，且易损伤脾胃。曾有滥用该药导致上消化道出血和过敏等不良反应的报道。而目前，特别是小儿，一患感冒，不论发热与否，也不论小儿平时是否体质虚弱，家长便盲目给服用该药。甚至还有家长认为该药能预防感冒，平时无病时，也经常给小儿冲泡当茶喝。更有甚者，一些幼儿园，谓该药可预防感冒和肝炎，每天都冲泡板蓝根冲剂供小儿服用。这样做会损伤小儿的正气，降低免疫力，反而使小儿更易感冒，而且还易致小儿出现消化不良、食欲不振、腹痛等症状。小儿本来就阳气稚嫩，脾胃虚弱，误用则极易造成伤害。其他含板蓝根的制剂，用时亦须慎重。中医谓："胃者，五脏之本也；有胃气则生，无胃气则死，胃气无损诸可无虑"，时时指导着临床。在临床尽量少开苦寒伤胃之品，包括告诉病人服中药都该在饭后服用，目的就是护胃气。因此，告诫每个人尽量少吃苦寒的药。如牛黄解毒丸、三黄片、板蓝根等。能多喝水下火也不要乱用苦寒药。

第三节 中医治未病

"治未病"是一个古老又新鲜的话题。早在两千多年前的《内经》中就对"治未病"的思想有较为详细的论述。《素问·四气调神大论》云："是故圣人不治已病治未病，不治已乱治未乱，此之谓也。夫病已成而后药之，乱已成而后治之，譬犹渴而穿井，斗而铸锥，不亦晚乎！"所以《内经》有云："善治者治皮毛，其次治肌肤，其次治筋脉，其次治六腑，其次治五脏，治五脏者，半死半生也。"

关于"未病"一词，在我国古代浩如烟海的典籍中各有所指。理解起来，未病包括无病状态、病而未发、病而未传几层含义。第一，"未病"为"无病"，即机体尚未产生病理信息的健康人，也就是没有任何疾病的健康状态。第二，"未病"为病而未发，即健康到疾病发生的中间状态（即亚健康状态）。中医"治未病"的任务就在于通过预先采取措施，防止疾病的发生发展，使机体达到"虚邪贼风，避之有时""精神内守，病安从来"的健康状态。第三，"未病"可以理解为已病而未传。中医学中典型的例子就是"见肝之病，知肝传脾，当先实脾"以防之。

《淮南子》中有句名言："良医者，常治无病之病，故无病；圣人常治无患之患，故无患也。""治未病"是中医学重要的防治思想。这里的"治"，并不单纯指医疗，还含有管理、整理、治理、研究等内容。"治未病"，就是预先采取措施，防止疾病的发生与发展。它的含义非常广泛，大致讲，可以理解为四个层面：一是未病先防，二是防微杜渐，即治病于初，三是既病防变，四是病愈防复。它要求人们在平时就要防病，有了小病就要注意，防止酿成大患，在病变来临之际要防止其进一步恶化，这样才能掌握健康的主动权。

一、未病先防

"治未病"首先应该着眼于平素养护和调摄，未雨绸缪，积极采取措施，防止疾病发生。也就是《内经》中所强调的"圣人不治已病治未病，不治已乱治未乱"。在平时注意保养身体，从培养正气，提高机体抗邪能力和防止病邪侵袭两个方面预防疾病的发生，从而维护"精神内守，病安从来"的健康状态。"神医"扁鹊是我国古代一位著名的医生，他有两个哥哥，并且也是医生。据史书记载，有一天，扁鹊去见魏文王，魏文王问扁鹊说："我听说你们家兄弟三人，都精于医术，那你给我讲讲，你们兄弟三个人中间，到底谁的医术最高明呢？"扁鹊老老实实地回答说："我大哥的医术是最高的，我二哥次之，我的医术最差。"魏文王听后很是惊讶，以为是扁鹊的谦虚之词，于是就接着问道："那为什么你天下闻名，而你的两个哥哥却默默无闻呢？"扁鹊回答说："因为我大哥给人治病，是治疗病情发作之前，总是能够做到防患于未然。一个人得病，但还没有显出征兆时，他手到病除，把这个人的病根给消除了。大哥是治于病情发作之前，由于大家并不知道他是消除了疾病隐患，所以他就没有名气。我二哥治病，是治病于病情初起时，他一用药就把病给除去了。由于大家都以为他治的是一些轻微的小病，而不知道这个病如果发展下去，就会成了要命的大病。所以二哥名气也不大，只有乡里知道他会治病。其实我治病的技术最差，因为我只能在病人已经生命垂危的时候出手治病，不过往往能起死回生。一般人都看到我拯危救厄，所以我的名声就传遍了天下。"这个故事从另一个角度形象地说明了中医"治未病"的治疗思想，也恰恰是一个上医的最高境界。

二、治病于初

《内经》中提出："上工救其萌芽。"也就是说疾病虽然还没有发生，但已经出现了某些征兆，或者是疾病还处于萌芽状态时，就应该采取有效措施，防微杜渐，从而防止疾病的发生。《内经》云："善治者治皮毛，其次治肌肤，其次治筋脉，其次治六腑，其次治五脏，治五脏者，半死半生也。"特别重视早期诊治。《金匮要略》云："适中经络，未流传脏腑，即医治之。四肢才觉重滞，即导引、吐纳、针灸、膏摩，勿令九窍闭塞。"示以人们若一时不慎而感受外邪，必须及时早期治疗，以防病邪深入于内。头晕、疲劳综合征、神经衰弱、更年期综合征、失眠等都属于亚健康状态，它们的共同特点是，患者有多种异常表现和体验，而通过常规的物理、化学检查不能检出阳性结果，难以做出疾病的诊断。

三、既病防变

在疾病初期，一般病位较浅，病情较轻，正气受损不重，因此疾病发生的初期，就应该及时采取措施，积极治疗，防止疾病的发展与传变，疾病在早期即被治愈，就不会进一步发展、恶化。否则，等到病邪强盛、病情深重时再去治疗，就比较困难了。因此"医圣"张仲景在《金匮要略》首篇首条就指出："夫治未病者，见肝之病，知肝传脾，当先实脾。"强调肝脏之病，多传变至脾，治疗当注意顾及未病之脏腑，以防疾病传变。例如，高血压中医药干预防治并发症就是既病防变。

四、病愈防复发注意事项

《内经》提到："大毒治病，十去其六；常毒治病，十去其七；小毒治病，十去其八；无毒治病，十去其九"，然后"谷肉果蔬，食养尽之""病热少愈，食肉则复，多食则遗"。是说用药祛病后，还需要调养身体的正气，注意合理饮食，以防疾病的复发。张仲景也讲，大病初愈，正气未复，倘调养不慎，易致病复，应采取一定措施予以预防。仲景还特别在六经病后，专设《辨阴阳易差后劳复病脉证并治》一篇；清代吴鞠通有言："病后调理，不轻于治病。"

从根本意义上讲，人类医学应该是关于"健康"的学问，而不是关于"疾病"的学问。治疗"已病"只是在疾病发生后不得已的应对措施，是"消极医学"；而"治未病"，防患于未然才是积极主动的。预防为主，防重于治，应该说是中、西医的共识。但是现代预防医学主要是针对疾病在人群中的发生、发展规律，探索和分析环境中主要致病因素对人群健康的影响，并通过公共卫生措施达到促进健康和预防疾病的目的，重视外因。而中医的"治未病"思想则主张通过饮食、运动、精神调摄等个人养生保健方法和手段来维系人体的阴阳平衡，提高机体内在的防病抗病能力，做到"正气存内，邪不可干"，从而维护"精神内守，病安从来"的健康状态。

第四节　冬季进补用膏方

1. 膏方的历史和发展　"膏方"一词源于两千多年前的《内经》，我们的祖先早就用膏剂在冬天滋补身体，随着时代的进步膏方在宋代得到良好的发展，明清时期成了膏方发展的顶峰时期，我们通过对清宫医疗档案进行研究，仅《慈禧光绪医方选议》就整理出慈禧用过的40余个膏方，其中有菊花延年膏，十全大补膏就是慈禧冬天常用的膏方。

2. 膏方的定义　"膏"就是用中药熬成的膏状滋补品，"方"是由名老中医师根据不同患者的体质通过辨证论治得出的方案。也就是说，名老中医根据不同患者的体质通过辨证论治开出单味药或者多味药配合组成的方，然后把这些药经过多次的煎煮，滤汁去渣加热浓缩，然后再加入某些辅料，如阿胶、红糖、冰糖、蜂蜜等来收膏制成一种比较稠的半流质，或者是半固体的膏状滋补品。

3. 膏方的优点　膏方的药物容度高，体积小，药性稳定，储存时间长，便于长期服用，它可以说是一种滋补强身，抗衰延年，治病纠偏，特别是治疗慢性病的最佳剂型。在日常生活中常听到这样一句话："冬季膏方巧进补，来年开春能打虎"。

例如，患者胡某，76岁，年高但依然能开嗓唱长调民歌，不减当年勇，这叫作底气足。底气就是中医说的"精、气、神"的气。气是不断运动着的，是具有很强活力的精微物质，是构成人体、维持人体生命活动的基本物质。精是生命的本源物质，是构成人体、维持人体生命活动的基本物质，有先天之精、后天之精。先天之精禀受于父母，后天之精来源于水谷。神是人体生命活动的总称，有广义和狭义之分，广义的神是指人体生命活动的外在表现，即生命；狭义的神是指人的精神、意识、思维活动，即精神。"精、气、神"称为人生三宝。例如，有些老年人嗓门很高，这也是底气足。也就是中医的正气。怎么样维护这种气，俗话说，温暖过冬滋补膏方。名老中医颜德馨养生有诀窍，那就是冬季进膏方，争取活到九十九，这就是膏方的优点。

4. 为什么膏方在南方盛行　从历代来看建都多在南方，皇室家族多用补剂，南方生活条件好，多用膏方，而北方连温暖都难解决，更谈不上滋补。因为膏方中有很多名贵药材，"改革开放"以来人们的生活水平提高了，北方人也懂得了进补，膏方已经成为一种进补时尚，但还比不上南方。南方人在秋天已经预定冬季的膏方，充分说明南方人治未病的思想比我们却多北方人强。例如，从饮食上讲，南方人吃的都为含有高蛋白、低脂肪的海产食物，北方人多为红烧肉、猪头肉、猪蹄膀，这种饮食观念应当改变。

5. 冬天进补膏方　人与自然界是统一的，二者密不可分。自然界有春生、夏长、秋收、冬藏的规律，我们人也是冬季收藏，冬季的时候进补可在体内储存气血精液，养精蓄锐，来年才有活力、有精神，冬季是吸收营养，储存精华的季节，例如冬小麦和春小麦的不同，冬小麦产量高，而面精亦得到了整个冬天的营养。冬天进补后春天不容易得传染病，故《内经》有"冬不藏精，春必病温"的说法。老百姓有"冬天进补春天打虎"的说法。

6. 是不是每个中医都能开出膏方　膏方应当是依据有丰富的临床经验及坚实的中医理论功底的老中医开具的处方熬制而成，因为考虑的方方面面包括中医的五行相互制约、整体观念等，所以说膏方也不是所有的中医师都能出具的。正如《金匮要略》云："夫治未病者，见肝之病，知肝传脾，当先实脾，四季脾王不受邪，即勿补之。中工不晓相传，见肝之病，不解实脾，惟治肝也。"我们这里说的名老中医就是指上工，上工是什么人呢？上工是治疗还没有得病的人的医师，是治疗没有得病的人。因此必须在正规医院由名老中医出具膏方才能制作。现在市场上也有许多膏方，如龟苓膏、枇杷膏等也应在医生的指导下应用。

7. 膏方能同于膏滋吗　膏方是个体化的产物，由名老中医开具的处方制成。膏方是根据不同人的体质和病情经过名老中医认真辨证，一人一方，量身定做的。而膏滋则是为一般人群制作而成的一味保健品，如龟苓膏、枇杷膏。正因为是一人一方，量身定做，所以发挥的疗效是不可估量的，既有治病的疗效，又是针对个人身体情况的特定保健品。膏方又是一种味美、滋润、黏稠的膏剂，具有调养滋补，治病防病的作用，膏方是有病治病，没病可以滋补的膏剂。所以说膏方是量身定制的药品，适合个人的特需保健品。

8. 膏方的制作　膏方是由药物煎煮而成的，我们所说的煎煮有严格的制作流程，首先需要专业的药工提料→浸泡→煎煮（在煎煮的过程中必须有专人看管，不能让药煎焦）→浓缩（在浓缩的过程中药工必须时刻检测药物的容度，以便更好地控制制作膏方的药量）→收膏（这个环节是最主要的，要由药工严格按照规定的过程加入辅料）→装瓶（应装在消毒好了的瓶中，在装瓶的过程中不能用漏斗，必须是从膏锅直接装入瓶中，这样也避免了漏斗污染膏瓶）→保存（应先进行紫外线消毒，再保存在冰箱里，这样就避免了膏方因存放时间久而发生霉变）。

9. 中医膏方调补特点　膏方最大的特点是因人处方，量身定做，一人一方，一料一灶，专人煎熬。辨证精细，选料道地，对症下药，针对性强，其配方用药讲究。加工工艺独特，非一般补品可比，具体有以下特点：

（1）辨证施治，整体调理，针对性强。膏方根据患者不同体质特点和不同症状、体征而组方，充分体现了辨证施治和因人、因时制宜的个体化治疗原则，通过对患者病情与体质的详细诊察，望、闻、问、切四诊合参，从整体出发，全方位辨证施治，对患者气血阴阳进行综合调治，使患者阴阳达到新的动态平衡，从而避免和减少疾病的发生、进展。

（2）扶正补虚，寓攻于补，补攻兼施。补益药是膏方最主要的组成部分，是膏方处方中的君药，膏方能针对脏腑虚损和阴阳气血的不足进行补益平衡，最终达到使人体阴平阳秘，气血调和，脏腑健旺的目的，因而膏方药性缓和持久，对于各种虚证有独特功效。但膏方强调整体调治，并不同于其他补药、补方，而是寓攻于补，补攻兼施，不仅补虚，也能疗疾。

（3）简便经济，服用方便，口味怡人。膏方经提取浓缩后，由于充分利用了药物的功效，经济花费相应减少。对慢性疾病需长期服用中药的患者来说，无须再花相当多的时间和精力煎煮中药，服用时只需按时取出适量，温开水冲服，有即冲即饮、易于吸收的特点。

10. 膏方适用人群　膏方的作用有三：一是扶正气，二是祛邪气，三是调阴阳。中医理论认为人体安康靠的是人体的正气，正如《内经》说："正气存内，邪不可干""邪之所凑，其气必虚"，要使身体健康强壮，就要不断地扶助正气，祛除邪气。因此，服用膏方适合于体质虚弱、容易感冒及病后、术后恢复期、癌症放化疗期，因为膏方有良好地提高机体抵抗力的作用，所以体质虚弱、容易感冒、记忆力差、失眠、肺气虚、肾气虚、脾气虚、亚健康的人群都可以服用。

11. 膏方的服用　膏方服用时间：一般是立冬到次年立春。补膏空腹服效果较好，但如消化功能不佳者也可饭后服。为防止膏方霉变，膏方启用后要及时放入冰箱，用专用勺取膏，不可将水滴到膏滋上，水滴上容易发生霉变。用少量温水烊化，每日早晨空腹服用 1 次，必要时可根据医嘱在 1 周后改为一日服 2 次，早晨、临睡前 1 小时服用，成人每日服一汤匙（约30g）。

12. 膏方忌口　服用膏方忌辛辣食物、油腻食物、萝卜、绿豆、浓茶、咖啡、大肥大肉，不要与牛奶同服（防止化学反应）。

13. 不适用膏方人群

（1）急性病发作者不能服用。

（2）感冒、发热、呕吐、腹泻者不能服用。

（3）身体健康的青少年不宜服用。

14. 糖尿病患者能否服用膏方　糖尿病患者可以服用膏方，收膏时将红糖改为木糖醇即可。

15. 妇女在月经期能否服用膏方　有活血药和止血药的膏方在月经期暂停服用。

16. 脾胃消化功能较弱者能否服用膏方　因为膏方多滋腻，不易吸收，应当先开一个开路方调理脾胃再说。

第五节　中医治未病，增寿又降压

为什么人体在冬天的血压比夏天高呢？因为在冬天人体血管收缩，出汗会减少；另外，寒冷刺激会使人体血管收缩，使血液循环阻力加大，血流速度减慢，肾血流量相对下降，排尿减少。上述两因素一方面使动脉血管阻力增加，另一方面也使血容量增加，它们综合作用，均会使血压比夏天升高一些。如果发现血压变化较大，就要到医院在医生指导下调整治疗方案，切不可看到血压高就自行加大用药剂量。一般来说，在一天之内，血压波动在 10～20mmHg 属正常情况，不必过于担心。

中医认为冬天属寒，寒主凝滞，皮毛腠理闭塞，外周血量减少，故血压升高。相信大家都有这样的体会：生气的时候血压会升高（这是因为肝的升发太过），情绪平静了血压就会恢复正常。跑步运动的时候血压会升高，休息一会就能恢复正常。噪声能使血压升高，噪声消除后，血压就会恢复正常。天气突然变冷，血压也会升高，气温回升血压就能恢复正常。感冒的时候血压会升高，感冒痊愈了，血压也会恢复正常。这就告诫大家有的感冒患者的死亡也和这个有关系，感冒后头痛，去医院一检查，诊断为高血压，给予降压治疗，结果衰弱的心脏迅速被西药所伤，再加上感冒的病邪内攻心肾，就会忽然造成死亡。有的人容易头晕，去医院一检查，一般会诊断为高血压，医生就给开降压药来吃。实际上，少阳感冒的时候头会晕，水气凌心的时候也会造成头晕。少阳感冒的时候就用小柴胡汤，其他的还有口苦，咽喉干，或者发热，想呕吐，心烦等症状，几剂药后就会恢复正常。有水邪的时候，就用苓桂术甘汤，其中茯苓是利水的，桂枝增加心阳，白术和甘草是培土健脾的。所以这样一来，多余的水就能排出去，同时也增加了心阳对水的压力，还把"堤坝"给筑高了，所以头晕就能很快消失。这种头晕，只要一看患者的舌头，一般都是非常胖大的，这个时候就用这个方子，一般来说都能收到很好的效果。当然患者也可能混杂有其他的症状，只要找医生辨证进行加减，一般很快就能痊愈。

西医有很多的降压药，那么中医治未病降血压有什么好处？什么是高血压？

高血压又称原发性高血压，是以动脉压升高尤其是舒张压持续升高为特点的全身性、慢性血管疾病。本病病因尚不十分清楚，长期精神紧张、有高血压家族史、肥胖、饮食中含盐量高和大量吸烟者发病率高。临床上以头晕头痛、耳鸣健忘、失眠多梦、血压升高等为基本特征。晚期患者常伴有心脑肾等器质性损害。中医没有高血压病名，根据本病临床表现，可概括为中医的"眩晕""头痛"的范畴；中医认为本病主要由情志内伤、肝肾阴亏阳亢或饮食不节，痰浊壅滞所致；《内经》中有这样一句话："阴阳者，天地之道也，万物之纲纪，变化之父母，生杀之本始，神明之府也，治病必求于本。"中医与西医不同的是，西医治的是标，中医治的是本，二者相结合标本兼治，可达到增寿降压的目的。因为有这样的话"长寿必须降血压"。

高血压危害着人们的身心健康，直接影响人们的寿命，大体可以概括为三个方面。一是可以引起神经衰弱，如头痛、头晕、眼花、耳鸣、失眠、记忆力下降、后颈部僵硬感等，症状轻重不一，这是高血压的最常见表现。二是可以损伤脏器，随着血压逐渐增高，破坏重要脏器的功能，使劳动力丧失，甚至危及生命。也就是我们常把高血压称为"无声的杀手"。高血压最易损伤的器官包括心脏、脑、肾脏和视网膜等。三是高血压急症直接危及生命，会突然出现血压显著增高，出现剧烈头痛、头晕、恶心、呕吐、烦躁不安，甚至意识模糊、昏迷等表现，这些表现称为高血压急症，需要立刻住院进行紧急降压治疗，否则会危及生命。

中医治未病：一是未病先防（就是在未得病以前就要加以预防），二是既病防变（防止疾病向深层传变）。中医治未病在高血压方面的理念：一是让人们养成良好的生活习惯，懂得高血压在中医主要是哪些脏腑起关键的作用，去调理这些脏腑从而防止高血压的发生；二是刚有高血压的症状就要通过中医药的优势治疗，如按摩、针灸、足浴、中药针剂（丹红注射液、脉络宁注射液）的保健输液（一年可输1～2次），从而防止动脉硬化，阻断高血压向脑血栓、中风发展。

长期以来人们只注重用中西药降压治疗，忽略了从发病原因方面去采取有效防治措施，尽管把血压降了下去，而一旦停药血压又会恢复到原来的水平，甚至不断升高。因此，对于本病应做到"未病先防"与"既病防变"相结合。实践证明，中医治疗高血压不仅仅只是降低血压，而是通过临证思辨，根据不同的体质、不同的表现进行辨证论治，治其根本，大都可以截断、扭转病势，防止高血压发展为脑血栓、中风。这就是中医治未病在高血压防治方面的理念。通过中医药的干预，阻断疾病的发展和病情的恶化，及早治疗。"用一块钱的预防，节省八块五毛钱的医疗费"这是国家的一项科研成果得出的结论，国家采取了"以治疗为主，转变为以预防主"这一策略。

中医治疗高血压主要抓住肝肾两脏进行辨证论治，也就是说肝肾两脏在高血压中起着举足轻重的作用。因为肝主疏泄，喜条达（就是指肝向春天的柳树自由自在地摆动，这样肝的功能就正常，气机不会上逆，不会引起高血压），否则肝气郁结，郁而化火，火热上逆，肝火上炎引起实性高血压，临床上多用柴芩温胆汤、龙胆泻肝汤、牛黄降压丸；又因为肾主水，滋养肝木，房劳过度，肾水不足，不能滋养肝木，阴虚阳亢出现虚性高血压，临床上多用镇肝熄风汤、滋水清肝饮、杞菊地黄丸。长期服用西药治疗高血压的患者，刚刚接受中药治疗的时候，不能立即减少西药的用量，应在原来用药的基础上，联合中药治疗而使血压平稳下降，减少波动，这时候中药处于辅助治疗的地位，等待血压平稳一段时间后，有计划地逐步减少西药的用量，中药可逐步上升为主要治疗药物。

高血压患者应如何进行养生保健？高血压从中医讲关键在肝肾，因为肝阳上亢不单纯是导致高血压，还可以导致中风，中医有肝藏血的说法，如果肝藏血的功能受到影响就会引起高血压。其机理与肝的功能有关。肝在高血压的发生中占举足轻重的地位，肝主疏泄，肝藏血，其疏泄功能有五：一是调畅气机，二是调畅情志，三是促进脾胃的运化，四是促进胆汁的分泌，五是促进男子的排精、女子的月经。其中肝气郁结，郁而化火，肝火上炎，引起高血压（属于实性高血压）；或者肝气郁结，郁而化火，火热伤阴，阴虚阳亢，即阴虚于下、阳亢于上的肝阳上亢引起高血压（属于虚性高血压）；或者肾阴亏虚不能滋养肝阴，肝阴不能制约肝阳，肝阳上亢，引起高血压（属肾虚型高血压）。鉴于以上类型概括为高血压的关键在肝肾，因此在养生保健治未病的理念上要保证肝肾的功能正常，必须做到肝的疏泄条达（心情舒畅），肾的精气充足（不可房劳过度、熬夜损伤阴精）。这样才能够保证血压平稳，因此有"长寿必降压"的说法，也就是保证肝肾功能正常。所以中医强调预防为主、养生为上。

那么，从中医治未病方面考虑，高血压患者应注意些什么？一般说无高血压者，应做到未病先防，如平素应积极开展养生防病；偶尔发现一两次血压升高，即应引起重视，如定期复查、及时开展防与治。患病后应加强摄生调养，尤其要保持心情舒畅，不必恐惧、焦虑和紧张。只要情志畅达，气血阴阳协调，自有益于本病的康复。注意劳逸结合，慎防劳心、劳力和房事太过。紧张的脑力劳动者尤需注意休息、娱乐；否则，长期精神紧张会使交感神经兴奋，肾上腺素分泌增加，小动脉收缩，从而使血压增高。房事太过亦是如此。经常散步或户外活动，以及郊游览胜，可促使气血阴阳平和，降低并稳定血压。高血压应重在防而兼顾治，以防发展为脑卒中、心肌梗死、肾衰竭、尿毒症等。大多数因脑卒中、心脏病死亡的患者都患有高血压，所以高血压有"无形杀手"的称号。此时在中西医治疗的基础上，注重于防，以阻止病情恶化。这就属于中医治未病进行中医干预的范畴。

初得的高血压应先用按摩、针灸、中药来治疗，如果能控制住，就不必用西药来降压。另外也有高血压是肝阳上亢型的，就是体内的水少，火烧得太旺，就是阴虚的症状，这个时候滋肝阴就能调节过来。如果这个时候吃降压药，只是暂时强制地降压，这样体内的病灶就不会消除，同时心脏被外来的药物所强制降低压力也会受到伤害。就像有的汽车，突然强有力地刹车，可能会造成熄火的现象一样。由于体内的病灶没有消除，所以一停降压药，心脏失去这种力量的压制，又会主动地增加压力去排除病邪。所以又会有症状出现，然后就依赖降压药，并长期服用。结果造成血管发脆、胸闷、心脏不适等心脑血管疾病。所以现在血管硬化、心肌梗死等心脏病丛生，占世界上死亡率排行榜的第二名。为了控制高血压的发病率，现在经常有大规模的健康普查，普查后发现高血压的人非常多，于是就赶紧吃降血压的药物进行控制或者预防，从而形成恶性循环，中医里并没有高血压这个名词，但是高血压的症状是中医所共有的，比如最明显的两个症状：头痛和头晕。光这两个症状中医里就分好多的类型。如头痛，分为前额疼，阳明疼；巅顶疼，厥阴疼；后枕疼，太阳痛；两侧痛，少阳痛。所以中医里面同样是头痛和头晕的症状却非常详细地进行了分类，各种症状不一样，所用的药也不一样。

第六节 春风送暖话防病

1. 春天，又叫多病之春 《诸病源候论》中有这样的说法，春天应暖而反寒，夏天应热而反冷，秋天应凉而反热，冬天应寒而反温，非其时而有其气，这就是时气病的关键所在，时气病就是指既有季节性又有传染性的疾病。2008年冬天我们过了一个暖冬，这就属于"冬天应寒而反温"，从入冬以来都干旱无雪，气候比较温暖干燥，而入春以来也是一直久旱无雨，一些应该在冬天被杀灭的细菌、病毒，不仅没有死亡，反而得到了繁殖的机会，冬季过去，春回大地，阳气上升，万物皆生，各种细菌、病毒也迅速生长，大量繁殖，所以说春天又叫多病之春。春天之所以多病，还有一个因素。春季天气逐渐变暖，但是气候还不稳定，有两个成语讲得很好，一个叫春寒料峭，一个叫乍暖乍寒，就是讲春天天气不稳定，忽冷忽热。有时候还有寒流。人们往往在春天脱衣太早，容易受风着凉，可以引起许多外感疾病或者导致旧病复发，所以人们常说"春天孩儿脸一天变三变""春捂秋冻"，就是根据春天的气候特点提出的。

2. 春天容易患哪些疾病 《内经》里说："春善病鼽衄……"意思是指春天容易流鼻血，引申之意就是指春天容易得鼻炎等上呼吸道疾病，这就是说，季节不同得的病也不同，从阴阳来讲，春天属阳，阳主上，阳主热，因此所得的疾病多在上部，如上呼吸道感染、鼻炎、咽喉炎、急性扁桃体炎；因为阳主热，所以春天的疾病多属热病，因此我们的老祖先把它归入"温病"的范畴，春季多见发热的疾病。春季多温病的特点，也是中医运气学说推演得出的结论，运气学说是中医五运六气理论的简称，这是古代中医应用五行学说、六气学说、天干地支学说预测气候变化规律及气候变化对自然界生物生长发育、灾害、人体疾病影响的一门学说，临床可以参考。具体到2009年的运气而言，属太阴湿土司天，太阳寒水在泉。上半年多湿，下半年偏寒凉，发病以脾胃病及关节病、皮肤病等病症多见。而春季初之气（大寒至春分即1月20日～3月20日），因主气、客气均为厥阴风木，而中见土运不及，发病多见鼻衄、肌肉关节疼痛、脾胃病变；二之气（春分至小满即3月20日～5月21日），因主气、客气均为少阴君火，中见土运火生土，湿热为患，其病湿疫，远近相似。因为今年的司天之气、中运、岁支均属土，已为土运，丑为太阴湿土司天，丑本身又属土，是所谓"三合为治"，运气学说称作太乙天符年，多见卒病。在春季，有些旧病也容易复发，如心脑血管病、风湿性心脏病、溃疡病、肾炎、关节病、精神病、过敏症、春季皮炎，也是需要加以注意的。

3. 中医如何预防　早在《内经》中就已经明确指出："圣人不治已病治未病，不治已乱治未乱，夫病已成而后药之，乱已成而后治之。譬犹渴而穿井，斗而铸锥，不亦晚乎！"这就是说保持人体的正气，是预防疾病的关键所在，所谓正气，简单地用一句话概括即"一活三力"，即人体的功能活动，对病邪的抵抗力，对外界环境的适应力，对损伤组织的修复力。中医有"正气存内，邪不可干""邪之所凑，其气必虚"的理论。正气充足与否与疾病的发生有着密切的联系。如何保持人体的正气：其一是"顺四时"。起居方面，要与四时相应，《内经》云："夫四时阴阳者，万物之根本也。所以圣人春夏养阳，秋冬养阴，……故阴阳四时者，万物之终始也，死生之本也，逆之则灾害生，顺之则苛疾不起。"说明顺四时人就不得病，不顺应四时人就要得病。其二是"调七情"。所谓"七情"就是喜、怒、忧、思、悲、恐、惊七种情志变化。《内经》有："百病生于气也，怒则气上，喜则气缓，悲则气消，恐则气下，惊则气乱，劳则气耗，思则气结。"比如范进中举。春天调情志肝尤为重要，因为肝主疏泄，喜条达，如春天的杨柳迎风摆，这些说明了情志变化，会损害人体的正气，"调七情"在保持人体正气和预防疾病方面有重要意义。

《素问·四气调神大论》中指出："春三月，此谓发陈，天地俱生，万物以荣。夜卧早起，广步于庭，被发缓形，以使志生，生而勿杀，予而勿夺，赏而勿罚，此春气之应，养生之道也。逆之则伤肝，夏为寒变，奉长者少。"这段话说明了春季养生应该注意的一些原则问题，大意是讲春天是一个万象更新，生机勃勃，欣欣向荣的季节，人们应当适应大自然的气候变化，生活起居养生之道也要与大自然保持一致，所以要睡得稍晚一点，早些起床，到庭院、到户外多活动，散步锻炼，身心都要放松，舒缓自由，心情舒畅，对万物的发生充满爱心，尽情地欣赏春天生机勃勃的景象，这样才符合春天的气息，也就是春天的养生之道。假如违背了这个规律，人的身体就会发生病变，损伤肝气，对夏季的养生产生不利的影响。讲究养生方法，按照《内经》中提出的原则去做，就可以保护好人体的精、气、神，使人体的正气旺盛，抗病能力增强，即使流行病袭来，也可以减少发病，即使患病，病情也轻，康复也快。

4. 春季养生临床用药防病方法　中医防治疾病重视扶正祛邪，春天属阳气升发之时，一些体质虚弱的人，跟不上春季升发之气，就会出现疾病，如某年春节前曾治一小孩的鼻炎，春季扶正选用春季益气汤，主要药物有黄芪、当归、白术、陈皮、升麻、柴胡、葛根、黄柏、泽泻等，具有升清降浊，扶正祛邪之功，适用于体虚反复感冒的患者。清阳出上窍，浊阴出下窍，清阳发腠理，浊阴走五脏，清阳实四肢，浊阴归六腑。根据去年冬天暖冬少雪，人体内易有积热，到春季阳气升发的时候就容易出现咽炎、扁桃体炎、鼻衄、上呼吸道疾病，可采用疏风清热汤预防，主要药物有蝉蜕、僵蚕、薄荷、大黄等，具有疏风清热，泻下积热的功效，用于内有积热，容易发生扁桃体炎等上呼吸道疾病。结合运气学说和临床观察分析，春季脾胃病多见，采用达原饮加减预防，主要药物有厚朴、草果、槟榔、黄芩、柴胡等，具有开达膜原，醒脾健胃，和解表里的功效，用于预防胃肠性感冒很有效。

5. 春季防病在饮食方面注意事项　根据春季的气候特点，应分两段时间来谈饮食结构。早春的时候（大寒到春分前）天气偏寒，饮食方面侧重于注意保养阳气，也就是《内经》里讲到的春夏养阳，保护人体的生发、生长之气，要少吃寒凉的蔬菜如黄瓜、冬瓜、茄子，可以适当多吃一些葱、姜、蒜、韭，以保护脾胃的阳气。还可以多进食一些鸡肉、牛奶、蛋类等含蛋白质丰富的食品，以适应人体在春季新陈代谢旺盛的需要。孙思邈在《备急千金要方》中指出："春日宜省酸增甘，以养肝气。"就是说，春天可以适当少用一些酸味的、油腻的饮食，增加一些大枣、蜂蜜等甘甜的食品，这样有利于滋养肝的生发之气，符合春天主生的规律。春分以后到小满这段时期，天气明显地暖和起来，气温逐渐升高，饮食相应地宜清淡，可以进绿豆汤、红豆汤、饮绿茶、菊花茶，可以防止体内积热。不宜吃羊肉、狗肉、麻辣火锅等膏粱厚味，以免积热化火，生疮长疖。

6. 春季如何应用按摩防病

（1）干擦面：将双手摩擦生热，贴着脸部上下来回推擦，直至脸部发热为止。

（2）按迎香：用双手食指按揉鼻翼两旁的迎香穴，先顺时针揉 16 圈，再逆时针揉 16 圈。

（3）揉风府、风池穴：用拇指按风府穴（后枕骨凹陷处）、风池穴（风府穴旁开 1 寸）直至发热为止。

（4）按摩足三里穴：足三里位于外膝眼下 3 寸，胫骨外侧 1 寸，是足阳明胃经的腧穴，具有强壮脾胃，扶正祛邪的功效，患者可以用双手的拇指按压在双侧的足三里穴位上，向内旋转按揉 36 次，再向外旋转按揉 36 次。

第七节　春季养生话补肾

《内经》云："肝者，将军之官，谋虑出焉。"这句话的意思是肝为人体中的"大将军"，是人体健康的守护神。肝属木，旺在春季，因此，春季应当注意养肝。然而肝还有一位令人敬佩的"母亲"——肾。从两者的生理功能来分析，肾藏精，肝藏血，肝血必须依赖于肾精的滋养；只有肾精充足，肝藏血和疏泄功能才正常；反之，若肾精亏损，可导致肝血不足，疏泄功能失常。从两者的相互关系来看，肾属水，肝属木，肝木每时每刻都离不开肾水的浇灌；只有肾水充足，肝木才能茂盛。既然肝和肾密不可分，我们在养肝的同时，还必须注意养肾。肾为生命之根，肝为生命之花。如果没有根，哪里谈得上花和果呢！因此春天更要注重养肾的重要性。一年之计在于春，春季是养阳升发旺盛的关键季节，要注意春季雨多、风重、寒重、湿重，风寒湿毒积聚在体内，病菌、陈旧病发病多，影响人体阳气，伤害免疫力，造成五脏六腑功能受损、衰弱。春季阳气升发，是多发病季节，肠胃病、肝病、陈旧病容易复发，使人容易倦怠困乏。养生者应顺时而养，以养阳为主、养阴为辅，因此，应食凉性食物，以化解壅滞于脏腑之热结、痰涎。肝主持全身功能活动，促进人体气、血、水液正常运行，如果肝健康，气血才能通畅。此外，肝肾同源，补肝和补肾同样重要。

中医补肾是很有讲究的，按照中医理论，肾包括"肾阴"和"肾阳"两个方面，肾阴是指肾所藏之精，包括生殖之精和营养之精；肾阳即所谓的"元阳之气"，为推动人体脏腑功能的原动力，又是人体热能的发源地，后来又称肾阳为"命门火"，其重要性可见一斑。肾的阴阳协调在人体发挥的作用中医称为"肾气"。人体从出生到成年，再逐步走向衰老死亡，肾气随着人体的发育有盛有衰。按照《内经》的说法："女子七岁，肾气盛，齿更发长……二七而天癸至，任脉通，太冲脉盛，月事以时下，故有子……五七，阳明脉衰，面始焦发始堕……丈夫八岁，肾气实，发长齿更，二八，肾气平均，筋骨劲强，故真牙生而长极……五八肾气衰，发堕齿槁。"人在七八岁的时候肾气开始充盈，到了十四五岁，肾气充盛，女孩子开始有了月经，男孩子也有遗精现象出现，具有了生殖能力；男子从四十岁左右开始，肾气逐渐减弱，女子到了四十九岁时，肾气衰落，月经闭止，丧失了生育能力，这应该属于生理性的，是自然的规律。中药在传统上也有不少补肾壮阳的药物，比方说鹿的全身都可以入药，而且是补肾壮阳的主要药物，鹿茸作为药用，在我国已有两千多年的历史。药书记载，鹿茸有"滋阴养血，补精壮阳"的功能。经过医学实践证明，鹿茸含有丰富的蛋白质、胶质、钙、镁等，它有生津补髓、益气助阳的效用，可促进人体发育。还能治疗劳伤瘦弱、目暗、妇女病等。制成的鹿茸精，含有大量的激素和磷的复合体，可以治疗心脏病、低血压、慢性关节炎、严重化脓外伤等病症。古代帝王贵族常常以鹿茸作为补肾壮阳之品。这个是因人而异的，比如说以下几种情况就不适合：有五心烦热症状，阴虚的人（火上浇油）；有小便黄赤，咽喉干燥或干痛，不时感到烦渴而具有内热症状的人（火上浇油）；有经常流鼻血，或女子行经量多，血色鲜红，舌红脉细，表现是血热的人（火上浇油）；有正逢伤风感冒出现头痛鼻塞、发热恶寒、咳嗽多痰等外邪正盛的人（防止闭门留寇）；有高血压，头晕、走路不稳，脉弦、易动怒而肝火旺的人（火上浇油）。

如何检验自己是肾阴虚还是肾阳虚，可以简单地区分是怕冷还是怕热来辨别，阴虚的人大多脸发红、五心烦热；阳虚的人则怕冷，四肢发凉，面色苍白。再如，补阳药多是热性药，如附子、肉桂、鹿茸、淫羊藿、肉苁蓉、巴戟天等；补阴药多是甘寒药，主要有石斛、玉竹、山茱萸、枸杞子、女贞子、桑寄生、西洋参等。补阴中成药的代表是六味地黄丸，补阳中成药的代表是金匮肾气丸。同时，由于中医还讲究"阴阳互根"，因此治疗中还要做到"善补阴者，阳中求阴；善补阳者，阴中求阳"。坚持按摩可祛乏护肾，按摩可采用以下方法：①搓擦腰眼：两手搓热后紧按腰部，用力搓 30 次。"腰为肾之府"，搓擦腰眼可疏通筋脉，增强肾脏功能。②揉按丹田：两手搓热，在腹部丹田处按摩 30～50 次。丹田乃人之真气、真精凝聚之所，为人体生命之本。此法常用之，可增强人体的免疫功能，提高人体的抵抗力，从而达到强肾固本目的，有利于延年益寿。

经常疲乏无力，少气懒言，自汗，活动后加重，伴有腰膝酸软是肾气虚的表现；经常怕冷，手脚凉，大便稀溏，小便清长，舌淡，苔白，脉沉迟无力，伴有腰膝疼痛，男子阳痿，女子宫寒不孕是肾阳虚的表现；经常手脚心发热，潮热盗汗，咽干口燥，舌红少津，脉细数，伴有腰痛背困，男子遗精，女子梦交是肾阴虚的表现；经常头晕耳鸣，腰膝酸软，头发稀疏，小儿发育迟缓，成人性机能低下是肾精不足的表现。气虚者补肾气，阳虚者补肾阳，阴虚者补肾阴，精亏者补肾精，所谓求其属也。具体来讲，气虚用肾气丸，此药乃补肾气最佳药；阳虚用附桂六味汤；阴虚用六味地黄丸；肾精不足用龟鹿二仙胶。

春天，随着气候逐渐转暖，各种细菌、病毒开始活动与繁殖。此时，也是它们最容易"欺负"肾脏等泌尿系统各器官的季节。要保护好肾脏，首先要防治泌尿系统感染。春天也是肾功能不佳患者进行养肾与调理的好时机，根据中医师临床经验发现，肾病患者在春季要注重饮食、起居、生活等方面的调理。

饮食调养：多食用具有护肾利尿作用的食物，如动物肝脏、瘦肉、胡萝卜、冬瓜、西红柿、柑橘、柿子、果类等。上述食物内含丰富的蛋白质、维生素、锌类微量元素等，有利于提高机体的免疫力；同时，注意调节食物的酸碱性。老年人在生活中要有意识地多食用一些偏碱性的食品，如牛奶、豆制品、魔芋、萝卜、土豆、莴苣、南瓜、西瓜、香蕉、苹果、柿子等。多吃含水分较多的食物，如水果、蔬菜，对防止泌尿系统感染具有重要的作用，保持每日饮水量 1500～2000ml，尿量不要少于 1500ml，这样有利于减少细菌繁殖的机会，达到冲洗尿路的目的。同时要注意，要少吃辣椒，少饮酒，辣椒和酒乃火热之品，火易耗气伤精。

起居调养：积极锻炼身体，增强体质，增强自身的免疫力。按时作息，避免过劳，按时大小便以利排毒。老年人或曾患有肾脏疾患的人，要少去公共场合，避免患上流感等病，从而加重病情。

生活调理：肾在液为唾。中医认为肾藏精，主骨生髓，脑为髓之海，肾精充足则脑海充足，人就聪明。此外还有肾在志为恐，惊恐伤肾。还有强力使劲伤肾。《内经》云："因而强力，肾气乃伤，高骨乃坏。"

肾脏病患在春天的生活调理也不可忽视，例如，早起呼吸新鲜空气，做柔软体操，尤其应注重保温工作，以免罹患感冒；另外在饮食方面，则不可食用过于辛辣油腻的食物，以免损及肝肾，建议食用蔬果、清淡食品，如山竹、莲藕、薏仁、黄瓜及香瓜等。几种简单的健身操，可助养生保健。招式一：吸气，双手贴着胸部外侧向下搓大包穴，呼气时用双手从腹部向上揉，揉完后顺着淋巴线排出；招式二：吸气，双手按于腰部，快速上下搓动，再呼气，双手空掌拍打腰部，做三遍，有改善腰酸痛，舒缓腰肌劳累的作用；招式三：吸气，双手快速向后甩动，再合掌大力搓热，呼气时，双手向前推出，掌心向下，向反方向做同样的动作调理。老年人由于膀胱、尿道肌肉松弛，黏膜变薄，抵御疾病的能力很低。因此，每晚临睡前要用温水清洁冲洗外生殖器及肛门周围，最好用流动冲洗方式，避免盆浴。由此，可防止寄存在外生殖器的细菌顺尿道上延，波及肾脏。特别是对体质较弱的慢性病患者，如糖尿病、心脏病、肿瘤患者，最好坚持在每天临睡前清洗外生殖器与肛门周围，使之干燥后，更换上清洁的内裤，这是防止泌尿系统感染、保护肾脏的重要措施。中医理论中所讲的"肾"，并不是现代解剖学中的"肾脏"，而是涵盖了人体的生殖、泌尿、内分泌、中枢神经及血液系统等方面的功能。按照中医藏象学说的理论，肾除了主持人体水液代谢外，还具有主藏精，主骨生髓，司二便，开窍于耳，主管人体生长发育、生殖繁衍等生理功能，故有肾为"先天之本"的说法。正因为如此，才引起人们对"补肾"的重视。

肾虚不等于肾衰竭，中医所指的肾和现代医学所指的肾脏并不是一回事儿，肾虚并不是肾衰竭，只是气血阴阳虚弱，并不会像肾衰竭那么严重而危及生命。肾虚者必须重视补肾，但不能乱补。中医理论认为，肾主藏精。精是构成人体生命的基本物质，也是生长发育、五脏六腑各种功能活动的物质基础。肾精充足则身体强健，五脏六腑功能正常，肾虚则生命力减弱，各种疾病就会逐渐袭来。因此，要根治这些病痛、彻底改善身体状况，必须从补肾入手。但肾虚不能盲目补，乱补有害无益。中医补肾先弄清是肾阴虚、肾阳虚还是肾气虚是关键。因此，肾虚者一定要找正规的中医师诊治。一般说来，肾阴虚者大多脸发红、五心烦热。补肾阴虚的药物多是甘寒药，如石斛、玉竹、山茱萸、枸杞子、西洋参等，中成药的代表是六味地黄丸。肾阳虚者则怕冷，四肢发凉，面色苍白。补肾阳虚的药物多是热性药，如附子、肉桂、鹿茸等，中成药的代表是金匮肾气丸。

预防肾虚从现在开始，预防肾虚首先要注意休息、劳逸结合，善于通过一些休闲活动来减轻精神压力，释放不良情绪。均衡饮食、规律生活。另外，下面这些简单的小窍门，既可强身健体、预防肾虚，也可作为肾虚者的辅助治疗。一是常打太极拳。练习太极拳，最好是清晨在空气清新的公园内、树下、水池边进行；二是每天自我按摩腰部：两手掌对搓，至手心热后，分别放至腰部两侧，手掌向皮肤，上下按摩腰部，至有热感为止，早晚各 1 次，每次约 200 下；三是每天搓脚心：两手对掌搓热后，以左手擦右脚心，以右手擦左脚心，早晚各 1 次，每次搓 300 下；四是每天做缩肛运动：全身放松，自然呼吸，呼气时，做缩肛动作，吸气时放松，反复进行 30 次左右。

第八节　感冒，我该拿你怎么办

感冒，俗称伤风，是感受外邪或时行病毒出现的以鼻塞、流涕、恶寒、发热为主要表现的病症，若广泛流行，证候相似则称时行感冒。《内经》云："今夫热病者，皆伤寒之类也。"伤寒即一切外感热病的总称，有广义、狭义之分，广义的伤寒即外感热病的总称，狭义的伤寒即感受风寒，感而即发，如《伤寒论》所说："太阳病，或已发热，或未发热，必恶寒体痛，呕逆，脉阴阳俱紧者，名曰伤寒。"《内经》云："伤寒有五：有中风、有温病、有湿温、有伤寒、有热病。"其中感受温热之邪所致的热性病为温病，如《伤寒论》云："太阳病发热而渴，不恶寒者为温病。"因此不难看出，流行性病情类似的感冒，中医称为时行感冒，也就是说时行感冒包括流感和甲流，而甲流属于流感的一个具体类型。

《内经》有："恬淡虚无，真气从之，精神内守，病安从来？""正气存内，邪不可干""邪之所凑，其气必虚"的说法，如果你的正气旺盛，阴阳平衡，适寒温，和喜怒，节阴阳，虽有大风苦毒，弗能害也。只要正气旺盛，顺应四时，就不会得病。板蓝根是苦寒清热药物，因为每个人的体质是不同的，虚寒体质吃了不仅起不到预防作用，反而适得其反，让邪气乘虚而入。在临床接诊的几个患者中，患者就有这样的误区，这也是防感冒的误区之一；有的虚寒证患者误用苦寒药物反而患上感冒；有的人怕患感冒而服用连花清瘟胶囊，服药后不但没有预防感冒，反而出现腹泻，最后患上感冒。这是由于损伤了人体中焦发出的卫气，使体内卫气损伤，卫外的功能降低，邪气乘虚而入。由此可见，脾胃虚寒的体质不宜服用板蓝根、连花清瘟胶囊、抗病毒冲剂等苦寒清热解毒之品。

选方用药应当辨证论治，尽量选择一些平和的药物，既不损伤人体的胃气，又能起到抵御外邪的作用，因此我认真研究了《温疫论》和甲流的特点，因为吴有性在《温疫论》提出："夫瘟疫之病，非风，非寒，非暑，非湿，乃天地间别有一种异气所感。"这种异气，吴氏命名为"戾气"。他认为这种戾气从口鼻而入，初期则邪伏膜原，在不表不里之间，其创立的达原饮具有疏利膜原，溃散邪气之功。因此我们以达原饮为基础方，以保持人体阴阳平衡而达到驱除外邪的作用，由此创立了防感 1 号和防感 2 号。具体介绍如下：

防感 1 号

方药　厚朴 10g，草果 10g，槟榔 10g，黄芩 10g，菖蒲 10g，柴胡 10g，苏叶 10g，神曲 10g，山楂 10g，芦根 10g。

功用　疏利膜原，芳香化湿，消积导滞，扶正祛邪。

适用人群　适用于广大人群。

优点　本方药性平和，不伤脾胃，弥补了当前市场苦寒清热的弊端，是预防感冒的首选药物。

防感 2 号

方药　厚朴 6g，草果 6g，槟榔 6g，黄芩 6g，菖蒲 6g，柴胡 6g，苏叶 6g，神曲 6g，山楂 6g，芦根 6g。

　　功用　疏利膜原，芳香化湿，消积导滞，扶正祛邪。

　　适用人群　适用于广大儿童。

　　优点　本方药性平和，不伤脾胃，弥补了当前市场苦寒清热的弊端，是预防感冒的首选药物。

　　很多人为了预防感冒的发生，经常会采取过量运动的方式，这也是防感冒的误区之二："过量的运动是这次感冒的原因之一"。这段时间接诊的患者学生居多，因为学校规定流鼻涕、流眼泪、打喷嚏、发热的学生康复后必须经医生开具证明，方可回校，所以有的班主任怕孩子生病耽误学习，让学生加强锻炼。我曾遇到一个学生，由于平时运动不多，近两日老师让他拼命跑步，致其汗流浃背，回教室后老师又强调开窗通气，最后感冒发生，被劝回家，而来就诊。我认为生命在于运动，适量的活动是可以增强体质，扶助正气的，但是不宜过量运动，因为中医认为"劳则耗气"，大量运动可以消耗人体的正气，而大量汗出又可导致伤津耗血，津血同源，血汗同源，损伤正气，汗出后腠理开易被外邪侵袭导致感冒。这些孩子平素气血亏虚，此时应当扶助人体正气，我们临床上多用益气防感膏。

　　防感冒的误区之三："预防外感从自身做起"。很多家长抱着孩子来找我看病，都说怎么戴上香囊也感冒了，有的家长认为戴上香囊就可以高枕无忧了，在饮食、起居上不加以呵护，结果一个小孩由于食肉过多，消化不良，引起了感冒。还有一家长，给小孩戴香囊后出现恶心、呕吐，这是因为这些孩子脾胃虚弱，与脏不应而引起呕吐。如《金匮要略》所说："病者素不应食，而反暴思之，必发热也。"即是说，如果不想闻到这个味，你非要让他去闻，必然会引起呕吐、发热。就好像有些香水有些人闻了就恶心呕吐。

　　防感冒还须从增强人体正气着手，使自己的脏腑阴阳平衡，因此我们每天都要喝我们自己配制的防感 1 号，防止其他流感缠身。而所谓的正气，简称"一活三力"，即人体的功能活动，对病邪的抵抗力，对外界环境的适应力，对损伤组织的修复力。中医有"正气存内，邪不可干""邪之所凑，其气必虚"的理论。

　　（1）人体的功能活动：就是通过各种手段使人体的脏腑功能平衡协调，即《内经》所说"阴平阳秘，精神乃治"。我们的防感 1 号就是遵循这个原则创立的。

　　（2）对病邪的抵抗力：通过扶助人体的正气，达到抵御外邪侵入体内的作用。一般卫气出于上焦、中焦、下焦。

　　1）上焦：《内经》有"上焦开发，宣五谷味，熏肤，充身，泽毛，若雾露之溉，是谓气"。这个气就可以抵御外邪，预防流感。如有些人经常感冒、患过敏性鼻炎，我们根据中医肺开窍于鼻，肺主表的理论，临床上常用益气防感膏。

　　2）中焦：《内经》有"中焦受气取汁，变化而赤，是谓血"。脾胃为气血生化之源，气血充盛，可以抵御外邪入侵。如有些女性经常感冒，月经量少，这是由于脾胃为气血生化之源的功能失常，我采用补气养血的归芪膏，不仅患者感冒减少了、月经正常了，脸色也红润了。

　　3）下焦：《内经》有"肝者，将军之官，谋虑出焉""肾者，作强之官，伎巧出焉"。肝肾同源，精血同源，肾精具有抵御外邪的作用，临床上对于经常熬夜损伤精血容易感冒的人，如高三的学生女子多用道狗归芪膏，男子多用滋水清肝膏。

　　（3）对外界环境的适应力：有的人移换地方易出现失眠，通常用十四味温胆膏；有的人季节交换容易感冒，通常用清暑益气膏。

（4）对损伤组织的修复力：伤口难以愈合的，通常用人参养荣膏。

治疗感冒最好的办法就是休息，休息是维护正气的一个方法，一般我们累了以后休息一晚第二天就有精神了。适当的休息有助于维护正气，如果超出正常休息就会伤气。

第九节　冬季巧补精气神

中医认为精、气、神都是人体的基本物质。因此，把精、气、神称为人身的三宝，精充、气足、神旺，是健康的保证；精亏、气虚、神耗，是衰老的原因。精、气、神是健康的保证，精能生神，神能御精，精足则形健，形健则神旺；反之精衰则体弱，体弱则神疲。精是生命的本原物质，是构成人体、维持人体生命活动的基本物质，有先天之精、后天之精之分。先天之精是禀受于父母的精气，后天之精是来源于水谷的精气。故《内经》中有："生之来谓之精，两精相搏谓之神""人始生，先成精""两神相搏，合而成形，常先身生，是谓精"的说法。此外，人体之精还有广义、狭义之分，广义的精泛指一切精微物质，即精、血、津液皆为之精，主要有濡养脏腑，化气生血，抵抗外邪，防止疾病发生的作用。因此阴精充盛不仅生长发育正常，而且抗病能力也强。因此《内经》云："阴平阳秘，精神乃治；阴阳离决，精气乃绝。"狭义的"精"，即肾中的精气，主要功能有二：一是主生长发育；二是主生殖。因此，精不仅是构成人体的基本要素，而且主宰人体的整个生长、发育、生殖、衰老过程。

"精"有先天之精、后天之精；先天之精是禀受于父母的精气，又称"肾精"，肾精所化之气称"肾气"，即液态物质称肾精，气态物质称肾气。后天之精来源于水谷，即是由脾胃所化生之水谷之精，故《内经》中有"肾者主水，受五脏六腑之精而藏之""肾者主蛰，封藏之本，精之处也"。二者同归于肾，相互依存，相互为用，先天之精有赖于后天之精不断培育和充养；后天之精有赖于先天之精的活力资助，二者相辅相成在肾中结合成精气，才能维持人体生命活动。古人云："肾为先天之本，脾胃为后天之本。"所以说脾胃功能健旺，是保养精气的关键，即《内经》所强调的"得谷者昌，失谷者亡"。因为先天之精禀受于父母，生之来就有，如果熬夜，只是熬得精液亏损，如果此时受孕的话，胚胎的质量肯定不行，胎儿的体质较差，生下来就多病，不能抵御外邪，也不会聪明，因为"肾藏精，精生髓，脑为髓之海"。所以我们强调，养精蓄锐，保养好自己的肾精，才能更好地创造下一代。所以关于白领、高三的学生、经常熬夜的人，我们有个口头禅"熬夜不如熬膏"。冬季是补膏方的大好时机，尤其是膏方善于补肾精，我们常用的补肾精的膏方有温肾健脾膏、补阴益气膏、滋水清肝膏、芪脉地黄膏、逍遥狗脊膏等，为各型肾虚的人量身定做。

我们读的禅宗故事，是幡动，还是人动呢？最后解释是气在动。还有我们听过"内练一口气"，这里气又指的是什么呢？气是不断运动着的具有很强活力的精微物质，是构成人体、维持人体生命活动的基本物质，包括元气、宗气、营气、卫气、脏腑之气、经络之气。元气是人体最基本、最重要、根源于肾的气，是人体生命活动的原动力，包括元阴、元阳（肾阴、肾阳）。宗气即肺吸入自然界的清气和脾胃运化的水谷精气，在胸中生成宗气；故《内经》云："宗气积于胸中，出于喉咙，以贯心肺而行呼吸焉。"营气行于脉中，是富有营养作用的气，营养全身。卫气行于脉外，具有护卫肌表、温养脏腑肌肉、调节腠理开合的作用。气具有推动作用、温煦作用、防御作用、固摄作用、气化作用、营养作用。《难经》中有"气主煦之"的说法。"气"就是我们经常说的免疫力。所以气不可耗，也不可滞，耗则气虚，抵抗力低下，百病丛生；滞则气血不畅，百病由生，故《内经》有"百病生于气也，怒则气上，喜则气缓，悲则气消，恐则气下，寒则气收，炅则气泄，惊则气乱，劳则气耗，思则气结"的说法。古人有这样的名言"病而生郁，郁而生病""气有余便是火，气不足便是寒""血得温则行，得寒则凝"。

中医有一种证候是"气虚"，气虚是气的一种病理状态，卫气、营气、元气、宗气都属生理状态，如果这些功能降低出现少气懒言，神疲乏力，头晕目眩，自汗，活动后加重，舌淡苔白，脉虚无力，就是气虚证。若加有咳嗽气短就是肺气虚；若加有食少纳呆，腹胀便溏就是脾气虚；若加有心悸怔忡，失眠多梦就是心气虚；若加有腰膝酸软就是肾气虚。首先，要从自身做起，寡言养气。俗话讲"日言千语，不劳而伤"。因此，养气的基本要求是少废话。一个人若是经常喋喋不休地大声叫喊，就必然要消耗元气，如教师授课后出现少气懒言，有些老年人说话过多出现头晕，这些都是气虚的表现，致使体内元气损伤，外邪乘虚而入而百病丛生。此外还有忌生气，古人云"气郁生百病"，不能生闷气。我记得在做有关高血压的节目时，强调肝主疏泄，老年人应当经常与人交流，这里面就要强调一下说话的度，既不可言多伤气，又不可憋闷而不说话生闷气，要恰到好处。临床有些患者，我常嘱咐他不要生气，患者言"不由我"。那么是不是真的不由自己呢？答案是肯定的，根据我的临床观察，大部分患者存在着疾病隐患，这个隐患就是"肝血亏虚"，中医讲"阴阳和谐""肝体阴而用阳"，那么肝血虚了，不能制约肝阳，自然就肝阳上亢，脾气暴躁的患者经常生气。针对这些更年期妇女及中青年女性，我们采用疏肝养血膏；肺气虚的人多采用黄芪鳖甲膏；脾气虚的人采用归脾膏；心气虚的人采用参丹膏；肾气虚的人采用芪脉地黄膏。

现在有很多人通过练太极、练气功等方法来达到养气，太极拳外柔而内刚，动作缓慢，多表现在四肢，脾主四肢，我本人认为打太极对后天之气大有好处，因为肾为先天之本，脾为后天之本，补了后天也可补先天。

神是人体生命活动的总称，有广义和狭义之分，广义的神是指人体生命活动的外在表现，即生命；狭义的神是指人的精神意识思维活动，即精神。故《内经》云："心者，五脏六腑之大主也，精神之所舍也"，中医有"心藏神"的说法，如大人告诫小孩上学要"用心听讲"，而不说"用脑听讲"。这个人"心眼多"而不说这个人"脑子多"，充分说明心和神是离不开的，如运动员还没开跑心跳就加速。我们身体的健康与神密不可分，这也是中医强调的"形与神俱"，离开形体的神是不存在的，没有神的形体是尸体或者是植物人，因为广义的神是生命，狭义的神是精神，植物人只有生命没有精神。望神包括望目光、表情、动态，重点在于目光，因为神是一身之主宰，必然表现于全身，重点突出于目光，眼睛是心灵的窗口，人的精神活动往往无意中流露于目光，眼睛是可以传神的。如目光炯炯有神，即"有神"；眼大无神即"失神"。《内经》有"得神者昌，失神者亡"的说法。我们临床上通过观察患者的"神"来判断疾病的预后，得神即"有神"，是精充、气足、神旺的表现，表现为神志清楚，两目精彩，语言清晰，面色荣润，肌肉不削，动作自如，反应灵敏，预后良好；失神即"无神"，是精亏气损，神衰的表现，表现为神志昏迷，面色无华，两目晦暗，呼吸微弱，反应迟钝，循衣摸床，撮空理线，大肉已脱，愈后不佳；假神是危重病患者出现精神暂时"好转"的假象，貌似有神，实际是临终前的预兆，表现为久病重病之人，本已失神但突然精神转佳，目光转亮，言语不休，想见亲人，忽而声音清亮，突然颧红如妆，食欲突增。

神和气是不可分割的，气是生命的动力，气能生神，神能御气，因此，望神可以了解五脏精气的盛衰。因为望神的重点在于目光，五脏六腑之精皆上注于目，《内经》云："心者，五脏六腑之大主也，精神之所舍也……心伤则神去，神去则死矣。"因此，养心就是养神，做到清心寡欲以养神（闭目养神），人体就能保持健康，益寿延年。故《内经》有"恬淡虚无，真气从之，精神内守，病安从来"。中医讲的过劳，包括劳神过度、劳力过度、房劳过度，实际上就是指的精、气、神，告诫年轻人不要胡思乱想，中年人做到工作的烦恼不带回家，老年人不要操心过度、牵肠挂肚，《内经》中有"思伤脾""思则气结"的说法，思则常见心情不快、头晕失眠、不思饮食、面色萎黄、疲乏无力、心悸气短等症。我们临床多用十四味温胆膏、十四味温胆人参膏、归芪合欢枣仁膏。

第十节　观面色，查健康

古语说得好"相由心生"，就是说人有什么样的心境，就会有什么样的面貌。但事实上，人的面貌不仅由心生，还与自身的健康状况有着很大的关系。比如，如果上火了，可能脸上会长痘；如果贫血，脸色可能会发白，等等。具体面色还能透露出我们身体的哪些健康问题呢？中医早有论述，把正常人的面色叫作常色，所谓常色是指人在正常生理状态下的面部色泽，我国正常人的面色，红黄隐隐，明润含蓄，因此，常把中国人描述为黄种人。但我还要强调一点，黑色是不是肾虚？如太原五一广场交警的面色，这种就叫客色，所谓客色是指人与自然界相适应地随着生活条件的变动，面色、肤色也出现相应的变化。客色，客即客人，是外界给的颜色，不是本来面色。可能有的人会问，某人一生下来就脸黑，是不是肾虚呢？这种中医叫主色，所谓主色，是指每个人的面色各有特异，其面色、肤色一生不变的，称主色。主色、客色都属于健康的面色；不健康的叫作病色，所谓病色是指人在疾病状态下的面部色泽，如高热的患者面色发红、血虚的人面色发白等。这些都是中医的奥妙所在，西医诊断靠化验单、听诊器等，而中医诊断的原理又是什么呢？一是司外揣内，即从外知内；二是见微知著，即通过微小变化可测知整体情况；三是以常达变，即从正常中发现异常，从对比中找出差别，认识疾病的本质。望面色就是中医首先应用的法则，大家都知道扁鹊给蔡桓公看病的典故，就是通过望气色诊病。

人们见面打招呼，常常会说你最近气色不错，气与色始终是联系在一起的，这就是中医所说的气与色的关系，气是指生机，隐含于皮肤之内；色为血色，彰然于皮肤之表，光明润泽者气也，青、赤、黄、白、黑者，色也，有气不可无色，有色不可无气，失去生机，无论何色都属病重。所以望面色主要望的是光泽而重点不是颜色。

中医把五色与五脏相应，即木、火、土、金、水；青、赤、黄、白、黑；肝、心、脾、肺、肾；胆、小肠、胃、大肠、膀胱。昨天出门诊，有一个患者来看病，我问他哪不好，他不说话，不让我摸脉，反而问我：你看我哪不好？我看到他鼻子的上方和两面发青，我问他你做过 B 超没有？他反问我：你怀疑什么？我说：怀疑你肝不好，他说：我有胆囊息肉，这足可以看出青对照的是肝胆，是我们老祖先通过多少年积累的经验，鼻上属肝，两眼正中属心，鼻头属脾，两眉正中属肺，两面颊属肾。如脸面发黑属肾虚，头痛属肺经有火。通过望色可以判断疾病的预后好坏，我记得我刚学中医不久，我高中同学的父亲患有肺癌，有一天去他家串门，发现他父亲面色发红，我告诉这个同学说你爸爸病不太好，结果他大哥骂了我一顿……根据中医的理论肺癌属白色，属正病正色，反而出现赤色，属火，火克金，表明病情加重，如肾病正病正色属黑色，反见青色，你可不要说让人家准备后事，为什么呢？因为青属木，黑属水，水生木。我们老祖先早就告诫我们相生为顺，相克为逆。除此以外，我们特别强调辨体质，《内经》中有一句话"善诊者，察色按脉，先别阴阳"。就是告诫我们通过望面色可以辨清我们的体质，中医把它归纳为五色主病，青主寒，主痛，主瘀，主惊风（阴寒体质）；赤主热，赤甚主实热，微赤主虚热（湿热体质和阴虚体质）；黄主虚，主湿（脾虚体质、痰湿体质）；白主虚，主寒，主脱血，主夺气（气虚体质、阳虚体质）；黑主肾虚，主寒，主痛，主瘀，主水饮（肾虚体质、瘀血体质）。

黄疸型肝炎发生在肝，但中医认为它的病根在脾，这也是中医与西医所不同的观点，我们认为是湿热熏蒸肝胆而出现黄疸，根据五行来推，风、暑、湿、燥、寒；肝、心、脾、肺、肾；青、赤、黄、白、黑。不难看出湿、黄都归脾管，脾出现问题就会出现黄疸，而我们在临床往往用健脾利湿法，《金匮要略》中有"黄家所得，从湿得之"的说法，一语道破天机，所以我们治疗黄疸多从脾和湿入手，我们给黄疸所下的定义是面目一身俱黄，称黄疸，分阳黄、阴黄，由于湿热熏蒸出现的黄而鲜明，如橘子色属阳黄；由寒湿郁滞出现的黄而晦暗，如烟熏色属阴黄。

望面色在临床中起着举足轻重的作用，有的年轻医生不注重这点，在临床中就要受到挫折，我记得我当徒弟的时候随诊的老师出诊时，时有一个患者面色如妆，就好像脸上涂粉一样，红扑扑的，当老师望了面色摸完脉以后，跟家属说了几句话，就开了一味药（人参），连饭也没吃就赶回来了，我心里还埋怨老师人家准备好饭怎么连饭也没吃就返回来了，回来以后我问老师这个患者是什么病？他告诉我是"戴阳证"。那么什么是戴阳证呢？所谓戴阳证就是久病、重病患者，面色苍白，却时而泛红如妆，如嫩红带白，游移不定，多为虚阳外越之危重病症。也就是我们老百姓说的回光返照（假神）、残灯复明。因此年轻医生一定要学会望面色，认准戴阳证，否则难以收场。

刚才我们说的是脸色的健康，而生活中我们都知道嘴唇上的皮肤同人体其他部位的皮肤是不同的。嘴唇是身体健康状况的一扇窗口，它也会把身体情况第一时间表现出来。中医认为脾开窍于口，其华在唇，足阳明胃经环口唇，脾胃为气血生化之源，所以健康的口唇应该是唇色红润，有光有泽，不干不燥，无溃疡、开裂。唇色到底能反映出我们身体的哪些问题呢？唇色主病：唇色淡白是血虚；唇色淡红是虚寒；唇色深红是实热；深红而干是津伤；红肿而干是热极；樱桃红色是煤气中毒；唇色青紫是瘀血；唇色青黑是寒极。

通过望唇，可以了解体质，是有热还是津伤，从而通过调整使阴阳平衡。曾有个小孩来找我看病，发热，唇色深红，根据唇色主病属实热（实热证），我给他开了疏风清热汤（疏风清热汤，蝉蜕片姜黄，僵蚕元大黄，再加薄荷尝）就是通过唇色深红辨清体质，一剂药下去体温恢复正常；还有一患者找我看病，口唇溃烂，没办法会见客人，经人介绍来找我看病，我给他开了个泻黄散（泻黄甘草与防风，石膏栀子藿香充），服药后溃烂好转，可会见客人；还有一个主持人口唇淡白，不抹口红不能上台，因为口唇淡白是血虚，同时她又面色无华，月经量少，我开了归芪膏（归芪膏用桂枝汤，阿胶生地加红糖），服一个疗程后她的面色红润有光泽，月经量也正常了。

第十一节　观舌象，辨健康

我们在给患者看病的时候，经常说的一句话"看看舌头"。舌诊是中医望诊的一个重要方法，那从舌头能看出什么来呢？望舌这里面学问可是大呢！古人有这么一句话"辨舌质可辨脏腑的虚实，视舌苔可察六淫之浅深"，是指通过望舌可以知道人体正气的盛衰，病位的深浅，病邪的性质，病情的进退，处方的用药，这是我们认识疾病、治疗疾病的关键所在。

望舌包括望舌质和望舌苔，舌色主病：淡白舌主虚，主寒，主气血两虚；红舌主热证，鲜红起芒刺主实热证，鲜红少苔或无苔或有裂纹主虚热证；绛舌主外感内伤，主外感热入营血，主内伤阴虚火旺或瘀血；紫舌主寒，主瘀，亦主热；青舌主寒凝阳郁或瘀血。舌形主病：苍老舌主实；细嫩舌主虚；胖大舌主脾肾阳虚，水湿内停；瘦薄舌主气血两虚，阴虚火旺；红星舌主热毒炽盛，热入血分；芒刺舌主邪热亢盛；裂纹舌主病有三：一是热盛伤阴，二是血虚不润，三是脾虚湿侵；镜面舌主胃气、胃阴两伤；齿痕舌主脾虚湿盛；重舌主心火上炎；舌下脉络多见于气滞血瘀；肿胀舌主心脾有热或饮酒热毒上攻或为中毒。苔色主病：白苔主表证，主寒证；黄苔主里证，主热证；灰苔主里热证，亦主寒湿证；黑苔主里证，主寒证，亦主热极（黑主肾虚）。苔质主病：薄苔主表证；厚苔主里证，主痰饮，主食积；滑苔主寒，主湿；燥苔主热盛伤津；腐腻苔，主痰，主湿，主食积；剥脱苔主胃气、胃阴两伤。

脏腑与舌象的关系，舌为心之苗，心气通于舌，心和则舌能知五味矣，舌为脾之外候，足太阴脾经连舌本，舌苔是由胃气熏蒸而成，故观察舌象可知全身气血的旺盛、脏腑的虚实，即全身的病变。因此，我要提醒一下患者看病时千万不要刮舌，也不要吃一些带颜色的食物，以免造成误诊。舌体以五脏来划分，舌尖属心、肺，舌中属脾、胃，舌根属肾，舌边属肝、胆（左肝右胆），用于杂病的诊断。舌体以胃经来划分，舌尖属上脘，舌中属中脘，舌根属下脘，用于胃病的诊断。舌体以三焦来划分，舌尖属上焦，舌中属中焦，舌根属下焦，用于外感病的诊断。

通过舌头的不同位置的颜色、质地等能看出对应的脏腑的虚实寒热。舌与五脏有密切的关系，其中与心的关系更为密切。中医认为心藏神，开窍于舌。人的心神要通过舌去表达。临床上我们望诊时有些女性不让我们看舌头，足可以说明舌反映一个人的心理状况。心里有火首先反映在舌头上，我们临床上常用导赤散，这是由于心与小肠相表里，心火下移小肠，因此喝水、利尿也可以降心火。正常的舌象应该是淡红舌、薄白苔，舌体柔软，荣润红活，活动自如，大小适中，不干不湿。舌体又称舌质，是指舌的质地，是辨别人的体质的关键所在，淡白舌主虚，主寒，主气血两虚，属于阳虚体质、血虚体质；红舌主热证，鲜红起芒刺，主实热证，属于实热体质；鲜红少苔或无苔或有裂纹主虚热证，属于阴虚体质；绛舌主外感内伤，主外感热入营血，主内伤阴虚火旺或瘀血，属于实热证、阴虚证、瘀血证，具体应四诊合参；紫舌主寒，主瘀，亦主热，属于寒证、热证、瘀血证；青舌主寒凝阳郁或有瘀血，属于寒证、瘀血证。通过舌色可以辨别寒、热、虚、实，但有些舌色不能一项定乾坤，应当四诊合参。苍老舌属实，属于体质实。细嫩舌属虚，属于体质虚。胖大舌属脾肾阳虚，水湿内停，属于阳虚体质，这种舌象不宜用六味地黄丸。肿胀舌主心脾有热或饮酒热毒上攻或为中毒，属于实热体质。瘦薄舌主气血两虚，阴虚火旺，属于血虚、阴虚体质。红星舌主热毒炽盛，热入血分，属于实热体质。芒刺舌主邪热亢盛，属于实热体质。裂纹舌主病有三：一是热盛伤阴，如吃饭不知味道，用加味一贯膏；二是血虚不润；三是脾虚湿侵。还有一种天生的就是烂舌头，属生理现象。镜面舌主胃气、胃阴两伤，属于胃气虚弱体质。齿痕舌主脾虚湿盛，属于脾虚体质，如果这种人有肾阴虚的现象也不宜服六味地黄丸，若必须用应该结合补中益气丸。重舌主心火上炎。舌下脉络多见于气滞血瘀证，属于气滞血瘀体质，可用参丹消胀膏。白苔主表证，主寒证，属于阳虚体质；黄苔主里证，主热证，属于实热体质；灰苔主里热证，亦主寒湿证；黑苔主里证，亦主热极，主寒盛，主肾虚，属于虚证体质。我们还要强调一点，有一种叫粉白苔，它不是寒证而是热证，这一点要引起大家注意，粉白苔又称积粉苔，舌上布满白苔，犹如白粉堆积，扪之不燥，主热毒炽盛。滑苔是舌面上水分过多，伸舌欲滴，扪之湿而滑利，主寒，主湿，属阳虚寒湿体质。镜面舌是舌面光滑如镜，主胃气、胃阴两伤，用加味一贯膏，如老人夜间口干就可应用。地图舌是舌面不规则，大片脱落，边厚且界限清楚，形似地图，比如小孩喝酒伤胃气、胃阴的例子，临床常用沙参麦冬饮。

总之，在临床上，观舌苔的厚薄可知邪气的深浅；观舌苔的润燥可知津液的存亡；观舌苔的腐腻可知阳气与湿浊的消长；观舌苔的偏全可知疾病之所在；观舌苔的剥落可知胃气、胃阴的存亡；观舌苔的消长可知疾病的进退预后。如果实在判断不清是寒、是热，可以通过四诊合参来确定。

第十二节　听声音，辨健康

听声音属中医的闻诊范畴，包括听声音和嗅气味两种，有些特殊的声音和特殊的气味对诊断疾病有关键的作用。例如，咳声紧闷属寒湿；矢气酸臭属食滞内停，这些都对中医的诊断和用药有指导意义。那么首先要了解正常的声音是如何的。正常人的声音是发声自然，音调和畅，刚柔相济。但是由于性别、年龄和生理状态的不同，男性多声低而浊，女性多声高而清，儿童则声音尖利清脆，老人则声音浑厚低沉。这些都属于正常声音，不属病态。而病态的声音根据病程的长短和病变的脏腑不同，一般表现为以下几种情况。

（1）金实不鸣：是由于外感风寒或风热或痰湿壅滞，肺气不宣，出现的音哑或失音，多属实证，为新病，多见于突然重感。

例一：如大汗后淋浴或出汗后游泳，水比较凉而后出现声音难出，这就是中医所说的寒包火，可用大青龙汤（大青龙汤桂麻黄，杏草石膏姜枣藏，太阳无汗兼烦躁，风寒两解此方良）。经典中是这样论述的：《伤寒论》"太阳中风，脉浮紧，发热恶寒，身疼痛，不汗出而烦躁者，大青龙汤主之，若脉微弱汗出恶风者不可服之，服之则厥逆，筋惕肉瞤，此为逆也""伤寒，脉浮缓，身不疼但重，乍有轻时，无少阴证者，大青龙汤发之"。临证应用大青龙汤的体会：本方以不汗出而烦躁为汤方辨证；本方用于脉缓身重的风湿病；石膏辛甘大寒，清热泻火，除烦。

例二：又如一母亲因孩子考试没有考好，突然生气出现声音嘶哑难出，这是由于木火刑金，又称"肝火犯肺"，是指肝火亢盛，肺不能制约肝，反遭肝的克制，出现急躁易怒，面红目赤，甚至咳逆上气，咯血等"木侮金"的症状。这时候给她用了四逆香佛二花汤（四逆香佛二花汤，不忘芩丝在此方）。临证应用本方的体会：应用本方脉象一定要见沉弦滑；本方可用于类风湿关节炎、梅核气、阳痿；应用本方一定要开水泡半小时，煎5～10分钟。

（2）金破不鸣：是由于精气内伤，肺肾阴虚，虚火灼津，出现津枯肺损，声音难出的音哑或失音，多属虚证，为旧病，这类患者临床可用麦味地黄丸。

（3）子瘖：又称妊娠失音，是胞胎阻碍肾精不能上荣所致，分娩后自愈，这种患者最好不要乱用药，否则会影响胎儿。

（4）谵语：是由于热扰心神，出现神志不清，语无伦次，声高有力，多属实证，这类患者一般都患有精神分裂症，病属难治。

（5）郑声：是神志不清，语言重复，时断时续，声音低微，属心气大伤，精神散乱之虚证。《伤寒论》云："夫实则谵语，虚则郑声。"

（6）夺气：是中气大虚引起的语言低微，气短不续，欲言不能复言，属中气大伤。

总之，声音高亢有力多属实证、热证；声音低微细弱多属虚证。

通过听咳嗽气喘也可以辨疾病的情况，中医有关咳喘的名言：五脏六腑皆令人咳，非独肺也；脾为生痰之源，肺为贮痰之器；肺主出气，肾主纳气；肺为气之主，肾为气之根；呼出心与肺，吸入肝与肾；咳嗽不止于肺，但不离乎于肺；六气皆令人咳，风寒居多。中医治疗咳嗽不是单纯的止咳，而是通过全身调理达到治咳的目的，如培土生金法，通过补脾气达到补肺气的目的，用于脾肺气虚证。举例：脾为生痰之源，肺为贮痰之器的咳嗽，用六君子汤（四君子汤中和义，参术茯苓甘草比，益以夏陈名六君，祛痰补气阳虚意），一般一咳嗽就尿裤子可用咳嗽遗尿方，咽喉憋胀的咳嗽可用参芪丹鸡黄精汤。我们就是通过这些中医理论来辨别咳嗽的脏腑和寒热虚实。

（1）辨咳嗽：咳声紧闷是寒湿；咳声清脆是燥热；咳声不扬是肺热；咳而无力是肺虚；咳声重浊是风寒；咳声如犬是白喉；夜间咳嗽是肾虚；天亮咳嗽是脾虚。

（2）百日咳：又称"顿咳"，咳声短促，呈阵发性、痉挛性，连声不断，咳后有鸡鸣样的回声，反复发作，因病程较长，缠绵难愈，称百日咳，多见于小儿。

（3）喘：又称"喘病""喘证"，是指呼吸困难，鼻翼煽动，张口抬肩，不能平卧，与肺肾有关。临床遇一小孩发热，咳嗽，气喘，大便干，可用麻杏石甘汤（热喘麻杏石甘汤，肺热咳喘此方良）和宣白承气汤（宣白承气汤膏大黄，蒌皮杏仁急煎尝）。

（4）哮：又称"哮病""哮证"，是指呼吸急促似喘，喉间哮鸣有音。《金匮要略》云："咳而上气，喉中水鸡声，射干麻黄汤主之"（射干麻黄汤紫菀，细辛五味款冬半）。

那么哮与喘如何鉴别呢？喘促，喉中水鸡声，谓之哮；气促不能以息者，谓之喘。哮必兼喘，喘未必兼哮。

通过听呕吐的声音辨别疾病的情况：呕吐分呕、干呕、吐三种，有声有物谓之呕；有声无物谓之干呕；有物无声，谓之吐。反胃又称胃反，朝食暮吐，暮食朝吐，属脾肾阳虚，多见于胃癌和神经性呕吐。呃逆又称"哕"，是胃气上逆，气从咽喉冲出，发出一种不由自主的冲击声，因其呃呃连声，故称呃逆，说明久病重病，呃逆不止，胃气衰败；新病闻呃，非火即寒；久病闻呃，胃气欲绝。嗳气古称"噫气"，是胃中气体上出咽喉发出的声响，其声长而缓。古人云："噫者，饱食之气，即嗳气也。"《伤寒论》云："伤寒发汗，若吐若下，解后，心下痞硬，噫气不除者，旋覆代赭汤主之"（旋覆代赭用党参，半夏姜甘大枣临，重以镇逆咸软痞，益胃降逆化痰痞。诸花皆升，惟旋覆独降）。

通过听腹部的声音辨别疾病的情况：《金匮要略》有"其人素盛今瘦，水走肠间，沥沥有声，谓之痰饮""病痰饮者当以温药和之""病痰饮者苓桂术甘汤主之，肾气丸亦主之"。

通过闻气味辨别疾病的情况：口出臭气，乃宿食内停；口出秽气，乃胃中有热；口中异味，乃消化不良；矢出酸臭，乃食滞内停。

第十三节 问寒热，问汗出，辨健康

中医诊断疾病的方法——望、闻、问、切。这不同于西医的化验单、听诊器，它是个性化的医疗服务，离开设备也可以单独诊治疾病。通过问诊来了解自己的健康，张景岳特别强调问诊的重要性，认为"诊病之要领，临证之首务"，并将问诊编成《十问歌》，便于记忆，即一问寒热二问汗；三问头身四问便；五问饮食六胸腹；七聋八渴俱当辨；九问旧病十问因；再兼服药参机变；妇女尤必问经期；迟速闭崩皆可见；再添片语告儿科；天花麻疹全占验。

一、问寒热辨健康

寒热是辨别表证和里证的标志，也就是说疾病是在表还是在里的分界线，表现有四种类型。

（1）恶寒发热：恶寒，患者有寒冷的感觉，加衣被取暖仍不能解其寒。多属外感表证，因此有"有一分恶寒便有一分表证"的说法。发热，是患者体温升高或体温正常，全身或局部有发热的感觉。恶寒发热的类型：恶寒重发热轻，属表寒证（风寒感冒）；发热重恶寒轻，属表热证（风热感冒）；发热轻恶风自汗，属太阳中风证（表虚感冒）。

（2）但寒不热：患者但感畏寒而无发热的感觉，多见于里寒证。一般新病恶寒，多属里实寒证（阴盛则寒）；久病恶寒，多属里虚寒证（阴虚则寒）。

（3）但热不寒：患者但感发热，而无寒冷的感觉，多见于里热证（阳盛则热。这也是我们常说的实热体质的机理）。但热不寒的类型有三：一是壮热，患者高热（体温 39℃以上）持续不退，不恶寒反恶热，称壮热（白虎汤：白虎汤清气分热，石膏知母草粳入），四大一黄症：大热、大渴、大汗、脉洪大、舌苔黄燥，白虎汤主之。二是潮热，发热如潮汐之有定时，即按时发热，或按时热更甚。潮热的类型包括阳明潮热，又称日晡潮热，是由于邪热结于阳明胃与大肠，日晡热甚，兼有腑脏便秘，属阳明腑实证（大承气汤）；湿温潮热，又称午后潮热，是由于湿热遏伏，出现身热不扬（肌肤初扪之不觉很热，但扪之稍久即感灼手），午后热甚，头身困重（甘露消毒丹）；阴虚潮热，又称夜间潮热、阴虚发热，自感热从骨内向外透发，表现为五心烦热，潮热盗汗（六味地黄丸）；微热，又称气虚发热，长期微热，劳累后加重兼有气虚证，用甘温除热法（补中益气汤：补中益气芪术陈，参柴升草当归身，虚劳内伤功独擅，亦治阳虚外感因）。

（4）寒热往来：恶寒与发热交替发作，是半表半里的表现，可见于少阳病或疟疾（小柴胡汤）。七症一脉是指寒热往来，胸胁苦满，嘿嘿不欲饮食，心烦喜呕，口苦，咽干，目眩，脉弦。

二、问汗出辨健康

汗，是阳气蒸腾的津液，从气门（汗孔）排出液体，即"阳加于阴谓之汗"。汗是人体的津液，中医有"夺血者无汗，夺汗者无血""血汗同源"的说法。临床上有感冒后汗出、活动后汗出、产后汗出、睡中汗出、战栗后汗出、半身汗出、手心汗出、头部汗出，那到底是怎么回事呢？

1. 感冒后汗出是止汗还是发汗 感冒后汗出，不可止汗，而应该发汗，因为感冒是感受风邪，风为阳邪，其性开泄，故使汗出，这时候的汗是病理性汗出，是风邪所致，一般这种人出的是冷汗，往往头部发凉而出汗，此时，就应当用发汗的方法，驱除风邪而达到止汗的目的。这就是我们说的表证有汗，表虚证，用桂枝汤（桂枝汤治太阳风，芍药甘草姜枣同，解肌发表调营卫，表虚有汗此为功）。《伤寒论》云："太阳中风，阳浮而阴弱，阳浮者热自发，阴弱者汗自出。啬啬恶寒，淅淅恶风、翕翕发热，鼻鸣干呕者，桂枝汤主之""太阳病，头痛，发热，汗出，恶风，桂枝汤主之"。临证应用桂枝汤的体会：本方汤方辨证是汗出恶风，脉浮缓；服本方须啜热粥，温覆被，微微似欲汗。北京中医药大学鲁兆麟教授认为桂枝汤不是解表剂，桂枝、甘草辛甘化阳；芍药、甘草酸甘化阴，是补阴补阳的方剂，要想解表必须啜热粥，温覆被，方能起到解表的作用。

2. 动则出汗能否止汗 一劳累或活动后汗出，中医称自汗，大多是白天出汗，活动后加重，兼有气虚证，多属气虚、阳虚，因为气有固摄汗液的作用，同时津能载气，比如洗澡后没劲儿的例子。因此，越出汗的人越气虚，越气虚越出汗，形成恶性循环，此时不能止汗，而应该补气，属于玉屏风散（玉屏风散芪术防，益气固表止汗良）汤证，临床上对这类患者多用清暑益气膏。

3. 生小孩后汗出，并见关节疼痛是否用祛风的药物 《伤寒论》中早就指出"发汗后，身疼痛，脉沉迟者，桂枝加芍药生姜各一两人参三两新加汤主之"（仲景新加汤，桂枝加藏参）。中医认为"血汗同源"，发的不是汗而是血，血虚不能濡养经脉而出现疼痛，这就告诫我们，对发汗后关节疼痛不能一味用发散药物，这就是中医所说的"不荣则痛"，临床上用的是归芪膏。

4. 盗汗 一般遇到这样的患者我首先要问什么是盗？盗，顾名思义，是偷盗之意。盗汗说明是睡着后不知出汗，醒时汗止，临床常用当归六黄汤（三黄二地一归芪）。

5. 打哆嗦而后汗出 这就是中医所说的战汗，患者先恶寒战栗，几经挣扎，而后汗出者，称战汗。《伤寒论》云："伤寒六七日，发热微恶寒，肢节烦疼，微呕，心下支结，外证未去者，柴胡桂枝汤主之"（小柴胡汤和解功，半夏党参甘草从；更加黄芩生姜枣，少阳有病此方宗；增入桂枝与白芍，汤名柴胡桂枝汤）。临证应用柴胡桂枝汤的体会：本方可用于反复感冒不愈，症见恶寒，身痛，胃脘痞满；本方可用于顽固性头痛和偏头痛，加白芷、羌活；本方可用于肩周炎，加羌活、片姜黄、防风；本方可用于风湿性关节炎，加羌活、独活、牛膝；应用本方切忌有战汗的现象。

6. 仅头部汗出，或仅半身汗出，或仅手心汗出 半身汗出时出汗的一侧为健侧，不出汗的一侧为患侧，一般多为经络闭阻，气血运行不畅所致，多见于中风或中风先兆。《伤寒论》云："伤寒八九日，下之，胸满烦惊，小便不利，谵语，一身尽重，不可转侧者，柴胡加龙骨牡蛎汤主之。"临证应用柴胡加龙骨牡蛎汤的体会：本方可用于精神分裂症；可用于肾炎；可用于易惊易恐；可用于梅尼埃病；可用于肩周炎；可用于痤疮，加薏苡仁 30g；可用于癫痫，加蝉蜕 20g；可用于妇女白带，加茯苓 30g；可用于心悸、心脏病；可用于半身汗出。

头部汗出，中医称但头汗出，是由于上焦邪热阻滞，经脉不通，亦可用通利三焦的柴胡加龙骨牡蛎汤。

手心汗出，临床常用炙甘草汤、白虎汤。总之，我们编了一个谚语辨汗：表证无汗，表实证；表证有汗，表虚证；里热汗出，里热证；里证无汗，津血亏耗；自汗，气虚阳虚；盗汗，属阴虚；绝汗，亡阳亡阴；战汗，正邪交争；但头汗出，上焦热盛；半身汗出，风寒阻络；手足心汗，阳明热盛；心胸汗出，多见虚证。

三、问疼痛部位辨健康

中医认为疼痛的机理是"不通则痛""不荣则痛"。前者属实证，后者属虚证，并将疼痛的部位进行归经用药，前额疼，阳明疼，用白芷；两侧疼，少阳疼，用柴胡；巅顶疼，厥阴疼，用藁本；后枕疼，太阳疼，用羌活；鱼尾疼，少阴疼，用细辛。腹痛的部位辨别，大腹当脐，大腹属脾，脐以下为小腹，小腹两侧为少腹。临床治疗少腹疼痛时常用暖肝煎（少腹冷痛暖肝煎，乌药苓杞归香难，路上碰上小茴香，肉桂生姜共晚餐）。临床上疼痛的性质又有很多类型，胀痛属气滞；刺痛属瘀血；冷痛属虚寒；窜痛属风痹；灼痛属实热；隐痛属虚证。

四、问头晕辨健康

《素问·至真要大论》云："诸风掉眩，皆属于肝。"朱丹溪云："无痰不作眩。"张景岳云："无虚不作眩""虚者居其八九，而兼火兼痰者，不过十中一二耳。"说明头晕的原因不外乎三个方面：一是诸风掉眩，皆属于肝；二是无痰不作眩；三是无虚不作眩。临床上一般肝阳上亢的眩晕，用镇肝熄风汤；气虚头晕，用益气聪明汤；血虚头晕，用四物汤；肾虚头晕，用滋水清肝饮。

五、问睡眠辨健康

《内经》中对睡眠是这样论述的"阳气尽，阴气盛，则目瞑；阴气尽而阳气盛，则寤矣"。就是说在正常情况下，卫气昼行于阳经，阳气盛则醒；夜行于阴经，阴气盛则眠；不易入睡，心肾不交（交泰丸）；睡后易醒，心脾两虚（归脾膏）；睡中易惊，胆郁痰扰（温胆汤）；夜卧不安，食滞内停（胃不和则卧不安，保和丸）；困倦易睡，痰湿困脾（十四味温胆汤）；饭后易睡，脾气虚弱（十四味温胆汤）；极度疲惫，心肾阳虚（真武汤）；昏睡谵语，热入阴血（清营汤）。

第十四节　问饮食、二便，辨健康

俗话说"人是铁，饭是钢，一顿不吃饿得慌"，说明饮食和人体的健康有着密切的关系，同时人吃进去就要排泄，不能正常排泄也会影响人的健康，通过人的饮食和二便的情况来辨别健康。

一、了解饮食辨健康

中医《十问歌》中强调，问饮食的多少可知脾胃的盛衰；问口胃的好坏可知脏腑的虚实；问口渴与饮水可知津液的盈亏。通过问饮食，可知道人体胃气的存亡，中医有"有胃气则生，无胃气则死""胃气无损，诸可无虑"的说法，通过问口味可知道脏腑的虚实，如口甜的人大多属脾虚，口苦的人大多属胃热；通过问口渴与否可知道人体的津液存亡，而且张景岳在诊断疾病，辨别寒热虚实时指出："渴与不渴，可辨里证之寒热，虚实之辨见。"

食少纳呆，属脾胃气虚；脘闷纳呆，属湿邪困脾；纳少厌油，属肝胆湿热；厌食嗳腐，属食滞内停；多食易饥，多为消渴；饥不欲食，属胃阴不足；偏嗜食物，多为虫疾或妊娠。同时要告诫年轻的医生，若久病重病患者，本不能食，而突然暴食，是脾胃之气将绝之象，属病危，中医称"除中"。一般口渴多属津液匮乏，但渴喜冷饮是实热；尿多口渴是消渴；渴喜热饮是痰饮；汗多口渴是津伤；水入即吐是水逆。《伤寒论》云："太阳病，发汗后，大汗出，胃中干，烦躁不得眠，欲得饮水者，少少与饮之，令胃气和则愈。若脉浮，小便不利，微热消渴者，五苓散主之""中风发热，六七日不解而烦，有表里证，渴欲饮水，水入则吐者，名曰水逆，五苓散主之"。所谓水逆是由于水饮阻滞，水不下而反上行所致，属蓄水之重证，多见小便不利，渴欲饮水，水入即吐。临床常用五苓散（五苓散是利水剂，二苓泽泻白术桂）。见到水逆证一定要注意：口渴不一定是阴虚，水饮阻滞的口渴用五苓散主之；津液损伤的口渴，不可大口饮水，应少少与饮之，令胃气和则愈。

有些人自认口臭，不好意思和人说话。但可能有部分人不属于口臭，而只属口中异味，中医认为"口中异味，消化不良"，而这些人大多兼有胃脘痞满；有些人感冒以后出现口中无味，中医认为"口淡乏味，脾胃气虚"（六君子汤）；还有一些人老感觉口里黏，中医认为"口甜黏腻，脾胃湿热"（三仁汤的例子）；还有些人老感觉一股一股的酸味涌上口中，中医认为"口中泛酸，肝胃蕴热"（疏肝和胃丸）；还有一些人嘴里好像有酸馊的味道，中医认为"口中酸馊，食滞内停"；有些人经常感到口苦，中医认为一是口苦属热证，可用清胃黄连丸，二是口苦咽干属肝气郁滞，可用小柴胡汤；还有一些人老感觉口里咸，这种人大多属于肾虚，所以中医认为口咸属肾病寒证。

二、了解二便辨健康

健康人每日或隔日大便一次，不干不燥，排便通畅；那么健康人的小便应该是多少呢？白天排尿 3～5 次，夜间 0～1 次。每昼夜排尿量 1000～1800ml，如果不是这种情况都会影响身体健康。

便秘是由于大肠传导功能失常导致大便排出困难，排便时间延长为特征的病症。古人将便秘分为实秘、虚秘、热秘、冷秘。便秘的形成有五：一是过食辛辣，形成热秘；二是忧愁太过，久坐少动，腑气不通，形成气秘（润肠丸）；三是过食生冷，阴寒内结，形成冷秘（理中大黄汤）；四是素体阳虚，年老久病，便下无力，形成虚秘（气虚、阳虚便秘）；五是素体阴虚，年老产后，阴血亏少形成虚秘（阴虚、血虚便秘），无水不能行舟。从便秘的形成，不难看出"不可一见大便秘结就用大黄、番泻叶"，应当分清虚、实、寒、热。若一味用苦寒泻下之品，既可伤阳又可伤津液，使大肠失去温润，形成顽固性便秘。临床上热秘用麻子仁丸；气秘用六磨汤（五磨饮子加大黄）；冷秘用温脾汤；血虚便秘用四物汤；阴虚便秘用增液汤；阳虚便秘用济川煎（济川归膝肉苁蓉，升麻泽泻枳壳从）。在临床治疗便秘的体会：不可一见便秘妄用攻下，应"观其脉证，知犯何逆，随证治之"；冷秘可用理中大黄汤；便秘、肛裂、出血首先采用增液承气汤，外用温水清洗，然后用红霉素外涂；顽固性便秘不妨用一用润肠丸；大便秘结，胃脘痞满或大便不爽可用柴平汤加大黄 3～5g、焦山楂 30g；大便秘结，胃脘痞满，冷痛可用柴平汤加大黄、肉桂；既润便又下乳可用核桃仁焙干，捣碎，研粗粉配红糖等量水煎服，一次 50g，一日 2 次。

泄泻是以排便次数增多，甚则泻出如水样的一种病症。主要由于湿盛与脾胃所致，《内经》对泄泻描述为飧泄（清气在下则生飧泄）、濡泄（湿盛则濡泄）、洞泄（长夏善病洞泄寒中）。泄泻的关键是脾虚湿盛。治疗泄泻当健脾化湿。急性泄泻以湿盛为主，重在化湿；慢性泄泻以脾虚为主，重在健脾。但应注意暴泄不可骤用补涩，以免关门留寇。临床上治疗泄泻，寒湿泄泻用藿香正气散；湿热泄泻用葛根黄芩黄连汤；伤食泄泻用保和丸；脾虚泄泻用参苓白术散；肾虚泄泻用四神丸；肝郁泄泻用痛泻要方。在临床治疗泄泻的体会：急性泄泻兼有呕吐者，藿香正气散主之；泄泻如水样便，胃苓汤主之；泄泻，胃脘痞满，脉滑，半夏泻心汤主之；急性泄泻，腹中雷鸣下痢，生姜泻心汤主之。既有表证又有内湿，葛根黄芩黄连汤主之；既有表证，内有寒湿，桂枝人参汤主之；一般泄泻，胃脘痞满，食欲不振，脉弦紧，柴平汤加丁香、肉桂主之；急性泄泻可配合西药诺氟沙星、庆大霉素，饭前服用。五更泻，又称"鸡鸣泻，黎明泻"，黎明前腹痛作泻，泻后则安，形寒肢冷，腰膝酸软，属肾阳虚（四神丸）。

关于小便从哪些方面可以判断健康与否，小便清长是虚寒；尿多口渴是消渴；小便短赤是湿热；尿少浮肿是水肿；点滴而出是癃闭；尿有余沥是肾虚；小便失禁是肾虚；睡中遗尿是肾虚；夜尿增多是肾虚（缩泉膏）。

有些老年人尿不出来，一般很多人采用导尿的方法。最早的导尿术是我国唐代孙思邈用葱管导尿。小便点滴而出为癃，点滴不出为闭，统称癃闭。治疗癃闭首先要辨清癃闭的病位，在肺、在脾、在肾、在肝、在膀胱的不同，病位不同，用药不同，如肺气不降，可用提壶揭盖的方法，产后癃闭可配合针灸治疗，针三阴交；暂时性癃闭可用鸡毛入鼻中取嚏。

急性泌尿系感染中医有什么好的治疗方法吗？急性泌尿系感染属于中医"淋证"的范畴，张仲景有句话"淋家不可发汗"。一是淋家往往有恶寒发热，但并非外邪袭表，乃湿热熏蒸，正邪相搏，故不可发汗；二是淋证属膀胱有热，阴液不足，辛散发表，不仅不能退热，反而损伤阴液；三是淋证确有外感诱发或新发外感，应当用辛凉之品，因膀胱有热，即使感受寒邪，亦予化热，避免辛温之品。我在临床遇到这种患者多用黄芩滑石散（黄芩滑石湿热蒸，苓皮腹皮蔻仁用，通草猪苓导湿热，宣气利尿是其功），主要是因为肾司二便，肾主闭藏。

第十五节 中医科学养生

一、放血疗法

放血疗法，第一点强调一个"度"，就是说不要太过，也不要不及，正如《内经》所说"至而未至谓之不及，未至而至谓之太过"，"太过"就容易损伤人的正气。什么是血？血是运行于脉中的红色液体，是构成人体、维持人体生命活动的基础物质。正如《内经》所说："中焦受气取汁，变化而赤是谓血。"血是生命的特征，失血太多，损伤人的正气，甚至危及人的生命。"不及"是指达不到祛邪目的，如十指放血，中医叫"十宣"，可用于治疗高热，一般针刺后，流血如绿豆大即可，但有时候怕患者疼，针刺后，放血像小米大，即"不及"，起不到祛邪目的。第二点强调适应证，放血疗法，针对的是实证，如突然性的肩关节疼痛、急性带状疱疹、高热、腹痛，都可以采用点刺放血疗法；如果是虚证，不宜采用放血疗法，如产后关节痛、肾虚腰痛、阴虚发热，它们的病根是"精气夺则虚"。产后关节痛，是由于血虚不能濡养筋脉而导致的疼痛，不能用放血疗法。我们都不主张用祛风药发汗，因为"血汗同源""津血同源"，病理上它们相互影响，津液不足可以引起血脉空虚，失血过多又可引起津液不足，故有"夺血者无汗，夺汗者无血""血汗同源"的说法。又如腰痛的关键是肾虚，肝藏血，肾藏精，精能生血，血能化精，又称"肝肾同源""精血同源"，肾虚腰痛放血放的是肾精，所以不主张用放血疗法。第三点强调人的体质，如果体质虚，如血虚体质、阴虚体质，即使表现为实证，也不主张放血，如一些气虚的患者，即使患了脑血栓，也不宜多针灸，因为针灸即伤气；高血压患者从中医的观点看属于阴虚阳亢，肝阳上亢，那么为什么会导致肝阳上亢呢？肝血不足，不能滋养肝阴，肝阴不能制约肝阳，导致肝阳上亢，血压升高，因此高血压患者也不主张放血。

很多人自己在家扎针放血，说放出那种"黑色、黄色的脏血，流出鲜血"就好了，说脏血是不科学的，血液里怎么就有了脏东西呢？《内经》中是这样指出的："中焦受气取汁，变化而赤是谓血"，所受之气是身体内最精微的物质，而血色黑是瘀血阻滞的现象，如急性肩周炎患者，突然肩关节疼痛，"痛则不通"，用三棱针点刺放血，再用火罐拔，拔出的血是黑血，这样使气血疏通，"通则不痛"，肩周痛自止。又如高热患者，十宣放血，开始放的是黑血，黑主瘀滞，因为"热深厥亦深"，尤其是小孩，发高热的时候手脚冰凉，这是"阳盛格阴""阴阳气不相顺接"所致，通过点刺放血，使阴阳气顺接，高热消退。

放血可以减肥，这个做法不科学。中医有这么一个观点"治得病的人"是先让人好，而后再说病，而不是西医的观点"治人得的病"。减肥，得先让人好，再谈减肥，放血减肥，就像拉肚子、利尿都能减肥，但这些都不可取。如一个女性因减肥而月经停，则适得其反。

二、经期保健

我国有句名言"不听老人言，吃亏在眼前"。有些哲理是我们老祖先在实践中受到很多挫折才得出的，因为妇女有着特殊的生理特点，经期前后为什么要强调养生保健，"养"就是调养，保养；"生"就是生命；"保"就是保卫；"健"就是健康，就是通过了解哪些能使人致病，起到预防作用，使我们的身体健康，生命延长。这就是中医讲的"治未病"，经期不能吃冷食，经期不能洗头，这些都可以做到预防，因此国家提出"一元的预防，可以节省十元钱的治疗费"，我们的观点就是要做到"防微杜渐"。我们经常在门诊遇到一些患者，除了摸到滑脉，主月经外，通过望面色还可知道妇女正在月经期，中医认为"女子以血为本""心主血脉，其华在面"，那么来月经的妇女是什么面色呢？一般比往常无光、暗淡。你这时问她，一般是在经期；中医认为"脾为气血生化之源""脾主肌肉"，甜食补脾，女性来月经血虚，此时就补充了血液，而没有补肌肉，所以说经期吃甜食不发胖还能说得通；经期皮肤干燥可以补水做面膜，如土地干了缺水一样；至于按摩、足疗对人体都有好处，不单纯是经期。读本好书对记忆力有显著提高，这个不科学，主要是这本书可使注意力集中，就像看个好剧人们就能记住，烂剧人们就记不住是一个道理。

第十六节　秋燥、秋冻

秋天来了，人们感觉口干、鼻干、皮肤干，这是怎么回事？秋天，秋高气爽，从五行的角度来看，木、火、土、金、水；春、夏、长夏、秋、冬；目、舌、口、鼻、耳；肝、心、脾、肺、肾；风、暑、湿、燥、寒；胆、小肠、胃、大肠、膀胱；筋、脉、肉、皮、骨，秋天多与人体的鼻、肺、大肠、皮肤有关，其性质多属燥，所以，不难理解秋天为什么多口干、鼻干、皮肤干、大便干。怎样避免这些症状的出现，防止疾病的发生，这就是中医的"治未病"。《内经》云："是故圣人不治已病治未病，不治已乱治未乱，此之谓也。夫病已成而后药之，乱已成而后治之，譬犹渴而穿井，斗而铸锥，不亦晚乎！"

从鼻讲，肺开窍于鼻，秋天多患鼻炎。比如给一个小孩看鼻炎的例子，临床常用苍耳子散；又如高三学生治鼻炎头痛的例子（柴胡桂枝汤加羌活、白芷、苍耳子、辛夷），头痛治愈后，但仍鼻涕较多，根据《内经》"清阳出上窍，浊阴出下窍"的理论，处以清暑益气膏。

从肺讲，肺为娇脏，不耐寒热，易被外邪侵袭，故曰"娇脏"。若燥邪、热邪侵犯人体，这种咳属燥咳、热咳，多表现为干咳无痰，痰少而黏，中医称为温燥，即夏末秋初属温燥，当用凉润止咳之品，临床常开桑杏汤（桑杏贝豉栀沙梨，轻宣凉润温燥医），有桑叶、杏仁、贝母、豆豉、栀子等，此时的咳嗽亦可用川贝枇杷露或将梨中放贝母蒸食。若寒邪、湿邪侵犯人体，多属寒咳、脾咳，多表现为咳嗽重浊，痰多稀白，小儿尤其咳而即吐，而这种咳嗽在秋季发生较多，张景岳有："六气皆令人咳，风寒居多"，《内经》有"形寒饮冷伤肺"，而这个季节正属深秋，中医有"秋末冬初为凉燥"的说法，此时的咳嗽属寒湿咳嗽，临床常用杏苏散（杏苏散内夏陈前，枳桔苓草姜枣研，轻宣温润治凉燥，止咳化痰病治痊），秋天气候渐凉，瓜果梨桃上市，多食冷性食物就容易发生咳嗽。此时，如果再用梨中加贝母蒸食，只会加重病情，这是因为时间不同，而用药不同。由此可以看出，秋季咳嗽看似简单，老百姓一见咳嗽，就用川贝枇杷露、止咳糖浆，有时见效，有时不见效，这就要看发病时间、发病体质来用药。故《内经》中有"善诊者，察色按脉，先别阴阳"，这就是告诫我们，人的体质不同，用药也不同，如中医有脾虚生痰，痰湿阻肺的咳嗽，这种咳嗽人群，多属阴性体质，就不能用梨蒸贝母的方法，临床很多家长领着小孩来看病，都有这种现象，此时，我们便用二陈汤（二陈汤用半夏陈，益以茯苓甘草臣），有陈皮、半夏、茯苓、甘草，就是我们讲的"培土生金法"。再有阴虚咳嗽的患者，多见夜间咳嗽，五心烦热，用川贝枇杷露、止咳糖浆等这些止咳药便不会见效，临床常用加减麦门冬汤（加减麦门冬，半夏菀桑皮，枇杷竹叶草，夜咳咽喉燥）。这些治法充分体现了《内经》"善诊者，察色按脉，先别阴阳"的理论。

从燥讲，燥性干涩，易伤津液。秋天人们（尤其是小儿）容易发生口唇燥裂，这也是燥性干涩，损伤津液，脾火与燥金相合为病，此时，应当以"治未病"的思想，泻脾火而达到润肺金的目的，再有口唇从五行的角度属脾，而燥属肺，临床可用泻黄散合沙参麦冬饮（泻黄甘草与防风，藿香石膏栀子充，沙参麦冬豆桑，玉竹甘花共合方）。

从大肠讲，古人有"白露秋分夜，一夜冷一夜，白露身勿露，免得着凉与泻肚"，充分说明秋季渐凉，又加之多食瓜、果、梨、桃多发生秋季泻泄，所以小儿一定要注意腹部保暖。《内经》云："胃者五脏之本也"，胃是五脏的根本，秋季寒凉，容易伤胃，脾主运化，胃主受纳，温主运，寒主凝，故秋季多宜温食，少凉食，尤其是小儿，多食瓜、果、梨、桃容易发生泄泻，临床可用小儿贴脐疗法，用丁香、肉桂研粉贴脐，或用我们的科研产品"宝宝一贴灵"（丁桂儿脐贴）。丁桂儿脐贴不仅能治疗小儿腹泻，还可以治疗小儿厌食症、妇女痛经。其机理都是丁香、肉桂都有温中散寒止痛的功效，寒主凝滞，寒主痛，得热则行，脾主运化，温主运。古人有"得寒则凝，得热则行"的说法。

从皮肤讲，秋属燥，肺主皮毛，秋天应该注意皮肤的保护，尤其是爱美的女性，应当用保湿化妆水、牛奶、蛋清拍打面部皮肤。因为，秋主燥，燥性干涩，燥易伤肺，肺主皮毛，这样可以防止皮肤干燥皲裂。临床上我们常用滋燥养阴汤（滋燥养阴两地黄，芩甘归芍及芜防，爪枯风燥兼风秘，火燥津枯血液亡），也可嘱患者在秋季多喝蜂蜜水（阳虚之人禁用），因为蜜蜂采百花之精，可解百毒，既可延年益寿，又可美容。

第十七节　秋天巧养

有谚语"贴秋膘"，意指在炎热的夏季，人们什么都吃不下去，有厌食之感。一旦立秋，虽仍然很热，但人们身上再无湿黏不适之感。于是就开始萌发了要做点好吃的想法，以补偿入夏以来的亏空。

贴秋膘是有一定理论基础的，一方面它起到承前的作用，因为在夏季炎热高温，很多人胃口很差，吃的食物量很少，油腻的东西吃得多点儿会感觉不舒服，即便吃进去以后，消化吸收不好，所以在某些程度上，限制了自然饮食的摄入，所以说到了秋季天气凉了要往上补，这是承前；另一方面就是启后，针对即将到来的冬季，严寒的季节人体内要动员更多的能量去防御严寒，所以消耗会大，这个时候就会在之前有一种生理上的储备，这个储备正好落在秋季这个关键时期，所以我们说"贴秋膘"。在生活水平低下的年代里，贴秋膘这个习俗具有一定的科学道理，对保持身体健康起到了积极作用。时至今日，城市居民不仅解决了温饱问题，还有相当一部分人因脂肪摄入量增加已经出现了营养过剩，尤其是脂肪摄入量的问题更为突出。因此，贴秋膘这个习俗也应与时俱进，有所转变。世界是在不断变化的，时代也进步了，我们的生活水平和以前相比，早已有了翻天覆地的变化。现在普遍存在的问题是能量过剩，而非能量供应不足；我们担心的是鱼、虾、肉、蛋吃得太多，而非缺乏；大多数人不是消瘦，而是超重。在物资匮乏的年代所形成的"补"的说法，已经不适合物质丰富、营养过剩的现代了。

自古秋季一直被人们当作进补的黄金时节，祖国医学提倡"春夏养阳，秋冬养阴"，民间也一直流传"秋季补得好，冬天病不找"的说法。那么，贴秋膘的实际意义已经转化为不是单纯的吃肉补膘，而是转化为怎样养生来弥补夏季火热伤气、秋季燥邪伤阴，顾护正气，真正做到"秋季补得好，冬季病不找"。我们的老祖宗把"补"看得很重，并推崇"秋季进补"，所以，秋季要补的观念和习惯也流传至今。从中医养生学的角度来讲，"贴膘"也要因人而异，也就是根据人的体质来选择补益。比如肝郁血虚的体质，表现为口干、鼻干、咽干、眼干、脉弦细，这种体质就不能用银花、连翘、板蓝根，而需要疏肝养血，临床上常用逍遥散合四物汤去治疗；又如普通人秋季进补，这种人一般没有什么症状，只需要补气养阴就可以了，临床常用清暑益气膏。

中医学认为，肺开窍于鼻，如《内经》中说："肺气通于鼻，肺气和，则鼻能知香臭矣。"意思是说鼻的通气和嗅觉功能主要依靠肺气的作用，肺气和，呼吸利，鼻的嗅觉才能灵敏。若肺气不足，鼻的功能减退时，即见嗅觉不灵，清涕自出。由此可见，肺与鼻关系密切，其原因是二者与人体最重要的功能呼吸有关，即肺能职司呼吸，而鼻又是呼吸之气的出入通道。如果鼻的通气功能受到影响，则将严重影响肺脏的作用。因此，在秋季宜多做些健鼻功。方法是用两手拇指外侧相互摩擦，在有热感时，沿鼻梁在鼻翼两侧上下按摩30次左右，接着，按摩鼻翼两侧的迎香穴 15～20 次（迎香穴在鼻翼外缘中点旁开 0.5cm，当鼻唇沟中）。每天摩鼻 3～4 次，可大大加强鼻的耐寒能力，亦能治疗伤风，鼻塞不通。也可用手按迎香、风池、风府穴预防感冒。

所谓"秋冻"，通俗地说就是"秋不忙添衣"，有意识地让机体"冻一冻"。主要是秋天的气候变化太大，早秋以热、湿为主；中秋前后较长一段时间又以燥为主；而到了深秋、晚秋，却又以凉、寒为主。因此，人们的穿衣、护肤都要提高警惕，注意养生。夏去秋来，凉风习习，虽凉还不至于寒，人们还能耐受，不妨进行一点锻炼。这和小孩的"三分饥与寒"是一个道理。如果观一叶落而知秋，早着裘棉。随着寒冷的加剧，就会越穿越多，御寒的能力则会越来越差。那些冬天下水游泳的人，为什么那么经冻呢？他们不就是从秋天开始天天锻炼挨冻，逐渐增强体质，适应气候变化的吗？所以，"秋冻"乃是含有积极意义的健身办法，是古今养生都十分强调的秋天养生方法。这样，就避免了多穿衣服产生的身热汗出，汗液蒸发，阴津伤耗，阳气外泄，顺应了秋天阴精内蓄，阳气内守的养生需要。当然"秋冻"还要因人、因天气变化而异。若是老人、小孩，由于其生理功能差，抵抗力弱，在进入深秋时就要注意保暖；若是气温骤然下降，出现雨雪，就不要再"秋冻"了，一定要多加衣服。当然"秋冻"的含义不仅仅在穿衣保健方面，而应从广义上把它引申为秋天的一个养生原则，即在秋天无论做什么事情，都应注意一个"冻"字，切勿搞得大汗淋漓，以保证阴精的内敛，不使阳气外耗。常言道"御寒锻炼自秋始"，秋季里，为了抵御更加寒冷的冬天的到来，适应严寒气候的侵袭，就应该不断提高身体的抗寒能力，不要过早地"多穿衣"，注意耐寒锻炼。实际上谈的就是秋季怎样预防感冒，使顺利地过渡到冬季。

第十八节 饮食之香蕉与梨

很多人都知道香蕉可以治疗便秘，因此一便秘就常常以吃香蕉的方法解决，这种做法很显然是不对的，因为便秘形成的原因有五：一是素体阳盛，过食辛辣，胃肠积热，形成热秘，多表现为大便干、脾气暴躁、喜冷饮，如虎妞体质的人群；二是忧愁太过，久坐少动，腑气不通，形成气秘，多表现为心情抑郁、大便干燥或不畅，甚至出现黏便，如林黛玉体质的人群，临床常用润肠丸（陈皮 120g、甘草 10g）；三是过食生冷，阴寒内结，传导失司，形成冷秘，多表现为大便干、腹部怕凉、腹痛，临床常用理中大黄汤（附子 10g，肉桂 10g，党参 10g，甘草 6g，白术 10g，干姜 10g，枳实 10g，厚朴 10g，大黄 3g）；四是素体阳虚，年老久病，便下无力，形成虚秘，多表现为大便秘结、疲乏无力、手足逆冷、腰膝酸软，如气虚、阳虚便秘体质的人群，临床常可用济川煎（当归 10g，牛膝 10g，肉苁蓉 10g，泽泻 10g，升麻 10g，枳壳 10g）；五是素体阴虚，年老或产后，阴血亏少形成虚秘，多表现为大便干燥、五心烦热，如阴虚便秘体质的人群，临床常用增液承气汤（玄参 15g，生地 15g，麦冬 15g，枳实 10g，厚朴 10g，大黄 3g）；血虚便秘体质的人群，临床常用四物汤（生地 10g，当归 30g，川芎 10g，白芍 10g），此时的当归剂量要大，要 30g 以上，因为当归小剂量养血，大剂量活血，再大剂量润便；阴虚、血虚便秘属于虚性便秘，中医不是用通下的方法，而是采用补益达到通下的目的，我们老祖先把这种方法叫作"以补开塞法"。

通过以上认识，便秘吃香蕉到底对不对？实热便秘的人吃香蕉还是管用的，但是其他的就不行了，要对症来治疗。因为香蕉乃寒性水果，热者寒之；对于气郁便秘、阴虚便秘、血虚便秘，吃香蕉还算是可以的，但这里尤其强调的一点是对于寒性便秘，尤其是冷秘，千万不可应用，这是"雪上加霜"，我要强调一点，尤其是西医大夫或手术科室的大夫，一见患者不大便，就用番泻叶，这样就会损伤人体的脾胃功能，中医强调"有胃气则生，无胃气则死"。

对于喝梨汤治疗咳嗽的问题，很多老百姓都会用到，孩子一有咳嗽的迹象，就赶紧喝点梨汤，或者是喝点秋梨膏，或者是蒸川贝梨吃，效果都还不错，确实咳嗽的问题会减轻。这个蒸川贝梨对秋燥引起的干咳无痰，痰少而黏还是有用的，但也不能多吃，否则会伤到肺。对于其他的咳嗽就不行了，尤其是寒咳，不但没用，反而还会使加重病情。

为什么蒸川贝梨只对燥咳有用呢？因为《本草纲目》云："梨，味甘，微酸，性寒。主治热嗽，止渴。"而《内经》中有句名言"形寒饮冷伤肺"。一句话指明了咳嗽多发生在寒冷的季节，因为"肺为娇脏""肺主皮毛"，寒邪侵犯人体从皮毛而入，影响到肺，肺气上逆，发生咳嗽，这就是《内经》中的形寒；饮冷是指过食寒凉的食物也容易伤肺引起咳嗽，因为"手太阴肺经，起于中焦，下络大肠，回绕沿胃上口，穿膈属肺"。饮冷入胃，影响到肺的宣降而出现的咳嗽，能不能吃水果、凉菜呢？有的小孩咳嗽，家长炖梨汤或把水果煮热给小孩吃，按照《内经》中的这段话显然是不对的，这也是有些小孩咳嗽反复不愈的一个重要原因，家长并不知道《内经》中的这一原理。因为水果的性质是寒凉的，不管怎么煮热，终究还是寒性食物，不论寒咳、热咳均不宜饮冷，饮冷就易伤肺。正如张景岳所说："六气皆令人咳以风寒居多"，意指咳嗽以受风受寒为多。如一小孩家长为了预防咳嗽，小孩喝梨汤后反而咳嗽的例子。

寒咳除咳嗽以外，痰一般都是色白清稀，舌苔多是白腻，我们老祖先创立了一个治疗寒咳很有效的方法，叫"姜辛味法"（生姜/干姜、细辛、五味子），姜、辛主宣，味主降，一宣一降符合肺的宣发肃降，如有外感用生姜，无外感用干姜。热咳除咳嗽以外，痰一般都是黄而黏稠，舌苔黄，临床常用桑菊饮润肺而不伤肺。临床上为了辨别咳嗽的性质，我们老祖先编了一些歌诀。辨咳嗽：咳声紧闷是寒湿；咳声清脆是燥热；咳声不扬是肺热；咳而无力是肺虚；咳声重浊是风寒；咳声如犬是白喉；夜间咳嗽是肾虚；天亮咳嗽是脾虚。痰白而稀的是寒痰；痰黄而稠的是热痰；痰稀有泡的是风痰；痰白量多的是湿痰；痰少而黏的是燥痰；痰中带血的是肺热；咯吐脓血的是肺痈；口流清涎的是虚寒；睡中流涎的是食积。

第十九节　饮食之话梅与苦瓜

糖尿病，中医称"消渴"，话梅对这个病有作用吗？说到消渴，中医分上、中、下三消，上消肺燥、中消胃热、下消肾虚，即"渴而多饮为上消（经谓膈消）；消谷善饥为中消（经谓消中）；渴而便数有膏为下消（经谓肾消）"。而一说到话梅，我们都会想起一句成语叫"望梅止渴"，说到话梅，大家口中都会有津液渗出，足可以说明，话梅有生津止渴的功效，但不能吃过多的话梅，因为《内经》云："味过于酸，肝气以津，脾气乃绝。"意思就是说过多吃酸味，酸入肝，会使肝气亢盛，肝木克脾土，即木克土，从而导致脾气衰竭。

那我们平时吃到的话梅和乌梅一样吗？作用一样吗？乌梅和话梅都是用梅的果实做的，乌梅是未成熟果实青梅，经烟火熏制而成，性平，味酸，具有生津止渴，开胃涩肠，消炎止痢的作用。《伤寒论》中就有乌梅丸这个方剂："厥阴之为病，消渴，气上撞心，心中疼热，饥而不欲食，食则吐蚘，下之利不止。乌梅丸主之，又主久痢。"话梅是由成熟的梅果制成的。选取果大肉厚者作原料；食糖用白砂糖或红糖均可，配料用甘草、香精。话梅是市售极为普遍的凉果糖制品之一。其成品含有盐、糖、甘草及各种香料，吃起来使人感到甜酸适口，并有清凉之感，是一种帮助消化和解暑的良好食品。而乌梅的口感比较差，只入药而用。

其实消渴症的人可以吃话梅，但是一定要注意量，不可过。中医有"酸入肝"的说法，根据五行来讲春、夏、长夏、秋、冬，酸、苦、甘、辛、咸，肝、心、脾、肺、肾，春天属肝，酸入肝，所以吃一些酸味食物可以养肝，防治肝阳过亢，因为酸能收敛，所以可以吃一些话梅、山楂之类的，但是一定要适量。吃话梅最好配西洋参或大枣泡水喝，一方面按《内经》的原理来讲，酸甘可以化阴，起到滋阴作用；另一方面，大枣、西洋参属甘，甘能补脾，防止酸入肝，肝气过亢克脾土的现象。也可以吃些杏脯。比如讲课的老师说话多就可以用话梅或杏脯配西洋参或大枣泡水。

那说到养肝，春季是养肝的好时节，首先要了解春天的特点，有这么一句话叫作"野火烧不尽，春风吹又生""春风杨柳万千条，六亿神州尽舜尧"。春天属木，木具有生长、升发、条达、舒畅的作用，而肝正符合木的特性。肝的主要功能是肝主疏泄，肝藏血。肝的在志、在液、在体、在窍：在志为怒；在液为泪；在体合筋，其华在爪，爪为筋之余；在窍为目，肝开窍于目，肝属足厥阴肝经，肝与胆相表里。肝主疏泄：疏，疏通；泄，发泄，肝具有主升主动的特点，使全身气机调畅，推动血液和津液运行。肝主疏泄表现有五：一是调畅气机；二是调畅情志；三是促进脾胃的运化；四是促进胆汁的分泌；五是男子的排精、女子的月经，与肝的疏泄密切相关。如果春季保养得好，肝的功能就正常，胆汁排泄也正常，因为胆汁来源于肝，是肝之余气所化。除此之外，肝具有藏血的功能，是指肝具有储藏血液，调节血量，防止出血的功能。肝能调节人体的血量，对人体各部分血量的分配，特别是对外周血量的调节起着重要作用。故王冰云："肝藏血，心行之，人动则血运于诸经，人静则血归于肝脏。"如果肝的升发太过，肝气上逆，出现头晕、胀痛、面红、目赤、急躁易怒甚至咯血、吐血、晕厥，多见肝火上炎，肝阳上亢（以头面部症状为主），也就是《内经》所说的"诸风掉眩，皆属于肝"。也就是说会影响到肝的藏血功能，气随血逆会出现出血的现象。因此，《内经》中有"春善病鼻衄，仲夏善病胸胁，长夏病洞泄寒中，秋善病风疟，冬善病痹厥"。所以春季会出现流鼻血的现象。见到这种患者，《血证论》中提到了止衄汤（止衄汤中元地冬，肉桂一克此方通）。春季适当服用酸性食物，如话梅可以制约肝阳偏亢，防止出血的发生，因为酸主收敛。春季主升发，所以春天高血压患者容易肝阳上亢，血压偏高。临床上我们见到肝阳上亢、高血压的患者多采用镇肝熄风汤（镇肝熄风芍天冬，玄麦赭石龟龙牡，牛膝茵陈草川楝，肝阳上亢可为功）。如果肝的疏泄功能减退，升发不足，气机郁滞，出现胸胁两乳、少腹胀痛，多见肝气郁结（无头面部症状）。因为中医强调"气行则血行，气滞则血滞，气行则津行，气滞则津滞，气行则奶行，气滞则奶滞"。如果春气升发不足也会出现鼻塞、耳鸣的现象，因为《内经》中有"清阳出上窍，浊阴出下窍"的理论，所以春季可以服用清暑益气膏。如果春季养好肝，肝的功能就正常，就能防止关节疼痛的发生，因为中医有"肝主筋"的说法。筋，即筋膜，附着于骨而聚于关节，是联结关节、肌肉的一种组织结构，《内经》云："诸筋者，皆属于节，膝为筋之府。"因此，春季的关节疼痛，我们多采用逍遥狗脊膏。

另外一个就是苦瓜，它的降血压作用很多人都知道，那是不是可以不吃药用这个来代替药物降压呢？苦瓜属绿色食品，备受人们的青睐，也是餐桌上的一道好菜。从中医的角度来讲，苦瓜具有清热消暑、养血益气、补肾健脾、滋肝明目的功效，苦入心，能清心降火，有降血糖、降血压的功效，但不能过多食用，因为《内经》云："味过于苦，脾气不濡，胃气乃厚。"意思就是过食苦味，会使脾气过燥而不濡润，从而使胃气壅滞，因为从脏腑功能来看，脾喜燥恶湿，胃喜润恶燥，所以不可过食，更不能代替降压药。

大家都知道很多人"三高"同时都有，那如果有这样的情况，能不能将话梅和苦瓜搭配着吃呢？特别要提到的就是酸、苦不能一起吃，比如话梅和苦瓜不能一起吃，因为"酸苦涌泄为阴"。

第二十节 饮食之六味和三黄

很多人认为腰痛就是肾虚，就要补肾。有些腰痛的确是肾虚引起的，中医有"腰为肾之府"之说；但并不是所有的腰痛都是肾虚引起的，因为过腰部的经脉有冲、任、督、带、足太阳，受风、受寒都会导致胳膊痛、腿痛，如果风寒客于腰部则会引起腰痛。还有，一来月经也会腰痛，这属于冲任亏虚。一般感冒引起的腰痛，正如《伤寒论》所说："太阳病，头痛，发热，身疼，腰痛，骨节疼痛，恶风，无汗而喘者，麻黄汤主之。"属冲任亏虚的腰痛用逍遥狗脊汤。

那若是肾虚的话，吃六味地黄丸是不是比较好呢？我们可以在广告上看到，补肾就选六味地黄丸，六味地黄丸之所以这么出名，是因为明代张景岳提出人体是"阳常有余，阴常不足"，就和月亮一样，常显不足，而没有多的时候，最早张仲景在《金匮要略》中提出肾气丸，"虚劳腰痛，少腹拘急，小便不利者，八味肾气丸主之""男子消渴，小便反多，以饮一斗，小便一斗，肾气丸主之"，又叫"八味地黄丸"，由熟地、山茱萸、山药、泽泻、丹皮、茯苓、附子、肉桂组成（地八山山四，丹茯泽泻三，肉桂附子一）。此处附子、桂枝量虽不多，但属阳热之品，意不在峻补肾火，而在于温养水中命火而生肾气，先天旺，后天自足，诸虚乃复；后来，宋代名医、儿科专家钱乙把八味地黄丸里面的附子和桂枝这种温补的药物去掉了，变成了现在的六味地黄丸，并用它来治疗小儿先天不足，发育迟缓等病症。六味地黄丸出自宋代钱乙所著的《小儿药证直诀》，由六味中药组成。六味地黄丸以滋补肾阴为主；从药方的组成来看，它可以达到三阴同补（补肾阴、补肝阴、补脾阴）的效果，比如熟地可以补肾阴；山茱萸则是肝肾同补，通过补肝来达到补肾的目的；山药能健脾益肾，通过健脾来补后天。由此可以看出，六味地黄丸只适用于阴虚，阳虚者就不适用了。因此一说肾虚就用六味地黄丸，这种说法也是不完全正确的，因为六味地黄丸是一个补肾阴的药物，但是引起腰痛的原因有很多，如果是肾阴虚可以用，肾阳虚可用金匮肾气丸。比如门诊上有一个患者服用六味地黄丸后拉肚子的例子。

肾虚有阳虚和阴虚的分别，阴虚的话可以用六味地黄丸，而阳虚则不可以，中医认为，肾为先天之本，肾中阴精、液态物质是一身阴液的总源。阴精亏损会引发各种疾病，如头晕耳鸣、腰膝酸软、骨蒸潮热等。而临床上肾阴虚表现为腰膝酸软，两腿无力，眩晕耳鸣，失眠多梦，形体消瘦，潮热盗汗，五心烦热，咽干颧红，溲黄便干，舌红少津，脉细数。肾阳虚表现为腰膝酸痛，畏寒肢冷，尤以下肢为甚，头目眩晕，精神萎靡，面色㿠白，或黧黑，舌淡胖苔白，或久泻不止，完谷不化，五更泄泻。

对于正常人群，如果没有明显肾阴虚的症状，我认为不适宜于自行长期服用六味地黄丸。肾阳虚的人面色苍白，体质虚弱，喜夏不喜冬，这样的人不适于吃六味地黄丸。许多因肾阳不足引起的勃起功能障碍患者，还一味服用六味地黄丸，病症就会"雪上加霜"。他们应该选择治疗肾阳虚的药物，比如金匮肾气丸。肾阴虚但脾胃功能不好的人不宜服用六味地黄丸，六味地黄丸是偏于补阴的药，配方中阴柔的药多一些，吃了后会妨碍消化功能。中老年人一般脾胃功能不强，服用六味地黄丸更要谨慎。间断吃，影响不大；长期连续服用的话，就不可取了。

三黄片其实在生活中也是被广泛使用的，很多人就是一上火就吃三黄片，而且一吃就是很多。而对于牙痛，很多人都认为上火了才会引起牙痛，有句话说：牙痛不是病，痛起来要人命。可见这个牙痛有多厉害，所以很多人选择吃三黄片来下火，觉得火没了，牙自然就不痛了。牙痛的原因有很多种，如果是实火牙痛的可以用一用，但不可过量；因为三黄片是个苦寒药物，过量可损伤胃气（败胃），虽然牙痛治好了，但是又出现其他症状；此外还有很多原因可引起牙痛，例如，肾虚牙痛、阴虚牙痛等，如果是这些原因引起的切不可乱服三黄片，否则恐招"雪上加霜"的后果。临床上对于不同的牙痛，也可采取相应的治疗措施，实火牙痛的临床表现为牙龈红肿疼痛、口干舌燥、喜冷饮、大便秘结、舌苔黄、脉数为主，常选用三黄片或清胃散（升麻 6g，黄连 10g，当归 10g，丹皮 10g，生地 10g，生石膏 15g）；阴虚型牙痛的临床表现为牙痛、五心烦热、潮热盗汗、咽干口燥、舌红少津、脉细数为主，常选用玉女煎（生地 10g，牛膝 15g，生石膏 15g，知母 10g，麦冬 10g）；上火下寒型牙痛的临床表现为牙痛、胃脘疼痛、大便稀、舌苔白、脉弦紧为主，常选用黄连汤（黄连 10g，干姜 10g，半夏 10g，党参 10g，甘草 6g，桂枝 10g，大枣 5 个）；情志因素，生气时牙痛的临床表现为牙龈肿痛、生气后疼痛加重、胸胁苦满、大便秘结、舌苔黄白、脉弦为主，常选用柴胡加龙骨牡蛎汤（柴胡 10g，半夏 10g，黄芩 10g，党参 10g，甘草 6g，生姜 3 片，大枣 5 个，桂枝 10g，茯苓 15g，熟军 3g，龙骨 15g，牡蛎 15g）；肾虚牙痛的临床表现为牙龈肿痛，甚则牙齿活动、腰膝酸软、疲乏无力、舌苔薄白、脉沉细为主，常选用肾虚牙痛方（独活 6g，玄参 30g，骨碎补 10g）。

第二十一节　跟着中医来锻炼

从小我就喜锻炼身体，小时候学形意拳，"劈蹦钻炮横、木火土金水"，随着年龄的增长，又学习打太极拳，太极拳的确对人体是有益处的，尤其是对脾胃功能很好。学了中医以后，通过向前辈学习、请教，通过五行"木火土金水、肝心脾肺肾"，我编了一套能保养五脏的锻炼方式，俗话说"人老先老腰和腿"，所以锻炼身体时要特别注意腰和腿的锻炼。《内经》云："腰者，肾之府，转摇不能，肾将惫矣。膝者，筋之府，屈伸不能，行则偻附，筋将惫矣。"告诫我们要保护好自己的肾，肾为一身之本，肾就是大河，"大河向东流，小河都会有啊"，肾好了，其他五脏都会好。

第一个动作：用腕关节揉膝关节　这和中医有着密切的关系。因为木、火、土、金、水，肝、心、脾、肺、肾，筋、脉、肉、皮、骨，春生、夏长、秋收、冬藏，野火烧不尽，春风吹又生，一日之计在于晨，一年之计在于春，春在一年之计为老大，也就是说肝为先。关于膝关节，《内经》中认为"膝为筋之府，诸筋者皆属于节"，意思是说膝关节与肝有着密切的关系，比如女子腰痛、膝关节痛用逍遥散治愈的例子。根据"肝主筋，肾主骨，腰为肾之府"，在这一套的锻炼方法中，首先强调肝与肾的锻炼。但在这里要强调一点，人的生命在于运动，但有些不愿锻炼的人给自己找了一个理由"千年的王八，万年的龟"，如《内经》中有五劳所伤"久卧伤气、久视伤血、久坐伤肉、久立伤骨、久行伤筋"，这就是强调一个度，不活动和过于活动所导致的病，如久立伤骨，实际伤的是肾。我遇到好几个年轻的交警，都表现为肾虚。锻炼的重要性是"以静养神，以动养形体"，因为《内经》中还有"阳气者，精则养神，柔则养筋"。古人云：凡是运动的、向上的、明亮的都属于阳。有一分阳气，便有一分生机，所以保护好自己的阳气，既能养神又能养筋。

因为早晨属木，木属肝，肝主疏泄：疏，疏通；泄，发泄，肝具有主升主动的特点，使全身气机调畅，推动血液和津液运行。肝主疏泄表现有五：一是调畅气机；二是调畅情志；三是促进脾胃的运化；四是促进胆汁的分泌；五是男子的排精、女子的月经，与肝的疏泄密切相关。如果肝的疏泄功能失常，则临床的病理表现有二：一是肝的升发太过，肝气上逆，出现头晕、胀痛、面红、目赤、急躁易怒甚至咯血、吐血、晕厥，多见于肝火上炎，肝阳上亢（以头面部症状为主）；二是肝的疏泄功能减退，升发不足，气机郁滞，出现胸胁两乳、少腹胀痛，多见于肝气郁结（无头面部症状）。古人有"气行则血行，气滞则血滞，气行则津行，气滞则津滞，气行则奶行，气滞则奶滞"的说法。总而言之，使自己的心情舒畅，就可达到疏肝目的。或早晨天气晴朗，喜鹊喳喳叫使人的心情舒畅，也会达到疏肝的目的。

第二个动作：弯腰 从肾这个位置一直要拍到膝关节后面，这有什么讲究吗？

《内经》中说：腰为肾之府，腰为肾之外候，拍打腰部，可以拍打肾俞，以促使腰部的气血通畅达到补肾的目的，委中、承山都是足太阳膀胱经的穴位，因为肾与膀胱相表里，就是说既要照顾"哥哥"又要照顾"弟弟"，所以有"腰背委中求"的说法。环跳穴是足少阳胆经上的穴位，《内经》中有"胆者，少阳春升之气""凡十一脏皆取决于胆"，就告诫我们拍打足少阳胆经对十一脏都有好处。弯腰的目的是使气血通畅，使督脉伸展，因为"督脉为阳脉之海"，主一身之阳气，因为阳气在人身体上起着重要作用，"阳气者，精则养神，柔则养筋"，有一分阳气，便有一分生机。这些穴位不一定要找准才能起到锻炼效果，拍打腰部就可以起到刺激肾俞的目的，循经拍打也可以起到拍打该经的作用。

第三个动作：下蹲运动 这个动作其实很简单，下蹲运动对腰（肾）、对膝（肝）、对腹（脾）、对胸（心、肺）都有好处，是一种全身最好的运动，既可以使全身气血、经络通畅，又可以增强任督二脉的活力。因为"任为阴脉之海""督为阳脉之海"，所以这个运动既可调阴阳，又可调五脏。关节不好的人对于这种锻炼方式可以量力而行，循序渐进，这个动作有助于膝关节的保健。对于身体不好的，可以慢慢来，由少增多。

第四个动作：扩胸运动、侧弯腰 我们大家都特别熟悉。从小学开始做课间操，就有这样的项目，这里边也有中医的道理。扩胸运动，主要是对肺好，因为"胸为肺之外廓"。肺主气，司呼吸，是指肺吸入自然界的清气和脾胃运化的水谷精气，在胸中生成宗气。《内经》云："诸气膹郁，皆属于肺"；同时又指出肺具有一呼一吸进行气体交换的作用，"肺主气，司呼吸"。肺主宣发：宣，宣布；发，发散；是指肺具有向上向外宣发津液和卫气布散到全身各处的功能，正如《内经》所说："上焦开发，宣五谷味，熏肤充身，泽毛，若雾露之溉，是谓气。"肺主通调水道是指肺的宣发和肃降对体内津液的输布运行、排泄有疏通与调节作用。中医有一个"提壶揭盖法"，就是指肺失宣降出现的水肿，可以通过宣肺达到利水的目的。临床常用的方叫越婢汤（越婢汤用姜草枣，麻黄石膏加之好）。肺朝百脉是说全身的血液都要通过百脉汇聚于肺，通过肺的呼吸进行气体交换，然后再输布全身，这就是中医诊脉的原理。

第五个动作：拍打手臂 此运动方式特别强调要从下往上拍，再从上往下拍，顺序不能颠倒，这是为什么？因为经络走行是有方向的，就和汽车一样不能逆行行驶，否则会出"交通事故"的，经络是运行全身气血，联络脏腑肢节，沟通上下内外的通路，是经脉与络脉的总称。经脉是主干，络脉是分支。经有路径的意思，络，有网络的意思。经脉纵行走向，循行于深部。络脉循行于较浅的部位，呈网络形。而且阴经行于肢体的内侧，阳经行于肢体的外侧，手三阴从胸走手交手三阳，手三阳从手走头交足三阳，足三阳从头走足交足三阴，足三阴从足走腹到胸交手三阴。所以古人云"不明十二经络，开口动手便错""不明十二经络，犹如夜行无烛"。

第六个动作：搓手、搓脸 这也是我们大家比较熟悉的一些方法，那这两个动作又会有什么道理呢？搓手是搓手少阴心经，因为内侧为三阴经，包括手太阴肺经、手厥阴心包经、手少阴心经，外侧为三阳经，包括手阳明大肠经、手少阳三焦经、手太阳小肠经（它们是表里关系），所以搓手内侧就是使心经血脉通畅，因为心主血脉；是指心气推动血液在脉中运行，流注于全身，发挥营养和滋润作用，所以《内经》中有"诸血者皆属于心"的说法。血液在脉中运行的三个条件：一是心气的充沛；二是血液的充盈；三是脉道的通利。就好比暖气不热的例子，搓手可以使心气充沛，脉道通利。这个方法我教了好多人，可以用于早搏（期前收缩）的防治。搓手心，搓热以后可以将热气搓到风池（风府穴旁开 1 寸）、风府（后发际凹陷处），达到预防受风、受寒的作用。搓脸是因为阳明行于面部、额部，阳明为多气多血之经，心主血脉，其华在面，所以搓面部可以使气血通畅，有助于心血的流通。

五脏肝、心、脾、肺、肾，其中的肝肾、心肺都锻炼到了，还有一个脾，这个怎么锻炼呢？第七个动作脾的锻炼方法就是揉腹，中医有"大腹属脾，大腹当脐"的说法，所以揉腹部有助于脾的运化功能。因为脾为后天之本、气血生化之源，机体生命活动的延续和气血津液的化生都有赖于脾胃运化的水谷精微。脾可以把水谷化为精微输至全身，防止水液在体内停滞，如果脾失健运就会出现腹胀便溏，食欲不振，甚至水肿，故《内经》有"诸湿肿满，皆属于脾""脾为生痰之源，肺为贮痰之器""五脏六腑皆令人咳，非独肺也"的说法；脾气亏虚，升举无力，可出现内脏下垂，如子宫脱垂、胃下垂、脱肛；脾气虚弱，气不摄血，可出现便血、尿血、崩漏等，可用补中益气汤。此外，脾与胃有一个恰巧的关系：一是纳运结合，脾主运化，胃主受纳，共同完成饮食物的消化；二是升降相因，脾主升，胃主降，使精微上升，糟粕下降；三是燥湿相济，脾喜燥恶湿，胃喜润恶燥，燥湿相得，脾胃功能正常，二者关系不协调，就可出现《内经》中所说的"清气在下，则生飧泄；浊气在上，则生䐜胀"。

这些锻炼方式对时间没有什么特别的要求，根据自己的情况而定，《内经》云"和于术数"，就是调和、适中。

第二十二节　膏方进补知多少

膏方近十几年来已成为人们熟悉的、优选的调养品，随着生活水平的提高，人们越来越重视自己的身体，都选择无副作用、服用方便、口感适宜、易被人们接受的调养品，膏方就是。这也是人们为什么不选汤剂、散剂、丸剂，而选膏方的原因。我国古代著名的医家李东垣有这样的一句话："汤者荡也，去大病用之；散者散也，去急病用之；丸者缓也，舒缓而治之也；膏者调也，调养而防病用之。"膏方是调养身体好的剂型，它在制作方面也很讲究，膏方总的制作原则是温而不燥，滋而不腻。意思就是说，膏方偏于温补，但不能过于温燥，也不能过于滋腻，做到补而不火，滋而不腻。

"脾胃为后天之本，气血生化之源""胃者，五脏之本也，有胃气则生，无胃气则死，胃气无损，诸可无虑"，不论用什么药一定要注意护胃气，保脾胃，因此，我们制作膏方一定要注意护脾胃，因为脾主运化，得热则行，得寒则凝，所以我们在制作膏方的时候采用红糖收膏，红糖温而不火，滋而不腻，可以起到护胃气的作用。但是，现在人们的生活水平高了，血糖高了，血脂高了，这种人如果用膏方还可以用红糖收膏吗？正是我们膏方制作原则的第二点，对血糖高的人，采用阿胶或木糖醇收膏，临床我们喜欢用阿胶收膏，因为阿胶号称"有情血肉之品"，从中医来讲，糖尿病属中医的"消渴"，而消渴的关键是肺燥、胃热、肾虚，根是肾虚，是肾精不足，所以小孩得糖尿病的很少，而成年以后得糖尿病的就多，而阿胶能够补肾精，又可避免血糖偏高的弊病。

对于阳虚的人，一般采用鹿角胶收膏，因为鹿角长在鹿的头顶上，从中医取类比象的角度来看"上为阳，下为阴""头为诸阳之会"，所以鹿角胶能够补人体的阳气；对于肺燥咳嗽的患者，兼有大便干，中医讲"肺与大肠相表里"，尤其是小孩，我们多采用蜂蜜收膏，因为蜂蜜乃百花之精，可以治百病，又有润肠的作用；对于阴虚的患者，五心烦热、潮热盗汗，我们不采用红糖、阿胶收膏，因为这两个偏热，而是采用冰糖收膏，因为冰糖偏于凉性。

从中医五行来讲，春生、夏长、秋收、冬藏，冬季是储藏的季节，如蚂蚁等小动物早早地就把食物准备好准备过冬，人们储存大白菜也准备过冬，人的身体也需要储存精气血，才能养精蓄锐，故《内经》中有这样一句话"冬不藏精，春必病温"。老百姓有"冬季膏方巧进补，来年春天打老虎""冬季用膏方，来年顺当当"。中医有"木火土金水、肝心脾肺肾"的说法，冬季是补肾的大好季节，因为肾为一身之本，就好像"大河向东流，小河都会有"，意思是说补了肾，就等于补了肝、心、脾、肺其他四脏。冬季服用膏方可以弥补一些不足，因为咱们前面讲了，膏方偏于温补，万一用量偏大，而冬季寒冷可以弥补这个偏差。

如果不在冬季用膏方，是不是有些膏方用量偏大，就不能弥补这些偏差？回答是肯定的。因此，2013年10月份在北戴河召开的全国膏方会议上，国家中医药管理局医政司许志仁司长反复强调现在"膏方应用在全国全面展开，一方面确实起到了防病治病的作用，体现了中医治未病的原则；另一方面出现了不规范的开膏方，也就是咱们所强调的偏差，冬季可以弥补这个偏差，其他季节就会出现差错"。因此，许司长反复强调不是说所有的医生都能开膏方，必须有一定中医功底，有丰富的临床经验，有开膏方的经验的医生才能开膏方。中医特别强调膏方与膏滋是不同的，"膏"就是用中药熬成的膏滋，"方"是由名老中医根据患者的体质出具的方案，统称膏方。如秋梨膏、固元膏、龟苓膏叫膏滋，而针对不同患者的体质通过辨证论治开出的方，然后制作成膏，才叫膏方。也就是说膏方不等同于膏滋，膏方是个体化的产物，是经过名老中医认真思辨，量身定做的；而膏滋则是为一般人群制作而成的一味保健品，如龟苓膏、枇杷膏。

因此，方比膏更重要，方是方案，膏是形态，我在临床上开了十几年膏方，总结出这么一条经验，用《内经》的话叫"以平为期"，用老百姓的话叫"以和为贵"，也就是说，你开的这个方一定要平和，只要把好这个尺度，不一定只能在冬季吃膏，让冬季帮你把这个偏差，所以我们把这个尺度掌握好了，一年四季都可以开膏方，春有春膏，夏有夏膏，秋有秋膏，冬有冬膏，那么，怎么能把握好这个尺度呢？这也是我在全国膏方会议上重点讲的"经方在膏方中的应用"，引起了全国同行的反响。经方，就是中医经典著作中的方剂，是中华民族医学的精华，是靠无数人的尝试，甚者付出了血的教训，才得出的有效的方剂，经方是经过数千年实践检验被证实了的经验方。我开的膏方第一出自经典，第二是我的老师，甚至他的上一辈应用成功的经验方，这样为我们的方打下了坚实的基础。而现在很多年轻医生不会用经方，主要是因为他们不能将经典中的论述翻译成老百姓的语言，如《伤寒论》中"伤寒，胸中有热，胃中有邪气，腹中痛，欲呕吐者，黄连汤主之"。患者不会按原文叙述，什么叫胸中有热？就是指上焦有热，如口苦、牙痛、口疮、咽痛都叫上焦有热；那么，什么叫胃中有邪气呢？就是指下焦有寒，如腹痛、腹部怕凉、大便稀就叫下焦有寒，只有这样，才能够理解经典，开好经方，因此，国家中医药管理局提出"读经典，多临床，跟名医"，尤其是跟会用经典方剂的名医，才能使更多的医生了解经方，运用经方，振兴中医。

第二十三节　中医论方便

说到小便，有些人不由自主地老想尿，但尿又尿不多，多见于妇女；有些人想尿又尿不出来，多见于老年人；还有些人不由自主地就尿了出来，一咳嗽就尿了出来，一跳绳就尿了出来，多见于妇女，一受到惊吓就尿了出来，多见于小孩；还有一些人睡中梦见上厕所，就尿了出来。这么多小便异常的情况，从中医角度概括为三方面：一方面是不想尿就尿出来的，中医称"遗尿"；第二方面是老想尿，又尿不多，中医称为"淋证"；第三方面是想尿又尿不出来，中医称"癃闭"。

一般在西医叫尿失禁，从中医的角度来看叫遗尿，一般多见于这样几类人群：一是小孩，是指3岁以上的小儿在睡眠中不知不觉地将小便尿在床上，又称"尿床"。3岁以下的小儿由于脑髓未充，智力未健，或正常的排尿习惯尚未养成，而产生尿床者不属于病理现象。有遗尿症的儿童必须及早治疗，如果迁延日久，就会妨碍小儿的身心健康，影响发育。二是妇女，有些妇女一咳嗽就尿裤子，有些妇女一跳绳就尿裤子，这些都是由于肾虚膀胱失约出现的遗尿。三是老年人，受到惊吓或夜间小便次数多，甚至连厕所也赶不及出现的小便失禁。虽然年龄不同，其根源都在于肾。《内经》中有这么一句话叫作"肾者主蛰，封藏之本，精之处也"，什么意思呢？肾者主蛰是指肾是主闭藏的，故曰"封藏之本"，藏的是什么呢？精之处也，藏的是人的肾精，故《内经》中又说"肾者主水，受五脏六腑之精而藏之"，就是指肾对精气有储存和闭藏的作用。随着肾中精气不断充盛，闭藏作用则越加牢固，重点表现在哪呢？因为肾开窍于耳和二阴，因此，重点表现在小便的闭藏。

几乎所有的孩子小时候都有过尿床，一般在3岁以内出现尿床属生理现象，是由于先天肾气不足，脑髓未充，智力未健，尚未养成正常的排尿习惯，到 3 岁以后肾气充盛，脑髓充盈，智力发育正常，且养成正常排尿习惯，就不应当出现遗尿。如 3 岁以后的儿童都会喊"爸爸""妈妈"，并且用童音呼喊，有些小孩到了 3 岁还不会喊"爸爸""妈妈"，甚至用老年人的声音呼喊，像这种类型的小孩都是智力发育不全，中医叫肾气不足，一般大多都会出现尿床。

有些女性生了孩子以后，就会有这种遗尿的情况，为什么要坐月子呢？其主要原因是产后多虚，所以要坐月子，把元气和肾气补充起来，就不会出现遗尿，若有的人坐月子没有保养好，也就是没有把元气和肾气补充起来，因为肾司二便，肾气不足就会出现咳嗽、用力即尿裤子，所以告诫年轻女孩产后一定要坐好月子，不要落下毛病，就不会出现咳嗽、用力即尿裤子。

老人尤其是老年女性会出现尿失禁的情况，这又怎么解释？因为《内经》中有"女子七岁，肾气盛，齿更发长；二七而天癸至，任脉通，太冲脉盛，月事以时下，故有子……七七，任脉虚，太冲脉衰少，天癸竭，地道不通，故形坏而无子也"。就是说妇女到 49 岁自身的肾气就该衰竭，所以有些老年人夜尿次数多，一受惊吓就尿裤子，这又是怎么回事呢？中医有"恐则气下"的说法，是指人在恐惧状态中，上焦气机闭塞，气迫于下则下焦胀满，甚至遗尿。也就是我们通常所说的"恐伤肾"。因此，走路一定不要吓唬人，"拍人一下，少活一岁"，可能有的人会问尿储存在膀胱，怎么会与肾有关系呢？因为"肾与膀胱相表里"。膀胱的主要功能是储尿、排尿，但膀胱的功能有赖于肾的气化作用来完成，膀胱气化实际上隶属于肾的蒸腾气化。故《素问·灵兰秘典论》云："膀胱者，州都之官，津液藏焉，气化则能出矣"，如汾河水库的库长能随便放水吗？就好像膀胱能随便放水吗？如果能随便放水，人人都可以随地大小便，还要厕所干什么？那么，什么时候该放水，什么时候不该放水，这就是肾在管的职责，如果肾的闭藏失职，不该放水而放水，就会出现小孩遗尿、大人夜尿多。

针对这种不同年龄段的遗尿，我们的治疗方法是一样的、还是有所区别？因为中医有这样的说法，各种疾病在发展过程中出现相同的病机，采用相同的治疗方法，因为肾司二便，肾主闭藏，所以在治疗时以补肾为主，中医有"肾为先天之本，脾为后天之本"的说法，也就是说肾要靠后天的脾滋养，所以在补肾的同时要健脾。我们老祖先创立了一个方叫缩泉膏，为什么叫缩泉膏呢？缩就是约缩这个泉水的膏。

组成 益智仁 15g，乌药 15g，山药 15g，芡实 15g，金樱子 15g，龙骨 15g，牡蛎 15g，桂枝 10g，白芍 10g，甘草 6g，生姜 3 片，大枣 7 个。

方歌 缩泉益智同乌药，山药糊丸便数需，水陆二仙丹，芡实金樱丸，金锁固精丸，龙牡芡蔾莲，桂枝汤治太阳风，芍药甘草姜枣同。

缩泉丸出自《妇人大全良方》一书，由乌药、山药、益智仁组成，有温肾祛寒、缩小便的功效。主治下焦虚寒、小便频数及小儿遗尿症。水陆二仙丹由芡实、金樱子组成，芡实生长在水里，金樱子生长在陆地上，故曰水陆二仙丹。具有补肾健脾、固精缩尿的作用。芡实、龙骨、牡蛎，既能补肾，又能固精。因其能秘肾气，固精关，专为肾虚滑精者设，故美其名曰"金锁固精"。用于肾虚封藏失司、精关不固所致的遗尿。桂枝、白芍、甘草、生姜、大枣、龙骨、牡蛎名曰桂枝加龙骨牡蛎汤，出自《金匮要略》"夫失精家，少腹弦急，阴头寒，目眩，发落，脉极虚芤迟，为清谷，亡血，失精。脉得诸芤动微紧，男子失精，女子梦交，桂枝加龙骨牡蛎汤主之"。由此可以看出，缩泉膏由缩泉丸、水陆二仙丹、金锁固精丸、桂枝加龙骨牡蛎汤众多补肾固精缩尿的方剂组成。可以用于小儿遗尿、妇女咳而遗尿、中年人尿频、老年人夜尿多。

小便想排排不出来，这在中医叫癃闭，用古人的话来说："小便点滴而出为癃，小便点滴不出为闭，统称癃闭。"通俗点描述，就是想尿尿不出来。遇到这种情况，西医实在没有办法就是导尿，那在中医是怎么办呢？其实很多人以为导尿术是西医的一种手段，其实最早用导尿术治疗小便不通的是我国唐代的孙思邈，他在《备急千金要方》中是这样描述的：有一位得了尿闭症的患者找到他，神情十分痛苦。孙思邈仔细打量这个患者，只见他的腹部像鼓一样高高隆起。患者双手捂着肚子，呻吟不止。孙思邈见状，心里非常难过，他想：尿流不出来，大概是排尿的口子不灵。尿脬盛不下那么多尿，吃药恐怕来不及了。如果想办法从尿道插进一根管子，尿也许就能排出来。可是，尿道很窄，到哪儿去找这种又细又软、能插进尿道的管子呢？正为难时，他忽瞥见邻居家的孩子拿着一根葱管吹着玩。孙思邈眼睛一亮，也找来一根细葱管，切下尖头，小心翼翼地插入患者的尿道，并像那小孩一样，鼓足两腮，用劲一吹，果然，患者的尿液从葱里缓缓流了出来。待尿液放得差不多后，他将葱管拔了出来，患者这时也好受多了，直起身来，连连向孙思邈道谢。所以说，在医学史上孙思邈是世界上第一个发明导尿术的人。

《内经》中关于水液在体内的代谢是这样论述的："饮入于胃，游溢精气，上输于脾，脾气散精，上归于肺，通调水道，下输膀胱，水精四布，五经并行。"说明人体水液代谢主要靠肺、脾、肾三脏。也就是说肺、脾、肾三脏，哪一脏出现问题，都会出现癃闭。在肺，要注意"提壶揭盖"法的应用，"上窍开下窍通"，"上窍闭下窍塞"，如开上窍的药物有麻黄、杏仁、升麻、桔梗，切记欲导其下，必开其上，我们临床上多用越婢汤（越婢汤用姜草枣，麻黄石膏加之好）；在脾，脾主运化水液，脾气虚不能运化水液出现的癃闭，多见于老年人，我们临床上常用补中益气汤（补中益气芪术陈，升柴参草当归身，虚劳内伤功独擅，亦治阳虚外感因，木香苍术易归术，调中益气畅脾神）合春泽汤[五苓散（五苓散是利水剂，二苓泽泻白术桂）加人参]；在肾，由于年老体衰，肾阳不足，不能蒸腾水液出现的癃闭，多见于老年人，我们临床上用济生肾气丸（济生肾气丸，地八山山四，丹茯泽泻三，肉桂附子一，牛膝车前子，水肿此方宜）。中医临床上对突然性癃闭做了些简易处理，比如产后癃闭可配合针灸治疗，针三阴交；又如暂时性癃闭可用鸡毛入鼻中取嚏。

老想尿，但又尿不多，或者尿一点，同时有尿热、尿痛、尿频的感觉，从中医角度看待属于"淋证"的范畴，大家不要往西医的感染上面联系，这是两个概念。这种情况很多见，很多人一上火，也会出现这些症状，有些人不明白，就以为是感染了。《诸病源候论》中指出与肾虚和膀胱湿热有关，所以现在认为淋证以肾虚为本，膀胱湿热为标，有的表现为小便灼热、疼痛的，我们称为热淋；有的表现为尿中有沙石的，我们称为石淋；有的表现为小腹胀满，小便不利的，我们称为气淋；有的表现为尿血、尿痛的，我们称为血淋；有的表现为小便如米泔样的，我们称为膏淋；有的表现为劳累发作的，我们称为劳淋。

也就是说不像西医分的细菌感染、微生物感染等，从中医的角度讲是从症状来区分的，针对这些不同的表现，从中医来讲，是辨证论治，不管是什么细菌还是什么微生物，而是看疾病的性质和人的体质来判断是寒，是热，是虚，是实。

热淋的临床表现为一般脾气暴躁，多像虎妞的脾气，爱吃辣的，尤其是麻辣火锅、水煮鱼片，属热结膀胱，出现尿急、尿频、尿热、尿痛，用现代医学讲叫急性泌尿系感染，临床常选用八正散（八正通草与车前，萹蓄大黄滑石研，草稍瞿麦兼栀子，煎加灯草效应见）或黄芩滑石散（黄芩滑石湿热蒸，苓皮腹皮蔻仁用，通草猪苓导湿热，宣气利尿是奇功）。这里要说明的一点是：木通改用通草。

古代医家张仲景提出"淋家不可发汗"，有深远的意义，为什么这样说呢？一开始学习的时候，非常不理解，因为淋家不是表证，根本就不用辛温发汗的方法。那么，这么大的医家为什么提出这一点呢，很是不理解？有些人曾经认为是古人说错了，是对与错，只有通过实践才能证明，记得我刚做医生的时候，就有一男一女来门诊看病，主诉就是发热恶寒，我当机立断，这就是一种风寒表证，就要给他开麻黄汤辛温发汗的药物，这时，突然看见，这个女的穿的红褂褂、红袜袜、红皮鞋，那个男的穿的红衬衣、红领带，这不是一对已婚夫妇吗？我突然想起了《十问歌》：一问寒热二问汗；三问头身四问便；五问饮食六胸腹；七聋八渴俱当辨；九问旧病十问因；再兼服药参机变；妇女尤必问经期；迟速闭崩皆可见；再添片语告儿科；天花麻疹全占验。我按顺序问了一遍，结果发现小便热痛，这不是热淋吗？耳边响起了张仲景的谆谆教诲"淋家不可发汗"，这时候我才感觉到张仲景是这么的伟大。因为淋证属于热证，再用辛温的药物，就是火上浇油，尤其是古代的女人更不愿意说私密的事，因此，遇到这样的患者不妨化验化验尿，一下就诊断明确了。

气淋的临床表现为小腹憋胀，尿急、尿频、尿痛，脉沉，像林黛玉这样的人，就容易得气淋，临床常用理气通淋汤（理气通淋槟二香，乌药陈苓苏翘藏）。

膏淋的临床表现为小便浑浊，尿像小米汤，这些多见于先天不足、肾虚之人，如有的小孩妈妈怀他的时候身体就不好，这种小孩容易出现小便如米泔样，临床常选用萆薢分清饮（萆薢分清石菖蒲，草梢乌药益智俱，或益茯苓盐煎服，通心固肾浊精驱）。

第二十四节　中医膏方在疑难病中的应用

所谓疑难病，应该包括两个概念：一是久治不愈的疾病，二是前人缺乏恰当治疗方法的疾病。

临床曾诊治一患者，他的病就够得上疑难病，因为我记得这个患者是经熟人介绍来的，是经过北京协和医院、山西省人民医院治疗，下过 3 次病危通知书。当时患者神志已经糊涂，经常说胡话、说自己和曾经死了的人在一块，因为医患关系也比较紧张，找我来看病时，我丑话先给他家人讲了，只能死马当作活马医，但我会尽心的，这个老人先是颈椎病，继而脑血栓，又有类风湿关节炎，最后导致肾衰竭，全身浮肿。我是这样分析的，目前患者全身浮肿、小便不利，影响到代谢，肾衰竭，这是疾病的根本，也是危及生命的关键，所以我判断病情关键在肾。

一、颈椎病与肾的关系

中医认为"肾藏精，主骨"，肾精不足，不能濡养骨骼导致骨质疏松，出现颈椎增生等一些疾病。

二、脑血栓与肾的关系

李时珍认为"脑为元神之府"，肾藏精，精生髓，脑为髓之海，《内经》中有"肾者，作强之官，伎巧出焉""大怒则形气绝而血菀于上，使人薄厥"。古人的这些话，告诫我们肾精充足的人是不会得脑血栓的，是不会得脑出血。由于年老体弱，肾精不足，气血不足，气血流通不畅发生血栓；肾精不足，肝火上炎，火热迫血外溢出现脑出血。30岁以下的年轻人一般不会发生脑血栓或是脑出血。

三、类风湿关节炎与肾的关系

《内经》中有"肾主骨""骨者，髓之府""肾主身之骨髓"。肾藏精，精生髓，髓又能养骨，故有"肾生骨髓""其充在骨"的说法。肾阳为一身之阳，肾阳一虚，虚寒内生，外邪容易侵犯人体。痹证多为顽疾，久病入肾。因此，治疗这类疾病应当从肾治之。如类风湿关节炎中医称"骨痹""肾痹"，说明与肾有密切关系。

四、水肿与肾的关系

水肿主要与肺、脾、肾关系密切，关键在肾，因为肺主宣发，通调水道；脾主运化水液；肾主蒸腾水液；而水液的代谢主渠道依赖于小便排出。而肾的气化起着关键性的作用；同时肺与肾有一个蹊跷关系就是在水液代谢方面：肾主水，肺为水之上源。肺的宣降，通调水道，有赖于肾的蒸腾气化；故张景岳有"凡水肿等证，乃肺脾肾三脏相干之病，其本在肾；其标在肺"的说法。因此，水肿与肾有着密切的关系。

综观这个病案，危及生命的主要是肾衰竭，中医有"久病入肾"之说，肾为一身之本，肾为一身之阳，肾为一身之阴，因此，治疗疾病着点于肾，但是，由于前面我们谈到肺与肾有一个蹊跷关系，单纯治肾，不管肺也是不行的，正如张景岳所说："凡水肿乃肺脾肾三脏相干之病，其本在肾；其标在肺"，因此，开了两个方交替服用，一个是治肺的，一个是治肾的。

1. 治肺的方 越婢汤合防己黄芪汤合五苓散。

麻黄 10g，生石膏 15g，生姜 3 片，大枣 5 个，甘草 6g，防己 10g，黄芪 15g，白术 10g，茯苓 10g，猪苓 10g，泽泻 10g，桂枝 10g。

从这个处方可以看出，包含着很多经典方剂，一有《金匮要略》的越婢汤：麻黄、生石膏、生姜、大枣、甘草（越婢汤用姜草枣，麻黄石膏加之好），正如《金匮要略》所说："病有风水、有皮水、有正水、有石水、有黄汗。风水其脉自浮，外证骨节疼痛；皮水其脉亦浮，外证胕肿，按之没指。当发其汗。正水其脉沉迟，外证自喘。"说明风水与肺关系密切，因肺主皮毛，故其脉浮；皮水与肺关系密切，因皮水在皮中属表，故脉亦浮；正水与肾、肺关系密切，故脉沉迟，外证自喘。《金匮要略》又指出："风水恶风，一身悉肿，脉浮不渴，越婢汤主之。"在临床应用越婢汤的体会：越婢汤是治疗风水的好方剂，以上半身肿甚为特点；若全身浮肿，可用越婢汤合五苓散。二有《金匮要略》的防己黄芪汤：防己、黄芪、白术、甘草、生姜、大枣（防己黄芪金匮方，白术甘草枣生姜），正如《金匮要略》所说："风水，脉浮身重，汗出恶风者，防己黄芪汤主之。"临床应用防己黄芪汤的体会：本方可用于下肢浮肿、踝关节肿胀疼痛，以下肢的风湿病为佳。三有《伤寒论》的五苓散：茯苓、猪苓、泽泻、白术、桂枝（五苓散是利水剂，二苓泽泻白术桂），正如《伤寒论》所说"脉浮，小便不利，微热消渴者，五苓散主之""中风发热，六七日不解而烦，有表里证，渴欲饮水，水入则吐者，名曰水逆，五苓散主之"。在临床上应用五苓散的体会：本方汤方辨证为小便不利，浮肿；本方是利水的首选药；本方与黄芪汤合用，名曰防己五苓汤，治疗下肢浮肿；本方与越婢汤合为越婢五苓汤，主治面目一身浮肿的急性肾炎。四有《伤寒论》的苓桂术甘汤：茯苓、桂枝、白术、甘草（苓桂术甘汤，水饮心悸尝），如《伤寒论》云："伤寒若吐若下后，心下逆满，气上冲胸，起则头眩，脉沉紧，发汗则动经，身为振振摇者，苓桂术甘汤主之。"除此以外，本方这 12 味药当中，蕴含着很多方剂，如越婢汤、防己黄芪汤、五苓散、苓桂术甘汤等，充分说明了我们古人的智慧，这些方重点都在治肺，使肺能通调水道，下输膀胱。

2. 治肾的方 芪脉地黄膏。

黄芪 15g，当归 10g，党参 10g，麦冬 10g，五味子 10g，生地 10g，丹皮 10g，泽泻 10g，茯苓 10g，苍术 10g，肉桂 10g，黄连 10g，防己 10g。

本膏方中黄芪、当归是当归补血汤，固护人体正气，故有"有一分阳气，便有一分生机"的说法；党参、麦冬、五味子是生脉散，固护人体津液，故有"有一分津液，便有一分生机"的说法；生地、丹皮、泽泻、茯苓补肾填精；黄连、肉桂交通心肾，名曰交泰丸；苍术健脾燥湿；防己利水渗湿。诸药合用补气养阴，填补肾精，固护人体正气，因为中医强调"正气存内，邪不可干"。

经过这两个方 1 个月的调理治疗后，患者明显好转，精神增加，意识清楚，水肿减轻。为什么会出现这样好的效果呢？首先通过治肺的方剂达到了宣肺利水、通调水道使水肿很快消失；通过补肾，肾气充足，肾能够蒸腾水液，使水液能够正常代谢，巩固治疗水肿的效果；通过补肾，肾精充足，脑海充足，所以精神增强，意识清醒。

这位患者水肿消失后，由于正气亏虚，肺气不足，治疗过程中演变为两种病变经常出现，一是患者在治疗过程中经常出现身上瘙痒，难以入睡，我们在用芪脉地黄膏的同时，把治肺的方改为治痒的方，因为"肺主皮毛"，血虚生风，风盛则痒，处方用以祛风为主的消风散（消风散内羌防荆，芎朴参苓陈草并，僵蚕蝉蜕藿香入，为末茶调或酒行），也取得很好的疗效；二是患者在治疗过程中经常出现咳嗽，因为中医讲"肺主出气，肾主纳气"，肺为气之主，肾为气之根，所以我们把治疗肺和肾贯穿于始终。最后我们把射干麻黄膏作为治肺的膏方，把芪脉地黄膏作为治肾的膏方。

3. 治肺的膏方 射干麻黄膏。

组成 射干 6g，麻黄 6g，紫菀 10g，细辛 3g，五味子 10g，款冬花 10g，半夏 10g，茯苓 10g，干姜 10g，甘草 6g，陈皮 10g，苍术 10g，厚朴 10g。

方歌 射干麻黄汤紫菀，细辛五味款冬半，苓甘五味姜辛汤，温阳化饮常用方，二陈汤用半夏陈，益以茯苓甘草臣，平胃苍术陈朴草，燥湿健脾疗效好。

4. 治肾的膏方 芪脉地黄膏。

组成 黄芪 15g，当归 10g，党参 10g，麦冬 10g，五味子 10g，生地 10g，丹皮 10g，泽泻 10g，茯苓 10g，苍术 10g，肉桂 10g，黄连 10g，防己 10g。

方歌 芪脉地黄汤，生脉六味帮，去掉药山萸，苍归肉连己。

通过这个病案可以引申，"肾"在人的身体中起着关键性的作用，因此，《中医基础教材》把肾列为第一位，比心还重要，这与西医不同。我在临床上应用芪脉地黄膏十分得心应手，主要用于以下人群：正常人及高三刻苦学习的学生；肾气虚的人，表现为头晕、疲乏无力、汗出、腰膝酸软；蛋白尿，尿潜血者；肾功能不全、肾衰竭者。

为什么芪脉地黄膏可用于高三刻苦学习的学生呢？因为高三的学生动脑子，动的是肾精，因为肾藏精，精生髓，脑为髓之海，肾精充足，髓海充足，脑子就聪明，肾藏精，精化气，精足则形健，形健则神旺；反之，精衰则体弱，体弱则神疲。同时学习还耗伤人的心血，芪脉地黄膏里有六味地黄汤补肾精，又有当归补血汤、生脉散补心血，还有黄连、肉桂交泰丸交通心肾，使心肾相交（心属火，肾属水，心火必须下降于肾以温肾寒，肾水必须上济于心以滋心阴，使心火不亢，肾水不寒），这样既能补肾，又能补心，学习不是动脑子，就是耗心血，因此，服了芪脉地黄膏后耗的不是脑子，耗的是膏方。因此，有个口头禅"熬夜不如熬膏"。

第二十五节　辨证施治，应对呼吸问题

对出现的雾霾天气和冷空气频繁侵袭，很多人通过戴口罩来保护自己，这有一定的作用，但是不宜长时间戴，否则容易滋生细菌，我们一定要强调人体的正气。正如《内经》所说"正气存内，邪不可干"。

如一老年患者遇冷咳嗽，但不严重，无痰，遇冷容易出现声音嘶哑，身上没劲、手脚冰凉、口中有异味、睡眠不好。分析病案，一是该患者年岁较大，说明正气不足，而且一受凉、一吃凉的就易咳嗽，正符合《内经》中所说的"形寒饮冷伤肺"，中医强调"正气存内，邪不可干""邪之所凑，其气必虚"，所以患者的咳嗽表现为咳而无力，因为从中医讲咳而无力属气虚；二是患者遇冷就会出现声音嘶哑，因为中医认为"清阳出上窍"，清阳不足就是指气虚，不能出上窍，所以声音嘶哑；三是身上没劲中医叫疲乏无力，手脚冰凉是由于气虚不能达于四肢，故手脚冰凉，气虚不能供养机体，故身上没劲，气虚不能运化水湿，浊气上逆，故口中有异味，由于咳嗽影响到患者的睡眠，所以从这些症状可以辨证为气虚清阳失升，治宜升清阳，在临床上方拟清暑益气汤。

因出现的雾霾天气，老年人并不适宜早晨进行户外锻炼，因为年岁大的人正气比较亏虚，从雾霾来讲，可归纳为中医的风、寒、湿、燥邪，中医有"六气皆令人咳，风寒居多"的说法，而雾霾见到阳光容易驱散，因此《内经》中有"冬三月，此谓闭藏……早卧晚起，必待日光，祛寒就温，冬季养生之道也"；同时又指出"故阳气者，一日而主外，平旦人气生，日中而阳气隆，日西而阳气已虚，气门乃闭"，就是讲早晨阳气才开始产生，到了中午的时候阳气正旺，因此，老年人应该在雾霾天气时 10～11 点进行户外锻炼最好。

如一女性患者遇冷后出现嗓子痒，随后咳嗽，咳嗽得比较厉害，咳嗽厉害时胸口部位憋得难受，有黄痰，出虚汗，她的身体一直不太好，最早是肾脏不好，有蛋白尿，经过治疗后，肾功能恢复。后又心脏不太好，经过治疗后，心脏功能也好转，还曾出国旅游，每次出去旅游都要向我咨询，回来后都要向我汇报，像这种患者，每逢遇到气候的变化，像雾霾天气，在她身上都有反应，从她现在的症状分析来看，一受凉就嗓子痒，就咳嗽，咳出黄黏痰，单从这一点讲，中医认为"风胜则痒"，黄黏痰属热，应该辨为风热咳嗽，当用桑菊饮，但是，我没有给她开桑菊饮，这又是为什么呢？因为这个患者一咳嗽就出虚汗，严重时出现胸口憋胀，因此，不能一味祛邪，忘记了扶正，因为这个患者的脉是缓脉，缓脉主虚，中医有"扶正即可祛邪"的说法，而且有"呼出心与肺，吸入肾与肝""脾为生痰之源，肺为贮痰之器"的说法，关于缓脉有"缓者脾虚也""缓者湿盛也""缓者主虚也"，所以她的根在心、肝或肺、脾、肾，所以，我们采用补阴益气、祛痰除湿的方法。临床给她开十四味温胆汤和咳嗽遗尿方，两方交替服用。十四味温胆汤是治疗慢性咽炎的有效方剂，咳嗽遗尿方是针对心肝去治疗的。

普通也偶尔会出现嗓子痒，然后就拼命喝水，然收效甚微。适当饮水是有好处的，但过量饮水只会使肾脏的负担加重。单纯因为嗓子痒或者嗓子疼，可小口喝水滋润嗓子，如果是夜间嗓子痒，说明肾阴不足，因为夜间属阴，足少阴肾经循咽喉，这时候可用加减麦门冬汤，同时要注意忌瓜子、花生、辛辣之品。

又如一位小儿患者一着凉、一吃凉就咳嗽，不爱吃饭，比同龄孩子瘦。分析这个病例，小儿乃稚阴稚阳之体，意思就是说阳气很嫩，稍一受凉就损伤阳气，《内经》有"咳嗽聚于胃，关于肺"，指出咳嗽和肺胃两脏关系密切，同时《内经》又有"五脏六腑皆令人咳，非独肺也""脾为生痰之源，肺为贮痰之器""脾咳不已，则胃受之，胃咳之状，咳而呕吐"的论述，说明这个小孩的咳嗽在胃，所以我们采用培土生金的方法治疗，临床常选用杏苏散以疏散风寒，化饮止嗽，后予柴平膏调理脾胃，顾护胃气。

第二十六节　如何摆脱头痛"紧箍咒"

外感头痛是临床中最多见的一种，一说头痛，着凉了，受风了，我们把这种头痛又叫作头风，因为头痛与风有密切的关系，有的人把头痛叫作雷头风，还有的人叫偏头风，明代医家王肯堂在《证治准绳》中说过："医书多分头痛，头风为二门，然一病也，但有新久去留之分，浅而近者为头痛，深而远者为头风。"充分说明了头痛和头风是一回事；雷头风是指头痛如雷鸣，头痛而起核，名曰"雷头风"；偏头风就是我们经常讲的"偏头痛"。

究其根本原因，风是头痛的罪魁祸首。因为《内经》中有"头为诸阳之会""风为阳邪，易袭阳位""伤于风者，上先受之"的说法，意思是说头是全身阳经所聚会的地方，而风属于阳邪，最容易侵犯人体的上部，首先就是头部，所以人们一受风就表现为头痛，因此，我们开车也好，坐公交车也好，尽量避免开窗户，图了一时的凉快，结果回家就头痛，这就是《内经》中所讲的"虚邪贼风，避之有时"。如果避开这个贼风，就可以防止头痛的发生。如一女性患者乘公交车头痛，自己驾车也头痛，来医院就诊，给她开了柴胡桂枝汤加羌活、白芷（小柴胡汤和解用，党参半夏甘草从，更加黄芩同姜枣，少阳为病此方康，增入桂枝与白芍，汤名柴胡桂枝汤）。服药2剂头痛好转，没过多长时间又来医院就诊，经问发现她开车时老开窗户，受风所致，告知其开车不准开窗户，后头痛少发作。

中医有"风为百病之长，六淫之首"的说法，意思是说，风是寒、暑、湿、燥、火的"大哥"，经常带着"弟弟""妹妹"侵犯人体，如风带领寒邪侵犯头部，表现为头痛剧烈、遇冷加重，我们称风寒头痛，临床上我们遇到这种患者多用九味羌活汤（九味羌活用防风，细辛苍芷与川芎，黄芩生地加甘黄，三阳解表益姜葱，阴虚气虚人禁用，加减临时在变通）；如风带领湿邪侵犯头部，表现为头闷、头重，好像头部绕着很多毛巾，因为《内经》中有"因于湿，首如裹"的说法，我们称风湿头痛，临床上我们遇到这种患者多用羌活胜湿汤（羌活胜湿羌独芎，蔓甘藁本与防风，湿气在表头腰重，发汗升阳有异功）。

治疗头痛必须注意祛风药的应用，因为中医有"高巅之上，惟风可到""鸟射高巅，非风药不到"的说法。意思是说，头在人体的最高部位，只有风才能到达那个部位，因此头痛与风有密切的关系，"鸟射高巅，非风药不到"提示我们治疗头痛必须注意祛风药的应用。头痛也要根据部位来用药，有一个口诀：辨头痛，前额疼，阳明疼；两侧疼，少阳疼；巅顶疼，厥阴疼；后枕疼，太阳疼。头痛引经报使药，前额疼用白芷；两侧疼用川芎；巅顶疼用藁本；后枕疼用羌活；鱼尾疼用细辛（但要注意用细辛不能量大，古人有"细辛不过钱，过钱闷死人"的说法）；小柴胡汤对于少阳两侧头痛有效。

而临床上因为有些人说前额疼，一会又说是偏头痛，一会又说是后脑勺痛，有一个简单方，既能照顾前额疼，又能照顾偏头痛，还能顾及后脑勺疼，是《伤寒论》中的方，即柴胡桂枝汤加羌活、白芷，它的组成是柴胡10g，半夏10g，黄芩10g，党参10g，甘草6g，生姜3片，大枣5个，桂枝10g，白芍10g，羌活10g，白芷10g。如果是感冒引起的头痛，一定要注意喝稀饭、盖被子。

外感头痛一般表现为发病急，病势重，突然发作，属实证，一般与风有关，而内伤头痛，发病缓慢，病势绵绵，时痛时止，遇劳加重，多与肝、脾、肾有关。

很多老人上了年纪，不仅患有高血压、冠心病，往往还会有头痛的症状，这种也是挺常见的，属于内伤头痛的一种，叫肝阳头痛，为什么会出现这种头痛呢？因为中医有"肝主疏泄"的说法，疏，疏通；泄，发泄，肝具有主升主动的特点，调畅全身的气机，肝的疏泄功能失职，表现为肝的升发太过，肝气上逆，出现头晕、胀痛、面红、目赤、急躁易怒甚至咯血、吐血、晕厥，《内经》中有这样的论述"阳气者，大怒则形气绝而血菀于上，使人薄厥"，这就是我们现在所说的脑出血。举例有一个学生在不懂事年龄，经常和人打架，不好好学习，他父亲经常教训他，有时他还会和父亲对抗，有一次他和父亲对抗时，父亲突然晕倒，以后他父亲就落下了稍一生气就头痛的毛病，自从他学医以后，当学到肝失疏泄之时，他才恍然大悟，他差点气得他父亲脑出血，很是后悔，所以向老师讨教给父亲治疗头痛的妙方。给他父亲开了柴胡加龙骨牡蛎汤（柴胡龙骨牡蛎汤，党参半夏甘草从，更加黄芩同姜枣，桂枝茯苓熟军康）。拿到药后他父亲心里很是欣慰，加上服药，这位父亲的病很快就痊愈了。这就是我们所说的"三分治病，七分养病""心病还须心药医"。再通过另一个例子来说明，门诊上有位患者一头痛就吃索米痛片，刚吃就缓解，但过几天头痛又发作，血压升高，腰酸背困，头胀头痛，面红目赤，舌质红，脉沉细。这种头痛就是由于肾阴不足，不能滋养肝阴，肝阳上亢所致的，这种头痛光吃降压药是不能缓解的，需要吃一些滋养肝肾之阴的药以潜阳，从而达到治愈头痛的目的，我给这位患者开了镇肝熄风汤（镇肝熄风芍天冬，玄麦赭石龟龙牡，牛膝茵陈草川楝，肝阳上亢可为功），服药后患者的头痛好转，血压也平稳了。

内伤头痛中还有一种叫肾虚头痛，主要表现就是头晕、头痛、疲乏无力、腰酸背困、学习后或熬夜后加重，因为《内经》中有"头者，精明之府""脑为元神之府""脑为髓之海"的说法。因为肾藏精，精生髓，脑为髓之海，肾精不足，髓海空虚，故头痛。举例一位高中生刻苦学习备考高考，经常熬夜动脑损伤肾精，一看书就头痛，影响正常的学习，他母亲看过太原电视台《健康时间》我做过的节目，领孩子前来就诊，根据《内经》中所说的"脑为髓之海""头者，精明之府"的原理，我给他开了芪脉地黄膏（芪脉地黄汤，生脉六味帮，去掉药山萸，苍归肉连己），本药膏既能补肾，又能补心，学习不是动脑子，而是耗心血。因此，吃了芪脉地黄膏耗的不是脑子，耗的是膏方。因此，我们有个口头禅"熬夜不如熬膏"。同时，根据中医相似理论嘱咐孩子每天吃5个核桃，最后头痛痊愈。

中医有"脾主升清，脾为气血生化之源"的说法，脾气亏损，气血亏虚不足，清阳不能上升出现不荣则痛所致的头痛，属内伤头痛虚证。举例一女性患者来月经就头痛，一头痛就喝正天丸，久而久之，头痛越来越加重，而且月经半个月行经一次，淋漓不断，面色㿠白，舌淡苔白，脉沉细。这就属于气血亏虚、清阳不升所致的头痛，给她开了归脾膏（归脾膏用参术芪，归草茯神远志随，枣仁木香龙眼肉，兼加姜枣益脾神）。服膏 2 个月后头不疼，月经正常。

经常有这种情况，有事的时候睡不好，然后会头痛，一是由于白天有烦心事，夜间睡不好出现的头痛，属于情志不调出现的头痛，叫情志头痛。在治疗上，一方面要疏肝调情志；另一方面夜间属阴，睡不好就要耗伤肝血，因此，我们临床上常选用逍遥散疏肝养血以治头痛。二是经常晚上睡不好出现的头痛，中医认为"脑为元神之府"，经常睡不着，耗伤肝血，耗伤肾精，临床上多用肾虚头痛方（肾虚头痛方，骨独玄藏参）和孔圣枕中丹（枕中鳖龙远志菖，失眠多梦此方康）。

在临床上常见的头痛是多种多样的，对于不同的头痛确也有相应的治疗，头痛首选柴胡桂枝汤；肾虚头痛，可用肾虚头痛方；头痛、头皮发紧，胃脘痞满，可用平胃散合吴茱萸汤；两侧头痛，脉见沉细，可用麻黄附子细辛汤；风寒所致的偏头痛，可用川芎茶调散。

第二十七节　难病奇治

大家都听说过"难病奇治"的说法吗？就是指疑难病用奇特的方法去治疗。你知道这个观点是谁提出来的吗？山西省中医院的朱进忠老先生提出的，他在 1989 年写了《难病奇治》一书，提到了疑难病是中医、西医认为非常多见，乍看起来比较容易治疗，但实际不容易治愈的疾病，或者这些病缺乏有效的治疗方法。而朱老先生经多年的临床实践和研究发现，肝在疑难病的发生和发展上有着举足轻重的作用，治疗疑难病只要抓住肝这个重要环节，常常可以使久治不愈的疾病迅速获得转机，甚至可以步入到彻底痊愈的坦途。

一、疏肝理气方在疑难病中的应用

1. 每逢经期反复感冒从肝论治（肝为将军之官）　很多女性一到来月经时就感冒，鼻塞，流涕，打喷嚏，而月经过后感冒症状逐步好转，反复应用各种感冒药不见效，月经为冲脉所主，冲脉隶属于肝，《内经》云："肝者，将军之官，谋虑出焉"，指出肝具有调营卫，御外邪的作用。肝郁血虚，不能抵御外邪，卫气不固，故反复感冒。故用逍遥散疏肝养血，调补冲任。

2. 产后关节疼痛，腰椎间盘突出从肝论治（肝主筋）　一女性患者产后关节疼痛，腰痛、背痛并伴有腰椎间盘突出，腰部发凉，近半年来加重，按摩、针灸等治之不效。舌苔白，脉弦细。综合脉症，思之：弦者肝脉也，细者血虚也。《内经》云："诸筋者，皆属于节""膝为筋之府"，肝主筋，故膝关节疼痛乃肝血不足耳。腰部发凉为何？仲景在《金匮要略》中云："肾着之病，其人身体重，腰中冷，如坐水中，形如水状，反不渴，小便自利，饮食如故，病属下焦，身劳汗出，衣里冷湿，久久得之，腰以下冷痛，腹重如带五千钱，甘姜苓术汤主之。"宗其意拟从养血疏肝，散寒除湿入手。方拟逍遥狗脊汤：柴胡 10g，当归 10g，白芍 10g，茯苓 10g，白术 10g，甘草 6g，干姜 10g，薄荷 3g，狗脊 30g。服药 3 剂，诸症减轻，后予调理巩固 30 剂，诸症减轻而愈。本方具有疏肝养血，兼散寒除湿之功，既能养血疏肝，使肝血充盈，筋得所养，又能散寒除湿，关节病变自愈。

3. 类风湿关节炎从肝论治（肝主疏泄，气行则水行）　一女性患者 9 个月前在劳动的过程中突然发热，全身疼痛，其后日见加重。经查血沉 30mm/h，类风湿因子阳性，诊断为"类风湿关节炎"。先用西药治疗 6 个月，不但不效，反见加重。细审其症，纳呆食减，胸满心烦，头晕失眠，神情抑郁，易哭，全身关节疼痛，舌苔白，脉沉。细询之 2 年前父母双逝，悲伤过度，因家庭困难被迫停学参加工作，工作不顺心而闷闷不乐，经常啼哭，9 个月前在劳动中汗出受风，突然发病，有时全身窜痛，有时关节疼痛，有时肌肉疼痛，有时手足指疼痛。综合脉症，辨证肝气郁滞，气机不畅，气滞则水滞，水湿停于关节，可致关节肿胀屈伸不利。诊断为类风湿关节炎，中医称"尪痹""鹤膝风"。主要表现为关节肿大，变形。乃肝失疏泄，气血运行不畅，水湿停滞，筋失所养所致，治疗当从肝论治，临证多以四逆香佛二花汤治之，屡获良效。方药组成是柴胡 10g，白芍 10g，甘草 6g，枳壳 10g，香橼 10g，佛手 10g，玫瑰花 10g，代代花 10g，黄芩 6g，丝瓜络 10g。本方疏肝理气解郁，可达到气行则血行，气行则水行之功，使筋得所养，关节的功能恢复正常。

4. 咳嗽遗尿反复不愈从肝论治（木火刑金）　咳嗽遗尿反复不愈，在《素问·咳论》中虽属膀胱咳证，临证选用治疗膀胱咳的茯苓甘草汤、五苓散效果不佳，反而从三焦论治而获效。其辨治依据：《素问·咳论》"肾咳不已，则膀胱受之，膀胱咳状，咳而遗溺……久咳不已，则三焦受之，三焦咳状，咳而腹满，不欲食饮，此皆聚于胃，关于肺"。曾治一女性，3 个多月来咳嗽，咳而遗尿，头晕乏力，胸满心烦，心悸气短，口干，舌苔白，脉沉细。辨证为气阴两虚，三焦气滞之证，治以补气养阴，疏理三焦。方药予咳嗽遗尿方：柴胡 10g，当归 10g，白芍 10g，党参 10g，麦冬 10g，五味子 10g，半夏 10g，青皮 10g，陈皮 10g，紫菀 10g，黄芩 10g。可以看出本方首选柴胡、当归、白芍，是逍遥散的主药，应用本方的关键重在疏肝，因为本病的病因为木火刑金，肝属木，木火刑金，肺气不降，故而咳喘，所以重点治肝。这也是难病奇治所在，简单地说，一咳嗽就尿裤子，一跳绳就尿裤子，不要忘记咳嗽遗尿方。

二、养肝的方在疑难病中的应用

1. 右胁疼痛，痛引少腹久治不愈从肝论治（肝主胁肋少腹）　中医有这样的说法"两胁属肝"，凡是慢性胆囊炎、慢性肝炎、肋间神经痛、游离肾属肝肾阴虚，肝气郁滞，表现为胁肋疼痛、食欲不振、口干舌燥、舌红少苔、脉细数者，均可应用养肝阴的一贯煎：川楝子 10g，沙参 10g，枸杞子 10g，当归 10g，生地 10g，麦冬 10g。

2. 眼底出血、久治不愈的失明从肝论治（肝开窍于目）　有很多患者会突然发现视力下降，眼前黑影，西医多诊断为眼底出血，经治疗后，有的能够将血吸收，有的不能吸收，继而出现失明，多数眼科医院诊断为中心性视网膜炎。这里，我给大家推荐一个我的老师的祖传秘方，并且获得国家科技项目的资助，研制出了独活元碎汤，它药味少，效果好，有独活 15g，玄参 60g，骨碎补 10g，用于治疗久治不愈的眼底出血。因为"肝开窍于目"，由于肝肾阴虚，伏风于内出现的眼底出血，用滋阴降火，活血散风的独活元碎汤治疗。

3. 鼻中隔偏曲、鼻衄反复发作从肝论治　有一年年前去朋友家探望，他儿子说，他爸爸差点死了，流了一脸盆血，我听了很惊讶，赶快去看他爸爸。朋友诉，家里来了客人，送来鹿龟酒，说是能补肾，壮阳强身，于是两个人就把一瓶酒喝了，晚上还做了房事，第二天早晨发现流鼻血了，赶快给他拍头洗鼻子，脸盆水都被血染红，他儿子看见了，认为是一脸盆鲜血，他用卫生纸塞住鼻孔止不住血，便到山西省某医院用电灼烧血管止血，并口服牛黄上清丸。大年初一晚上，他打电话说又喝了一小盅酒，又开始流鼻血了，我给他开了一个《血证论》中的增液汤方（玄参 15g，麦冬 15g，生地 15g），时唐容川发现增液汤有止血的作用，怕后人不会用，所以又给它起名叫止衄汤，所不同的是我在这个方的基础上加了一味肉桂 1g，目的在于引火归原。凡是肝肾阴虚，虚火上炎，破血妄行的鼻衄都可应用。

三、温肝的方在疑难病中的应用

1. 反复头痛、频频呕吐久久不愈从肝论治 曾治一患者反复头痛不愈，用疏散风热的川芎茶调散和祛除风寒的九味羌活汤都未见效，在问诊中，患者自述头顶发拘，也就是我们所说的巅顶发紧，每次头痛都要呕吐，这时候突然想到"前额疼，阳明疼；两侧疼，少阳疼；巅顶疼，厥阴疼；后枕疼，太阳疼"，巅顶属足厥阴肝经，正如《伤寒论》所说："干呕，吐涎沫，头痛者，吴茱萸汤主之。"此证属厥阴呕吐之吴茱萸汤证也，治以温肝和胃，降逆止呕。组成吴茱萸 10g，党参 10g，生姜 3 片，大枣 12 个。这就体现了"经方能治大病，经方能治怪病"，仅仅四味药就能把多年的头痛治愈。

2. 经久不愈的少腹冷痛从肝论治 有这么一位患者经常小肚子痛、发凉，经常抱着暖水袋，暑伏天还穿着棉背心，吃过附子理中丸、温胃舒、养胃舒等，都不见效，遇到这样的患者我突然想到，中医有"大腹当脐，大腹属脾，脐以下为小腹，小腹两侧为少腹"（少腹冷痛暖肝煎，乌药苓杞归香难。路上碰上小茴香，肉桂生姜共晚餐。）少腹属肝经循行路线，所以少腹冷痛属肝寒，所以采用温肝散寒的暖肝煎，取得意想不到的疗效。方药组成是乌药 15g，茯苓 10g，枸杞子 10g，当归 10g，沉香 6g，小茴香 10g，肉桂 10g，生姜 3 片。

四、内科疑难病与肝和大肠的关系

有些患者大便干几十年，用泻下药仍不能排便从肝论治。如一中学女生十几年来大便秘结如羊粪，腹胀，食欲不振，常年服用酚酞、番泻叶，逐步这些方法也不见效，严重时用开塞露方能通便，由于长时间不能排便，腹胀难忍，舌苔薄白，脉沉弦缓，考虑为因用凉药，寒湿郁滞，肝脾失升，大肠失去传导，正如《内经》云："大肠者，传导之官，变化出焉"，所以用理肝脾，化湿浊，散寒邪的润肠丸（陈皮 120g，甘草 30g）。这里需要说明的是，陈皮、甘草虽然没有通便功效，但具有醒脾化湿、调理肝脾大肠的升降、促进肝脾大肠的气化的功效，所以能起到通大便的作用。同时，这些患者因用苦寒攻下的药物，损伤人体的阳气，寒湿郁滞，大便不通。陈皮、甘草苦辛甘温，既行气，又助阳，既化湿浊，又醒脾胃，使升者得生，降者得降，故可治便秘。

五、五官科疑难病与肝和脾胃的关系

口唇肿胀麻木微痒，经久不愈从肝论治。如一女性患者，苦于口唇肿胀、麻木、微痒数年，西医诊断为唇炎，怀疑唇癌，用清胃散、梅花点舌丹治疗不愈，细审其表现为上唇肿胀、麻木、微痒，中医有"唇者，属上焦，上焦之病非风药难到"，即阳气不能达于上所致。综合而看，脾胃湿热，阻于中焦，清阳失升，湿浊不化，予泻黄散治之。组成：甘草 6g，防风 6g，生石膏 15g，栀子 10g，藿香 10g。其中藿香芳香化湿，生石膏清热，防风乃风药，载药上行，栀子清肝火，清三焦郁热，甘草调和诸药，可见本方药味虽少，但各尽其职。

六、儿科疑难病与肝和脾胃的关系

小儿高热不退从肝论治。小儿稚阳之体，肝阳易动，故风病、惊病多见。因此，治疗小儿之病佐用肝药，一般小儿发热，大多用清热解毒药，或抗生素效果不佳，甚至出现高热不退，神志时清时寐，此时，严重时会出现惊厥、抽风，中医叫热极生风、肝风内动。此时，要注意治疗肝风药物的应用，例如《寒温条辨》中的升降散（蝉蜕 10g，僵蚕 10g，片姜黄 10g，大黄 3g），就是治疗高热不退的有效方剂。其中蝉蜕、僵蚕、片姜黄都是治疗肝风的药物，充分说明小儿高热，防止惊厥的重要性。我的老师在这个方的基础上加薄荷 10g、玄参 10g，发明了疏风清热胶囊，专治小儿扁桃体炎。

第二十八节　总出汗是病吗

汗是阳气蒸腾的津液，是从气门（汗孔）排出的液体，《内经》云："阳加于阴谓之汗。"汗是人体的津液，来源于水谷精微，中医有"夺血者无汗，夺汗者无血""血汗同源"的说法。临床上有光头部汗出、光手心汗出、半身汗出、感冒后汗出、产后汗出、战栗后汗出等情况。

（1）白天出汗，一活动或劳累汗出，中医叫自汗，大多是白天出汗，活动后加重，兼有气虚证，多属气虚、阳虚，因为气有固摄汗液的作用，同时津能载气，比如洗澡后乏力的例子。因此，越出汗的人越气虚，越气虚越出汗，形成恶性循环，此时不能止汗，而应该补气，大家都知道玉屏风散（玉屏风散芪术防，益气固表止汗良）。我们临床上对这类患者多用清暑益气膏。

（2）睡中汗出，醒来自止的，叫盗汗。有些患者经常说自己盗汗，那什么是盗汗？一般遇到这样的患者我首先要问什么是盗？顾名思义，乃偷盗之意，这种出汗属阴虚，我们常用当归六黄汤（三黄二地一归芪）。

（3）有些人光是头部汗出，或者是半个身子汗出，或者是光手心汗出，这又是怎么回事？

1）半身汗出：出汗的一侧为健侧，不出汗的一侧为患侧，一般多为经络闭阻，气血运行不畅所致，多见于中风或中风先兆，《伤寒论》云："伤寒八九日，下之，胸满烦惊，小便不利，谵语，一身尽重，不可转侧者，柴胡加龙骨牡蛎汤主之。"临床上柴胡加龙骨牡蛎汤可用于精神分裂症、肾炎、易惊易恐、梅尼埃病、肩周炎、痤疮（加薏苡仁 30g）、癫痫（加蝉蜕 20g）、妇女白带（加茯苓 30g）、心悸、心脏病、半身汗出。

2）头部汗出：中医称但头汗出，由于上焦邪热阻滞，经脉不通，举例一个老板给自己的员工讲话不出汗，但给上级领导或出席庆典大会时头部就出汗的例子，亦可用清上温下的柴胡加龙骨牡蛎汤。

3）手心汗出：心血不足者，临床选用炙甘草汤；热迫津液外泄者，临床选用白虎汤；脾气虚弱者，临床选用六君子汤；气虚者，一般多用清暑益气膏。

（4）有些人腋下出汗，把衬衣都湿透了，中医有这么一句名言："不明十二经络开口动手便错""不明十二经络犹如夜行无烛"，这个问题首先要明白经络在躯干的循行，手三阳行于肩胛部，足阳明经行于前（胸、腹面），足太阳经行于后（背面），足少阳经行于两侧；手三阴经出于腋下，足三阴经行于腹面。行于腹部的经脉由内向外的顺序为足少阴、足阳明、足太阴、足厥阴。从它的循行可以看出，腋下属于手三阴经，手三阴经包括手太阴肺经、手厥阴心包经、手少阴心经。因此腋下出汗应当判断为心的气阴两虚，为什么这么说呢？因为从部位来说属于心经的部位，而且腋下属手三阴经过之处，但汗出的原因又属气虚，气不摄津，同时又有湿热熏蒸迫津外泄，因此治疗时采用补气养阴，除湿清热的方法。

（5）除了腋下出汗还有一个很讨厌的地方出汗，知道是哪出汗吗？有的人很难开口，有的男性来看病吞吞吐吐好不容易把他的病说出来了，那就是阴囊汗出，他的出汗性质和腋下汗出是一样的，只是所属脏腑不同，中医有"肾开窍于耳和二阴"的说法，所以诊断为肾的气阴两虚，湿热郁滞，可用芪脉地黄膏。

（6）有些人经常胸前出汗，中医叫膻中汗出，膻中的概念有三，一是心包络，二是气海，三是膻中穴。从它的部位可以看出归心包络管，什么是气海呢？大家都知道有上气海和下气海，上气海是指肺吸入的清气和脾胃运化的水谷精气在胸中生成宗气，"宗气积于胸中出于喉咙以贯心脉而行呼吸焉"，下蓄于丹田注足阳明之气街（相当于腹股沟部位）而下行于足，故可概括为"上走息道下注气街"。宗气的功能有三，一是走息道行呼吸；二是贯心脉以行血；三是人体视、听、言、动等机能与宗气有关。左乳下心尖搏动处，中医叫"虚里"，是指左乳下心尖搏动之处可候宗气的盛衰。故"胃之大络，名曰虚里，贯膈络肺出于左乳下，其动应衣脉宗气也"。足可以说明胸口汗出属心血亏虚，临证选用炙甘草汤（炙甘草汤参桂姜，麦冬生地麻仁帮，大枣阿胶共煎服，脉来结代心悸尝）。那什么是下气海呢？下气海就是丹田之气，也是人的元气所在之处，歌唱家就是用丹田之气来唱歌。

（7）经常有人鼻头汗出，中医认为"肺开窍于鼻"，汗出的原因，一是气不摄津而使汗出，二是热迫津液故使汗出，若是肺气虚引起的汗出，除了鼻头出汗，还应当全身汗出，表现为肺气虚的证候，此时患者的主诉就不应当是以鼻头出汗为主诉，而应当是疲乏无力，活动后汗出，所以单纯鼻头汗出不应当判断为肺气虚，所以也很少有患者因为单纯鼻头汗出来找医生看病，那么单纯鼻头汗出应当考虑是第二类原因，属肺经有热，这种人一般不找医生来看病，这类人群应当忌辛辣，忌生气，忌急躁，因为"气有余便是火"，火热迫津外泄，临证可以提供一个小方剂，叫麻杏石甘汤，药物组成是麻黄 6g，杏仁 10g，甘草 10g，生石膏 15g。

（8）产后汗出，在《伤寒论》中早就指出"发汗后，身疼痛，脉沉迟者，桂枝加芍药生姜各一两人参三两新加汤主之"（仲景新加汤，桂枝加芍参）。比如一产后女性患者，发汗后关节疼痛的情况。中医认为"血汗同源"，她发的不是汗而是血，血虚不能濡养筋脉而出现疼痛，这就告诫我们医生，对发汗后关节疼不能一味用发散药物，因此产后汗出并见有关节疼痛不能用祛风的药物来治疗关节疼痛，这就是中医所说的"不荣则痛"，临床上常选用归芪建中膏。

（9）有些人打哆嗦而后汗出，这就是中医所说的"战汗"，患者先恶寒战栗，几经挣扎，而后汗出者，称战汗。《伤寒论》云："伤寒六七日，发热微恶寒，肢节烦疼，微呕，心下支结，外证未去者，柴胡桂枝汤主之"（小柴胡汤和解功，半夏党参甘草从；更加黄芩生姜枣，少阳有病此方宗；增入桂枝与白芍，汤名柴胡桂枝汤）。临床柴胡桂枝汤可用于反复感冒不愈，症见恶寒，身痛，胃脘痞满；可用于顽固性头痛和偏头痛，加白芷、羌活；可用于肩周炎，加羌活、片姜黄、防风；可用于风湿性关节炎，加羌活、独活、牛膝。应用本方切记有战汗的现象。

（10）有些人感冒时不出汗，有些人感冒时出汗，感冒后不出汗的是风寒表证，正如《伤寒论》所云："太阳病，头痛、发热、身疼、腰痛、骨节疼痛、恶风、无汗而喘者，麻黄汤主之""太阳中风，脉浮紧，发热恶寒，身疼痛，不汗出而烦躁者，大青龙汤主之。若脉微弱，汗出恶风者，不可服之。服之则厥逆，筋惕肉瞤，此为逆也"。这是由于寒邪为主，寒主凝滞，腠理闭塞故无汗，所以用麻黄汤、大青龙汤以发散风寒。而感冒后汗出，因为感受的是风邪，风为阳邪，其性开泄，故使汗出，这时候的汗是病理性汗出，是风邪所致，一般这种人出的是冷汗，往往头部发凉而出汗。此时，应当用发汗的方法，祛除风邪而达到止汗的目的。这就是感冒后汗出是需要止汗还是需要发汗的原理。这也就是我们常说的表证有汗，表虚证，用桂枝汤（桂枝汤治太阳风，芍药甘草姜枣同，解肌发表调营卫，表虚有汗此为功）。《伤寒论》云："太阳中风，阳浮而阴弱，阳浮者热自发，阴弱者汗自出。啬啬恶寒，淅淅恶风、翕翕发热，鼻鸣干呕者，桂枝汤主之""太阳病，头痛，发热，汗出，恶风，桂枝汤主之"。因此，感受风邪的感冒，不可止汗，而应该发汗。临床用桂枝汤以汗出、恶风、脉浮缓为汤方辨证要点；服本方须啜热粥，温覆被，微微似欲汗。北京中医药大学鲁兆麟教授认为桂枝汤不是解表剂，桂枝、甘草辛甘化阳；芍药、甘草酸甘化阴，是补阴补阳的方剂，要想解表必须啜热粥，温覆被，方能起到解表的作用。

总之，在临床上把各种汗编成了口诀，表证无汗，表实证；表证有汗，表虚证；里热汗出，里热证；里证无汗，津血亏耗；自汗，气虚阳虚；盗汗，属阴虚；绝汗，亡阳亡阴；战汗，正邪交争；但头汗出，上焦热盛；半身汗出，风寒阻络；手足心汗，阳明热盛；心胸汗出，多见虚证。阴囊汗出，肾阴亏虚；鼻头汗出，肺经有热；手心汗出，胃经有热；膻中汗出，心血亏虚；过饱汗出，病在内；因惊汗出，病在心；持重远行汗出，病在肾；急走汗出，病在肝；劳累汗出，病在脾；突然汗出，属实证；久病汗出，属虚证。

燥汗，阵发性烦热上冲，冲则汗出（妇女更年期）可用奔豚生脉散；但头汗出，剂颈而还可用柴胡加龙骨牡蛎汤。《伤寒论》云："伤寒五六日，已发汗而复下之，胸胁满微结，小便不利，渴而不呕，但头汗出，往来寒热，心烦者，此为未解也。柴胡桂枝干姜汤主之""阳明病，发热汗出者，此为热越，不能发黄也。但头汗出，身无汗，剂颈而还，小便不利，渴饮水浆者，此为瘀热在里，身必发黄，茵陈蒿汤主之"。自汗属气虚可用清暑益气汤；盗汗属阴虚可用滋水清肝饮、丹栀逍遥散、黑丹栀逍遥散；阳虚自汗可用桂枝加附子汤；老年人发热汗出可用白虎加人参汤；手心汗出，可用炙甘草汤、桂枝白虎汤、清暑益气汤、六君子汤。

第二十九节　中医论咳嗽

什么是咳嗽？为什么会出现咳嗽呢？因为咳嗽是由于外邪袭肺，脏腑功能失调，肺失宣降，出现的咳嗽、咯痰的病症，一般有声无痰谓之咳，有痰无声谓之嗽，统称咳嗽。《内经》中有句名言"形寒饮冷伤肺"。一句话指明了咳嗽多发生在寒冷的季节，因为"肺为娇脏""肺主皮毛"，寒邪侵犯人体从皮毛而入，影响到肺，肺气上逆，发生咳嗽，这就是《内经》中指的形寒；饮冷是指过食寒凉的食物也容易伤肺引起咳嗽，那么咳嗽的患者能不能吃水果、凉菜呢？有的小孩咳嗽，家长把梨炖成汤，或有的家长把水果煮热给小孩吃，这种做法对吗？这种做法是不对的，这也是有些小孩咳嗽反复不愈的一个重要原因，家长不知道《内经》中的这一原理，因为水果的性质是寒凉的，不管怎么煮热，终究还是寒性食物，不论寒咳、热咳均不宜饮冷，饮冷就易伤肺。寒咳除咳嗽以外，一般痰色白清稀，舌苔多白腻；热咳一般痰黄而黏稠，舌苔黄。

咳嗽还分外感咳嗽和内伤咳嗽两大类，外感咳嗽以六淫为主，即风、寒、暑、湿、燥、火，那么这六种哪种最多呢？正如张景岳所说："六气皆令人咳以风寒居多"，这就告诫我们受风、受寒为咳嗽的先导，临床起病急，病程短，常见肺卫表证，风寒居多属于实证；内伤咳嗽以脏腑功能失调为主，临床病程长，反复发作，可伴见虚劳兼证，多为虚证或虚实夹杂证，如有些人一着急就咳嗽，一上火就咳嗽，这就是中医所说的"肝火犯肺"，还有一些人一劳累就咳嗽，一同房就咳嗽，这就是中医所说的"肾不纳气"，这些咳嗽都归内伤咳嗽，那么，肝火犯肺、肾不纳气的咳嗽都有哪些表现呢？肝火犯肺的咳嗽一般临床表现为咳嗽，胁肋胀痛，面红目赤，咳嗽阵作，生气后加重，舌红，脉弦数。肾不纳气的咳嗽一般临床表现为咳嗽，呼多吸少，呼吸浅表，动则气短，舌苔白，脉虚大。肝火犯肺的咳嗽患者要注意不要生气，因为《内经》中有句话叫"气有余，则制己所胜而侮所不胜；其不及，则己所不胜侮而乘之，己所胜轻而侮之"。生气就肝郁，肝郁就侮肺，从而形成"肝火犯肺"，我们又叫"木火刑金"。肾不纳气的咳嗽应该注意不要逞强用力太过和注意同房的节制性，《内经》中有"大骨气劳，则伤肾"。

外感咳嗽包括伤风咳嗽、风寒咳嗽、风热咳嗽、燥热咳嗽、痰饮咳嗽、顿嗽等；内伤咳嗽包括湿咳、痰咳、食咳、久咳、阴虚咳、五脏咳等。任何疾病对于中医来说都是复杂的，但总会有一个总的治疗原则。对于咳嗽来说首先分清邪正虚实，外感咳嗽属实证，治以祛邪利肺；内伤咳嗽属邪实正虚，治以祛邪止咳，扶正补虚。外感以祛邪宣肺为主，内伤以调理脏腑、气血为主。通过咳嗽的声音可以辨别咳嗽属于哪个中医证型，咳声紧闷是寒湿；咳声清脆是燥热；咳声不扬是肺热；咳而无力是肺虚；咳声重浊是风寒；咳声如犬是白喉；夜间咳嗽是肾虚；天亮咳嗽是脾虚。而咳痰对于咳嗽有着重要的诊断意义，痰白而稀是寒痰；痰黄而稠是热痰；痰稀有泡是风痰；痰白量多是湿痰；痰少而黏是燥痰；痰中带血是肺热；咯吐脓血是肺痈；口流清涎是虚寒；睡中流涎是食积。《内经》云："五脏六腑皆令人咳，非独肺也。"五脏咳包括心咳、胃咳、肝咳、三焦咳、胆咳。

由肺本经引起的咳嗽，《内经》云："肺咳之状，咳而喘息有音，甚则唾血""此皆聚于胃，关于肺，使人多涕唾，而面浮肿气逆也"。因为肺主皮毛，外邪从皮毛而入合于肺，使人咳嗽，其次寒饮入胃，从肺脉上至于肺，则肺寒，肺寒则外内合邪，因而客之，则为肺咳。所以《伤寒论》云："伤寒表不解，心下有水气，干呕，发热而咳，或渴，或利，或噎，或小便不利，少腹满，或喘者，小青龙汤主之。"这就是《内经》中所说的："形寒饮冷则伤肺。""伤寒表不解"指客于肺之风寒之邪未解，即《内经》之"关于肺"也。"心下有水气"指胃中有水饮之邪作祟，即《内经》之"聚于胃"。因此肺咳主要是外有表邪未解，内有咳嗽，气喘，痰多色白清稀，胃脘痞满，呃逆等水饮内停之证。治疗首选小青龙汤，但应用本方应注意，必须小剂量，以 3g 为佳。

由心引起的咳嗽，《内经》云："心咳之状，咳则心痛，喉中介介如梗状，甚则咽肿喉痹。"这种咳嗽单纯用麻黄、杏仁、紫菀、百部等药不能见效。《内经》云："五脏六腑皆令人咳，非独肺也。"这种咳嗽的病变在心，其辨证要点为咳嗽，咽喉不利，喉中堵塞感，甚至声音嘶哑。我在临床上常采用参芪丹鸡黄精汤治疗，每获良效。

由胃引起的咳嗽，《内经》云："胃咳之状，咳而呕吐""手太阴肺经，起于中焦，下络大肠，回绕沿胃上口，穿膈属肺。"这种咳嗽属于胃引起的咳嗽，它的辨证要点是咳嗽兼有恶心呕吐，胃脘痞满，纳差等症。治疗除宣肺止咳化痰外，兼以调和肺胃。本证以小孩多见，临证常选用杏苏散或金沸草散。

由三焦引起的咳嗽，《内经》云："肾咳不已，则膀胱受之，膀胱咳状，咳而遗溺……久咳不已，则三焦受之，三焦咳状，咳而腹满，不欲食饮，此皆聚于胃，关于肺。"告诫我们咳嗽兼有遗尿的患者如果长时间不愈就转入三焦，此时治疗当从三焦论治，因为《内经》中有"三焦者决渎之官，水道出焉"，指明了水道的病变当从三焦论治，水道通利，则咳而遗尿自愈。中医讲"呼出心与肺，吸入肝与肾"，咳而遗尿的患者多见于年老体弱及产后妇女，多兼有头晕乏力，胸满心烦，心悸气短等症。临证常用咳嗽遗尿方获效。

有一部分患者是由于感冒痊愈后或者过敏而导致的咳嗽，这种咳嗽与季节相关，并且伴有打喷嚏、鼻痒、咽痒等过敏症状，这样的咳嗽会长时间不愈，反复发作。中医讲"久病入肾、久病及虚"，长时间咳嗽会导致肺虚、肾虚。例如，金破不鸣就是由于精气内伤，肺肾阴虚，虚火灼津，出现津枯肺损，声音难出的音哑或失音，多属虚证，为久病。由于咳嗽导致的声音嘶哑不仅长时间的咳嗽会导致，刚刚得病的咳嗽也容易导致，只不过病因有所不同，例如，金实不鸣就是由于外感风寒或风热或痰湿壅滞，肺气不宣，出现音哑或失音，多属实证，为新病。此外，长时间咳嗽还会导致肺气虚损，肺的气阴两伤，临床上经常采用九仙散（九仙散用乌梅参，桔梗桑皮贝母陈，粟壳阿胶冬花味，敛肺止咳益气阴）治疗。肾虚也可以导致咳嗽，因为中医讲"肺主出气，肾主纳气；肺为气之主，肾为气之根"，临证常应用补肾祛痰的金水六君煎。气郁导致的咳嗽也是长时间不愈，而且也很难治疗，应用疏肝理气的柴胡枳桔汤可痊愈。总而言之，"五脏六腑皆令人咳，非独肺也"；因为"脾为生痰之源，肺为贮痰之器"，所以脾虚也可以引起咳嗽。

咳嗽的患者在日常生活中应该做到忌口，第一应该忌食寒凉，这是因为《内经》中有这样一句话叫"形寒饮冷则伤肺"，其次就应该忌食辛辣，因为"肺为娇脏、肺为华盖"，不耐寒热，因此辛辣的也应该少食。

第三十节 从"小白菜之冤"谈中医

"杨乃武与小白菜"是我国历史上清朝四大冤案之一，通过这个案例，可以认识到中医辨体质的重要性，从而来了解中医体质与辨证用药。

小白菜的丈夫葛品连患有丹毒，丹毒就是皮肤淋巴管网受乙型溶血性链球菌侵袭感染所致的急性非化脓性炎症。通常起病急，蔓延快，好发于下肢和面部，局部可出现界限清楚的片状红疹，颜色鲜红，并稍隆起，压之可褪色，可有烧灼样痛。有典型的为红、肿、热、痛症状，身体局部疮疡，由于家境贫寒难以求医，病情愈发严重，发高热，下肢肿痛。从中医学角度讲属阴虚火旺、阳热偏盛的体质。阴虚火旺即是体内的阴液偏少而火偏多，就好像锅里没水了，但火还是正常地熬水，此时应当添水，也就是中医所说的滋阴降火法，滋了阴就可以降火，古人把它描述为"壮水之主，以制阳光"，同时还存在阳偏盛的体质，那么，什么是阳偏盛呢？即阳盛，阳气偏盛，功能亢奋，热量过剩的病理状态，就好像锅里的水是正常的，而火烧得太旺，熬干了水液，也就是说水是正常的，而火过于旺盛，葛品连既有阴虚，又有火旺，就好像锅内的水很少，但火势更大，很快熬干了水液；《内经》中有"阳盛则热""热盛则肉腐，肉腐则成脓"的说法，同时指出"热者寒之""阳病治阴"的治疗法则，告诫我们应当用滋阴清热解毒的凉药来治之，一方面要填锅里的水；另一方面要把过旺的火减小，这样达到"阴平阳密，精神乃治"，指的就是阴阳平衡。医圣张仲景在《伤寒论》中提出"火气虽微，内攻有力，焦骨伤筋，血难复也"。虽然党参、桂圆属温性药物，看起来微不足道，可能放到正常人身上不会有那么大的力量，但对于葛品连既有阴虚火旺，又有阳热偏盛的体质来说，就好像火上浇油，烤焦了他的骨头，烧伤了他的筋脉，熬干了他的血液。

阴虚火旺的体质，是由于患者素体阴虚，尤其是肾阴不足，中医有这样的说法，"肾阴为一身之阴"，肾阴充足，五脏之阴均可得到肾阴的资助，肾阴就好像是母亲，五脏就好像是儿子，母亲有了，儿子都会有，所以人们常把六味地黄丸推崇为补肾之首选，就是这个道理；阳热偏盛的体质，就是指体内热量过盛，怎么就能使体内热量过盛呢？如过食辛辣、辣椒，饮酒，脾气暴躁，生闷气等，都能使体内热量过盛，因为《内经》中有"气有余便是火""阳盛则热""热盛则肿"的说法。因此，我们临证用药，或人们在生活中的药补、食补，都必须根据人的体质选择用药。

中医提出"治未病"理念，全面开展了"体质辨识"，也有通过计算机进行体质辨识，来维护人体的健康，如果不辨体质盲目用药，就会延误病情。例如，风湿病，关节疼痛，局部红肿，中医叫热痹，医圣张仲景对这种患者选用桂枝白虎汤（白虎汤清气分热，石膏知母草粳入，增入桂枝名亦是，红肿热痛此方宜）。这个患者本不能用过于温热的药物，但患者不知道，听人说白酒泡蛇可以治风湿，但用后病情越来越重，因他没有辨清体质而盲目用药，任何一种药物或食物都有其特定的适应证，盲目用药，轻者加重病情，重者导致死亡。

随着生活水平的逐步提高，人们服用补药的情况逐渐增多，如何正确施补？怎样才能用好补药？中医用药要辨证论治。比如，现在人们一谈到肾虚，就想到六味地黄丸，因为古人有这么一句话"阳常有余，阴常不足"，肾脏多虚，就像月亮一样多会不足，因此很多人都在服用六味地黄丸。确实有一部分人吃了很好，腰不痛了，精神也好了；但是还有一部分人吃了六味地黄丸后不仅腰痛不减反而加重，甚则出现泄泻。原因就是不辨体质，因为中医强调"善诊者，察色按脉，先别阴阳"，六味地黄丸是个滋肾阴的药物，若有腰膝酸软，五心烦热，潮热盗汗，咽干口燥，舌红少津，脉细数症状者就属肾阴虚，这些人吃了就见效，而肾阳虚和脾虚者，表现为腰膝酸软，畏寒肢冷，大便稀溏，小便清长，舌淡苔白，脉沉迟无力症状的就是肾阳虚；如果表现为腹胀便溏，食少纳呆，这就是脾虚，要是服用六味地黄丸的话，就不会见效，甚则适得其反，就会出现用药错误，我们在选择用药的时需掌握一定的中医知识，正确用药。

中医学的基本特点强调整体观念，所谓整体观念，一是指人本身的统一性，二是指人与自然界密切相关，有一位患者临床症状表现为腰困，腰痛，大便稀，诊断为肾阳虚，经服金匮肾气丸后，腰困、腰痛、大便稀好转，但反而出现失眠。这是不懂中医的阴阳，因为《内经》中有"卫气昼行于阳经，阳气盛则醒；夜行于阴经，阴气盛则眠；阳气尽，阴气盛，则目瞑；阴气尽而阳气盛则寤矣"。意思是说卫气属阳，护卫肌表，白天在体表转 25 圈，到晚上从睛明穴入于体内，人就睡着了，晚上在体内转 25 圈，到了白天从睛明穴出于体表，人就醒来了，这就是人体睡眠的正常机制，如果这个机制被打破，就会造成失眠，而这个患者夜间服用补阳药，不利于卫气从睛明穴回于体内，故引起失眠。因为白天属阳，晚上属阴，补阳药宜白天服用，而此人夜间服用，阴阳颠倒，治好了腰困出现了失眠。后来改为早晨服用，早晨属阳，顺应自然，阴阳和谐，诸症好转。补阳药物不要晚上服，否则适得其反，起不到应有的效果，反而失眠。

　　日常生活离不开"吃、穿、住、行"，而"吃"排在第一位，那么，吃东西会不会出现吃错？中医有这样的说法叫"药食同源"，就是指药物和饮食同属一源，如绿豆、麦芽、谷芽、山楂等既是食物，又是药物，饮食也是一样。有一次出差返程，同行的人开车出现眼糊，两次在高速路上走错，多走了半天的路程。他在路上询问：胡教授我眼睛这么糊，又干又涩，是什么原因？我问他经常有这种现象吗？答说有时候有，但不知为什么，我问他熬夜了吗？回答说没有。昨日和他居住在一起并未熬夜，只感觉到他夜间有点烦，我仔细思考，回想起他昨日的饮食、起居，都属正常，怎么会出现眼干眼涩呢？突然想到昨晚饭时有一道馍夹辣椒，这道菜上得最晚，他于是吃了三个馍夹辣椒，辣得满头汗出，却口口声声说好吃好吃，这就是病根，违反了中医五行相克的原则，因为辣属火，肾属水，火大就要煎熬水液，而这个肾水要去滋养肝阴，中医讲，肝开窍于目，肝肾同源，肾水不足不能滋养肝木，所以出现眼干眼涩。因此我告诉他：你的体质属肝肾阴虚，不能过食辛辣。再如《内经》中有"酸苦涌泄为阴"的说法，每个中医院校学生都背过，但到了生活中往往也会忽视。有一年我带着家人外出，领他们去吃肥牛火锅，点了牛羊肉，苦菜和酸梅汤，在回家的路上就一阵阵恶心想吐，心想今天的牛肉是不是不干净，我一阵吐一阵泻，把眼睛都吐得突出来了，但其他人没怎么吃苦菜、喝酸梅汤的却都不难受。《内经》"酸苦涌泄为阴"，意思是酸的与苦的相配就会发生呕吐泄泻，我把这经历告诉我学中医的女儿，为了验证《内经》中的这句话，她自己在学校买了苦瓜和酸奶一起吃了，回来后告诉我：爸爸，《内经》中说得可真对啊！因此，生活中很多问题都是由于不懂中医或忽视中医，误用药物或食物不当，使病情加重的。

第三十一节　中医话夏季养生

　　烈日炎炎当头照，夏季酷暑真难熬，热甚伤津口干燥，贪凉饮冷病来到，夏季如何少生病，俗话说"病从口入"，这就需要管住我们的嘴，尤其是小孩，那么，哪些食物能吃，哪些食物不能吃，这就和中医有着密切的关系，那么夏季如何养生呢？这就需要首先知道夏季容易得哪些病？

　　中医讲"整体观念"，整体就是完整性、统一性，是指人与自然界是一个整体，如果违背自然规律，人就会得病。从五行来讲，风、寒、暑、湿、燥、火；春、夏、长夏、秋、冬，大家从五行配属就可得知夏季是哪种邪气容易侵犯人体。这里我还需要强调一点五行的排列顺序一定是木、火、土、金、水，因为我们的老祖先传承下来就是这样的顺序，如果不按这个顺序排列，那么五行的生克次序就会打乱，如有些人说金、木、水、火、土，对应的秋、春、冬、夏、长夏，请问咱们的季节是这样的顺序吗？如果是这样的次序那么庄稼怎么生长，更违背了中医的"五化"生、长、化、收、藏，春天生，夏天长，长夏再变化为果实，秋季收割，冬天储藏。如果按金、木、水、火、土的次序，那么一开始就收割，然后再生长。如果这样就违反了自然界的规律，这样的配伍就会出现错误。那么正确的顺序应该是怎样呢？正确的是：五行——木、火、土、金、水；五脏——肝、心、脾、肺、肾；五腑——胆、小肠、胃、大肠、膀胱；五官——目、舌、口、鼻、耳；形体——筋、脉、肉、皮、骨；情志——怒、喜、思、悲、恐；五脉——弦、洪、缓、浮、沉；五季——春、夏、长夏、秋、冬；五方——东、南、中、西、北；五气——风、暑、湿、燥、寒；五化——生、长、化、收、藏；五色——青、赤、黄、白、黑；五味——酸、苦、甘、辛、咸。这么看来，从各个脏器对应的季节就不难推出夏季应该是何种邪气为患。不难知道夏季当是暑邪、湿邪为患，夏季暑邪、湿邪最容易侵犯人体。

　　那么，暑邪是如何侵犯人体的呢？中医认为暑邪的性质和致病特点是暑为阳邪，其性炎热，暑邪伤人多见大热、大汗、大渴、脉洪大；暑性升散，耗气伤津，暑邪伤人多见口渴喜饮，小便短赤，气短乏力，甚至突然昏倒，不省人事；暑多夹湿，暑季多雨夹湿，暑邪常夹湿侵犯人体，多见四肢困倦，胸闷呕恶，大便溏泄等。概括为二十个字是暑为阳邪，其性炎热；暑性升散，耗气伤津；暑多夹湿。从以上不难看出暑邪侵犯人体可出现：一是气虚，它的临床症状表现为少气懒言，神疲乏力，头晕目眩，自汗，活动后加重，舌淡苔白，脉虚无力。因此夏季人多懒洋洋的，无精打采，这些都是气虚的表现。二是津伤，它的临床症状表现为口渴喜饮，小便短赤，眼干眼涩，《内经》中有"五脏六腑之精皆上注于目而为之精"。以上两者气与津又有恰巧的关系，即"气能摄津，津能载气"。什么意思呢？如果气充足，可以固摄津液，不使汗液外流，因此经常出汗的人说明气虚，反过来说，津又能载气，意思是指津液可以把气载走，如洗澡出汗后都表现为疲乏无力，说明津液把气带走了。夏季烈日炎炎，热迫津液外泄，所以表现为出汗多而乏力。三是湿阻，它的临床症状表现为暑季多雨夹湿，侵犯人体，四肢困倦，胸闷呕恶，大便溏泄。四是暑厥，它的临床症状表现为夏季阳热太盛，热扰神明而出现突然昏倒，不省人事。这就是老百姓所说的中暑，中医叫"暑厥"。这就是暑邪在夏季侵犯人体而发病的情况。

　　那么，湿邪又是如何侵犯人体呢？中医认为湿邪的性质和致病特点是湿为阴邪，易伤阳气，阻遏气机：湿邪为病多见胸闷脘痞、腹胀、腹满，二便不爽；湿性重浊：感受湿邪，具有沉重、重着的特点，可见肢体困重，头重如裹，如《内经》云："因于湿，首如裹"，湿邪阻滞关节，可见关节疼痛、沉重肿胀，又称"湿痹"，湿邪为病，分泌物秽浊不清，如下痢脓血、小便浑浊、妇女带下；湿性黏滞：表现有二，一是排泄物黏滞不爽，二是病程多缠绵难愈，反复发作；湿性趋下，易袭阴位，湿邪致病多见于下部，如水肿以下肢明显，带下，故"伤于湿者下先受之"。概括为二十八个字是湿为阴邪，易伤阳气，阻遏气机；湿性重浊；湿性黏滞；湿性趋下，易袭阴位。故"伤于湿者，下先受之"。从以上不难看出湿邪侵犯人体可出现：一是脾胃病变，它的临床症状表现为脾主湿，湿邪困脾的胸闷、呕恶、纳呆；二是身体沉重，常见湿痹（风湿性关节炎）；三是临床症状表现为大便不爽而黏滞，痢疾，妇女带下，病程缠绵难愈；四是临床症状表现为水肿。从以上可以看出夏季暑邪和湿邪侵犯人体而表现的症状。

　　怎么能避免暑邪和湿邪侵犯人体呢？《内经》中有这样一句话"正气存内，邪不可干""邪之所凑，其气必虚"，什么意思呢？就是说人体的正气充盛，邪气是不会侵犯人体的，邪气要是侵犯人体，人的正气肯定是虚的，正所谓"苍蝇不叮无缝的蛋"。首先如何防暑邪？《内经》中有"虚邪贼风，避之有时，恬淡虚无，真气从之，精神内守，病安从来"，就是告诫我们"虚邪贼风，避之有时"，尽量避免烈日炎炎当头照，防止夏季出汗过多，损伤正气，因此不强调夏季汗蒸，更不宜蒸桑拿损伤人的正气，损伤人的津液，尽量避免中午外出，防止热扰心神，突然昏厥，充分补充人体的津液。其次夏季应当防止湿邪侵犯人体，因为暑为阳邪，湿为阴邪，二者恰恰相反。因为夏季暑热，人们过于贪凉，过食生冷，阳邪属热，热者寒之，吃冷饮可以清热，但悄悄地助长了湿邪，酿成湿病。《内经》中有这么一句话："未至而至谓之太过，至而未至谓之不及"，什么意思呢？这就要强调一个"度"。经常有患者问我，我家小孩可以不可以吃西瓜？可以不可以吃雪糕？可以不可以喝绿豆汤？竟然有小孩子没吃过西瓜，也不知道西瓜绿豆汤的味道，这就叫"不及"。要强调"度"，既能做到清热，但又不能助湿，西瓜是个好东西，我们称它是天然白虎汤，因为西瓜耐热力特别强，因此它的清热力度也强，但不能过度，怎么把握这个度呢？有咳嗽的、有腹泻的、有脾胃虚寒的，不宜过食寒凉，如果属正常体质，西瓜、绿豆汤等都对人体有好处，能清暑热，到底吃多少为宜？当你感到胃脘不适时，度就到头了。我们老祖先在夏季防病时，创立了很多好的偏方，如暑热偏盛时我们经常用六一散（六一滑石同甘草，清热利湿功效好）；如湿邪偏盛时表现为胃脘痞满，腹满泄泻，我们经常用不换金正气散（平胃苍术陈朴草，燥湿健脾疗效好，加入藿香与半夏，汤名不换正气散）。此外，一些食疗也可清热解暑，如西瓜翠衣即西瓜皮削皮调凉菜，既可清热又可利湿，这是防暑解暑，除湿清热的好方法，但一定要注意"度"，不可太过，也不可不及。

第三十二节　中医养生话失眠

大家或多或少都有过失眠，有的是因为一些烦心事或是心里放不下事而出现的失眠，这种失眠大多是一过性的失眠，随着烦心事的解决或时间的延长逐步淡忘，失眠可以自愈，一般不会影响人体的健康，但是有些人烦心事一直困扰着自己，通过一些心理疏导也可以逐步痊愈，这就是我们常说的"心病还需心药医"。那么，哪些失眠会影响人的健康呢？是不是一见到失眠就吃地西泮，对人体有好处吗？还有一些老年人容易出现失眠，对身体有害吗？到底是什么原因引起的失眠？这还需要从中医理论中来找出答案。那么中医怎么认识失眠呢？

失眠，中医称"不寐"。引起的原因是情志内伤（吵架生气），饮食不节（《内经》中有"胃不和则卧不安"），心虚胆怯（如产后血虚和一些患神经症的人，既有心气虚又有胆气虚，中医认为"生之来谓之精，两精相搏谓之神，随神往来谓之魂，并精而出入者谓之魄"。这些精、神、魂亏虚的人都会引起失眠，同时又认为"胆者，中正之官，决断出焉"，所以胆的功能失常也会引起失眠，如大家所说的胆小鬼就属于这种类型），阴虚火旺（由于素体阴虚，房劳过度，肾精不足，不能滋养心阴，心火偏亢，引起失眠），这些原因都可以引起失眠，轻者入睡困难，重者彻夜不寐。那么，引起失眠的关键是什么呢？我们首先要了解人是如何入睡的，《内经》中是这样论述的"卫气昼行于阳经，阳气盛则醒；夜行于阴经，阴气盛则眠；阳气尽，阴气盛，则目瞑；阴气尽而阳气盛则寤矣"。告诫我们只要阴阳平衡，人体随着自然界的阴阳之气而醒或入睡，那么有的人不能入睡，而有的人睡而不醒，就是打破了阴阳的平衡，因此《内经》中有"阴平阳密，精神乃至，阴阳离决，精气乃绝"的说法，只要打破阴阳平衡，就会引起失眠或者嗜睡，所以《内经》中说"谨察阴阳所在而调之，以平为期"。

老年人觉少，年轻人觉多，这是什么原因呢？《内经》中有"壮者之气血盛，其肌肉滑，气道通，营卫之行，不失其常，故昼精而夜瞑。老者之气血衰，其肌肉枯，气道涩，五脏之气相搏，其营气衰少而卫气内伐，故昼不精，夜不暝"。这是什么意思呢？意思就是年轻人气血旺盛，血脉通畅，阳气能从睛明穴顺利出入，故昼精夜寐，因为正常人卫气在体表转25圈，在体内转 25 圈，卫属阳，入体内则入睡，出体表则醒来，营气亦是如此。而老年人气血虚衰，流通不畅，卫气难以入于体内，故觉少。所以我们在临床上治疗老年人失眠应当采用补益养血的法则，临证多用补中益气汤或补阴益气煎（精能生血）。此外，失眠还应分为虚证和实证。虚证的失眠临床症状表现除失眠以外，还应表现有心悸、胆小、思虑过度、五心烦热等虚象的表现，故《金匮要略》云："虚劳虚烦不得眠，酸枣仁汤主之。"实证的失眠临床症状表现除失眠以外，还应表现为心烦易怒、咳吐黄痰、胃脘痞满等实证的表现。可是有些人说，不就是睡不着吗，我吃 2 片地西泮就睡着了，这样对吗？我个人认为这种做法不仅不对，反而害的是自己，地西泮有镇静安神的作用，的确可以帮助失眠患者暂时得到缓解，可是大家都知道，地西泮的副作用远远比它本身的药理作用大得多，而且还会产生依赖性，中医认为是"治得病的人"，先叫人好再说病，而不是光治病不管人，身体永远是自己的。对失眠的具体治疗原则是，虚证当补其不足，配合养血安神之品；实证则泻其有余，配合镇惊安神之品。临床上我对失眠的辨证进行了谚语总结：辨睡眠——不易入睡，心肾不交；睡后易醒，心脾两虚；睡中易惊，胆郁痰扰；夜卧不安，食滞内停（胃不和则卧不安）；困倦易睡，痰湿困脾；饭后易睡，脾气虚弱；极度疲惫，心肾阳虚；昏睡谵语，热入阴血。

中医治失眠有高招，顽固性失眠中医又该如何治疗，《内经》中有这么一句话："凡十一脏取决于胆"，意思是说有些疑难病分不清表里，分不清虚实时可从胆治，如顽固性失眠可用温胆汤（二陈汤用半夏陈，益以茯苓甘草臣，再加竹茹与枳实，汤名温胆可宁神），又如头晕、失眠、心悸、疲乏、嗜睡、手足心热、咽喉不利等多个脏腑证候同时存在时，可根据"凡十一脏取决于胆"的理论用十四味温胆汤治之。临床上失眠表现的类型有几种：一是情志所伤，伤的是肝，怒伤肝，肝藏血，血摄魂，很多人说自己一闭上眼就看见很多鬼呀神呀，就是这个原因，临床常用酸枣仁汤治疗。《金匮要略》云："虚劳虚烦不得眠，酸枣仁汤主之"（酸枣仁汤用枣仁，草芎知母与茯苓）。二是饮食不节、思虑过度则伤脾，《内经》中说"胃不和则卧不安"，很多人夜间不能吃饭，稍微吃点就会失眠就是这个原因。临床常用柴平汤（小柴胡汤和解用，党参半夏甘草从，更加黄芩同姜枣，少阳为病此方宗，平胃苍术陈朴草，燥湿健脾疗效好），使脾胃升降平衡，失眠自然痊愈。三是肾虚所引起的失眠，房劳过度，阴虚火旺，火热扰心引起的失眠，中医叫"心肾不交"，《伤寒论》云："少阴病，得之二三日以上，心中烦，不得卧，黄连阿胶汤主之"（黄连阿胶汤，芍芩鸡子黄）。四是心虚胆怯，心是指心血虚，胆怯就是指胆小，因为心藏神，心血不足，血不养心，故引起失眠；胆小则胆的功能失常，胆郁痰扰，导致失眠，这时可用温胆汤来治疗。

在临床上治疗失眠的一点体会：兼有疲乏无力，头晕头闷，脉濡缓，可用十四味温胆膏（自拟十四温胆汤，芪当参麦五味子，陈夏苓草竹茹实，菖蒲远志生地行）；失眠，心烦，头晕，头痛，脉弦紧，可用柴龙膏（柴胡龙骨牡蛎膏，党参半夏甘草从，更加黄芩生姜枣，桂枝茯苓熟军康）；失眠，腰困，脉虚大，可用补阴益气膏（补中益气芪术陈，参柴升草当归身，虚劳内伤功独擅，亦治阳虚外感因，六味滋肾阴，精亏形体瘦，地八山山四，丹茯泽泻三）；女性失眠，手足心热，脉弦细，可用逍遥合欢枣仁膏（逍遥散用当归芍，柴苓术草加姜薄）；老年人夜尿多引起失眠，可用缩泉膏或桑螵蛸散（桑螵蛸，桑螵蛸，参茯龙骨与龟壳，菖蒲远志及当归，补心宁神睡大觉）；除了药物治疗以外，也可采用针灸、按摩的手法。

第三十三节 中医养生从"春"起

那就从一句谚语开头吧，叫"春捂秋冻，不生杂病"，这就是我们劳动人民长期以来维护自己身体健康的一个经验，它是有一定道理的。所谓"春捂"就是指春季，气温刚转暖，不要过早脱掉棉衣。春季是由冬寒向夏热的过渡时节，正处于阴退阳长、寒去热来的转折期。此时阳气渐生，而阴寒未尽。由于冷空气的活动，气候多变，温差幅度很大。冬季穿了几个月的棉衣，身体产热散热的调节与冬季的环境温度处于相对平衡的状态。由冬季转入初春，乍暖还寒，气温变化又大，俗话说"春天孩儿脸，一天变三变"，过早脱掉棉衣，一旦气温下降，就难以适应，会使身体抵抗力下降。病邪就会乘虚而入，容易引发各种疾病。所以，人们在初春季节要有意捂着一点，慢慢地减衣服。"秋冻"是说这时不要过早、过多地增加衣服，要适当地"冻一冻"，"一场秋雨一场寒"，秋天阳气衰，阴气盛，秋天冻一冻，可以加强防寒能力，使人体抵御外邪的能力增强，从而防止疾病的发生。

俗话说"二八月乱穿衣"，就是指冬春和秋冬季节交换时，有的人穿的棉袄，有的人穿的秋衣，还有一些女性竟然穿上超短裙，有的穿长筒靴，有的穿凉鞋，这些"乱穿衣"的族群中，有的是跟着身体感觉走，这就是中医强调的"因人而异"，因此"春捂秋冻"应因人而异。春捂是为了固护人体的阳气，如果这个人本身就怕冷，表现为畏寒肢冷，大便稀溏，遇冷腹泻，这种脾肾阳虚的体质，就应当做到春捂，必要时还可以采用温补脾肾阳气的附桂六味膏来固护自己的阳气（地八三三四，丹茯泽泻三，肉桂附子一，理中汤主理中乡，甘草人参术干姜）。如果这种人一到春天就爱流鼻血，一到春天就爱长痘痘，一到春天就爱脱发，一到春天就爱发脾气，这些人群大多表现为颜面红赤、五心烦热、咽干口燥、口干口苦、鼻干鼻痛，这种人就不应该春捂，本身他的阳气就过旺，所以一定要掌握一个度。秋冻，是为了提高人们的耐寒力，但如果个人的体质本来就弱，那最好还是不要乱冻。通过适当的"秋冻"，让人体慢慢适应寒冷的气温，从而为即将到来的寒冬腊月做准备。就像是潜移默化地锻炼，"秋冻"能在无形中提高人的体质。另外，在中医理论上，秋天是养阴的季节，如果穿得太多，就会助长阳气，对身体不利。

那么，有的人一到春天就爱流鼻血，有的人一到春天就爱长痘痘，有的人一到春天就爱脱发，还有的人一到春天就爱发脾气，还有的人一到春天就没精神？这又是怎么回事呢？有这么一句话叫"野火烧不尽，春风吹又生"，那么，"春风吹又生"和中医有什么关系，和人体又有什么关系呢？人们一到了春天，常感觉疲乏无力，这就是人们常说的"春乏秋困"，那么，为什么会出现春乏秋困这种现象呢？因为在寒冷的冬天，人们皮肤里的毛细血管经常处于收缩状态，血流量减少，而大脑供血充盈，所以人们感到精力充沛。通常人们在比较凉的环境中感到精力充沛，也是这个道理，但到了春天，气温回升转暖，人们的皮肤血管和毛细血管也逐渐扩张，血流量逐渐增大，大脑的血流量相对减少，脑供血相对不足，所以感觉疲乏无力。就好像人们中午吃饭以后就容易困倦，是由于血液都聚于胃帮助消化，脑供血相对不足，就感到疲乏，又如人们到了热的环境，常感觉疲乏无力，也是这个道理。"野火烧不尽，春风吹又生"，春、风、生，在五行属木，中医有这样的说法："木、火、土、金、水；春、夏、长夏、秋、冬；风、暑、湿、燥、寒；生、长、化、收、藏；肝、心、脾、肺、肾"，而木的特性：木曰曲直，具有生长条达的作用，意思是说，肝具有生长生发，条达情志的作用。从这可以看出，春天属肝属木，风属肝，生长靠肝，万事万物靠一年的生长在于春，一日之计在于晨，而肝有这样的特性，"肝者，罢极之本也"，就是指肝是耐受疲劳的根本，患肝炎的人容易疲乏无力，没有劲，若春生少阳之气不足，就是指肝的功能不足，因为春天属肝的季节，身体各部位都归肝所主，也就是肝在此时工作很忙，所以，常会感到疲乏无力，这是肝的工作的一种表现，如果过于劳累，疲乏无力超过一定的度，就会出现气虚症状，如少气懒言，神疲乏力，头晕，目眩，自汗，活动后加重等一派气虚证，所以，我们提出"治未病"的理念，在没有出现气虚之前，就应当调养肝脏，这就是我们常说的春天要养肝。

秋困从中医来看，是由于人体在夏季消耗了太多的气血、体力和津液。在秋季气血、津液供应不足，加上秋季以燥邪致病为主，易伤津液，从而出现易疲劳、口干舌燥、睡眠质量差等症状。《内经》云："是故圣人不治已病治未病，不治已乱治未乱，此之谓也。夫病已成而后药之，乱已成而后治之，譬犹渴而穿井，斗而铸锥，不亦晚乎！"就是告诫我们以预防为主，不要出现气虚证才去治疗，不要出现口干舌燥才知道养阴，在春季来临之时，适当地养养肝，帮助肝的升发功能，这样就不会出现疲乏无力，没精神的现象。临床我们常用清暑益气膏来预防。而秋季属肺，肺为娇脏，燥易伤肺，所以提前吃一些润肺益肺之品，如沙参麦冬饮（沙参麦冬饮豆桑，玉竹甘花共合方），这个可以当药茶泡水服。

春天经常流鼻血，那又是怎么回事呢？《内经》中有这么一句话："春善病鼽衄，仲夏善病胸胁，长夏善病洞泄寒中，秋善病风疟，冬善病痹厥。"意思是说春天容易患流鼻血的病，夏天容易患胸胁病（心脏病），长夏容易患拉肚子的病，秋天容易患疟疾病，冬天容易患关节病，那么，为什么春天容易患流鼻血的病呢？从五行角度来讲，春天属肝，而肝主疏泄：疏即疏通；泄即发泄，肝具有主升主动的特点，肝主升发，肝的升发功能不足，就会出现春困疲乏无力的现象，如果肝的升发功能太过，就会出现流鼻血，因为春季万事万物都在升发，尤其是儿童阳气稚嫩，频易升发，升发太过，就会鼻衄；对于一些脾气暴躁的人，如果升发太过，肝气上逆，就会出现头晕、胀痛、面红、目赤、急躁易怒甚至咯血、吐血、晕厥，因此，《内经》中有："阳气者，大怒则形气绝而血菀于上，使人薄厥。"这就告诫我们过于生气，肝的升发太过，严重时会出现高血压、脑出血、脑梗死的现象，所以春天的血压比平时的容易高，尤其是脾气暴躁之人。如果有这种现象和这种苗头，该如何防治呢？"野火烧不尽，春风吹又生"，中医有春主升发，肝主升的说法，因此，春天肝气易动，尤其是老年人肾水不足，不能制约肝木，肝阳偏亢，出现高血压，此时应当滋肾水，降肝火。我在门诊见了好多高血压患者，平常吃降压药都控制得很好，但到了春天低压偏高，对于肾水不足，肝火偏亢的采用镇肝熄风汤（镇肝息风芍天冬，玄麦赭石龟龙牡，牛膝茵陈草川楝，肝阳上亢可为功）；如果单纯肝阳上亢的采用《伤寒论》中的柴胡加龙骨牡蛎汤，张仲景是这样论述的"伤寒八九日，下之，胸满烦惊，小便不利，谵语，一身尽重，不可转侧者，柴胡加龙骨牡蛎汤主之"（柴胡龙骨牡蛎汤，党参半夏甘草从，更加黄芩同姜枣，桂枝茯苓熟军康）。

鼻衄即流鼻血，小孩多在春天发作，一般这种小孩大多爱动，因为春天主升发，小孩体内阳气也在躁动，再加上肾阴不足，不能制约肝阳，肝阳偏亢，虚火上炎，火热迫血妄行，因此出血，在预防上，要少吃阳热之品，如辣椒、生葱、生蒜、羊肉、瓜子、花生等，另外尽量让这些孩子少生气、少暴动。如果发现有鼻衄现象或每年春天有流鼻血的现象，就应当提前预防，我们临床上有一个简单易行的方法，叫止衄汤，由玄参、麦冬、生地三味药组成，这是吴鞠通的《温病条辨》中的增液汤，但是本方有治鼻衄的作用，晚清唐容川在应用本方时发现有治鼻衄的作用，但是又怕人们记不住，所以给它起名叫止衄汤，所以，可以用这三味药泡水喝，预防鼻衄。如果已经出现鼻衄，临床上加肉桂 1g，引火归原，现在有免煎中药，家里有反复发作鼻出血的人，可备玄参 20g、麦冬 20g、生地 20g、肉桂 3g 的免煎剂，一发现鼻出血的现象即可冲服，饭后吃。如果是感冒发热出现的鼻衄，不能用本方治疗，因为感冒发热出现鼻衄是一种好的现象，在《伤寒论》中有这样的论述："太阳病，脉浮紧、无汗、发热、身疼痛，八九日不解，表证仍在，此当发其汗，服药已微除，其人发烦目瞑，剧者必衄，衄乃解。所以然者，阳气重故也，麻黄汤主之""太阳病，脉浮紧，发热，身无汗自衄者愈"。什么意思呢？中医有"血汗同源"的说法，当邪气闭郁身体，正气鼓邪外出，从皮毛不得而出，因肺主皮毛，肺开窍于鼻，邪气从鼻孔而出，故鼻衄。出现的鼻衄是以衄代汗，俗称红汗，切不可用冷水敷头部，影响邪气的外出，所以这种汗出是一种正气驱逐外邪的好现象。

春天有的人脸上容易长痘痘，有的人脸上容易发红，人们常说是"上火了"，服用三黄片、牛黄解毒丸，不仅痘痘没下去，脸红加重了，反而伤了脾胃，搞得不想吃饭了，这又是怎么回事呢？因为火的分类有三种：一是少火，二是实火，三是虚火。

什么是少火呢？所谓少火就是人体的阳气属生理之火，有养神柔筋，温煦脏腑组织之功，是生命活动的动力，故《内经》云："少火生气。"这是正常之火，过用凉药，如三黄片、牛黄解毒丸，就会损伤人的正常之火，俗称阳气，不利于身体的健康，现在一到惊蛰，就吃泻火药，就吃安宫牛黄丸、牛黄清心丸，就会损伤人体的正常之火，这种养生方法是不可取的。

什么是实火呢？所谓实火包括有三：一是阳气过盛化火（壮火是指火热之邪，即阳热亢盛的实火最能损伤人体的正气，故《内经》云："壮火食气"），如过食辛辣、夏季炎热都会损伤人体的正气，夏季暑伏天人都感到疲乏无力就是这个原因，如果表现为高热面赤，大便秘结，舌红少苔的人群，可以服些下火药，如牛黄上清丸、牛黄解毒丸，但不能长期服用，以免损伤人体的正气；二是邪郁化火（邪郁化火包括有二：一是外感六淫，郁而化火，如感冒先是流清鼻涕，然后流黄鼻涕，就是寒郁化火；二是病理产物瘀血、痰饮、食积、虫积郁而化火。如小孩吃得多了，脸蛋发红，就是食积化火，这种小孩的脸红，就可以用保和丸、山楂化滞丸，食积得消，脸红自然消失）；三是五志过极化火，如一生气就发脾气就脸红，火冒三丈就是五志过极化火。春天容易发脾气，容易上火，就属于五志过极化火，因为春天属肝，肝主疏泄，调畅情志，春天不能养肝，情志失调，就会出现郁而化火，我们经常说的一句话"气有余便是火"，《内经》中有这么一句话叫"诸痛痒疮，皆属于心"，心属火，根据五行来讲，木生火，就是讲肝火生心火，心开窍于舌，其华在面，因此，有火都会表现在舌部和面部，如有些人面部长痘痘就属于心肝火旺，肝气郁结，郁而化火，火热循经上冲头目，《内经》中还有"高粱之变，足生大丁"的说法，是指过食肥甘厚味，易于化生内热，生于脸部名曰痤疮，我们叫痘痘。我们治疗痘痘的一个膏方叫柴龙薏仁膏，其机理是疏肝解郁泻火。例如，一个在外地上学的大学生，在学校期间没长痘痘，回家后其母亲经常说她，心情不舒畅，再加之春天来临，长满脸痘痘，服用柴龙薏仁膏后，痘痘得以好转。

什么是虚火呢？虚火又称阴虚火旺，由于阴液亏虚，阴虚阳亢，虚火内生，临床症状表现为颜面潮红，手足心热，这种情况大多发生在春季，因为中医讲水生木，水属肾，木属肝，肾水不足，不能滋养肝木，尤其是春季，是木气当令，越易显示阴虚火旺，虚火上炎，表现为颜面潮红。例如，曾治疗一个 3 岁小女孩，颜面潮红，其父亲也是学医的，是我的学生，他先认为是食积化火，用消食导滞药不效，前来就诊，中医认为人与自然界息息相关，此时考虑是水不生木，采用了滋肾水养肝木的滋水清肝饮，1 周后，小孩颜面潮红好转。

　　春天来了，万物复苏，人的身体也是一样，但是，有些人在春天不长头发反而脱发，这又是怎么回事呢？"清明时节雨纷纷，路上行人欲断魂"，春季部分人容易情绪低落，甚至忧郁。而头发的生长与情绪息息相关，如"怒发冲冠""一夜愁白头"等。因此不良情绪可使神经、免疫功能失调，从而影响头发的新陈代谢，导致部分人脱发增多。所以斑秃在春季的复发率也增高。

　　春天的脱发主要和肝有关，从五行来说，肝属木，与春相应，主升发，喜畅达疏泄而恶抑郁。所以，春季是肝脏之时，春季人们的阳气上升，但部分人精血不足，得不到上升，中医认为肝藏血，肾藏精，其华在发，发为血之余，春季肝血不足，又得不到肾精的充养，从五行上叫水不生木，因为肝肾同源，肝藏血，肾藏精，精能生血，血能化精，精血同源，肝血不足，肾精不足，故春季容易出现脱发。这种脱发我们采用补益精血，使发得充养的六味女贞膏（肉桂、党参、白术、干姜、甘草、熟地、山药、山萸肉、丹皮、茯苓、泽泻、何首乌、女贞子）。其中熟地、山药、山萸肉、茯苓、丹皮、泽泻名曰六味地黄汤，中医认为发与肾精和肝血有关，填补了肾精，就可以滋养肝木，中医叫水生木，同时中医有"脾为气血生化之源"的说法，故用党参、白术、干姜、甘草名曰理中汤，温阳健脾以生血气，何首乌、女贞子为乌须黑发要药，肉桂温肾阳，防药物过于滋腻。例如，一高中女子学习刻苦，大把掉头发，一早晨起来，满枕头头发，吃饭不香，大便干，用了三黄片，大便通了，吃饭更不香了，头发掉得更厉害了，这是由于学习耗伤肾精，又因为苦寒药物伤胃，胃不能产生气血，所以脱发更加严重。六味女贞膏有六味地黄汤的补肾精，又有理中汤的温阳健脾，还有何首乌和女贞子的乌须黑发，尤其是何首乌还具有润肠通便的作用，润而不伤脾胃，所以用了六味女贞膏后，头发不掉了，吃饭也香了，大便通畅了，而且学习更有精神了，这就是膏方的好处，全面调整，治病求本。

　　内伤七情，肝藏血，发为血之余，血亏则发枯，或肝气郁结，气血失和，运行不畅，发失濡养而致脱发。所以，人在生活当中一定要注意不能生气，就是说要忌生气，古人云："气郁生百病""百病生于气"。老百姓有"笑一笑十年少，愁一愁白了头"的说法，特别是更年期妇女，快到绝经期，本来月经量少，属于血虚，又加之心情不好，肝气郁结，血运不畅，毛发得不到濡养，容易发生脱发。例如，曾遇到这样的患者，快到退休年龄了，单位上的人接触得少了，回了家，老公、孩子忙工作，她自己闷闷不乐，进而发现脱发，她说脑子里只有她老公和孩子，什么都没有，这种现象也可被认为是焦虑，中医认为肝郁血虚。给她开了疏肝养血的膏方，叫逍狗归芪首乌女贞膏（逍遥散用当归芍，柴苓术草加姜薄，归芪建中桂枝汤，阿胶生地加红糖）。女子以血为本，一般多心眼小，易肝气不舒，所以，用逍遥散疏肝养血，用归芪建中汤健脾养血；加何首乌、女贞子乌须黑发。《素问·上古天真论》云："女子七岁，肾气盛，齿更发长；二七而天癸至，任脉通，太冲脉盛，月事以时下，故有子……七七，任脉虚，太冲脉衰少，天癸竭，地道不通，故形坏而无子也。"说明女性在 49 岁冲任亏虚，前后均为更年期，冲任亏虚明显者，更年期就严重。怎样安全度过更年期？就应当补肾固冲任，谁能担当起重任，可用逍狗归芪首乌女贞膏。

　　春天来了，阳光明媚，风和日丽，天气回暖，万物复苏，到处都是一片热闹的景象。但是春天来了，尤其是眼干眼涩的患者多了，皮肤瘙痒的患者多了，这是为什么呢？

眼干眼涩俗称"干眼症"，中医称为"白涩症"，春天属肝，"肝开窍于目"。中医认为"肝受血则能视"，是指肝能将血液输送到目，目得以滋润。肝的阴血不足，不能上注于目，目失濡养，就会出现眼干眼涩。有些人长时间、近距离地注视电脑或电视屏幕，眨眼次数减少，泪液蒸发过度，也会出现眼干眼涩。《内经》中有这样的论述"五脏六腑之精，皆上注于目而为精""肾者主水，受五脏六腑之精而藏之"。肾既藏先天之精，亦藏后天之精。肾主水，"肾者水脏，主津液""五脏化液……肝为泪"什么意思呢？眼干眼涩不仅与肝有关，而且与肾有关，因为肾为一身之阴，大河向东流，小河都会有，肾阴充足，肝阴充足，肝开窍于目，目得所养，眼干眼涩就会好转。临床常用滋水清肝膏治疗干眼症，为什么叫滋水清肝饮呢？中医认为肾属水，肝属木，从五行相生的角度讲："木生火，火生土，土生金，金生水，水生木"，就是说滋了肾水就可以滋养肝木，所以叫滋水清肝膏（滋水清肝六味汤，白芍当柴枣栀乡）。因为肝开窍于目，肝经布于胸胁，肝郁气滞，气郁化火，火热伤阴，就会出现两目干涩，滋水清肝膏中有逍遥散可以疏肝解郁，又有六味地黄汤滋阴降火，故可用于眼干眼涩，又可用于女性动不动就生气，一生气脸就红，头就热，或一阵一阵地烦热上冲等症。

春天万物开始苏醒，天气也回暖了，但是也同样干燥起来了，从而我们会全身都有瘙痒的感觉，其实就是皮肤瘙痒症的表现，那么，春天皮肤瘙痒怎么办好？皮肤瘙痒是指自觉皮肤瘙痒的症状。一是风邪外袭，从中医来讲，风盛则痒，春天属风，所以春季容易身痒。瘙痒多发于暴露部位，天气寒冷或气温急骤变化时可诱发或加重，或夜间解衣卧床时亦甚，皮肤干燥、恶寒、微发热，舌质淡白，苔薄白，脉浮紧。临床上一般用消风散（消风散内羌防荆，芎朴参苓陈草并。僵蚕蝉蜕藿香入，为末茶调或酒行）；二是血虚生风，多见于老年人，表现为皮肤瘙痒，夜间尤甚，非抓破出血不能止痒，采用丹参银翘饮（丹参银翘饮四物汤，薄荷胡麻煎服良）。例如，一老年患者身痒，夜间为甚，每天抓破后方能入睡，衬衣上血迹斑斑，采用丹参银翘饮后，老年人说终于晚上能睡安稳了。

春天的疾病大多与肝有关，与风有关，与肾有关，从五行来讲，水生木，如春季流鼻血、春季长痘痘、春季干眼症、春季脱头发等，只要辨对病机，就可防治。这也是中医强调的治病必求其本，治病治的是根。

第三十四节　中医是如何认识疼痛的

很多人都在谈论"疼痛"的话题，那么，中医对疼痛是如何认识的？中医认为疼痛包括虚实两类，一般实证引起的疼痛常被人们重视，而虚证引起的疼痛往往被人们忽视，甚至有些人或有些医生将虚证的疼痛按实证的疼痛去处理，会使病情加重，为什么这样说呢？张仲景的《伤寒论》告诫我们："发汗后，身疼痛，脉沉迟者，桂枝加芍药生姜各一两人参三两新加汤主之。"意思是说产后关节疼痛，属虚证引起的疼痛，如果按风寒湿引起的实证疼痛治疗，势必采用祛风发汗的方法，使疼痛加重，这又是为什么呢？

《内经》中有一句话道破天机，叫作"不通则痛，不荣则痛"。疼痛属实证，叫"不通则痛"，凡是引起不通的原因都会引起疼痛，由于引起不通的部位不同，表现的疼痛也不一样；如引起肢体经脉的不通，会表现为肢体关节的疼痛，正如《内经》所说："痹者，闭也，风寒湿三气杂至合而为痹，其风气胜者为行痹，寒气胜者为痛痹，湿气胜者为着痹。"意思是说痹者，闭也，是指闭塞不通，不通则痛，那么引起闭塞不通的原因是什么呢？主要是风寒湿侵犯人体，致闭塞不通，发为风湿性关节炎、风湿痹痛。风寒湿侵犯人体，孰轻孰重，表现的症状也不一样，如《内经》中所说："其风气胜者为行痹"，就是说以风为主的，表现为游走性的疼痛，因为中医有"风善行而数变"的说法；"寒气胜者为痛痹"是指以寒邪为主的，表现为疼痛剧烈，因为中医有"寒主凝滞"的说法；"湿气胜者为着痹"是指以湿邪为主的，表现为闷痛或沉重疼痛，因为中医有"湿性重浊，湿性黏滞"的说法。气血运行不畅引起的疼痛有三，一是气滞引起的疼痛表现为胀痛，如生气后胸满胀痛、乳房胀痛、手足憋胀疼痛，尽管它表现的部位不同，但我们采用相同的治法，都可用四逆香佛二花汤（四逆香佛二花汤，不忘芩丝在此方），这就是中医所讲的"异病同治"，不同的疾病在发展过程中，出现相同的病机、相同的证型，采用相同的方法治疗，如久泻脱肛、子宫下垂，都属于中气下陷，因而都可采用升提中气的方法治疗，用补中益气汤（补中益气芪术陈，升柴参草当归身）；二是气滞血瘀引起的疼痛表现为刺痛、胀痛，如冠心病引起的心前区疼痛，选用参丹汤（参芪丹鸡黄精汤，地归薄荷白术苍，柴棱莪交青陈皮，老师传方学生记）；三是寒邪凝滞气血引起的疼痛多表现为妇女痛经，尤其是初、高中生不避寒凉，又加上学习劳累生气，寒主凝滞，气滞血瘀引起的痛经，临床采用加减小柴胡汤（加减小柴胡，乌药当归芍，香附加青皮，经期腹痛医）。如脏腑不通引起的疼痛，中医认为"六腑以通为顺"，六腑不通也会引起疼痛，最常见的有寒邪凝滞肠胃引起的疼痛，多见于小孩，过食生冷，寒主凝滞引起的疼痛，中医有"得热则行，得寒则凝"的理论，临床常选用丁蔻理中汤（理中汤主理中乡，甘草党参术干姜，加入丁香与蔻仁，名曰丁蔻理中汤）；寒邪凝滞胞宫引起的痛经，多见于初、高中女生，或经常吃生冷引起胞宫虚寒而引起疼痛，临床常选用温经汤（温经归芍桂萸芎，姜夏丹皮并麦冬，参草扶脾胶益血，温经散寒宜调经）。

《内经》中有"不荣则痛"的说法，就是告诫我们疼痛除有实证的一面，还有虚证的疼痛，如果虚证引起的疼痛被误认为是实证疼痛而去处理，会使病情加重。这是有血的教训的，这些教训表现在哪呢？《内经》中有"夺血者无汗，夺汗者无血"的说法；《伤寒论》中有"衄家，不可发汗""亡血者，不可发汗""疮家，虽身疼痛，不可发汗，汗出则痉"，意思是说血汗同源，就是血液能转化为汗液，汗液亦可转化为血液，血虚的患者发的不是汗而是血，尤其是产后关节疼痛，因为产后多虚，是指血虚，而有些初学的医生往往误认为是感受风寒的实证引起的疼痛，盲目地乱用祛风发汗的药物，如羌活、独活、麻黄、桂枝等，致使患者的疼痛加重，甚至出现《伤寒论》所说的"汗出则痉"，痉当"痉疾"讲，就是指抽风，如鸡爪风。如营血不足所致的疼痛，例如，一产后患者，关节疼痛，遇风、遇冷加重，汗出更甚，舌苔白，脉细，尺脉沉细而弱。根据张仲景在《伤寒论》中提到"脉浮紧者，法当身疼痛，宜以汗解之。假令尺中迟者，不可发汗，何以知然？以荣气不足，血少故也。"尺脉沉细而弱，中医讲细者，血虚也，弱者，气虚不足也，充分说明这个病是由虚证引起的疼痛，那么，又如何治疗呢？根据《伤寒论》云："发汗后，身疼痛，脉沉迟者，桂枝加芍药生姜各一两人参三两新加汤主之。"很快这个患者就痊愈了，最后自己到门诊上来找我看病。通过这个例子，也了解到虚证疼痛的原理是"不荣则痛"，是由于气血不足，不能濡养筋脉而引起的疼痛，所以"不荣"就是指不能濡养，不能濡养筋脉表现的是肢体关节疼痛，如果不能濡养脏腑，又表现什么样的疼痛呢？如肾精不足所致的疼痛，举例：有一患者经常腰痛，老认为自己是受了寒，采用拔火罐的方法、刮痧的方法，刚刮完疼痛稍微缓解，继而疼痛又作，反复刮痧、拔火罐，腰痛越来越加重，当时来看病时，他说他的朋友一拔火罐就好了，而我怎么越拔越腰痛，当时，此人面色黧黑，中医认为"青赤黄白黑""肝心脾肺肾"，黑主肾虚；舌象是舌根无苔，中医认为"舌尖心肺，舌中脾胃，舌边肝胆，舌根属肾"，此人舌根无苔说明肾精不足；脉象虚大，张仲景在《金匮要略》中指出"男子脉大为劳"。通过面色、舌象、脉象充分说明此人是肾精不足，不能濡养脏腑，表现得不荣则痛，因为"腰为肾之府，腰为肾之外候"，所以腰部的疼痛反映在肾。为什么有的人腰痛通过拔火罐、刮痧或针灸治疗，腰痛就会好转，而有的人却越用越加重呢？正如张仲景在《金匮要略》中说："肾着之病，其人身体重，腰中冷，如坐水中，形如水状，反不渴，小便自利，饮食如故，病属下焦，身劳汗出，衣里冷湿，久久得之，腰以下冷痛，腰重如带五千钱，甘姜苓术汤主之。"已明确指出腰痛也分虚证、实证，本条论述的就属于实证。由此可见，凡拔火罐疼痛好转的均属实证，也就是说疼痛属于实证腰痛，而这个患者面色黧黑、舌根无苔、脉象虚大，属虚证的腰痛。

　　有的人腰痛到底是虚证，是实证？虚证腰痛是阴虚，还是阳虚？中医有"腰为肾之府""腰为肾之外候"的说法，有的人经常腰痛，到底是不是肾虚？腰痛是指因外感内伤或挫闪导致腰部气血运行不畅，失于濡养出现的腰部一侧或两侧疼痛沉重，冷痛为主症的病证。从这个定义就不难看出，腰痛因外感或闪腰出现，表现为冷痛、刺痛，都为实证腰痛，如果是内伤肾精不足或冲任亏虚不能濡养腰部出现的腰困、腰痛，就属于虚证腰痛，《内经》首先提出肾与腰部疾病关系密切，指出腰痛的性质以虚寒湿为主，充分说明了腰痛有虚证，有实证。《金匮要略》关于寒湿腰痛早有论述，"肾着之病，其人身体重，腰中冷，如坐水中，形如水状，反不渴，小便自利，饮食如故，病属下焦，身劳汗出，衣里冷湿，久久得之，腰以下冷痛，腹重如带五千钱，甘姜苓术汤主之"，指出肾着是指腰为肾之府，腰为肾之外候，风寒湿邪客于腰部着而不去曰肾着，告诫我们经常腰部受寒、受凉就会得肾着病。但是，清代李用粹《证治汇补》在治疗腰痛时有这样的论述："治惟补肾为先，而后随邪之所见者以施治，标急则治标，本急则治本，初痛宜疏邪滞理经遂，久痛宜补真元，养血气。"明确提出"腰痛的关键是肾虚"，因为中医有"正气存内，邪不可干""邪之所凑，其气必虚"的说法，所以说防止腰痛的发生，一是防止肾虚，二是防止外邪客于腰部，尤其是湿邪，所以我们要避免腰部着凉，出汗后及时更换内衣。那么怎么辨别是实证腰痛还是虚证腰痛？一辨外感内伤，初痛为外感，久痛为内伤；二辨虚实，外感属实，内伤属虚，肾精不足属虚，邪注经络属实。

　　我们看到很多人夏天还戴着帽子，一脱帽子就头痛；有些高中生看书时间长了就头痛；有些女性一来月经就头痛；有些人一吹空调就头痛；有些人一劳累就头痛，那么，这些头痛到底属于虚证头痛呢，还是属于实证疼痛？

　　头痛，有的人叫头风，有的人叫雷头风，还有的人叫偏头风，那到底是怎么回事呢？明代医家王肯堂在《证治准绳》中说过："医书多分头痛，头风为二门，然一病也，但有新久去留之分，浅而近者为头痛，深而远者为头风。"充分说明了头痛和头风是一回事；雷头风是指头痛如雷鸣，头痛而起核，名曰"雷头风"；偏头风就是我们经常说的"偏头痛"。那么，为什么会出现这些症状呢？风是头痛的罪魁祸首，因为《内经》中有"头为诸阳之会""风为阳邪，易袭阳位""伤于风者，上先受之"的说法，意思是说头是全身阳经所聚会的地方，而风属于阳邪，最容易侵犯人体的上部，首先就是头部，所以人们一受风就表现为头痛。因此，我们开车也好，坐公交车也好，尽量避免开窗户，图了一时的凉快，结果回家就头痛，这就是《内经》中所讲的"虚邪贼风，避之有时"。如果避开这个贼风，就可防止头痛的发生。"风为百病之长，六淫之首"，意思是说风是寒、暑、湿、燥、火的"大哥"，经常带着"弟弟妹妹"侵犯人体，如风带领寒邪侵犯头部，表现为头痛剧烈、遇冷加重，我们称风寒头痛，临床上遇到这种患者多用九味羌活汤（九味羌活用防风，细辛苍芷与川芎，黄芩生地加甘草，三阳解表益姜葱，阴虚气虚人禁用，加减临时再变通）；如风带领湿邪侵犯头部，表现为头闷、头重，好像头部绕着很多毛巾，因为《内经》中有"因于湿，首如裹"的说法，我们称风湿头痛，临床上遇到这种患者多用羌活胜湿汤（羌活胜湿羌独芎，蔓甘藁本与防风，湿气在表头腰重，发汗升阳有异功）；"高巅之上，惟风可到"，意思是说头在人体的最高部位，只有风才能到达那个部位，因此头痛与风有密切的关系。"鸟射高巅，非风药不到"，提示我们治疗头痛必须注意祛风药的应用。我们编了一个辨头痛口诀：前额痛，阳明痛；两侧痛，少阳痛；巅顶痛，厥阴痛；后枕痛，太阳痛。引经报使药口诀是前额痛用白芷；两侧痛用川芎；巅顶痛用藁本；后枕痛用羌活；鱼尾痛用细辛。但要注意用细辛不能量大，古人有"细辛不过钱，过钱闷死人"的说法。

头痛也分外感头痛和内伤头痛，一般外感头痛发病急，病势重，突然发作，一般与风有关，而内伤头痛，发病缓慢，病势绵绵，时痛时止，遇劳加重，与肝、脾、肾有关。与肝有关，肝主疏泄，疏，疏通；泄，发泄，肝具有主升主动的特点，调畅全身的气机，肝的疏泄功能失职，表现为肝的升发太过，肝气上逆，出现头晕、胀痛、面红、目赤、急躁易怒甚至咯血、吐血、晕厥，《内经》中有这样的论述"阳气者，大怒则形气绝而血菀于上，使人薄厥"，这就是我们现在所说的脑出血。与肾有关，《内经》中有"头者，精明之府""脑为元神之府""脑为髓之海"的说法。因为肾藏精，精生髓，脑为髓之海，肾精不足，髓海空虚，故头痛。与脾有关，脾主升清，脾为气血生化之源，气血亏虚，清阳不升致头痛。

有些人一摸凉水就感觉手指关节疼痛，尤其是女性经期过后手指关节疼痛；还有些人一坐冷板凳就胯关节疼痛；还有些人一下楼就膝关节疼痛，这些疼痛中医是怎么认识的？早在《内经》中就有"痹者闭也，风寒湿三气杂至合而为痹，其风气胜者为行痹，寒气胜者为痛痹，湿气胜者为着痹"的说法，是指正气不足，风、寒、湿、热乘虚侵袭人体，气血运行不畅而导致疼痛，中医将这种疼痛称为痹证。有些关节疼痛剧烈，如虎噬一样疼痛，古人称"白虎历节"；有些关节肿大变形，屈伸不利，甚至肌肉萎缩，形如仙鹤之腿，古人又称"鹤膝风"，相当于西医所说的"类风湿关节炎"；有些肢体关节疼痛处红肿热痛，中医称热痹，又称风湿热痹；同时《内经》又指出关节疼痛与季节、脏腑有关，其中春季发作，病在肝叫筋痹；夏季发作，病在心叫脉痹；长夏发作，病在脾叫肌痹；秋季发作，病在肺叫皮痹；冬季发作，病在肾叫骨痹。《内经》还指出"凡痹之类，逢寒则虫，逢热则纵"，意思是说各种痹证不管是寒，是热，是在肝，是在肾，它们都有一个共同的特性，遇冷都会加重，遇热都会好转，这也符合中医的"得热则行，得寒则凝"的理论，因为寒主凝滞，寒主痛。

张仲景在《金匮要略》中有"诸肢节疼痛，身体魁羸，脚肿如脱，头眩短气，温温欲吐，桂枝芍药知母汤主之"的论述，这条实际上符合现代医学的类风湿关节炎，也就是说在两千多年前人类就有类风湿关节炎这种疾病，随着社会的发展，这种疾病不但没有减少，反而增多，尤其是女性发病率较高，为什么这样说呢？一方面随着女性的地位提高，以前的女性大多只负责做饭生孩子，那时所得的关节疼痛属于气血不足，血不能濡养筋脉引起关节疼痛，我们对这类患者多用归芪建中膏（归芪建中桂枝膏，阿胶生地加红糖）；而对爱生气的女性出现的四肢关节疼痛，因为关节归筋管，《内经》指出"诸筋者皆属于节"，所以采用疏肝理气的方法就可以治疗类风湿关节炎，临床常选用四逆香佛二花汤（四逆香佛二花汤，不忘苓丝在此方）。

有些人一下楼就膝关节疼痛，有些人一坐冷板凳就胯关节疼痛，这又是为什么呢？中医认为"膝为筋之府""肝主筋"，肝藏血，主疏泄，肝血亏虚不能濡养筋脉，出现膝关节疼痛；胯关节疼痛，遇冷疼痛加重，这是由于气血亏虚，寒邪凝滞所致，针对这类患者，不可一味应用祛风药，它不属于不通则痛，而属于不荣则痛；我们研制出了逍狗归芪膏（逍遥散用当归芍，柴苓术草加姜薄，归芪建中桂枝汤，阿胶生地加红糖），具有疏肝养血、除湿通脉的作用。因为逍遥散有疏肝养血、除湿的功效，逍遥散中含有甘草、干姜、茯苓、白术的甘姜苓术汤（肾着汤），本身就可以治疗肾着，也可以说寒湿客于腰胯部，归芪建中汤养血温经散寒，逍狗归芪膏是逍遥散和归芪建中汤的合方，所以可以治疗膝关节疼痛和胯关节疼痛。举例：平遥一老太太胯关节疼痛用逍狗归芪膏和独活寄生汤而取得疗效，独活寄生汤是治疗痹证有名的方剂。同时清代李中梓《医宗必读》云："治风先治血，血行风自灭"，意思是说祛风必须先养血，养了血，风自然而退。

有些人一生气就胁肋疼痛，有些人是左胁下疼痛，有些人是右胁下疼痛，有的人是左胁、右胁都疼痛，更有甚者一见右胁下疼痛，就以为自己得了肝炎，要不就怀疑自己得了胆结石，吓得鸡蛋也不敢吃了，结果到医院化验肝功能正常，B超也没查出胆结石、肝炎。这到底是怎么回事呢？《内经》明确指出胁痛的发生主要与肝胆有关，而《医方考》也指出："胁者，肝胆之区也。"由此可见，不论是左胁疼痛，右胁疼痛，都与肝有关，因此，中医有"两胁属肝"的说法；清代林珮琴《类证治裁》将胁痛分为肝郁、肝瘀、痰饮、食积、肝虚等类；清代叶天士《临证指南医案》将胁痛归属久病入络，用辛香走窜通络的药物，同时配合甘缓补虚的方法。为什么要这样说呢？因为"见肝之病，知肝传脾，当先实脾"，所以叶天士指出用甘缓补虚就是补脾，防止疾病从肝传脾。

胁痛的发生主要是由于肝气郁结，气滞血瘀，不通则痛；饮酒辛辣，湿热蕴结肝经也可发生胁痛；素体肝肾阴虚或气郁化火伤阴，肝阴不足，不荣则痛。由此可见，胁痛也分虚实，属实的是不通则痛；属虚的是不荣则痛。因此，不难看出，胁痛不仅与肝、胆有关，还与脾、胃、肾有关。所以临床上辨别胁痛多从以下三个方面着手：一辨外感内伤，外感是湿热；内伤是肝郁气滞、瘀血内阻、肝阴不足。二辨在气在血，在气则气滞胀痛；在血则血瘀刺痛。三辨虚实，病程短，拒按属实；病程长，喜按属虚。

肝气郁结引起的胁痛，以女性多见，一般一生气就胁痛，病程比较短，可用柴胡疏肝散（四逆散里用柴胡，芍药枳实甘草俱，此为阳邪成厥逆，疏肝理气加减去，柴胡疏肝加芎香，枳实易壳功效彰）；肝胆湿热引起的胁痛，以男性多见，一般有嗜酒的习好，或经常吃辛辣、肥甘厚腻之物，湿热蕴结于胁部，导致胁痛，临床上多用龙胆泻肝丸；气滞血瘀引起的胁痛，因为古人有"久病入络"的说法，这类胁痛，一般病程较长，甚者一些乙肝患者病程较长时也会出现右胁疼痛，因为中医除了"久病入络"的说法，还有"久病及虚"，所以对这类人群，临床常采用补气养血以培本，理气活血以治标的参丹消胀膏（参芪丹鸡黄精汤，地归薄荷白术苍，柴棱莪交青陈皮，老师传方学生记）；肝阴不足引起的胁痛，多属不荣则痛，除了胁痛以外，一般有口干舌燥的阴虚表现，尤其是夜间口干，难以入睡。举例：一位患者胁痛2~3个月，颜面潮红，手足心热，更有甚者半夜非起来喝水，嗓子眼就像着了火一样，由于他夜间起来喝水，紧接着又引起了失眠，舌质红，脉细数，我们给她用了加味一贯膏，结果胁不痛了，脸不红了，手心不热了，半夜也不用起来喝水了，睡眠也跟着好转了。加味一贯膏主要用于胁痛、胃脘痞满、大便秘结、夜间口干、手足心热、舌苔剥脱或少苔的胃阴虚证。中医特别强调"抓主症，用经方"，那么这个膏的关键是什么呢？那就是胁痛、夜间口干。

有些人一吃凉的就肚子疼；有些人一来月经就肚子疼；有些人肚子疼抱个暖水袋疼痛就好转；有些人一肚子疼就上厕所，排便后就好转。我国伟大的医学家张仲景在治疗腹痛方面具有特色，他在《金匮要略》中有一章专门谈腹痛，如"病者腹满，按之不痛为虚；痛者为实，可下之，舌黄未下者，下之黄自去"，意思是说肚子疼，按之不痛属虚证，如果按之疼痛的属实证，可用攻下的方法，用了下法，如果舌头黄的，黄苔自然可去，因为黄苔属热证，下法可以泄热，这一条文开创了中医治疗腹痛的先河。

有些人肚子一疼就想上厕所，一排便就好转。如一小学生由于学习不好经常挨家长批评，而家长批评小孩又在吃饭的时候，因为只有在吃饭的时候才能在一块，所以这个小孩落下这么个毛病。一吃饭家长就批评他，一批评他，他就肚子疼，就要上厕所，上了厕所回来肚子就不疼了，起初家长以为他是故意的，后来时间长了，不是在吃饭的时候批评他，他突然也说肚子疼，又要上厕所，上了厕所肚子就不疼了，时间长了家长也害怕了。但有时无人批评肚子也疼，又要上厕所，于是来看病，家长奇怪地问，有没有这样的病？我答说，如果没有这种病，我们老祖先怎么会留下"痛泻要方"呢？于是，我们给这个孩子开了痛泻要方（痛泻要方陈皮芍，防风白术煎丸酌），这个方仅四味药，药味简单，疗效很好。这个小孩喝了之后，很快这个毛病好了，为什么这个方这么神奇呢？因为家长经常批评小孩，使之肝气不舒，肝木克脾土，所以出现腹痛即泻，方中陈皮、白术健脾，白芍柔肝，防风，在此不是解表，而是升提脾气，同时含有风药能胜湿的作用，因为中医有"风能胜湿""脾生湿"的说法，就比如一刮风就把湿地面吹干了，意义就在于此。有些女性一来月经就腹痛，例如，一高中女孩一来月经就腹痛，恶心、呕吐甚至泄泻，影响学习，这孩子性格要强，中医认为属肝经病变；另外经常爱吃生冷，中医认为脾胃虚寒，这样会导致了肝气郁结，气滞血虚，生冷导致了脾胃虚寒，我们给开了加减小柴胡汤（加减小柴胡，乌药当归芍，香附加青皮，经期腹痛医），用药后腹痛好转，恶心、呕吐消失。有些人一吃凉的就腹痛，例如，一患者一吃冷食，就肚子疼，严重的时候喝温开水都肚子疼，或者摸了凉水都肚子疼，有时候用了暖水袋能缓解一会儿，张仲景在《金匮要略》中明确指出"腹满时减，复如故，此为寒，当与温药"，告诫我们这类患者属脾肾阳虚，因此，临床上我给他开了附桂六味膏。而附桂六味膏用于脾肾阳虚时可以看成由理中汤合八味肾气汤合成，理中汤温脾阳，肾气汤温肾阳；附桂六味膏用于肾阴虚兼脾阳虚可以看成由附桂理中汤合六味地黄汤而成，附桂理中汤温脾阳，六味地黄汤补肾阴；因为附桂六味膏是一个既能补肾阴，又能补脾阳，又是一个既能补肾阳，又能补脾气，还是一个既能补先天，又能补后天的方剂，它温而不燥，滋而不腻，是益寿延年，长生不老的好膏方。

第三十五节　中医舌诊的奥秘

读过《扁鹊见蔡桓公》看病的故事吗？扁鹊第一次见蔡桓公，曰病在腠理；第二次见蔡桓公，曰病在肌肤；第三次见蔡桓公，曰病在肠胃；第四次见蔡恒公，扁鹊转头就走；……这是怎么回事呢？中医又如何解释呢？

《金匮要略》中有这样的论述："邪在于络，肌肤不仁；邪在于经，即重不胜；邪入于腑，即不识人；邪入于脏，舌即难言，口吐涎。"《素问·阴阳应象大论》云："故邪风之至，疾如风雨，故善治者治皮毛，其次治肌肤，其次治筋脉，其次治六腑，其次治五脏，治五脏者，半死半生也。"这都表达的是什么意思呢？即是邪气在肌表，病情较轻，易治疗；邪气入于经络，病情比较重，治疗较困难；邪气入脏腑，病入膏肓，难于治愈。故《内经》中说半死半生矣。扁鹊第三次见蔡桓公时，邪气已入脏腑。故《内经》中说半死半生矣。这是中医的望诊。

通过看人的气色与语言表达情况，察言观色，就可知患者的病情、身体状况和体质。经常有些人说，你最近脸色不好，是不是该补补肾了？吃些六味地黄丸吧，能这样断定一个人能不能吃六味地黄丸吗？还有一种情况，有的人脸色本来不好，但是通过涂脂抹粉，脸色看上去很好看，就能判断他的身体是健康的吗？精气神是十足的吗？答案当然是不行的，要区分人的体质，怎么来判断一个人的体质？判断他是否是健康的，精气神是否是充足的，中医有一个诊断妙招，而这一招确实也能够判断人的虚实，就是判断人体是正气虚，还是邪气盛？还能判断人体的寒热，就是说是不是有火，是不是有寒，还能判断疾病在哪一脏，哪一腑？中医诊病的妙招是什么？就是看舌头，中医把这个诊断方法叫"舌诊"。它弥补了望面色的不足，更能确切、真实地知道病情，如果有的人喜欢涂脂抹粉，望面色就不一定准确，因此，望舌就能客观地反映患者的情况，我们在给患者看病的时候，经常说的一句话就是"来，看看舌头"，舌诊是中医望诊的一个重要方法，那从舌头能看出什么来呢？望舌这里面学问可是大着呢，古人有这么一句话，"辨舌质可辨脏腑的虚实，视舌苔可察六淫之浅深"，什么意思呢？通过望舌，可以判断人体正气的盛衰，就是说望了舌可以知道人体是虚了，还是实了，分辨病位的深浅，就是说望了舌可以知道疾病在表了，还是在里了，区别病邪的性质；就是说望了舌可以知道是受寒了，还是上火了，推断病情的进退；就是说望了舌可以知道疾病是加重了，还是减轻了。例如你给一个患者用药以后，如果患者由薄苔成为厚苔，说明用的药是不正确的，最起码可以说你的用药没有控制住病情，甚至用药起了相反作用，这时候就需要调整处方用药；指导处方的用药，就是说望了舌可以知道如何用药，如果舌苔偏白，就要用些温热药，舌苔偏黄，就要用些偏凉的药物。这是我们认识疾病治疗疾病的关键所在。正如《内经》中所说："善诊者，察色按脉，先别阴阳。"什么意思呢？就是说善于诊察疾病的好医生，通过望色、摸脉就要辨清是阴证，还是阳证，是热证，还是寒证。记得有一次，我给外宾讲课，当讲到此处，他们听不懂，我们摸脉浮中沉来辨阴阳，实在没有办法，我给他们举了一个例子，看病就和上厕所一样，首先要辨清是男厕所还是女厕所，看病要分不清阴证、阳证和这是一个道理。那么，怎么去分阴证、阳证，寒证、热证，实证、虚证呢？望舌就是一个关键所在。

中医有"心开窍于舌，舌为心之苗，心气通于舌，心和则舌能知五味矣"的说法，这是什么意思呢？舌与五脏有密切的关系，其中与心的关系更为密切，中医有心藏神，开窍于舌，舌为心之苗，人的心神要通过舌去表达。

"心气通于舌，心和则舌能知五味矣"，就是说舌与心相连，心的功能正常能辨五味，如品酒师浅尝就能知道这酒的品质与真假；同理，又如品茶师，还有蒸馒头，面是酸的，说明碱小，面是苦的，说明碱大，面是甜的，说明碱正好，蒸的馒头好吃也漂亮。还有"舌为脾之外候，足太阴脾经连舌本"，舌苔是胃气熏蒸而成，脾胃为气血生化之源，故望舌可知全身气血的旺盛、脏腑的虚实及全身的病变。

看舌，看哪一块就知道是心的病变，哪一块就知道是肝的病变、肾的病变呢？舌体以五脏来划分，舌尖心肺；舌中脾胃；舌边肝胆（左肝右胆）；舌根属肾，用于杂病的诊断。舌尖心肺：通过看舌尖就可以知道心肺的病变，如果心里一有火，或最近几天心里麻烦、心里着急、心里有事，首先反映在舌尖上，表现为舌尖红或舌尖有溃疡，临床上常用的方剂叫导赤散（导赤生地与木通，草梢竹叶四般功，口糜淋痛小肠火，引热同归小便中），这是由于心与小肠相表里，心火下移小肠，因此喝水利尿也可以泻心火。舌中脾胃：就是舌的中间反映脾胃的病变，例如有一次给一位老太太看病，人老了，翻来覆去说不清楚，一会说这难受，一会说那难受，一会说胃不舒服，我们难以断定是寒，是热，是虚，是实，当一看她的舌头，舌中无苔，立刻就可以下结论，是胃阴不足，我立刻反问她，你是不是嗓子干，晚上更加严重，半夜起来想喝水，老太太说："这个大夫说得对，这个大夫真神了"，我告诉她："不是我神，是你的舌头，舌中无苔反映你是胃阴虚"，于是我们给她开了加味一贯膏（加味一贯党麦地，苍白柴三青陈皮，胃阴不足萎薄交，夜间口干此方宜）。舌边肝胆（左肝右胆）：舌两边反映肝胆的病变，有些人爱生气，舌边就有瘀斑瘀点，说明此人为气滞血瘀。舌根属肾：舌根反映肾的病变，例如一中学生来看病，说他睡觉不好，记不住东西，记忆力减退，我们一看他的舌头，发现舌根无苔，说明是肾精不足，肾精丢失过多，中医有肾藏精，精生髓，脑为髓之海，肾精不足，髓海不足，脑海不足，所以记忆力减退，记东西记不住，《内经》中有这样一句话："肾者，主蛰，封藏之本，精之处也。"就是说肾是管闭藏的，闭藏肾精，舌根无苔说明肾不能闭藏肾精，所以我们要帮助肾去封藏闭精，所以我们老祖先有这么一个方叫三才封髓丹，三才就是指天地人三才，天就是天冬，地就是生地，人就是人参，封髓就是封闭肾精髓海，因此我们给他开了三才封髓丹（三才封髓天地人，黄柏草桂与砂仁），用药以后，舌根有了舌苔，肾精也不丢失了，脑海也就充足了，记忆力也就恢复了，学习也上去了。舌体以胃经来划分，如果疾病单纯在胃，我们可以通过望舌知道疾病在胃的哪个部位？因为中医有"舌尖属上脘，舌中属中脘，舌根属下脘"的说法，可以用于胃病的诊断。舌体以三焦来划分，如果疾病在全身，有时候患者舌尖红，舌根白，那又该怎么诊断呢？中医有"舌尖属上焦；舌中属中焦；舌根属下焦"的说法。有了这种方法，对于舌尖红、舌根白的，就可以诊断为上火下寒、上热下寒，记得有这样一位患者，经常牙痛，又肚子痛、牙痛，就吃牛黄上清丸，吃了牛黄上清丸后，牙不痛了，肚子痛得更厉害了，又吃附子理中丸，肚子不痛了，牙又痛了，于是乎，牛黄上清丸和附子理中丸一块吃，吃得差点要了命，前来就诊时，一看他的舌头，舌尖是红的，舌根是白的，我们立刻辨证为上热下寒证。我们根据老祖先张仲景在《伤寒论》所说"伤寒，胸中有热，胃中有邪气，腹中痛，欲呕吐者，黄连汤主之"（黄连汤内用干姜，半夏人参甘草藏，更加桂枝兼大枣，寒热平调呕痛忘）。用药后，牙不痛了，肚子也不痛了，舌尖也不红了，舌根也不白了，精神也好了。

中医舌诊是这么的神奇，是这么的奥妙，为解决我们劳动人民的病痛立下了汗马功劳。但是，在应用舌诊时，特别要注意几个细节，那么，这几个细节是什么呢？一是要注意光线，一般白天自然光线最好，如果是晚上望舌，用日光灯为好，在光线阴暗的条件下望舌苔都是花花的，这样就不能正常反映真正的病情；二是伸舌的姿势，要尽量张开口，自然将舌伸出口外，充分暴露，不要过于用力，伸舌时间过长，必要时反复训练几次，舌尖向下。为什么要尽量张开口呢？不要过于用力，伸舌时间过长呢？因为有些人看病，不好意思，不愿将舌头充分暴露，如小孩，还有年轻女性，记得有一次，我给一个年轻女性看病说：来看看舌头，她不好意思就吐出了一小点；还有一次，给一个老太太看病，我说看看舌头，这个老太太没有不好意思，用力把舌头伸出来，舌头都发紫了；还有一次，我带实习生时，遇到这样一个患者，我说看看舌头，等我看完以后，其他学生这个看一下，那个看一下，结果患者生气了，通过这次教训，我以后不让学生单独看患者舌头，当我说看看舌头，学生不管是抄方子也好，还是写病历也好，都得停下来跟着我的眼光去望舌，有时候一次看不清，不能让患者老张着嘴，要待会再看，这就是我们要求反复训练几次是一个目的，这样才能真正抓住疾病所在。三是要注意饮食或药物染苔的现象，例如，刚喝了牛奶，舌苔容易是白的；有些咳嗽患者，含了甘草片，舌苔是黑的；有的嗓子疼，含服草珊瑚含片，舌苔是褐色的；有的吃了草莓，舌苔是红的，这些呢，都是假苔。所以当问的病情与舌苔不相符时，一定要问一下，有没有吃一些易带颜色的食物，防止假苔的出现。四是要注意诊病前不要刮舌，有些人喜欢刮舌，或刷牙时刷舌头，记得有这样的老太太，表现得好像不想吃饭，胃口憋，大便黏，按推理来说，舌苔应该是厚腻的，但是，看上去舌苔是薄薄的，我就自言自语说舌象和症状不符，老太太于是就说刮舌头了，后来我告诉她以后看病不要刮舌头，结果她下次来诊又刮舌头了，我赶快安慰她说："不要着急，不要怕，望不成舌头，我们还可以摸脉么"，这下老人才不慌张了，我举的这些例子都是不利于疾病诊断的，临床上都需要注意。

除了望舌应注意以上几点外，还应当知道正常人的舌象和异常人的舌象，怎样才能通过望舌准确抓住疾病的实质呢？那么，正常人的舌象是什么样呢？正常人的舌象是淡红舌、薄白苔，舌体柔软，活动自如，颜色淡红而红活鲜明，大小适中，不干不湿，不黏不腻。望舌包括望舌质和望舌苔，舌质又称舌体，是指舌的质地，是辨别体质的关键所在；望舌苔就是望舌体上附着的一层苔状物，包括苔质、苔色，主要辨别病邪的深浅和胃气的有无，因为舌苔由胃气熏蒸而成，因此，古人有"有胃气则生，无胃气则死"的说法，所以舌面上没有舌苔，说明没有胃气。舌苔过厚说明邪气深沉，古人有这样的说法："察舌质重在辨正气的虚实，当然也包括邪气的性质；察舌苔重在辨邪气的浅深与性质，当然也包括胃气的存亡。"临床上舌色主病，淡白舌主虚，主寒，主气血两虚；红舌主热证，鲜红起芒刺，属实热证，鲜红少苔或无苔或有裂纹属虚热证；绛舌主外感内伤，主热入营血，主阴虚火旺或瘀血；紫舌主寒，主瘀，亦主热；青舌主寒凝阳郁或有瘀血。淡白舌就是说舌质是淡的、白的，属虚证，一般多属虚寒证、血虚证，也就是我们常说的阳虚体质、血虚体质能见到这种舌象；红舌就是舌质是红色的，主热证，若鲜红起芒刺，就是指舌面上像有刺一样，属实热证，就是我们常说的实热体质能见到这种舌象；若鲜红少苔或无苔或有裂纹，就是指舌面上没有舌苔或者有裂沟，属虚热证，也就是我们常说的阴虚体质能见到这种舌象；绛舌就是舌质呈深红颜色，红得发黑，有点像茄子色，一般表现为外感发热，或内伤阴虚火旺，或者有瘀血，属外感发热的，一般属实热证，属阴虚火旺的属阴虚证或者属瘀血证，那到底是哪类呢？应四诊合参确诊；紫舌就是舌的颜色紫暗，一般考虑是寒证，如脾胃虚寒，或瘀血；青舌是指舌色如皮肤上暴露的"青筋"，好像水牛的舌头，一般主寒凝阳郁或瘀血。这样通过舌色可以辨别寒热、虚实，判断是气虚，还是血虚，是有火，还是有寒。

有人发现自己的舌头嘴里放不下，有的人发现自己的舌边有齿印，有的人发现自己的舌头有裂痕，有的人发现自己的舌头像面镜子，一点舌苔也没有，这到底是怎么回事呢？这是舌头的形态发生了变化，提示机体不协调，我把中医舌形主病编成口诀：苍老舌属实；细嫩舌属虚；胖大舌属脾肾阳虚，水湿内停；肿胀舌主心脾有热或饮酒热毒上攻或中毒；瘦薄舌主气血两虚，阴虚火旺；红星舌主热毒炽盛，热入血分；芒刺舌主邪热亢盛；裂纹舌主病有三：一是热盛伤阴，二是血虚不润，三是脾虚湿侵；镜面舌主胃气胃阴两伤；齿痕舌主脾虚湿盛；重舌主心火上炎；舌下脉络多见于气滞血瘀证。苍老舌就是指舌头看上去像老头的脸，纹理粗糙苍老，一般属实证；细嫩舌就是舌头看上去像小孩的屁股，很细嫩，一般属虚证，这种人一般体质较虚；胖大舌就是舌体胖大，嘴里放不下，这种舌象多属脾肾阳虚，水湿内停，属阳虚体质，像这种舌象的人不宜吃六味地黄丸；肿胀舌就是舌体肿大，甚者不能闭口，舌体伸在嘴外，主心脾有热或饮酒热毒上攻或为中毒。瘦薄舌就是舌体瘦小而薄，看上去是又薄又小，说明气血两虚，或阴虚火旺，这种人大多属血虚和阴虚体质；红星舌就是舌面上有好多红点，这种人多属热毒炽盛，热入血分，属实热体质；芒刺舌就是舌面上有很多肉刺，就像猫的舌头，摸之碍手，这种属邪热亢盛，也属实热体质；裂纹舌是舌面上有深浅不一，多少不等的裂沟，就好像庄稼地干了，裂了口一样，像这种舌象，第一考虑是热盛伤阴，是由于热邪损伤了阴液，阴液干枯，所以裂了口子，曾经遇到这样的患者，就是裂纹舌，外号叫烂舌头，吃饭不知道味觉，看到其他人拌调料，自己也在拌，但他根本感觉不到味觉，拌和不拌一个味，他是怕人笑话吃白面，所以才拌调料，当时诊断为热盛损伤胃阴，我们采用了加味一贯膏，最后这个患者吃面浇调料感觉有味了；第二考虑是血虚不润；第三考虑是脾虚湿侵。这里要说明的一点，有的人天生就是裂纹舌，像这种舌象属生理现象，不必治疗。镜面舌是指舌面上光洁如镜，这种考虑是胃气和胃阴损伤，因为舌苔由胃气熏蒸而成，没有胃气不能熏蒸舌苔，故无苔。齿痕舌就是舌的两边有牙齿印，这种舌象一般与胖大舌同时出现，这种舌象主脾虚湿盛，也就是说脾虚体质的人可以见到这种现象，如果有这种齿痕舌的人，即使有肾阴虚的现象也不宜吃六味地黄丸，因为六味地黄丸过于滋腻，容易伤脾，若非要吃六味地黄丸，应当配合补中益气丸合用。重舌是指舌下血络肿起，好像又是一个舌头，这种舌象一般考虑心火上炎。舌下络脉是指舌底下的络脉青紫，一般多见于气滞血瘀证，这种人应当服用一些活血的药物，如复方丹参片，我们常用参丹膏防止心肌梗死的发生。

临床上我们经常遇到一些爱喝酒或爱生气的患者，或者小心眼的患者，当说话吐字不清楚的时候，我们一定要看看他的舌头，为什么要这样做呢？这就警告我们引以为戒，从中医舌态所主病变可以看出病情严重，舌的形态包括强硬舌、痿软舌、颤动舌、歪斜舌、吐弄舌、短缩舌。强硬舌就是舌体强硬，运动不灵活，比如喝醉的人说话都不清楚，这时候舌体就强硬，一般临床见到这种情况，首先考虑是中风或中风先兆；痿软舌就是指舌体痿软，无力屈伸，是由于气血阴液亏损，筋脉失养所致，多见于病久气血阴液亏损的患者，如一些老年人长时间卧床不起，说话无力；颤动舌是指舌体不由自主地颤动，就好像蛇伸出舌头一样，一般长期饮酒的人会出现这样的舌头，还有高热、惊厥、抽风的患者，也会见到这样的舌象；歪斜舌是指舌伸出偏向一侧，或偏向左或偏向右，一般临床见到这样的患者，首先要让他做个 CT，大多都脑梗死的前期或脑梗死后遗症，中医叫中风或中风先兆，临床可用地黄饮子膏来预防和治疗；吐弄舌就是舌头伸出口外，称"吐舌"，左一舔，右一舔，上一舔，下一舔，不由自主地玩自己的舌头，称"弄舌"，统称"吐弄舌"，多见于小孩，有些女孩不好意思，经常吐舌，不属于病态，像经常不由自主地吐弄舌的多属动风先兆，或小孩智能发育不全；短缩舌就是舌体不能伸长，也就是舌头不能够露出来，一般多属病危重症之人才能见到这种舌象。说到这，大家要引以为戒，凡是出现舌态的病变一般大多属重病，如强硬舌出现语言謇涩，或伸舌偏歪的歪斜舌，都提示有脑梗死的先兆，中医叫中风或中风先兆。

有些人发现自己舌苔厚了，认为是上火了，说自己的舌苔黄了，也是上火了，是不是这样？那不同颜色的舌苔和健康之间有什么样的对应关系呢？苔色主病：白苔主表证，主寒证；黄苔主里证，主热证；灰苔主里热证，亦主寒湿证；黑苔主里证，亦主热极，主寒盛，主肾虚。白苔是指舌面上有白白的一层，一般考虑有表证或是寒证，这种舌苔一般反映阳虚的体质；黄苔是指舌面上有黄黄的一层，一般考虑有里证或是热证，这种舌苔一般反映实热体质；灰苔是指舌面上有灰白的一层，一般考虑有里热证或是寒湿证；黑苔是指舌面上有黑黑的一层，一般考虑是肾虚，因为青赤黄白黑，肝心脾肺肾，黑主肾虚，临床一见到这种舌苔都会问腰痛吗？一般都有，因为腰为肾之府，肾虚的人都会疼。说到白苔，我还要强调一点，有一种叫粉白苔，它不是寒证而是热证，这点要引起大家注意，粉白苔，又称积粉苔，舌上布满白苔，犹如白粉堆积，扪之不燥，主热毒炽盛，一般白苔主寒证，如果是粉白苔，恰恰相反，要引以为戒，可不能火上浇油。如果实在判断不清是寒是热，可以通过四诊合参来确定。如问问大便是干的，还是稀的，大便干多属热证，大便稀多属寒证；还可以问问小便，小便黄的是热证，小便清长的是寒证。

观苔色在我们生活中有着举足轻重的意义，能够纠正生活中的一些错误理念，人们经常说："不想吃饭，上火了；大便干，上火了；口渴，上火了；眼睛干涩，上火了；头晕，上火了"，通过学习舌象，一定要认真对待，再不能有这糊涂概念，再不能有这雪上加霜，损伤身体的现象，例如，不想吃饭就可以自己看看自己的舌苔，如果舌苔是白的，就不是上火，而是脾胃虚寒，此时，就不应当再吃凉的，更不能下火，否则就是雪上加霜。比如惊蛰时想吃下火药，就可以看看自己的舌苔是白的，是黄的，如果是白的，就不能吃下火药，如果是黄的，就可以吃下火药。大便干很多原因都可能造成，如果舌红少苔的，属阴液匮乏，无水不能行舟，是肠道里的津液少了，出现大便干，就不是上火，就不能下火，就不能用三黄片。此时，可以用增液承气汤（增液汤中元地冬，枳实厚朴大黄通），如果舌苔是黄的，就可以确定是上火了，就可以用下火药。引起口渴的原因也有很多，不妨先看看自己的舌苔，如果发现舌苔是白的、腻的，说明是水饮阻滞，津液不能上承，就不是上火了，就不能用下火药，应当用温阳化饮的柴胡桂枝干姜汤（柴胡桂枝干姜汤，黄芩花粉牡蛎襄）。眼睛干涩首先要看看自己的舌苔，如果舌质是红的，无苔，那是肝阴不足，不是上火，应当用滋水清肝饮（滋水清肝六味汤，白芍当柴枣栀乡），如果眼睛是红的，舌苔是黄的，就是上火，就是肝火，可用龙胆泻肝丸。头晕，首先看看自己的舌头，如果是淡白舌，舌苔白，这就是气血不足引起的头晕，可用归芪膏，而不是上火了，不可用下火药，因为古人有这样的论述"头晕，虚者十居其八九，兼痰兼火者仅一二耳"，就是说头晕十个人就有八九个是虚证，而有痰的或者是有火的仅一两个，因此，不要再见到头晕，就用下火药，因为人体的阳气，不要轻易损害它，因为古人有"有一分阳气，便有一分生机"的说法。希望大家每天看看自己的舌头，是白，是黄，来选择自己的饮食，包括吃水果也要看自己的舌苔，如果舌苔是白的，水果也尽量少吃，因为水果是凉性的。

　　有的人发现自己的舌苔很厚，有的人发现自己的舌苔和豆腐渣一样，有的人发现自己的舌头竟往下流涎，有的人发现自己的舌苔就像地图一样，这是为什么呢？苔质主病：薄苔主表证；厚苔主里证，主痰饮，主食积；滑苔主寒，主湿；燥苔主热盛伤津；腐腻苔主痰，主湿，主食积；剥脱苔主胃气、胃阴两伤。薄苔就是舌体上薄薄的一层，主表证，一般病情比较轻；厚苔就是舌面上厚厚的一层，主里证，主痰饮，主食积，像这种舌苔一般主病邪在里，如咳嗽痰多的、食欲不振的都会见到这种舌苔，因此舌苔厚的，说明脾胃运化功能减退，对于老年人和小孩可能就有食积的现象，一方面要少吃饭，另一方面可吃一些保和丸或山楂化滞丸；滑苔就是舌面上水分过多，伸舌欲滴，扪之湿而滑利，主寒，主湿，属阳虚寒湿体质；燥苔是指舌面上干燥如沙粒，主热盛伤津，一般高热的患者多见；腐腻苔是指舌面上有一层像豆腐渣样，而且很油腻的舌苔，主痰，主湿，主食积，有一次给一个小孩看病，大人只说小孩吃饭不好，小孩又不会说话，一看舌苔，一层厚厚的腐腻苔，根据这点确诊为食积，所以采用了曲楂平胃散（平胃散中陈朴草，燥湿健脾疗效好）加上神曲、山楂，服3剂药以后小孩想吃饭了，舌苔也退去了；偏全苔，舌面上全有舌苔的为全，舌面上一半有舌苔，或者前面有或者后面有，或者旁边有称为偏，若舌尖少苔说明病在表，舌中少苔说明胃阴不足，舌根无苔说明肾阴不足，舌边少苔说明病在肝胆，例如治一小孩反复咳嗽不愈，所有的医生都是开了化痰止咳的药，效果不佳，在偶然的机会突然发现小孩无苔，这是胃阴不足，根据《内经》中所说的"五脏六腑皆令人咳，非独肺也"，认为这种咳嗽属于胃咳，属胃阴不足，随即问其家长有没有夜间咳嗽的现象，回答夜间咳嗽反而加重，所以给他开了加减麦门冬汤（加减麦门冬，半夏菀桑皮，枇杷竹叶草，夜间咽喉燥），很快这个小孩治愈了，这就充分体现了望舌的重要性；剥脱苔是指舌苔有部分剥落，这是由于胃气虚损，不能熏蒸胃气而成，主胃气、胃阴两伤，这种舌苔多见于小儿，这种小孩就不宜吃辛辣食品。舌苔的消长，消是指舌苔由厚变薄，由多变少消退；长是舌苔由无到有，由薄变厚增长。凡舌苔由少变多，由薄变厚，一般都说明邪气渐盛，主病进；反之，苔由厚变薄，由多变少，则说明正气渐复，主病退。但需要强调说明一点，无论舌苔的消与长，以逐渐转变为佳，若突然增厚，或突然消退都是胃气暴绝的现象。曾经遇到这样一个患者，病情很重，奄奄一息，长时间不能吃饭，突然有一天能吃饭，家里的人很高兴，把我叫去，我一看舌苔以前是厚腻的，今天突然一点舌苔也没有，这就是胃气暴绝的现象，中医有"有胃气则生，无胃气则死"的说法，我们把这种现象用古人的话说是"残灯复明""回光返照"，这是阴阳即将离绝的危候，没有两天这个人就离去了。

　　在临床上望舌苔的厚与薄、润与燥、腐与腻和舌苔的偏全与消长，应该对比去看，就可以判断清楚疾病所在、病因所在。我们为了更好地诊断疾病、更好地认识疾病，经常会把一些需要记忆的东西编成顺口溜，方便用的时候得心应手。观舌苔的厚薄可知邪气的深浅；观舌苔的润燥可知津液的存亡；观舌苔的腐腻可知阳气与湿浊的消长；观舌苔的偏全可知疾病之所在；观舌苔的剥落可知胃气、胃阴的存亡；观舌苔的消长可知疾病的进退预后。

　　观舌苔的厚薄可知邪气的深浅，就是说舌苔薄的时候，病比较浅，比较轻，容易治疗；舌苔厚的时候，病比较深，比较重，治疗起来比较麻烦。有时候患者经常问吃几剂药就可以好？如果舌苔是薄的，可以告诉他吃几剂就好了，如果舌苔是厚的，可不能夸这海口，只能回答说吃吃看。观舌苔的润燥可知津液的存亡，舌苔偏润的说明津液未伤，舌苔偏燥的说明津液已伤，燥苔的患者就不宜吃辛辣之物、羊肉、瓜子、花生等温燥食品，因为中医有"有一分津液，便有一分生机"的说法。观舌苔的腐腻可知阳气与湿浊的消长，腐苔为阳热有余，腻苔为阳气被遏。如果腐腻苔增厚，说明湿邪偏胜，中医有"湿胜阳微"的说法，就是说湿邪能抗衡人体的阳气，因为湿为阴邪，易伤阳气，阻遏气机，如果腐腻苔由厚变薄，说明阳气振奋，驱赶湿邪，因此，观舌苔的腐腻可知阳气与湿浊的消长，简单地说，腐腻苔增厚，阳气虚了，要少吃点凉的，腐腻苔变薄了，阳气恢复了，可以吃一些水果，所以说吃水果也要看舌苔。观舌苔的偏全可知疾病之所在，观舌苔的偏全，主要是反映疾病在哪一脏腑，如在舌尖的，病比较浅，在上焦，在心肺；如偏全在舌中的，病在中焦，在脾胃；偏全在舌根的，病比较重，在下焦，在肾；如偏全在舌旁边的，病在肝胆。观舌苔的剥落可知胃气、胃阴的存亡，因为舌苔是由胃气熏蒸而成，如果舌苔脱落说明损伤胃气，不论什么病，首先要调胃气，等舌苔脱落好转，再治其他病，或者在治疗其他病时，一定要注意护胃气，我们经常在中药方剂中加生姜3片、大枣5个，就是在护胃气。如一个小孩，反复咳嗽，痰多，但舌苔是剥落的，我们采用了《温病条辨》中的杏苏散（杏苏散内夏陈前，枳桔苓草姜枣研，轻宣温润治凉燥，化痰止咳病自痊），这个方组成很严密，有杏仁、前胡、桔梗、枳壳、紫苏的宣肺化痰止咳，又有陈皮、半夏、茯苓、甘草二陈汤的健脾燥湿化痰，又有生姜、大枣调脾胃，结果小孩咳嗽好了，吃饭也好了，舌苔也好了，这就是中医治病必求其本。观舌苔的消长可知疾病的进退预后，通过观舌苔的消长，可以知道病情是加重了，还是减轻了，对我们医生来说，是检验自己用药是否正确的衡量标准，有的年轻医生，通过舌苔的消长，可以判断用药是否准确，尤其是拿不准的病，先少吃两剂，如果舌苔由厚变薄了，再多开几剂。记得我年轻的时候，就经常用这个方法检验自己。有一次，有一个邻居胃不舒服，拉肚子，我当时给她开了半夏泻心汤（半夏泻心黄连芩，干姜甘草及人参，大枣合之治虚痞，法在调阳而和阴），吃了2剂后，患者拉肚子好了，但胃还是不舒服，我一高兴，再吃7剂，结果7剂药后，患者更不想吃饭了，我赶紧回去问老师，老师告诉我："第一，你先看看她的舌苔，是不是由薄变厚了；第二，半夏泻心汤偏凉，服用两三剂，可以止泻，如果多用了，就会损伤脾胃阳气；第三，如果泄泻已止，就可改用平中带温的柴平汤，因为脾喜燥而恶湿"。当我回去再看患者时，确实患者舌苔由薄变厚了，老师指出的这三点，就好像老师亲眼看了这个患者一样，后来我按老师的指教，改用柴平汤，诸症痊愈。

　　有些舌头很特殊，经常听说如镜面舌、地图舌或者是舌苔上出现瘀斑瘀点，能反映身体有哪些疾病？应该注意些什么？镜面舌是指舌苔剥落，光滑无苔，舌面光洁如镜，是剥落苔最严重的一种，主要是胃阴枯竭，胃气大伤，不论何种舌色，都是胃气将绝的危候。我刚学医的时候，邻居有位大娘，不能吃饭，好长时间，我就和她的家人用平车推着找我的老师看病，记得伸舌头时，老师说了一句镜面舌，在我脑海里印象很深，舌面上一点舌苔也没有，给开了方犀角地黄汤（犀角地黄芍药丹，血升胃热火邪干，斑黄阳毒皆堪治，热在营血服之安），那时候还有犀角，当时我一看开犀角就知道，病情很重，回家以后，一翻书看见镜面舌是危候，我赶快告诉邻居，这个病很重，要准备后事，结果用药1周后，邻居老大娘竟然能慢慢地吃东西了，舌苔也长了薄薄的一层，我高兴地告诉老师说邻居老大娘有了舌苔，食欲也增加了，地图舌是指舌苔大片脱落，边缘厚界界限清楚，形似地图，称地图舌，主胃气、胃阴两伤。记得那年那下乡，遇到一位老板的孙子就是地图舌，在当地住院，诊断为舌体炎，花了很多钱，反复不愈，来到村里卫生所找我看病，当他一伸舌头，我一看舌中剥脱，苔界清楚，我一摸脉是细脉。细者，血虚也，就是说细脉主阴血亏虚，地图舌主胃气、胃阴两伤，我给他开了一个沙参麦冬饮（沙参麦冬饮豆桑，玉竹甘花共合方），组成：沙参 10g，麦冬 5g，扁豆 5g，桑叶 5g，玉竹 5g，天花粉 5g，甘草 3g，七味药一共 38g，因为是小孩，用量就小。4 天以后，这个老板高兴地来了，领着另一个小孩，也是地图舌，他说他孙子已经好了，这是他外孙子，也是地图舌，再给看看。这个不到三岁的小孩，竟然向爷爷要酒喝，他爷爷端起酒杯就让小孩抿了一口，且从他一出生后不久，爷爷每天就拿筷子让他尝酒，我找到了小孩出现地图舌的原因。因为小孩乃稚阴稚阳之体，酒属热性，容易伤阴，长时间饮酒损伤了胃阴，所以表现在舌头上就是地图舌！告诫一些家长不要给小孩喝酒，吃麻辣烫、麻辣片、老干妈等辛辣食品，不要损伤小孩的稚阴稚阳之体，让他们健康成长。

第三十六节　中医脉中的学问

　　从历代来看，中医大家非常重视脉诊，早在两千多年前伟大的医学家张仲景非常重视脉诊，在《伤寒论》各篇都以"辨××病脉证并治第××"为开头，脉在前证在后，充分说明了诊脉的重要性，尤其是在诊断危重病患者时提出"观其脉证，知犯何逆，随证治之"，我的老师提出了疑难病辨证"以脉为根"的论点，为我们临床治病指明了方向，这也是我临证多年取得很好疗效的关键所在！我曾经带过一个学生，他是先转了其他科室，最后才到我这个科室，当我看病时一会说这个患者是弦脉、一会说那个患者是紧脉，他摸着患者的脉，问我说："老师，怎么我就摸不出来？我只感觉患者的脉在跳，都是一样的。"我告诉他："不要着急，慢慢地品，慢慢地悟，当你钻进去以后慢慢会悟出来的，这就是我们医生常说的一句话：三天一个好大夫，三年一个糊涂虫，三十年一个狐狸精。"为什么说老中医，越老他的经验越丰富，越老他悟的道理越深刻，疗效就越显著。这是多年临床经验和诊脉水平的结晶。我们中医为什么要摸脉？而不摸头、不摸脚？摸脉真的就能知道得的是什么病吗？

　　说到摸脉而不摸头，其实我们的老祖先最早就是摸头，不仅摸头、摸脉，还摸脚，还摸大腿内侧，这就是《内经》中所说的遍诊法，摸头的太阳穴、耳门穴，摸面颊鼻翼两旁的巨髎穴，除此之外还摸大腿内侧的箕门穴、足部动脉跌阳脉，还摸我们今天说的寸口动脉，随着社会的发展，创立了寸口脉诊法，一直沿用至今。那么全身的疾病、内脏的疾病是怎么通过摸手腕就能清楚知道呢？《难经》给我们指明了方向，《难经·一难》云："十二经皆有动脉，独取寸口，以决五脏六腑死生吉凶之法，何谓也？然：寸口者，脉之大会，手太阴之脉动也……寸口者，五脏六腑之所终始，故法取于寸口也。"意思是说因寸口属手太阴肺经，肺朝百脉，肺为气之主，肺经又起于中焦，乃气血发源之处，寸口又为脉之大会，故能反映全身脏腑经脉气血的变化，因此提出摸寸口脉就可知道全身的疾病，在这我们首先要知道什么是脉？《内经》中是这样论述的："脉乃血脉，壅遏营气，令无所避，是谓脉"，意思就是说，脉就是经脉，即脉管，又叫作血脉，是运行人体全身气血，营养脏腑全身的通道。全身都有脉的跳动，为什么医生摸脉只摸手腕上的脉呢？我们的老祖先通过实践摸索到摸手腕上的脉就可以知道全身疾病，肺朝百脉就是全身的血液都要通过百脉汇聚于肺，通过肺的呼吸进行气体交换，然后再输布全身。水液在体内的代谢在《内经》中早有论述，云："饮入于胃，游溢精气，上输于脾，脾气散精，上归于肺，通调水道，下输膀胱，水精四布，五经并行。"那么怎么能把寸口脉摸好，首先要确定寸口定位的方法，掌后高骨是谓关，关前为阳（寸脉），关后为阴（尺脉），食指找寸脉，中指找关脉，无名指找尺脉，左手心肝肾，右手肺脾命，上主上，中主中，下主下，浮取为阳，沉取为阴。以后再看中医如果遇到摸脉姿势不对的大夫请你不要找他看了，为什么呢？因为他连阴阳都不分，男女都不分，是不会给你诊好病的，《内经》中有这样的论述"善诊者，察色按脉，先别阴阳"就是这个道理。

什么时间摸脉好？《内经》中是这样论述的："诊法常以平旦，阴气未动，阳气未散，饮食未进，经脉未盛，络脉调匀，气血未乱，故乃可诊有过之脉"。意思是说摸脉最好是早晨，这时候人体的阴气未动，阳气还没有散去，人们还没有进饮食，血脉比较均匀。吃饭后血脉就都到胃帮助消化了，显示胃脉盛，其他脉比较薄弱，气血未乱，这时就能诊出有病之处。因此，很多人常常早晨去就诊，就像赶庙会一样，这些现象都是受这一观点的影响，从我们今天来看，不必太拘泥于这一点，只要诊脉时心情平静就可以了。举例：一是跑上楼摸脉的例子；二是患者吵架的例子，这两者摸的脉都不准确，不利于疾病的分析和诊断。因此摸脉时一定要心情平静，一定要分清是生理性还是病理性，否则适得其反。

如何知道自己的脉象是否正常，《内经》中是这样论述的："黄帝问曰：平人何如？岐伯对曰：人一呼脉再动，一吸脉亦再动，呼吸定息脉五动，闰以太息，命曰平人。平人者，不病也。"平脉就是正常人的脉象，三部有脉，一息四至五至，不浮不沉，不大不小，不快不慢，从容和缓，节律一致，尺脉沉取有力。这就是正常的脉象，正常人的脉象强调胃、神、根三个特点，胃即平人的脉象，不浮不沉，不大不小，不快不慢，从容和缓，是谓有胃气，有胃气则生，无胃气则死。神即脉象柔和有力，节律一致；根即尺脉沉取有力。那么怎么才能把握好胃、神、根呢？这就需要掌握中医诊脉的要领，它的要领有哪些呢？滑寿（滑伯仁）《诊家枢要》云："持脉之要有三，曰举、曰按、曰寻。轻手循之曰举，重手取之曰按，不轻不重委曲求之曰寻。"举即浮取，按即沉取，循举中取。中医诊脉是有讲究的，通过我多年的临床经验诊脉需要注意的事项有三指平齐，中指定关，布指疏密因人而异，浮中沉，举按寻，正坐仰卧，心脏等平，手掌向上，单按总按相互配合。此外，有些人在寸口摸不到脉象，而身体又强壮，这到底是怎么回事呢？它就是反关脉和斜飞脉，反关脉就是脉不见于寸口，而出现在寸口的背侧。斜飞脉就是脉不见于寸口，而由尺部斜向手背。这两种脉象都属于生理现象，除此之外，每逢春天多见弦脉、夏天多见洪脉、秋天多见浮脉、冬天多见沉脉。这些也都属于正常现象，《内经》把它描述为平脉在季节的特点，春弦，夏洪，秋毛（浮），冬石（沉）。

中医一共有 28 部脉。

浮脉，即轻取即得，重按稍减而似空，举之泛泛有余，主表证，亦主虚证，临床多见于感冒的患者；沉脉，即轻取不应，重按始得，主里证，有力为里实，无力为里虚（沉主气郁），临床多见于生气后的患者；迟脉，即脉来迟，一息不足四至，主寒证，有力为寒积，无力为里虚，临床多见于受寒的患者；数脉，即一息脉来五至以上，主热证，有力为实热，无力为虚热，临床多见于受热的患者；洪脉，即脉极大，状如波涛汹涌，来盛去衰，主气分热盛，临床多见于高热的患者；缓脉，即一息四至，来去怠缓，主湿，又主脾胃虚弱（缓者脾虚也，缓者湿盛也，缓者主虚也），临床多见于脾胃虚弱的患者；微脉，即极细极软，按之欲绝，若有若无，主阳衰少气、阴阳气血诸虚，临床多见于阴阳气血亏虚的患者；细脉，即脉细如线，但应指明显，主气血两虚、诸虚劳损，又主湿病（细者血虚也），临床多见于血虚的患者；虚脉，即三部脉举之无力，按之空虚，主虚证，临床多见于虚证的患者；实脉，即三部脉举按均有力，主实证，临床多见于实证的患者；滑脉，即往来流利，如盘走珠，应指圆滑，主痰饮、食滞、实热（滑主胞胎，滑主月经），临床多见于有痰湿的患者；涩脉，即往来艰涩不畅，如轻刀刮竹，主气滞血瘀、伤津血少、夹痰夹食（涩主胃寒），临床多见于气滞血瘀或者胃寒的患者；弦脉，即端直而长，如按琴弦，主肝胆病、诸痛、痰饮、疟疾（弦者肝脉也，单弦者饮，双弦者寒），临床多见于肝病的患者；芤脉，即浮大而中空，如按葱管，主失血伤阴，临床多见于出血的患者；紧脉，即脉来崩急，状如牵绳转索，主寒，主痛，主宿食，临床多见于疼痛的患者；弱脉，即极软而沉细，主气血不足，临床多见于气血不足的患者；临床上一般期前收缩患者的脉象多见促脉、结脉或代脉，促脉，即数而一止，止无定数；结脉，即缓而一止，止无定数；代脉，即脉来一止，止有定数，良久方来。正如《伤寒论》云："伤寒，脉结代，心动悸，炙甘草汤主之。"

临床上有患者来找我看病，声称有大夫一摸脉就知道他有胆囊炎，有的一摸脉就知道有子宫肌瘤，这是中医诊脉中的一些误区，我们应提高警惕，引以为戒。摸脉确实能知患者体质类型，比如是阴虚还是阳虚，是气虚还是血虚，脉只能反映人体的气血情况，如有人通过脉诊判断胆囊炎、肝硬化，这不符合事实，但可借助 B 超进一步诊断，中医脉诊，不是万能的，但是我们辨证必不可少的，尤其是寒热错杂、阴阳虚实难以断定时，这时候脉诊就显得十分重要。例如，一位患者症状是手足心热，口干舌燥，属阴虚，但脉象是弦紧，这就必须按阴虚来治疗，否则会加重病情，因脉反映的是寒象，症状是一个阴虚的假象，这时就需要按脉诊去处理。因为寒湿郁滞，津液不能上承会出现口舌干燥；寒湿郁滞，饮食停滞会出现手足心热，如没有脉象，用滋阴药物反会雪上加霜。如便秘，一般人都用攻下的方法，但如能掌握脉诊和相关经典理论，就不会进入误区，《内经》中有"魄门为五脏之使，水谷不得久藏"，指出了魄门的启闭依赖心神的主宰，肝气的条达、脾气的升提、肺气的宣降、肾气的固摄、气机的调畅与魄门的功能正常有密切的关系，这些均告诫医者治疗便秘不能一味攻下，要注意肝气的条达、脾气的升提都与魄门有关，如临证脉沉弦选用润肠丸，脉弦紧选用柴胡加龙骨牡蛎汤、柴胡加芒硝汤，脉弦滑选用柴平汤加大黄、焦山楂法，以上都是从肝治疗，因为弦者肝脉也；脉虚大或濡缓选用清暑益气汤，治疗便秘都是从脾气的升提入手，因为缓者脾虚也，因此魄门与五脏关系密切，因此治疗便秘不能一味攻下，要审其脉，辨体质，从五脏论治，才能做到治病必求其本，这也是中医脉中的学问。